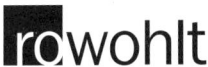

Der Autor: Dietrich Grönemeyer lebt mitten im Ruhrgebiet, wenn er nicht wissenschaftlich international unterwegs ist. Inhaber des Lehrstuhls für Radiologie und Mikrotherapie der Universität Witten/Herdecke. Leiter des Grönemeyer-Instituts für MikroTherapie (Bochum, Berlin) und der Grönemeyer Clinic für Mikromedizin (Essen, Bochum). Vorsitzender des Bereichs Medizintechnik im Verein Deutscher Ingenieure (VDI); Vorstandsvorsitzender des Wissenschaftsforums Ruhr. Zahlreiche Publikationen zu Medizin und Gesundheitswirtschaft, darunter Bestseller wie «Mensch bleiben» (2003), «Mein Rückenbuch» (2004), «Der kleine Medicus» (2005), «Lebe mit Herz und Seele» (2006), «Das Körper-Abc des kleinen Medicus» (2007) und «Die neuen Abenteuer des kleinen Medicus» (2007).
www.dietrich-groenemeyer.com

Prof. Dr. med. Dietrich Grönemeyer

Grönemeyers neues Hausbuch der Gesundheit

Mit Illustrationen von Stefan Paintner

Rowohlt

Haftungsausschluss Die im Buch veröffentlichten Ratschläge wurden mit größter Sorgfalt erarbeitet und geprüft. Verlag und Autor übernehmen jedoch keine Gewähr für die Aktualität, Vollständigkeit oder Qualität der Informationen. Die Informationen dürfen auf keinen Fall als Ersatz für professionelle Beratung oder Behandlung durch ausgebildete und anerkannte Ärzte angesehen werden. Sie sollen helfen, besser und effektiver mit Ärzten bei der Bekämpfung von Krankheiten zusammenzuarbeiten. Der Inhalt kann und darf nicht verwendet werden, um eigenständig Diagnosen zu stellen oder Behandlungen anzufangen.

Eine Haftung für die Informationen wird nicht übernommen. Haftungsansprüche gegen Autor und Verlag, die durch die Nutzung der dargebotenen Informationen bzw. fehlerhafter und unvollständiger Informationen verursacht werden, sind ausgeschlossen.

Die anatomischen Illustrationen wurden zur Anschauung für Laien entwickelt. Größen, Proportionen und Lagebezeichnungen sind zur höheren Anschaulichkeit manchmal bewusst verändert worden. Beispiel: Ohr, S. 419. Hier wurde die Schnecke besonders groß dargestellt.

4. Auflage Dezember 2008
Copyright © 2008 by Rowohlt Verlag GmbH,
Reinbek bei Hamburg
Alle Rechte vorbehalten
Bildnachweis Seite 608
Lektorat Brigitte Mues
Umschlaggestaltung HAUPTMANN & KOMPANIE
Werbeagentur, Hanna Hörl, München-Zürich
(Fotos/Illustration: 81A Productions/Corbis;
Aleksandr Frolov/Shutterstock; Kameel4U/Shutterstock;
Grönemeyer-Institut für MikroTherapie, Bochum;
Foto des Autors: Hergen Schimpf)
Layout und Herstellung Christine Lohmann
Satz Utopia PostScript, InDesign,
bei KCS GmbH, Buchholz bei Hamburg
Druck und Bindung Mohn media
Mohndruck GmbH, Gütersloh
Printed in Germany
ISBN 978 3 498 02503 8

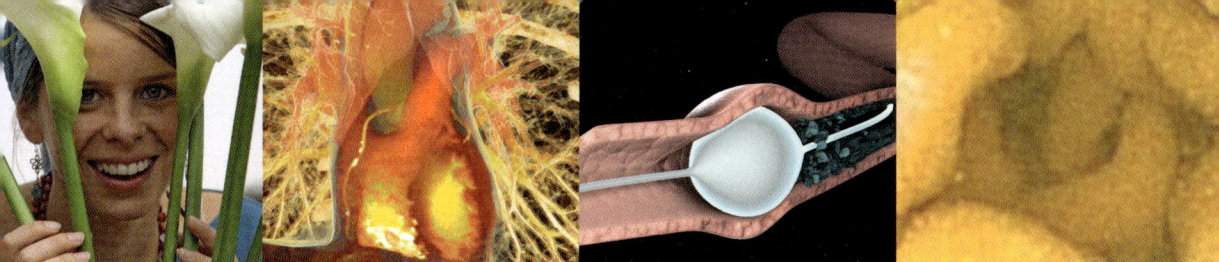

Inhalt

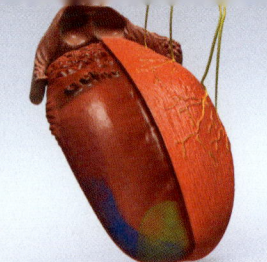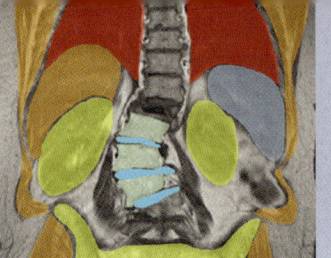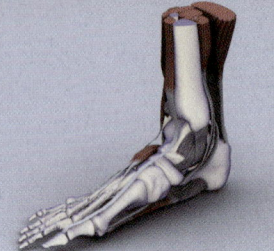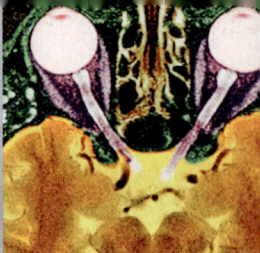

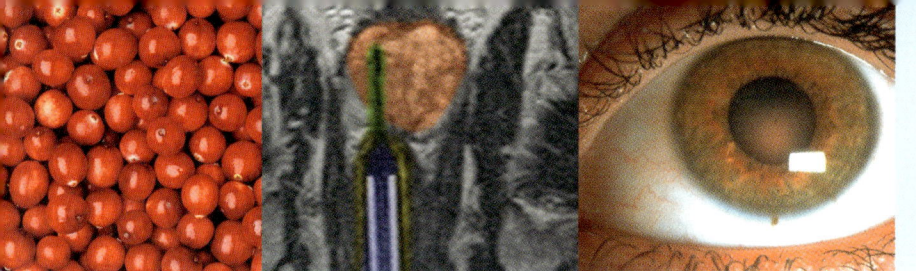
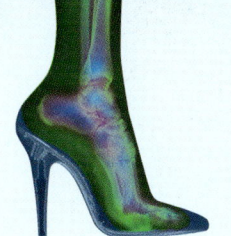

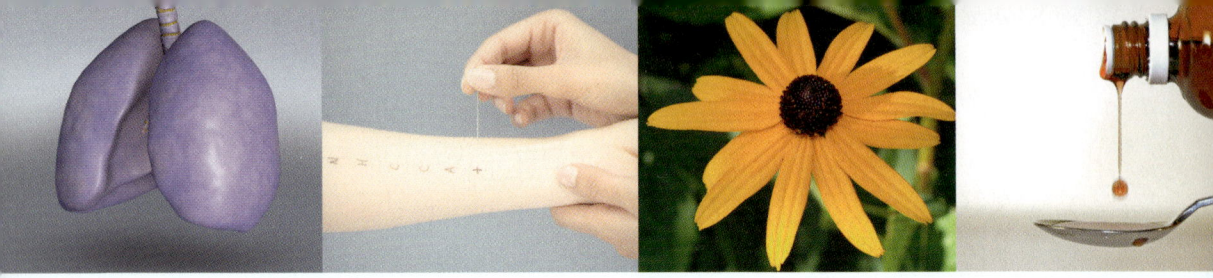

WEGWEISER DURCH DAS
«NEUE HAUSBUCH DER GESUNDHEIT»

Die folgenden Bildsymbole weisen Sie gezielt auf bestimmte
Informationen hin:

Diagnostik: Erklärungen von Untersuchungsmethoden und der dabei
eingesetzten Technik

Therapie: Erklärungen von Behandlungsmethoden und der dabei
eingesetzten Technik

Medikamente: Wichtige Medikamente, die bei einem bestimmten Krankheitsbild häufig verwendet werden, sind hier grob in ihrer Funktionsweise
erklärt. Die Namen wichtiger übergeordneter Medikamentenklassen
(z. B. Antihistaminika, Spasmolytika) werden in → Teil IV erklärt.

Was tun? Hausmittel, Heilkräuter und Möglichkeiten zur Selbsthilfe im
Krankheitsfall

Drei Fragen an den Arzt: Antworten auf die häufigsten Fragen

Ein Farbleitsystem führt Sie durch Zusatzinformationen im Text:

Mein Standpunkt: Dialogfeld für persönliche Erfahrungen und Hinweise
sowie gesundheitspolitische Statements

Gesund ernähren: Tipps für eine reichhaltige, gesundheitsförderliche
Ernährung

Hintergrundwissen: Vertiefende Informationen zu ausgewählten Aspekten

Turne bis zur Urne: Anschauliche physiotherapeutische Anregungen
für zu Hause, Tipps für mehr Bewegung im Alltag

Einführung: **Gesundheit ist auch Kultur**

Medizin ist eine der wesentlichen Grundlagen der menschlichen Kulturgeschichte, sicherlich die älteste nach Essen und Trinken. Sie beinhaltet die Kultur des Pflegens und Behandelns von Körper, Seele und Geist. Medizin ist insofern ein bedeutsames Kulturgut.

Seit es Menschen gibt, versuchen Heilkundige, auf beste Weise mit Geburt, Leben und Tod umzugehen und Krankheiten vorzubeugen, zu lindern oder zu heilen. In unterschiedlichen Kulturen und Zeiten geschah dies auf verschiedene Art und Weise. Das ist aber auch gleichzeitig das verbindende Element zwischen allen Kulturen, weil es die Grundbedürfnisse menschlicher Existenz berührt. Manches ist überliefert, einiges niedergeschrieben und in Klöstern hinterlegt, anderes findet sich noch bei Naturvölkern, manches beobachten wir staunend. Vieles von diesem Wissen ist jedoch verschüttet. Manchmal taucht es wieder auf. Wir können es dann kaum glauben, wenn wir beispielsweise in einem Filmbeitrag sehen, dass Urvölker Gehirnoperationen durchgeführt oder die Perser schon in der Antike den grauen Star mit Kleinstwerkzeugen operiert haben. Wir stehen staunend vor Mumien und bewundern das umfassende Wissen über Mumifizierungen. Ebenso fasziniert sind wir von dem unglaublichen Wissen der alten Astronomen oder Mathematiker, deren Formeln – die vielfach bis heute Gültigkeit besitzen, wie der Satz des Pythagoras – mit primitiven Hilfsmitteln und mit höchstentwickeltem Verstand geschaffen wurden.

In den verschiedenen Kulturen und zu unterschiedlichen Zeiten wurde die heilende Tätigkeit bestimmten Personen übertragen. Es gab Ärzte, Priester, Schamanen oder Hebammen – die man zu bestimmten Zeiten für ihre Heilkenntnisse verfolgte oder gar als Hexen verbrannte, nicht nur in Europa – mit teils immensem Wissen über die Zusammenhänge von Körper und Seele, aber auch über die Einflüsse von Umwelt und Spiritualität. Heute ist die ärztliche Tätigkeit in den Industrieländern zu einem bürgerlichen Beruf geworden, differenziert in verschiedene Einzeldisziplinen und Strukturen: Hausarzt und Facharzt, Krankenhausarzt und niedergelassener Arzt. Daneben gibt es weitere medizinisch-therapeutische Tätigkeitsfelder wie Krankenbetreuung und -pflege, Geburtshilfe, Krankengymnastik, Ernährungsberatung, Logopädie oder Psychologie.

Unsere Umwelt birgt zunehmend mehr Gesundheitsrisiken. Wir müssen lernen, ihnen bewusst entgegenzutreten.

Der Körper des heutigen Menschen, des Homo sapiens, ist mindestens seit Zehntausenden von Jahren in seinen Funktionen überall auf der Welt gleich geblieben. Natürlich haben sich über die Jahrtausende hinweg auch einige Dinge verschoben. Viele Krankheiten sind zum Glück durch die Erfolge von Ärzten sowie Forschung, Technik und Pharmazie ausgerottet worden oder können erfolgreich bekämpft werden. Seuchen wie die Pest, die im Mittelalter Millionen von Menschen in Europa das Leben kostete, gibt es so nicht mehr. Wohl aber entstehen neue Probleme durch die veränderte Umwelt –

z. B. Kraftfahrzeug- oder Reaktorunfälle – oder auch neue Erkrankungen wie Allergien, Nahrungsmittel- oder sonstige Unverträglichkeiten, Multiple Chemical Sensitivity Diseases (Unwohlsein oder allergische Reaktion auf kleinste Dosen von unterschiedlichen Chemikalien, Parfums usw.), Aids, SARS oder BSE. Hervorgerufen werden einige dieser neuen Herausforderungen durch Veränderungen unserer Lebenswelt, durch die Industrialisierung, durch die Verschmutzung von Wasser, Boden und Luft mit Chemikalien oder radioaktivem Material. Zu oft blieb der Umgang damit allzu sorglos, Abfälle wurden ins Meer gekippt oder im Boden vergraben, Antibiotika und Hormone landen durch unsere und der Tiere Ausscheidung im Wasser – und irgendwann im Zyklus der Nahrungskette wieder bei uns.

Unzählige Menschen leiden infolge einer ungünstigen Lebensführung an vermeidbaren Erkrankungen.

Im Jahr 2006 wurde in den USA eine Studie veröffentlicht, die das gesundheitliche Grundwissen der US-Bürger untersucht hatte. Festgestellt wurde, dass 36% aller Nordamerikaner einfache medizinische Erklärungen ihres Arztes nicht verstehen, mit Hinweisen zur Medikamenteneinnahme nicht zurechtkommen und sich im Gesundheitswesen nur schlecht zurechtfinden. Wie würde eine solche Studie in Deutschland aussehen? Vermutlich nicht sehr viel anders. Über die Hälfte aller Patienten gehen aus einer ärztlichen Untersuchung oder Behandlung nach Hause und haben vergessen, wie das Medikament heißt, das ihnen verschrieben wurde, und noch schlimmer, wie es wirkt, was für Nebenwirkungen entstehen könnten und wie es einzunehmen ist.

Je höher die gesundheitliche Kompetenz eines Menschen ist, desto größer sind seine Chancen, in Wohlbefinden alt zu werden!

Der Mangel an Informiertheit, an gesundheitlicher Grundbildung und an gesundheitsgerechtem Verhalten wirkt sich auch volkswirtschaftlich aus – durch hohe Gesundheitskosten.

Die Behandlung von Krankheiten verläuft nicht optimal, weil die Patienten ihren Arzt nicht verstehen, die Voraussetzungen und Konsequenzen der Therapie falsch einschätzen und ihre Genesung selbst gefährden. Komplikationen und weitere Erkrankungen können folgen.

Eine Krankheit kann natürlich jeden treffen. Für nicht wenige Krankheitsbilder hat es jedoch ein jeder in der Hand, zumindest die Risiken zu mindern, aber auch den Heilungsprozess mit zu beeinflussen.

Die Herausforderung der Zukunft wird es sein, den Volkskrankheiten entgegenzuwirken. Prävention in Gestalt einer grundlegenden Gesundheitsbildung, eines sicheren Wissens um die Funktionen und Bedürfnisse des eigenen Körpers, zählt dazu. Jeder Einzelne sollte in der Lage sein, die Risiken seines Verhaltens einzuschätzen und seine Lebensführung körper- und gesundheitsbewusst zu gestalten bzw. im Krankheitsfall mitzugestalten. Deshalb fordere ich ja auch seit langem zumindest die Einführung des Faches Gesundheitsunterricht an allen Schulen, z. B. durch Integration ins Schulfach

Biologie in Verbindung mit dem Sportunterricht: «Eine Stunde Sport für jedes Kind täglich an jeder Schule, denn Bewegung ist ein zentraler Baustein für Gesundheit.»

Was mich bewegt

Es gibt etwas, das mich persönlich immer wieder verblüfft: das Wunderwerk «Körper». Es ist unglaublich, wie es funktioniert, dieses Gesamtkunstwerk. Einerseits bleibt es ungeheuer interessant, es zu verstehen, in seiner unglaublichen Komplexität. Andererseits sollten wir hohen Respekt vor diesem vielschichtigen Zusammenspiel haben und von zu schnellen und unüberlegten Eingriffen absehen, etwa in die DNS. Der Mensch ruft Veränderungen hervor, die dann möglicherweise nicht mehr rückgängig gemacht werden können, deren Folgen er nicht absieht. Dies ist auch riskant, weil wir noch längst nicht alles verstanden haben von den Wunderwerken Kosmos, Natur und Mensch.

Für mich als auf dem Boden der Schulmedizin stehend bzw. ausgebildet ist es immer wieder erstaunlich, was mit naturheilkundlichen Mitteln und Ernährung erreichbar und möglich ist. In Pflanzen steckt so viel Kraft, dass der Name «Heilkräuter» bzw. «Heilpflanze» auch wirklich zutrifft.

Ich freue mich immer wieder aufs Neue zu sehen, in welchem Ausmaß gute Worte, Zuwendung und Überzeugungskraft positive – heilsame – Wirkungen in Gang setzen können. Und sehe umgekehrt, wie anhaltende Frustrationen sich schließlich in körperlichen Beschwerden niederschlagen, die sogar chronisch werden können. Das beweist mir Tag für Tag: Der Mensch lebt im Zusammenspiel von Körper und Geist (manche sprechen lieber von der Seele), und all dies hängt untrennbar zusammen – in jedem von uns: Wenn wir uns bewegen, fühlen wir uns wohl, wenn wir uns wohl fühlen, entspannt sich die Muskulatur, wenn sich die Muskulatur entspannt, kann der Schmerz verringert werden, die Bandscheibe zurückrutschen

Jeder findet hoffentlich einen Arzt seines Vertrauens, der ihm in schwierigen Lebensphasen – und jede Erkrankung ist ja eine solch schwere Lebensphase – gut zur Seite stehen und ihn beraten kann.

usw. Und jeder einzelne Mensch ist ein unverwechselbares Individuum, jeder geht mit seinem Körper, mit einer Krankheit anders um. Jeder fühlt anders, und der Verstand beeinflusst eben jeden Menschen unterschiedlich!

Was wir heute feststellen, ist eine Spezialisierung in der Medizin und bei den Ärzten, die dazu führt, dass Patienten sich häufig nicht gut aufgehoben fühlen. Zwei Schlagworte stehen für diese Entwicklung: Apparatemedizin, Seelenlosigkeit. Das war beim Hausarztsystem anders – der Familienarzt kannte und begleitete einen Patienten durch verschiedene Lebensphasen, manchmal ein Leben lang. Einen solchen «Gesundheits-Copiloten» benötigen wir mehr denn je.

Oft wird heute fehlende Zeit für Missstände verantwortlich gemacht. Tatsächlich gibt es leider im medizinischen Bereich immer weniger Personal, aber immer mehr Aufgaben, auch Verwaltungsaufgaben, die Ärzte und andere medizinische Berufe übernehmen müssen und die ihnen die Zeit rauben, die für die Patienten da sein müsste

– häufig müssen täglich mehr als 50% der Arbeitsleistung in belastenden «Papierkram» investiert werden. Dies ist eine sehr ungute Entwicklung, die wir alle – Patienten und Therapeuten gemeinsam – nicht passiv hinnehmen sollten! Denn die Aufgabe von Ärzten und Therapeuten ist die medizinische Versorgung.

Umso wichtiger ist es, eine Erfahrung trotzdem nicht zu vergessen: Man verliebt sich in einer Sekunde – und auch im therapeutischen Prozess kann ein Wort, eine Geste, ein kurzes Gespräch unglaublich viel ausdrücken und bewirken. Nicht «Zeit» ist letztlich der Faktor, der zählt, sondern die Haltung, die dahintersteht. Das ist doch die Grundlage einer menschlichen Humanmedizin, auf die wir uns immer wieder besinnen sollten. In diesem Sinne kann auch in einer Hightech-Umgebung ein freundliches Gespräch stattfinden – und in einer Umgebung ohne Hightech-Apparate genau das Gegenteil.

Die Medizin der Zukunft

Oft genug hat das distanzierte Verhalten der «Halbgötter in Weiß» Kritik hervorgerufen. Diese Zeiten sind zum Glück fast vorüber. Arzt und Patient sind Partner oder sollten es werden. Der Arzt ist nicht dazu da, den Patienten einzuschüchtern, der ja sowieso in einer schwierigen Situation zu ihm kommt: Niemand ist gern krank, jeder hat Angst vor körperlichen Beeinträchtigungen oder Schmerzen. Gerade in dieser Situation sollte es ein Hauptanliegen sein – und das ist es sicher den meisten Ärzten und Ärztinnen auch –, überlegenes Wissen nicht zu nutzen, um einzuschüchtern, sondern um Vertrauen aufzubauen, dem Patienten nicht zusätzlich etwas zu erschweren, sondern den Heilungsprozess zu beschleunigen und auch Hilfe zur Selbsthilfe zu leisten.

Die westliche Schulmedizin hat in den letzten 100 Jahren gigantische Erfolge erzielt. Darüber hinaus gibt es aber tradiertes Wissen und andere Medizinkulturen neben der westlichen Schulmedizin. Im Zuge der Globalisierung erfahren wir zunehmend mehr über die Heilverfahren anderer Kulturen und anderer Schulen, z. B. die chinesische oder ayurvedische Medizin, die Riten und Heilmittel anderer Kulturen. All dies stößt auf Interesse und ist es wert, mit bedacht und erhalten zu werden.

Aber ich möchte doch den Blick etwas weiten für die Medizin in anderen Ländern, Kulturen und Schulen, vor allem sensibel machen für den Menschen als ganzheitliches Wesen, das auch vom Arzt eben nicht nach isolierten Körperfunktionen beurteilt werden sollte. «Funktioniert» ein Teil nicht mehr, ist erfahrungsgemäß auch etwas anderes betroffen – es geht nicht nur um Symptome, sondern um ein System. Und da fehlt uns in unserem Medizinsystem manchmal ein wenig die Zusammenschau – z. B. darauf, dass kalte Füße und Nierenfunktion oder Ohrgeräusche etwas miteinander

Die moderne Technik erleichtert die Diagnostik und Therapie enorm, aber sie darf nicht zum Selbstzweck werden.

zu tun haben. Medizinsysteme wie das chinesische, die den Blick dafür bewahrt haben, haben uns genau diesen ganzheitlichen Ansatz voraus. Genau deshalb macht es Sinn, sie genauer zu betrachten und zu bewerten.

Die hervorragenden Möglichkeiten der modernen Technik haben Behandlungsweisen revolutioniert, sie miniaturisiert und schonender gemacht sowie neue Heilmittel wie Brillen oder Kontaktlinsen, Implantate oder Medikamente entstehen lassen. Neue Diagnostikmethoden – vom Labor über Ultraschall, Röntgen bis zu modernen bildgebenden Verfahren wie der Computer- oder Kernspintomographie – haben dazu geführt, dass wir Ärzte immer weniger «Hand anlegen». Das heißt, wir verlassen uns zunehmend auf technisch ermittelte Werte und Zahlen und vernachlässigen darüber nicht selten unsere menschliche und medizinische Untersuchungserfahrung. Verlieren wir dadurch nicht wichtiges Wissen? Sollen dies allein die therapeutischen Berufsgruppen bewahren, die mit den Händen arbeiten und den Körper unmittelbar «erfahren», also z. B. Physiotherapeuten, Osteopathen, Chiropraktiker oder Masseure? Oder diejenigen, die sich nur um die Seele kümmern?

In den Industrieländern werden 14 % der Bevölkerung als psychisch krank eingestuft. Mit Angstgefühlen gehen auch Führungskräfte täglich in ihre Büros. Stress am Arbeitsplatz verschlingt weitere 60 Milliarden Euro, schafft viele neue Folgeprobleme in den Betrieben und ist Nährboden vieler Erkrankungen. Diese Betrachtung im Zusammenhang sowohl mit den riesigen Aufwendungen im Gesundheitswesen als auch mit den krankheitsbedingten Produktionsausfallverlusten in den Betrieben macht

> Angst verursacht in Deutschland jährlich Schäden in Höhe von etwa 60 Milliarden Euro.

deutlich, wie notwendig es ist, dieser Entwicklung entgegenzuwirken und gleichzeitig in Gesundheit, Bildung und Sozialsysteme zu investieren.

Ich plädiere für eine veränderte Ausbildung von Ärzten: Sie muss ganzheitlicher angelegt werden, jeden Menschen als einzigartiges Wesen begreifen. Die Kunst der Gesprächsführung muss aufgewertet werden, zuhören können, sich einlassen wollen. Die derzeit fortschreitende Abschottung der Medizin in Einzeldisziplinen ist nicht im Sinne des Patienten, auch nicht der Spagat zwischen Hightech und Naturheilkunde einerseits und körperorientierter und psychosozialer Medizin andererseits.

Und ernstgemeinte Hilfe zur Selbsthilfe benötigt selbstverantwortliche Menschen – weltweit. Mehr Wohlbefinden für und Wissen um Körper, Seele und Geist wird die kulturellen Entwicklungen der Staaten und das Zusammenwachsen der Menschen beflügeln und die Gesundheitsetats entlasten.

Über dieses Buch: Patient und Arzt als Partner

Kultur bedeutet für mich Gestaltung der Lebenswelt, auch der alltäglichen Welt. Also nicht nur die Hochkultur, die uns in den Musiksälen, Opernhäusern oder Kunstausstellungen erfreut und staunen lässt. Jeder von uns ist «Kulturschaffender», indem er sein eigenes Leben und das seines Umfeldes gestaltet. In diesem Sinne möchte ich Ihnen Mut machen, sich auch um Ihre Gesundheit zu kümmern. Patient und Arzt sind Partner. Tipps für eine gesundheitsbewusste Lebensführung und medizinisches Hintergrundmaterial zur Orientierung finden Sie in diesem Werk. Wichtig ist mir aber auch folgender Gedanke: Unser Gesundheitssystem ist nicht statisch. Es verändert sich. Und damit Sie, liebe Patientinnen und Patienten, nicht von den «Machern» vergessen werden, nicht als Kostenfaktor verlorengehen: Bringen Sie sich selbst ein, sprechen Sie über Ihre Vorstellungen und Wünsche mit Ihren Ärzten, aber auch mit den Krankenkassen oder Politikern. Um Ihnen Gedanken und Impulse dazu mitzugeben, sind in diesem Buch über die Kapitel hinweg Statements von mir zu finden. Gesundheit geht uns alle an, und das Gesundheitssystem kann auch von Ihnen mitverändert werden. Alles ist in Bewegung, eben auch gesellschaftliche Prozesse und Sie selbst!

Antrieb und Ziel meiner Arbeit ist die Aufklärung über die Chancen und Grenzen gesundheitlicher Eigenverantwortung.

Vor dem Hintergrund und Hauptziel – Patient und Arzt bzw. Therapeut als Partner zu sehen – wurde im «Neuen Hausbuch der Gesundheit» gerade kein Ansatz oder Stil gewählt, der sich an akademisch Vorgebildete richtet, womöglich mit Lateinkenntnissen. Im Gegenteil werden hier selbst schwierige Sachverhalte einfach und verständlich dargestellt, damit sie zur Eigeninitiative anregen. In einem Team von Ärzten und Wissenschaftlern, von Physiotherapeuten, Sporttherapeuten und Fachjournalisten, begleitet und unterstützt durch den Rat erfahrener Kolleginnen und Kollegen, haben wir Grundlagenwissen über einige wichtige Krankheitsbilder zusammengefasst.

Der Schwerpunkt liegt auf den sogenannten Volkskrankheiten oder besser Alltagserkrankungen, die vorwiegend durch unsere moderne Lebensweise hervorgerufen werden. Weil wir unseren Körper, aber auch unsere Psyche oft in alltägliche Zusammenhänge zwingen, die unserer Gesundheit nicht guttun, leiden viele von uns an denselben Erkrankungen: Rückenschmerzen, Arthrosen, zu hohem Blutdruck, Allergien, depressiven Stimmungstrübungen oder einem Burn-out-Syndrom u. v. a. m.

Das «Neue Hausbuch der Gesundheit» will ein

- grundlegendes Verständnis für die körperlichen Zusammenhänge vermitteln und
- ausgewählte Krankheitsbilder von Alltagserkrankungen so verständlich erklären,
- dass Patienten gut informiert das Gespräch mit dem Hausarzt suchen können – in gewissem Sinne als Vor- und Nachbereitung.

Die Gliederung des Buches orientiert sich dabei an wesentlichen Erkrankungsgruppen, geordnet nach aktuellen Informationen des Statistischen Bundesamtes. Zentrale Diagnoseverfahren und die wichtigsten Behandlungsmethoden werden vorgestellt, aber auch Naturheilkundliches, Hausmittel sowie Tipps zu einem krankheitsvermeidenden Verhalten. Für die Vorsorge und weniger schwere Fälle wird Hilfe zur Selbsthilfe vor, während und nach einer Erkrankung gegeben.

Zu einem gesunden Leben gehört natürlich viel mehr als nur Wissen über den eigenen Körper. Eine Krankheit zu bewältigen, wenn sie akut ist, ist das eine. Das andere aber ist die aktive, selbstbewusste Vorbeugung, die Prävention, damit Krankheiten gar nicht erst auftreten.

Auch dazu gibt das Buch hilfreiche Hinweise: Selbstgewählte Risiken können erkannt und abgebaut, auf Umwelteinflüsse kann angemessen reagiert werden. Im Alltag tragen Sport und Ernährung und auch die Kunst, möglichst ausgeglichen zu leben, zur Gesundheit bei.

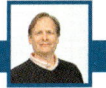

WAS IST GESUNDHEIT?

Die Weltgesundheitsorganisation WHO hat folgende Definition von Gesundheit formuliert: «Gesundheit ist ein Zustand vollkommenen körperlichen, geistigen und sozialen Wohlbefindens und nicht die bloße Abwesenheit von Krankheit oder Gebrechen.»

Nach dieser Definition gibt es vielleicht kaum einen gesunden Menschen, denn diese 100-Prozent-Definition erreichen viele Menschen nicht. Aber ist jemand, der diese Marke nicht erreicht, dieses «vollkommene körperliche, geistige und soziale Wohlbefinden» nicht hat, wirklich gleich krank? Es scheint mir doch, dass sich Wohlbefinden trotz bestimmter gesundheitlicher Beeinträchtigungen oder Defizite einstellen kann. So jedenfalls meine Erfahrung als Arzt und Mensch.

Viele von uns wissen mehr über ihr Auto und schenken ihm viel mehr Aufmerksamkeit als sich selbst. Beim kleinsten Klappern oder Motorzucken rasen wir in die Werkstatt. Besonders Männer wissen sofort, wo der Defekt liegt, sie spüren es sozusagen, und diskutieren und beratschlagen eifrig mit dem Kraftfahrzeugmeister. Wäre es nicht schön, wenn wir alle ebenso gut informiert mit unserem Körper umgingen und genauso wie beim Auto in unser eigenes Wohlbefinden investieren würden?

Auch vor diesem Hintergrund ist dieses «Neue Hausbuch der Gesundheit» entstanden. Bei unangenehmen alltäglichen Symptomen oder Syndromen (Symptomgruppen) ist es häufig nicht leicht, gezielten Rat zu finden, sowohl in Bezug auf Körperwissen und Erkrankungsarten als auch auf die Behandlung einer Krankheit. Im Internet finden sich Informationen in unendlich großer Zahl. Aber wer sagt einem, was wirklich richtig und was wichtig zu wissen ist? Ich möchte auch hier Orientierung bieten.

Sollten wir nicht verstehen lernen, was es bedeutet, wenn unser Herz stolpert, uns der Magen drückt oder der Kopf schmerzt?

Mein Prinzip ist es, Ihnen, liebe Leserinnen und Leser, Therapie und Diagnostik von leicht nach schwer anschaulich und verständlich zu erklären. Von den nicht invasiven zu den invasiven – also in den Körper eingreifenden – Methoden, von Hausmitteln über naturheilkundliche Verfahren bis hin zu den etablierten schulmedizinischen und Hightech-Verfahren ist alles Wesentliche zu den hier vorgestellten Volkskrankheiten zu finden. Auch sporttherapeutische und ernährungsphysiologische Elemente sowie besondere Aspekte für Junge oder nicht mehr ganz Junge, für Gesunde oder weniger Gesunde finden Beachtung.

Die Beschreibung der Technik, die im Einzelnen zur Diagnostik und Therapie angewandt wird, fehlt nicht, auch nicht die Erklärung von ausgewählten Röntgen- oder

Kernspinbildern. Jedes Kapitel ist nach sachgerechten Prioritäten zusammengestellt, in Frage- und Antwort-Elementen systematisiert. Der Anspruch auf eine vollständige Darstellung besteht nicht.

Eine Anmerkung sei an dieser Stelle gestattet: In diesem Buch verwende ich aus Gründen der Platzökonomie ausschließlich die männliche Darstellungsweise. Selbstverständlich sind alle Leserinnen, Ärztinnen, Therapeutinnen auch mitgemeint und angesprochen.

Sie werden nach dem Lesen dieses Buches oder auch nur einzelner Kapitel sowie nach dem Nachschlagen im Lexikonteil hoffentlich viele medizinische Zusammenhänge besser verstehen. Dieses Hausbuch ist gezielt auf das Gespräch mit dem Allgemeinarzt und das Verständnis seines Handelns angelegt. Daher sind auch eine Anzahl von Erkrankungen und Behandlungsverfahren, die rein fachärztliche Kompetenz benötigen, nicht zu finden, z. B. Krebs, Rheuma, multiple Sklerose und geschlechtsspezifische Erkrankungen ebenso wie Kinderkrankheiten, Chemo- oder Strahlentherapie bzw. Umweltmedizin. Auch die Schwangerschaft ist außen vor geblieben. Allerdings sind die wichtigsten Kinderkrankheiten und grundsätzliche Empfehlungen zur Ernährung, Vorsorge oder Schmerztherapie dargestellt.

Das Gespräch mit dem Hausarzt kann mit diesen Informationen gut vor- und nachbereitet werden.

Im Teil I des Hausbuches möchte ich Sie ermutigen: Leben Sie Ihr Leben bewusst, nehmen Sie Ihren Körper wahr und tun Sie das in Ihrer Macht Stehende, um möglichst lange gesund zu bleiben. Körperlich und geistig, denn auch seelische Belastungen können krank machen. Es ist gar nicht so schwer, wichtige Tipps finden Sie hier!

Teil II vermittelt in Grundzügen Einblick in die wichtigsten Funktionsweisen des Körpers und viele häufige Krankheitsbilder. Eingang haben die sogenannten Volkskrankheiten oder besser Alltagserkrankungen gefunden.

Teil III ist ein Lexikon, in dem alltägliche Beschwerden und weitere Krankheiten kurz und bündig erklärt werden, verknüpft jeweils mit Hinweisen, wie damit umzugehen ist.

Teil IV fasst Grundwissen über Erste Hilfe, die Hausapotheke, Gesundheit auf Reisen sowie Grundlagenwissen u. a. m. zusammen.

Vorbeugen ist besser als Heilen. Darum gibt das «Neue Hausbuch der Gesundheit» auch Hinweise auf Vorsorgemöglichkeiten (Prävention) und informiert in Bezug auf Ernährung, körperliche Aktivität und eine gesundheitsstiftende Lebensführung. Selbstbewusst für sich selbst eintreten kann man nur dann, wenn man mehr Wissen hat, wenn man sich gezielt informieren kann und vor allem wenn man selbst aktiv für seine Gesundheit einsteht.

Lassen Sie sich anregen:

- Setzen Sie sich mit Fragen Ihrer eigenen Gesundheit auseinander,
- entwickeln Sie ein Bewusstsein für Ihre Bedürfnisse,
- achten Sie auf Ihre Befindlichkeit,
- nehmen Sie Ihre Körpersignale wahr und
- sorgen Sie verantwortungsbewusst für sich und Ihre Lieben.

Gesundheit ist keine Pille, die wir Ärzte und Therapeuten einfach verschreiben können. Sie hängt einerseits von Glück und Veranlagung ab, andererseits aber auch vom eigenen Verhalten und von der inneren Haltung. Nicht unwesentlich wird der Prozess des Gesundbleibens oder Heilens von Ihrem eigenen Verstand beeinflusst! Aus eigener Erfahrung weiß ich, wie schwer es manchmal fällt, konsequent vernünftig zu leben. Ich habe mehrere schwere Unfälle und Erkrankungen hinter mir, hätte auch querschnittsgelähmt sein oder wie mein Vater einen Arm verlieren können. Er hat mir vorgelebt, wie er sich trotz großer körperlicher Beeinträchtigung durch den Verlust von Körperfunktionen mit dem Leben arrangierte. Mein Vater war ein «Kraftpaket» an Fröhlichkeit und Lebensfreude. Als Kinder haben wir nicht einmal gemerkt, dass er nur einen linken Arm besaß. Weil er so unkompliziert mit seiner «Behinderung» umging, taten wir dies auch. Der Sportjournalist Marcel Bergmann – ein wundervoller Mensch – hat vor einigen Monaten China im Rollstuhl durchquert. Selbst die Chinesische Mauer war ihm kein Hindernis. Sind diese Menschen «behindert»? «Behinderung» ist ein wirklich unsensibles Wort der deutschen Sprache. Das englische Wort «handicap» bzw. das deutsche «funktionseingeschränkt» wäre die bessere Vokabel. Sie würde den vollwertigen Menschen nicht durch eine falsche Begrifflichkeit auf ein umfassendes Behindertsein reduzieren. Bewundernswert, wie viele dieser Menschen dramatische Tiefschläge verarbeiten und zum Teil Höchstleistungen vollbringen – wie beispielsweise bei den Paraolympischen Spielen. Denken wir daran, jeder von uns könnte jederzeit gehandicapt werden, nach einem Unfall, Schlaganfall oder sonstigen Gewalteinflüssen. Auch wir würden fürsorgliche Hilfe und soziale Anerkennung benötigen! Wir würden uns dann wahrscheinlich auch trotz der körperlichen oder gar geistigen Funktionseinschränkung als «normale» Menschen fühlen. Mit Recht, bis auf die individuelle Beeinträchtigung bleiben ja alle Körperfunktionen meist erhalten. Gerade deshalb möchte ich Sie ermuntern, Ihre Lebensweise, Ihre persönliche Gesundheit im Auge zu behalten.

Sicherlich werden auch Fragen offenbleiben, vermutlich werden neue Fragen in Bezug auf Ihr ganz persönliches Befinden oder Ihren Gesundheitszustand auftreten: Ihre Ärztin oder Ihr Arzt bzw. Therapeut werden Ihnen sicher gern weiterhelfen.

In diesem Sinne wünsche ich Ihnen ganz viel Lebensfreude und Wohlbefinden!

Ihr Dietrich Grönemeyer

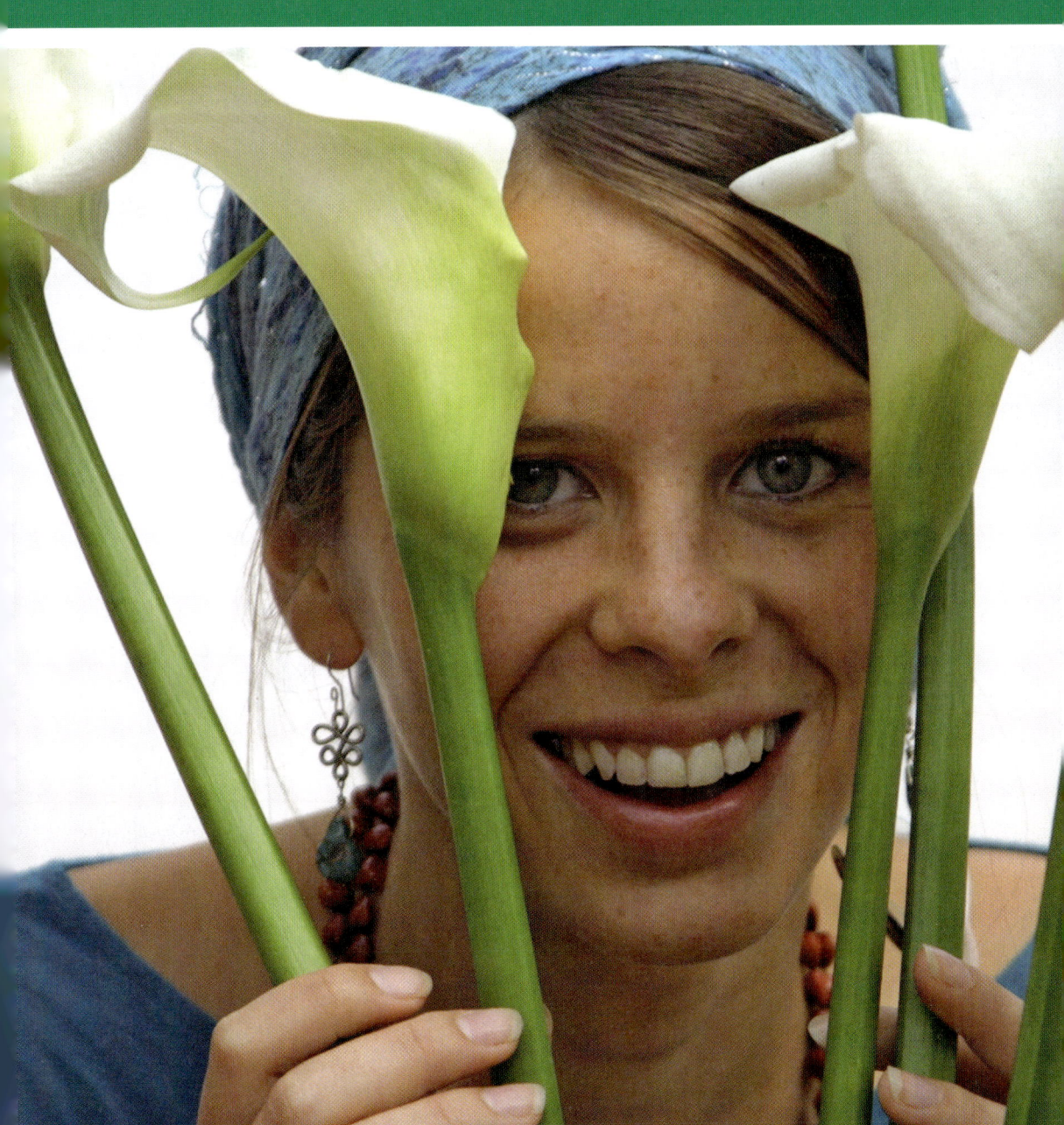

GESUND LEBEN

Gesunde Ernährung, Bewegung,
gelebte Verantwortung

Gesundheit und Eigenverantwortung

Krank werden kann jeder von uns – jederzeit.

Viren und Bakterien machen uns das Leben schwer, nicht in jeder Lebensphase ist ihnen unser Immunsystem gleich gut gewachsen. Manche Erreger durchbrechen auch die stärkste Körperabwehr und lösen ganze Epidemien aus. Schädliche Umwelteinflüsse, äußere Belastungen, seelischer Druck – es gibt viele Ursachen für eine Erkrankung. Von Unfällen, die einfach über uns hereinbrechen, gar nicht zu reden.

Aber was sagt der Körper? Stolpert das Herz bisweilen, schmerzt der Kopf manchmal unerträglich, tränen die Augen in der soundsovielten Stunde vor dem Monitor? Sirren plötzlich komische Geräusche durchs Ohr, krampft der Magen oder schmerzt der Rücken? Was ist nur los mit uns?

Die Verführungen des Alltags sind groß: Naschereien, ein Bierchen hier, eine Zigarette da und zu lange auf dem Sofa sitzen …

Wir überhören die Signale, die unser Körper uns sendet. Manchmal so lange, bis gar nichts mehr geht. Dann werden wir krank. Und vielleicht sind wir sogar tief im Innern ganz froh darüber – endlich einmal ein Innehalten, eine kurze Auszeit zum Nachdenken: Was ist bloß los?

»Gar nicht krank ist auch nicht gesund«, soll Karl Valentin einmal gesagt haben. Was steckt in diesem Gedanken? Dass es letztlich normal ist, auch einmal krank zu sein. Wobei ich natürlich die schlimmen Schicksalsschläge nicht verniedlichen will, die Krankheiten mit sich bringen. Aber bei bestimmten Erkrankungen geht man anders mit sich selbst um, weil man plötzlich aus dem üblichen Lebensrhythmus herausgerissen ist und vielleicht bestimmte Dinge plötzlich erkennt und auch zu schätzen weiß – oder endlich ändern will.

Krankheit ist auch eine Aufforderung, sich Gedanken über den eigenen Lebensstil zu machen. Sie wirft persönliche Fragen auf: «Verrennst du dich da nicht auf deinem Lebensweg? Hast du eine Grenze erreicht? Muss sie wirklich schon wieder überwunden werden? Nimmst du dir genügend Zeit, um es dir auch einmal gutgehen zu lassen?»

Entwickeln Sie mit Ihrem Hausarzt einen individuellen Fahrplan zur täglichen Gesundheitspflege. Angefangen beim guten Essen über Morgengymnastik bis zum richtigen Schlafen und Sport. Täglich 10 Minuten Gymnastik und 30 Minuten Bewegung reichen.

Gesundheit hängt auch von der Lebensweise ab – in erheblichem Maße. Nicht auf alles haben wir Einfluss, aber auf sehr vieles. Und diesen Einfluss sollten wir auch bewusst wahrnehmen.

Drei Grundprinzipien können aus meiner Sicht zu einem erfüllten, langen Leben beitragen. Greifen sie optimal ineinander, entsteht Lebenskraft. Damit diese Lebensenergie möglichst bis zum letzten Atemzug ausreicht, das Leben zu genießen, am gesellschaftlichen und kulturellen Miteinander teilzuhaben und die Welt aktiv mit Ihrer persönlichen Note und mit allen Ihren individuellen Fähigkeiten mitzugestalten sowie irgendwann in Würde zu verlassen, sollten Sie sich von diesen drei Grundprinzipien leiten lassen:

- einer **gesunden Ernährung**,
- **Bewegung** und
- **Eigenverantwortung**.

Gesunde Ernährung

Die Nahrungsaufnahme gehört zu den Grundbedingungen menschlicher Existenz – wie Atmen, Bewegen, Schlafen und Sexualität. Die Nahrung liefert die Bausteine, die zur Bildung und Erneuerung unserer Organe, Zellen und Zellbestandteile benötigt werden: Eiweiße, Spurenelemente, Vitamine etc. Für alle Körperprozesse und Funktionen benötigen wir Energie, sie wird aus Kohlenhydraten und Fetten gewonnen. Führen wir mehr Energie zu als abgebaut wird, wird diese gespeichert – z. B. als Fettgewebe oder in der Leber als Glykogen.

Essen ist mehr als nur Kalorienzufuhr.

Wenn wir uns bewegen, benötigen wir einerseits Energie, andererseits wird der Stoffwechsel aktiviert, und Muskeln und Knochen werden aufgebaut. Infolge der Bewegung werden die Energiespeicher in Leber und Fettgewebe abgebaut. Um Muskulatur aufzubauen, sind vorwiegend Eiweiße nötig, die aus unterschiedlichen Aminosäuren bestehen.

Eine lebenswichtige Aminosäure ist z. B. das *Tryptophan*, das der Körper selbst nicht herstellen kann (essenzielle Aminosäure). Es wird zur Bildung z. B. des «Glückshormons» Serotonin benötigt. *Tryptophan* wird daher auch als natürliches Antidepressivum bezeichnet und ist beispielsweise in Schokolade, Eiern oder Nüssen enthalten. Tomaten verbessern die Sehkraft durch *Lutin*, Zitrusfrüchte oder Sojaprodukte sind wichtige Vitaminlieferanten. Soja wirkt zusätzlich ein wenig hormonaktiv durch die *Isoflavone*, besonders bei Schwankungen der Hormonkonzentration rund um die Wechseljahre. Ein Mangel an Vitamin B_6, B_{12} (→ S. 576) und Folsäure verursacht eine vermehrte Gefäßverkalkung und durch Verdickung der Gefäßwände nicht selten Schlaganfälle. Ausreichend viel Vitamin E im Körper scheint aktuellen Studien zufolge das Risiko von Schlaganfällen oder Herzinfarkten zu verringern.

Als Jäger und Sammler hat sich der Mensch seit Zehntausenden von Jahren vorwiegend eiweißreich ernährt, hochgerechnet etwa 120 000 Generationen lang. Für die Nahrungssuche hat er sich viel bewegen müssen, für schlechte Zeiten Energie als Fett gespeichert. Das war für den damaligen Überlebenskampf sinnvoll.

Heute jagen wir nicht mehr, und wenn, ist das für uns eine Form von Sport. Und das Nahrungssammeln führt uns höchstens noch auf den Wochenmarkt oder in den nächsten Supermarkt. Dort allerdings steht mehr zur Verfügung, als wir jemals essen könnten. Auch laufen wir kaum noch, sondern wir sitzen oder (werden ge)fahren, werden dicker und dicker – über die Hälfte aller Deutschen ist übergewichtig. Die berüchtigten Zivilisationskrankheiten, also Adipositas (Fettleibigkeit), Arthrose, Rückenleiden, Diabetes mellitus oder weitere Stoffwechselerkrankungen, hängen damit zusammen, selbst psychische Erkrankungen gehen auf falsche Ernährung und Bewegungsmangel zurück.

Die Natur hält nicht nur Nahrung für uns bereit, sondern auch Heilmittel. In den Bestandteilen von Pflanzen und Tieren, im Wasser, in der Luft und in der Erde hat sie uns fast alles zur Verfügung gestellt, was wir benötigen, um gesund zu bleiben oder es wieder zu werden, wenn wir denn einmal erkrankt sind. Doch man muss bewusst damit umgehen können: Was Vorteil ist, birgt oft auch eine Schattenseite. Viele Elemente oder Wirkstoffe sind zugleich Heilmittel

Die Gesundheitsschäden allein infolge von falscher Ernährung beziffern sich in Deutschland auf schätzungsweise 70 Milliarden Euro jährlich.

und Gift. Dabei kommt es häufig nicht nur auf die Substanz, sondern auch auf die Dosis an. Als Beispiel: Wir benötigen Zucker zur Energiebereitstellung, ein Zuviel bildet Fettpolster! Thymian und Minze wirken abwehrsteigernd und verdauungsfördernd, ein Zuviel schädigt die Leberzellen.

Die Natur beschenkt uns mit einer Fülle von wohlschmeckenden und farbenprächtigen Früchten, mit Gemüse, Kräutern und frischem Wasser. Sie versucht uns täglich zu verführen, durch das verlockende Orange einer Apfelsine beispielsweise, mit ihrem wundervollen Duft und Geschmack, oder durch üppig behangene Bäume mit leuchtenden Äpfeln, Birnen, Kirschen. Doch wir missachten diese Verlockungen zunehmend und stürzen uns lieber auf industriell hergestellte Produkte oder Fastfood. Wir essen freiwillig unnatürliche oder substanzlose Füllmaterialien, die häufig nicht einmal schmecken. Essen kann doch so viel Spaß machen! Nehmen wir uns wieder mehr Zeit dafür. Unsere Sinne – Augen, Nase, Haut und Schleimhäute, die Geschmacksnerven –, sie alle essen mit. Der Duft und die Farben der Lebensmittel lassen einem «das Wasser im Mund zusammenlaufen» – oder eben nicht. Der Verdauungsapparat wird durch Appetitliches zur Speichel- und Enzymbildung und zur Ausschüttung weiterer Verdauungssäfte angeregt.

Jeder Bissen – mit Muße gekaut – kann so gut schmecken. Und wird dabei zugleich genügend zerkleinert und vorverdaut. Essen in Gemeinschaft schafft mindestens doppelte Freude. Und wenn dann noch gemeinsam gekocht, liebevoll angerichtet und mit viel Ruhe genossen wird … ja, dann ist weniger mehr, dann isst man gesünder. Prominente Fernsehköche und bunte Kochbücher bewirken wenig, wenn zu Hause niemand mehr selbst kocht!

Informationen zum Thema Ernährung finden Sie in diesem Buch in Teil II, insbesondere in Kapitel 2. Doch ich möchte hier voranstellen, was mir persönlich besonders wichtig ist.

Die Menschen essen überall auf der Welt unterschiedlich. Je nach geographischen Voraussetzungen wachsen in ihrer Umgebung z. B. bestimmte Pflanzen oder Tiere. Zudem sind Ernährungsgewohnheiten in hohem Maße gesellschaftlich bestimmt. Der eine liebt rohen Fisch, den der andere nie anrühren würde. Während manche Meerschweinchenfleisch als köstlich schätzen, halten sich andere lieber an «tausendjährige» Eier als Delikatesse. Mancherorts wird als Grundnahrungsmittel geschätzt, was anderorts höchstens als Tierfutter akzeptiert wird. Ganze Kontinente bevorzugen ganz bestimmte Nahrungsmittel.

Ernährungswissenschaftler betrachten dies alles mit großem Interesse und versuchen herauszufinden, welche Auswirkungen die unterschiedlichen Ernährungsweisen haben. Mediziner suchen nach Antworten auf die Frage, ob bestimmte Nahrungsmittel mehr Gesundheit garantieren als andere. Es gibt höchst interessante Studien zu allen möglichen Detailfragen.

Im Zuge der Globalisierung öffnen sich die Küchen für mehr oder weniger Exotisches aus anderen Ländern. Einige Grundkonstanten gibt es von alters her auch in der Küche Europas. Im Mittelmeerraum zentral ist z. B. die Verwendung von Olivenöl. Nicht wenige der wissenschaftlichen Studien zum Thema Ernährung legen es nahe, die mediterrane Küche, in der viel Fisch, Obst, Gemüse und eben das Olivenöl verwendet werden, als besonders gesundheitszuträglich zu bewerten, da sie reich ist an Eiweiß, essenziellen Fettsäuren und Vitaminen.

Bioobst und Biogemüse für Genuss und Wohlbefinden

Eigentlich ist ja alles «bio», denn griechisch «bíos» bedeutet «Leben».

Noch bis ins 19. Jahrhundert haben wir Menschen uns, aber auch unsere Haustiere «natürlich» ernährt, also u. a. mit Obst und Gemüse vom Bauern und aus dem Garten, das nicht mit Düngemitteln und Pflanzenschutzmitteln angebaut wurde. Heute bekommen wir weltweit ein zunehmendes Angebot von Obst und Gemüse, das durch chemische oder physikalische Prozesse verändert wurde. Durch spezielle Düngemittel beispielsweise soll das Obst schnell wachsen, durch Pflanzenschutzmittel natürliche Bakterien oder Pilze vernichtet werden, und durch Gentechnik sollen Pflanzenschutzmittel vermieden werden, aber dadurch gibt es wiederum eine Veränderung der Erbanlagen der Frucht, des Gemüses – und möglicherweise dann irgendwann auch bei uns.

Im Zeitalter der Industrialisierung werden auch die Nahrungsmittel zunehmend industriell hergestellt. Kleinstlebewesen, die dazu beitragen, dass z. B. auf der Oberfläche Schädlinge abgehalten werden oder sich Nährstoffe wie Vitamine bilden können, wurden und werden abgetötet – entweder durch Chemikalien oder auch durch radioaktive Bestrahlung. Und damit die Pflanzen dann auch hübsch aussehen, damit der Apfel beispielsweise leuchtet oder die Paprika knallrot erscheint, werden die Gemüsesorten häufig mit Wachs eingerieben. Ein großer Nachteil: Die meisten Schadstoffe sitzen direkt unter der Schale, etwa Blei oder Pflanzenschutzmittel. Deshalb bitte sicherheitshalber bei unklarer Herkunft das Obst gründlich waschen und die Schale möglichst entfernen.

Immer mehr Menschen ziehen daraus ihre Konsequenzen und bauen Obst und Gemüse entweder selbst an oder ziehen Tomaten und Kräuter auf dem Balkon oder der Fensterbank. Auch die Schrebergarten-/Laubenkolonien haben wieder Zulauf, ebenso Bio-Supermarktketten.

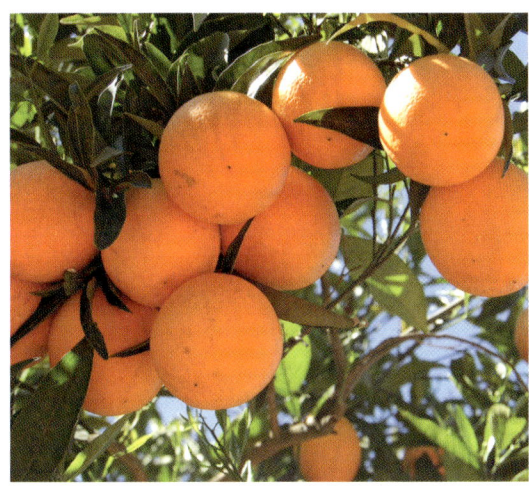

Neueren Studien zufolge ist es auf jeden Fall wichtig, überhaupt wieder mehr Obst und Gemüse zu essen und nicht auf Nahrungsergänzungsmittel auszuweichen. Der Gehalt von wichtigen Vitalstoffen (z. B. Vitaminen, Spurenelementen, essenziellen Eiweißen/Fetten) ist in diesen Nahrungsmitteln über Jahrmillionen natürlich gewachsen und hat ein Überleben der Menschheit bis heute ermöglicht! In ihnen sind komplexe Verbindungen von notwendigen Nahrungsbestandteilen und sekundären Nährstoffen sowie Säuregraden vorhanden, die eine optimale Verstoffwechslung ermöglichen – z. B. wird Vitamin C zur Eisenaufnahme benötigt, es ist etwa in der Brombeere oder in schwarzen Johannisbeeren vorhanden. Neuere dänische Studien weisen darauf hin, dass in biologisch angebauten Früchten und Gemüsen sehr selten Rückstände von Pestiziden oder Insektiziden zu finden sind, dass jedoch der Gehalt an Vitalstoffen in vielen Gemüse- und Obstangeboten ähnlich ist, unabhängig von der Anbaumethode. Unterschiede ergeben sich vielmehr durch die unterschiedlichen Sorten einer Pflanze. Auch der Reifegrad bzw. der Zeitpunkt der Ernte ist entscheidend für den Gehalt an Nährstoffen. Zur Vollreife sind Früchte gehaltvoller – örtliches Gemüse und Obst darum zu bevorzugen. Allerdings müssen biologische Produkte schneller verbraucht werden, da sie wegen des Verzichts auf Konservierungsmittel schneller verderben.

Informationen über Nahrungsmittel aus biologischem Anbau und Pestizidrückstände finden Sie z. B. unter www.greenpeace.de (http://de.einkaufsnetz.org), bei einer Verbraucherzentrale in Ihrer Nähe oder in der Zeitschrift «Ökotest». Die Umweltschutzorganisation Greenpeace bietet ständig neue Untersuchungen darüber, welche große Lebensmittelkette das beste Bioangebot hat.

Man wundert sich, welch gute Angebote es mittlerweile gibt. Selbst ungespritzte Orangen und Tomaten und andere Naturprodukte wie Olivenöl und Meersalz z. B. aus Mallorca bekommt man mittlerweile in Deutschland – oder lässt sie sich schicken. Und vor allem: Die Bionahrung ist nicht nur viel, viel gesünder, sondern sie schmeckt auch unglaublich gut. Probieren Sie es aus, auch wenn der Apfel oder die Orange nicht so «glänzend» aussieht. Sie ist weder gewachst noch mit Chemikalien gespritzt oder behandelt. *Einfach lecker!*

Bewegung

Bewegung ist Leben. Zur Lebensqualität gehört auch, eine Balance von Ruhe und Bewegung, von Entspannung und Anstrengung zu finden.

Sich bewegen ist letztlich auch eine Lebenshaltung. «Haltung» verstehe ich dabei nicht nur als die körperliche Haltung, sondern auch als geistig-seelische Orientierung, als Grundeinstellung zum Leben. Bewegung ist Körpererfahrung, sie vermittelt darüber hinaus Energie und Lebenslust. Und eigentlich zeigt sie angewandte Gesundheitskompetenz.

Es gibt so viele verschiedene Formen, sich zu bewegen. Suchen Sie sich aus, was Ihnen am meisten zusagt. Ob einfach zum Lebensgenuss oder gezielt zur Prävention, zur Therapiebegleitung oder zur Rehabilitation: Wählen Sie Ihren Lieblingssport bewusst aus. Denn wie die Erfahrung zeigt, lässt die Ausdauer relativ bald nach, wenn die Anstrengung zu einer reinen Pflichtübung wird. Sie müssen ja überhaupt nicht perfekt in der von Ihnen gewählten Sportart sein – die regelmäßige Bewegung ist entscheidend. Denn letztlich ist besser, dass Sie kontinuierlich aktiv sind, wenn auch in Maßen, als dass Sie selten und dann übertrieben Sport treiben. Auch hierzu möchte ich Ihnen nur einige Anregungen geben.

Laufen kann man überall

Laufen ist in der Regel eine völlig ungefährliche Sportart mit sehr geringem Verletzungsrisiko. Es ist eine Sportart, die auch ich persönlich seit vielen Jahrzehnten genieße und die man eigentlich überall ausüben kann. Zum Laufen muss man keinem Verein angehören, und man braucht in der Regel auch keine Partner. Manche laufen allerdings lieber in Gesellschaft. Möglicherweise gibt diese auch einen Rahmen und erhöht die Selbstdisziplin: Wenn Lauffreunde warten, hat der «innere Schweinehund» weniger Chancen, sich vor den Fernseher zu setzen.

Laufen ist für jeden Menschen gut, und Übergewicht oder leicht erhöhter Blutdruck sprechen erst einmal nicht dagegen.

Laufen kann man bei jedem Wetter, es ist letztlich nur eine Frage der angemessenen Kleidung. Wichtig sind sorgfältig ausgewählte, optimal passende Schuhe, die der jeweiligen Laufsituation angepasst sind – ob Sie auf Waldboden oder Asphalt laufen, spielt bei der Auswahl der Schuhe eine wichtige Rolle, um Ihre Gelenke bestmöglich zu schonen. Wer nicht gern läuft, kann auch wandern oder Nordic Walking ausführen.

Ist man unsicher, berät der Arzt sicher gern oder auch Ihre Krankenkasse. Jährliche sportmedizinische Untersuchungen sind empfehlenswert! In diesem Rahmen kann auch das richtige persönliche Tempo für den Ausdauersport festgelegt werden. Besteht z. B. der Wunsch nach Gewichtsreduktion oder aber Leistungssteigerung, kann man mit Hilfe von individuell festgelegten Tabellen das Trainingsprogramm festlegen. Als Faustregel gilt: Eine Gewichtsreduktion erfolgt im niedrigen Pulsbereich (Puls, → S. 57), sofern man nach dem Laufen die abtrainierten Kilokalorien nicht gleich wieder nachschiebt. Heißhunger nach der Bewegung weist in der Regel auf falsches Training hin, z. B. durch zu schnelles Laufen.

Das Wunderbare am regelmäßigen Laufen ist, dass die Muskulatur gestärkt, das Herz gekräftigt und die Kreislaufregulation optimiert wird. Menschen, die vor Beginn des regelmäßigen Trainings schon bei kleineren Belastungen z. B. mit schnell erhöhtem Blutdruck oder Pulsanstieg bzw. Luftnot reagieren, werden ganz sicher profitieren. Die Haut strafft sich, die Muskulatur wird besser durchblutet und auch neu gebildet. Das hilft auch dem Rücken! Weitere wichtige Effekte des Laufens sind die Verbesserung des Lungenvolumens und die bessere Durchblutung der Schleimhäute. Regelmäßige Bewegung führt zusätzlich zur Entschlackung – Schadstoffe werden gebunden und ausgeschieden.

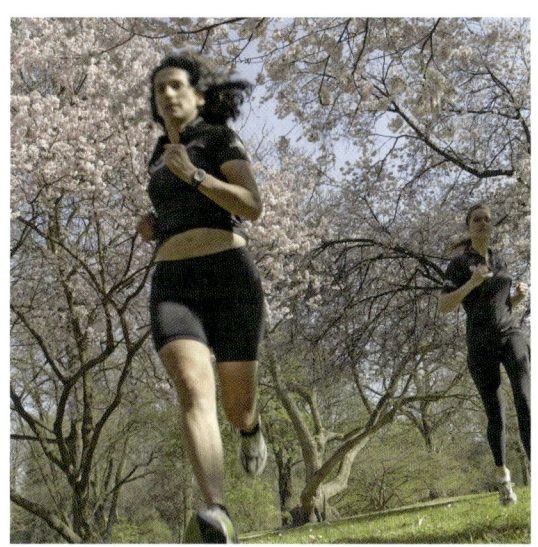

Laufen steigert die Leistungsfähigkeit und fördert das Wohlbefinden, es ist eine Art «Eigendoping»: Kontinuierliches Laufen führt zu einer Ausschüttung der körpereigenen morphinähnlichen Substanzen, der Endorphine – unserer «Glückshormone». Man kann seinen Körper also aktiv anregen, sich zu entspannen. Mit erfreulichen Folgen: Die Stimmung hellt auf, und im besten Falle wird sogar die Immunabwehr gestärkt.

Einige Zeit vor dem Laufen darf man ruhig ein Glas Wasser und ein Stück Banane oder Apfel zu sich nehmen. Nach dem Laufen tut es gut, Wasser oder isotonische Getränke wie eine Apfel- oder Orangensaftschorle zu trinken. Grüner Tee oder noch besser grüner Jasmintee unterstützt die weitere Bindung von freien Radikalen im Körper. Ein Müsli mit Vollkorn und Früchten nach dem Laufen oder ein Müsliriegel ist besser als schwere, fetthaltige Speisen.

Wie lange soll ich mich bewegen?

Über die Dauer streiten sich die Gelehrten. Fest steht, dass eine Belastungsdauer von mindestens zehn Minuten gewählt werden sollte. Ab einer Dauer von 30 Minuten sind (für Nicht-Leistungssportler) allerdings keine gesundheitlichen Vorteile mehr zu erwarten. Für den Hausgebrauch bedeutet also eine halbstündige Belastung das Optimum in Bezug auf die Effektivität. Längere Belastungen sind natürlich nicht schädlich.

Wie intensiv soll ich mich bewegen?

Die Intensität der Belastung wird meistens durch die Herzfrequenz wiedergegeben.

Eine Faustformel zur Berechnung des optimalen Pulses findet sich auf → S. 57.

Es geht aber auch ohne Technik. Man muss nur auf seinen Körper achten. Die Anstrengung sollte so gewählt sein, dass eine Unterhaltung (wenn auch mit Mühe) zu führen ist. Kann man sich nicht mehr unterhalten, ist die Belastung zu hoch. Kann man locker plaudern, ist sie zu gering. Zwischendurch gehen ist erlaubt.

Wie oft sollte ich mich bewegen?

Sooft es geht! Es ist erwiesen, dass ein mehrmaliges kurzes Training effektiver ist als ein einmaliges langes Training. Einem einstündigen Lauf am Wochenende ist eine tägliche Belastung von 10 bis 15 Minuten vorzuziehen. Ein tägliches Training von mindestens 10 bis 15 Minuten reicht also für einen Großteil der Bevölkerung aus, um Leistungseinbußen zu verhindern. Leistung steigern lässt sich nur durch mehr Aufwand. Dabei müssen keine großen Fitnessgeräte oder teure Laufschuhe gekauft werden. Eine kreative Gestaltung der Hausarbeit – unter Schonung des Rückens beim Staubsaugen – ist ebenso wirkungsvoll wie ein zügiger Spaziergang.

 TIPPS FÜR RICHTIGE BEWEGUNG

Tipps fürs Aufwärmen (Warming-up)
Eine Aufwärmphase von 10 Minuten ist für den Freizeitsportler meist ausreichend. Je komplexer die sportliche Beanspruchung ist, desto länger sollte ein «Warming-up» dauern. Aufwärmen sollte grundsätzlich aktiv ausgeübt werden. Von einer passiven Form, z.B. durch Wärmesalben, rate ich ab.

Warme Umgebungstemperaturen (Sommerhitze, Sauna) und damit verbundenes Schwitzen schützen nicht vor Verletzungen. Die Körpertemperatur liegt auch an heißen Sommertagen selten über dem Normalwert und muss erst durch aktives Bewegen gesteigert werden.

Die Intensität sollte langsam gesteigert werden. Für einen Tennisspieler könnte ein Training oder Spiel mit Trockenübungen beginnen, ohne Ball. So kann er langsam alle Schläge (evtl. mit geschlossenen Augen) durchgehen und sich vorstellen, wie genau er seine Bälle platziert. Erst dann beginnen locker geschlagene Bälle und ruhige Laufeinsätze.

In diesem Zusammenhang wird auch deutlich, dass es wichtig ist, sich spezifisch aufzuwärmen. Für einen Golfer oder Badmintonspieler ist langes Geradeauslaufen weniger sinnvoll. Man sollte so viele verwandte oder ähnliche Bewegungen wie möglich und natürlich auch sein Sportgerät in sein Programm integrieren.

Bei kalter Witterung dauert die Aufwärmphase länger und sollte auch langsamer durchgeführt werden.

Tipps zum Abwärmen (Cool-down)
Im Gegensatz zum Aufwärmen senkt der Körper bei ausbleibender Bewegung (nach dem Sport) selbständig alle Prozesse, die vorher angekurbelt wurden. Daher überlassen viele Sportler das Abwärmen ihrem Körper und verzichten auf jeden zusätzlichen Aufwand.

Schädlich ist das nicht. Allerdings auch nicht förderlich für eine schnelle Regeneration. Muskeln, Nerven und das Herz-Kreislauf-System sollten genauso ab- wie aufgewärmt werden. Gerade nach intensiven Belastungen regeneriert der Körper schneller, wenn die Anspannung langsam abgebaut wird. Dazu gehören das langsame Absenken des Pulses, der Abbau von angefallenen Stoffwechselprodukten und die Lockerung der Muskulatur. Letzteres kann durch Dehnen/Stretchen geschehen, wobei auch hier Vorsicht geboten ist. Ein drohender Muskelkater kann durch Dehnung der Muskulatur nicht verhindert werden. Ganz im Gegenteil! Durch ausgiebiges Stretchen nach ungewohnten Belastungen wird die Muskulatur nur noch mehr beansprucht, was zu weiteren Schäden führen kann, die den Muskelkater verstärken.

Empfehlenswert ist lockeres Auslaufen mit Gehgeschwindigkeit (Traben) über ca. 5 bis 10 Minuten hinweg. Je nach Belastung kann das Abwärmen auch länger dauern.

Innerhalb der 10 Minuten kann das Laufen auch durch kurze Dehnungen oder Lockerungsübungen unterbrochen werden (Traben – Dehnen – Traben – Lockern – ...).

Hilfreich ist häufig auch ein Bewegen ohne Schuhe oder mit nur locker geschnürten Schuhen.

Die Wunderübung für jedermann zu jeder Zeit

Nutzen Sie jede sich bietende Gelegenheit, um auf einem Bein zu stehen. Beim Telefonieren, Kochen, Schwatzen, im Supermarkt vor der Käsetheke, im Park, auf Messen, in der U-Bahn – wo immer sich die Gelegenheit ergibt: Heben Sie ein Bein und versuchen Sie, freihändig auf dem anderen zu stehen. Dies trainiert Ihre Koordinationsmuskulatur nebenbei und sehr effektiv. Der ganze Körper und vor allem der Rücken profitieren davon!

Tai-Chi und Qigong

Es gibt entspannende Bewegungsmeditationen. Hierzu gehört das Tai-Chi, also das Schattenboxen. Es dient nicht nur der Entspannung, sondern gleichzeitig auch der seelischen und muskulären Stärkung. Tai-Chi ist in chinesischen Klöstern entstanden und gilt als eine Urform der asiatischen Kampfkunst und als Ursprung des Kung-Fu – einer modernen Form des Kampfsports.

Qigong ist ein Element aus dem Tai-Chi. Es benutzt ähnliche Bewegungselemente, aber legt viel mehr Wert auf richtiges Atmen. Ich empfehle Qigong immer wieder zur Kraftschöpfung während oder nach schweren Erkrankungen und zur Entspannung. Es ist faszinierend, wie sich

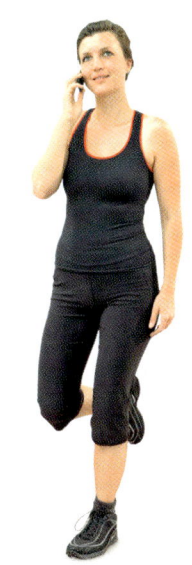

Auf einem Bein stehen: So trainieren Sie die Koordination und eine Vielzahl von Muskeln. Mehrmals am Tag ausüben und zwischen rechtem und linkem Bein wechseln. Noch effektiver sind Kniebeugen auf einem Bein!

vor dem Tai-Chi «dahinschlurfende» und selbst gebrechliche Menschen auf einmal geschmeidig und mit faszinierender Anmut bewegen können.

Yoga

Eine andere Form der Bewegungsmeditation bietet Yoga. Hierbei werden zur Stärkung der Muskulatur, zur Anregung oder Beruhigung des Stoffwechsels und des Geistes ganz spezielle Übungen in langjährigen Wiederholungen im Sitzen, Liegen, Stehen oder in Bewegung bis zur Perfektion wiederholt. Mancher indische Guru vollbringt für einen Normalmenschen Unglaubliches in Perfektion.

Den Moment genießen, die Vergangenheit empfinden und die Zukunft berühren

Den Moment leben und ihn intensiv genießen, das können die wenigsten Menschen, obwohl wir ja wirklich nur im Moment leben. Keiner weiß, was in der nächsten Sekunde passieren mag: ein Erdbeben, ein Flugzeugabsturz oder ein Herzinfarkt! Aber sicher ist das Leben in dieser einen Sekunde. Für die Gnade, in dieser Gegenwart leben zu dürfen, bin ich meinem Schöpfer unendlich dankbar.

Aber unser Alltag ist anders geprägt, auf Zukunft ausgerichtet, und infolge der enormen Geschwindigkeitszunahme des Lebens, gerade durch die modernen Kommunikationstechniken, bleibt kaum Zeit für uns selbst. Welch ein Genuss, einmal in Ruhe im Garten sitzen und ein Buch lesen zu können oder Musik zu hören. In diesen Momenten haben wir die Zeit, zu uns zu kommen, in uns hineinzuhorchen, unser Herzklopfen zu hören und unsere Seele zu berühren. Auf einmal fallen uns Dinge auf oder ein, die verschüttet zu sein schienen. Es ist schon erstaunlich, wie vieles unser Gehirn speichert und nicht vergisst. Nur …, wenn wir uns keine Zeit nehmen, die Eindrücke und Informationen abzurufen, gehen sie unter Umständen verloren.

Neuere Studien belegen, dass jemand, der kurzfristig aus seiner Gedanken- bzw. Arbeitswelt herausgeholt wird, acht Minuten benötigt, um den Faden wiederaufzunehmen. Dies gilt besonders, wenn man durch einen Telefonanruf oder das Öffnen einer E-Mail in seinem Gedankenfluss gestört wird.

Viele Kulturen und Religionen haben eine Zeremonie entwickelt, um sich in sich selbst zu versenken. Diesen Zustand nennt man Meditation, sie kann Bestandteil der Religionsausübung sein. Das bewusste Hinsetzen und Meditieren findet sich im Hinduismus und Buddhismus, die Meditation durch Gebete und Gesang im Christentum, Judentum und Islam. Meditationstechniken finden sich auch in der indischen Medizin, dem Ayurveda, und sie sind zum Teil Elemente des Yoga.

Meditierende Menschen sitzen dabei manchmal im Schneidersitz auf dem Boden, haben die Augen geschlossen und atmen ganz langsam und regelmäßig ein und aus, manchmal wird hierzu mit dem Daumen das rechte Nasenloch geschlossen, durch das linke eingeatmet, dann das linke mit dem Mittel- und Zeigefinger geschlossen und durchs rechte wieder ausgeatmet. Diese Form wird von zehn Minuten bis hin zu Stunden unter Anleitung durchgeführt. Vielleicht mögen Sie sich inspirieren lassen, sich in die Kunst der Meditation zu vertiefen?

Menschen, die Erfahrung mit Meditation haben, berichten über eine tiefe innere Ruhe und ein entspanntes Glücksgefühl und aufhellende Gedanken. Manche Menschen finden diese Ruhe in der Natur – auch gemeinsames Singen, selbst Schweigen kann ein solch wunderbares Gefühl auslösen oder verstärken. Ich selbst komme beim Joggen unbewusst und automatisch in einen solch meditativen Zustand, bei schöner Musik und beim Wandern.

Gelebte Verantwortung

Mein Leben gehört mir! Ich komme allein auf die Erde, bin und werde Teil der Welt, Teil der gesamten belebten und unbelebten Natur, Teil der menschlichen Gemeinschaft und Kultur und verlasse sie auch wieder allein. In diesen Sekunden des Übergangs am Anfang und Ende des Lebens bin ich allein. Und ich bin selbst verantwortlich dafür, ob ich irgendwann dankbar und zufrieden diese Form des Lebens verlassen kann – wissen wir doch alle nicht, was danach geschieht.

Da wir unser Ende nicht vorausbestimmen können, wäre es doch sinnvoll oder zumindest überlegenswert, ob nicht jeder Tag ein Tag des Wachstums und der Zufriedenheit sein sollte. Zeit zu warten haben wir in Hinblick auf unser unbestimmtes Ende überhaupt nicht. Eigenverantwortlich sein Leben in die Hand zu nehmen, sich um Körper und Seele, um seine persönliche Weiterentwicklung, aber auch die der Gemeinschaft der Menschen, Gesellschaft und Kultur zu kümmern, schafft Lebensfreude und Wohlbefinden. So zu leben, dass man sich im Spiegel anschauen und zufrieden anlächeln kann. Das ist Lebenskunst. Es ist die Kunst, als Mensch in der Verbundenheit mit allem und doch als unverwechselbares und selbstverantwortliches Individuum zu agieren und so in einer Balance zu leben. «Balance» ist hier verstanden als gelungener Ausgleich zwischen Körper und Seele, als Integration zwischen dem Einzelnen und der Gemeinschaft, zwischen uns Menschen und allem, was mit uns zusammen das Leben auf dieser Erde teilt.

Das eigene Leben ist wie ein Musikstück. Ich selbst spiele es und bestimme seine Schönheit, seine Intensität und seine Differenzierung. Jeder kann sich sein Tempo, seine Pausen, die individuelle Beschleunigung und Entschleunigung selbst schaffen, zumindest außerhalb der Arbeitszeit.

So wie jeder Mensch anders aussieht, so ist jeder von uns eine eigene Persönlichkeit mit Stärken und Schwächen, mit Wünschen, Hoffnungen, Ängsten – einer ganzen Palette von negativen und positiven Gefühlen bzw. einem Gemisch aus beiden. Nicht jedem gelingt alles so in seinem Leben, wie er es gern möchte. Es gibt Schicksalsschläge, die schwer zu ertragen sind, von denen man sich schwer wieder erholt.

Es gibt aber eben auch eine persönliche Grundhaltung, die Gesundheit oder Krankheit mit beeinflussen kann. Jeder kennt das Beispiel vom Glas, das halb gefüllt ist. Der eine nimmt primär das Defizit wahr: «Wie schlecht, da fehlt ja so viel.» Der andere mit seinem positiven Blick: «Oh, da ist ja noch richtig viel vorhanden!» Dies mag als Beispiel für eine negative oder positive Grundhaltung dienen.

Aus einer dauernden negativen Einstellung kann schließlich Dauerstress erwachsen, eine grundlegend positive Einstellung jedoch dazu führen, dass das Leben leichter, harmonischer wird und man selbst aufgrund dieser inneren Haltung eine Ausstrahlung gewinnt, die auf andere Menschen anziehend wirkt.

Allerdings gibt es auch – da keiner für sich allein lebt – den schwierigen Prozess des Anpassens, der Kompromisse. Eine Frage der Eigenverantwortung: Wo schaffe ich die Harmonisierungen, die Synchronisation? Den gemeinsamen Genuss? Zum Genuss gehört die Zweckfreiheit. Gerade das Zweckfreie kann in unserer verzweckten Zeit das Gesunde sein.

Deswegen gebe ich auch meinen Patienten gelegentlich einen schlichten Rat: «Gehen Sie doch einfach einmal aus, gehen Sie tanzen oder singen Sie im Chor, da fühlen Sie sich wohl und vergessen darüber hinaus vielleicht ein wenig Ihren Schmerz.» Was zweckfrei gelebt wird, erfüllt keinen Zweck, sondern einen Sinn. Den Sinn, Spaß an der Freude zu haben. Freude ist zwecklos, aber höchst sinnvoll.

Wohlbefinden, verstanden als gute Lebensqualität für Körper, Seele und Geist, hat mit Lebenskunst, Lebenskompetenz und Lebensgenuss, aber auch mit Lebensmut zu tun. Es bezieht sich zunächst einmal auf ein mentales Erleben und hat eine emotionale Bedeutung, es hat aber auch etwas mit geistiger Klarheit und Lebensfreude zu tun.

Wohl fühlen kann ich mich also durchaus auch, wenn ich einmal eine körperliche Verspannung zu erdulden habe oder anderweitig körperlich eingeschränkt bin, z. B. an einer Arthrose leide oder gar einen Arm verloren habe, wie z. B. mein Vater. Selbst Schwerkranke können sich wohl fühlen, weil sie beispielsweise menschliche Nähe erfahren, die möglicherweise vorher nicht bemerkt wurde oder nicht vorhanden war. Zufriedenheit im Umfeld mit Freunden und Familie gehört ebenso zum Wohlbefinden wie Zufriedenheit mit der Arbeit oder den kulturellen Möglichkeiten und dem politischen Klima.

Bewusstes Leben bedeutet auch, loslassen zu können, einen geliebten Menschen zu verlieren und trotzdem mit Kraft weiterleben zu können. Das ist das Leben mit seinem Auf und Ab. Wir alle kennen Krisen und Niederlagen, die wir bestehen und durch die wir hindurchgehen müssen. Aber immer wieder gehören dazu ein grundlegendes Staunen und die Dankbarkeit dafür, dass wir überhaupt leben dürfen. Und aus diesem Staunen und aus dieser Dankbarkeit entstehen auch Kraft und eine neue positive Lebenseinstellung.

Und so gilt für mich: Eine neue, elementare Lebensfreude kann man auch und gerade aus der Überwindung von Krisen gewinnen.

Eigenverantwortung heißt aber auch, den Alltag möglichst kompetent so zu gestalten, dass der äußere Rahmen der Gesundheit nicht abträglich ist. Es sind ganz grundlegende Dinge, die man bewusst einrichten kann und auch sollte: Ist das Lebensumfeld gesundheitsverträglich? Sind die Wohnräume frei von Umweltbelastungen? Bieten die Sitzmöbel dem Rücken Halt? Ist der Arbeitsplatz der steten Bewegung zuträglich? Kann man im Bett wirklich gut und rückengerecht schlafen?

Aber auch Verhalten zählt dazu: Wie geht man mit belastendem Stress, mit Krankheiten um? Sorgt man für entlastenden Ausgleich, zumindest in der Freizeit? Einiges finden Sie in diesem Abschnitt, vieles mehr an verschiedenen Stellen in diesem Hausbuch verteilt.

Ich bin ich! Und ich bin eigenverantwortlich für das, was ich tue oder nicht tue! Ich stelle die Weichen meines Lebens, in jeder Minute und immer wieder. Dafür, aber auch für alle und alles, was ich mit beeinflusse oder beeinflussen kann, bin ich selbst verantwortlich. Auch für meinen Stress oder meine Zufriedenheit. Jedenfalls werde ich es schwer schaffen, diese Ebenen an andere Stellen zu delegieren, nicht an Ärzte oder den Staat, das ist leider eine falsche Vorstellung – deshalb werde ich doch lieber selbst aktiv, so jedenfalls meine Überzeugung. Und in diesem Sinne hier auch einige weitere Tipps als Anregung für Sie.

Richtig mit Stress umgehen

»Mensch, habe ich wieder einmal einen Stress» oder «Stress überwältigt mich» oder «Du stresst mich» sind gängige Redensarten. Dabei wird das Phänomen Stress aber meist falsch interpretiert.

Stress ist eine normale und absolut individuelle Reaktion auf äußere Reize. Er zeigt sich häufig als Anspannung. Während der eine in einer herausfordernden Situation völlig entspannt wirkt, bekommt jemand anderes dadurch den berühmten «Kick», wieder ein anderer wirkt wie gelähmt oder völlig frustriert. Stress muss nicht vermieden werden, ist auch nicht nur nervöse Spannung. Er sollte zunächst differenziert beurteilt werden.

Der Mensch braucht eine bestimmte Portion Stress, um sich zu entwickeln.

Stress führt zunächst zu Wachheit und Aufmerksamkeit. Hierbei kommt es zu einer Wechselbeziehung der denkenden Großhirnrinde (Kortex) mit der Affektzentrale des fühlenden Gehirnzentrums (limbisches System), der vegetativen Steuerzentrale des unbewussten vegetativen Nervensystems (Hypothalamus) und dem Steuerungssystem für Feinmotorik und Muskeltonus im Rückenmark.

Ein negativer Stress für Körper und Seele kann durch Überlastungen und ein Überangebot von Aktivitäten ebenso entstehen wie z. B. durch ungelöste Probleme privater oder beruflicher Art. Aber auch durch Zeitmangel, Schulden, soziale Isolation, Angst vor dem Verlust eines geliebten Menschen, des Arbeitsplatzes oder häufig sogar Angst vor einem persönlichen Versagen: vor Turnieren, Prüfungen oder Vorträgen. Negativer

Positiver Stress (Eustress)	Beflügelt und bewirkt anschließend Entspannung
Hypostress	Entsteht durch Langeweile
Negativer Stress (Distress)	Belastender Stress ohne Ausgleich durch Entspannung
Lampenfieber	Kurzzeitige Sonderform des Stresses, die kurze Zeit nach der Voranspannung beflügeln kann, aber auch zu maximalem Distress führt

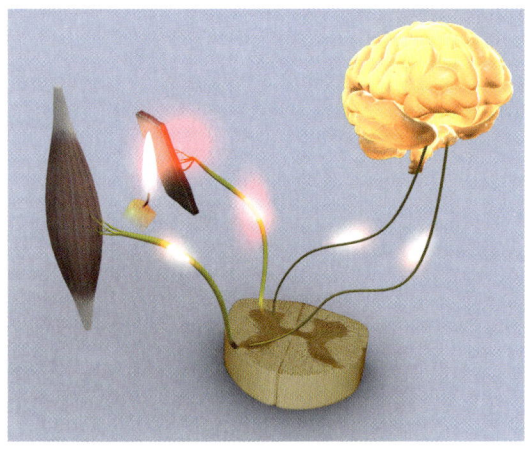

In einer Gefahrensituation (hier: Hitze) reagiert der Körper «automatisch».

Stress für den Körper entsteht aber ebenso – zum Teil unbemerkt – durch chemische Gifte, falsche Ernährung, Radioaktivität oder starke Hitze/Kälte.

Wenn die «Gefahren»-Situation, das Problem, nicht gelöst wird, wenn man sich nicht entspannt, sich nicht bewegt, sich nicht betätigt, bleibt die körperliche Extremsituation ein bedeutsamer zusätzlicher Risikofaktor für Herzinfarkt, Schlaganfall, Arteriosklerose, Bluthochdruck, Hörsturz, Schwächung des Immunsystems, Einschränkung des Sehfeldes oder Impotenz, um nur einiges zu nennen.

Chronische Stress-Symptome wie Überreiztheit, Schwindel, Weinkrämpfe, Nervosität, Konzentrationsschwäche, Fress- oder Magersucht, aber auch Herzrasen, Durchfälle, Sodbrennen, Juckreiz oder Blähungen, weisen unter Umständen auf eine schwerwiegende Belastung hin und müssen ernst genommen werden. Wenn die Symptome im Zusammenhang mit Erkrankungen auftreten, können diese Phänomene aber auch selbst noch zusätzlich zur Krankheit Stress auslösen und eine Krankheit verkomplizieren.

Neuere **Stress-Studien** haben zeigen können, dass durch belastenden Stress auf zellulärer Ebene durch ein bestimmtes Protein Entzündungen in Gang gehalten werden, die die Abbauprozesse aktivieren. Aber auch Chromosomen der Zellen aller Organe werden negativ beeinflusst, was eine Beschleunigung von Altersprozessen zur Folge hat. Auch die ständige Anspannung des vegetativen Nervensystems mit chronischer Ausschüttung von Adrenalin oder anderen Hormonen verstärkt diesen Prozess.

Deshalb ist grundsätzlich das Wichtigste zur Selbstheilung: den Stress erkennen, die Situation annehmen und Probleme lösen! Das kann zunächst durch sportliche Tätigkeit erfolgen, indem man sich «auspowert» und den Adrenalinüberschuss abbaut, das kann durch Lösung des anstehenden Problems oder Beseitigung der Umweltbelastung oder auch durch Veränderung des persönlichen Umfeldes geschehen sowie durch Freude bringende Maßnahmen. Dazu gehört auch das Verwöhnen mit Musik, Kino, Theater, Zärtlichkeit oder genussvollem Essen und Trinken, mit Tiefenentspannung oder Massagen.

Aber alles in Maßen – Stress löst bekanntlich Heißhunger aus: Und Essen zur Stresskompensation erhöht mittelfristig das Körpergewicht, was sich wohl niemand wünscht. Wichtig ist also die Ausgewogenheit, im Yin und Yang, im harmonisierenden Wechsel von Spannung und Entspannung, von Konzentration und Meditation.

Sich des Stresses bewusst werden, ihn annehmen und mit Freude und Begeisterung anstehende Probleme und das Leben zu meistern, sich zwischenzeitlich entspannen, genussvoll Musik hören, ein Buch lesen, massieren lassen oder einfach entspannt schlafen – auch zwischendurch –, ja das wäre Lebenskunst.

Alles im Griff – Entspannen durch Massagen

Wenn etwas «weh» tut, drückt man automatisch die Stelle. Bei Kopfschmerz die seitliche Schläfe, bei Rückenschmerz die entsprechende Stelle. **Richtig gemacht!** Aus dieser Erkenntnis haben sich die Massagen entwickelt. Sie gehören zu den ältesten überlieferten Behandlungsformen überhaupt und werden zur Entspannung, Schmerzlinderung und Durchblutungssteigerung in Vorsorge und Therapie eingesetzt.

Jeder Kulturraum hat unterschiedliche Ansätze der Massagetechniken entwickelt. Drücken, Reiben, Kneten und Streichen der oberflächlichen und tiefen Schichten der Körperoberfläche sind die herrlich entspannenden Grifftechniken.

Durch die bei der Massage hervorgerufenen Effekte wie Wärmegefühl, Druck, Berührung und Schmerz werden die Nervenendigungen erregt. Eine Massage verlangsamt die Herzfrequenz, vertieft die Atmung und entspannt den Geist.

Ob Triggerpunktmassage, energetische Muskel- oder Bindegewebsmassagen aus Europa, Akupressur aus China, Shiatsu aus Japan, Hot-Stone- oder Lomi-Lomi-Behandlungen aus Südamerika oder Reflexmassagen: Alle Ansätze gehen davon aus, dass die Muskeln und Sehnen des Körpers miteinander und die Oberfläche des Körpers mit der Wirbelsäule und den inneren Organen in Verbindung stehen. Zumindest aber mit dem Gehirn, denn eine Massage bewirkt nachweislich eine Erhöhung des Wohlbefindens. Die Lebensqualität verbessert sich, was auch für chronisch Schmerzkranke, Tumorpatienten und psychisch Kranke wichtig sein kann. Die psychischen und körperlichen Wirkungen sind in einer Reihe von wissenschaftlichen Studien belegt worden.

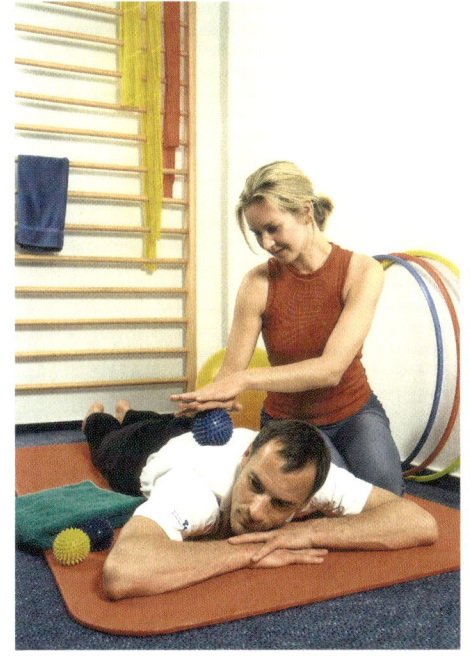

Massagetechniken zur Partnerbehandlung

Gesicht, Nacken oder Rücken können auch zu Hause behandelt werden. Wer mehr braucht, sollte sich an professionelle Zentren wenden. Leider werden Massagen kaum noch verschrieben, sodass man gute Masseurinnen und Masseure nicht in Krankenhäusern oder Arztpraxen findet, sondern meist in Heilbädern, Wellness-Zentren, Hotels, aber auch immer wieder in physiotherapeutischen Einrichtungen.

Grundsätzlich sollte zur Massage eine entspannte Atmosphäre mit oder ohne beruhigende Musik geschaffen werden. Die Raumtemperatur sollte angenehm sein – etwa 24 °C. Keiner darf frieren, weder der zu Massierende noch der/die Masseur/Masseurin. Evtl. sollte eine Knierolle oder ein Kissen unter die Füße gelegt werden. Zunächst wird die zu behandelnde Region ca. fünfmal ausgestrichen und dabei die Haut und die

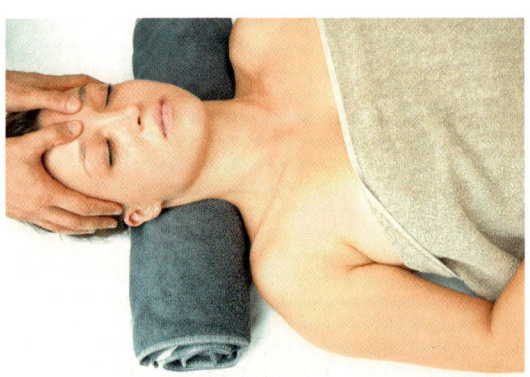

Muskulatur nach Verspannungen abgefühlt. Anschließend mit vorsichtigen Knetungen mit S-förmigen Griffen beginnen. Danach folgen die untenstehenden Grifftechniken, die immer wieder von Streichungen unterbrochen werden sollten. Es ist zu empfehlen, ein Massageöl (z. B. das wohlriechende Avocado-Öl) zu benutzen und die Massage mindestens 15 Minuten lang durchzuführen – eine längere Massagezeit schafft in der Regel größere und tiefere Entspannung, optimal sind 50 bis 60 Minuten. Danach ist immer eine mindestens 5- bis 10-minütige Ruhezeit zur Tiefenentspannung einzuplanen. Ein gutes Zeichen ist es, «wenn nicht der Masseur einschläft», sondern der «Patient». Wer Freude am Massieren hat, sollte sich in professionellen Schulen weiterbilden lassen, bei den Fachverbänden der Masseure, Manualtherapeuten oder Osteopathen.

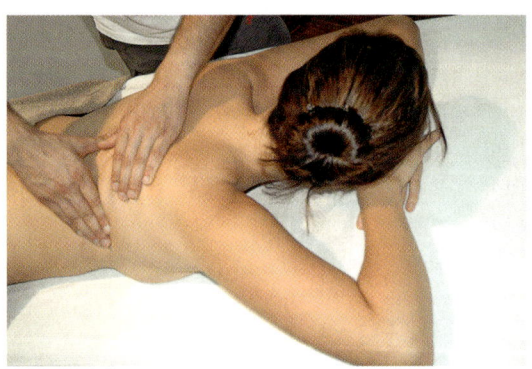

Kneten zur Lockerung

Beide Hände auf die Haut legen und mit dem Zeige- und Mittelfinger locker das Gewebe durchkneten. Der Druck kann variiert werden. Am Nacken beginnen und sich bis zum Gesäß langsam vorarbeiten. Symmetrisch von rechts nach links arbeiten.

Wirkung: Lockerung der Muskulatur und Durchblutungssteigerung – auch des Gehirns. Gut gegen Nacken- und Kopfschmerzen.

Zirkeln gegen Muskelknoten

Wechselnd die Hände des zu Massierenden auf den Rücken legen und mit einer Hand festhalten. Mit dem Daumen oder mit dem Zeigefinger gemeinsam mit dem Ringfinger in kleinen Kreisen das Schulterblatt und die umliegende Region massieren. Dann die Seite wechseln.

Wirkung: Verspannungen und Muskelknoten werden gelöst.

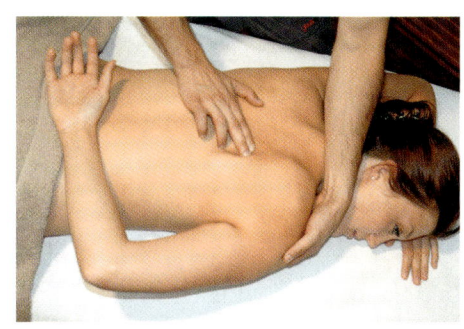

Rollen zur Entgiftung

Mit den Zeigefingern und Daumen beider Hände eine Hautfalte bilden und diese hin und her rollen bzw. vorsichtig hochziehen. An den Schultern beginnen und bis zu den Beinen fortführen.

Wirkung: Wärmt und durchblutet. Dadurch Entschlackung und Entspannung.

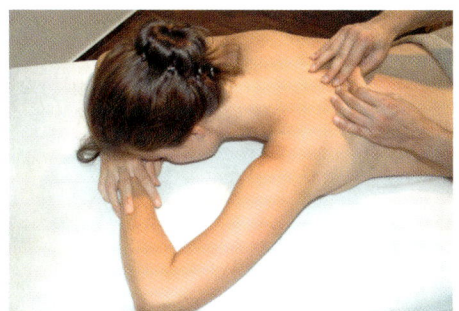

Klopfen zur Entspannung

Mit den Fingerspitzen oder Handkanten sanft, aber trotzdem mit einem «Trommelwirbel» von Schulter bis Gesäß den Rücken abklopfen – besonders die Muskelstränge seitlich der Wirbelsäule.

Wirkung: Verspannungen lösen sich, die Durchblutungsförderung entschlackt und entspannt. Klopfungen über dem Brustkorb wirken auswurffördernd.

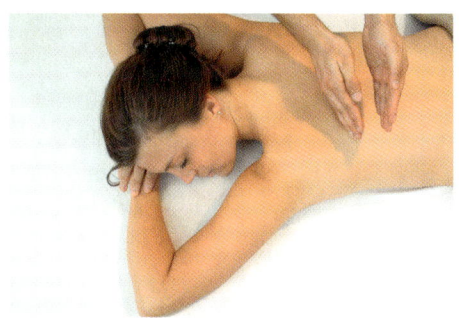

Reiben zur Belebung

Mit beiden Händen wird die Haut großflächig und mit festem Druck beidseits der Wirbelsäule in Richtung Kopf geschoben. Hierbei an den Schultern beginnen und bis zu den Beinen fortführen.

Wirkung: Lockerung der gesamten Rückenmuskulatur – je fester, desto belebender.

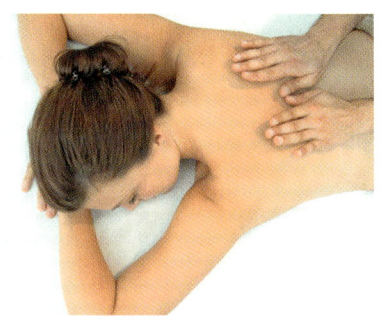

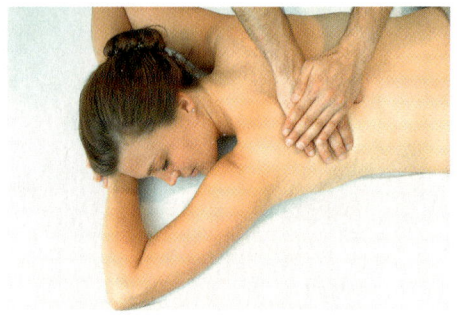

Vibrieren zum Krampflösen

Die flache Hand oder die Fingerspitzen werden aufgesetzt und die Haut ganz schnell hin und her bewegt. Diese Vibrationen erfassen auch das darunterliegende Gewebe.

Wirkung: Entspannung der Muskulatur; wirkt schleimlösend, fördert den Auswurf in den Lungen und ist krampflösend im Magen-Darm-Bereich.

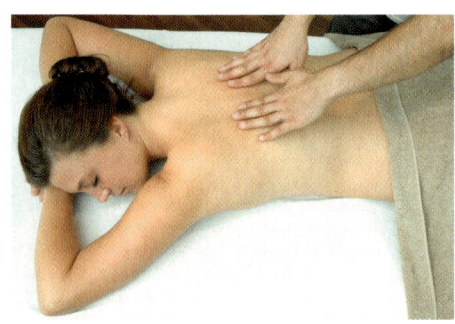

Streiche(l)n zur Beruhigung

Beide Hände werden seitlich der Wirbelsäule gelegt und der Rücken von oben bis unten mit festem Druck der Finger langsam ausgestrichen (schrittweise hin und her). Allmählich nimmt der Druck ab und wird in ein sanftes Streicheln überführt.

Wirkung: Schafft innere Ruhe durch das Gefühl von Geborgenheit. Die Muskulatur entspannt sich.

Reflexzonenmassage

Alle inneren Organe des menschlichen Körpers sind über das vegetative Nervensystem mit bestimmten Hautbereichen verbunden (z. B. Head'sche Zonen). Hautreize wie Massagen können somit auf die inneren Organe wirken, wie umgekehrt Erkrankungen des Inneren sich an der Hautoberfläche z. B. durch Schmerz bemerkbar machen können und von dort durch Massagen therapierbar sind. Magenschmerzen etwa machen sich im Bereich des Brustbeins oder Gallenschmerzen oberhalb des Schlüsselbeins auf der Schulter bemerkbar und können von dort behandelt werden. Bekannt sind diese segmentalen Verschaltungen auf der Ebene des Rückenmarks sowie deren Reflexe über die Haut und Unterhaut ins Innere und umgekehrt (→ S. 487). Viele Therapiemethoden wie (Reflex-)Massagen, Akupunktur, die Osteopathie (→ S. 211) oder Ausleitungsverfahren (Blutegel, → S. 266) fußen auf dieser Erfahrung bzw. auf wissenschaftlichen Erkenntnissen dazu.

Allen Kulturen gemeinsam ist das Erfahrungswissen um spezifische Punkte in diesen Hautzonen, die recht schmerzhaft reagieren können, wenn sie gedrückt werden. Dies sind die sogenannten

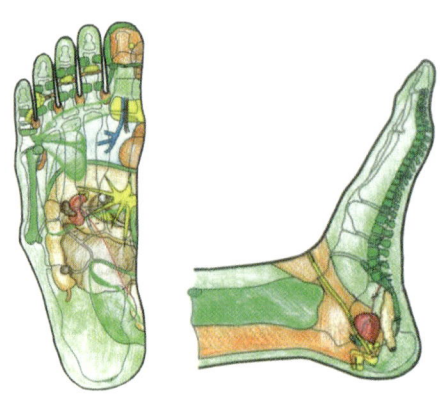

Erklärungen zu allen Reflexzonen:
www.fussreflex.de

Triggerpunkte, die auf unterschiedliche Weise behandelt werden. In Europa hat sich hieraus z. B. die Druckpunkt-massage bzw. die Triggerpunktmassage entwickelt, die meist zur Behandlung von Schmerzen des Muskel-Skelett-Systems (Wirbelsäule, Gelenke, Sportmedizin) eingesetzt wird und zum Teil sehr schmerzhaft, aber dafür auch sehr erfolgreich bei akuten Schmerzen sein kann. Die Punkte werden mit den Daumen, Ellenbogen oder Hölzern ge-drückt, wobei der Schmerz unter Druck nachlassen soll.

Auch die Füße verraten viel: Hornhaut, Schwellungen oder Verhärtungen ebenso wie schmerzhafte Zonen oder weiche Stellen unter der Fußsohle können auf Probleme innerer Organe, der Gelenke und des Skelettsystems hin-weisen. Eine schmerzhafte Zone etwa an der Innenkante des Fußes weist auf eine Störung in der Wirbelsäule hin und kann von hier beeinflusst werden.

Die Massage wird mit gleichmäßigen Strichen und Drücken durchgeführt. Schmerzhafte Zonen werden so lange mit dem Daumen gedrückt, bis der Schmerz nach-lässt.

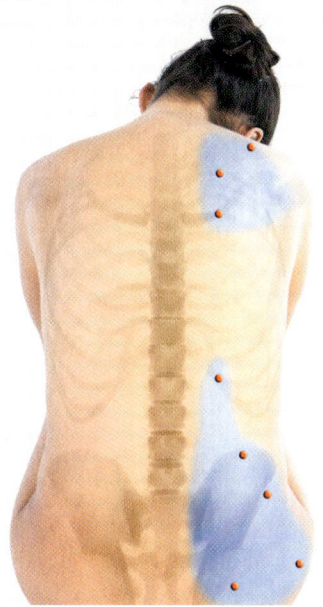

Die blau unterlegten Zonen zeigen häufige Verspan-nungszonen. Die Trigger-punkte sind rot markiert. Durch gezielte Massage oder Druck mit den Daumen auf diese Punkte werden Verspannungen gelöst.

Leichte Schmerzen behandeln

Zur Behandlung stärkerer Verspannungen oder leichter Schmerzen gibt es eine Reihe von Möglichkeiten.

Schmerzen sind Alarmsignale, mit denen der Körper sagen will, dass etwas nicht stimmt. Überall in der Haut, der Schleimhaut und in den meisten Organen gibt es kleine Nervenenden, die auf Schmerzreize reagieren: Auf Kneifen und Stechen genauso wie auf Hitze, Kälte, chemische Reize, Verletzungen und Entzündungen.

Das enorme Wissen über die Funktionsweise der Nerven macht die Entwicklung von Medikamenten zur Therapie von Schmerzen, psychischen Erkrankungen und Ner-venerkrankungen möglich.

Einige grundsätzliche Maßnahmen zur Selbsthilfe bei Schmerzen

Kälte: Sie hilft in der Regel bei akutem Muskelschmerz oder bei Verletzungen: Bitte dazu kleine Eiswürfel in ein feuchtes Handtuch wickeln und diese Kältepackung zehn Minuten lang auf die schmerzende Stelle legen. Wiederholung dieser Behandlung alle zwei Stunden. Stattdessen kann man sich auch mit Eiswasser ein-reiben lassen bzw. ein Gelkissen oder ein gekühltes Kirschkernkissen verwenden. Beachten Sie die Regel: «Der Körper lügt nicht.» Manche Menschen ziehen Wärme

FUSS(REFLEXZONEN)MASSAGE

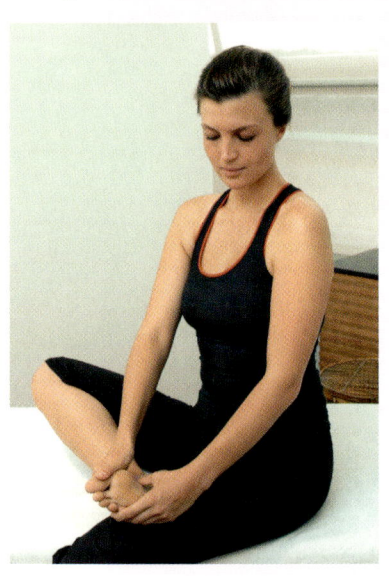

Hierzu setzen Sie sich locker hin und nehmen den Fuß entspannt in die Hand. Manchmal hilft es, wenn der Knöchel des einen Beins über das Knie des anderen gelegt wird. Der Fuß sollte insgesamt vorsichtig geknetet werden, die Gelenke der Zehen alle nacheinander vorsichtig gedreht. Dann über den ganzen Fuß streichen von hinten nach vorn, danach mit dem Daumen von vorn bis hinten, an der Innenseite, der Sohle und Außenseite massieren. In schmerzhaften Zonen länger verweilen und drücken, bis der Schmerz nachlässt. Man kann auch den Fuß auf Massagebällen ausrollen oder mit Massageeinlegesohlen in Schuhen massieren.

Versuchen Sie doch einfach, eine dreiminütige Massage in Ihren Tagesablauf einzuplanen, aber mindestens einmal pro Woche, am besten abends nach einem entspannenden Fußbad. Danach cremen Sie die Füße und Unterschenkel mit einem Öl, z.B. aus Kokosnuss und/oder Avocado, oder harnsäurehaltigen Lotionen (Apotheke) ein. Dadurch haben Sie das leidige Thema Trockenheit der Füße – unangenehm besonders im Alter – auch schon gelöst. Die Fußreflexzonenmassage schafft wirklich Wohlbefinden.

oder gar Hitze in der Schmerzzone vor. Am besten, Sie verlassen sich auf Ihr Gefühl und entscheiden sich für jene Temperatur, die Ihrem Körper am angenehmsten ist.

Wärme: Bei chronischen Schmerzen hilft Wärme oft am besten: Wickeln Sie einen Schal um die schmerzende Region. Die Wärmflasche, ein Körnerkissen oder ein heißer Duschstrahl sind wirksame Methoden. Sie können auch ein Bad mit aktivierenden Ölen (z. B. drei bis vier Tropfen Lavendel- oder Rosmarinöl) verwenden, wenn Sie den Weg in die Wanne schaffen. Ansonsten unter die Dusche stellen, möglicherweise dort auch einen Hocker oder Stuhl hinstellen. Eine Infrarotlampe tut auch gut, diese können Sie in etwa 30 Zentimetern Entfernung von der schmerzenden Stelle aufstellen und die Wärme rund 20 Minuten einwirken lassen. Wer Saunagänge verträgt, sollte sie regelmäßig zur Vorbeugung und zur Begleittherapie nutzen. Empfehlung zur Schmerzbehandlung: 30 Minuten in eine Biosauna (ca. 60 °C) gehen, danach nicht den Rücken abkühlen. Ohne abzutrocknen, in einen Bademantel schlüpfen und mit einer Knierolle unter den Knien eine halbe Stunde hinlegen und relaxen.

Liegen: Legen Sie sich zwischendurch hin. Probieren Sie dabei verschiedene Liegepositionen, um herauszufinden, welche Ihnen die größte Linderung verschafft. Die sogenannte Stufenlagerung schafft vielen von Bandscheibenproblemen geplagten Menschen Erleichterung (→ S. 210). Dabei werden die Oberschenkel im 90-Grad-

HILFEN BEI SCHMERZEN

- Schmerzart, -ort und -dauer sowie Ursache feststellen
- Akuter Schmerz: Kälte; bei Muskelverspannung: Hitze versuchen (z. B. heiße Dusche)
- Chronischer Schmerz: Wärme (nicht bei rheumatischen Entzündungen)
- Selbstmassage
- Akupressur und/oder Wärmepflaster
- Salben mit Arnika, Beinwell oder NSAR
- Neuraltherapie oder therapeutische Lokalanästhetika
- Leichte Schmerzmittel in Absprache mit dem Arzt: *Paracetamol, Acetylsalicylsäure,* Bachblüten, Teufelskralle
- Osteopathie, Massagen
- Atem- und Entspannungsübungen
- Psychotherapeutische Begleittherapie evtl. bei chronischem Schmerz

Winkel zum Rumpf angewinkelt, und die Unterschenkel liegen waagerecht (z. B. auf mehreren Kissen oder Koffern).

Andere bevorzugen die Embryostellung in Seitenlage – evtl. mit einem kleinen Kissen zwischen den Beinen. Auch diese Stellung ist häufig empfehlenswert.

Bei Hals- bzw. Nackenschmerzen bitte flach liegen und das Kissen in Seitenlage so zusammenknüllen, dass der Kopf nicht zur Schulter abknickt.

Durchblutungsförderung: Unterstützend wirken Thermosalben oder entsprechende Pflaster aus der Apotheke. Sie enthalten Wirkstoffe z. B. aus Cayennepfeffer und wirken stark durchblutend. Achtung: Den Wirkstoff nicht in die Augen bringen und auch nicht duschen, denn das löst ihn auf und reizt mitunter sehr heftig die empfindlichen Schleimhäute des Körpers. Auch das Schröpfen mit erhitzten kleinen Gläsern am Rücken kann die Durchblutung fördern.

Schmerzmittel: Nehmen Sie, wenn nötig, ein leichtes Schmerzmedikament aus der Gruppe der nicht opioiden Analgetika wie *Acetylsalicylsäure-* oder *Paracetamol-*Präparate, Extrakte aus der Weidenrinde oder Teufelskrallen-Präparate, um weiter beweglich zu bleiben. Nach dem Prinzip *von leicht nach schwer* wäre es sinnvoll, zunächst mit einem homöopathischen Medikament wie *Traumeel* (oder auch Bachblüten) anzufangen, gefolgt von Teufelskralle usw. Ihr Apotheker kann Sie hierbei beraten. Stärkere Mittel sind verschreibungspflichtig und sollten nur nach Rücksprache mit Ihrem Arzt verwendet werden.

Richtige Atmung: Richtiges Atmen kann helfen, die verkrampfte Muskulatur wieder zu entspannen: Atmen Sie ruhig, langsam und tief ein und wieder aus. Legen Sie eine Hand auf Ihren Bauch, um zu kontrollieren, ob die Atmung auch tief genug geht. Und versuchen Sie, bewusst in Ihre Schmerzzone einzuatmen – möglicherweise hilft es, wenn Sie auch dorthin eine Hand legen –, halten Sie einen kurzen Moment inne, um dann wieder kräftig auszuatmen.

Bei unklaren Schmerzen muss ein Arzt zu Rate gezogen werden!

Das ayurvedische Heilsystem kommt aus dem indischen Raum und gilt als eines der ältesten der Welt. Der Begriff Ayurveda bedeutet übersetzt «Wissen vom Leben»: Gemeint ist Wissen über die Prinzipien des Lebens im Allgemeinen, aber auch über Ernährung, Bewegung, Biorhythmen und bestimmte Behandlungsverfahren. Im Bemühen zu verstehen, wie «Leben» entsteht und erhalten werden kann, hat die indische Medizin mit umfassendem Verständnis auch soziale und kulturelle Lebenszusammenhänge in den Blick genommen, etwa den Einfluss der Baukunst u. v. a. m. In keiner anderen Theorie der Heilkunst ist vermutlich so viel Wissen um ein erfülltes und langes Leben verborgen. Den Begriff «Gesundheit» gibt es im ayurvedischen Verständnis nicht. Man spricht vom «In-sich-selbst-begründet-Sein». Im Sanskrit heißt dies «Swastha», was so viel bedeutet wie «selbst stehen» oder besser selbständig sein, in sich selbst ruhen bzw. sich seiner selbst bewusst sein. Dieses Prinzip eines eigenständigen Lebens findet in unserem schnellen Alltag oft zu wenig Beachtung.

Die ayurvedische Medizin umfasst eine stark ausgeprägte Naturheilkunde. Viele therapeutische Maßnahmen wirken über die Oberfläche des Körpers, etwa Massagetechniken, die mit sehr viel Öl durchgeführt werden. Die Ernährung ist leicht und mit speziellen Heilkräutern angereichert. Sie stärkt und gibt viel Energie. Ausscheidungen werden über den Darm oder durch Schwitzen über die Haut gezielt angeregt. Meditation und eine spezielle Haltungs- und Bewegungslehre im Rahmen des Yoga sorgen für das seelische und leibliche Gleichgewicht.

Ayurvedische Massagen z. B. zur Schmerztherapie sind meist Synchronmassagen, sie werden von mindestens zwei Personen nach einem bestimmten Schema durchgeführt. Es gibt viele verschiedene Formen, von sanften Oberflächenberührungen bis hin zu tiefen Muskelmassagen. Auch Selbstmassagen zählen dazu: Tägliche Öleinreibungen von der Fußsohle bis zur Haarspitze wirken belebend und gleichzeitig ausgleichend.

Massagen: Meist hilft auch eine vorsichtige Massage des Schmerzpunktes mit den Fingerkuppen. Die Berührung aktiviert Hautrezeptoren, die über die Nervenbahn krampflösend wirken. Duftende Körperöle (Lavendel oder Johanniskraut) beruhigen die Nerven. Bitten Sie jemanden, die empfindlichen Punkte bis an die Schmerzgrenze unter Druck zu setzen. Sie können auch einen alten Tennisball als Hebel verwenden und diesen mit dem Rücken an der Wand oder auf dem Boden gegen die Schmerzzone pressen (schubbern wie ein Bär). Ansonsten empfehle ich Reflexzonen- oder Triggerpunktmassagen, Shiatsu bzw. Akupressur oder energetische Muskelmassagen.

Heilender Schlaf

Schlaf ist ein wundervolles Element des Lebens. Schlaf entspannt, lässt Tagessorgen vergessen, reaktiviert den Körper für neue Herausforderungen und regeneriert die Haut – macht «schön» – deshalb auch der Begriff «Schönheitsschlaf». Im Schlaf erholt man sich, Gedankengänge werden geordnet, und so manches Problem relativiert sich. Wenn man erkrankt, sehnt der Körper sich nach Ruhe oder zwingt einen ins Bett. Schlafen schont dann die (Energie-)Reserven und wirkt gleichzeitig revitalisierend. Wie wichtig ist es, spätestens in diesen Situationen auf seinen Körper zu hören! In diesem Sinne könnte auch ein kurzer Mittagsschlaf (bis zu 20 Minuten) dem einen oder der anderen guttun.

«Du bist dein eigener ‹Arzt›, wir Ärzte stehen dir mit fachlichem Wissen zur Seite.» Dieser Ausspruch wird Paracelsus zugeschrieben, einem der großen Ärzte in der Menschheitsgeschichte. Er birgt viel Wahres in sich.

Aber seelische Belastungen, Angstzustände, unverarbeitete persönliche, familiäre, soziale oder berufliche Probleme und andere ernsthafte psychische Erkrankungen können den gesunden Schlaf stören. Gerade bei Kindern und Jugendlichen nimmt dieses Phänomen zu. Möglicherweise ist die zusätzliche Mischung aus Bewegungsmangel, kalorienreicher Ernährung, langem Internet- und Computerkonsum sowie fehlender emotionaler Zuwendung eine wesentliche Ursache dieses erschreckenden Problems. Auch Hormonschwankungen wie in den Wechseljahren, Atemaussetzer im Schlaf, eine beginnende demenzielle Erkrankung oder Medikamente können Schlafstörungen auslösen.

Mit zunehmendem Alter nimmt häufig die Schlafzeit ab. Wer wie viel schläft, ist ziemlich unterschiedlich: Schlafzeiten variieren zwischen vier und zehn Stunden, ein normaler Durchschnitt liegt bei sieben bis acht Stunden. Diese Zeit sollten wir uns auch gönnen und kultivieren. Schlafstörungen, ob beim Einschlafen oder Durchschlafen, sollten mit dem Arzt des Vertrauens besprochen werden. Er wird Hausmittel empfehlen, etwa einen Baldriantee oder ein warmes Fußbad (zwei Esslöffel Salz auf einen Liter heißes Wasser) kurz vor dem Zubettgehen. Auch eine Tasse warme Milch mit Honig hat sich bewährt. Halten die Einschlafstörungen an, sollten Entspannungstechniken (z. B. Muskelentspannung nach Jacobson, → S. 333) erprobt werden.

Jeder von uns kennt oder sollte eigentlich seinen Körper besser kennen als jeder andere Mensch, auch als ein Arzt. Jeder spürt seine Seele und weiß, wo es zwickt und zwackt, weiß, wann man «zu viel am Hals» hat oder einem «ein Stein auf dem Herzen liegt». Jeder ist eigentlich ein kleiner Medicus für sich selbst. Und vieles lösen wir automatisch im Alltag nebenbei. Nur, was können wir gegen Unwohlsein, gegen Verspannungen oder Ängste wirklich tun? Wie die körperlichen Signale deuten? Was unternehmen bei ernsthaften Erkrankungen? Dazu ist natürlich ein richtiger Arzt erforderlich. Eine ganze Reihe von Beschwerden können wir aber ohne therapeutische Hilfe selbst in den Griff bekommen.

In den verschiedenen Hinweisen dieses Kapitels haben Sie vielleicht Anregungen finden können, wie Sie Ihren Alltag (möglichst) optimal gestalten können. Wir alle können lernen, mit unserem Stress umzugehen, mit Problemen oder Schmerzen leichter fertig zu werden, z. B. auch mit Hilfe von Massagetechniken, einer verbesserten Schlafsituation oder sportlichen Aktivitäten.

Dies verstehe ich unter Eigenverantwortung und «gelebter Verantwortung». Die andere Seite besteht für uns alle ja darin, trotz Schwierigkeiten das Leben zu meistern, Ruhe zu bewahren, positiv zu denken und offen und freundlich auf andere Menschen zuzugehen. Ohne Angst. Paracelsus hat recht, wenn er uns mit auf den Weg gibt, dass wir selbst sehr viel Kraft und Wissen in uns haben.

Der Arzt des Vertrauens – zur Prävention, Gesundheitsförderung und Therapie

Es gibt aber immer wieder Situationen, wo wir in Angst geraten, wo wir trotz aller Vorsorge und gesunden Lebensstils krank werden und ärztliche Hilfe benötigen. Keine anonyme Hilfe, sondern eine vertraute. Einen Arzt, der uns kennt wie möglicherweise schon unsere Großeltern und Eltern. Eigentlich wäre ein solcher Arzt eine der wichtigsten Vertrauenspersonen in unserem Leben. Er könnte uns von der Kindheit bis zum Alter begleiten, sozusagen als «Copilot für Körper und Seele». Wenn ich abgeschlagen bin, kann er – weil er mich, meine Familie und Arbeitsverhältnisse kennt – beurteilen, ob die Ursache eine sich anbahnende Grippe ist, ein Tumorleiden oder die Trauer um einen verlorenen Menschen bzw. drohende Arbeitslosigkeit, die die Seele belastet und körperliche Symptome auslöst. Gesundheit und Krankheit sind Prozesse. In jedem Stadium, ja ständig sind unsere Körperreaktionen in Fluss, verändern sich – bei allen Menschen unterschiedlich.

Eine beginnende Erkrankung kann sich z. B. in einem scheinbar gesunden Zustand unbemerkt entwickeln und von selbst ausheilen – oder ausbrechen. Fieber und Bettruhe können heilsam sein und z. B. das Abwehrsystem trainieren oder für dringend benötigte Ruhe sorgen. Eine Krankheit kann sich bereits im Heilungsstadium befinden und sich beispielsweise durch persönlichen Stress wieder verschlimmern. Um dies individuell zu beurteilen, zu verhindern oder gezielt zu behandeln, benötigen wir einen vertrauten Arzt, der uns anleitet, Hilfe zur Selbsthilfe gibt oder tröstet.

Doch die Realität ist anders! Wir haben leider (noch) keine diesbezügliche Gesundheitsversorgung geschaffen. Bei einer Untersuchung amerikanischer Soziologen hat sich herausgestellt, dass Patienten durchschnittlich schon nach 18 Sekunden vom Arzt unterbrochen werden, wenn sie diesem ihre Probleme oder Leiden schildern wollen.

Dieses Beispiel zeigt den entscheidenden Punkt: Vertrauen braucht Zeit. Therapieren braucht Zeit. Daher benötigen wir eine «sprechende» und «hörende» Medizin, ohne die ein partnerschaftliches und vertrauensvolles Verhältnis zwischen Therapeut und Patient gar nicht aufgebaut werden kann.

Man sollte sich dazu ganz bewusst *seinen Arzt des Vertrauens* auswählen. Diese Wahl ist von großer Bedeutung. Das kann ein Krankenhausarzt ebenso sein wie die Gynäkologin oder der Hausarzt. Alle Ärzte verfügen über ein Netzwerk: Auch bei Ihrem Arzt des Vertrauens können Sie davon ausgehen, dass dieser mit ebenso vertrauenswürdigen Kolleginnen und Kollegen zusammenarbeitet.

Für die Auswahl dieses Arztes oder Ärztin gibt es keine universell gültige Liste mit festen Kriterien. Zum Glück nicht! Denn alle Patienten sind schließlich Individuen und haben jeweils ein anderes Empfinden für den persönlich «richtigen Arzt». Der eine erwartet eher einen offenherzigen, freundschaftlichen, Entscheidungen abnehmenden Arzt; der andere möchte eine gewisse Distanz und ein sachliches, auf die medizinischen Aspekte beschränktes Verhältnis. Der eine will möglichst eine klassische schulmedizinische Behandlung, die andere eine naturheilkundliche Anwendung. Der eine möchte sich selbstverständlich impfen lassen, die andere hat Angst vor Impffolgen.

Auch der Apotheker ist übrigens ein guter Berater in medizinischen Fragen. Gern wird er Empfehlungen aussprechen, wo keine gezielte Verordnung eines Arztes vorliegt.

Gelernt habe ich während meiner jahrzehntelangen ärztlichen Tätigkeit: Menschliche Nähe, Offenherzigkeit, Trösten auch in den schwierigsten Situationen sowie eine nicht-konfessionelle seelsorgerische Begleitung sind wesentliche Elemente ärztlichen Handelns, ganz besonders bei schwerem Leid oder wenn der Tod unmittelbar bevorsteht, in der Begleitung von Angehörigen und Freunden. Einen Arzt des Vertrauens könnte jeder gebrauchen. Und dieser kann nicht «auf Rezept» verordnet werden! Wir benötigen jemanden, dem wir unser Herz ausschütten können, der uns und unsere Familien/ Freunde bei schwierigen medizinischen Problemen berät, uns bei schwerem Leid zur Seite steht oder auch uns in den letzten Stunden begleitet. Einen Arzt und Seelsorger gleichzeitig – ohne dass ich die Rolle von Pastorinnen, Priestern, Nonnen der unterschiedlichen Konfessionen schmälern möchte. In Würde sterben zu dürfen und bis zum letzten Atemzug – wenn gewünscht – fürsorglich und liebevoll vom Arzt und von seinem medizinischen Team begleitet zu werden, das ist **humane Medizin**.

Die Volkskrankheiten

Risiken vermeiden – Diagnose
und Therapie verstehen

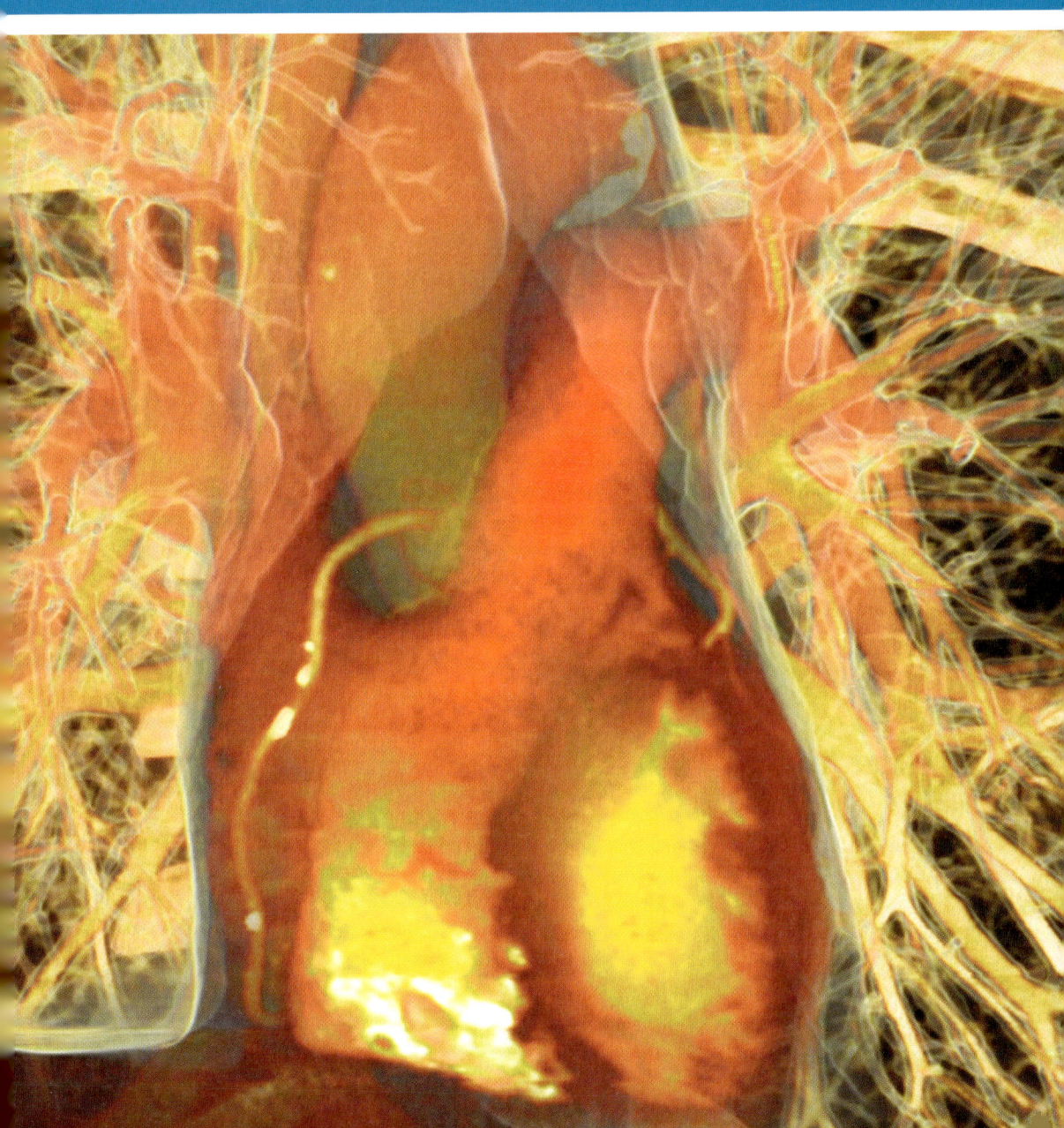

1 Rund um Herz, Kreislauf und Gefäße

Erkrankungen des Herz-Kreislauf-Systems stehen an der Spitze der «Hitliste» der Volks-krankheiten, so ist es den Auswertungen des Statistischen Bundesamtes zu entnehmen. Ein genauerer Blick auf die Zahlen zeigt allerdings, dass das Erkrankungsrisiko mit dem Alter zunimmt. Das muss nicht so sein. Bewusste Vorsorge in jungen Jahren hilft, das Erkrankungsrisiko aktiv zu senken.

Schmerz rund ums Herz kann nicht nur vom Herzgewebe oder von den Gefäßen selbst ausgelöst werden. Überproportional häufig führen Verkantungen der Brust-wirbelgelenke oder Reizungen der Nerven in den Rippenzwischenräumen zu Schmer-zen in der Herzregion. Sie können auch seitlich, manchmal hinter dem Herzen sitzen und beim Einatmen sogar einen heftigen Schmerz auslösen. Starke Blähungen können das Herz nach oben drücken und dessen Funktionsfähigkeit beeinflussen, auch kön-nen Entzündungen der Oberbauchorgane schmerzhaft in die Herzregion ausstrahlen – eine Lungenembolie, ganz selten ein Herztumor oder ein Einriss der Hauptschlag-ader (Aneurysma) ebenfalls. Schilddrüsenüberfunktionen (→ Kap. 8.1) lassen das Herz schneller schlagen oder können, wie auch vergrößerte Lymphknoten, ein Kloßgefühl oder einen merkwürdigen Druck im Herzbereich erzeugen.

Den Körper verstehen

«Er hat das Herz am richtigen Fleck!»
«Sie sind wie ein Herz und eine Seele!»

Diese Redensarten weisen auf die enge Verbindung zwischen Herz und Persönlich-keit hin, die auch die Gefühle füreinander einschließt. Das Herz ist der lebendige Motor des Körpers. Ein sehr spezieller obendrein, denn das Herz nimmt am Leben aufmerk-sam teil. Ist man aufgeregt oder strengt sich sehr an, schlägt das Herz «bis zum Hals». Ruht man aus oder ist innerlich entspannt, beruhigt es sich in der Regel und pocht lang-samer. Aber anders als ein Automotor ist das Herz ein lebendiges Organ, das mit allen Sinnen verbunden ist. Es reagiert auf Freude, Lachen oder Verliebtsein (»Mein Herz rast vor Freude!«) genauso wie auf Trauer und Stress (»Es bricht mir fast das Herz«). Weil es zur Aufrechterhaltung der Lebensfunktionen entscheidend ist, dass das Herz immer funktioniert und der Körper optimal mit Blut versorgt wird, kann man es durch Wil-lenskraft nicht so einfach schneller oder langsamer schlagen lassen oder gar anhalten. Damit sorgt die Natur in erster Linie für das Überleben eines Organismus.

«Puls messen» heißt, die Schläge des Herzens pro Minute zu zählen, indem man sie an einer Schlagader (meist am Handgelenk auf Höhe des Daumenballens oder am seitlichen Hals) ertastet.

Verhält man sich ganz ruhig, schlägt das Herz langsam. Bei Kindern ist der **Ruhepuls** etwas höher als bei Erwachsenen:

• Bei einem Neugeborenen liegt er im Schnitt bei ca. 130 Schlägen/Minute,
• bei einem Zehnjährigen bei ca. 90 Schlägen/Minute,
• bei einem Erwachsenen bei ca. 60 bis 80 Schlägen/Minute.

Das Herz

Das Herz ist ein faustgroßer Muskel, der durchschnittlich etwa 350 Gramm wiegt – bei Kindern weniger, bei Leistungssportlern mehr. Es ist von zentraler Bedeutung für den Blutkreislauf: Blut wird einerseits in den Lungenkreislauf und zugleich auch in den Körperkreislauf gepumpt. Erschlafft der Hohlmuskel «Herz», kann Blut hineinfließen. Zieht er sich zusammen, wird das Blut in den Körper gepresst, und die Pumpaktion beginnt von vorn.

Das Herz ist sehr kompliziert aufgebaut. Es gibt zwei verschiedene Kammern und zwei «Vorzimmer» zu den Herzkammern, «Vorhöfe» genannt. Bei jeder Pumpbewegung arbeiten die Muskeln der Vorhöfe und der Herzkammern hervorragend zusammen.

Was der Herzmuskel zu bewältigen hat, ist ganz schön anspruchsvoll:
• Er muss sicherstellen, dass das Blut in zwei Kreisläufe verteilt wird.
• Er muss dafür sorgen, dass das Blut in die richtige Richtung fließt.
• Ankommendes und abgehendes Blut müssen getrennt bleiben.
• Sauerstoffarmes und sauerstoffreiches Blut dürfen nicht gemischt werden.

1 - Kapillargefäße im Kopf
2 - Lungenkreislauf
3 - Kapillargefäße in der Lunge
4 - Lungenarterie
5 - Körperkreislauf
6 - Lungenvene
7 - rechter Vorhof
8 - rechte Herzkammer
9 - Körperarterie (Aorta)
10 - Körpervene
11 - Kapillargefäße im Körper

Doppelter Blutkreislauf, stark vereinfacht.

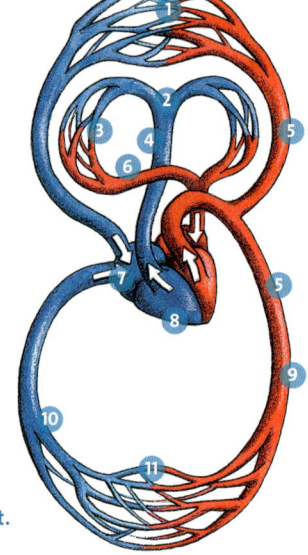

Die Pumpleistung eines gesunden Herzens ist gewaltig. Mit jedem Schlag werden etwa 80 Milliliter Blut (ein halbes kleines Wasserglas) in die Arterien gepresst. Mit durchschnittlich 70 Schlägen pro Minute werden in der Minute 5,6 Liter Blut transportiert, in der Stunde 336 Liter Blut.

Wenn der Herzmuskel sich zusammenzieht und Blut in die Körper- und Lungenkreisläufe pumpt, wird diese Anspannung in der Fachsprache **Systole** genannt. Die **Diastole** bezeichnet die Entspannung des Herzens.

Damit das Blut in die richtige Richtung fließt, hat das Herz Klappen: sogenannte **Segelklappen** zwischen den Vorhöfen und

Taschenklappen jeweils am Anfang der vom Herzen abgehenden Lungen- und Körperarterien.

Beim Entspannen des Herzmuskels und beim Schließen der Herzklappen entstehen Töne, die Herztöne. Wer sein Ohr auf den Brustkorb z. B. seiner Partnerin oder eines Freundes legt, hört zwei Herztöne. Würde man jedoch ganz genau hinhören oder ein starkes Mikrophon anlegen – wie es der Arzt macht –, könnte man bis zu vier Herztöne hören.

Auf dieser Illustration fällt die dicke Wand zwischen den Herzkammern auf. Das ist die Herzkammerscheidewand. Sie sorgt dafür, dass sich sauerstoffarmes und sauerstoffreiches Blut nicht vermischen. So ist das Blut, das in den Körperkreislauf gepumpt wird, auch wirklich optimal mit Sauerstoff versorgt.

Eine zentrale Nervenleitung läuft vom Gehirn zum Herzen. Sie führt zum «Steuermann» des Herzens, dem sogenannten Sinusknoten. Er gibt dem Herzmuskel den Takt vor, indem er elektrische Impulse abgibt – bei Aufregung und Anstrengung mehr, in Ruhe und bei Entspannung weniger.

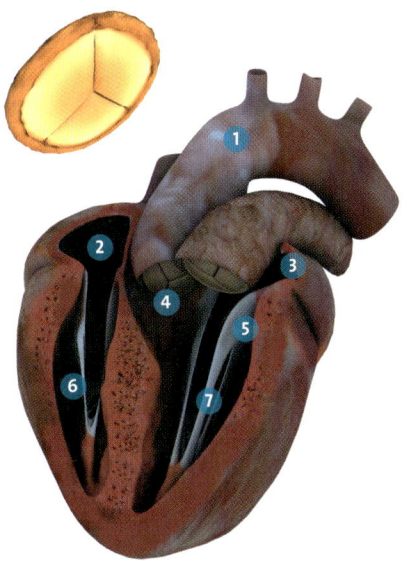

1 - Aortenbogen, 2 - rechter Vorhof, 3 - linker Vorhof, 4 - Taschenklappe, 5 - Segelklappe, 6 - rechte Kammer, 7 - linke Kammer

Durch die Herzklappen fließt Blut ins Innere des Herzens. Sie regulieren wie Ventile die Blutströme in eine Richtung. Herzklappen schlagen ca. 41 Millionen Mal pro Jahr.

Die Gefäße

Adern gibt es in verschiedenen Größen und Bauweisen. Arterien, auch Schlagadern genannt, transportieren Blut vom Herzen weg, Venen zum Herzen hin. Von den großen Adern zweigen kleinere ab, von denen wieder kleinere abgehen. Die allerkleinsten werden Haargefäße oder auch Kapillaren genannt.

Die Blutgefäße unterscheiden sich nach ihrer Funktion. Venen und Arterien sind, um im Bild zu bleiben, die Autobahnen. Nahe am Herzen, mitten im Körper, sind sie eher achtspurige, also besonders dicke Gefäße: die Baucharterie (Aorta) und die Hohlvene. Je weiter sie in den Körper hineinreichen, desto schmaler werden sie: sechs-, vier- und zum Schluss zweispurig. Das Herz pumpt stetig und hält das Blut in den Adern pausenlos in Bewegung. In den großen Gefäßen fließt es schneller, in den kleineren etwas langsamer. In den hauchfeinen Haargefäßen ist das

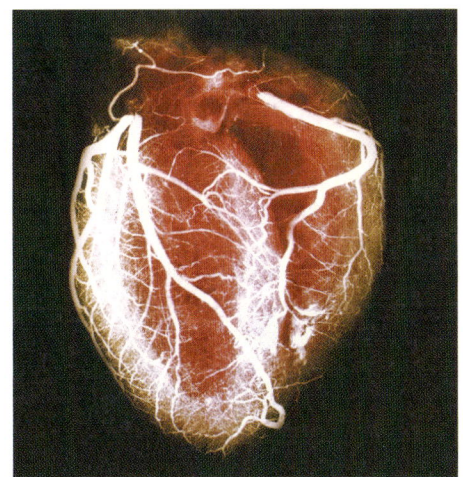

Weil das Herz so wichtig ist, wird der Muskel von einem eigenen Adernetz «first class» versorgt: vom Herzkranzgefäßsystem, hier weiß hervorgehoben. Dreidimensionale Herzdarstellung mit Herzkranzgefäßen.

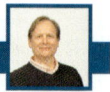

Was das Herz gesund bleiben lässt

Sport: Wer täglich um die 300 Kilokalorien bei sportlichen Aktivitäten verbrennt (z. B. durch etwa 30 bis 60 Minuten Joggen, Radfahren oder Schwimmen), verringert das Risiko, an einem Infarkt zu sterben, um mehr als die Hälfte.

Ernährung: Bereits ca. 10% weniger Cholesterin im Blut reduzieren das Herzinfarktrisiko.

Ruhe: Lärm belastet – schon ein ständiger Lärmpegel von über 65 dB kann das Herzinfarktrisiko erhöhen.

Nicht rauchen: Ein sofortiger Rauchstopp senkt binnen eines Jahres das Herzinfarktrisiko.

Was das Herz gefährdet

Herzschwäche und Herzinfarkt treten häufig in Verbindung mit zu hohem Blutdruck, Diabetes mellitus, Übergewicht, überhöhten Blutfettwerten sowie Bewegungsmangel auf.

Stress: Stete Überforderung begünstigt die Entstehung von Arteriosklerose. Die Gefäße verengen sich, es droht eine drastische Verringerung der Durchblutung: ein Herzinfarkt. Stress in Maßen schadet dem Herzen jedoch nicht.

Übergewicht: Jedes Kilo Übergewicht erhöht – statistisch gesehen – das Risiko, an einem Herzinfarkt zu sterben.

Sport trotz Erkältung: Während einer Erkältung oder Grippe braucht der Körper Ruhe, um wieder gesund zu werden. Wird er überlastet, droht eine Herzmuskelentzündung mit lebensbedrohlichen Herzrhythmusstörungen.

Sport ohne ärztlichen Rat (oder nach jahrelanger Pause): Vor der Aufnahme sportlicher Aktivitäten sollte der Hausarzt zu Rate gezogen werden.

Blut ganz langsam, damit der Stoffwechsel stattfinden kann: Hier übergibt das Blut den Sauerstoff an die Zellen. Im Gegenzug werden Stoffe, die in den Zellen hergestellt und von anderen Organen benötigt werden, vom Blut aufgenommen.

In der Lunge erfolgt der Stoffwechsel in umgekehrter Richtung. Auch die Stoffe, die bei der Zellproduktion anfallen und ausgeschieden werden müssen, werden vom Blut mitgenommen, etwa das Kohlendioxid (CO_2) zum Ausatmen. Nachdem der Stoffwechsel erfolgt ist, muss das Blut zurück zur Lunge fließen, um Kohlendioxid abzugeben und wieder Sauerstoff aufzunehmen. Dabei strömt es wieder durch das Herz und wird von dort erneut in Bewegung gesetzt. Viele denken: In Arterien fließt immer sauerstoffreiches und in Venen immer sauerstoffarmes Blut. Richtig ist jedoch:

- Zum Herzen (aus dem Körper) und zur Lunge (aus dem Herzen) fließt sauerstoffarmes Blut, und
- vom Herzen (in den Körper) und von der Lunge (ins Herz) fließt mit Sauerstoff angereichertes Blut.

In Zeichnungen des Blutkreislaufs werden meist blau gefärbte und rot gefärbte Adern gezeigt. In Wirklichkeit gibt es kein blaues Blut. Die Farben unterscheiden sich aber trotzdem: Das mit Sauerstoff angereicherte Blut ist richtig hellrot und das sauerstoffarme viel dunkler. Hellrot und dunkelrot liegen jedoch zu nah beieinander, darum verfremden schematische Darstellungen: Adern, in denen sauerstoffreiches Blut fließt, sind rot und Adern, in denen kohlendioxidhaltiges Blut fließt, blau dargestellt.

Arterien (Schlagadern) haben dicke, muskulöse Wände. Sie sorgen dafür, dass das Blut den Vorwärtsantrieb, den es aus dem Herzen bekommt, behält, damit es weiterfließt. Arterien können ihren Durchmesser verändern und sich z. B. bei Angst, Stress oder Kälte zusammenziehen oder sich bei körperlicher und/oder geistiger Entspannung weit stellen.

Venen haben keine muskulösen Wände. Sie können sich nicht zusammenziehen, aber sie sorgen dafür, dass das verbrauchte Blut zurück in Richtung Herz fließt. Das ermöglichen Venenklappen, die dafür sorgen, dass das Blut nur in einer Richtung durch die Klappen fließen kann. Will es zurückfließen, versperren die Klappen den Weg. Arterien haben nur unmittelbar am Herzen Taschenklappen, die verhindern, dass das Blut wieder ins Herz zurückfließt. Es soll ja weitergepumpt werden.

Die Kapillargefäße sind nicht nur unglaublich dünn, sie haben auch feine Gefäßwände. In diesen Gefäßwänden sind Poren, die so klein sind, dass gerade die flüssigen Bestandteile des Blutes mit den darin gelösten Nährstoffen und dem Sauerstoff hindurchpassen. Die festen Bestandteile wie z. B. die Blutzellen (→ S. 58) werden zurückgehalten.

Durch den Blutkreislauf, der das Blut überallhin trägt, wird auch die Körperwärme wie in einer Heizungsanlage verteilt und geregelt. Wärme entsteht überall da, wo Energie umgesetzt wird, also in den Muskeln oder in der Leber sowie in anderen Organen. Auch das hat die Natur klug eingerichtet: Wer friert, beginnt zu zittern. Dadurch werden Muskeln in Bewegung gesetzt, die Wärme erzeugen. Ist es einem Menschen kalt, darf er nicht viel Wärme

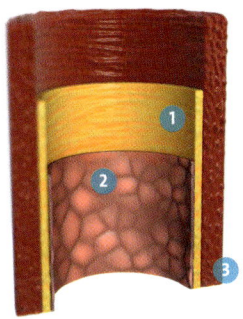

Arterie.
1 - Innenwand
2 - Dehnbare Schicht
3 - Dicke Muskelschicht

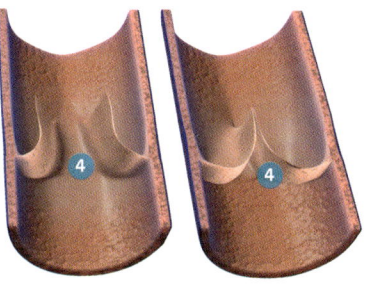

Vene mit Venenklappen.
4 - Klappen gegen Rückfluss von Blut

Kapillargefäß.
5 - Sehr dünne Wände, die nur aus einer Zellschicht bestehen

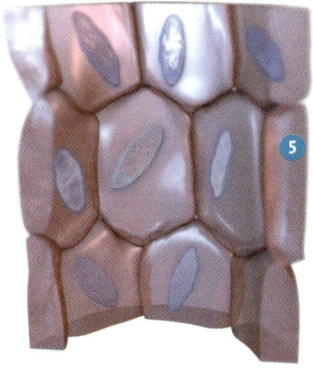

abgeben, ist ihm warm, gibt sein Körper viel Wärme ab. Sport wärmt den Körper auf: Das Gesicht ist vermutlich ein bisschen gerötet, die Haut ist stark durchblutet, man schwitzt. Ist es einem kalt, wirkt man eher blass, die Lippen sind weniger stark durchblutet, die Wärme wird im Inneren gespeichert.

Die Wärmeabgabe wird u. a. von den Blutgefäßen an der (Haut-)Oberfläche reguliert. Bei Wärme sind sie geweitet, und es fließt viel warmes Blut durch sie hindurch – so wird Wärme nach außen abgegeben. Bei Kälte ziehen sie sich zusammen, es fließt weniger warmes Blut durch sie hindurch. Dass die Adern flexibel sind, ist also wichtig. Die gesamte Regulation des Wärmehaushalts wird gesteuert von einem komplexen System von Vorgängen, bei denen die Wärmefühler der Haut, das Gehirn, die Blutgefäße und auch die Schweißdrüsen eng zusammenspielen.

PSYCHOSOMATISCHE REAKTIONEN

Die Psyche spielt bei den meisten Körperreaktionen mit: Ob es einem z. B. zu heiß oder zu kalt ist, entscheiden auch die Gedanken. Die innere Haltung und Reaktion eines Menschen nimmt direkt oder indirekt Einfluss auf den Körper, auch auf die Temperaturregelung. Konzentriert man sich auf das Gefühl «kalt», beginnt man möglicherweise zu zittern. Wadenwickel bei Fieber rufen ein Wohlgefühl hervor und sorgen auch für Entspannung. Wer über Hitze klagt, schwitzt mehr.

Unterbewusstsein, Gefühle und Denken sind eben nicht vom Körper zu trennen. Menschliche Reaktionen können daher niemals umfassend naturwissenschaftlich erklärt werden. Einzelaspekte wie biochemische Reaktionen oder physiologische Zusammenhänge z. B. bei der Wärmeregulierung sind allerdings so sehr wohl begründbar.

Aber: Menschen bestehen untrennbar aus Körper und Seele, aus Soma und Psyche. Psychosomatische Reaktionen werden bis heute nur teilweise verstanden, dennoch machen sie einem jeden das Leben leicht oder schwer – je nach Befindlichkeit.

Der Blutkreislauf

Das Blut fließt vom Herzen weg und wieder zurück – ein Kreislauf eben. Bei Fieber und während des Sports zirkuliert es schneller, in Ruhe- und Schlafphasen langsamer. Dabei fließt es nicht kontinuierlich, so wie Wasser aus dem Wasserhahn fließt, sondern es pulsiert im Rhythmus des Herzschlages. Die Geschwindigkeit, mit der das Blut fließt, wird vom Blutdruck bestimmt, der Idealwert liegt bei 120/70 mmHg.

Der Blutdruck wird in zwei Werten gemessen:

- **Systole** heißt der Wert im Moment der Anspannung des Herzmuskels,
- **Diastole** ist der Wert der Entspannung.

Manche Menschen leiden unter einem schwachen Kreislauf. Manchmal sackt ihr Blutdruck in den Keller. Ihnen wird schwindelig, Schweiß bricht aus, Übelkeit kann auftreten. Schlimmstenfalls verlieren sie das Bewusstsein, werden ohnmächtig. Ohnmächtig

WELCHER PULS IST OPTIMAL?

Wer regelmäßig Sport treibt, sollte sich eine Pulsuhr zulegen, um die persönliche Leistungsgrenze nicht zu überschreiten bzw. in gesundem Maße zu erweitern.

Wenn das Herz bis zum Halse schlägt und man spürt, dass die Grenze der körperlichen Leistungsfähigkeit erreicht ist, dann ist der Maximalpuls erreicht. **Nicht Trainierte** sollten keinesfalls ohne ärztliche Begleitung austesten, wie hoch ihr Maximalpuls liegt. Ein Sportmediziner kann einen Leistungs-Check und einen Laktat-Test durchführen, um den individuell empfehlenswerten Puls für das Training zu ermitteln.

Sportliche, gesunde Menschen können ihren Maximalpuls selbst bestimmen. Nach einer Aufwärmphase sollte man zehn Minuten lang gemütlich laufen, dann fünf Minuten lang das Tempo deutlich erhöhen und mit einer Minute Endspurt abschließen. Was die Pulsuhr nun anzeigt, entspricht ungefähr dem Maximalpuls.

Je höher der Puls, desto mehr Kalorien verbrennt der Körper, aber:

- **Anfänger** sollten höchstens **60%** ihres Maximalpulses anstreben,
- **Freizeitsportler** sind gut beraten, sich zwischen **65% und 85%** zu bewegen.
- Nur **Hochleistungssportler** dürfen mit **90%** ihres Maximalpulses trainieren.

Die **Faustformel für den individuellen Trainingswert** lautet: **220 minus Lebensalter = Maximalpuls.** Auf der Grundlage des Maximalpulses kann man den persönlichen Prozentwert ermitteln.

kann man auch infolge von Überanstrengung werden, etwa wenn man zu lange, ohne etwas zu trinken, in der heißen Sonne steht. Manchmal verlieren Menschen auch das Bewusstsein, wenn ihnen ein Erlebnis einen Schock versetzt. Das ist eine Schutzreaktion des Körpers auf schreckliche oder arg überraschende Erlebnisse.

> Dauerhaft belastender Stress kann auch bei Normalgewichtigen das Voranschreiten einer Arteriosklerose begünstigen.

Bei stark übergewichtigen Menschen führen die erhöhten Blutfette in der Regel zu einer Verkalkung der Gefäße (Arteriosklerose, → Kap. 1.2), wodurch sich der Blutdruck erhöht. Dann wird z. B. 140/95 mmHg gemessen oder noch mehr. Das ist höchst gesundheitsgefährdend und muss dringend von einem Arzt untersucht und behandelt werden. Wichtig ist dann, die Lebensweise umzustellen, langsam abzunehmen und sich viel zu bewegen. Meist sinkt der Blutdruck dann wieder ein wenig.

Das Blut

Blut besteht aus Abertausenden von verschiedenen Stoffen. Ungefähr 60% des Blutes sind flüssig und bestehen weitgehend aus Wasser: Das ist das Blutplasma. In ihm sind viele «Vitalstoffe» zu finden, also z. B. Vitamine, Mineralstoffe, Salze, Spurenelemente und Fettsäuren. Außerdem transportiert es Hormone, Nährstoffe (z. B. Zucker) und Eiweiße zur ständigen Erneuerung der Zellen und zum Wachstum der Organe.

Zu etwa 40% besteht Blut aus festen Bestandteilen, den Blutzellen. Diese werden

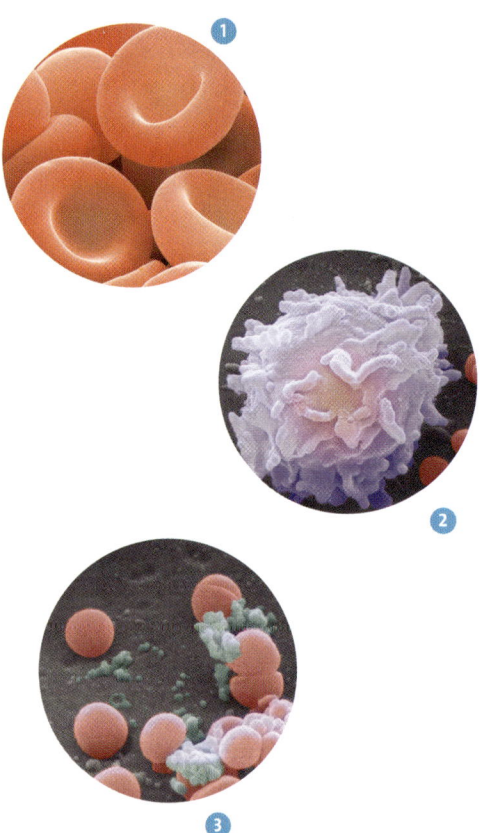

hauptsächlich im Knochenmark gebildet. Es gibt drei unterschiedliche Arten von Blutzellen, die mit dem Blutplasma durch die Adern fließen:

- Rote Blutkörperchen (Erythrozyten) transportieren mit dem roten Blutfarbstoff den Sauerstoff, der dem Körper Energie zuführt. ❶
- Weiße Blutkörperchen (Leukozyten) sind wesentlicher Bestandteil des Abwehrsystems, sie bekämpfen Krankheitserreger (z. B. Bakterien, Viren und Pilze) oder bösartige Zellen. ❷
- Blutplättchen (Thrombozyten) sind Bestandteil des Blutgerinnungssystems. Sie dichten bei Verletzungen die Gefäße ab und verhindern Blutverluste. ❸

Das intensive Rot des Blutes wird durch den Farbstoff Hämoglobin hervorgerufen, der in den roten Blutkörperchen enthalten ist. Er enthält als wesentliches Element Eisen und bindet damit den Sauerstoff (es «oxidiert» sozusagen, wie Rost an Metall, und erhält so seine rote Farbe). Er überstrahlt alle anderen Farben weiterer Blutbestandteile. Das Rot kann sich aber in der Farbe ändern, je nach dem Gehalt an Sauerstoff oder Kohlendioxid. In einem Kubikmillimeter Blut findet man

- ca. 5 bis 6 Millionen rote Blutkörperchen,
- 5000 bis 10 000 weiße Blutkörperchen,
- ca. 300 000 Blutplättchen.

Bei einem ausgewachsenen Menschen fließen ca. fünf bis sechs Liter Blut im Körper.

Die Aufgabe der roten Blutkörperchen ist hauptsächlich der Transport von Sauerstoff von der Lunge zu den Zellen und von den Zellen zurück zur Lunge. Rote Blutkörperchen verschleißen im Laufe der Zeit. Der Körper sortiert sie aus und bildet im Knochenmark über die Mutter der Blutzellen, die Stammzelle, ständig neue. Ein rotes Blutkörperchen besteht etwa drei bis vier Monate lang. Je älter es wird, desto schlechter kann es sich verformen. Aber auch das hat der Körper klug eingerichtet: Das alternde Blutkörperchen bleibt dann in den Kapillaren von Milz, Leber und Knochenmark hängen und wird abgebaut. Das enthaltene Eisen verweilt im Körper. Der Rest des Hämoglobins wird zu Bilirubin abgebaut und über die Gallenwege in den Darm ausgeschieden.

Weiße Blutkörperchen sind die «Polizei» des Körpers. Krankheitserreger wie Viren oder Bakterien werden von ihnen erkannt und bekämpft. Durch Impfungen wird den weißen Blutkörperchen eine Abwehrreaktion gegen bestimmte Krankheitserreger antrainiert. Kommt man später ernsthaft damit in Kontakt, kann der Körper sich sofort wehren.

Blutplättchen sind das Material für eine Art «Pflaster», das der Körper bei Bedarf selbst bildet. Sie verschließen Wunden und verhindern, dass man Blut verliert. Über einer offenen Wunde bildet sich eine Blutkruste. Stößt man sich und verletzt dabei eine Ader, helfen die Blutplättchen ebenfalls. Ist die Wunde schließlich verheilt, wird das Pflaster nicht mehr benötigt. Der Körper entfernt es wieder, er «baut es ab».

Die von den Krankenkassen abgedeckte Blutuntersuchung kann gegen Kostenübernahme um zahlreiche weitere Faktoren erweitert werden. Dies kann sinnvoll sein, um Risiken etwa für Herz-Kreislauf-Erkrankungen abzuklären. Die in der Tabelle auf S. 60 dargestellten Blutwerte werden von Ärzten besonders häufig ermittelt. Die Normalwerte sind ungefähre Richtwerte, sie können im Einzelfall deutlich schwanken. Manchmal ist es wichtig, weitere Untersuchungen durchzuführen, z. B. um individuelle Vitaminkonzentrationen zu ermitteln. Dies muss ggf. vorher mit der Krankenkasse abgeklärt werden.

Blutplasma besteht vorwiegend aus Wasser. Wasser ist das Lebensmittel Nr. 1. Man kann mehrere Tage ohne Nahrung auskommen, aber bei normalen Temperaturen nur einen bis drei Tage ohne Wasser.

Lebensmittel Nr. 2 ist Salz. Das Blut ist mit vielen lebensnotwendigen Mineralien angereichert, die mit naturbelassenem Salz aufgenommen werden.

Heutzutage können Ärzte nach einem Unfall oder bei einer Operation verlorenes Blut wieder auffüllen. Allerdings kann man einem Menschen nicht jede Art von Blut zuführen. Blut von Tieren z. B. ist völlig ungeeignet. Das hat man früher versucht, aber die Menschen sind nach solchen Blutspenden meist gestorben. Aber auch, wenn man Blut von anderen Menschen verwendet, muss etwas beachtet werden: Es gibt verschiedene **Blutgruppen**, und die vertragen sich untereinander nicht. Das weiß man erst seit etwa 100 Jahren.

Die Blutgruppen heißen A, B, 0 und AB. Ihr Hauptunterscheidungsmerkmal ist, dass sie auf der Oberfläche der roten Blutkörperchen jeweils etwas «anders gebaut» sind. Ein weiteres Unterscheidungsmerkmal der Blutgruppen ist der Rhesusfaktor. Der Name geht auf den Rhesusaffen zurück. Ärzte arbeiteten bei der Erforschung der Blutgruppen vor einigen Jahrzehnten mit Labortieren, damals oft Rhesusaffen. Manche Blutsorten verklumpten beim Kontakt mit Stoffen aus dem Blut dieser Rhesusaffen, andere nicht. So spricht man heute auch davon, dass der Rhesusfaktor negativ oder positiv ist. Die häufigsten Blutgruppen sind A und 0. Bei einer Blutübertragung wird Blut verwendet, das in der Blutgruppe, aber auch im Rhesusfaktor und in weiteren Eigenschaften mit dem Blut des Patienten übereinstimmt.

Labor: Das zeigt ein Blutbild.

Kleines Blutbild	Normalwert Männer	Normalwert Frauen
Hämoglobin	13,5–17,5 g/dl	12–16 g/dl
Hämatokrit	40–53%	36–48%
Erythrozyten	4,5–5,9 10^6/µl	4,1–5,1 10^6/µl
Leukozyten	4–10 Tausend/µl	4–10 Tausend/µl
Thrombozyten	140–360 Tausend/µl	140–360 Tausend/µl
Mineralstoffe		
Natrium	135–145 mmol/l	135–145 mmol/l
Kalium	3,6–4,8 mmol/l	3,6–4,8 mmol/l
Kalzium	2,15–2,58 mmol/l	2,15–2,58 mmol/l
Chlorid	95–105 mval/l	95–105 mval/l
Magnesium	1,8–2,7 mg/dl	1,8–2,7 mg/dl
Ernährungsstoffwechsel		
Blutzucker	80–120 mg/dl	80–120 mg/dl
Harnsäure	2,3–6,1 mg/dl	3,6–8,2 mg/dl
Triglyceride	< 150 mg/dl	< 150 mg/dl
Gesamt-Cholesterin	< 200 mg/dl	< 200 mg/dl
HDL	> 40 mg/dl	> 45 mg/dl
LDL	< 130 mg/dl	< 130 mg/dl
Homocystein	< 10 µmol/l	< 10 µmol/l
Sonstige		
GOT	bis 50 U/l	bis 35 U/l
GPT	bis 50 U/l	bis 35 U/l
Gamma-GT	bis 55 U/l	bis 38 U/l
Bilirubin gesamt	0,1–1,2 mg/dl	0,1–1,2 mg/dl
Alkalische Phosphatase	30–120 U/l	30–120 U/l
Pankreasamylase	bis 100 U/l	bis 100 U/l
Eisen	35–168 µg/dl	23–165 µg/dl
Kreatinin	0,84–1,25 mg/dl	0,66–1,09 mg/dl
CRP	bis 1,0 mg/dl	bis 1,0 mg/dl

Werte aus verschiedenen Quellen zusammengetragen.

CHOLESTERIN IST WICHTIG

Das körpereigene Cholesterin wird hauptsächlich in der Leber hergestellt und im Körper zum Transport an kleine «Containerschiffe» im Blut gebunden. Das sind die sogenannten leichten LDL- und schweren HDL-Fett-Eiweißkomplexe. Das LDL transportiert das Cholesterin von der Leber zu den Zellen, und HDL bringt überschüssiges Cholesterin im Blut zum Abbau in die Leber. HDL schützt, indem es die überschüssigen Fette abtransportiert, damit diese nicht in die Gefäßwände eingelagert werden.

Das von außen zugeführte und das im Körper gebildete Cholesterin bestimmen den Cholesterinspiegel im Blut. Ist dieser über längere Zeit zu hoch, steigt das Risiko, an einer Arterienverkalkung zu erkranken. Wobei ein Zuviel an Cholesterin meist ein Zuviel an «schlechtem» LDL-Cholesterin bedeutet (LDL = Low-Density-Lipoprotein-Cholesterin). LDL macht den größten Teil des Cholesterins im Blut aus. Der Wert sollte nicht über 130 mg/dl liegen. Der HDL-Cholesterinwert dagegen verrät die Konzentration des gefäßschützenden «guten» Cholesterins (HDL = High-Density-Lipoprotein-Cholesterin). Er sollte über 45 mg/d liegen. Bleibt noch der Gesamtcholesterinwert – für ihn gilt eine Grenze von 200 mg/d.

Das LDL ist vor allem in tierischen Nahrungsmitteln wie Butter und Wurst enthalten. Medikamente können das LDL senken, es gibt aber noch kein Medikament, das zu einem Anstieg des «guten» HDL-Cholesterins führt. Regelmäßiger Sport führt jedoch nachweislich zu einer Erhöhung von HDL. Allerdings ist davon abzuraten, verbissen guten Cholesterinwerten «hinterherzudiäten». Wichtiger ist es, sich ausgewogen zu ernähren und gesundheitliche Risiken gering zu halten.

Technik in der Diagnostik – verständlich gemacht

Blutdruckmessung

Die Blutdruckmessung gehört zu den Standardverfahren der Medizin. Hierzu wird meist am Oberarm der arterielle Druck gemessen. Der Arzt legt eine Manschette oberhalb des Ellenbogens an und pumpt sie langsam auf. Dabei hört er mit seinem Hörrohr (Stethoskop) über der Ellenbogenarterie ab, wann das durch das Abbinden versiegende Pulsieren der Arterien im Rhythmus des Herzens auftaucht und wann es zum

Weißkittel-Bluthochdruck: Beim Arztbesuch steigt oft auch der normalste Blutdruck an.

Schluss wieder verschwindet. Die zu diesen beiden Zeitpunkten angezeigten Werte des Blutdrucks werden notiert.

Früher wurden ähnlich wie bei der Messung des Luftdrucks Quecksilbersäulen benutzt. Deshalb wird der Druck auch heute noch in mmHG (HG = Quecksilbersäule) angegeben, selbst bei elektronischen Messgeräten. Die Normalwerte beim Erwachsenen liegen bei etwa 120/80 mmHG. Hierbei zeigt die erste Zahl den systolischen und die zweite den diastolischen Wert an. Die Werte nehmen mit dem Alter zu und im Schlaf ab. Wenn man aufgeregt, nervös oder ängstlich ist, steigt der Blutdruck – wie z. B. beim Arztbesuch. Eine normale Untersuchung erfolgt nach fünfminütiger Pause. Eine Untersuchung am Arm kann daher im Sitzen erfolgen, eine Analyse des Blutdrucks an den Beinen erfolgt (selten) im Liegen. Eine elektrische Messanalyse – auch zur Selbstkontrolle – erfolgt über der Ellenbogenarterie oder über dem Puls der Radialis-Arterie (Arterie unterhalb des Daumens) am Handgelenk.

EKG

Mit der Hand auf der Brust kann man ein Herz schlagen fühlen, manchmal auch hören, wenn es sehr schnell schlägt. Aber die kleinen elektrischen Signale, die den Herzschlag auslösen, sind so zart, dass wahrscheinlich niemand sie fühlen kann.

Gemessen werden sie mit einem EKG. EKG steht für **Elektrokardiogramm**, also *Elektro* für elektrisch und *Kardiogramm* für Herzmessung. Mit einem EKG kann der Arzt die elektrische Herzaktivität überprüfen. Jeder Herzschlag wird durch einen elektrischen Reiz ausgelöst, der über Leitungsbahnen in die Muskulatur geleitet wird. Mit dem EKG kann man diese feinen elektrischen Signale messen. Dafür werden auf ganz bestimmte Stellen an Brustkorb, Armen und Beinen kleine Sensoren, die Messelektroden, aufgeklebt, die wiederum an ein EKG-Gerät angeschlossen werden.

Das EKG-Gerät misst das Herzsignal an verschiedenen Stellen und zeichnet es als EKG-Kurve auf. Ausgedruckt oder auf einem Monitor sieht dieses EKG aus wie eine lange, gezackte Linie. Mit jedem Herzschlag schlägt die Linie in einem bekannten Kurvenbild aus. Ein speziell ausgebildeter Arzt (Hausarzt oder Internist bzw. Kardiologe) kann an diesen Zickzacklinien ablesen, ob das Herz «elektrisch gesund» ist oder ob eine Herzerkrankung vorliegt. Vor allen Dingen kann er genau feststellen, wo im Herzen (Reizleitungssystem) der Schaden ist oder ob ein Herzinfarkt stattgefunden hat.

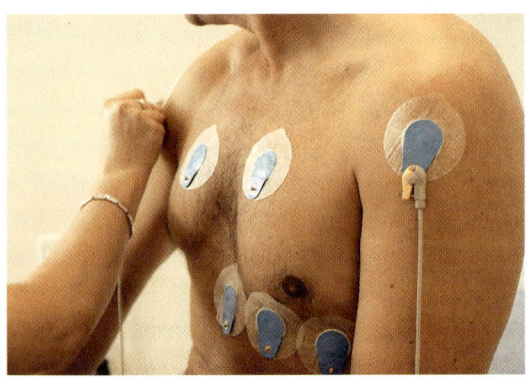

Ein EKG zeichnet mittels Elektroden die elektrischen Signale auf, die den Herzschlag auslösen.

Ein EKG kann selbst kurz vor einem Infarkt noch «normal» aussehen. Deshalb ist bei Risikopatienten entweder eine Gefäßuntersuchung mit ultraschnellen Computertomographen (CT, → S. 196; zur Darstellung der Arteriosklerose in den Herzgefäßen) und/oder auf Anweisung des Hausarztes oder Kardiologen eine Vitalitätsprüfung und Perfusionsuntersuchung mit einem Kernspintomographen (MRT, → S. 197) sinnvoll. Die MRT-Untersuchung ist strahlenfrei. Mit ihr können auch Belastungssituationen simuliert und im MRT kontrolliert werden. Sollte sich hierbei eine deutliche Durchblutungsstörung des Herzmuskels oder ein abgelaufener stummer (also unbemerkter) Infarkt zeigen, ist der Herzkatheter weiterhin die Methode der Wahl, um Herzkranzgefäße darzustellen oder zu behandeln. Bleiben beide Verfahren ohne Befund, kann ein Katheter vermieden werden.

Spezialuntersuchungen sind:

Belastungs-EKG: Hierbei wird ein EKG unter einer bestimmten Belastung aufgezeichnet, die langsam gesteigert wird – meistens auf einem Fahrrad(ergometer).

24-Stunden-EKG: Manchmal wird parallel auch der Blutdruck während dieser Zeit aufgezeichnet. Beide Aufzeichnungssysteme werden so an Brust bzw. Arm befestigt, dass man sich damit relativ bequem bewegen kann.

Intravasaler Ultraschall: Über einen Katheter wird eine kleine Ultraschallsonde ins Gefäß eingeführt.

Ultraschall

Viele Internisten oder Allgemeinärzte nutzen das Sonographiegerät als modernes Stethoskop, um den Bauch sozusagen «abzuhören». Über einen kleinen «Lautsprecher», den Schallkopf, den der Arzt vorsichtig über die Haut führt, werden ganz viele feine Schallwellen gebündelt und in den Körper eingestrahlt. Im Inneren werden die Schallwellen durch die unterschiedlich gestalteten Organe gebrochen, gestreut oder zurückgeworfen. Das ist wie beim Echo in den Bergen: «Wie heißt der Bürgermeister von Wesel …?» Ein kleiner Empfänger im Schallkopf nimmt die zurückkommenden Echos auf, das ist aber viel genauer als das «… Esel», das in den Bergen zurückschallt.

Diese Echos werden am Bildschirm als Lichtpunkt dargestellt. Je nachdem, wie schnell oder stark die Echos zurückkommen, werden die Lichtpunkte weiß, grau oder schwarz. Viele Lichtpunkte zusammen ergeben ein Bild des Körperinneren.

Beim Ultraschall entsteht keine Röntgenstrahlung. Mit extrem starker Schallwellenenergie kann auch behandelt werden (hochenergetischer Ultraschall). Beispielsweise können Tumoren, aber auch Verkalkungen an den Gelenken oder Sehnen mit dieser gezielt eingestrahlten Energieform beseitigt werden.

Spezialuntersuchungen sind:

Duplex-(Doppler-)Sonographie: Gefäße wie Halsschlagadern, Bauchgefäße, Becken- oder Baucharterien oder Venen können mit diesem Verfahren untersucht und der Blutfluss sichtbar gemacht werden. Bei der farbkodierten Duplex-Sonographie können die Bein- und Beckenvenen sowie eine mögliche Thrombose genau dargestellt werden.

Echokardiographie (auch: Kardio-Ultraschall): Bei diesem Routine-Untersuchungsverfahren wird mit einem Ultraschallgerät die Funktionsweise des Herzens abgeklärt. Die Beweglichkeit des Herzmuskels und der Scheidewände wird ebenso beurteilt wie die der Klappen. Auch die Größe der Kammern und ihre Pumpleistung können eingeschätzt werden, nicht jedoch die Funktionsfähigkeit der Herzkranzgefäße.

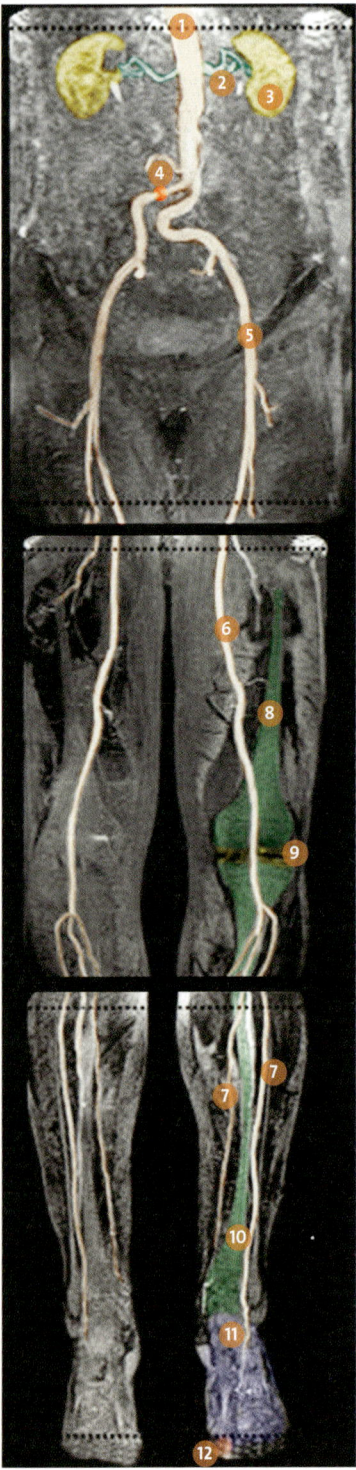

Angiographie

Eine Angiographie ist eine Untersuchungsmethode zur Darstellung der Gefäße. Unterschieden werden

- die Arteriographie zur Untersuchung der Arterien,
- die Phlebographie zur Untersuchung der Venen und
- die Lymphographie zur Darstellung der Lymphbahnen.

Bei allen Methoden werden Kontrastmittel in die Gefäßbahn injiziert, manchmal mit einem Katheter, häufig ohne. Das entstandene Bild wird Angiogramm genannt.

In der Bezeichnung der Untersuchungsverfahren wird deutlich, mit welchem Gerät welche Körperregion gezielt untersucht werden soll: z. B. Becken-Bein-Angiographie oder Herzgefäßuntersuchung (Koronar-Angiographie) – beide Regionen werden mit Hilfe eines Katheters untersucht.

Normalerweise wird mit einem Röntgen-Durchleuchtungsgerät (Fluoroskopie) gearbeitet. Wenn diese Untersuchung in einem Computer analysiert wird, spricht man von einer DSA (einer Digitalen Subtraktions-Angiographie), mit der die Röntgenstrahlung deutlich reduziert werden kann.

Wenn eine katheterlose Gefäßdarstellung z. B. in einem Computertomographen (CT) durchgeführt wird, stellt man die Abkürzung des Gerätes voran: CT-Angiographie. Entsprechend MRT-Angiographie, wenn die Untersuchung in einem Kernspintomographen durchgeführt wird. Bei Krampfadern erfolgt eine katheterlose Unterschenkel-Venographie (Phlebographie) oder/und eine Duplex-Sonographie. Alle hier beschriebenen Methoden erfolgen in der Regel mit Einsatz von lokalen Betäubungsmitteln und sind nicht schmerzhaft.

MR-Angiographie.

1 - Hauptschlagader
2 - Nierenarterien
3 - Niere
4 - Verschluss der Beinarterie
5 - Beinarterie
6 - Oberschenkelarterie
7 - Unterschenkelarterie
8 - Oberschenkelknochen
9 - Kniegelenk
10 - Schienbein
11 - Fuß
12 - «Dicker Zeh»

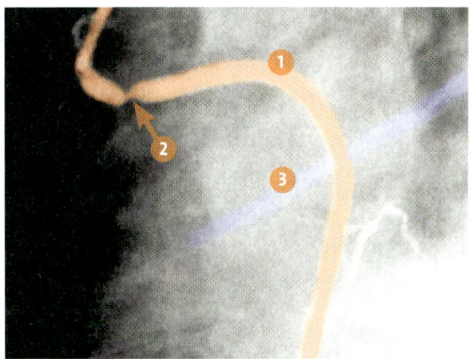

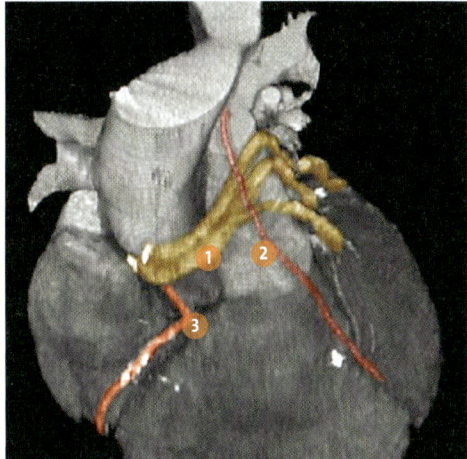

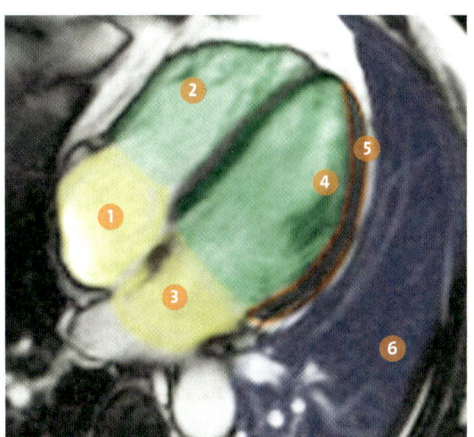

Links: CT-Angiographie
(Bypässe, Blick von vorn).

1 - Herzkranzgefäß, 2 - Einengung des
Herzkranzgefäßes, 3 - Rippe

Mitte links: Koronar-Angiographie
(Röntgen, Blick von vorn).

1 + 2 - Bypässe, 3 - Herzkranzgefäß

Mitte rechts: Kardio-CT: Horizontalschnitt
(Blick von unten).

1 - Anschnitt Hauptschlagader (Aorta: grün)
2 - Linkes Herzkranzgefäß (rot)
3 - Plaques (Kalk: gelb)

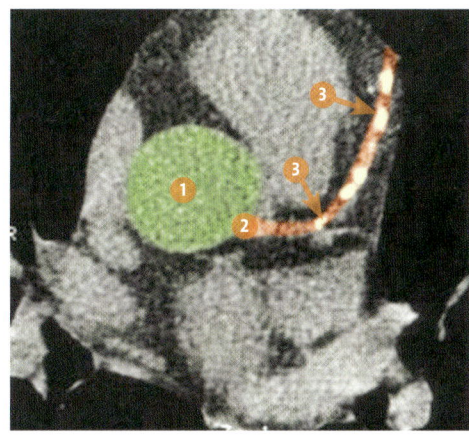

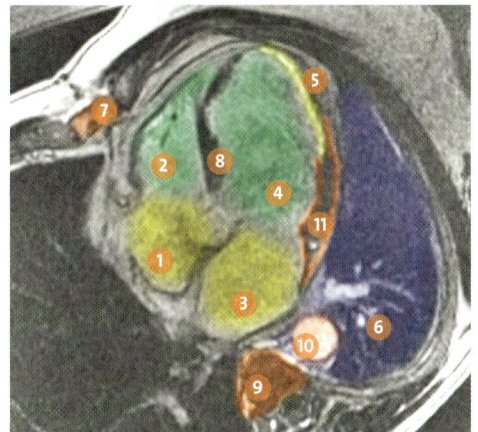

Kardio-MRT: Horizontalschnitt (Blick von unten).

1 + 3 - Vorhöfe, 2 + 4 - Kammern, 5 - Muskulatur der
Herzseitenwand (normal), 6 - Lunge

1 + 3 - Vorhöfe, 2 + 4 - Kammern, 5 - Muskulatur
der Herzseitenwand (gelb: Seitenwandinfarkt),
6 - Lunge, 7 - Brustbein, 8 - Herzscheidewand,
9 - Wirbelkörper, 10 - Aorta, 11 - Muskulatur der
Herzseitenwand (normal)

Ultraschnelle Computer- und Kernspintomographie

Beide tomographischen Verfahren (→ S. 196–197) demonstrieren, wie ehemals invasive Gefäß-Untersuchungsverfahren heute ambulant ohne Katheter durchgeführt werden können, was zunehmend in hierauf spezialisierten Abteilungen geschieht. Arterien und immer häufiger auch Venen werden zur Diagnose in mehreren Ebenen sichtbar gemacht. Zur Therapie und Abklärung von unklaren Befunden muss allerdings weiterhin angiographiert werden. Mit Hilfe der Computertomographie werden die Arterien beurteilt. Die Kernspintomographie (Kardio-MRT) zeigt die Funktion des Herzmuskels, die Durchblutung und die Gesundheit (Vitalität) des Herzens.

Technik in der Therapie – verständlich gemacht

Interventionelle Radiologie

Ein Radiologe setzt bildgebende Verfahren vom Röntgen über die Durchleuchtung und Nuklearmedizin bis hin zum Computer-, Kernspin- oder Positronen-Emissions-Tomographen ein. Als Therapeut tritt er nur als interventioneller Radiologe oder radiologischer Mikrotherapeut in Erscheinung. Über diese Spezialisierung verfügt eine vergleichsweise kleine Gruppe unter den Radiologen.

In den Spezialgebieten der interventionellen Radiologie/Kardiologie/Angiologie, die Eingriffe durchführt, werden in der Regel Gefäße mit einem Katheter von innen behandelt.

Das Spektrum der interventionellen Radiologie ist sehr vielfältig.

Zu den verfügbaren Verfahren zählen Angiographien (Gefäßdarstellungen mit Kontrastmittel), Angioplastien (Gefäßerweiterungen) mit Hilfe von Ballons oder Stents (Gefäßstützen), Thrombolysen (Auflösung von Blutgerinnseln) und Embolisationen (Gefäßverschlüsse), z. B. zur Blutungsunterbindung oder für den Verschluss von Tumorgefäßen (z. B. bei einem Uterusmyom).

Seit langer Zeit werden auch Biopsien (Gewebeproben) und Drainagen zur Erweiterung von Gefäßen, die durch einen Tumor verschlossen wurden, oder zum Ableiten von Flüssigkeiten aus Körperhöhlen, Abszessen usw. durchgeführt.

Interne Gefäß-Bypässe oder -Prothesen können durch interventionelle Radiologen oder Kardiologen gelegt werden. Neuerdings implantieren interventionelle Kardiologen auch Herzklappen über Katheter. Ferner sind Kältetherapie (Kryotherapie) oder Hitzetherapie (Laserablation/Radiofrequenz-Ablation) sowie eine ganze Reihe von mikrotherapeutischen Methoden mit Hilfe von computer- oder kernspintomographischer Sichtsteuerung möglich.

Katheter

Um Kontrastmittel, Medikamente, Instrumente wie einen Ballon oder Implantate wie einen Stent, einen Schrittmacher bzw. Thrombenfilter in das Herz oder die Gefäße zu bringen, die Blase zu spülen oder nach einer Operation Blut aus einer Wunde abzuleiten, werden Katheter unter Bildsteuerung in den Körper gebracht.

Ein Katheter ist im Prinzip nichts anderes als ein Schlauch aus speziellen Kunststoffen oder Silikon, der vorgeformt und butterweich oder zumindest teilweise starr sein kann. Ein solcher Katheter wird manchmal mit elektrischen Kabeln ausgestattet, z. B. für Herzschrittmacher oder für Schmerztherapie-Sonden, die beispielsweise im Wirbelkanal implantiert werden können.

Über Katheter können Flüssigkeiten zur Infusion oder Kleinimplantate zur Embolisation eingeführt werden, etwa bei Verstopfung von Gefäßen, zur Behandlung von Aussackungen/Aneurysmen im Gehirn oder in der Tumortherapie). Ballons zur Gefäßerweiterung können aufgeblasen (s. u.) oder Prothesen wie Stents (Gefäßstützen, → S. 68) bzw. Filter sowie neuerdings auch Herz- oder Venenklappen implantiert werden.

Zur Katheterplatzierung wird meistens über eine Hohlnadel ein Führungsdraht zur gewünschten Region geleitet, über den dann anschließend nach Entfernung der Kanüle ein Katheter geschoben wird. Beim Wechseln des Katheters wird ein neuer Führungsdraht eingebracht. Immer wieder wird nach der Punktion des Gefäßes – vor allem bei arteriellen Eingriffen – eine Schleuse im Gefäßsystem verankert, die verhindert, dass Blut zurückläuft.

Diese Techniken gehören in geübte Hände von interventionellen Radiologen, interventionellen Kardiologen, Internisten oder Ärzten der chirurgischen Fachdisziplinen.

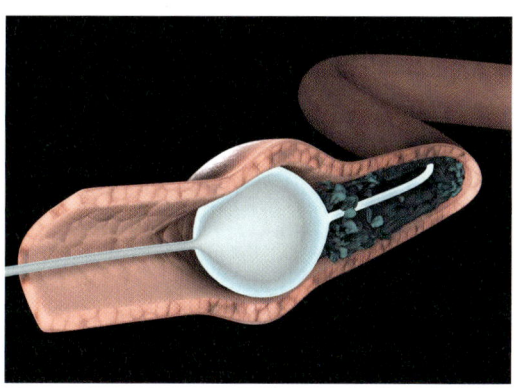

Ein Ballonkatheter weitet das Gefäß auf.

Ballon-Dilatation

Eine Ballon-Dilatation wird auch als PTA (Perkutane Transluminare Angioplastie) bezeichnet und bei Eingriffen an normalen Arterien (Bein-, Arm-, Becken-, Bauch- oder Hals-/Kopfarterien) eingesetzt. Die PTCA (Perkutane Transluminare Coronare Angioplastie) nutzt man zur Gefäßerweiterung von Herzkranzgefäßen (Koronarien). Hierzu wird normalerweise ein Spezialkatheter über die Leisten- oder Ellenbogenarterien eingeführt und über diesen ein an der Spitze befindlicher kleiner Ballon aufgepumpt (Ballon-Dilatation). Dieser drückt bei einer Arteriosklerose (Gefäßverkalkung) die das Gefäß verengenden Plaques (Kalk- und Fibrinablagerungen) in die Gefäßwand. Einfache Routineeingriffe dauern eine Viertelstunde, kompliziertere Eingriffe selten mehr als eine Stunde – sie sind nur selten mit Schmerzen verbunden. In der Regel kann der Patient am gleichen Tag oder spätestens nach einer weiteren Nacht im Krankenhaus nach Hause gehen. Die Wunde wird sechs bis zwölf Stunden lang mit einem Druckverband verschlossen, ab und an bildet sich ein Bluterguss.

Lassen sich die Ablagerungen nicht beim ersten Mal entfernen, kann die Ballon-Dilatation wiederholt werden. Die Erfolgsrate ist hoch. Dennoch kommt es bei etwa einem Drittel der Patienten zu erneuten Gefäßverengungen. Häufig werden bei dieser Erweiterungsprozedur noch Gefäßstützen (Stents) von innen an der aufgeweiteten Stelle platziert.

Stents

Ein Stent ist ein kleines, gitterförmiges «Tunnelsystem» bzw. eine gitterförmige Gefäßstütze. Er wird mit Hilfe eines Herzkatheters bei der Ballon-Dilatation eingesetzt. Das Ziel dabei ist, eine erneute Verengung im Herzkranzgefäß zu verhindern. Mit dem Stent

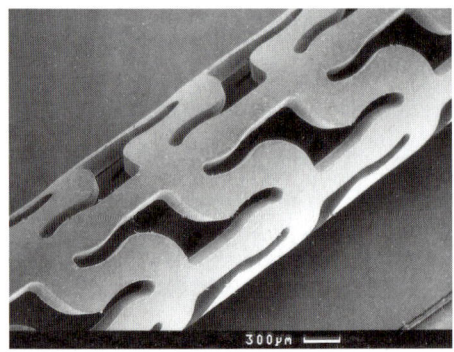

werden u. a. Kalkfragmente im Herzkranzgefäß an der Gefäßwand fixiert, die Oberfläche des Gefäßinnenraums geglättet und der Blutfluss im Gefäß verbessert.

Es gibt verschiedene Arten von Stents, z. B. eine Variante, deren Oberfläche mit einem Medikament beschichtet ist. Sobald der beschichtete Stent im Herzkranzgefäß sitzt, gibt er für eine festgelegte Zeit einen Wirkstoff ab. Dies soll das Risiko eines erneuten Gefäßverschlusses an der Engstelle senken. Der behandelnde Kardiologe wird über die Risiken informieren.

Stent: ein intelligentes Tunnelsystem (Gefäßstütze).

Stents spürt man nicht, sie verbessern den Blutfluss, und sie verrutschen auch nicht unter Belastung! Aber auch sie können sich verschließen, oder vor bzw. hinter ihnen können neue Verengungen (Stenosen) entstehen, die dann mit einem weiteren Stent versorgt werden können. Auch eine Bypass-Operation könnte in solchen Fällen notwendig werden.

WICHTIG BEI IMPLANTATEN!

Implantate aus Metalllegierungen sind im Kernspintomographen (MRT, → S. 197) nicht beurteilbar. Sie erzeugen starke Bildverzerrungen (Artefakte) und erhitzen sich unter Umständen. Stents allerdings sind bis heute nicht sichtbar.

Es ist **dringend notwendig**, den Radiologen oder Kardiologen vor einer Untersuchung über einen Stent oder andere Implantate zu informieren. Er entscheidet dann, ob die gewünschte Diagnostikmethode überhaupt die richtige ist.

Metalldetektoren in Flughäfen oder Geschäften können bei Metall im Körper – auch bei Herzschrittmachern, Schmerzpumpen oder Prothesen – einen Alarm auslösen. Die Geräte reagieren nicht auf Stents. Um böse Überraschungen zu vermeiden, sollte man immer ein Dokument über das Metallimplantat bei sich tragen, so selbstverständlich wie den Personalausweis.

MODERNSTE TECHNIK FINDET NICHT ALLE STÖRUNGEN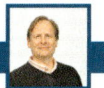

Moderne Medizin basiert auf Fakten: Laborwerten, elektrischen Kurven oder Bildgebung. Heißt das für die Zukunft also immer mehr Technik, immer weniger Arzt? Was ist mit dem Patienten, der einmal im Jahr ein Engegefühl in der linken Brust und Herzstiche verspürt, der in Panik ins Krankenhaus läuft, bei dem aber die Katheteruntersuchung unauffällig ist? Kommen noch Herzklopfen und beschleunigter Puls, möglicherweise durch die Angst, hinzu, bleibt der Patient unruhig, obwohl die Untersuchung nichts ergeben hat.

Das Engegefühl kann verschiedene Ursachen haben. Nicht selten lösen Angstzustände Beklemmungsgefühle aus. Und besonders Frauen in der zweiten Lebenshälfte leiden immer wieder an derartigen funktionellen Störungen. Aber auch wenn man nichts findet, müssen solche Beschwerden sehr ernst genommen werden, denn Fehleinschätzungen und Fehldiagnosen können tödlich enden.

Menschen, die seelischen Stresszuständen ausgesetzt sind oder unter Depressionen leiden, finden im Herz ihr Schmerzorgan (oder auch in der Wirbelsäule). Diese funktionellen Beschwerden bessern sich häufig bei körperlicher Aktivität. Wären sie organisch bedingt, müssten sie ganz anders behandelt werden.

Aufregung, übermäßiger Stress, Liebesentzug und andere emotionale Erregungen können den Rhythmus stören – nicht nur den des Alltags, sondern auch den des Herzens. Dies muss der Betroffene wissen, um sich möglicherweise zusätzliche Hilfe von psychosomatischen Spezialisten zu holen oder um ein anstehendes Problem zu lösen. Funktionelle Herzbeschwerden, vor allem in Belastungssituationen, können mit Baldrian, Johanniskraut oder manchmal vorübergehend mit leichten Stimmungsaufhellern (Psychopharmaka) behandelt werden, die allerdings ein Arzt verschreiben muss. Normalerweise helfen sportliche Aktivität, Wandern oder Fahrradfahren, was auch vor Rückfällen schützt. Menschen mit funktionellen Herzbeschwerden leiden nicht selten lebenslang daran, sterben aber an etwas völlig anderem.

Eine gute Zukunftsmedizin sollte viel mehr als bisher individuelle Krankheitsgeschichten, vor allen Dingen psychosomatische Phänomene mit einbeziehen und den Einzelfall sehen.

Bypass

Bei einer Bypass-Operation wird eine Engstelle im Herzkranzgefäß überbrückt (wie eine Umleitung im Straßenverkehr). Dazu verwenden die Herzchirurgen entweder ein kleines Stück einer Unterschenkelvene, oder sie leiten eine Arterie der Brustwand auf das Herz um. Dadurch wird der Herzmuskel hinter dem Engpass wieder ausreichend mit Blut versorgt (Abb. → S. 65).

Die Bypass-Operation findet unter Vollnarkose statt. Um am Herzen operieren zu können, müssen die Chirurgen das Brustbein der Länge nach aufsägen und den Brustkorb so weit aufklappen, dass das Herz frei liegt. Anschließend wird das Herz stillgelegt und der Kreislauf an die Herz-Lungen-Maschine übergeben. Die Maschine pumpt für die Dauer der Operation das Blut durch den Körper.

Ist nur ein Herzkranzgefäß betroffen, lässt sich die Operation manchmal auch über kleine seitliche Einschnitte am Brustkorb durchführen. Das Herz schlägt dabei normal weiter. Bei dieser Methode setzen die Herzchirurgen zunehmend minimalinvasive endoskopische Techniken ein (Schlüssellochchirurgie).

Eine Anschlussheilbehandlung mit Herz-Kreislauf-Training unter kardiologischer Betreuung ist dringend zu empfehlen.

Manchmal fallen Patienten einige Zeit nach dem Eingriff in ein psychisches «Loch», meistens, weil sie nicht mehr mit gleicher Intensität wie vorher arbeiten dürfen. Unterstützung sollte man sich in diesen Fällen bei einem psychologisch ausgebildeten Spezialisten holen.

1.1 Herzrhythmusstörungen

Als Hohlmuskel besteht das Herz aus zwei Hälften, die wiederum in Vorhof und Kammer unterteilt sind. Im rechten Vorhof sitzt der Sinusknoten. Wie ein natürlicher Schrittmacher sendet er in regelmäßigen Abständen elektrische Impulse durch das Herz, damit sich die Muskelzellen und so das ganze Herz zusammenziehen und danach wieder entspannen. Ärzte sagen: Das Herz kontrahiert. Ohne regelmäßige Kontraktionen würde das Herz kein Blut pumpen können.

Vorhöfe und Kammern ziehen sich nicht gleichzeitig zusammen, sondern kurz nacheinander, zusätzlich gesteuert vom AV-Knoten (atrioventrikulärer Knoten) zwischen Vorhof und Kammer, der die elektrische Information aus der Vorkammer empfängt und mit einer gewissen Zeitverzögerung weiterleitet, damit der Herzmuskel vor einem zu schnellen Pulsschlag geschützt ist. Im EKG erkennt man Vorhof- und Kammersignale an zwei dicht hintereinanderstehenden Ausschlägen. Der AV-Knoten springt auch ein, falls der Sinusknoten einmal aussetzen sollte.

Welche Ursachen können Herzrhythmusstörungen haben?

Herzrhythmusstörungen können z. B. durch eine Herzerkrankung oder durch Narben im Herzmuskel ausgelöst werden, wie sie nach einem Infarkt oder einer schweren Infektion entstehen. Manchmal «stolpert» das Herz jedoch auch in Stressphasen.

Ob es sich bei Abweichungen um harmlose, krankhafte oder gar lebensgefährliche Herzrhythmusstörungen handelt, kann nur ein Arzt unterscheiden. Ursachen für krankhafte Herzrhythmusstörungen können sein:

- Koronare Herzkrankheit (KHK)
- Herzschwäche (Insuffizienz)
- Bluthochdruck
- Herzklappenfehler

- Herzmuskelentzündung
- Herzinfarkt
- Nebenwirkungen von Medikamenten
- Missbrauch von Genussmitteln (Koffein, Nikotin, Alkohol)
- Psychische Faktoren (z. B. Stress)
- Mineralstoffmangel (z. B. Kalium, Magnesium)
- Schilddrüsenerkrankungen
- Fiebrige Infekte

Welche Symptome deuten auf eine Herzrhythmusstörung hin?

Manchmal schlägt einem das Herz «bis zum Hals», oder es «stolpert». Was der eine als harmloses Herzklopfen abtut, empfindet ein anderer als beängstigendes Rasen. Ärzte unterscheiden verschiedene Arten von Herzrhythmus- störungen. Liegt der Puls dauerhaft über 100 Schlägen/ Minute, spricht man von Tachykardie (das Herz schlägt zu schnell), diese kann sich z. B. äußern durch:

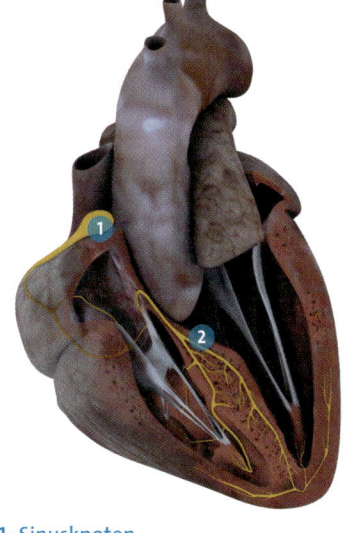

1 - Sinusknoten
2 - Erregungsleitungssystem (gelb)

- Angst, Unruhe
- Leistungsschwäche
- Herzstolpern
- Schwindel, Unwohlsein, Sehstörungen
- Brust- und Herzschmerzen (Angina pectoris)
- Bewusstlosigkeit

Bei regelmäßig weniger als 60 Schlägen/Minute ist eine Bradykardie zu vermuten (das Herz schlägt zu langsam), die sich durch folgende Zustände zeigen kann:

- Schwindel, Sehstörungen
- Leistungsschwäche
- Gefühl der Leere im Kopf
- Aussetzen des Pulses für kurze Zeit
- Bewusstlosigkeit

Tritt eine oder mehrere dieser Beschwerden auf, ist es ratsam, einen Arzt aufsuchen.

Bei einer Arrhythmie (Unregelmäßigkeit) schlägt das Herz unabhängig von der Zahl der Schläge unregelmäßig.

Kammerflimmern, etwa während eines Herzinfarkts, bewirkt lebensbedrohliche Schlagzahlen von 300 bis 800 Schlägen pro Minute. Sie entstehen in den Kammern des Herzens und führen dazu, dass im Herzmuskel keine Pumpbewegungen mehr zu- stande kommen. Der Körper wird folglich nicht mehr mit Blut versorgt. Das Gehirn ist

VITALSTOFFE: MAGNESIUM, KALIUM – ELEKTROLYTE

Mineralstoffe sorgen im Blut dafür, dass z.B. Nervenimpulse übertragen werden und Muskeln sich bewegen können. Ohne Mineralstoffe könnte ein Mensch sich weder bewegen noch denken.

Mineralstoffe kommen in der Natur meist als Salze vor. Kommen sie mit Flüssigkeit in Berührung, zerfallen sie in elektrisch geladene Teilchen und transportieren diese in gelöster Form, deshalb nennt man beispielsweise Natrium, Kalium oder Chlorid auch **Elektrolyte**. Wird Kochsalz (Natriumchlorid) in Wasser aufgelöst, zerfällt es in Natrium und Chlorid. Die für den Menschen wichtigsten Mineralstoffe sind Kalium, Natrium, Chlorid, Kalzium und Magnesium.

Die Regulierung der Mineralstoffspiegel im Körper unterliegt komplizierten Mechanismen, die der Körper selbst perfekt steuert. Bei einer ausgewogenen Ernährung und einer ausreichenden Flüssigkeitszufuhr gibt es deshalb keinen Grund, hier etwas zusätzlich zu tun. Eher im Gegenteil: Die Einnahme von Brausetabletten, die beispielsweise Kalium enthalten, sollte mit dem Arzt abgesprochen werden. Weil die Regulierung des Kaliumspiegels von Abführmitteln und verschiedenen Herzmedikamenten beeinflusst werden kann, muss der Kaliumspiegel zudem regelmäßig vom Arzt kontrolliert werden, wenn solche Medikamente eingenommen werden.

Magnesium: Dieses Mineral wird von vielen Körperfunktionen benötigt und ist an vielen hundert enzymatischen Reaktionen beteiligt, auch im Eiweiß- und Kohlenhydratstoffwechsel. Es muss von außen über die Nahrung aufgenommen oder in Ausnahmefällen medikamentös eingenommen werden.

Magnesium ist essenziell, also unverzichtbar für die Lebensprozesse. Es ist wesentlich für Muskelfunktionen und das Zusammenziehen der Muskulatur – auch des Herzens. Über die Hälfte der durchschnittlich 25 Gramm Magnesium im Körper sind in den Knochen und Zähnen gespeichert, es dient zusammen mit dem Kalzium zum Aufbau, zur Erhaltung und Härtung des Skeletts und der Zähne. Magnesium ist ebenfalls wichtig für den Nervenaufbau und -stoffwechsel. Bei Muskelkrämpfen z.B. verordnet der Arzt vorübergehend bis zu dreimal täglich Magnesium. Der normale Tagesbedarf liegt etwa bei 150 Milligramm.

Kalium: Dieser Mineralstoff ist einer der wichtigsten überhaupt, er wirkt fast ausschließlich im Inneren der Zellen, die fast alle Kalium benötigen, v. a. die Nervenzellen für die Nervenleitung. Auch für die Muskeltätigkeit ist Kalium unentbehrlich, besonders im Herzen. Es ist wesentlich am Wasserhaushalt und an der Salzausscheidung beteiligt.

Bei hohen Außentemperaturen oder nach sportlichen Aktivitäten kann durch starkes Schwitzen ein Kaliumverlust entstehen, der durch kaliumhaltige Speisen wie Bananen (→ S. 78) oder Getränke wie Apfelschorle ausgeglichen werden kann. In Krankheitsfällen, z.B. bei Herzrhythmusstörungen, kann der Arzt ggf. Kalium als Nahrungsergänzung verordnen. Die normale Tagesdosis beträgt ca. 100 Milligramm.

das empfindlichste Organ und reagiert innerhalb von Minuten auf die fehlende Sauerstoffversorgung. Der Betroffene verliert innerhalb von Sekunden das Bewusstsein, bei fehlender Hilfe führt diese Herzrhythmusstörung zum Tod.

Im Unterschied hierzu ist das Vorhofflimmern, eine der häufigsten Formen der Herzrhythmusstörungen, an sich nicht lebensbedrohlich. Es entsteht in den Vorhöfen, die sich daraufhin nicht mehr richtig zusammenziehen. Das Blut fließt nur noch passiv aus den Vorhöfen in die Kammern und wird nicht mehr rhythmisch gepumpt. Infolgedessen sinkt die Herzleistung um bis zu ein Fünftel.

Das Herz kommt manchmal aus dem Takt. Meist ist es nicht schlimm.

Oft wird diese Herzrhythmusstörung zunächst gar nicht bemerkt. Vorhofflimmern ist jedoch mit bestimmten Risiken verbunden. So schlägt das Herz nicht nur unregelmäßig, sondern auch zu schnell, wodurch die Gefahr einer Herzschwäche entsteht. Ein weiteres Problem besteht in einem verlangsamten Blutfluss in den Vorkammern, was Blutgerinnsel hervorrufen kann. Diese Gerinnsel wiederum können über die Hauptschlagader in den Kreislauf gelangen und z. B. einen Schlaganfall verursachen.

Wie werden Herzrhythmusstörungen diagnostiziert?

Der Hausarzt ist ein erster Ansprechpartner, Fachärzte für Herzerkrankungen sind Kardiologen (für Herzoperationen: Kardiochirurgen). Im Vorgespräch klärt der Arzt neben den Beschwerden Lebensgewohnheiten, die familiäre Situation sowie Vorerkrankungen ab. Der Puls wird gemessen und das Herz abgehört.

Die Abstände zwischen den Herztönen sind bei Herzrhythmusstörungen unregelmäßig, denn das Herz ist nicht gleichmäßig mit Blut gefüllt. Darum führt nicht jeder Herzschlag zu einem tastbaren Pulsschlag. Die Differenz zwischen tastbarem Puls und abhorchbarem Herzschlag bezeichnen Ärzte als Pulsdefizit.

Ein EKG (→ S. 62) macht den Herzschlag «sichtbar».

Wie werden Herzrhythmusstörungen behandelt?

Viele Herzrhythmusstörungen sind harmlos, manche müssen nicht einmal behandelt werden. Ob sie aber harmlos oder gesundheitsgefährdend sind, kann nur ein Herzspezialist (Kardiologe) entscheiden. Keinesfalls darf man mit wie auch immer gearteten «Hausmitteln» oder alternativmedizinischen Methoden versuchen, Herzrhythmusstörungen selbst zu behandeln.

Kann der Arzt eine eindeutige Ursache für eine Herzrhythmusstörung diagnostizieren, etwa eine Durchblutungsstörung der Herzkranzgefäße, einen Mineralstoffmangel oder einen Herzklappenfehler, muss diese behoben werden. Eine Verengung der Herzkranzgefäße wird in der Regel mit einer Ballon-Dilatation (→ S. 67) behoben, ein Klappenersatz entweder operativ eingeführt oder über einen Katheter.

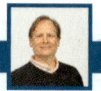

Die Echokardiographie (→ S. 63) ist eine der wesentlichen Untersuchungsmethoden zur Beurteilung der Arbeitsleistung der Herzkammern und der Bewegung der Herzklappen. Neuerdings geben moderne bildgebende Verfahren wichtige Informationen, wie z.B. die Kardio-Computertomographie zur Beurteilung der Herzkranzgefäße und die Kardio-Kernspintomographie (Kardio-MRT, → S. 64 f.) zur Untersuchung der Durchblutung des Herzmuskels. Auf eine Katheteruntersuchung kann dann ggf. verzichtet werden. Allerdings ist eine Kardio-Computertomographie bei Rhythmusstörungen kaum ohne Medikation anwendbar, da die Gefäße sonst nicht scharf abbildbar sind.

Die Computertomographie (CT) der Herzkranzgefäße hat den Vorteil, dass Verkalkungen sichtbar gemacht werden können. Und das, lange ehe sie sich mit Herzsymptomen bemerkbar machen. Wenn ich von «CT des Herzens» spreche, meine ich die nichtinvasive Plaquebestimmung (also ohne Katheter) in den Herzkranzgefäßen und nicht die kontrastmittelgestützte CT-Angiographie. Diese wäre mit einer hohen Strahlenbelastung behaftet und ist nur selten sinnvoll. Daher kann ein drohendes Herzereignis – so bezeichnet man die Koronare Herzkrankheit (KHK) bzw. den Herzinfarkt – mit Hilfe der Schnittbildtechnologie frühzeitig festgestellt werden, was ein konsequentes Gegensteuern ermöglicht.

Die Kardio-Kernspintomographie bildet die Durchblutung der Muskulatur ab und kann das Herz auf Vitalität untersuchen. Hierdurch kann eine festgestellte Veränderung der Gefäße therapeutisch besser beurteilt werden: Muss behandelt werden oder nicht? Ein Herzinfarkt könnte durch frühzeitiges Behandeln besser verhindert werden.

Fehlt eine klar erkennbare Ursache, können Medikamente (**Antiarrhythmika**) eingesetzt werden, die die elektrischen Impulse im Herzen in die richtige Bahn lenken. Diese Medikamentengattung sollte nur vom Spezialisten verordnet werden. Er beurteilt auch, ob in leichten Fällen, z. B. während eines Infektes bzw. danach, die gezielte Einnahme von Mineralstoffen wie Magnesium oder Kalium (→ S. 72) hilfreich sein könnte. Ein falsch gewähltes Antiarrhythmikum kann lebensgefährliche Folgen haben. Bei einem Vorhofflimmern werden oft zusätzlich gerinnungshemmende Medikamente verschrieben, um die Bildung von Blutgerinnseln in den Vorhöfen zu verhindern.

Herzrhythmusstörungen können manchmal mit Katheteruntersuchungen im Herzen genau geortet und mit Strom behandelt werden, sodass sie nicht wieder auftreten.

Im Falle eines zu langsamen Herzschlages wird ein **Herzschrittmacher** eingesetzt. Mit Hilfe von einer oder zwei Sonden, die in die Vor- und Hauptkammer des Herzens eingeführt werden, wird so der natürliche Herzschlag kopiert. Grundsätzlich arbeitet der Schrittmacher nur dann, wenn das Herz keinen eigenen Impuls aussendet. Der Eingriff ist nicht sehr langwierig, meist kann man das Krankenhaus bald wieder verlassen.

Bei schnellen Herzrhythmusstörungen ist häufig eine Kardioversion (im Volksmund «Elektroschock») in Kurznarkose erforderlich, damit das Herz wieder zu seinem eigenen Rhythmus zurückfindet. Bei Kammerflimmern ist diese Maßnahme oft lebensrettend. Sind Menschen dauerhaft von schnellen Herzrhythmusstörungen bedroht, ist ein Kardioverter-Defibrillator (ICD) erforderlich. Dieses Gerät ähnelt einem Herzschrittmacher, überwacht den Herzrhythmus und führt im Fall einer lebensbedrohlichen Rhythmusstörung automatisch die notwendige Therapie in Form von elektrischen Signalen durch. Patienten mit Herzschrittmacher oder ICD sind oft auch weiterhin auf Medikamente angewiesen.

Ein Herzschrittmacher wird unter dem linken Schulterblatt implantiert.

Was der Facharzt rät

Weiß man, dass Rhythmusstörungen vorkommen, kann bei akuten Fehlschlägen zwischendurch eine Erste-Hilfe-Maßnahme versucht werden, um die Arrhythmie zu durchbrechen: Eiskaltes Wasser trinken oder für 15 Sekunden einen Eisbeutel auf das Herz auflegen.

Regelmäßig kontrolliert werden sollten Blutdruck und Schilddrüsenfunktion. Hoher Blutdruck, ein hoher Cholesterinspiegel, Diabetes mellitus oder Rauchen begünstigen die Koronare Herzkrankheit (KHK). Menschen, die schon einmal Herzrhythmusstörungen hatten oder bei denen sich regelmäßig Rhythmusstörungen bemerkbar machen, sollten bei fieberhaften Infekten unbedingt mit ihrem Arzt sprechen, da die Infektion auf das Herz übergreifen und dabei eine erneute Rhythmusstörung auslösen könnte. Der Arzt wird dann mit ihnen über Impfprophylaxe, Antibiotika und fiebersenkende Mittel sprechen.

Drei Fragen an den Arzt

1. Darf man mit Herzrhythmusstörungen Sport treiben?

Werden Herzrhythmusstörungen behandelt und spricht aus Sicht des Arztes nichts dagegen, ist Sport möglich. Die Belastbarkeit des Herzens hängt vorwiegend von der Art der Erkrankung und von der Behandlung ab. Je stabiler ein Herz schlägt und je trainierter es ist, desto höher ist die Leistung, die es erbringen kann.

Gesunde Ernährung, tägliche Bewegung und mäßiger Umgang mit Genussmitteln hilft allen Herzerkrankungen vorzubeugen, so auch Herzrhythmusstörungen.

Gut abgestimmte körperliche Betätigung baut zudem Stress ab und wirkt positiv auf Herz, Kreislauf, Atmung und Stoffwechsel. Zudem sorgt sie für einen psychischen Ausgleich: Patienten verlieren die Angst vor Herz-Kreislauf-Störungen und lernen, ihre persönliche Belastbarkeit besser einzuschätzen.

Prinzipiell sind Ausdauersportarten wie Wandern, Jogging, Radfahren, Ergometertraining, Schwimmen und Gymnastik besonders geeignet.

2. Kann man mit Ernährung etwas gegen Herzrhythmusstörungen tun?

Ist ärztlich abgeklärt, dass es sich nicht um eine schwerwiegende Erkrankung handelt, kann eine gesundheitsbewusste Ernährung sich günstig auswirken. Es gibt Hinweise darauf, dass sich Omega-3-Fettsäuren günstig auf den Krankheitsverlauf auswirken. Stark blähende Nahrungsmittel sollten gemieden werden, sie können Herzrhythmusstörungen begünstigen.

3. Darf man mit einem Herzschrittmacher fliegen?

Träger von Herzschrittmachern dürfen fliegen, sie sollten jedoch die Sicherheitsschleusen meiden. Die dort verwendeten Metalldetektoren bauen ein Magnetfeld auf. Bleibt der Patient länger darin stehen und hat er keinen Eigenrhythmus, kann die Pumpleistung des Herzens vermindert werden (kardiale Synkope). Träger von Herzschrittmachern erhalten meist einen Ausweis, der es ihnen erlaubt, derartige Geräte zu umgehen.

1.2 Arteriosklerose (Arterienverkalkung)

Haben sich an den Innenwänden der Arterien (→ S. 55) Ablagerungen (Plaques) gebildet, spricht man von Arteriosklerose oder «Arterienverkalkung». Sind diese Ablagerungen sehr stark, können sie die Blutzirkulation behindern.

Ablagerungen in den Gefäßen bestehen allerdings nur zu einem geringen Prozentsatz aus Kalk. Arteriosklerotische Plaques setzen sich vor allem aus Blutfetten, aber auch aus Bindegewebe und Blutpfropfen (Thromben) zusammen. Werden diese über Jahre hinweg nicht abgebaut, verhärten sie das Blutgefäß und lassen es immer enger werden. Diese Verstopfungen erschweren die Durchblutung, und im schlimmsten Fall unterbinden sie sie ganz. Die Folgen können sogar tödlich sein: Reißen die Plaques auf (Plaqueruptur) und lagert sich ein Blutgerinnsel an, kann dies einen Schlaganfall oder einen Herzinfarkt auslösen.

Eine Arteriosklerose muss sehr ernst genommen werden – wird der Körper irgendwo nicht mit Blut versorgt, kann dies Beschwerden oder sogar lebensbedrohliche Zustände auslösen.

- In den Halsschlagadern kann sie zum Schlaganfall führen.
- Im Herzen können verengte Herzkranzgefäße eine Herzschwäche, Angina pectoris (Herzenge) oder einen Herzinfarkt auslösen.
- Werden die Innenwände der Hauptschlagader im Bauch durch Ablagerungen geschwächt, kann diese sich lebensbedrohlich erweitern (Aorten-Aneurysma).
- Verengte Nierenarterien können eine Blutdruckerhöhung im ganzen Körper auslösen – mit schwerwiegenden Folgen. Im schlimmsten Fall versagt auch die Nierenfunktion.

- Im Becken und in den Beinen verursacht eine Arterienverkalkung zunächst Schmerzen bei größerer Anstrengung. Später werden auch kurze Strecken zur Tortur (Schaufensterkrankheit).
- Bei Männern steigt durch eine Arterienverkalkung im Becken die Gefahr einer Impotenz.

Welche Ursachen hat eine Arteriosklerose?

Unter einer Arteriosklerose leiden vor allem ältere Menschen. Sie ist insofern auch eine der ganz natürlichen Begleiterscheinungen des menschlichen Alterungsprozesses.

Weniger klar umrissen sind die Gründe für die Arterienverkalkung, die erschreckenderweise zunehmend auch in jungen Jahren auftritt. Einige Wissenschaftler schließen eine bakterielle Infektion als Ursache nicht aus. Andere Forscher gehen der Frage nach, ob ein zu hoher Anteil des körpereigenen Eiweißbausteins *Homocystein* zu den arteriellen Ablagerungen führen kann.

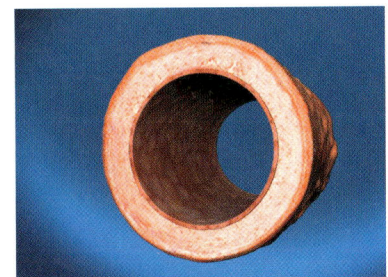

Unbestritten ist derzeit, dass eine Arteriosklerose durch einen ungesunden Lebensstil begünstigt wird. Neben einer zu hohen Dauerbelastung durch Stress fallen folgende Faktoren ins Gewicht:

Zu fettes Essen führt zu Übergewicht und einem hohen Cholesterinspiegel (über die Hälfte der Bevölkerung in Deutschland und fast 15% der Kinder und Jugendlichen sind übergewichtig). Etwa 800 000 Kinder sind auf krankhafte Weise zu dick! Hohe Werte von «schlechtem» Cholesterin (LDL, → S. 61) begünstigen die Bildung von arteriellen Plaques.

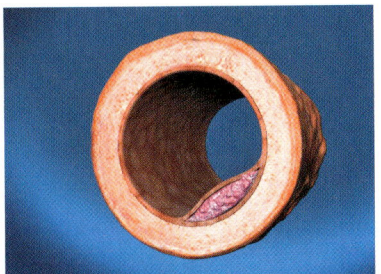

Zu wenig Bewegung erhöht den Cholesterinwert und Blutdruck. Als Ursache oder auch Folge einer Arterienverkalkung strapaziert erhöhter Blutdruck die Innenwände der Gefäße dauerhaft.

Tabakrauch enthält Stoffe, die die Bildung instabiler Plaques anregen, also von Verkalkungen, die aufbrechen können – die häufigste Ursache von Herzinfarkten

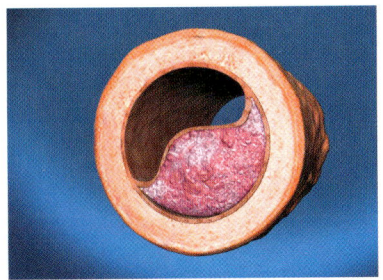

Plaques verengen eine gesunde Arterie zunehmend von innen.

Ein Gesundheitsrisiko ist **Diabetes mellitus**: Dauerhaft erhöhte Blutzuckerwerte schädigen die Gefäße. Deshalb ist ein richtig eingestellter Diabetes lebenswichtig (→ Kap. 8.3).

Familiäre Vorbelastung bedeutet, dass in der Familie Herz-Kreislauf-Erkrankungen aufgetreten sind und das Arteriosklerose-Risiko für alle Familienmitglieder erhöht

ist. Zunehmend findet die Wissenschaft «genetische Fingerabdrücke» von familiären Besonderheiten und Nachweisverfahren hierfür.

BANANE

Die Banane ist besonders für Kinder ein richtiger Muntermacher: leicht verdaulich und
ein wichtiger Nährstofflieferant von Kalium, Eisen, Phosphor und Magnesium sowie des

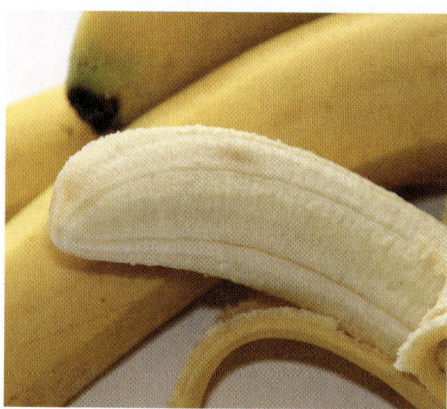

Glückshormons Serotonin, reich an Vitamin B_1 und
B_2 zur Nervenstärkung.
Bananen sind hervorragende Energiespender, da
sie mehrere Zucker enthalten: Glukose, Fruktose
und Saccharose gleichzeitig. Bananen sättigen und
helfen bei der Behandlung einer Schleimhautentzündung im Magen.
Eine Banane vor dem Schlafengehen sorgt für gesunden Schlaf. Sie unterstützt zudem die Senkung
von Cholesterin, Blutfettwerten und Harnsäure.

Welche Symptome deuten auf eine Arteriosklerose hin?

Ablagerungen in den Arterien spürt man nicht, es gibt keine direkten Symptome. Leider ist die Verengung der Gefäße erst zu merken, wenn sie schon sehr, sehr weit fortgeschritten ist.

Wie wird eine Arteriosklerose diagnostiziert?

Bei der Erhebung der Krankengeschichte fragt der Arzt nach Lebensgewohnheiten und
familiären Vorbelastungen. So erstellt er ein individuelles Risikoprofil des Patienten.

Bei der körperlichen Untersuchung fühlt er die Pulse und hört die dicht unter der
Haut liegenden großen Schlagadern mit einem Stethoskop nach «krankhaften» Strö-
mungsgeräuschen ab. Fehlende Pulse weisen auf
eine Durchblutungsstörung hin.

Die weiblichen Geschlechtshormone reduzieren das Risiko für Arteriosklerose bei Frauen – bis zur Menopause.

Der Arzt bestimmt außerdem den Blutdruck
und das Gewicht und macht ein Blutbild (→ S. 60).
Darin erkennt er die Zusammensetzung und den
Anteil der im Blut enthaltenen Stoffe. Erhöhte Blutzucker- oder Cholesterinwerte sind
Warnsignale, deren Ursprung er weiter abklären wird.

Im Zentrum der Diagnostik bei Arteriosklerose steht meist das Herz. Ein EKG (Elektrokardiogramm, → S. 62), das die feine elektrische Aktivität der Herzmuskeln aufzeichnet, wird deshalb ebenfalls veranlasst. Oft wird es auch als Belastungs-EKG durchgeführt, bei dem der Patient während der Untersuchung «Fahrrad fahren» muss. Weil
er sich dabei automatisch anstrengt, benötigt das Herz mehr Sauerstoff. Infolgedessen

lässt sich eine unter normalen Bedingungen nicht auffällige Herzkranzgefäßverengung feststellen.

Neuere Techniken ermöglichen die Untersuchung der Blutgefäße auch ohne Katheter. Hierzu gehören vor allem die ohne Röntgenstrahlen auskommende Kernspintomographie (MRT, → S. 197) und spezielle computertomographische Techniken (CT, → S. 196) zur Bestimmung der Verkalkung der Herzkranzgefäße. Sie erlauben es, das Ausmaß der Arteriosklerose besser einzuschätzen.

Je mehr Risikofaktoren wie Rauchen, fettreiche Kost oder Bewegungsmangel vorliegen, desto höher ist die Wahrscheinlichkeit einer Arteriosklerose.

Aufschluss über den Zustand der Gefäße gibt außerdem eine sogenannte Duplex-Sonographie der Halsschlagadern (→ S. 63), der Bauchgefäße und der Becken- und Beinarterien. Meist wird zusätzlich eine Echokardiographie (→ S. 63) des Herzens durchgeführt, während deren u. a. die Funktion der Herzklappen überprüft wird.

Mit modernen Kernspintomographen können gestochen scharfe Aufnahmen vom schlagenden Herzen gemacht werden, ohne den Patienten zum Teil zu belasten. So können z. B. die Durchblutung des Herzmuskels und seine Funktion (Vitalität) optimal beurteilt werden. Mit diesem modernen Verfahren kann eine Herzkatheteruntersuchung weitgehend vermieden werden. Sie ist für den Patienten zum Teil belastend, manchmal aber leider notwendig.

Als Stenose bezeichnet man eine Verengung, z. B. der Gefäße oder des Wirbelkanals.

Mit Hilfe des Kernspintomographen kann nach einer Bypass-Operation überprüft werden, wie gut das Herz arbeitet. Auch angeborene Herzfehler und Probleme an den Herzklappen können so sehr genau diagnostiziert, eine Operation besser geplant werden. In vielen Fällen können zeitgleich zur Herzdia-

ZUM THEMA HERZKATHETER ...

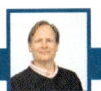

In Deutschland werden zu viele Herzkatheteruntersuchungen durchgeführt. Tendenz steigend – nach letzten Berechnungen sind es mehr als 700000 pro Jahr. Dabei werden ca. zwei Drittel der Katheteruntersuchungen lediglich zur Diagnose und nicht zur therapeutischen Gefäßerweiterung durchgeführt. Mindestens die Hälfte der diagnostischen Katheteruntersuchungen könnte eingespart werden, wenn flächendeckend die Schnittbildtechnologie eingesetzt würde. Das Know-how hierzu ist seit fast 20 Jahren vorhanden!

In spezialisierten Zentren arbeiten Radiologen und Kardiologen Hand in Hand. Der Patient dankt es, muss er doch zur Herzdiagnostik nicht mehr ins Krankenhaus und invasiv mit einem Katheter untersucht werden. Außerdem geht er in der Regel motiviert nach Hause und beginnt häufig mit der Umstellung seiner Lebensführung. So erlebe ich es seit langer Zeit. Die Kassen wären entlastet, wenn sie statt des Katheters nur noch eine tomographische Untersuchung zu zahlen hätten. Das würde diese Ausgaben mindestens um ein Drittel reduzieren. Und die Verantwortlichen im Gesundheitswesen wären zufriedener, denn ein frühzeitiges Erkennen von arteriosklerotischen Gefäßveränderungen würde die Eigenverantwortung für die Senkung möglicher Risiken erhöhen.

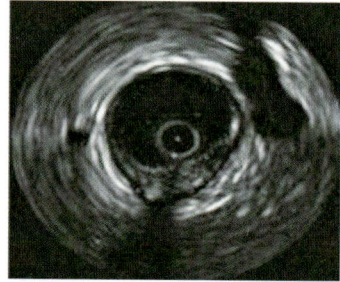

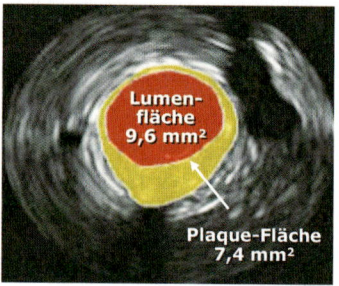

Lumen-
fläche
9,6 mm²

Plaque-Fläche
7,4 mm²

**Intravasaler Ultraschall:
Untersuchung der Gefäß-
wände von innen über einen
Katheter. Obere Aufnahmen:
Arterie neutral. Untere Auf-
nahmen mit Erklärung des
Befundes im oberen Bild:**

rot: Gefäßdurchmesser,
gelb: Verkalkung.

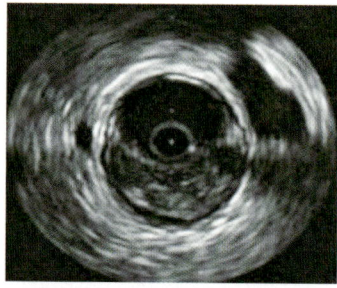

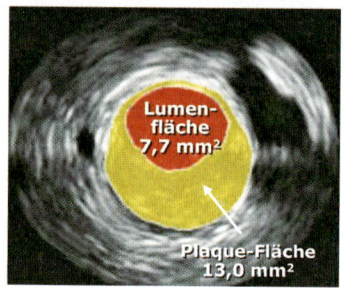

Lumen-
fläche
7,7 mm²

Plaque-Fläche
13,0 mm²

gnostik auch die Arterien im Rest des Körpers dargestellt werden. So lässt sich eine umfassende Herz- und Gefäßdiagnostik in nur einer Sitzung durchführen, was den Patienten sehr entlastet.

Wie wird eine Arteriosklerose behandelt?

Gegen eine Arteriosklerose lässt sich vorbeugen, heilbar ist sie nicht. In einem frühen Stadium können sich Fetteinlagerungen in den Blutgefäßen noch zurückbilden. Ist es bereits zu Einlagerungen von Kalk und Bindegewebe gekommen, ist das leider nicht mehr möglich. Auch Medikamente können einmal geschädigten Gefäßen ihre Elastizität nicht zurückgeben.

Je nach Krankheitsbild können allerdings Kardiologen, Angiologen, Internisten oder Gefäß- bzw. Kardiochirurgen die verengten Gefäße gut behandeln, um weitere Schäden zu verhindern. Ist die Verengung (Stenose) noch nicht zu weit fortgeschritten, versucht man die Risikofaktoren auszuschalten (Sekundärprophylaxe). Dies kann dazu beitragen, ein Fortschreiten der Arteriosklerose und im Idealfall Komplikationen wie z. B. Infarkte zu vermeiden.

Medikamente können eine Arteriosklerose verlangsamen. Über Art und Einsatz von beispielsweise *Acetylsalicylsäure* (ASS), Blutdruck- (ACE-Hemmer) oder Cholesterin-Senkern (CSE-Hemmer) entscheidet der Facharzt.

Was der Facharzt rät

Gegen eine Arteriosklerose kann man selbst viel tun, insbesondere durch eine ausgewogene Ernährung. Der Cholesterinspiegel (→ S. 61) z. B. beeinflusst die Verkalkung der Arterien erheblich. Steigt der Wert im Blut von (durchschnittlichen) 200 mg/dl nur auf 240 mg/dl, erhöht sich die Gefahr eines Herzinfarktes deutlich. Je weniger Fette, desto gesünder also die Gefäße.

Gegen das Fortschreiten einer Gefäßverkalkung kann man etwas tun:

Ernährung umstellen und **Gewicht reduzieren** (langsam):

• Weniger fetthaltige und süße Nahrungsmittel, dafür viel Obst und Gemüse essen: mediterrane Kost mit Oliven oder Sonnenblumenöl und Fisch statt Fleisch.

- Lieber fünfmal am Tag kleine Mahlzeiten zu sich nehmen als zweimal üppig essen.
- Hungergefühl zunächst durch Trinken besänftigen (zimmerwarmes Wasser).
- Drei Stunden vor dem Schlafen die letzte Mahlzeit einnehmen.
- Möglichst nicht nach 20 Uhr essen.
- Wenn man «gesündigt» hat, die nächste Mahlzeit auslassen.
- Morgens Haferflockenbrei (Porridge) mit Bananen oder Rosinen/Aprikosen und Honig essen.
- Mit frischem Knoblauch würzen, z. B. Salate und sonstige Speisen.
- Fettverdauung aktivieren, z. B. durch Artischockenextrakt.
- Mehr Kräutertees anstatt Kaffee oder schwarzen Tee trinken. Grüner Tee ist erlaubt.

Alkohol: Nicht mehr als 40 Gramm täglich für Männer, 20 Gramm für Frauen.

Nikotinverzicht: Nikotin verengt die Blutgefäße. 20 Zigaretten am Tag verdoppeln das Risiko einer Arteriosklerose.

Bewegung: Morgens 10 Minuten Gymnastik, ein 30-minütiger Spaziergang täglich, dreimal pro Woche 30 Minuten joggen, Fahrrad fahren, Treppen steigen – diese Aktivitäten würden schon helfen.

Phytotherapie: Salbei, Malve, Süßholz als Tee mehrmals am Tage trinken, Ginkgoblätter-Präparate.

Wassertherapie: Kneipp'sche Anwendungen: aufsteigende Fußbäder mit Temperatursteigerung nicht über 35 °C und Wechselduschen.

Akupressur: Eine kräftige Massage (30 bis 60 Sekunden lang) mit den Fingernägeln (darf schmerzhaft sein) reaktiviert den Kreislauf bei einer Ohnmacht oder Schwindel (roter Punkt). Massage der blauen Punkte wirkt erleichternd bei (Heu-)Schnupfen.

Medikamente: Erhöhten **Blutdruck senken** durch ärztlich verordnete Medikamente, z. B. mit Knoblauchpulver kombinieren.

Kontrolle: Durch regelmäßige Bestimmung der Blutwerte können krankhafte Blutzucker- bzw. Cholesterinwerte frühzeitig behandelt werden.

In der **ayurvedischen Medizin** wird bei Gefäßerkrankungen empfohlen:

- Salbei, um das Herz zu beruhigen,
- indische Malve (Bala), um das Herz zu stärken, und
- synchrone Ganzkörpermassagen sowie
- Süßholz, um den Blutdruck zu senken.

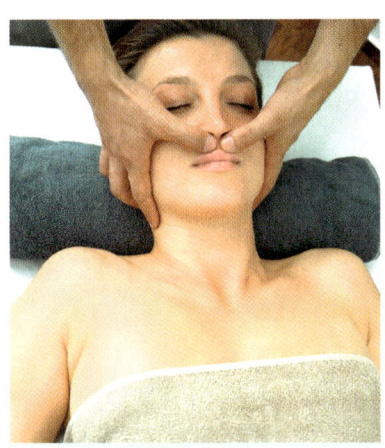

Akupressur.

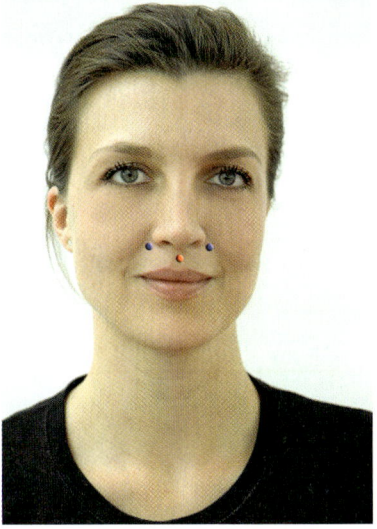

Rot: Ohnmachtspunkt, blau: Schnupfenpunkte.

Cholesterin senken durch Knoblauch und Hafer

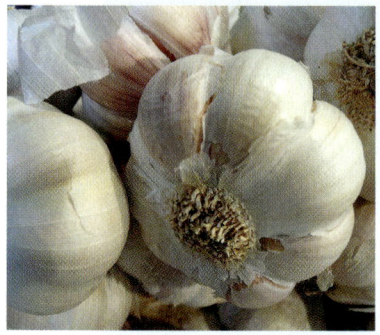

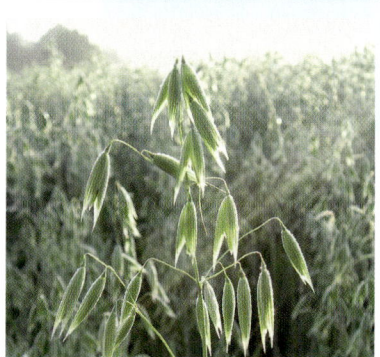

Wesentlicher Bestandteil des Knoblauchs ist das schwefelhaltige Allicin. In Studien wurde der blutdruck-, lipid- und cholesterinsenkende Knoblaucheffekt nachgewiesen. **Knoblauch** kann auch den arteriosklerotischen Umbau der Gefäßwand nachweislich verringern.

Die europäischen Naturheilkunde- und wissenschaftlichen Studien weisen auf die cholesterinsenkende Wirkung von **Hafer** hin. Hafer bindet Gallensäuren im Darm (Kichererbsen übrigens auch). Da zur Synthese von Gallensäuren Cholesterin gebraucht wird, holt sich die Leber dieses aus dem Blut und verringert somit den Cholesterinanteil im Blut. Was steht also einem Haferbrei am Morgen entgegen? Mit Bananen, Rosinen und Honig süßen – ein Genuss!

Drei Fragen an den Arzt

1. Wie sind die gesundheitlichen Perspektiven mit Arteriosklerose?

Je früher Ernährung und Lebenswandel zu Beginn einer Arteriosklerose umgestellt werden, desto größer sind die Chancen, dass sich erste Fettablagerungen zurückbilden oder Verkalkungen nicht weiter vergrößern. Darüber hinaus beeinflussen Lage und Grad der Verkalkung die damit einhergehenden Beschwerden und die gesundheitliche Gesamtsituation des Patienten.

2. Warum heißt die Arterienverkalkung auch «Schaufensterkrankheit»?

Tritt eine Verkalkung in den Beinarterien auf, können infolge der schlechteren Blutversorgung der Beinmuskulatur Schmerzen auftreten. Diese zwingen den Patienten, immer wieder – häufig schon nach wenigen Schritten – haltzumachen und sich kurz zu erholen – wie bei einem Schaufensterbummel. Danach geht es zunächst ohne Schmerzen weiter. Diese Erkrankung kann mit einer Wirbelkanalenge (Spinal-Stenose, → S. 192) verwechselt werden.

3. Soll man sich regelmäßig auf Arteriosklerose untersuchen lassen?

Bei familiärer Vorbelastung oder bei Fettstoffwechselstörungen, Diabetes mellitus, Übergewicht bzw. bei chronisch erhöhtem, belastendem Stress (Job-Strain), langjährigem und übermäßigem Rauchen oder der Einnahme der Pille oder von Hormonen in den Wechseljahren in Verbindung mit einigen hier vorher aufgezählten Risikofaktoren reicht es nicht, auf erste Symptome zu warten. Dann könnte es zu spät sein! Bei mehr als drei gleichzeitig zu verzeichnenden Risikofaktoren ist zunächst eine jährliche Vorsorgeuntersuchung mit Blut- und EKG-Analysen beim Hausarzt angezeigt. Eine

Gefäßuntersuchung, z. B. eine Tomographie, ist erst sinnvoll, wenn mehrere Jahre lang mindestens drei Risikofaktoren konstant bestanden haben. Der Arzt wird dies dann verordnen.

Wenn man grundsätzlich einer Arterienverkalkung durch eine gesunde Lebensweise vorbeugt, ist eine jährliche Gefäßvorsorgeuntersuchung ab dem 60. Lebensjahr sinnvoll.

1.3 Bluthochdruck

Innerhalb eines Tages schwankt der Blutdruck je nach Tätigkeit zum Teil erheblich. Ausgehend von den Richtlinien der Weltgesundheitsorganisation WHO gelten Werte ab 140/90 mmHg als erhöht.

Bluthochdruck – Ärzte sprechen von einer Hypertonie – ist weit verbreitet. Ab dem 50. Lebensjahr ist etwa jeder Zweite betroffen. Dabei ist zu hoher Blutdruck nicht unbedingt altersabhängig – auch immer mehr junge Menschen haben ihn.

Als Blutdruck wird der in den Blutgefäßen und Herzkammern herrschende physikalische Druck bezeichnet. Wird der Blutdruck gemessen, unterscheidet man zwischen dem ersten, systolischen, und dem zweiten, diastolischen, Wert. Der systolische Wert misst den höchsten Druck, wenn sich das Herz zusammenzieht und das Blut in die Gefäße pumpt. Der diastolische Wert misst den niedrigsten Druck, wenn der Herzmuskel erschlafft und sich wieder mit Blut füllt.

Welche Ursachen kann Bluthochdruck haben?

In den meisten Fällen lässt sich keine genaue Ursache feststellen. Verschiedene wissenschaftliche Untersuchungen belegen, dass eine Reihe von Faktoren die Entstehung von Bluthochdruck begünstigt:

Übergewicht steigert infolge des erhöhten Blutvolumens im Körper vermutlich auch den Blutdruck. Besonders gefährdet sind Menschen mit Bauchfettleibigkeit. Der Bauchumfang sollte bei Männern deshalb weniger als 102 Zentimeter, bei Frauen weniger als 88 Zentimeter betragen.

Einteilung der Blutdruckwerte laut WHO	systolisch mm/Hg	diastolisch mm/Hg
Optimal	< 120	< 80
Normal	< 130	< 85
Hoch – normal	130–139	85–89
Leichter Hochdruck (Schweregrad 1)	140–159	90–99
Mittelschwerer Hochdruck (Schweregrad 2)	160–179	100–109
Schwerer Hochdruck (Schweregrad 3)	> 180	> 110

Wenn die Blutdruckwerte über 200/130 mmHg steigen, sprechen Ärzte von einem hypertensiven Notfall. Mit Schwindel, Sehstörungen, Lähmungserscheinungen und Bewusstseinsstörungen ähneln die Symptome denen eines Schlaganfalls. Dann muss umgehend der Notarzt gerufen werden. Er wird eine entsprechende Notfalltherapie einleiten und den Patienten in die nächste Klinik einweisen.

Bewegungsmangel kann zu Übergewicht und in der Folge zu Bluthochdruck führen.

Alkohol erhöht schon in geringeren Mengen den Blutdruck. Durch Alkoholkonsum wird das vegetative Nervensystem aktiviert, die Herzfrequenz, genauer: die Herzleistung pro Minute, steigt – was sich auch auf den Blutdruck auswirkt.

Nikotin steigert den Blutdruck kurzfristig um einen Wert von 30 mm/Hg.

Belastender Stress scheint den Blutdruck negativ zu beeinflussen. Betroffene mit primärem Bluthochdruck (keine organische Ursache erkennbar) scheiden im Urin unter Stressbedingungen vermehrt Stresshormone, sogenannte Katecholamine, aus. Sie bewirken, dass sich die Muskulatur der Blutgefäße zusammenzieht, der Widerstand im Blutgefäßsystem und damit der Blutdruck steigt. Zudem scheint die Empfindlichkeit gegenüber diesen Stresshormonen erhöht. Etwa jeder zweite Arbeitnehmer hat während der Arbeit erhöhte Blutdruckwerte.

Kochsalz in großen Mengen kann bei jedem dritten Bluthochdruckkranken den Blutdruck weiter steigern. Wird der Kochsalzverbrauch auf weniger als ein Gramm pro Tag reduziert, sinkt der Blutdruck bei nahezu allen Betroffenen.

Genetische Faktoren scheinen aufgrund von Untersuchungen an Zwillingen bei der Entstehung von Bluthochdruck ebenfalls eine Rolle zu spielen. Wenn ein oder beide Elternteile betroffen sind, haben Kinder ein doppelt bis dreifach erhöhtes Risiko. Sehr selten liegt ein bestimmter Gendefekt zu Grunde. Vermutlich führen erst mehrere Gendefekte in Verbindung mit anderen Risikofaktoren zu Bluthochdruck.

Bei den meisten der Betroffenen sind die Ursachen des Bluthochdrucks nicht eindeutig festzustellen. Bei einigen Erkrankten wird er durch bestimmte Erkrankungen der Nieren, des Stoffwechsels oder der Blutgefäße ausgelöst. Das kann Arteriosklerose (Gefäßverkalkung) der Nieren, eine Verengung der Hauptschlagader oder eine Überfunktion der Schilddrüse sein. Auch die Einnahme mancher Medikamente kann den Blutdruck erhöhen. Dazu gehören Hormonpräparate wie die Antibabypille, Kortisonpräparate und Antirheumatika.

Welche Symptome deuten auf Bluthochdruck hin?

Bluthochdruck verursacht meist keine charakteristischen Beschwerden. Nur bei extrem hohen Werten können Kopfschmerzen, Schwindel, Nasenbluten oder Ohrensausen auftreten.

Wie wird Bluthochdruck diagnostiziert?

Meist wird Bluthochdruck eher zufällig im Rahmen einer Routineuntersuchung fest-gestellt. Allerdings reicht eine einmalige Messung der Blutdruckwerte zur Diagnose nicht aus. Erst wenn sich an zwei verschiedenen Tagen erhöhte Blutdruckwerte zeigen, gilt der Bluthochdruck als bestätigt.

Um Veränderungen an den Gefäßen auszuschließen, wird der Arzt den Blutdruck an beiden Armen und Beinen messen. Im Rahmen der weiteren Diagnose klärt er, ob vorangegangene Erkrankungen möglicherweise mit dem erhöhten Blutdruck in Zusammenhang stehen oder das Risiko für Folgeerkrankungen wie Herz-krankheiten jetzt erhöht ist. Außerdem wird er nach dem Körpergewicht, den Lebensgewohnheiten und der Einnahme von Medikamenten fragen.

> Heftiges Schnarchen, verbunden mit vorübergehenden Atemstillständen (Schlafapnoe), kann Bluthochdruck hervorrufen.

Detaillierte Daten über den Blutdruck erhält der Arzt anhand einer ambulanten 24-Stunden-Messung, einer Messung unter Belastung (Ergometrie) und/oder der selbst gemessenen Werte aus dem Blutdruckpass.

Besteht Verdacht auf erhöhte Blutdruckwerte, sollte der Blutdruck regelmäßig durch Messungen kontrolliert werden. Das gilt auch für Patienten während der Diagnosestel-lung und einer möglichen Therapie. Da der Blutdruck im Tagesverlauf schwankt, sollte zweimal am Tag gemessen und die Werte in einen Blutdruckpass eingetragen werden, den man beim Arzt oder in der Apotheke bekommt. Ideal sind Messungen morgens zwischen sechs und neun Uhr sowie abends zwischen 18 und 21 Uhr, jeweils vor dem Essen und der Einnahme von Medikamenten.

Normalerweise erfolgt die Messung nach etwa fünf- bis zehnminütiger Ruhepause im Sitzen mit leicht angewinkeltem Arm. Wichtig: Wird der Blutdruck mit einem Ge-rät am Oberarm gemessen, darf die Manschette nicht zu schmal oder zu kurz für den Oberarm sein. Andernfalls kann es fälschlicherweise zu erhöhten Blutdruckwerten kommen.

ERHÖHTER BLUTDRUCK

Kochsalzverbrauch senken: Im Rahmen einer salzarmen Diät wird vor allem der Ge-brauch von frischen Kräutern empfohlen, um den Spaß am Essen nicht zu verlieren.

Ernährung umstellen: Eine obst- und gemüsereiche Kost kann den Blutdruck deutlich senken. Mehrfach ungesättigte Fettsäuren in Fisch (aus kalten Gewässern wie Lachs, Makrele oder Hering) und ungesättigten Pflanzenölen (Olive, Distel, Walnuss, Sonnenblume, Leinöl) wirken sich außerdem positiv auf den Cholesterinspiegel aus, was vor Herz-Kreislauf-Erkrankungen schützt.

Übergewicht abbauen: Das gilt insbesondere für familiär vorbelastete Menschen.

Alkohol- und Nikotinkonsum stoppen: Bluthochdruckkranke sollten auf Alkohol und Zi-garetten verzichten. Auch wenn Rauchen den Blutdruck nur vorübergehend steigert, gefährdet der Nikotinkonsum Herz und Kreislauf.

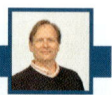

NEBENWIRKUNGEN ERNST NEHMEN

Wir müssen im medizinischen Alltag bei allen Therapieverfahren mit Nebenwirkungen oder Komplikationen leben. Wenn ein Medikament wirkt, ist dies die schöne und gewünschte Seite der Medaille. Andererseits kann jedes Medikament – auch ein pflanzenheilkundliches – im schlimmsten Falle zu Vergiftungen oder Allergien führen. Vergiftungen sind von der Dosis abhängig, Allergien nicht. Dies ist immer zu berücksichtigen.

Kopfschmerzen z. B. oder eine Verminderung der sexuellen Lust (Libido) bzw. Sexualfunktion (Impotenz) sind ernstzunehmende Nebenwirkungen beispielsweise von einzelnen Betablockern. Sie können zu psychischen Störungen führen und einen unnötigen Kreislauf neuer Therapien initiieren. Schlimmstenfalls nimmt der Patient ohne Absprache mit dem Arzt potenzsteigernde Mittel ein, weil er den Zusammenhang mit seiner Herzmedikation nicht versteht, und stirbt.

Wenn der Facharzt informiert ist, wird er versuchen, die Medikation umzustellen. Er wird die interdisziplinäre Zusammenarbeit mit anderen medizinischen Berufen ärztlicher und nichtärztlicher sowie komplementärmedizinischer Art einleiten.

Deshalb ist das vertrauensvolle Gespräch mit dem Arzt überaus wichtig. Es braucht allerdings Zeit, bis ein Patient auf intime persönliche Probleme zu sprechen kommt.

Um eine Therapie einleiten zu können, wird der Arzt weitere Untersuchungen veranlassen, um mögliche Begleiterkrankungen wie Diabetes mellitus oder Organschäden festzustellen. Dazu werden im Blut der Fett- und Zuckerspiegel gemessen und Mineralstoffe wie Kalium und die Nierenwerte (Kreatinin) bestimmt.

Herz und Nieren werden bei einer Ultraschalluntersuchung (Sonographie, → S. 63) auf Beeinträchtigungen untersucht. Als Ergänzung können Untersuchungen des Augenhintergrunds, Röntgenaufnahmen des Brustkorbs, Hormonanalysen und ein Elektrokardiogramm (EKG, → S. 62) gemacht werden.

Wie wird Bluthochdruck behandelt?

Ob Bluthochdruck behandelt werden muss, hängt nicht allein von den Werten ab. Auch das Gesamtrisiko des Patienten für Herzinfarkt und Schlaganfall spielt für die Therapie eine wichtige Rolle.

In jedem Fall sollte Bluthochdruck möglichst frühzeitig behandelt werden, um Folgeschäden zu vermeiden. Jahrelang bestehender Bluthochdruck kann unbehandelt zu Nierenleiden, Sehstörungen, Sensibilitätsstörungen der Haut, Schädigungen der Blutgefäße oder Schlaganfall und Herzinfarkt führen. Durch entsprechende Maßnahmen sollen die Blutdruckwerte unter 140/90 mmHg, bei Diabetikern unter 130/80 mmHg gesenkt werden. Für Kinder und Jugendliche sowie in der Schwangerschaft gelten gesonderte Empfehlungen.

Vor allem bei einer leichten Erhöhung des Blutdrucks wird der Arzt zunächst zu einer Umstellung der Lebensgewohnheiten raten, um den Blutdruck zu senken.

Reicht eine Änderung der Lebensgewohnheiten nicht aus, um die Blutdruckwerte nachhaltig zu senken, und kommen andere Risikofaktoren wie Diabetes mellitus oder Herz-Kreislauf-Erkrankungen hinzu, wird der Arzt zusätzlich zu den oben genannten «Selbsthilfemaßnahmen» Medikamente verordnen. Es gibt verschiedene Medikamentenklassen, sie alle wirken üblicherweise innerhalb von zwei bis sechs Wochen. Welche Präparate der Arzt verordnet, ist abhängig vom Einzelfall.

Kaffee, schwarzer (oder besser grüner) Tee oder andere koffeinhaltige Getränke sind auch für Patienten mit Bluthochdruck in geringen Mengen erlaubt.

Im Rahmen einer **Stufentherapie** wird der Blutdruck zunächst mit einem Medikament gesenkt. Zeigt dies nicht die gewünschte Wirkung, kommt ein zweites hinzu. Bei einer **Kombinationstherapie** werden von Beginn an niedrig dosierte Kombinationspräparate eingesetzt: z. B. ein Diuretikum zur beschleunigten Wasserausscheidung und ein Betablocker. Für eine sogenannte **sequenzielle Monotherapie** wird nur ein Mittel verordnet und ggf. so oft gegen ein anderes ausgetauscht, bis der Blutdruck effektiv gesenkt ist.

Obwohl alle Medikamente zur Blutdrucksenkung als nebenwirkungsarm gelten, können Beschwerden auftreten. Vor allem zu Beginn klagen viele Patienten über Müdigkeit, Schwindel und Leistungsschwäche, weil sich ihr Körper erst wieder an den normalen Blutdruck gewöhnen muss. Normalerweise gelingt das innerhalb weniger Wochen.

Wichtig: Die Medikamente dürfen nicht eigenmächtig abgesetzt oder reduziert werden. Der Arzt sollte über alle Nebenwirkungen umgehend informiert werden. Er wird die Behandlung dann unter Umständen mit einem anderen Präparat fortsetzen.

Was der Facharzt rät

Im Rahmen der Vorbeugung gilt es alle Risikofaktoren zu vermeiden, die den Blutdruck erhöhen können.

Drei Fragen an den Arzt

1. Dürfen Patienten mit Bluthochdruck Sport treiben?

Obwohl durch sportliche Betätigung der Blutdruck vorübergehend weiter steigt, damit der Organismus mit ausreichend Sauerstoff versorgt wird, sollten Patienten mit Bluthochdruck unbedingt Sport treiben. Studien haben gezeigt, dass selbst bei untrainierten Menschen mit Bluthochdruck bereits nach 15 Minuten Joggen oder Skilanglauf der Blutdruck zumindest vorübergehend sinkt. Zuvor sollte der behandelnde Arzt nach entsprechender Untersuchung entscheiden, wie hoch die individuelle Belastung sein darf. Herz-Sportgruppen bieten Informationen und Programme an, eine Übersicht bekommt man bei Kardiologen, Krankengymnasten oder der Krankenkasse.

2. Welche Geräte eignen sich zur Selbstmessung des Blutdrucks?

Der Arzt, Apotheker oder das Fachpersonal im Sanitätshaus kann bei der Wahl des geeigneten Blutdruckmessgeräts behilflich sein. Ein Gerät für die Messung am Handgelenk ist sehr bequem. Allerdings sollte durch Kontrollmessungen beim Arzt oder in der Apotheke geklärt werden, ob der Blutdruck an der Ellenbeuge und am Handgelenk annähernd die gleichen Werte aufweist. Bei Abweichungen um mehr als 5 mmHg werden Geräte zur Messung mit einer Manschette am Oberarm empfohlen. Wichtig: Die Manschette muss zur Oberarmgröße passen.

Patienten mit Herzrhythmusstörungen sollten keine elektronischen Geräte nutzen. Sie sollten stattdessen ein Gerät mit Stethoskop kaufen und sich vom Arzt in die Kunst der korrekten Messung einweisen lassen. Ab und zu müssen die Blutdruckwerte aus dem eigenen Gerät mit denen in der Arztpraxis verglichen werden, um mögliche Abweichungen festzustellen.

3. Müssen Medikamente gegen Bluthochdruck dauerhaft eingenommen werden?

Jede Änderung der medikamentösen Behandlung sollte unbedingt mit dem Arzt besprochen werden. Keinesfalls die Dosierung eigenmächtig verändern oder das Medikament gar ganz absetzen! Das gilt auch, wenn sich die Blutdruckwerte normalisiert haben. Bei leichten Formen von Bluthochdruck können die Medikamente frühestens nach einem Jahr probeweise abgesetzt werden, ansonsten kann dies erst nach zwei- bis dreijähriger Therapie versucht werden. Die meisten Medikamente bitte nur schrittweise absetzen. Allerdings ist leider bis heute bei den meisten Bluthochdruckkranken – vor allem, wenn bestimmte Risikofaktoren für Herz-Kreislauf-Erkrankungen nicht beseitigt wurden – nach einigen Monaten mit einem erneuten Anstieg der Werte zu rechnen.

1.4 Angina pectoris

Angina pectoris ist das herausstechende Symptom bei einer starken Verengung (Arteriosklerose) der Herzkranzgefäße. Die Verengung (Stenose) bewirkt eine schlechtere Versorgung des Herzmuskels mit Sauerstoff, was plötzliche, heftige Herzschmerzen oder ein Gefühl von Enge in der Brust hervorruft. Eine Angina pectoris kann einen Herzinfarkt ankündigen. Die häufigste Todesursache in den Industrienationen ist mit etwa einem Drittel der Todesfälle die Koronare Herzkrankheit. In etwa der Hälfte aller Fälle ist ein erhöhter Blutdruck ursächlich, der meistens aber leider nicht konsequent genug behandelt wurde.

Was kann Angina pectoris verursachen?

Unter den zahlreichen Ursachen für eine Angina pectoris steht die Koronare Herzkrankheit (KHK) an erster Stelle. Dabei führt eine ausgeprägte Arteriosklerose der Herzkranzgefäße dazu, dass dem Herzen nicht mehr ausreichend viel Blut und Nährstoffe zugeführt werden. Die Unterversorgung macht sich anfänglich nur bei erhöhter körperlicher Belastung bemerkbar: Schmerzen in der Brust und Atemnot stellen sich ein, nachdem man z. B. mit vollen Einkaufstaschen die Treppe hochgestiegen ist. Später treten sie schon im Ruhezustand auf.

> Achtung: Herzprobleme äußern sich bei Frauen häufig als Bauch- oder Flankenschmerz.

Bis zur Menopause schützen die weiblichen Geschlechtshormone Frauen grundsätzlich vor Arteriosklerose. Trotzdem können jüngere Frauen an Arteriosklerose erkranken, wenn bei ihnen Risikofaktoren vorliegen.

Eine Verkalkung der Herzkranzgefäße wird begünstigt durch:

Einseitige Ernährung: Zu viele Fette, zu wenig Vitamin E, Folsäure oder Vitamine der B-Gruppe (→ Teil IV) und Ballaststoffe erhöhen das Cholesterin, das Körpergewicht und v. a. das Bauchfett. Bauchfett ist ein hormonell aktives Gewebe. Es produziert Botenstoffe, die wiederum die Arteriosklerose fördern.

Übergewicht: Jedes Kilo zu viel belastet auch das Herz-Kreislauf-System.

Mangel an Bewegung: Tägliche Bewegung senkt Blutdruck und Cholesterinspiegel.

Veranlagung: Oft liegen Herz-Kreislauf-Erkrankungen in der Familie. Ungünstig ist es, wenn direkte Verwandte vor dem 65. Lebensjahr einen Herzinfarkt oder Schlaganfall erlitten haben.

Bluthochdruck: Ein zu hoher Blutdruck schwächt auf Dauer die Innenwände der Gefäße. Darüber hinaus führt ein schlecht eingestellter Blutdruck (Ruhewerte über 135/85 mmHg) zu einer Verdickung des Herzmuskels. Daraus können langfristig eine Herzschwäche, aber auch Angina-pectoris-Beschwerden entstehen.

HERZSCHMERZEN

Schmerzen in der Herzgegend haben oft einen harmlosen Grund, besonders, wenn sie punktförmig und stechend sind. Solche Herzschmerzen treten oft in Ruhe und typischerweise vor allem bei jüngeren Menschen auf. Sie verschwinden meist von allein wieder. Herzschmerzen, die sich als dumpfes Druckgefühl hinter dem Brustbein bemerkbar machen oder sich über den gesamten Brustkorb ausbreiten oder in den linken Arm, den Kiefer oder den Magen ausstrahlen, müssen ernst genommen werden. Oft werden sie von Angst, Luftnot und Schweißausbrüchen begleitet. Solche Beschwerden sind meist bei Anstrengung spürbar, können allerdings auch in Ruhephasen vorkommen. Sie sollten ärztlich untersucht werden. Melden sich die Schmerzen bei Anstrengung und verschwinden sie nach wenigen Minuten Ruhe meist wieder, kann dies ein Hinweis auf eine Einengung der Herzkranzgefäße sein. Starke Herzschmerzen, die nach wenigen Minuten nicht vollständig nachlassen, können auf einen Herzinfarkt oder eine Lungenembolie hindeuten. Der Herzinfarkt entsteht durch einen Komplettverschluss eines Herzkranzgefäßes, die Embolie durch einen Verschluss der Lungengefäße.

Bei Herzschmerzen, die mit einem Schweißausbruch und Angst verbunden sind, muss immer sofort ein Notarzt gerufen werden.

> **WICHTIGE INFORMATION: NITROGLYCERIN**
>
> *Nitro*-Präparate (keine Angst: Das ist kein Sprengstoff!) senken für kurze Zeit die Belastung des Herzens durch Weitstellung der Gefäße, sodass der Schmerz nachlässt. Der Patient sprüht es sich bei einem Anfall meist selbst unter die Zunge oder zerkaut eine Kapsel. Vorsicht: Weil auch der Blutdruck sinkt, ist es sinnvoll, sich vorher hinzusetzen. Betroffene mit Angina-pectoris–Beschwerden oder auch der Partner sollten das *Nitro*-Spray immer bei sich tragen.

Hohes Cholesterin: Vor allem dauerhaft erhöhte Werte für LDL-Cholesterin (→ S. 61) fördern eine Verkalkung der Herzkranzgefäße (→ Kap. 1.2).

Diabetes mellitus: Ein zu hoher Blutzuckerspiegel schädigt die Gefäßwände. Diabetes mellitus ist der stärkste Risikofaktor der Arteriosklerose. Es ist daher besonders wichtig, dass der Blutzucker gut eingestellt ist. Die LDL-Cholesterinwerte müssen bei diesen Patienten besonders niedrig sein (unter 70 mg/dl).

Nikotin: Rauchen begünstigt die Verengung der Gefäße.

Welche Symptome deuten auf eine Angina pectoris hin?

- Der Patient empfindet hinter dem Brustbein einen – manchmal auch heftigen – Schmerz oder Druck, eine Enge oder ein Brennen, das auch in den Oberbauch, den Hals, Nacken oder in die Arme ausstrahlen kann. Frauen klagen weniger über Herzschmerzen, sondern eher über Müdigkeit, Kurzatmigkeit oder Magenschmerzen. Diabetiker mit einer diabetischen Nervenerkrankung haben häufig keine oder kaum Schmerzen.
- Manchmal stellt sich in der linken Körperhälfte ein Taubheits- oder Schweregefühl in den Schultern, dem Ellenbogen, der Hand oder im ganzen Arm ein.
- Ganz plötzlich setzt Atemnot ein, verbunden mit Todesangst vor dem Ersticken.
- Plötzliche Übelkeit, verbunden mit Würgereizen oder Schweißausbrüchen, kann ebenfalls auf eine Angina pectoris hinweisen.

Treten die Beschwerden vor allem bei körperlicher oder seelischer Belastung auf und lassen sie nach, sobald der Körper zur Ruhe kommt oder der Betroffene ein *Nitro*-Präparat erhält, handelt es sich um eine **stabile Angina pectoris**.

Von einer **instabilen Angina pectoris** spricht man, wenn

- die Beschwerden erstmals auftreten,
- die Anfälle länger andauern, häufiger oder auch in Ruhe auftreten,
- die Beschwerden innerhalb von sechs Wochen nach einem Herzinfarkt auftreten,
- *Nitro*-Präparate immer weniger Wirkung zeigen.

Wie wird eine Angina pectoris diagnostiziert?

Besteht Verdacht auf Angina pectoris, sollte sofort ein Arzt gerufen werden.

Die **instabile Angina pectoris** kann unmittelbar zu einem Herzinfarkt führen. Der

Arzt wird deshalb zuerst ein EKG machen und so einen Herzinfarkt weitgehend ausschließen. Da es aber auch möglich ist, dass ein Herzinfarkt im EKG keine Veränderungen zeigt, erfolgt die Bestimmung eines sogenannten Frühmarkers im Blut, Troponin genannt. Troponine sind spezielle Eiweiße, die in bestimmten Formen nur in den Herzmuskelzellen vorkommen. Werden diese bei einem Infarkt geschädigt, sind die Herzmuskelzell-Troponine im Blut nachweisbar.

Weil das Risiko für einen Herzinfarkt sehr hoch ist, sollte bei Verdacht auf eine Angina pectoris sofort der Notarzt gerufen werden. Vor allem auch, weil der Betroffene äußerste Angst und Atemnot empfindet.

Ist allerdings auch dieses Ergebnis unauffällig, werden die Beschwerden genauer betrachtet: Art, Dauer und Häufigkeit der Angina-pectoris-Anfälle lassen unter Umständen Schlüsse auf eine Koronare Herzkrankheit (KHK) zu. Der Arzt erstellt ein individuelles Risikoprofil und fragt nach Lebensalter, Vorerkrankungen wie Diabetes mellitus oder Bluthochdruck, dem Umgang mit Genussmitteln wie Zigaretten und Alkohol, der Art und Häufigkeit von Bewegung, nach psychischen Belastungen und Stress sowie nach den Ernährungsgewohnheiten. Alle Aspekte beeinflussen die Möglichkeit, dass der Angina pectoris eine Koronare Herzerkrankung zu Grunde liegt. Eine Blutuntersuchung gibt Aufschluss über Cholesterin- und Zuckerwerte des Blutes.

Um abzuklären, ob eine **stabile Angina pectoris** vorliegt, werden die gleichen Diagnoseverfahren eingesetzt wie bei Arteriosklerose (→ Kap. 1.2). Liegt die Vermutung nahe, dass die Herzkranzgefäße verengt sind, ist die Herzkatheteruntersuchung auch heute noch Standard. Dabei kann gleichzeitig eine Erweiterung der Verengung durch eine Ballon-Dilatation (→ S. 67) durchgeführt werden. Sogenannte bildgebende Verfahren können die Diagnose erweitern: Ein Kardio-MRT (→ S. 197) z. B. lässt Rückschlüsse auf die Herzmuskeldurchblutung zu. Mit Hilfe der Computertomographie (→ S. 196) können das Herz und die Herzkranzgefäße dreidimensional dargestellt werden (→ S. 65, Abb.).

Prozentuale Einengung des Herzkranzgefäßes in den unterschiedlichen Stadien. Die Pfeile zeigen, bei welchem Grad der Gefäßverengung ein Diagnosesystem Aufschluss gibt.

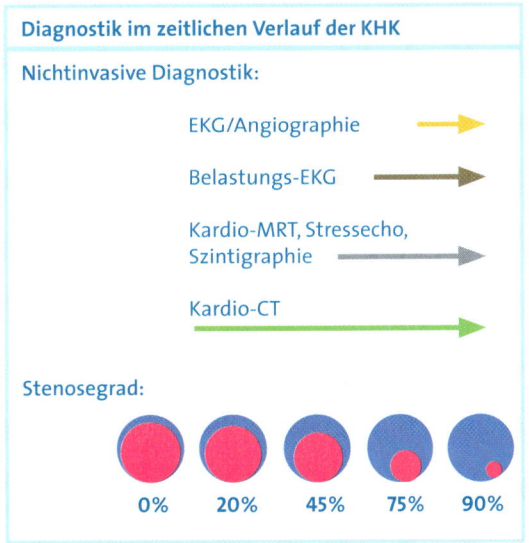

Diagnostik im zeitlichen Verlauf der KHK

Nichtinvasive Diagnostik:

EKG/Angiographie

Belastungs-EKG

Kardio-MRT, Stressecho, Szintigraphie

Kardio-CT

Stenosegrad:

0% 20% 45% 75% 90%

Stenosegrad: Die pinkfarbene Fläche zeigt die Weite des Gefäßes.
Grüner Pfeil, ab ca. 20 %: Kardio-CT. Das ultraschnelle CT zeigt die Arteriosklerose und somit das Risiko des Patienten schon zu einem sehr frühen Zeitpunkt.
Grauer Pfeil, ab ca. 50–60 %: Kardio-MRT, Stressecho, Szintigraphie.
Brauner Pfeil, ab ca. 70–75 %: Belastungs-EKG.
Gelber Pfeil, ab ca. 80–90 % entstehen folgende Symptome: Angina pectoris/Luftnot.

Wie wird eine Angina pectoris behandelt?

Eine Angina pectoris gehört immer in ärztliche Hände. Selbsthilfe oder Hausmittel sind hier völlig ausgeschlossen.

Bei einem ersten Anfall liegt eine instabile Angina pectoris vor. Wegen des Herzinfarktrisikos sollte sofort der Notarzt gerufen werden. Besteht bereits eine Therapie und tritt die Angina pectoris zum wiederholten Mal auf, sollte der Patient

1. jede Art von Anstrengung sofort unterbrechen,
2. das vom Arzt verordnete Nitro-Präparat verwenden (Spray oder Kapsel),
3. den Notarzt rufen, falls die Beschwerden trotz Ruhe und Nitro-Präparat nicht bald nachlassen.

VORSICHT BEI VIAGRA!

Wer potenzsteigernde Mittel wie *Viagra* einnimmt, sollte unbedingt seinen Arzt davon in Kenntnis setzen. Mit *Nitro*-Präparaten zusammen können sie im Extremfall eine tödliche Kombination ergeben, weil der Blutdruck dadurch auf ein lebensbedrohliches Niveau sinken kann.

Um erneute Angina-pectoris-Anfälle zu verhindern und einem Herzinfarkt vorzubeugen, zielt eine langfristige Therapie darauf ab, Risikofaktoren zu erkennen und so weit wie möglich abzubauen.

Was der Facharzt rät

Eine Angina pectoris ist stets ein Alarmzeichen des Körpers und darf niemals unterschätzt werden. Sie zeigt an, dass höchstwahrscheinlich eine Verengung der Herzkranzgefäße vorliegt. Es besteht die Gefahr eines Herzinfarktes, und dieser kann tödlich enden.

Da eine Angina pectoris hauptsächlich die Folge einer Arteriosklerose (→ Kap. 1.2) der Herzkranzarterien ist, trifft auf sie dasselbe zu: Je früher und entschiedener auf eine gesunde Lebensweise umgestellt wird, desto besser. Herz und Kreislauf stärkt man vor allem durch Nichtrauchen, fettarme und abwechslungsreiche Ernährung mit viel Gemüse und Obst, tägliche Bewegung, Abbau von belastendem Stress und rechtzeitige Behandlung von Begleiterkrankungen wie Diabetes mellitus oder Bluthochdruck.

Jeder Anfall muss ernst genommen werden: Den Notarzt rufen.

Manchmal empfiehlt der Arzt auch zur Entspannung ein Verfahren aus der Schatztruhe der Kneipp'schen Anwendungen: warme Armbäder mit langsamer Erhöhung der Temperatur von 30 auf 45 °C (20 Minuten täglich).

GRAPEFRUIT

Die Grapefruit, eine Kreuzung aus Orange und Pampelmuse, ist unglaublich gesund! Sie ist ein ganz besonderer Vitamin- und Mineralstoffspender (Kalzium, Eisen, Kalium, Kupfer, Magnesium, Mangan, Phosphat, Zink). Eine Grapefruit kann den Tagesbedarf an Vitamin C und ein Drittel des Vitamin-A-Bedarfs decken. Weiterhin enthält sie viel Folsäure (wichtig z.B. für die Aufnahme von Eisen) und Pantothensäure, die Vitamine B_1, B_2, B_6 und Niacin. Die Grapefruit wirkt mit all diesen Inhaltsstoffen immunstärkend und infektionsabwehrend und kann die Herzmuskulatur stärken.

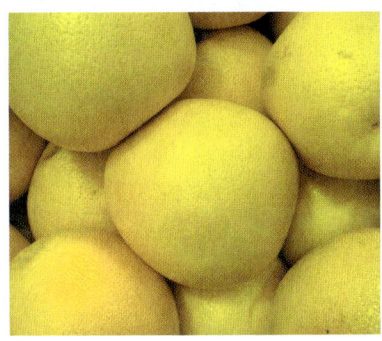

Die Bildung von roten Blutkörperchen und Senkung von Cholesterin, LDL und Triglyceriden wird durch den Genuss einer rotfleischigen Grapefruit pro Tag gefördert, so das wissenschaftliche Ergebnis einer israelischen Forschergruppe.

Grapefruit ist zur Vorsorge gegen Infektionen hervorragend, aber **Vorsicht bei Herzpatienten oder während der Tumortherapie:** Bei der Einnahme von Blutdrucksenkern oder anderen Herzmedikamenten, fettsenkenden Arzneimitteln oder Hormonen bzw. Zytostatika kann der tägliche Grapefruitsaft lebensgefährliche Überdosierungen erzeugen. Bitte mit dem Arzt besprechen.

Drei Fragen an den Arzt

1. Darf man mit Angina pectoris Sport treiben?

Solange keine akuten Symptome auftreten, ist Sport ratsam, um das Herz-Kreislauf-System zu stärken. Dabei sind Ausdauersportarten wie Schwimmen, Radfahren oder Walking zu bevorzugen. Auch gegen Skilanglauf oder leichtes Jogging ist nichts einzuwenden. Optimal sind tägliche Trainingseinheiten von 30 Minuten. Generell gilt aber: lieber öfter und kürzer als seltener und länger. Treten Beschwerden auf, muss das Training sofort abgebrochen werden. Das *Nitro*-Spray sollte immer in der Tasche sein!

Abzuraten ist von Sportarten, die den Körper kurz, aber heftig belasten. Dazu zählen beispielsweise Tennis, Squash oder Krafttraining mit schweren Gewichten. Wer nicht sicher ist, welche Sportart für ihn geeignet ist, sollte mit seinem Arzt sprechen. Mit einem Belastungs-EKG kann der Arzt die individuelle Belastungsgrenze feststellen und auf dieser Basis eine Empfehlung für das Training aussprechen (→ S. 57).

Auch Zärtlichkeit (ohne sexuelle Tätigkeit), in den Arm nehmen oder streicheln – gerade in schwierigen Situationen oder bei Schmerzen – tun jeder Beziehung gut … auch dem Herzen!

2. Darf ein Herzkranker Potenzmittel nehmen?

Grundsätzlich sollte der Arzt immer über alle Medikamente unterrichtet sein, die ein Patient einnimmt, denn es gibt viele Inhaltsstoffe, die nicht kombiniert werden dürfen.

AKTIV IN HERZSPORTGRUPPEN

Viele Patienten entdecken den Spaß an der Bewegung erst durch die Notwendigkeit, etwas für ihr Herz zu tun. In vielen Städten und Gemeinden haben sich deshalb Herzsportgruppen zusammengeschlossen. Hier findet ein spezielles Training unter ärztlicher Aufsicht statt. Auch der direkte Austausch mit anderen Betroffenen ist hilfreich. Termine und Treffpunkte kennen die Herzspezialisten oder die Ärztekammern am Wohnort (bzw. im Internet).

Manche heben sich in ihrer Wirkung gegenseitig auf, andere führen zu gefährlichen Nebenwirkungen. Bei potenzsteigernden Mitteln wie *Viagra* und nitrathaltigen Herzmedikamenten kann die gemeinsame Wirkung sogar sehr gefährlich sein. Diese Kombination muss unbedingt ausgeschlossen werden.

3. Ist Sex nach einem Angina-pectoris-Anfall gefährlich?

Kaum ein Herzpatient stirbt, weil er sich im Bett überanstrengt hat. Sexuelle Betätigung bringt den Kreislauf in Schwung und ist im doppelten Sinn gut fürs Herz. Dabei sollte wie bei jeder körperlichen Bewegung der gesunde Menschenverstand gelten und jede Überanstrengung vermieden werden.

1.5 Herzschwäche (Herzinsuffizienz)

Bei einer Herzschwäche (Herzinsuffizienz) kann das Herz den Körper nicht mehr ausreichend mit Blut und Sauerstoff versorgen. Herzschwäche ist weltweit eine der häufigsten Erkrankungen. In Deutschland erkranken in jüngeren Jahren nur wenige Menschen, im hohen Alter steigt das Erkrankungsrisiko.

Welche Ursachen kann eine Herzschwäche haben?

Die Hauptursachen für Herzschwäche sind die Koronare Herzkrankheit (KHK) und der Bluthochdruck (Hypertonie). Weit mehr als die Hälfte der Betroffenen haben eine KHK. Bei den meisten Patienten wird diese von Bluthochdruck begleitet. Ein alleiniger Bluthochdruck ist nur bei höchstens einem Fünftel der Fälle die Ursache der Herzschwäche. Weitere Gründe sind:

Erkrankungen der Herzmuskulatur: Herzmuskelentzündungen (z. B. im Rahmen von Viruserkrankungen), zu starker Alkoholkonsum, familiäre Vorbelastungen, aber auch bestimmte Medikamente, die z. B. im Rahmen einer Chemotherapie eingenommen werden müssen, können das Herz erkranken lassen.

Herzrhythmusstörungen: Ein dauerhaft zu schneller oder zu langsamer Pulsschlag kann den Herzmuskel schädigen.

Herzklappenfehler: Begleitet von einer Volumen- oder Druckbelastung des Herzmuskels.

Erhöhter Stoffwechsel: Verursacht durch eine Schilddrüsenüberfunktion (→ Kap. 8.1).

Fortgeschrittene Lungenerkrankungen: Die «Chronisch Obstruktive Lungenerkrankung» (COPD) oder auch ein Lungenemphysem können die Ursache für eine Rechtsherzschwäche sein.

Akute Erkrankungen der Lunge: Eine schwere Lungenembolie (Verschluss der Lungengefäße durch ein Gerinnsel) oder eine schwere Lungenentzündung kann eine Herzschwäche hervorrufen.

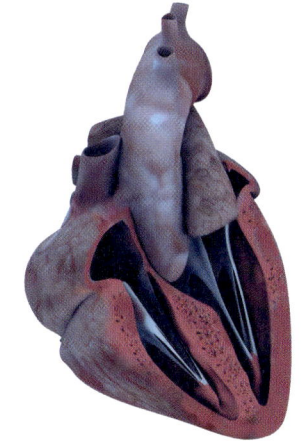

Welche Symptome deuten auf eine Herzschwäche hin?

Die Herzschwäche wird nach der New York Heart Association (NYHA) in vier Stadien eingeteilt:

* Stadium I: Die Patienten sind in diesem Stadium beschwerdefrei und haben eine normale körperliche Belastbarkeit. Die Herzinsuffizienz zeigt sich in bestimmten Untersuchungsverfahren wie z. B. der Echokardiographie (→ S. 63).
* Stadium II: Beschwerden (Luftnot) treten bei stärkerer körperlicher Belastung auf.
* Stadium III: Bereits eine leichte körperliche Belastung ist mit Beschwerden (Luftnot) verbunden.
* Stadium IV: Der Patient klagt auch in Ruhe über Beschwerden.

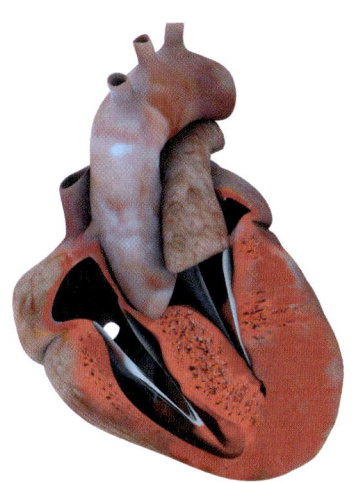

Die Symptome einer Links- oder Rechtsherzinsuffizienz sind unterschiedlich.

Linksherzinsuffizienz: Sowohl die diastolische als auch die systolische Herzinsuffizienz führen dazu, dass sich das Blut in der Lunge zurückstaut, entweder weil die Herzleistung nicht ausreicht, genügend Blut in den Körper zu pumpen (systolische Herzschwäche), oder aufgrund einer erschwerten Füllung der Herzkammer (diastolische Herzschwäche).

Im Vergleich mit einem gesunden Herzen ist der verdickte Muskel des erkrankten Herzens gut sichtbar.

Die vermehrte Füllung der Lungengefäße geht zunächst mit Atemnot einher. Hinzu kommt häufig trockener Husten, verursacht durch ein Fremdkörpergefühl, «als hätte man etwas im Hals».

Wenn auf medikamentösem Wege oder durch körperliche Schonung keine Entlastung erreicht wird, tritt Gewebewasser in die mit Luft gefüllten Lungenanteile (Alveolen). Man spricht jetzt von einem Lungenödem. Dies ist ein lebensbedrohlicher Zustand, da die Anreicherung des Blutes mit Sauerstoff nicht mehr gewährleistet ist. Die

SYSTOLISCHE ODER DIASTOLISCHE HERZSCHWÄCHE?

Die **systolische Herzschwäche** geht mit einer Vergrößerung der Herzkammern und einer Einschränkung der Blutmenge einher, die das Herz mit einem Schlag oder pro Minute pumpen kann.

Bei der **diastolischen Herzschwäche** bleibt die Auswurfleistung zunächst erhalten. Die Herzwände werden jedoch steifer (z.B. bei Hochdruckpatienten oder einer Durchblutungsstörung der Herzkranzgefäße), wodurch die Füllung der Herzkammer behindert wird. Betrifft dies die linke Herzkammer, staut sich das Blut im Lungenkreislauf, was zu Luftnot (Atemschwierigkeiten) führt.

Patienten haben das Gefühl zu ersticken, werden unruhig und weisen eine «brodelnde» Atmung auf. Sie richten instinktiv den Oberkörper auf. Hier muss sofort der Notarzt gerufen werden.

Rechtsherzinsuffizienz: Vergleichbar mit der Linksherzinsuffizienz staut sich das Blut vor dem Eintritt in die rechtsseitigen Herzkammern. Hier ist aber nicht die Lunge vorgelagert, sondern das Blut gelangt als sauerstoffarmes (venöses) Blut aus dem Körper in die beiden oberen Hohlvenen. Ein Rückstau bedingt eine vermehrte Venenfüllung, was sich zunächst in den Beinen bemerkbar macht.

Es kommt zum Austritt von Gewebewasser (Ödeme) im Bereich des Fußrückens und der Knöchel, wobei im weiteren Verlauf das gesamte Bein betroffen sein kann. Bei bettlägerigen Patienten sammelt sich das Gewebewasser im Rücken. Diese Schwellungen nehmen im Tagesverlauf zu, in der Nacht kann das Gewebewasser häufig vom Körper wieder aufgenommen werden, wodurch besonders die Beine in den Morgenstunden zunächst frei von Wassereinlagerungen sein können.

Grundsätzlich behindert die Ödembildung die Durchblutung, was wiederum zu schlecht heilenden Wunden besonders im Bereich der Unterschenkel, aber auch zu **Druckgeschwüren** bei bettlägerigen Patienten führen kann. Eine weitere Folge im fortgeschrittenen Stadium der Rechtsherzinsuffizienz ist ein Blutstau in den Organen. Eine vermehrte Füllung der Gefäße des Magens führt z.B. zu einem Völlegefühl und kann wiederum mit Appetitlosigkeit verbunden sein. Die Darmtätigkeit ist meist verlangsamt, die Patienten leiden an Blähungen. Insgesamt schwellen die Bauchorgane an, und der Bauchumfang vergrößert sich. Die Stauung beeinträchtigt die Organfunktionen. Es kann auch zu einer Wasseransammlung in der Bauchhöhle kommen.

Globale Herzinsuffizienz: Es treten Symptome einer Rechts- und einer Linksherzinsuffizienz auf. Neben den Beschwerden, die durch die Herzschwäche hervorgerufen werden, kann auch die zugrundeliegende Ursache mit entsprechenden Symptomen verbunden sein. So führt eine Durchblutungsstörung der Herzkranzgefäße zu Angina-pectoris-Beschwerden (→ Kap. 1.4). Jede Form der Herzinsuffizienz kann außerdem zu Herzrhythmusstörungen (→ Kap. 1.1) führen, die sowohl in der Vorkammer als auch in der Hauptkammer ihren Ursprung haben können. Letztere können lebensgefährlich sein.

Wie wird eine Herzschwäche festgestellt?

Zunächst gibt die Krankengeschichte erste Hinweise auf den Grad der Herzmuskel-schwäche und auf mögliche Ursachen. Daher ist eine genaue Befragung der Symptome (Luftnot bei welcher Belastungsstufe, Müdigkeit, Appetitlosigkeit, Angina pectoris etc.) erforderlich. Beim Abhören des Herzens können Herzklappenfehler festgestellt werden. Bei Vorliegen einer Herzschwäche müssen auch Risikofaktoren von Herz-Kreislauf-Erkrankungen wie hohe Cholesterinwerte oder das Vorliegen eines Diabetes mellitus untersucht werden.

Eine Wasseransammlung im Gewebe wird als Ödem bezeichnet.

Weil die Symptome Brustschmerzen und Atemnot nicht nur bei einer Herzschwä-che auftreten, wird der Körper Schritt für Schritt auf weitere Merkmale untersucht:

Wasseransammlung: Bei der körperlichen Untersuchung können Wasseransamm-lungen in der Lunge oder den Beinen festgestellt werden.

Herzfunktion: Mit einem Herz-Ultraschall (Echokardiographie, → S. 63) wird die Funktion des Herzens beurteilt. Die Beurteilung der Wanddicke ist ebenfalls von Bedeutung, da z. B. Bluthochdruck zu einer Verdickung des Herzmuskels führen kann, was das Herz schwächen kann. Wichtig ist darüber hinaus die Beurteilung der Herzklappen, wobei vor allem die Aorten- sowie die Mitralklappe (Verbin-dungsklappe zwischen der linken Vor- und Hauptkammer) in Form einer Ein-engung oder Schließunfähigkeit betroffen sind.

Herzkranzgefäße: Ein Belastungs-EKG gibt erste Hinweise auf eine mögliche Durch-blutungsstörung der Herzkranzgefäße. Im Falle einer akuten Herzschwäche wird diese Untersuchung nicht durchgeführt (da selbst zu risikoreich). Neue bildgebende Verfahren wie die Kernspintomographie (MRT, → S. 197) erlauben Rückschlüsse auf die Durchblutung des Herzens. In einzelnen Fällen wird der Kardiologe einen Herzkatheter-Eingriff für erforderlich halten, der nicht nur die Diagnostik, sondern auch die Therapie von Verengungen der Herzkranzgefäße ermöglicht. Gleichzeitig erlaubt die Herzkatheteruntersuchung die Beurteilung von Veränderungen der Herzklappen. Das wichtigste Untersuchungsverfahren ist die Echokardiographie (→ S. 63).

Herzrhythmusstörungen: Ein Zwölfkanal-EKG wie auch ein Langzeit-EKG zeigen an, ob Herzrhythmusstörungen vorliegen. Wichtig ist, dass der Patient selbst seinen Puls regelmäßig kontrolliert, um einen zu langsamen oder zu schnellen Pulsschlag, aber auch ein Herzstolpern rechtzeitig zu erkennen.

Bluthochdruck: Wenn der dringende Verdacht besteht, dass der Patient Bluthochdruck hat, ist eine einmalige Messung beim Hausarzt oder in der Apotheke nicht aus-reichend. Hier sollte der Patient selbst regelmäßig seinen Blutdruck messen.

Wie wird eine Herzschwäche behandelt?

Es gibt verschiedene Klassen von Medikamenten, mit denen eine chronische Herz-schwäche behandelt wird. Einige verbessern die Aussicht auf Gesundung, andere min-

SELBSTHILFE BEI HERZSCHWÄCHE

Salzarm essen: Salz bindet Wasser im Körper, und das Herz muss stärker pumpen – den Salzverbrauch reduzieren ist also hilfreich.

Trinkmenge begrenzen: Die Flüssigkeitszufuhr muss mit dem Arzt abgesprochen werden. Was für die Niere gut ist, kann sich negativ auf die Herztätigkeit auswirken. Zu viel Flüssigkeit kann das Herz zusätzlich belasten, weil zu viel Flüssigkeitsvolumen vom Herzen bewegt werden muss. Leider haben viele Patienten in dieser Situation häufig ein verstärktes Durstgefühl. Lieber in kleinen Schlucken häufiger wenig als auf einmal viel trinken.

Regelmäßig bewegen: Eine regelmäßige körperliche Belastung des Herzens entlastet es auf Dauer. Es ist wissenschaftlich belegt, dass sich sowohl ein mildes Ausdauer- wie auch Krafttraining günstig auf die Herzfunktion auswirken. Allerdings sollte jede sportliche Aktivität mit dem Arzt abgesprochen werden. Bei akuten Beschwerden wie Luftnot oder Angina pectoris (→ Kap. 1.4) ist jede Belastung schädlich und führt zu einer weiteren Schwächung des Herzens.

Körpergewicht beachten: Durch tägliches Wiegen können Wasseransammlungen in den Organen schnell und einfach erkannt werden. Beträgt die Gewichtszunahme innerhalb weniger Tage mehrere Kilogramm, sollte eine Rücksprache mit dem Arzt erfolgen. Es ist sinnvoll, ein Tagebuch zu führen, um das Körpergewicht regelmäßig zu dokumentieren.

Alkohol vermeiden: Starker Alkoholkonsum schädigt die Herzmuskelzellen.

Gesund ernähren: Fettarme Ernährung mit viel Obst und Gemüse fördert nicht nur das allgemeine Wohlbefinden, sondern schützt auch alle Organe. Da bei einer Schwäche des rechten Herzens durch eine verstärkte Blutfüllung von Magen und Darm häufig ein unangenehmes Völlegefühl auftritt, muss auf leichte, gut verdauliche Kost geachtet werden.

Übergewicht reduzieren: Jedes überschüssige Kilogramm belastet das Herz zusätzlich.

Rauchen aufgeben: Nikotin ist ein Gift und schädigt besonders Herz und Lunge.

dern nur die Symptome. Es ist wichtig, dass Betroffene die verordneten Medikamente regelmäßig einnehmen.

Die gängigsten Herz-Medikamente sind:

ACE-Hemmer blockieren die Wirkung des körpereigenen Enzyms ACE. Dieses Enzym ist für die Herstellung des Hormons Angiotensin II (AT II) verantwortlich. AT II verengt die Blutgefäße und hält den Blutdruck hoch. Durch die Verringerung der AT-II-Konzentration im Körper bleiben die Blutgefäße dauerhaft erweitert. Der Blutdruck sinkt. Das Herz arbeitet gegen einen geringeren Widerstand und wird entlastet. Zudem wirken ACE-Hemmer einer Verdickung des Herzmuskels entgegen und verzögern weitere Umbauprozesse des Herzmuskels wie eine Größenzunahme. Diese Medikamente wirken einer Herzinsuffizienz entgegen und sind meist gut verträglich. Bisweilen tritt allerdings ein Hustenreiz auf, der dem Arzt mitgeteilt werden sollte.

Angiotensin-II-Antagonisten wirken ähnlich wie ACE-Hemmer. Sie hemmen allerdings nicht die Produktion des Hormons, das für den Hochdruck verantwortlich ist, sondern sie blockieren den Rezeptor, der die Wirkung des Hormons vermittelt.

Betablocker: Diese Medikamente reduzieren die Wirkung der Stresshormone am Herzen. Stresshormone werden bei Herzinsuffizienz vermehrt ausgeschüttet und können zu Herzrhythmusstörungen führen. Medikamente dieser Klasse entlasten den Herzmuskel durch eine Senkung der Pulsfrequenz und des Blutdrucks. Dadurch verringern sie den Sauerstoffbedarf. Betablocker können auch gegen Herzrhythmusstörungen vorbeugen.

Diuretika: Harntreibende Medikamente sorgen für die Abführung eingelagerter, überschüssiger Flüssigkeit und reduzieren so die Belastung von Herz und Gefäßen. Luftnot oder Wassereinlagerungen an den Knöcheln gehen zurück.

Digitalis (Glykoside): Digitalis (Fingerhut) zählt zu den ältesten Medikamenten bei Herzschwäche. Große Studien konnten jedoch keinen lebensverlängernden Effekt nachweisen. Glykoside werden daher nur noch sehr gezielt eingesetzt, etwa zur Senkung der Pulsfrequenz bei schnellen Herzrhythmusstörungen, wenn Herzschwäche besteht. Digitalis kann in Einzelfällen bei schwerer Herzinsuffizienz die Lebensqualität und Belastbarkeit verbessern.

Was der Facharzt rät

Durch eine Veränderung des Lebensstils können Betroffene in vielen Fällen verhindern, dass die Erkrankung fortschreitet, und sie können die Beschwerden verringern:

Medikamente regelmäßig einnehmen:
Um einen positiven Therapieverlauf zu sichern, müssen verordnete Medikamente regelmäßig eingenommen werden, so lange, wie es der Kardiologe verordnet! Dies gilt auch und gerade dann, wenn der Patient beschwerdefrei ist, denn dann ist die Einstellung optimal, und eine Veränderung könnte den alten Zustand schnell wieder herbeiführen.

Schutzimpfung: Grippeviren und *Pneumokokken* stellen bei Menschen mit einer Herzschwäche eine erhebliche Gefahr dar, weil jede schwere Erkrankung den Herzmuskel belastet und die Herzschwäche fördert. Deshalb wird dringend eine Impfung empfohlen.

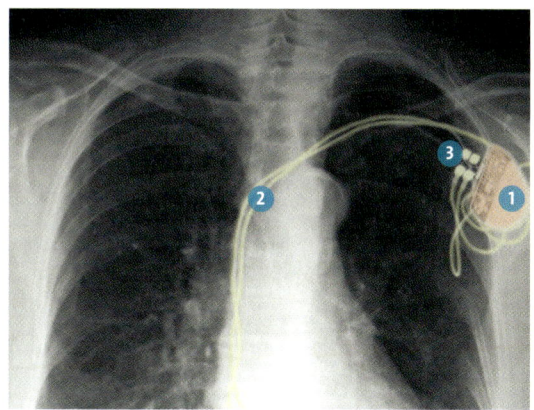

Röntgenaufnahme der Lunge.

1 - Herzschrittmacher (implantiert unter Brustmuskel)
2 - Kabel (führt zum Herzen)
3 - Kontakte

Krankheitsverlauf dokumentieren: Um den behandelnden Arzt genau über Symptome zu informieren, ist es wichtig, alle Beschwerden zu notieren.

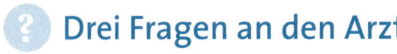 Drei Fragen an den Arzt

1. Kann bei Herzschwäche auch ein Herzschrittmacher helfen?

Herzschrittmacher in Kombination mit einer medikamentösen Therapie können in manchen Fällen die Herzfunktion bei fortgeschrittener Herzschwäche verbessern. EKG und Echokardiographie geben Aufschluss, welcher Patient von dieser Therapie profitiert. Bei Patienten, bei denen die Gefahr lebensbedrohlicher Herzrhythmusstörungen besteht, ist es sinnvoll, einen Defibrillator zu implantieren. Das Gerät wird wie ein Herzschrittmacher eingesetzt. Es gibt einen Elektroschock ab, wenn es eine gefährliche Rhythmusstörung erkennt. Verschlechtert sich die Herzschwäche trotz Therapie, kann manchmal auch eine Herztransplantation notwendig werden.

2. Kann bei Herzschwäche eine Behandlung mit Stammzellen helfen?

Verschiedene Forschergruppen behandeln Herzschwäche-Patienten mit Stammzellen. Das sind Zellen, die aus dem Knochenmark erwachsener Spender stammen und das Herzmuskelgewebe regenerieren sollen. Erste Berichte zeigen positive Ansätze. Das Verfahren ist aber noch in der Experimentierphase und nicht ausreichend erprobt.

3. Wie ist die Prognose bei einer Herzschwäche?

Die Prognose für die Herzinsuffizienz ist letztlich von der zu Grunde liegenden Ursache abhängig. Wenn diese beeinflusst werden kann wie z.B. durch Beseitigung eines Herzklappenfehlers oder nach Abheilung einer Herzmuskelentzündung, kann sich auch die Herzschwäche zurückbilden. Häufig handelt es sich aber um eine chronische Erkrankung, die eine kontinuierliche medikamentöse Behandlung erfordert.

1.6 Herzinfarkt

Nach den aktuellen Zahlen des Monica/Kora-Herzinfarkt-Registers (2004) erleiden ca. 300 000 Menschen pro Jahr in Deutschland einen Herzinfarkt. Akut versterben daran ca. 60 000 bis 70 000 Menschen, innerhalb der ersten vier Wochen noch weitere 40 Prozent. Die meisten Menschen mit einem akuten Herzinfarkt sterben leider meist, noch ehe sie in der Klinik angekommen sind. Die Sterblichkeit ist bei Frauen höher als bei Männern. Das ist auch darauf zurückzuführen, dass Frauen zum Zeitpunkt des Infarktes im Durchschnitt älter sind als Männer. Zudem sind die Symptome nicht so eindeutig und werden deshalb immer wieder nicht richtig wahrgenommen und eingeschätzt.

Ein Infarkt liegt vor, wenn eine der Herzkranzarterien (Koronarien) durch ein Blutgerinnsel verstopft wird. Kann die Verstopfung nicht innerhalb weniger Stunden gelöst

werden, stirbt der betroffene Herzmuskelanteil aus Mangel an Sauerstoff ab. Je nachdem, welchen Schaden das am Herzen hinterlässt, reichen die Folgen von einer Herzschwäche bis zu einer schweren Herzrhythmusstörung oder schlimmstenfalls bis zum
Herzstillstand.

ANGINA PECTORIS ODER HERZINFARKT?

Während beim Herzinfarkt das Herzkranzgefäß verschlossen ist, wird eine Angina pectoris durch eine Gefäßverengung ausgelöst. Eine sogenannte instabile Angina pectoris
kann allerdings in einen Herzinfarkt übergehen, die Symptome ähneln einander sehr.
Am besten sollte sofort der Notarzt verständigt werden.

Was kann einen Herzinfarkt verursachen?

Einem Herzinfarkt geht meist eine Verkalkung der Herzkranzgefäße (→ Kap. 1.2) voraus.
Selten ist eine Entzündung der Herzkranzgefäße oder eine Embolie durch ein Blutgerinnsel die Ursache.

Bilden sich kleinste Risse in den Verkalkungen der Gefäße, ohne dass bereits ein
vollständiger Verschluss des Herzkranzgefäßes vorliegt, handelt es sich um sogenannte
instabile arteriosklerotische Plaques. Blutplättchen lagern sich an, um diese Risse zu
verschließen. Dabei werden chemische Botenstoffe aktiviert, die weitere Blutplättchen
anlocken. Ein Blutgerinnsel, Thrombus genannt, entsteht. Wenn der Thrombus die Arterie vollständig verschließt, ist die Blutzufuhr zum
Herzmuskel unterbunden – das ist der Herzinfarkt.   «Thrombus» heißt Blutgerinnsel.
Seltener sind Krämpfe der Herzkranzgefäße oder
eine Mangeldurchblutung aufgrund von Blutarmut oder Blutdruckabfällen die Ursache
eines Infarkts. Warum manche arteriosklerotische Plaques über Jahre hinweg stabil
bleiben und andere Risse bilden, ist noch nicht ausreichend erforscht.

Ein erhöhtes Herzinfarktrisiko liegt vor bei folgenden Faktoren:

- **Diabetes mellitus:** Ein zu hoher Blutzuckerspiegel schädigt die Blutgefäßwände.
  Diabetes mellitus ist der stärkste Risikofaktor der Arteriosklerose. Es ist daher be-
  sonders wichtig, dass der Blutzucker stets gut eingestellt ist.
- **Rauchen:** Auch Nikotin schädigt die Zellwände, der Verzicht auf Zigaretten ist
  absolut notwendig.
- **Fettreiche Kost:** Fett lässt den Cholesterinwert (→ S. 61) steigen, was wiederum die
  Entstehung von Arteriosklerose und die Bildung von Plaques fördert.
- **Übergewicht:** Zu hohes Gewicht belastet die Herzleistung. Patienten mit viel
  Bauchfett haben zudem erhöhte Entzündungswerte im Blut: Ein hoher Wert des
  C-reaktiven Proteins CRP lässt die Oberfläche der Plaques brüchig werden.
- **Bewegungsmangel:** Zu viel Sitzen fördert hohen Blutdruck und Cholesterin-
  bildung.
- **Hoher Blutdruck:** Bluthochdruck schädigt die Gefäßinnenwände und fördert
  dadurch die Arteriosklerose.

EINFACH MEHR RELAXEN

Nicht wenige Patienten leiden nach einem Herzinfarkt unter depressiver Verstimmung oder gar behandlungsbedürftigen Depressionen. Herzerkrankungen – z. B. auch nach Bypass-Operationen – können psychische Veränderungen, Verwirrtheits- oder Reizzustände auslösen. Diese verschwinden bei gut eingestellter Medikation und einem gezielten Herz-Kreislauf-Training in der Regel.

Manchmal können aber die Herzmedikamente selbst seelische Probleme auslösen. Dessen ist sich der Kardiologe immer bewusst. In der Regel ist es die verminderte Pumpleistung, die das Gehirn weniger durchblutet und damit zu einer Verringerung z. B. der Botenstoffe Serotonin, Dopamin oder GABA im Gehirn führt. Ein Zuviel oder Zuwenig an Serotonin (→ S. 319), aber z. B. auch ein Mangel an Kalium oder Magnesium kann Herzrhythmusstörungen auslösen.

So erholt sich die Seele:
- Mehr Ruhe gönnen
- Mehr Pausen einlegen, Berufs- und Freizeitverhalten ändern
- Soziale und kulturelle Aktivitäten erhöhen, z. B. Theater-/Kinobesuch oder wieder einmal mit Freunden treffen
- Entspannen: Musik und Lesen, Meditation
- Atmung verbessern: Singen und leichte Bewegung («Sauerstoff rein, Kohlendioxid raus»)
- Sport und Bewegung
- Psychosomatische Therapie ist sinnvoll bei übermäßiger Belastung.

Wilhelm Busch beschrieb die Problematik auf seine Weise:

Wirklich, er war unentbehrlich!
Überall, wo was geschah
Zu dem Wohle der Gemeinde,
Er war tätig, er war da.
Schützenfest, Kasinobälle,
Pferderennen, Preisgericht,
Liedertafel, Spritzenprobe,
Ohne ihn da ging es nicht.

Ohne ihn war nichts zu machen,
Keine Stunde hatt' er frei.
Gestern, als sie ihn begruben,
War er richtig auch dabei.

- **Belastender Stress:** Stete Überforderung begünstigt einen Herzinfarkt.
- **Veranlagung:** Ein erhöhtes Risiko besteht, wenn nahestehende Angehörige (Eltern oder Großeltern) bereits vor dem 65. Lebensjahr einen Herzinfarkt oder Schlaganfall erlitten haben.

Frauen profitieren bis zur Menopause von einem gewissen Herzinfarktschutz durch ihre weiblichen Geschlechtshormone (Östrogene). Deshalb sind sie zum Zeitpunkt der Herzinfarktentstehung meist älter als Männer. Ob ein erhöhter Wert des Eiweißbausteins *Homocystein* im Blut das Risiko eines Herzinfarktes steigert, ist noch strittig.

Welche Symptome deuten auf einen Herzinfarkt hin?

Zu den typischen, sehr plötzlich einsetzenden Symptomen eines Herzinfarkts zählen vor allem:

- Starke Schmerzen, Druck oder Brennen in der linken Brust. Betroffene fühlen sich, als würde ein Gummireifen ihren Brustkorb einschnüren.
- Die Beschwerden können in den linken Arm, Rücken, Kiefer oder den Oberbauch ausstrahlen.
- Panik, Beklemmung, Engegefühl
- Atemnot, Schweißausbruch, starker Schwindel oder Bewusstlosigkeit

Durch den akuten Verschluss des Herzkranzgefäßes kann es zum Kammerflimmern kommen, einer lebensbedrohlichen Herzrhythmusstörung (→ S. 71). Kammerflimmern kann auch das erste Symptom eines Herzinfarktes sein, der dann oft mit dem plötzlichen Herztod endet. Diese Entwicklung geht sehr schnell, viele Herzinfarktpatienten versterben deshalb leider schon vor der Einlieferung im Krankenhaus. Es ist deshalb umso wichtiger, die eigenen Risikofaktoren für einen Herzinfarkt zu kennen, um entsprechende Vorsorge zu treffen.

Frauen und Männer erleben einen Herzinfarkt unterschiedlich.

Schmerzlose Herzinfarkte werden auch «stumme Infarkte» genannt. Sie kommen in fast jedem fünften Fall vor, besonders bei Diabetikern. Oft werden sie nur zufällig diagnostiziert: Durch neu aufgetretene Veränderungen im EKG etwa oder durch eine in der Echokardiographie zu erkennende Einschränkung der Herzfunktion.

Nur etwa ein Drittel aller Frauen haben während des Infarktes Brustschmerzen. Die meisten Frauen klagen über Müdigkeit, fast die Hälfte über Schlafstörungen, sehr viele sind kurzatmig oder berichten von Magenbeschwerden. Das führt dazu, dass Frauen ihre Beschwerden oft nicht richtig einschätzen und nicht erkennen, dass es sich um lebensgefährliche Symptome handelt. Frauen mit einem Herzinfarkt kommen – ab dem Auftreten der ersten Symptome – rund 30 Minuten später in die Klinik als Männer. Deshalb verzeichnet die Statistik mehr weibliche Todesfälle durch Herzinfarkte.

Wie wird ein Herzinfarkt diagnostiziert?

Bei den oben genannten Symptomen sollte sofort der Notarzt gerufen werden. Das EKG (→ S. 62) zählt zu den ersten Maßnahmen, die ein Arzt bei einem Verdacht auf Herzinfarkt durchführt. Aus der EKG-Kurve kann der Arzt unter anderem ablesen, wo der Infarkt liegt, der Herzmuskel also beschädigt ist. Die Kurve zeigt auch, ob Herzrhythmusstörungen vorliegen.

Eine Ultraschalluntersuchung (→ S. 63) des Herzens ermöglicht die Beurteilung der Größe und Funktion des Herzmuskels sowie die Darstellung der Herzklappen. Bei einem Herzinfarkt bewegt sich die betroffene Herzregion nicht normal. Auch Komplikationen wie die Ansammlung von Flüssigkeit im Herzbeutel oder eine akute Beeinträchtigung der Herzklappen lassen sich durch eine Ultraschalluntersuchung feststellen.

Nach einem Herzinfarkt stirbt Herzmuskelgewebe ab. Dadurch gelangen verschiedene Substanzen ins Blut, die sonst nur in den Herzmuskelzellen vorkommen. Diese Substanzen werden auch Marker genannt. Troponine sind die ersten Marker im Blutbild, die sich bei einem akuten Herzinfarkt im Blut nachweisen lassen. Sie können in einem Schnelltestverfahren bestimmt werden, wenn das EKG keine infarkttypischen Veränderungen zeigt. Weitere Marker, die im späteren Verlauf des Herzinfarktes im Blut ansteigen, lassen Rückschlüsse auf die Schwere des Infarktes zu.

Gelingt es nicht, eine Einengung der Gefäße mit CT oder MRT abzuklären, ist zur weiterführenden Diagnostik eine Herzkatheter-Untersuchung notwendig.

Eine Untersuchung mit dem Herzkatheter gibt dem Arzt nicht nur die Möglichkeit, das Herz und seine Arterien von innen zu betrachten. Er kann dabei auch gleich eine Verengung oder einen Verschluss der Herzkranzgefäße beheben. Aus diesem Grund sollte ein Patient mit einem akuten Herzinfarkt sofort in ein Krankenhaus gebracht werden, das über ein Herzkatheterlabor mit 24-stündiger Rufbereitschaft verfügt.

Wie wird ein Herzinfarkt behandelt?

Ein Herzinfarkt ist eine lebensbedrohliche Erkrankung, die sofort behandelt werden muss. Das Ziel ist die Wiedereröffnung des verschlossenen Herzkranzgefäßes. Dies muss so schnell wie möglich erfolgen, denn je mehr Herzmuskelgewebe abstirbt, umso größer ist der Folgeschaden.

Früher standen dazu nur medikamentöse Maßnahmen zur Verfügung. Im Rahmen einer sogenannten Lyse-Therapie verabreichte man eine Substanz, die die Gerinnungsfähigkeit des Blutes hemmen und damit das Gerinnsel auflösen sollte. Diese Therapie war aber oft mit erheblichen Komplikationen verbunden, bis hin zur Hirnblutung. Bei einem akuten Herzinfarkt leistet der Arzt Erste Hilfe:

- **Schmerztherapie:** Beruhigungs- und Schmerzmittel werden begleitend gegeben.
- **Sauerstoff:** Jeder Infarktpatient erhält eine Nasensonde, über die Herz und Körper mit zusätzlichem Sauerstoff versorgt werden.
- *Acetylsalicylsäure* (ASS): Der Wirkstoff verhindert, dass sich Blutplättchen an der Gefäßwand anlagern und Thromben sich vergrößern. *ASS* wird – wie *Heparin* – oft

AKUTE KOMPLIKATIONEN BEI EINEM HERZINFARKT

Herzrhythmusstörungen gehören zu den häufigsten Komplikationen, die im Rahmen des akuten Herzinfarktes auftreten. Es kann sich dabei um einzelne Extraschläge (Extrasystolen) handeln, aber auch um Vorhofflimmern (→ S. 73) oder ein lebensbedrohliches Kammerflimmern (→ S. 71).

LANGZEITKOMPLIKATIONEN

- Viele Betroffene haben nach einem Herzinfarkt zeitweilig Angstzustände und Depressionen.
- Sind große Teile des Herzmuskels abgestorben und vernarbt, kann eine chronische Herzschwäche die Folge sein, desgleichen nach vielen kleineren Herzinfarkten.
- Ein Teil der geschwächten Herzwand kann sich «ausbeulen». In diesem sogenannten Aneurysma können sich Blutgerinnsel (Thromben) bilden, die mit dem Blutstrom wandern und so einen erneuten Blutgefäßverschluss auslösen können.

schon bei Verdacht auf einen Herzinfarkt vom Notarzt injiziert, weil es die Prognose verbessert.

- *Clopidrogel:* Der Wirkstoff wirkt ähnlich wie *ASS* und wird parallel zu *ASS* gegeben.
- *Heparin: Heparin* beeinflusst die Blutgerinnung und verhindert so ein Vergrößern des Thrombus.
- **Betablocker:** Sie werden oft schon vom Notarzt verabreicht, um die Herzarbeit zu entlasten. Sie wirken blutdrucksenkend und verlangsamen den Herzschlag. Dadurch sinkt auch die Gefahr eines möglichen Kammerflimmerns.
- **Nitrate:** *Nitro*-Präparate verbessern die Heilung nicht, erweitern aber die Blutgefäße, reduzieren die Schmerzen und verringern den Sauerstoffbedarf des Herzens.
- **ACE-Hemmer:** Diese Medikamente werden innerhalb von 24 Stunden nach einem Infarkt verabreicht. Sie verringern die Sterblichkeitsrate deutlich, denn sie entlasten das Herz, wirken gefäßerweiternd und senken den Blutdruck.

Die Therapie der Wahl, um das verschlossene Herzkranzgefäß wieder durchgängig zu machen, ist die sogenannte **Akut-PTCA** (Eingriff mit Ballonkatheter, → S. 67). Dabei wird das verschlossene Herzkranzgefäß zunächst mit einem dünnen Draht wieder eröffnet. Über diesen Draht wird ein Ballonkatheter an die ursprüngliche Engstelle geführt und diese mit dem Ballon geweitet sowie meist mit einer Gefäßstütze (Stent) von innen offen gehalten. So soll ein erneuter Verschluss verhindert werden. Die Erfolgsquote dieser unter Lokalanästhesie durchgeführten Methode liegt bei über 90 %.

Zuweilen stellt sich heraus, dass die Herzkranzarterien an der verengten Stelle zu stark geschädigt sind. Dann kann in einer Notfall-Operation ein **Bypass** (→ S. 69) das Blut um die verengte Stelle herumführen. Solche Bypässe bestehen meist aus dem Teil einer Brustwandarterie oder in Ausnahmefällen aus einer körpereigenen Vene.

Nachsorge ist bei einem Herzinfarkt überaus wichtig:

Sie beginnt schon auf der Intensivstation, etwa durch **Krankengymnastik** und **Atemübungen**. Sie sollen den Kreislauf reaktivieren und damit weiteren Verschlüssen der Herzkranzgefäße vorbeugen.

In der darauf folgenden **Rehabilitation** schließt sich leichtes Herz-Kreislauf-Training an. Dabei wird je nach Art und Schwere des vorangegangenen Infarktes ein individuelles Programm erarbeitet. Wandern, Schwimmen, Radfahren oder auch leichtes Jogging haben sich hier bewährt und sollten natürlich auch zu Hause weiter fortgesetzt werden. Zudem ist in vielen Fällen eine – unter Umständen radikale – Umstellung der Ernährungs- und Lebensgewohnheiten unerlässlich. Denn nur so kann das Risiko eines weiteren Infarktes verringert werden. In halbjährlichen bis jährlichen Kontrolluntersuchungen werden deshalb u. a. der Blutdruck, die Cholesterin- und Zuckerwerte und das Gewicht geprüft.

Raucher müssen mit dem Rauchen aufhören.

Was der Facharzt rät

Die Koronare Herzkrankheit (KHK) gilt als Hauptursache für einen Herzinfarkt. Es kann deshalb nicht oft genug betont werden, wie wichtig es ist, einer Arteriosklerose vorzubeugen: durch eine langfristige Verringerung der Risikofaktoren. Eine gesunde Ernährung, regelmäßige Bewegung, Stressreduktion und Nikotinverzicht sind dafür erste Ansätze. Dauerhaft hohe Blutdruck- oder Cholesterinwerte sowie Diabetes mellitus müssen medikamentös behandelt werden.

Die wichtigste Notfallnummer ist in den meisten Ländern der Welt 112: www.sos112.info

TUN, WAS DER ARZT SAGT

Vom Arzt verordnete Medikamente dürfen keinesfalls zwischendurch eigenmächtig abgesetzt werden, weil man sich besser fühlt. Ein Herzinfarkt ist schneller da, als man glaubt! Aber bei Wahrnehmung von anderen Schmerzen oder Unwohlsein nach der Einnahme von verordneten Medikamenten sollte dies nicht einfach ausgehalten werden, sondern möglichst schnell die Rücksprache mit dem behandelnden Arzt gesucht werden. Es kommt gerade bei der Langzeitversorgung nach einem Herzinfarkt auf die vertrauensvolle und partnerschaftliche Zusammenarbeit zwischen Arzt und Patient an!

Alle Nachsorge-Konzepte sollte man dringend mit dem Kardiologen besprechen. Dieser wird festlegen, wie viel Sport zur Rehabilitation notwendig sein könnte, und das Herz-Kreislauf-Trainingsprogramm mit dem Sporttherapeuten abstimmen.

Drei Fragen an den Arzt

1. Wann sollte man bei Beschwerden einen Arzt rufen?

Beim Herzinfarkt zählt jede Minute. Sollten die oben genannten Beschwerden auftreten – selbst wenn gerade Weihnachten gefeiert wird –, muss schnellstens über 112 der Notarzt gerufen werden. Auf keinen Fall darf der Betroffene selbst mit dem Auto ins Krankenhaus fahren, weil sich sein Zustand jederzeit verschlechtern kann. Stellt der Arzt im Krankenhaus später fest, dass der Verdacht auf Herzinfarkt unbegründet war, ist niemand böse, weder der Arzt noch die Krankenkasse.

2. Inwieweit erhöht Stress das Herzinfarktrisiko?

Belastender Stress fördert Arteriosklerose, und Arteriosklerose erhöht das Herzinfarktrisiko. Stress lässt sich aber leider nicht immer oder zumindest nicht sofort abstellen. Entspannungstechniken wie das autogene Training helfen jedoch, besser damit umzugehen.

3. Beugt ein Glas Wein täglich dem Herzinfarkt vor?

Tatsächlich können die im Wein enthaltenen Antioxidantien einer Gefäßverkalkung entgegenwirken. Ein Glas Wein kann toleriert werden, doch das ersetzt keine Umstellung auf eine gesündere Lebensweise. Außerdem bewirkt Wein nicht nur Gutes: Der in ihm enthaltene Alkohol belastet langfristig die Leber. Und: Alkohol ist auch ein Kohlenhydrat (Zucker) – was viele Menschen nicht wissen oder verdrängt haben – und kann Übergewicht weiter verstärken bzw. ein Diätprogramm nachhaltig stören.

1.7 Venenentzündung und Thrombose

Über die venösen Blutgefäße wird das Blut aus dem Körper zum Herzen zurückgepumpt. Dabei unterscheidet man zwischen oberflächlichen Venen, die im Fettgewebe unter der Haut liegen, und tiefen Venen im Muskelgewebe. Die beiden Systeme sind durch Gefäße miteinander verbunden. Die Muskulatur der Beine sorgt dafür, dass das Blut aus den Beinvenen auch gegen die Schwerkraft zum Herzen zurückgepumpt wird. Beim Gehen werden die Venen zusammengepresst, und das Blut fließt nach oben. Mit Hilfe der Venenklappen kann das Blut nur in eine Richtung, zum Herzen, fließen.

Entzündungen der Venen kommen zu über 90% im Bereich der Beine und des Beckens vor. Die Entzündung stört den Blutfluss durch die Vene. Dadurch können sich Blutbestandteile an der Venenwand ablagern und es kann sich ein Blutgerinnsel (Thrombose) bilden. Eher selten sind Entzündungen der venösen Blutgefäße im Gehirn oder an der Wirbelsäule.

Der Facharzt unterscheidet zwei verschiedene Arten der Entzündung:

Bei der Varikophlebitis hat sich die Krampfader (→ Kap. 1.8) entzündet. Sie kann sich als schmerzhafter, heißer, geröteter Strang auf der Haut abzeichnen.

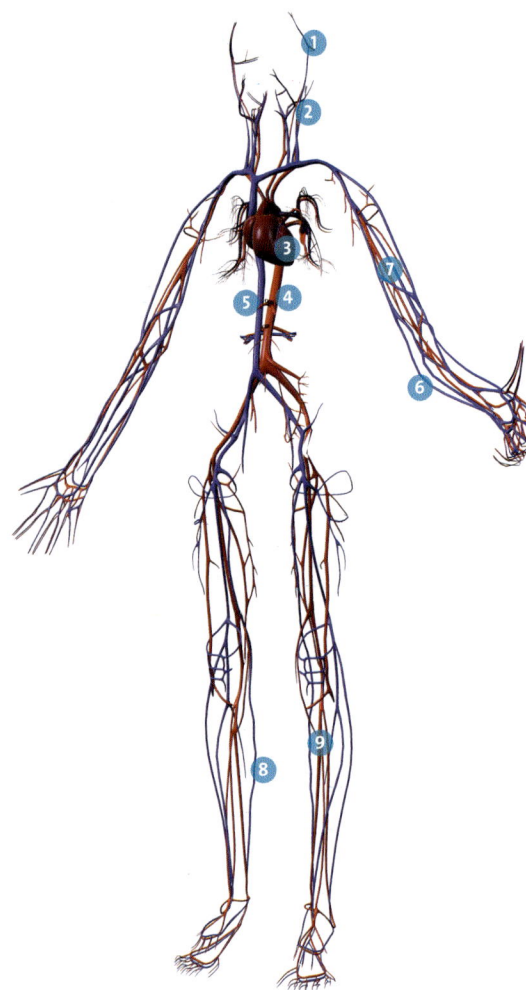

Das Arterien- und Venensystem des Körpers.

1 - Kopfarterie
2 - Kopfvene
3 - Herz
4 - Dicke Aorta
5 - Große Körperhohlvene
6 - Armvene
7 - Armarterie
8 - Beinvene
9 - Beinarterie

Die Thrombophlebitis ist eine Entzündung der oberflächlichen hautnahen Vene. Sie kann sich ebenfalls als heißer, roter, schnurartiger Strang unter der Hautoberfläche äußern, der auf Druck schmerzt. Häufig sind die Beine geschwollen. Meist steht Schweregefühl in den Beinen oder bei Entzündungen der Beinvenen Wadenschmerz im Vordergrund.

Was kann eine Venenentzündung verursachen?

Die genauen Gründe für eine Venenentzündung sind bis heute umstritten. Als gesichert gelten folgende Risikofaktoren:

• Nicht funktionierende Venenklappen: Das Blut fließt in die Venen zurück und gelangt so auch in die kleinen hautnahen Venen.

• Längeres Sitzen oder Bettlägerigkeit: Da die Muskelpumpe der Beine im Sitzen und Liegen nicht kräftig genug arbeitet, staut sich der Blutfluss in den Beinen.

• Verletzungen, Operationen, Infektionen oder Gefäßpunktionen wie Blutabnahme, Legen einer Kanüle für Infusionen: Krankheitskeime können in die Vene gelangen und dort Entzündungen hervorrufen.

Was kann eine Thrombose verursachen?

Bei einer Thrombose kann ein Blutgerinnsel (Thrombus) das Blutgefäß verschließen. Obwohl Thrombosen in allen Gefäßen auftreten können, kommen sie am häufigsten in den tiefen Bein- und Beckenvenen vor. Geschätzt werden 80000 Thrombosen im Jahr in Deutschland, genaue Angaben gibt es allerdings wegen einander widersprechender Erhebungsdaten nicht.

Frauen sind in jungen Jahren häufiger betroffen als Männer. Rund ein Drittel von ihnen bekommt innerhalb von acht Jahren eine weitere Thrombose. Dabei ist das Risiko eines erneuten Gefäßverschlusses bei Männern deutlich höher als bei Frauen.

Eine Thrombose hat ihren Ursprung meist im Bereich der kleinen Venen der Wadenmuskulatur. Ein Blutgerinnsel in einer oberflächlichen Vene wird als Venenentzündung bezeichnet und ist meist harmlos. Geht die Thrombose aber auf das tiefe Venensystem über, kann Lebensgefahr bestehen: Der Thrombus kann sich lösen, mit dem Blutstrom in die Lungenarterie wandern und diese verstopfen. Da die Lungenarterie venöses Blut zum Herzen transportiert, spricht man von einer «Lungenembolie». Diese ist immer ein Notfall.

Blutgerinnsel in Venen werden als «Thrombus» bezeichnet, Thromben in Arterien als «Embolus».

Die häufigsten Ursachen für eine Thrombose sind Blutgerinnungsstörungen, ein verlangsamter Blutfluss und Schäden der Innenwand der Venen. Die folgenden Risikofaktoren können das Entstehen einer Thrombose begünstigen:

* Bewegungsmangel
* Rauchen
* Übergewicht
* Krampfadern
* Schwangerschaft
* Einnahme der Antibabypille
* Flüssigkeitsmangel
* Fortgeschrittenes Alter und dadurch bedingte Gefäßerkrankungen
* Langes Sitzen mit eingeengter Bewegungsmöglichkeit (z. B. bei Bus- oder Flugreisen, auch «Touristenklasse-Syndrom» genannt)
* Bettlägerigkeit (z. B. nach Operationen)
* Gipsverbände
* Operationen
* Verletzungen des Beckens oder der Beine
* Krebserkrankungen, bei denen eine verstärkte Blutgerinnung auftritt
* Ererbte oder erworbene Blutgerinnungsstörungen (z. B. Leberzirrhose)

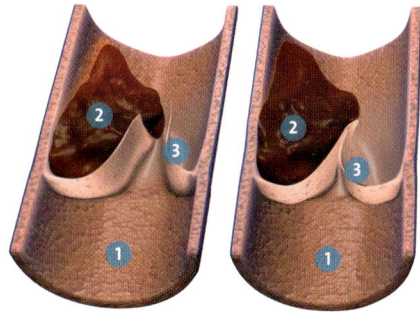

Vene.
1 - Venenwände
2 - Thrombus
3 - Venenklappen, die den Rückfluss des Blutes verhindern

Welche Symptome deuten auf eine Thrombose hin?

Schwere- und Spannungsgefühle im Bein können erste Anzeichen für eine Thrombose sein. Später kommen Schmerzen und eine Schwellung in der Wade oder im Schenkel hinzu. Die Beschwerden verstärken sich beim Stehen oder Gehen, bessern sich aber, wenn das Bein hoch gelagert wird. Die Haut ist häufig – aber nicht immer – bläulich oder rötlich verfärbt. Die entzündete Vene ist nicht sichtbar und meist nicht zu ertasten.

Wie wird eine Thrombose diagnostiziert?

Bei spontan auftretenden Schmerzen und Schwellungen der Beine sollte stets ein Arzt aufgesucht werden. Nur er kann entscheiden, ob es sich dabei um eine oberflächliche

Venenentzündung oder eine Thrombose handelt. Schwerwiegende Folgen wie eine Lungenembolie lassen sich nur durch eine sofort einsetzende Therapie vermeiden.

Zunächst wird der Arzt die Risikofaktoren abklären und eine körperliche Untersuchung durchführen. Vor allem wird er das Bein abtasten und dabei nach schmerzhaften und für eine Thrombose typischen Stellen suchen. Zusätzlich kann er mit Hilfe bildgebender Verfahren die Thrombose genau lokalisieren und ihr Ausmaß feststellen: Die Phlebographie (→ S. 64) galt lange als Standardmethode. Heute verwendet man immer häufiger eine farbkodierte Duplex-Sonographie (→ S. 63). Mit ihr können die Bein- und Beckenvenen sowie eine Thrombose genau dargestellt werden.

Wie werden Venenentzündungen oder Thrombose behandelt?

Eine Venenentzündung und Krampfadern müssen vom Hausarzt oder einem Spezialisten beurteilt werden. Zu groß ist die Gefahr einer Embolie. Wie eine Venenentzündung behandelt wird, entscheidet der Arzt. Viel Bewegung am Tag unterstützt die Behandlung. Nachts sollten die Beine hoch gelagert werden. Das lindert Schwellungen und wirkt Stauungen in den Venen entgegen.

Wichtigster Bestandteil der Behandlung von oberflächlichen Venenentzündungen sind Salben, die *Heparin* enthalten, sowie Kompressionsverbände. Sie unterstützen den Pumpmechanismus der Beinmuskeln und fördern so den Blutfluss in den Venen.

Tiefe Venenentzündungen werden meist mit blutgerinnungshemmenden Medikamenten (Antikoagulantien: z. B. *Marcumar*) oder Injektionen von *Heparin* behandelt. Auf diese Weise sollen Blutgerinnsel verhindert oder Thromben aufgelöst werden.

Eine Thrombose kann oft ambulant behandelt werden, indem der Patient angeleitet wird, sich selbst *Heparin* unter die Haut (subkutan) zu spritzen. Dieser natürlich vorkommende Wirkstoff hemmt die Blutgerinnung. Ein bis zwei Injektionen pro Tag sind meist ausreichend, um einen 24 Stunden andauernden «blutverdünnenden» Effekt zu erzielen. *Heparine* sind gut verträglich und haben nur geringe Nebenwirkungen.

Um eine erneute Thrombose zu verhindern, kommen oft über mehrere Monate – manchmal Jahre – hinweg die «blutverdünnenden» Medikamente zum Einsatz. Regelmäßige Blutkontrollen (etwa alle vier Wochen, am Anfang wöchentlich) sind notwendig, um die Patienten optimal auf diese Medikamente einzustellen.

Einiges kann man bei einer Venenentzündung selbst tun. Vorsorgend ist zu viel Bewegung und zu Wechselbädern zu raten.

In Absprache mit dem Arzt können folgende Maßnahmen helfen:
- Bäder: je nach Stadium kalte oder warme Unterschenkelbäder mit Kamille oder Eichenrinde
- Umschläge: mit Quark, Heilerde oder Honig bei oberflächlichen Entzündungen oder offenen Stellen (Ulcus cruris)
- Gegen schwere Beine, z. B. bei Krampfadern: Rosskastanien-Extrakte als entzündungshemmendes und abschwellendes Medikament

- Zur Durchblutungsförderung: Ginkgo-Präparate
- Blutegel: in Einzelfällen lokale Entstauung und Blutverdünnung durch Blutegel-Behandlung (→ S. 266)

Mit *Marcumar* leben

Es gibt blutverdünnende Medikamente wie *Marcumar*, das als Tablette eingenommen wird und z. B. nach Thrombosen, Embolien und Herzinfarkten verordnet wird. Sie werden meist für einen längeren Zeitraum vom Arzt verordnet und die Blutgerinnung zu bestimmten Zeitpunkten überprüft. Während der Einnahme müssen Verletzungen oder medizinische Eingriffe, z. B. eine Zahnextraktion (meist aber auch Spritzen), ver-mieden werden, es könnten sonst unstillbare Blutungen entstehen, die ein sofortiges ärztliches Handeln notwendig machen.

Bei Notfällen, die auch bei einer nicht kontrollierten Überdosis von *Marcumar* ent-stehen können, ist das Gefäß so lange abzudrücken oder abzubinden, bis der Notarzt gekommen oder die Notfallambulanz erreicht ist. Das Gegenmittel bei Blutungen unter *Marcumar* ist das Vitamin K. Vor allen notwendigen Operationen bei marcumarisierten Patienten ist die genaue Vorbereitung und die Dosierung vom Internisten in Absprache mit dem Chirurgen festzulegen. Ein eigenmächtiges Absetzen von *Marcumar* kann den Tod bedeuten.

Heparin richtig spritzen

Heparin-Injektionen gibt es als Fertigspritzen und als sogenannte Pens (engl. Kugel-schreiber). Pen ist die Bezeichnung für ein Injektionswerkzeug, das sehr einfach zu handhaben ist, um eine vorher bestimmte Menge eines Medikaments selbst zu spritzen. Ein Pen lässt sich gut transportieren und unauffällig anwenden. Aber auch die Hand-habung einer Fertigspritze kann jeder leicht lernen.

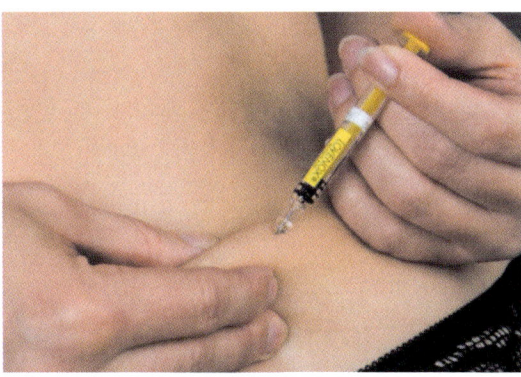

Eine Spritze setzen.

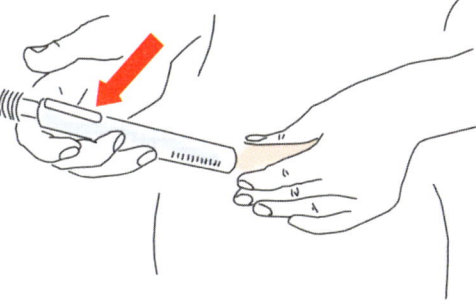

Mit dem Pen spritzen.

Die folgenden Schritte dienen als Anleitung für sicheres Spritzen. Bei Unsicherheit sollte unbedingt der Arzt um Rat gefragt werden:

TIPPS FÜR PATIENTEN MIT VENENENTZÜNDUNGEN

Etwa 1,2 Millionen Menschen in Deutschland leiden an den Folgen einer chronischen Venenentzündung mit offenen Beinen (Ulcus cruris). Neben der gezielten Vorsorge durch umfassende Hilfe für Menschen mit Krampfadern und/oder Venenentzündungen ist eine optimale Wundversorgung das A und O. Hierzu gibt es hervorragende ambulante und stationäre Versorgungsteams von Krankenschwestern und Ärzten. Wie im Einzelfall behandelt wird – ob mit Vakuumpflaster, antithrombotischen Salben oder Honig –, entscheidet der Therapeut.

- Nur Medikamente verwenden, die ein Arzt verordnet hat.
- Auf die richtige Dosierung achten.
- Die Hände sorgfältig mit Wasser und Seife waschen.
- Alle benötigten Utensilien bereitlegen.
- Die Schutzkappe von der Kanüle entfernen. Nicht die Nadel berühren!
- Mit Daumen und Zeigefinger eine Hautfalte bilden.
- Dann die Nadel in die Bauchdecke stechen, seitlich zwischen Haut und Muskulatur.
- Das Medikament mit langsamem, gleichmäßigem Druck injizieren.
- Den Kolben der Spritze dabei ganz durchdrücken, bis die Spritze leer ist.
- Einige Sekunden warten, dann die Nadel aus der Haut ziehen.
- Einen trockenen Tupfer auf die Injektionsstelle legen. Nicht stärker reiben oder massieren.
- Die Spritze mit der Kanüle in einen «spritzensicheren» Abfallbehälter wie eine leere, verschließbare PET-Flasche oder einen Spritzenbehälter aus der Apotheke werfen.
- Bei Reaktionen auf das Medikament wie Übelkeit, Erbrechen, Fieber sowie Rötungen oder Schwellung der Haut umgehend den Arzt informieren.
- Die Injektionsstelle nach jeder Injektion wechseln.

Kompressionsstrümpfe

Neben der medikamentösen Therapie wird bei einer Thrombose eine Kompressionsbehandlung durchgeführt. Durch Beinwickel bzw. Kompressionsstrümpfe oder -strumpfhosen werden die oberflächlichen Venen komprimiert, damit das tiefe Venensystem besser durchblutet wird. Gleichzeitig lindern die Kompressionsstrümpfe auch die Schwellungen. Kompressionsstrümpfe sind für Menschen mit Krampfadern bzw. die zu einer Thrombose neigen, wichtig. Besonders auch bei langem Sitzen am Schreibtisch oder bei Langstreckenflügen.

Es gibt heute zum Glück materialtechnisch und farblich wirklich ansprechende Kompressionsstrümpfe oder -strumpfhosen, die nicht mehr nur trist beige und «unanziehbar» sind oder bei denen man sich ohne Hilfe beim Anziehen die Finger abbricht. Bitte mit dem Arzt und Sanitätshauspersonal reden. Von einigen Strumpfherstellern werden spezielle Knie-Kompressionsstrümpfe angeboten, die sinnvollerweise vor Flügen angezogen werden sollten.

Kompressionsstrümpfe anziehen

Unbedingt die Angaben des Arztes beachten!

Die Strümpfe (oder die Strumpfhose) morgens beim Aufstehen anziehen, wenn die Beine noch abgeschwollen sind.

- Die Beine sollten trocken und am besten leicht gepudert sein.
- Gummihandschuhe können das Anziehen erleichtern.
- Die Strümpfe mit den Gummihandschuhen hochschieben, bis die Ferse gut sitzt. Das Aufrollen der Strümpfe ist nicht nötig.
- Muss ein Strumpf über einem Verband getragen werden, sollte zuerst ein Nylonstrumpf angezogen werden. Danach lässt sich der Strumpf leicht darüberziehen.

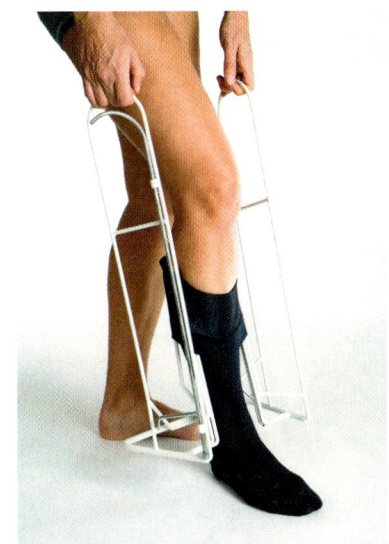

Beinwickel helfen

Mitunter sind Beinwickel Kompressionsstrümpfen überlegen, etwa bei sehr dicken oder dünnen Beinen sowie bei Unterschenkelgeschwüren. Für gewöhnlich übernehmen in solchen Fällen ausgebildete Pflegekräfte das Anlegen eines Beinwickels. Es kann allerdings auch Situationen geben, in denen der Wickel selbst angelegt werden muss. Und so wird es gemacht:

Einen Kompressionsstrumpf anziehen ist nicht ganz leicht – es gibt Hilfen.

- Mit der Wickelung direkt vor den Zehen beginnen.
- Die Binde von innen nach außen wickeln.
- Den Mittelfuß zweimal umwickeln.
- Danach eine Lage Binde über die Ferse zum Spann legen.
- Die Binde am äußeren Fußknöchel vorbei erneut über den Spann führen.
- Danach eine Lage Binde um die Fessel legen.
- Das Bein nach oben bis kurz unterhalb des Knies wickeln.
- Die Bindenenden mit Klammern oder Pflaster befestigen.
- Schmerzen oder bläuliche Zehen sind Anzeichen für einen zu fest sitzenden Verband. In diesem Fall muss der Verband gelöst und neu angelegt werden.

Unbedingt die Angaben des Arztes beachten!

Was der Facharzt rät

Wegen der Gefahr einer lebensbedrohlichen Lungenembolie ist die Vorbeugung vor einer Thrombose besonders wichtig. Das Einfachste sind regelmäßige Bewegung, eine über den Tag verteilte ausreichende Trinkmenge und bequeme Kleidung.

Patienten, die einen oder mehrere Risikofaktoren auf sich vereinen, sollten diesen entgegenwirken, soweit dies möglich ist.

REISETIPP: SCHUTZ VOR THROMBOSEN

Bei langen Bus-, Auto- oder Flugreisen, bei denen man in enger Umgebung sitzen muss, sollte die Vorbeugung gegen Thrombosen so aussehen:

- Kompressionskniestrümpfe Klasse I bis II tragen.
- Jede Stunde ein paar Minuten auf und ab gehen (Venenwalking, → S. 120).
- Die Füße regelmäßig beugen und strecken, kreisen und wippen.
- Viel Flüssigkeit trinken.

Wer bereits eine Thrombose hatte, Krampfadern hat oder sich kurz vor der Reise einer Operation unterziehen musste, gilt als Risikopatient und sollte zusätzlich *Heparin* spritzen. Eine Spritze täglich bietet wirksamen Schutz vor Blutgerinnseln.

Drei Fragen an den Arzt bei einer Venenentzündung

1. Wie lange muss ein Kompressionsstrumpf getragen werden?

Der Kompressionsstrumpf ist wichtiger Bestandteil der Behandlung und sollte unbedingt so lange getragen werden, wie der Arzt dies anordnet. Er presst die Krampfadern zusammen und verengt sie, die Venenklappen schließen besser, und Stauungen des Blutes werden beseitigt. Am besten den Kompressionsstrumpf bereits vor dem Aufstehen im Bett anlegen.

Sitzen und Stehen sind schlecht, Liegen und Laufen sind gut.

2. Was ist eine «springende Venenentzündung»?

Tritt eine Entzündung der Venen in kurzen Abständen an verschiedenen Stellen auf, spricht der Facharzt von einer «springenden Venenentzündung». Dies kann ein Symptom für eine allgemeine Erkrankung sein und sollte vom Internisten abgeklärt werden.

3. Was ist bei Kompressionsstrümpfen zu beachten?

Kompressionsstrümpfe müssen richtig sitzen. Andernfalls schaden sie mehr, als sie helfen. Das Fachpersonal im Sanitätshaus hilft gern. Handelsübliche Gummihandschuhe sowie eine spezielle Anziehhilfe (Sanitätshaus oder Apotheke) können dabei hilfreich sein.

Drei Fragen an den Arzt bei einer Thrombose

1. Muss die Antibabypille vor einer Operation abgesetzt werden?

Das Risiko, nach einer Operation an einer Thrombose zu erkranken, ist für Frauen, die mit der Pille verhüten, um das Zwei- bis Dreifache erhöht. Deshalb sollte die Pille in Absprache mit dem Arzt schon einige Wochen vor der Operation abgesetzt werden.

2. Deutet eine Schwellung der Beine immer auf eine Thrombose hin?

Es ist in jedem Fall wichtig, die Ursache der Schwellung vom Arzt abklären zu lassen. Auch Muskelverletzungen mit Blutergüssen, Gelenkentzündungen im Knie- oder

Sprunggelenk, eine oberflächliche Venenentzündung (Thrombophlebitis) oder Rotlauf (Erysipel: eine bakteriell bedingte Entzündung der Haut) können die Ursache sein.

3. Wann sollen Kompressionsstrümpfe oder -strumpfhosen angezogen werden?

Am besten werden Kompressionsstrümpfe oder -strumpfhosen schon morgens vor dem Aufstehen im Bett angezogen, weil sie Stauungen des Blutes in den unteren Beinvenen vermeiden helfen (→ S. 112).

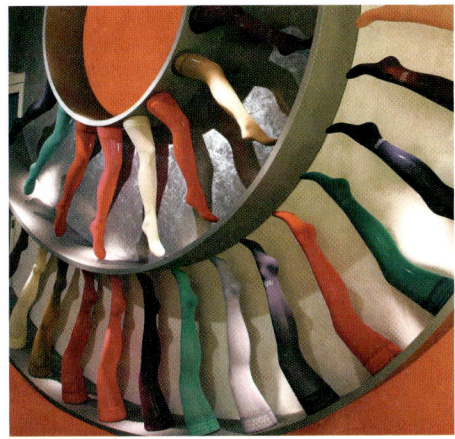

Es gibt inzwischen auch modisch ansprechende Kompressionsstrümpfe in vielen Farben.

1.8 Krampfadern

Bei Krampfadern handelt es sich um knotig erweiterte, oft geschlängelte, an der Hautoberfläche liegende Venen. Meist treten sie an den Beinen auf.

Obwohl das Risiko mit zunehmendem Alter steigt, haben auch junge Menschen häufig Krampfadern. Frauen sind öfter betroffen als Männer.

Was kann Krampfadern verursachen?

Krampfadern gehen meist auf eine Bindegewebsschwäche zurück. Sie trägt dazu bei, dass die kleinen Klappen der oberflächlichen Venen bzw. der Verbindungsgefäße zu den tieferen Venen nicht richtig schließen.

Als Folge staut sich das Blut in den Venen und drückt weitere Venenklappen auf. Der Druck in den Gefäßen steigt daraufhin immer weiter. Schließlich wird wegen des hohen Drucks Flüssigkeit aus den Gefäßen in das umliegende Gewebe gepresst. Es entstehen Ödeme (Wassereinlagerungen im Gewebe).

Langfristig führt der Rückstau des Blutes dazu, dass sich die Venenwand dauerhaft erweitert. So bilden sich die typischen, von außen sichtbaren Krampfadern.

Krampfadern werden auch «Varizen» genannt, Krampfaderbeschwerden als «Varikose» oder «Varikosis» bezeichnet.

Neben der Veranlagung begünstigt eine Reihe von Faktoren die Bildung von sogenannten primären Krampfadern, wie beispielsweise:

* Bewegungsmangel
* Übergewicht
* Überwiegend sitzende oder stehende Tätigkeit
* Zu enge, einschnürende Kleidung (z. B. zu enge Strümpfe)
* Hormonelle Umstellungen des Körpers (z. B. während einer Schwangerschaft oder der Regelblutung)
* Rauchen

Selten haben Krampfadern andere Ursachen, etwa den Verschluss der tiefen Hauptvene des Beines durch ein Blutgerinnsel (Thrombose) oder durch einen Tumor im Bauchbereich. In diesen Fällen muss das Blut auf andere Venen ausweichen, um zum Herzen zurückfließen zu können. Die Folge ist ein Umgehungskreislauf, der die oberflächlichen Venen erweitert und so ebenfalls zu Krampfadern führen kann.

Welche Symptome deuten auf Krampfadern hin?

Die ersten Anzeichen werden schon frühzeitig sichtbar, z. B. treten an den Beinen «Besenreiser» auf. Das sind kleinste erweiterte Venen, die als hellrote Gefäßbäumchen oder dunkelblaue Äderchen durch die Haut scheinen. Möglich sind auch deutlich sichtbare, geschwollene, geschlängelte Adern an den Ober- und/oder Unterschenkeln.

Hinzu kommt mit fortschreitender Erkrankung ein Schweregefühl in den Beinen, das sich schon nach kurzem Stehen oder Sitzen einstellt, nicht jedoch nach dem Gehen. Die Beine schwellen im Laufe des Tages vor allem im Knöchelbereich deutlich an. Typischerweise nehmen die Beschwerden in der warmen Jahreszeit zu. Bei manchen Frauen verstärken sie sich einige Tage vor und während der Menstruation.

Wie werden Krampfadern diagnostiziert?

Der Arzt wird zunächst fragen, ob in der Familie Krampfadern vorgekommen sind. Anschließend wird er verschiedene Tests durchführen:

Trendelenburg-Test: Der Patient liegt auf dem Rücken und streckt das betroffene Bein senkrecht nach oben. Der Arzt entleert mit leichten Streichbewegungen das Blut aus den oberflächlichen Venen. Dann legt er einen schmalen Verband um den Oberschenkel. Nachdem der Patient sich hingestellt hat, füllt sich das oberflächliche Venensystem wieder mit Blut. Der Arzt erkennt an der Zeit, die das Blut dafür braucht, ob eine Funktionsstörung der Klappen der oberflächlichen Venen vorliegt oder ob das Problem in den Verbindungsvenen zwischen oberflächlichem und tiefem System liegt.

Perthes-Test: Ein schmaler Verband wird um den Oberschenkel gelegt. Während der Patient umhergeht, beobachtet der Arzt die Füllung der oberflächlichen Venen und bekommt ggf. Hinweise auf Störungen des Blutflusses im tiefen Venensystem.

Pratt-Test: Wieder liegt der Patient mit hoch gehaltenem Bein auf dem Rücken. Das Blut wird ausgestrichen und ein elastischer Verband vom Fuß bis zur Leiste angelegt. Nach einer gewissen Zeit wird der Verband im Stehen durch einen neuen ersetzt. Dieser wird so gewickelt, dass ständig ein fünf bis zehn Zentimeter breiter Streifen Haut frei bleibt. Der Arzt kann jetzt beobachten, an welchen Stellen sich die Venen füllen. Der Test zeigt, ob eine Störung der Verbindungsvenen zwischen oberflächlichen und tiefen Venen vorliegt.

Neben den vorgenannten Funktionstests kann auch der Einsatz bildgebender Verfahren erforderlich sein. Bei der Duplexuntersuchung (→ S. 63) handelt es sich um eine Kombination aus Ultraschall- und Doppler-Untersuchung. Sie liefert Informationen über den Blutfluss in den Gefäßen. Für die Phlebographie (→ S. 64) wird ein jodhaltiges Kontrastmittel in eine Vene auf dem Fußrücken gespritzt. Dadurch können krankhafte Veränderungen der Venen auf dem Röntgenbild sichtbar gemacht werden.

Wie werden Krampfadern behandelt?

Thrombosen, Wasseransammlungen (Ödeme), Unterschenkelgeschwüre und Ekzeme können Folgen von Krampfadern sein, die deshalb konsequent behandelt werden sollten. Ein Hausarzt, Hautarzt, Internist oder Chirurg ist der richtige Ansprechpartner. Diesen Ärzten steht eine Palette von Therapieansätzen zur Verfügung:

Die im Kasten auf S. 118 genannten Ansätze können nur die Beschwerden lindern und das Fortschreiten des Krampfaderleidens verhindern. Ist das Ergebnis nicht zufriedenstellend, können Krampfadern auch entfernt oder von innen behandelt werden. Ihre Funktion wird anschließend von den verbliebenen Beinvenen übernommen.

HILFE BEI KRAMPFADERN

Selbsthilfe ist einfach: Körperliche Bewegung, häufiges Hochlagern der Beine und kalte Wadengüsse können die Beschwerden bei Krampfadern oft deutlich lindern. Sie regen den Blutfluss in den Beinvenen an und helfen, weitere Stauungen zu vermeiden.

Pflanzliche Mittel sollen die Durchblutung in den Kapillaren steigern und die Gefäß- wände stabilisieren. Es gibt sie in Kapsel- oder Tablettenform. Hilfreich wirken oft *Toxerutin*, das aus dem japanischen Schnurbaum gewonnen wird, ein Flavonoid aus rotem Weinlaub oder *Aescin* aus Rosskastanienextrakten. Erfolgreich ist die Behandlung allerdings nur, wenn die Präparate dauerhaft eingenommen werden.

Außerdem gibt es eine Reihe von Salben auf pflanzlicher Basis, die bei geschwollenen, schweren Beinen helfen sollen. Sie enthalten Wirkstoffe wie *Aescin*, *Heparin* oder *Tannin*, häufig kombiniert mit ätherischen Ölen aus Rosmarin, Latschenkiefer, Salbei oder Arnikablüten. Die Wirkungsweise diese Salben ist aber umstritten.

Bei ausgeprägten Krampfaderleiden setzt man meist auf die Kompressionstherapie (→ S. 112).

Bei der Verödung wird eine Substanz (z. B. ein Schaum) in die Krampfader gespritzt, die die Innenwände reizt. Mit einer festen Bandage wird die Vene anschließend zusammengepresst. Das Gewebe vernarbt an dieser Stelle und verschließt sich. Die so verödeten Venen baut der Körper ab. Diese Methode eignet sich bei Besenreisern und weniger schweren Krampfadern, die Behandlung wird ambulant in Lokalanästhesie durchgeführt und dauert in der Regel nicht länger als eine Stunde. Der Heilungsprozess verläuft meist innerhalb von ein bis zwei Wochen.

Auch Operationen können oft ambulant erfolgen, nur selten ist ein kurzer stationärer Aufenthalt notwendig. Die Eingriffe werden heute meist minimalinvasiv und unter örtlicher Betäubung durchgeführt. Nach einer solchen Operation sind die Patienten sofort wieder auf den Beinen. Eine Operation ist bei ausgeprägten Beschwerden ratsam,

Kuren nach Sebastian Kneipp

Die enormen Schätze der Balneotherapie (Wassertherapie) gilt es wiederzuentdecken. Ein nicht unerheblicher Anteil von Medikamenten und anderen Therapieverfahren könnte sicherlich bei konsequenter Anwendung überflüssig werden. Güsse, Abreibungen und Bäder machten Sebastian Kneipp nach einer Lungentuberkulose wieder gesund.

Auf ihn geht ein Behandlungskonzept zurück, das zwar die Wasseranwendungen in den Mittelpunkt stellt, aber auch eine gesunde Ernährung, pflanzliche Heilmittel und Bewegungslehre mit berücksichtigt. Sein Ziel war, Befindlichkeitsstörungen und Erschöpfungszustände zu heilen oder zu lindern, wenn möglich aber, diesen vorzubeugen. Hierbei sollen mit milden natürlichen Reizen die Selbstheilungsprozesse im Körper, z. B. bei Störungen des Stoffwechsels oder bei Herz-Kreislauf-Erkrankungen bzw. allgemeiner Schwäche und Schlafstörungen, angeregt werden. Alle Einzelanwendungen werden so intensiviert, dass sich der Körper langsam an die zunehmende Reizsteigerung gewöhnen kann.

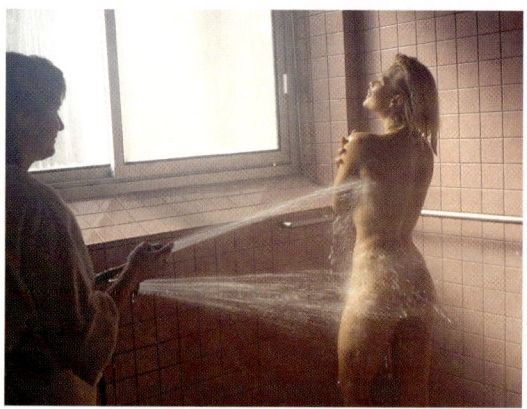

Ein Wasserguss.

Eine Kneipp-Kur steht auf 5 Säulen:

1. Wasser (Hydrotherapie)

Über 120 Anwendungen mit individuell abgestuften Kälte- und Wärmereizen stehen zur Verfügung. Die Durchblutung und der Stoffwechsel werden durch Waschungen, Wickel, Packungen, Güsse in Ganz- oder Teilkörperanwendung angeregt.

2. Bewegung (Kinesiotherapie)

Durch aktive Bewegung und Gehtraining mit Atemübungen, aber auch durch andere sportliche Aktivitäten wie Schwimmen, Radfahren oder Massage als passive Bewegungsform, wird das Herz-Kreislauf-System trainiert und die Muskulatur mit Sauerstoff versorgt und gestrafft. Die Bewegungstherapie führt zur Stimmungsaufhellung und zum Abbau von seelischen Spannungen. Es werden keine sportlichen Höchstleistungen erwartet, sondern mit der Bewegung, möglichst an frischer Luft, sollen eine langsame Leistungssteigerung und Abwehrstärkung erreicht werden.

3. Ernährung (Diätetik)

Möglichst naturbelassene Vollwertkost mit viel Gemüse, frischem Obst, Salat, Milch und Vollkornprodukten, die auch ernährungsbedingte Erkrankungen wie Übergewicht, Gicht oder Diabetes berücksichtigt. Durch eine Reduktion von Genussmitteln wird der Stoffwechsel entlastet.

4. Heilpflanzen (Phytotherapie)

Pflanzenextrakte helfen dem Körper, Stoffwechselabfälle auszuscheiden. Baldrian, Ringelblume, Kamille, Wacholder oder Weizenkleie werden sowohl innerlich als Tees, Tinkturen oder Dragees verabreicht als auch äußerlich als Zusätze bei Umschlägen, Waschungen oder Bädern genutzt.

5. Ordnungstherapie

Hilfe zur Selbsthilfe für einen geänderten Lebensstil gilt als übergeordnetes Heilprinzip. Hierbei wird auf gesunde Ernährung, ausreichende Bewegung an frischer Luft und im Tageslicht und einen ausgewogenen Wechsel von Aktivität, Ruhe und Schlaf geachtet. Insgesamt wird die psychische und emotionale Ausgeglichenheit angestrebt, die man auch aus anderen Heilansätzen, beispielsweise der ayurvedischen und chinesischen Medizin, kennt.

wenn andere Maßnahmen erfolglos bleiben oder starke Krampfadern der Stammvenen vorliegen. Es gibt verschiedene Verfahren:

- Beim **Stripping** wird die betroffene Stammvene durch kleine Einschnitte am Fußknöchel, in der Kniekehle und in der Leistenbeuge mit Hilfe einer Sonde herausgezogen. Ein Druckverband nach der Operation verhindert Blutungen.
- Bei der **Krossektomie** wird die Stammvene unter örtlicher Betäubung durch einen Schnitt an der Stelle durchtrennt, an der sie in das tiefe Venensystem übergeht. So wird das Zurückfließen des Blutes verhindert.
- Auch bei der **CHIVA-Methode** bleibt die erkrankte Vene im Körper. Das Prinzip der Methode beruht darauf, dass sich Krampfadern zurückbilden, wenn der «krankhafte» Blutfluss aufhört. Dazu werden die Krampfadern an bestimmten Stellen unterbunden. Das Blut kann nicht mehr rückwärtsfließen, die Krampfadern werden wieder so dünn, wie sie einmal waren. Der Vorteil der Methode: Anstatt die Vene vollständig zu entfernen (Stripping) oder mit Substanzen abzutöten (Verödung), werden nur die Problemstellen behandelt. Die Vene bleibt erhalten. Weil zudem nur kleine Eingriffe notwendig sind, ist ein Klinikaufenthalt meist nicht nötig. Allerdings ist bei jedem fünften Patienten zu einem späteren Zeitpunkt ein weiterer Eingriff erforderlich.
- Bei der **Radiofrequenz-Ablation** (RFA, → S. 66) wird die Krampfader bei örtlicher Betäubung mittels eines Katheters von innen erhitzt und so verschweißt.
- Die **Laser-Koagulation** funktioniert nach einem ähnlichen Prinzip wie die Radiofrequenz-Ablation. Sie ist bei Besenreisern hilfreich, kann aber auch bei größeren und tiefer liegenden Krampfadern eingesetzt werden.

Was der Facharzt rät

Bei einer familiären Veranlagung für Krampfadern sollten vorsorglich die typischen Risikofaktoren verringert werden:

- Übergewicht reduzieren.
- Regelmäßig für Bewegung sorgen, um die Durchblutung in den Beinen anzuregen.
- Beine so oft wie möglich durch Hochlagern entlasten.
- Auf ausgedehnte Sonnenbäder, Saunagänge und warme Packungen verzichten.
- Längeres Stehen und Sitzen öfter durch Bewegungspausen unterbrechen.
- Bequem weite Schuhe und Strümpfe tragen.
- Weniger rauchen.

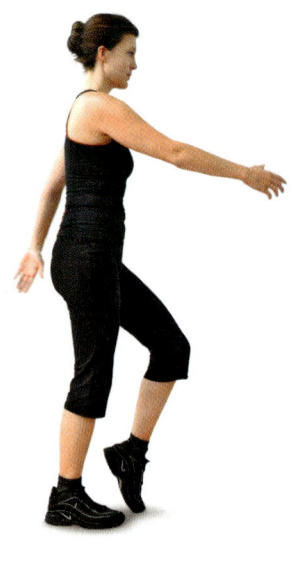

Drei Fragen an den Arzt

1. Können Krampfadern nach einer Operation erneut auftreten?

Einmal operierte Krampfadern können sich an der gleichen Stelle erneut bilden. Daher ist eine Nachuntersuchung der Beinvenen etwa drei bis sechs Monate nach der Operation ratsam. Wird der Rückfall schon früh erkannt, können die Venen oft erfolgreich verödet oder mikro-chirurgisch behandelt werden. Bei Krampfadern, die nach mehreren Jahren erneut auftreten, ist oft eine kompliziertere Operation erforderlich.

2. Was kann man selbst gegen Krampfadern tun?

Jede Form von Bewegung der Beine ist gut gegen Krampfadern. Ausgesprochen wichtig ist das beispielsweise bei langen Reisen (→ S. 114). Venen-Walking ist eine leicht erlernbare Methode zur Vorbeugung und Linderung von Krampfadern. Es stärkt die Muskulatur rund um die Venen und besteht grundsätzlich darin, sich mehrmals täglich für ein paar Sekunden auf die Zehenspitzen zu stellen und zudem bei jedem Schritt bewusst abzurollen:

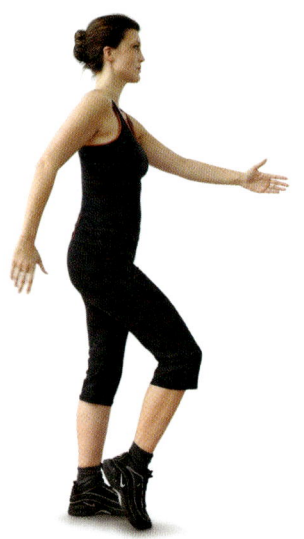

- Dafür zuerst die Ferse fest auf den Boden setzen.
- Anschließend den Fuß von der Ferse bis zu den Zehen abrollen.
- Die Schritte sollten schnell aufeinander folgen und bis in die Gesäßmuskeln spürbar sein.
- Die Arme im Körperrhythmus mitschwingen: Rechter Arm und linkes Bein gehen gleichzeitig vor und zurück.

3. Wann müssen Krampfadern behandelt werden?

Es gibt keine Regel dafür, wann Krampfadern in Ärztehände gehören. Was zählt, sind die Beschwerden. Quälen sie, kann ein Arzt helfen. Grundsätzlich gilt: Je früher eine Behandlung beginnt, desto sicherer können Komplikationen vermieden werden.

1.9 Anämie

Bei einer Anämie enthält das Blut entweder zu wenig Blutfarbstoff (Hämoglobin) oder nicht genug rote Blutkörperchen (Erythrozyten). Auffallende Blässe kann ein erstes Anzeichen für eine Anämie sein. Um die Schwere der Anämie festzustellen, orientiert sich der Arzt in erster Linie am Wert des Hämoglobins im Blut, da dieses Molekül den Sauerstoff transportiert.

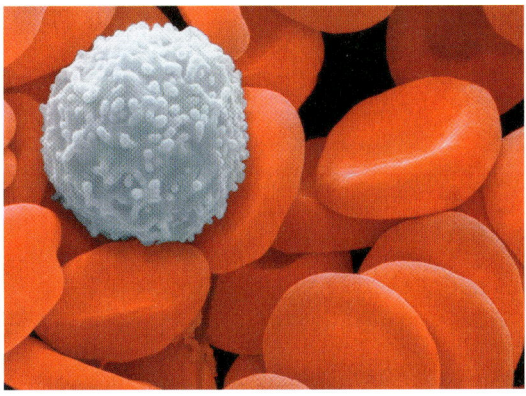

Viele Erythrozyten und ein Leukozyt (weiß).

Bei gesunden Menschen werden im Knochenmark rund zwei Millionen Erythrozyten (→ S. 58) pro Sekunde gebildet, die nach ungefähr sechs Tagen Reifung schließlich funktionsfähig sind. Die Lebensdauer eines Erythrozyten beträgt durchschnittlich vier Monate, dann wird er über die Milz abgebaut.

Die Hauptaufgabe der Erythrozyten ist es, in der Lunge Sauerstoff aufzunehmen, ihn mit dem Blutstrom in jeden Winkel des Körpers zu transportieren und auf dem Rückweg Kohlendioxid mitzunehmen, das dann über die Lunge ausgeatmet wird (→ S. 54). Dazu enthält jedes Blutkörperchen Hämoglobin. Im Hämoglobinmolekül ist das *Häm* eine eisenhaltige Substanz, die Sauerstoff binden kann. *Globin*, die zweite Komponente, ist ein Eiweiß. Ein ausgewachsener, gesunder Mensch verfügt in seinen fünf bis sechs Litern Blut über ungefähr 25 Billionen Erythrozyten mit insgesamt etwa 650 Gramm Hämoglobin.

Anämie heißt im Volksmund auch Blutarmut, früher sprach man von Bleichsucht.

Bei einer Anämie liegen meist alle Blutwerte unter dem Durchschnitt. Es gibt aber auch spezielle Formen der Anämie, bei der nur der Hämoglobinwert vermindert ist, während die roten Blutkörperchen oder der Hämatokrit normale Werte zeigen. Der Hämatokrit bezeichnet das Verhältnis des Volumens der Blutzellen zum Gesamtvolumen des Blutes.

ERYTHROZYTEN BRINGEN LEISTUNG

Das körpereigene Hormon Erythropoetin (EPO) steuert die Produktion der Erythrozyten. Es wird in der Niere gebildet. Je mehr Erythrozyten gebildet werden, umso mehr Sauerstoff kann im Blut transportiert werden – und umso leistungsfähiger wird der Organismus. Biotechnologisch hergestelltes Erythropoetin wurde durch seinen Einsatz als Dopingmittel auch als «Radfahrerdroge» bekannt.

Blutwerte	gesunder Mann	gesunde Frau
Hämatokrit	40–53%	36–48%
Erythrozyten	mind. 4,5 Mio. pro Mikroliter (mcl)	mind. 4,1 Mio. pro mcl
Hämoglobin	mind. 13,5 g pro Deziliter (dl)	mind. 12,0 g pro dl

Was kann eine Anämie verursachen?

Eine Anämie kann verschiedene Ursachen haben, darunter z. B. eine geringere Bildung von Erythrozyten aufgrund eines Mangels an Eisen, Vitamin B$_{12}$, Folsäure oder des Hormons Erythropoetin in der Niere. Möglich ist auch ein Versagen des Knochenmarks (aplastische Anämie). Dazu kann es durch Medikamente oder andere chemische Substanzen kommen, aber auch durch Allergien, Infektionen, Tumoren, eine Leukämie oder eine hohe radioaktive Strahlung.

Werden dagegen zu viele rote Blutkörperchen abgebaut, kann das folgende Ursachen haben:

- Künstliche Herzklappen
- Antikörper (z. B. durch Transfusion einer nicht blutgruppengleichen Blutkonserve)
- Vergrößerte Milz
- Infektionen
- Nierenversagen
- Giftige Substanzen
- Medikamente
- Genetisch bedingte Defekte der Erythrozyten oder Störungen in ihrem Zellstoffwechsel
- Genetisch bedingte Zellverformungen (z. B. Sichel- oder Kugelzellanämie)

Weiterhin kann eine Anämie durch einen hohen Blutverlust ausgelöst werden. Durch schwere Verletzungen, Operationen oder auch ein langsam blutendes Magengeschwür kann der Körper mehr Blut verlieren, als er gleichzeitig neu bilden kann.

Welche Symptome deuten auf eine Anämie hin?

Es gibt einige äußere Anzeichen für eine Anämie:

- Auffallende Blässe
- Müdigkeit und Konditionsschwäche
- Konzentrationsmangel
- Atemnot
- Kopfschmerzen
- Herzklopfen

Wie wird eine Anämie diagnostiziert?

Eine einfache Blutabnahme, ein sogenanntes Blutbild (→ S. 60), gibt Aufschluss über den Hämatokrit- und den Hämoglobin-Wert. Sollte der Anteil an roten Blutkörperchen oder an Hämoglobin zu gering sein, untersucht der Arzt verschiedene Bestandteile des Blutes genauer, darunter die für die Blutbildung besonders wichtigen Substanzen wie Eisen, Ferritin, Vitamin B_{12} und Folsäure.

Ein zu geringer Wert an neu gebildeten Blutkörperchen kann einen Hinweis auf eine Schädigung des Knochenmarks geben. Liegt der Wert dagegen zu hoch, könnte es sein, dass zu viele Erythrozyten abgebaut werden oder verlorengehen. Mit dem Mikroskop kann der Arzt im Blutabstrich erkennen, ob Zellverformungen vorliegen, etwa bei einer Sichelzellanämie.

> Chronische Erkrankungen, die zu einer Anämie führen können, sind z. B. Rheuma oder Schilddrüsenunterfunktion.

Wie wird eine Anämie behandelt?

Die Therapie einer Anämie besteht grundsätzlich in der Behandlung der Ursache. Erste Anlaufstellen bei Verdacht auf eine Anämie sind Hausärzte oder Internisten. In schwierigen Fällen werden Patienten auch an spezialisierte Internisten, sogenannte Hämatologen (Blutspezialisten), überwiesen.

Was der Facharzt rät

Die häufigste Ursache für eine Anämie ist Eisenmangel. Dem lässt sich entgegenwirken, indem vermehrt Nahrungsmittel gegessen werden, die reich an Eisen sind. Damit aber der Körper das Eisen überhaupt aufnehmen kann, sind auch Vitamin B_{12} und Folsäure in der Nahrung notwendig. Eine ausgewogene Ernährung ist die beste Vorsorge. Bei einer diagnostizierten «Blutarmut» wird der Arzt die Ernährungsmaßnahmen erklären.

Eisenpräparate aus der Apotheke oder dem Drogeriemarkt sollten (wie alle Nahrungsergänzungsmittel) nur nach vorheriger Absprache mit einem Arzt eingenommen werden. Besonders bei Kleinkindern besteht die Gefahr einer akuten Eisenvergiftung mit heftigem Erbrechen, starken Magenschmerzen und Durchfall. Bei hohem Flüssigkeitsverlust kann ein Schock zum Tod führen.

Eisen ist ein Vitalstoff. Es ist für die Blutbildung, den Sauerstofftransport durch das Blut sowie zur Kräftigung der Abwehr notwendig. Von den 4 bis 5 Gramm Eisen im Körper eines Menschen sind 2,5 Gramm im Hämoglobin gebunden.

Der tägliche Eisenbedarf eines gesunden Menschen beträgt ein bis fünf Milligramm. Es sollten ab dem achten Lebensjahr allerdings nach den Empfehlungen der Deutschen Gesellschaft für Ernährung zehn bis 15 Milligramm werden, da nur ein Bruchteil des Eisens vom Darm aufgenommen wird. Während einer Schwangerschaft (30 Milligramm) und in der Stillzeit (20 Milligramm) ist der Eisenbedarf erhöht. Eisenpräparate dürfen aber wegen der Gefahr der Überdosierung nicht ohne Rücksprache mit dem Arzt eingenommen werden.

> Bei Verdacht auf Eisenmangel immer den Arzt aufsuchen.

Besser wäre es ohnehin, grundsätzlich auf eine ausgewogene und damit auch «eisenhaltige» Ernährung zu achten. Eisen ist vor allem in Fleisch, Innereien, Getreide, Brot, Gemüse und Hülsenfrüchten reichlich enthalten.

EISEN IN LEBENSMITTELN

Wenn Sie Obst essen, tun Sie sich immer etwas Gutes!

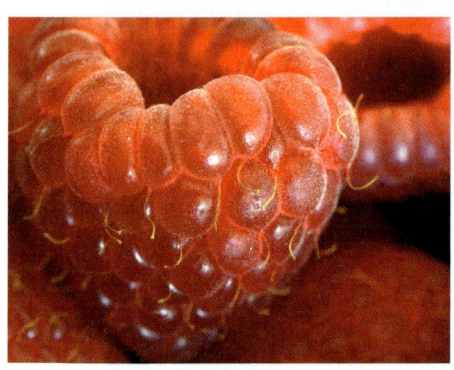

Himbeeren wirken fiebersenkend und sind durch ihren hohen Gerbsäure- und Pektingehalt hilfreich bei der Beruhigung des Magen-Darm-Traktes bei Übelkeit und Brechreiz. Sie sind reich an Provitamin A, den Vitaminen B_1, B_2 und C sowie Kalzium, Kalium, Eisen und Phosphor.

Soja ist reich an Ballaststoffen und eines der wenigen pflanzlichen Nahrungsmittel, die vollwertiges Eiweiß liefern. Es enthält acht essenzielle Aminosäuren sowie Vitalstoffe wie Kalzium, Eisen, Magnesium, Phosphor und B-Vitamine, allerdings kein Vitamin B_{12}. Vegetarier, die tierisches Eiweiß durch Soja ersetzen, sollten zusätzlich Vitamin B_{12} zu sich nehmen. Soja kann helfen, den Cholesterinspiegel zu senken und die Knochendichte aufrechtzuerhalten, was zur Verhinderung von Osteoporose beiträgt.

Um Eisen verarbeiten zu können, benötigt der Körper auch Folsäure und Vitamin B_{12}.

Eisen findet sich vergleichsweise viel in: Sojabohnen, Haferflocken, Roggen-Vollkornbrot, Spinat, Grünkern/Dinkel, Mandeln, Haselnüssen, Naturreis, Brombeeren, schwarzen Johannisbeeren, Heidelbeeren, Eiern, rotem Fleisch, Leber.

Vitamin B_{12}: Milch, Eier, Fisch, Fleisch

Folsäure: grünes Gemüse, Innereien

Rote Bete: Die rote Bete weist einen hohen Eisen-, Vitamin-B- und Folsäuregehalt auf und ist auch reich an Oxalaten, wie übrigens auch Schokolade oder Mangold.

Aus tierischer Nahrung kann der Körper Eisen besser aufnehmen als aus pflanzlicher Nahrung. Vitamin C fördert die Eisenaufnahme.

Müssen auf Verordnung des Arztes Eisenpräparate eingenommen werden, sollte dies ein bis zwei Stunden vor der Mahlzeit geschehen. Bei Nebenwirkungen wie Magen- oder Darmbeschwerden muss der Arzt benachrichtigt werden.

⍰ Drei Fragen an den Arzt

1. Welche Wirkstoffe können eine Anämie verursachen?

Bei häufiger Einnahme von bestimmten Schmerzmitteln kann es zu kleinen Geschwüren im Magen oder Darm kommen, die kaum zu einer Stuhlveränderung führen, aber dennoch einen großen Verlust an Blut bewirken. Schwarz gefärbter, klebriger Stuhl (Teerstuhl) ist ein Hinweis auf eine größere innere Blutung. Er ist ein medizinischer Notfall, der – wie auch ein Erbrechen von Blut – sofort behandelt werden muss.

2. Was kann Eisenmangel verursachen?

Neben einer einseitigen Ernährung kann auch ein schleichender Blutverlust zu Eisenmangel führen, etwa bei

- starken oder länger andauernden Regelblutungen
- Hämorrhoiden
- Blutungen in Magen oder Darm (→ S. 153)

3. Bekommen ältere Menschen eher eine Anämie?

Im Alter ist eine ausgewogene Ernährung nicht immer selbstverständlich. Das kann zu einem Mangel an Eisen, Folsäure und Vitamin B_{12} führen. Klagen ältere Menschen über Zungenbrennen oder Kribbeln in den Finger- oder Fußspitzen, kann dies auf eine Anämie hindeuten. Auch allgemeine Schwäche und eine gelbliche Hautfarbe können Hinweise auf eine Anämie sein.

2 Rund um das Verdauungssystem

Wenn es im Bauch kneift, kann es dafür viele Gründe geben. Die häufigsten Auslöser für Bauchschmerzen sind verdorbene Nahrungsmittel. Besonders in Wurst, Käse und Eierspeisen siedeln sich bei Wärme rasch Bakterien an, die sich sofort stark vermehren. Diese Keime sind zwar relativ harmlos, können aber neben heftigem Durchfall auch schmerzhafte Blähungen auslösen.

Auch kalte Getränke und Eis gehören zu den klassischen Verursachern von Bauchweh, denn eine kältegeschockte Magenschleimhaut produziert übermäßig viel Magensäure. Infolgedessen entstehen Blähungen. Diese Art von Bauchschmerzen geht bald vorüber.

Ernsthafte Erkrankungen können mit harmlos anmutenden Bauchschmerzen beginnen.

Halten die Bauchschmerzen länger an, kommen heftige, wellenförmige Krämpfe im Ober-, Mittel- oder Unterbauch dazu, bläht sich der Bauch, als würde er platzen, oder treten blutiger oder schleimiger Durchfall und Fieber auf, sollte noch am selben Tag ein Arzt aufgesucht werden.

Unter den ernsthaften Erkrankungen kann eine Gallenblasen- oder eine Blinddarmentzündung, eine Darmverdrehung, Magengeschwüre oder gar eine bisher unbemerkt verlaufene Wurmerkrankung sein. Eine schwere Magen-Darm-Infektion nach einem Tropenaufenthalt (wie z. B. Typhus), eine Bauchfellentzündung oder Wasser im Bauch im Rahmen einer Tumorerkrankung kann schwere Bauchschmerzen hervorrufen. Aber auch ein Reizmagen oder -darm, eine Verstopfung oder eine Übersäuerung des Magens macht sich zunächst oft durch Bauchschmerzen bemerkbar.

Den Körper verstehen

Es gibt drei Arten von Nährstoffen: Kohlenhydrate, Eiweiße und Fette. Zudem sind in den Lebensmitteln zahlreiche andere Stoffe enthalten, die zwar nicht zu den Nährstoffen gehören, aber dennoch lebenswichtig sind: Vitamine, Mineralien, Spurenelemente, Salze, Ballaststoffe und natürlich auch Wasser.

In Magen und Darm werden zunächst die verwertbaren Bestandteile der Nahrung von den unverwertbaren getrennt. Die lebensnotwendigen Nahrungsbestandteile werden verdaut, in den Blutkreislauf aufgenommen und schließlich dorthin transportiert, wo sie gebraucht werden. Verdauen bedeutet: die Nährstoffe mechanisch und chemisch zerkleinern. Und zwar in so kleine Bestandteile, dass der Körper sie in den Blutkreislauf aufnehmen und anschließend verwerten kann. «Mechanisch» heißt unter Einsatz von Kraft, wie es beim Kauen oder bei der Bewegung des Verdauungsbreis im Darm geschieht. «Chemisch» bedeutet unter Zusatz weiterer Stoffe wie der Enzyme, die z. B.

im Mundspeichel oder in der Magensäure enthalten sind, oder unter Beteiligung der Abermilliarden bzw. Billionen von Bakterien (Mikroorganismen), die jeden gesunden Darm bewohnen.

Nahrungsbestandteile, die der Körper nicht verwenden kann, werden wie alle anderen nicht mehr benötigten Stoffe ausgeschieden: hauptsächlich über den Darm und die Nieren, aber auch über die Haut und die Lungen. Was der Körper nutzen kann, aber nicht sofort braucht, verlässt den Körper ebenfalls wieder oder wird für Notzeiten gespeichert. Überzählige Nährstoffe werden allerdings v. a. als Fett gespeichert, das dann im Bauch und auf den Hüften landet.

Dass Menschen Nährstoffe speichern können, hat in Zehntausenden von Jahren ihr Überleben in schlechten Zeiten gesichert. Während einer Hungersnot konnte der Körper auf die Fettreserven zurückgreifen. Erfreulicherweise drohen in Europa keine solchen Notzeiten. Das weiß das «Urgehirn» aber nicht, es sorgt deshalb weiterhin in nahrungsreichen Zeiten vor und lagert Energie in Form von Nährstoffen, sprich Fett, ein. Aus diesem Grund ist es sinnvoll, die Nährstoffzufuhr auf die Menge zu begrenzen, die der Körper tatsächlich benötigt.

Kohlenhydrate und Fette liefern dem Körper v. a. jene Energie, die er für den Betriebsstoffwechsel benötigt – etwa so wie der Motor in einem Auto Benzin zum Fahren braucht. Eiweiße und zum Teil Fette sind dagegen die Grundlage für den Baustoffwechsel, also für das Wachstum und die Zellerneuerung.

Kohlenhydrate bestehen chemisch gesehen aus Kohlenstoff, Wasser und Sauerstoff. Sie können grundsätzlich in Stärke, Zucker und Zellulose unterteilt werden. Zellulose kommt v. a. in unverdaulichen Pflanzenfasern vor und wird auch als Ballaststoff bezeichnet.

Stärke und Zucker stecken v. a. in Brot, Kartoffeln, Nudeln und Gemüse, aber auch in Süßigkeiten und Alkohol. Aufnehmen kann der Körper allerdings nur die sogenannten Einfachzucker. Dazu zählen Traubenzucker (*Glukose*), *Fruktose* (Fruchtzucker) und *Galaktose* (in Kuhmilch und Muttermilch). Mehrere Einfachzucker zusammen bilden die Zweifachzucker und Mehrfachzucker. Zu den Zweifachzuckern zählen Milchzucker (*Laktose*), Rohrzucker (auch: Rübenzucker oder *Saccharose*) und Malzzucker (*Maltose*). Sie unterscheiden sich durch ihre Zusammensetzung aus den verschiedenen Einfachzuckern. Stärke ist vom Prinzip her ein Mehrfachzucker.

Mit der Nahrung werden meist Mehrfachzucker aufgenommen. Sie werden durch den Mundspeichel in Zweifachzucker und dann im Dünndarm in Einfachzucker aufgespalten. So können sie in den Blutkreislauf aufgenommen werden. Aus den Einfachzuckern können die verschiedenen Körperzellen dann nach Bedarf andere Zuckerarten herstellen. Die Kohlenhydrate befinden sich im Körper deshalb in einem ständigen Auf- und Abbau.

Honig enthält auch viel Zucker. Aber er weist immerhin eine Reihe von wichtigen Mikronährstoffen auf.

Energiebedarf (in kcal pro Tag)						
	bei ausschließlich sitzender Tätigkeit		bei vorwiegend sitzender Tätigkeit		bei überwiegend gehender oder stehender Tätigkeit	
Kalorienbedarf/Tag	Männer	Frauen	Männer	Frauen	Männer	Frauen
15 – 18 Jahre	2500	2000	2900	2300	3300	2600
19 – 24 Jahre	2500	1900	2900	2200	3300	2500
25 – 50 Jahre	2400	1900	2800	2100	3100	2400
51 – 64 Jahre	2200	1800	2500	2000	2800	2300
ab 65 Jahre	2000	1600	2300	1800	2500	2100

Durchschnittswerte nach der Deutschen Gesellschaft für Ernährung (DGE)

Der tägliche Kalorienbedarf hängt von Geschlecht, Lebensalter und Tätigkeit ab.

Auch die Fette in der Nahrung braucht der Körper u. a. als Energieträger. Sie sind aus den Bausteinen Glycerin und Fettsäuren zusammengesetzt. Zu einem geringen Prozentsatz enthalten sie auch fettlösliche Vitamine (A, D, E, F) sowie weitere Bestandteile, darunter Cholesterin. Ohne Fett könnten fettlösliche Vitamine nicht aus dem Darm aufgenommen werden. Das ist einer der Gründe, warum fettfreie Radikaldiäten ungesund sind.

Chemisch betrachtet bestehen Fette aus den Molekülen Kohlenstoff, Sauerstoff und Wasserstoff. Sie unterscheiden sich u. a. durch die Anzahl der Moleküle und durch die Art und Weise, wie diese miteinander verbunden sind.

In vielen Fettsäuren sind so viele Wasserstoffatome enthalten, wie es nach den Gesetzen der Chemie möglich ist. Man nennt sie deshalb gesättigte Fettsäuren. Enthalten sie weniger Wasserstoffatome als möglich, spricht man von ungesättigten Fettsäuren. Letztere sind ein wichtiger Baustoff für Zellwände und Nerven.

Fett sollte etwa 30% der Energieaufnahme ausmachen. Nicht immer jedoch sind Fette in der Nahrung sichtbar, so wie die Butter auf dem Brot oder das Öl im Salat. «Versteckte Fette» findet man v. a. in Wurst, Käse, Fleisch, aber auch in Keksen, Süßigkeiten oder – in rauen Mengen – in Chips.

Gesättigte Fettsäuren, die v. a. in tierischen Fetten vorkommen, kann der Körper selbst bilden, ungesättigte Fettsäuren nicht. Mehrfach ungesättigte Fettsäuren sind sogar lebensnotwendig – sie heißen darum essenzielle Fettsäuren. Es ist deshalb sehr wichtig, mit der Nahrung ungesättigte Fettsäuren aufzunehmen. Sie sind v. a. in pflanzlichen Fetten und Ölen enthalten, in Nüssen und Oliven, aber auch in Fisch.

Neueren Studien zufolge schaden v. a. die sogenannten Transfette, die entstehen, wenn pflanzliches Öl für die längere Haltbarkeit behandelt (hydrogeniert) wird. Sie können die LDL-Cholesterinwerte erhöhen (→ S. 61), werden mit Erkrankungen der Herzkranzgefäße in Verbindung gebracht und können das Diabetesrisiko erhöhen. Transfette sind vorwiegend in Tiefkühlkost, Margarine, Backwaren und Snacks enthalten.

Eiweiße werden auch als Proteine bezeichnet. Das Wort kommt vom griechischen *proton* und meint das Erste, das Wichtigste. Dieser Wortursprung ergibt Sinn, da die kleinsten Bausteine des Eiweißes, die Aminosäuren, der Baustoff für alle Zellen sind. Eiweiße bestehen aus Ketten von Aminosäuren. Sie unterscheiden sich durch die Art, die Anzahl und die Reihenfolge der verschiedenen Aminosäuren in den Ketten. Eiweiße sind v. a. in Fleisch, Milchprodukten, Eiern, Fisch und auch Hülsenfrüchten enthalten. Das Eiweiß aus der Nahrung wird vom Organismus in seine einzelnen Aminosäuren zerlegt und anschließend nach Bedarf zu verschiedenen anderen körpereigenen Eiweißen wieder zusammengesetzt. Dabei verwendet der Körper insgesamt 22 Aminosäuren, von denen er zwölf selbst herstellen kann. Weitere acht Aminosäuren sind essenziell (für Säuglinge zehn). Das heißt, der Körper kann sie nicht selbst herstellen. Sie müssen mit der Nahrung aufgenommen werden.

Zum Thema Übergewicht

Nur wenn die durch die Nahrung aufgenommene Energiemenge ungefähr der verbrauchten entspricht, bleibt das Köpergewicht konstant. Nimmt man zu viel auf, setzt sich Fett auf den Hüften – und nicht nur da – ab. Wird während einer Diät die zugeführte Energiemenge reduziert, sinkt das Gewicht.
Die Techniker Krankenkasse fasst die aktuelle Situation so zusammen:

Wie dick sind die Deutschen?

Laut Nationaler Verzehrstudie II des Bundesministeriums für Ernährung, Landwirtschaft und Verbraucherschutz vom Januar 2008 sind 66% der Männer und 51% der Frauen zwischen 18 und 80 Jahren übergewichtig (Body-Mass-Index [BMI] > 25). Jeder fünfte Bundesbürger ist sogar fettleibig, das heißt extrem übergewichtig (BMI > 30); bei den über 60-Jährigen sind es mehr als 30%.

Leben dünne Menschen länger?

Laut Statistischem Bundesamt beträgt die durchschnittliche Lebenserwartung in Deutschland für einen neugeborenen Jungen 76,2 Jahre und für ein Mädchen 81,8 Jahre. Die Frage, ob dünne Menschen länger leben, kann die Wissenschaft derzeit nicht genau beantworten. Einige Studien zeigten, dass bereits ein leicht erhöhter BMI gefährlich für die Gesundheit ist. Andere Studien kamen zu dem Ergebnis, dass ein BMI von mehr als 30 das Leben sogar verlängern kann. Dünn bedeutet eben nicht automatisch auch gesund. Denn entscheidend für den Gesundheitsstatus des Menschen ist nicht nur das Körpergewicht, sondern auch die Lebensweise und das Lebensgefühl. Die Frankfurter Berufsschulstudie des Frankfurter Institutes für Stoffwechselforschung zeigt, dass dünne Menschen nicht automatisch gegen Erkrankungen gefeit sind. Die verminderte Ansprache der Körperzellen auf das Hormon Insulin (Insulinresistenz) – ein «Vorbote» für Typ-2-Diabetes (→ Kap. 8.3) – betrifft danach nicht nur übergewichtige Jugendliche, sondern v. a. schlanke, bewegungsarme Raucherinnen. Für ein langes Leben ist u. a. ausreichende Bewegung unerlässlich.

Welche Folgen kann Übergewicht haben?

Übergewicht gilt als Risikofaktor für Diabetes mellitus Typ 2, Herz-Kreislauf-Erkrankungen und einige Krebserkrankungen. Aber auch viele Bandscheibenschäden und Arthrosen werden durch Übergewicht verstärkt oder sogar ausgelöst. Mindestens einer von 13 Todesfällen in der Europäischen Union wird inzwischen mit Übergewicht oder extremem Übergewicht (Adipositas) in Verbindung gebracht. Die Therapie der Folgeerkrankungen von Übergewicht verursacht jährlich Kosten in Milliardenhöhe und belastet damit massiv das Gesundheitswesen. Viele Betroffene leiden zudem sehr unter ihrem Übergewicht, was zu erheblichen psychosozialen Problemen (Depressionen, Isolierung) führen kann. Im folgenden Kapitel wird der Zusammenhang zwischen verschiedenen Erkrankungen und der Ernährung ausführlich erläutert.

Informationen zum Thema Ernährung gibt es im Internet unter www.dge.de

Fett oder Kohlenhydrate als Dickmacher?

Saisonweise werden unterschiedliche Ernährungskonzepte propagiert – mal sind die Kohlenhydrate schuld am Dicksein, dann wieder die Fette. Fest steht: Wer überflüssige Pfunde abnehmen möchte, muss seine Energieaufnahme verringern oder den Energieverbrauch erhöhen. Darin sind sich alle Experten einig.

Laut der Deutschen Gesellschaft für Ernährung (DGE) ermöglichen auch kohlenhydratarme Kostformen wie z. B. die Atkins-Diät eine Gewichtsreduktion. Diese führen zwar zu einer raschen Gewichtsabnahme und anfänglich guter Motivation. Bereits nach zwölf Monaten unterscheidet sich der Gewichtsverlauf jedoch nicht mehr von dem einer ausgewogenen, energiereduzierten Mischkost. Da zudem die Lebensmittelauswahl begrenzt ist und Langzeitdaten zu dieser Ernährungsform fehlen, ist dieses Konzept nicht für eine langfristige Gewichtsabnahme geeignet.

Diäten bringen oft mehr Schaden als Nutzen.

Neue Studienergebnisse der Universität Boston zeigen, dass es beim Abnehmen nicht entscheidend ist, ob man weniger Kohlenhydrate oder Fette isst. Testpersonen ernährten sich über ein Jahr lang mit einer kohlenhydratarmen oder fettarmen Diät. Das Ergebnis: Gewicht, Körperzusammensetzung, Blutwerte und Durchhaltevermögen waren nach einem Jahr in beiden Gruppen gleich.

Dick durch Getränke?

Wissenschaftliche Studienergebnisse deuten immer stärker darauf hin, dass der häufige Konsum zuckergesüßter Getränke mit einer Gewichtszunahme verbunden ist. Der

Grund: Flüssiger Zucker sättigt nicht so gut wie Zucker in fester Form. Auf Dauer kann dies zu Übergewicht und bei entsprechenden Erbanlagen (immerhin bei einem knappen Drittel der Bevölkerung) auch zu Diabetes führen. Ob zuckerhaltige Getränke auch das Diabetesrisiko erhöhen, ohne zuvor Übergewicht auszulösen, wird derzeit noch untersucht. Erste Anhaltspunkte sprechen dafür. Die Lösung lautet: weniger gesüßte Getränke – bei Kindern ebenso wie bei Erwachsenen.

VERBREITETE ERNÄHRUNGSMYTHEN

Immer wieder geistern neue Ernährungsmärchen durch die Medien und werden als Geheimtipps für ewige Schlankheit, Schönheit und Jugend verkauft. Hier eine Übersicht:

Beim Fasten nimmt man am schnellsten ab.
Falsch: Beim Fasten baut der Körper nicht nur Fett, sondern auch Muskeln ab. Kurzfristig kann man zwar an Gewicht abnehmen, die Gefahr für den Jojo-Effekt steigt aber, wenn wieder «normal» gegessen wird. Richtig durchgeführtes (Heil-)Fasten kann allerdings eine anschließende Ernährungsumstellung erleichtern.

Warme Mahlzeiten machen dick.
Falsch: Entscheidend für das Abnehmen ist der Energiegehalt der Lebensmittel. Am besten eignen sich solche, die satt machen und gleichzeitig wenig Energie liefern. Ob die Mahlzeit warm oder kalt ist, spielt dabei keine Rolle.

«Light» macht dünn.
Falsch: Der Begriff «light» ist nicht geschützt, er kann weniger Energie, aber auch weniger Koffein (im Kaffee) oder weniger Kohlensäure (im Mineralwasser) bedeuten. Wer jedoch Vollfettprodukte durch fettärmere ersetzt, kann dadurch Energie einsparen – vorausgesetzt, man isst nicht die doppelte Menge.

Wenn man das Abendessen weglässt, nimmt man schneller ab.
Falsch: Das sogenannte Dinner-Cancelling wirkt angeblich Wunder gegen Übergewicht. Entscheidend ist jedoch die Energiebilanz über den Tag. Zu welcher Tageszeit gegessen wird, spielt dabei keine Rolle.

Ohne Frühstück nimmt man schneller ab.
Falsch: Das Frühstück ist die erste Mahlzeit des Tages und liefert Energie. Für volle Leistungsfähigkeit braucht der Körper Nährstoffe, sonst drohen Mattigkeit und Heißhungerattacken. Das Frühstück kann etwa 25% des täglichen Energiebedarfs liefern. Wer früh am Morgen keinen Appetit hat, kann ein Glas Milch trinken oder eine Banane essen und dafür später ein zweites Frühstück einplanen. Wer ganz auf das Frühstück verzichtet, holt sich die fehlende Energie oft bei Heißhungerattacken zurück – und dann meist mehr als nötig.

DAS RICHTIGE GEWICHT – WAS IST DAS?

Für die Einschätzung des Körpergewichts von Erwachsenen wird der Body-Mass-Index, kurz BMI, verwendet. Er berechnet sich aus dem Verhältnis des Körpergewichts in Kilogramm zur Körpergröße in Metern zum Quadrat.

$$BMI = \frac{\text{Körpergewicht in kg}}{(\text{Körpergröße in m})^2}$$

Auswertung:

BMI < 18,5	= Untergewicht
BMI 18,5–24,9	= Normalgewicht
BMI 25–30	= Übergewicht
BMI > 30	= extremes Übergewicht (Adipositas)

Alter	Empfohlener BMI
19–24	19–24
25–34	20–25
35–44	21–26
45–54	22–27
55–65	23–28
> 65	24–29

Ein Beispiel: Ein Mann mit einem Körpergewicht von 80 kg hat bei einer Körpergröße von 1,85 m einen BMI von 23,37 und ist damit normalgewichtig.

Da der BMI nicht zwischen Muskel- und Fettmasse unterscheidet, ist das Ergebnis nicht immer aussagekräftig. Wer viel Sport treibt und damit auch viel «schwere» Muskelmasse besitzt, kann fälschlicherweise als übergewichtig angesehen werden.

«Apfel»- oder «Birnentyp»?

Wissenschaftliche Untersuchungen zeigen, dass neben dem BMI v.a. der Bauchumfang entscheidend ist, wenn man eine Gesundheitsgefährdung durch Übergewicht einschätzen will. Danach sollte der Bauchumfang bei Frauen nicht über 88 cm, bei Männern nicht über 102 cm liegen. Warum ist das so? Das Bauchfett ist besonders gefährlich und kann das Risiko für Herz-Kreislauf-Erkrankungen und einige Krebserkrankungen erhöhen. Männer sind von der Fettverteilung «Typ Apfel» (dünne Beine, dicker Bauch) häufiger betroffen als Frauen. Diese entsprechen mit ihrem Körperbau häufiger dem ungefährlicheren «Birnentyp» und haben überschüssiges Fett auch an den Oberschenkeln angesammelt («Reithosenspeck»). Um festzustellen, zu welchem Typ man gehört, wird der Taillenumfang (Bauchumfang) durch den Hüftumfang geteilt. Ein Wert unter 0,8 spricht für eine Birnenform, ein Wert über 1,0 spricht eher für die Apfelform.

© Techniker Krankenkasse

Wiederholte Diäten senken das Körpergewicht nicht, sie steigern es langfristig eher. Zum einen liegt das an der biologischen Programmierung des Körpers, nach Notzeiten (Diäten) schnell alle Depots wieder aufzufüllen – für die nächste Hungerphase. Dieser Teufelskreis ist als Jojo-Effekt bekannt. Zum anderen baut der Körper während einer Diät Muskelmasse ab. An die Fettreserven heranzukommen, erfordert ein ausgeklügeltes sportliches Trainingsprogramm. Man muss sozusagen die biologische Programmierung des Körpers überwinden, der versucht, jedes Gramm Gewicht für Notzeiten zu verteidigen. Sinkt die Muskelmasse, senkt sich der Grundumsatz, man verbraucht also weniger Energie. Isst man dann wieder normal mit gesenktem Grundumsatz, setzt man nur umso schneller wieder an. Ein weiterer Faktor im Teufelskreis.

Zu häufige Diäten setzen das natürliche Körpergefühl außer Kraft. Eigentlich sagt das natürliche Sättigungsgefühl, wann der Mensch Hunger hat, wann er trinken muss und wann es genug ist. Der sogenannten Setpoint-Theorie zufolge gibt es für jeden Körper eine Art Idealgewicht, das er halten würde, wenn man gut auf seine natürlichen Zeichen achten würde.

Informationen zum Thema Ernährung unter www.5amtag.de

Zu viele Pfunde auf der Waage sind nicht nur eine Frage des Aussehens – deutliches Übergewicht führt zu gesundheitlichen Risiken. Aber woher weiß man, ob man zu dick oder zu dünn ist?

Die Gesundheitskampagne «5 am Tag» empfiehlt, über den Tag verteilt fünf Portionen Obst und Gemüse zu verzehren. Die Techniker Krankenkasse hat dafür sehr anschaulich konkrete Ernährungsempfehlungen zusammengestellt:
So kann man fünf Portionen Obst und Gemüse über den Tag verteilen:

Frühstück:	1 Glas frisch gepresster Orangensaft, Vollkornbrötchen mit Marmelade oder 1 Käsebrot mit Gewürzgurke
Zwischenmahlzeit:	1 Naturjoghurt mit frischen Erdbeeren
Mittagessen:	Hähnchenbrustfilet mit Kartoffeln, Erbsen und Karottensalat
Nachmittags:	1 Stück Obst
Abends:	Rührei mit Pilzen und Tomaten, Brot

Vollkornprodukte sind empfehlenswerter als verarbeitete Nahrungsmittel. Der Zucker in Vollkornprodukten ist meist in Stärke gebunden und geht nicht sofort ins Blut über, sondern wird erst nach und nach aufgespalten. Dadurch wird der Blutzuckerspiegel konstant gehalten, und der Körper muss wenig Insulin ausschütten. Vollkornprodukte machen dadurch länger satt. Sie enthalten mehr Vitamine und Mineralstoffe als Weißmehlprodukte, die viele «leere Kalorien», sprich viel Energie und wenig Nährstoffe, liefern. Eine hohe Ballaststoffaufnahme fördert zudem eine gute Verdauung und

Bei Übergewicht hilft nur eines: sich vernünftig und ausgewogen ernähren!

kann vor Darmkrebs schützen. Die Deutsche Gesellschaft für Ernährung (DGE) empfiehlt, täglich mindestens 30 Gramm Ballaststoffe zu essen.

Beim Einkauf von Mehl sollte deshalb auf den sogenannten Ausmahlungsgrad (Type) geachtet werden. Je höher dieser ist, desto wertvoller ist das Mehl, da dann mehr Randschichten des Kornes enthalten sind. Ein Mehl der Type 1700 oder 1050 enthält mehr Eiweiß, Vitamine, Mineralstoffe und Ballaststoffe als ein Auszugsmehl (Type 405). So können 30 Gramm Ballaststoffe am Tag aufgenommen werden (Beispiel):

Morgens:	Müsli aus 50 Gramm Haferflocken und 1 Apfel, 2 Scheiben Vollkornbrot
Mittags:	100 Gramm Blumenkohl, 100 Gramm Brokkoli, 200 Gramm Kartoffeln
Nachmittags:	1 große Birne
Abends:	1 kleines Vollkornbrötchen

Fleisch und Wurst liefern wertvolles Eiweiß, Eisen für die Blutbildung, Zink für die Immunabwehr und viele B-Vitamine. Da aber Wurstwaren oft auch viele versteckte Fette enthalten, ist es sinnvoll, fettarme Wurstwaren zu wählen: Schinken, Putenbrustfilet und Bratenaufschnitt enthalten weniger Fett als Leberwurst, Salami und Gehacktes. Nicht mehr als zwei- bis dreimal Fleisch und Wurstwaren pro Woche sind ideal.

Eier enthalten viele Vitamine und Eisen, aber auch viel Cholesterin. Pro Woche sollten daher nicht mehr als zwei Eier gegessen werden, je nachdem, wie der Speiseplan sonst aussieht. Denn viele Produkte wie Kuchen und manche Fertigprodukte werden unter Verwendung von Eiern hergestellt.

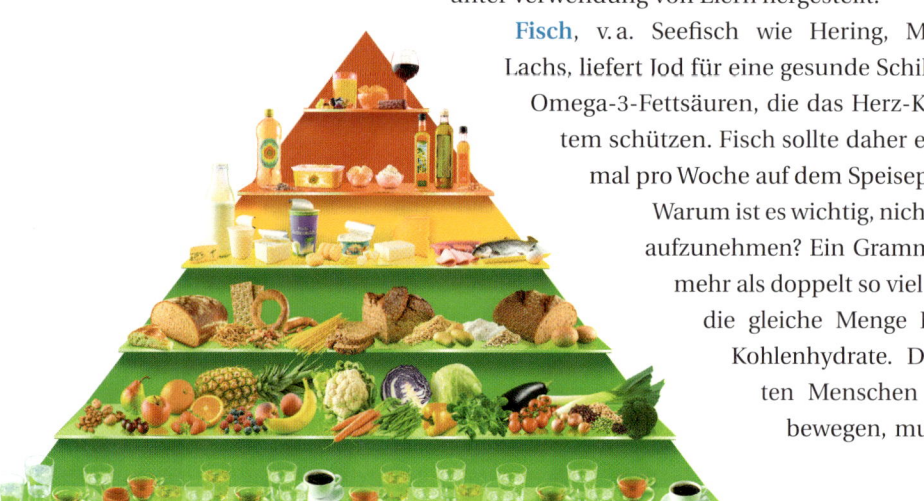

Fisch, v.a. Seefisch wie Hering, Makrele und Lachs, liefert Iod für eine gesunde Schilddrüse und Omega-3-Fettsäuren, die das Herz-Kreislauf-System schützen. Fisch sollte daher ein- bis zweimal pro Woche auf dem Speiseplan stehen.

Warum ist es wichtig, nicht zu viel **Fett** aufzunehmen? Ein Gramm Fett liefert mehr als doppelt so viel Energie wie die gleiche Menge Eiweiß oder Kohlenhydrate. Da die meisten Menschen sich wenig bewegen, muss die Ener-

FETTSPAR-TIPPS

• Bei Wurst und Käse die fettarmen Produkte wählen.
• Fettarme Milch (1,5% Fett) statt Vollmilch (3,5%) trinken.
• Croissants enthalten viel Fett, lieber Brötchen oder Milchbrötchen nehmen.
• Pell- oder Salzkartoffeln essen statt Pommes frites (auch um Transfette zu meiden).

Ob man Butter oder Margarine bevorzugt, ist Geschmackssache. Butter ist «naturbelassen», enthält jedoch viele gesättigte Fettsäuren. Eine «gute» Margarine erkennt man bei einem Blick auf die Verpackung an dem hohen Anteil mehrfach ungesättigter Fettsäuren. Die Margarine sollte zudem möglichst keine gehärteten Fette enthalten. Als Brotaufstrich eignet sich Halbfettmargarine, hier liegt der Fettgehalt bei 40%.

giemenge der Lebenssituation angepasst werden. Wer auf seinen Fettverbrauch achtet, kann Übergewicht vorbeugen. Oder anders gesagt: Um ein Kilogramm Fett wieder loszuwerden, muss man ungefähr doppelt so viel Sport treiben wie für ein Kilogramm Kohlenhydrate.

Entscheidend ist auch die richtige Zusammensetzung des Fettes. Als **Faustregel** gilt: Pflanzliche Fette haben mehr ungesättigte (und damit gesündere) Fettsäuren als tierische Fette. Also lieber an Butter und Schmalz sparen und dafür Raps-, Soja- und Olivenöl verwenden.

Oft wird unterschätzt, wo sich Fette «verstecken». Häufig liefern Wurstwaren, Käse und Gebäck hohe Mengen an Fett, die auf den ersten Blick gar nicht ersichtlich sind.

Die Nahrungspyramide gibt eine Übersicht, welche Nahrungsmittel in welchen Mengen empfehlenswert sind.

Während der **Verdauung** zerlegt der Körper die Nahrungsbestandteile, nimmt sie in den Blutkreislauf auf und verwertet sie. Dieser **Stoffwechsel** geht nicht schnell vonstatten, sondern erfolgt in mehreren Schritten und an verschiedenen Stellen des Verdauungstraktes. Er beginnt mit dem Mund und endet mit dem Enddarm.

Im Mund wird die Nahrung zerkleinert, eingespeichelt, aufgeweicht und ihr Geschmack ermittelt. Mit der **Zunge** schmecken wir die Nahrung und bewegen sie. Weil die Nahrung meist in eher grober Form aufgenommen wird, stellt der Körper gleich mehrere Werkzeuge für ihre Zerkleinerung bereit: Die **Zähne** zerreißen, zermahlen und zerdrücken die Lebensmittel mechanisch, also durch Krafteinwirkung. Im Speichel sind Enzyme enthalten, die noch im Mund die Kohlenhydrate grob zerlegen.

Im **Rachen**, volkstümlich «Schlund» genannt, verschwindet die zerteilte und eingespeichelte Nahrung. Von hier wird sie durch Schluckbewegung der Rachenmuskulatur in die Speiseröhre gepresst. Die **Speiseröhre** ist ungefähr 25 Zentimeter lang und hat einen Durchmesser von etwa einem Zentimeter. Sie transportiert die Speisen durch rhythmische Muskelbewegungen, die man als Peristaltik bezeichnet, vom Rachen in den Magen. Diese Bewegungen sind vegetativ, das heißt: Sie werden nicht bewusst gesteuert (Nerven, → Kap. 6).

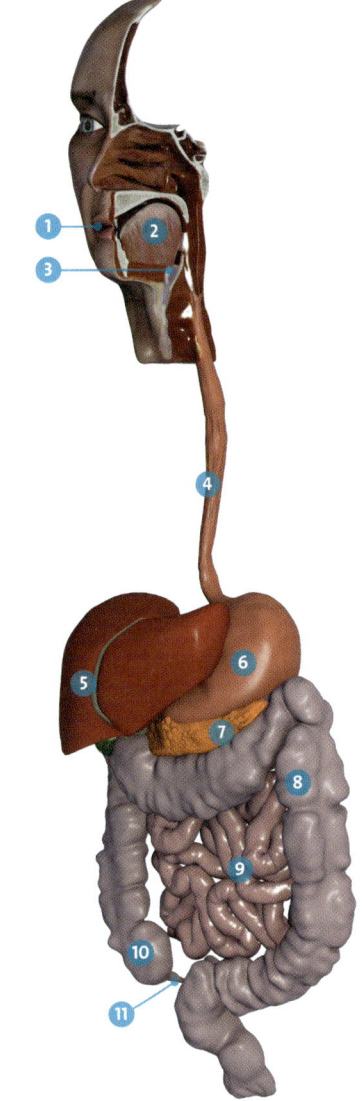

Der Verdauungsapparat.

1 - Zähne
2 - Zunge
3 - Speicheldrüse
4 - Speiseröhre
5 - Leber
6 - Magen
7 - Bauchspeicheldrüse
8 - Dickdarm
9 - Dünndarm
10 - Blinddarm
11 - Wurmfortsatz

Der **Magen** ist eine Erweiterung des Verdauungskanals. Er liegt unter dem Zwerchfell. Sein Eingang wird von einem Muskelring abgeschlossen, dem Magenmund. Am Ausgang zum Darm befindet sich ein weiterer Muskelring, **Pförtner** genannt. Die Magenwand besteht außen aus einem Bauchfellüberzug und in der mittleren Schicht aus glatten Muskelfasern; innen ist sie mit Schleimhaut ausgekleidet. Weil die Wände des Magens muskulös sind, können sie nachgeben. Der Magen ist leer etwa faustgroß. Er kann prall gefüllt eineinhalb bis zwei Liter aufnehmen.

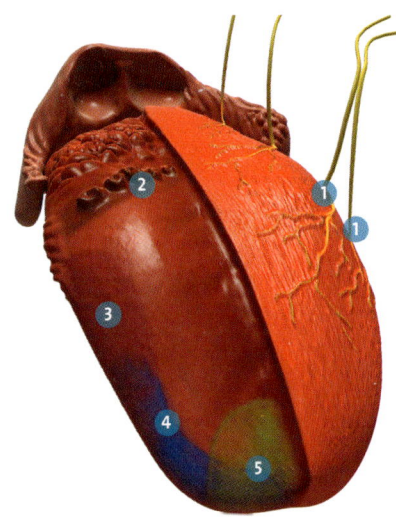

Das **Bauchfell** ist eine dünne Haut, die die Bauchwand und viele Organe umkleidet. Es hält die inneren Organe an ihrem Platz und umschließt den größten Teil des Verdauungstraktes. Außerhalb liegen die Bauchspeicheldrüse, Nieren, Harnleiter, Aorta und Hohlvene. Das gesamte Bauchfell ist von kleinsten Gefäßen (Kapillaren, → S. 55) des Blutkreislaufs und des Lymphsystems durchsetzt. Letztere leiten Flüssigkeit aus der Bauchhöhle ab.

Im Magen wird die im Mund vorverdaute Nahrung weiter zerlegt. Dazu sitzen in der **Magenschleimhaut** Drüsen. Sie geben zum einen Schleim ab, der die Schleimhaut schützt. Das ist wichtig, weil die Drüsen zum anderen auch den Magensaft produzieren, der äußerst aggressiv ist.

Die Geschmackslandkarte der Zunge.

1 - Nerven
2 - Bitter
3 - Sauer
4 - Salzig
5 - Süß

Der Magensaft ist eine wässrige Lösung, die u. a. etwa 0,5-prozentige Salzsäure enthält. Darum spricht man auch von **Magensäure.** Die Magenschleimhaut kann durch die Einnahme von Medikamenten sowie Alkohol- oder Drogenmissbrauch geschädigt werden. Ist sie aus irgendeinem Grund verletzt, können Magengeschwüre (→ Kap. 2.2) entstehen.

Dass der Magensaft derart aggressiv ist, hat einen guten Grund. Mit der Nahrung gelangen auch unerwünschte Bakterien in den Körper. Die Salzsäure verhindert die Vermehrung dieser Bakterien und tötet sie ab. Zudem enthält sie weitere Stoffe, u. a. Enzyme. Nach und nach durchsetzt der Magensaft die eingelagerte Nahrung. Einige Enzyme spalten die langen Eiweißketten in kürzere, und andere beginnen bereits, die Fette aufzuspalten. Die Salzsäure unterstützt die Enzyme dabei.

Die Verdauung einer größeren Mahlzeit dauert im Magen etwa zwei bis drei Stunden. War viel Fleisch und Fett dabei, kann er auch einmal doppelt so lange benötigen. Man kann einige ungefähre Angaben zur Verweildauer der Nahrung im Magen machen:

- Kuhmilch, Reis: 1 Stunde
- gekochtes Gemüse, weiche Eier: 2 Stunden
- gegarter Fisch, mageres Fleisch, gegrilltes Huhn: 3 Stunden
- Kartoffelsalat: 4 Stunden
- Ölsardinen: 8 Stunden

DIE ZÄHNE GESUND ERHALTEN

Es klingt wie eine Selbstverständlichkeit, dass man sich um seine Zähne kümmern möge – das ist es aber leider nicht. Lange verschleppte Zahnarzt-besuche gehören zum Alltag. Dabei können z. B. Entzündungen im Kiefer die gesamte Gesundheit nachhaltig beeinträchtigen.

Die Zähne sind eigentlich der härteste Teil des Körpers, sie sind aber auch härtesten Belastungen ausgesetzt. Werden sie nicht regelmäßig oder nicht gründlich genug gereinigt, können Bakterien sie im schlimmsten Fall völlig zerstören. Wohlbekannte Symptome für die Zahnfäule – besser bekannt als Karies – sind Löcher im Zahnschmelz. Zu Beginn bemerkt man sie kaum. Schmerzen treten erst auf, wenn das Zahnbein oder das Zahnmark faulen.

Die beste Vorbeugung gegen Karies ist Zähneputzen: mindestens zweimal am Tag und möglichst nach den Mahlzeiten, denn dann ist der Säure- oder Zuckergehalt im Mund besonders stark erhöht – und das zehrt am Zahnschmelz. Um Karies wirksam vorzubeugen, müssen auch die Zahnzwischenräume täglich gereinigt werden. Die besten Hilfsmittel dafür sind Zahnseide und Zwischenraumbürsten aus der Apotheke oder Drogerie. Damit lassen sich Speisereste entfernen und den Kariesbakterien die Grundlage nehmen. Blutet das Zahnfleisch beim Zähneputzen häufiger, sollte man den Zahnarzt aufsuchen.

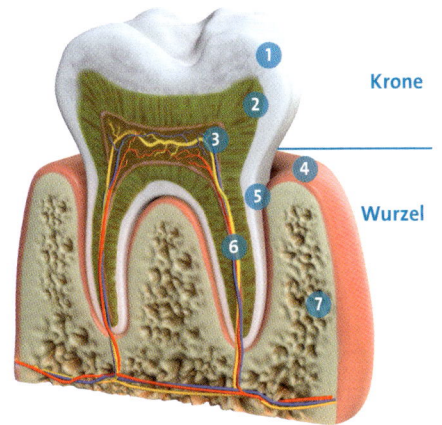

Krone

Wurzel

1 - Zahnschmelz
2 - Zahnbein
3 - Zahnpulpa
4 - Zahnfleisch
5 - Zahnzement
6 - Nerven und Blutgefäße
7 - Knochen

KAUGUMMI GEGEN KARIES?

Ein zuckerfreies Kaugummi nach dem Essen fördert den Speichelfluss. Der Speichel spült Speisereste weg und neutralisiert die Säuren. Der in vielen zuckerfreien Kaugummis enthaltene Zucker-Ersatzstoff Xylitol blockiert außerdem den Stoffwechsel der Kariesbakterien. Der Zucker aus der Nahrung kann nicht mehr in Milchsäure umgewandelt werden.

FLUORID-GEL SCHÜTZT

Eine zusätzliche Schutzschicht erhalten die Zähne durch Fluorid-Gel aus der Apotheke oder Drogerie. Einmal in der Woche sollte das Gel nach der abendlichen Zahnreinigung auf die Zähne aufgetragen werden. Der Schutzeffekt wird noch erhöht, wenn es nach dem Auftragen nicht wieder ausgespült wird, sondern einwirken kann. Wer mit fluoridiertem Speisesalz kocht, nimmt mit der täglichen Nahrung noch eine zusätzliche Dosis Fluorid auf.

An apple a day keeps the doctor away

«Täglich einen Apfel essen, und man kann den Arzt vergessen!», sagt man in England. Äpfel wirken entzündungshemmend und antibakteriell, gerade auch im Mund. Sie vermögen Giftstoffe zu neutralisieren. Zudem massieren sie beim Kauen das Zahnfleisch. Äpfel wurden einst wie Schätze gehütet, sie wirken auch stärkend auf die Magenfunktion und das Herz. Im geriebenen oder gekochten Zustand helfen sie gegen Durchfall. Bei einer Anämie (→ Kap. 1.9) wird der Apfel wegen seines hohen Gehalts an Eisen und Folsäure mitunter als Therapie eingesetzt.

Im Mund und im Magen werden die Nährstoffe noch nicht in ihre kleinsten Bausteine zerlegt, deshalb spricht man hier von Vorverdauung. Die Verdauung und auch die Übernahme der kleinsten Bausteine der Nährstoffe in den Blutkreislauf erfolgen im etwa vier bis sechs Meter langen **Dünndarm**. Wenn der Speisebrei gut mit Magensaft durchfeuchtet ist, setzen im Magen peristaltische Wellen vom Mageneingang zum Magenausgang ein. Sie drücken den vorverdauten Brei durch den Pförtner in den Dünndarm.

Der erste, etwa zwölf Finger breite Teil des Dünndarms wird **Zwölffingerdarm** genannt. Im Zwölffingerdarm werden dem Speisebrei als weitere chemische «Zerkleinerer» Gallenflüssigkeit aus der Leber und Enzyme aus der Bauchspeicheldrüse und der Dünndarmwand beigemischt.

Im Zwölffingerdarm werden die wichtigen Nahrungsbestandteile in ihre kleinsten Bausteine zerlegt: Eiweiße in Aminosäuren, Kohlenhydrate in Einfachzucker und Fette in Glycerin und Fettsäuren. Erst die kleinsten Bausteine können durch die Dünndarmwände in den Blutkreislauf aufgenommen werden. Über das Blut werden Aminosäuren, Einfachzucker, Glycerin und Fettsäuren dann zur Leber und in jeden Winkel des Körpers transportiert und dort weiterverarbeitet. Häufig liegen direkt unter einer dünnen Schicht von Dünndarmzellen Lymph- oder Blutgefäße, die die Kleinstbausteine aufnehmen und weitertransportieren.

Da der Dünndarm etwa sechs Meter lang ist und einen Durchmesser von drei Zentimetern hat, ergibt sich eine Dünndarmfläche von 6 m x 9,42 cm, also etwa 0,57 m². Diese Fläche wäre viel zu klein, um die täglich notwendige Menge an Nährstoffen aufnehmen zu können. In Wirklichkeit beträgt die Kontaktfläche, über die die Nährstoffe in den Körper aufgenommen werden können, rund 125 m². Der Bau der Dünndarmwand macht das möglich: Sie wirft Falten und besteht zudem aus vielen kleinen Ausbuchtungen, **Darmzotten** genannt, die ihre Oberfläche vergrößern. Jede dieser Zotten hat wiederum **Mikrozotten** (mikro = klein). Und so macht die gesamte Oberfläche des Dünndarms schließlich rund 125 m² aus.

Die Zotten der Darmwand werden durch die stete Reibung an der Nahrung zerstört und müssen ständig neu gebildet werden. Eine Darmzotte wird etwa alle zwei Tage erneuert.

Für die Verdauungsvorgänge im Dünndarm ist viel Wasser erforderlich. Wasser ist das Mittel für den Transport der Nährstoffe ins Blut. Das Wasser – es stammt zum Teil aus dem Blutkreislauf und zum Teil aus der Nahrung – wird deshalb ständig aus den Blutgefäßen und wieder zurück gefiltert.

Je nach Fettgehalt der Nahrung dauert es etwa vier bis fünf Stunden, bis der Inhalt des Dünndarms in den Dickdarm gelangt. Zu diesem Zeitpunkt sind fast alle Nährstoffe in den Körper übernommen worden. Der Dickdarm dickt den Verdauungsbrei weitgehend ein. Er ist etwa eineinhalb Meter lang und mit durchschnittlich sechs Zentimetern Durchmesser deutlich dicker als der Dünndarm.

Der erste Teil des Dickdarms ist der Blinddarm. Das ist ein kleiner Darmabschnitt, der sich unmittelbar unterhalb der Mündung des Dünndarms in den Dickdarm befindet. An ihm hängt der kleine Wurmfortsatz, der sich bei einer Blinddarmreizung entzündet. Der Blinddarm enthält Bakterien, die Zellulose abbauen, und ist bei nicht wiederkäuenden pflanzenfressenden Tieren (z. B. Pferden, Kaninchen) recht groß. Beim Menschen, der nicht auf pflanzliche oder tierische Nahrung spezialisiert ist und zu den «Allesfressern» gezählt wird, ist der Blinddarm klein und vermutlich bedeutungslos.

Im Dickdarm werden der Nahrung Mineralien und v. a. Wasser entzogen und ins Blut aufgenommen. Überschüssiges Wasser wird dann zum Teil über die Nieren und den Urin ausgeschieden (→ Kap. 7).

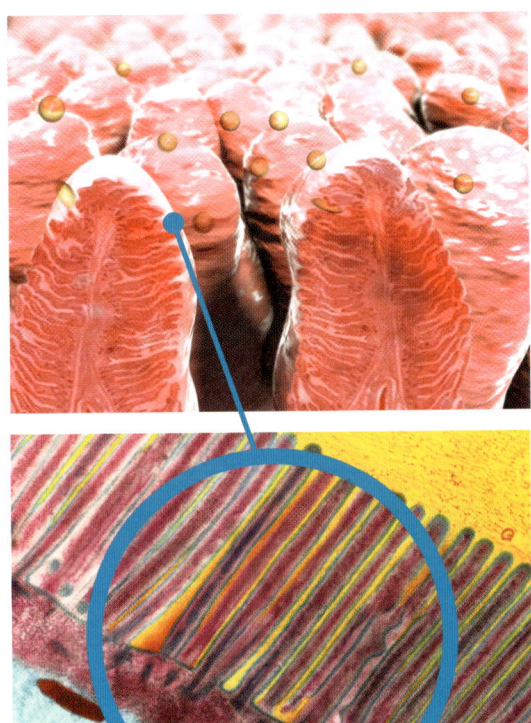

Darmzotten vergrößern die Oberfläche des Darms (oben: schematisch, unten: Mikrozotten unter dem Mikroskop, gelb = Fette).

ENZYME UND DARMBAKTERIEN

Ein **Enzym** ist ein im Körper hergestellter Eiweißstoff (Protein), der eine Reaktion ermöglichen oder steuern kann. Enzyme spielen eine zentrale Rolle im Stoffwechsel aller lebenden Organismen. Manche Enzyme wirken wie eine Art chemischer Schere, die Ketten von komplizierten Stoffen in kürzere Stücke zerlegt. Andere verketten Stoffe miteinander. Enzyme werden bei der Verdauung benötigt, aber auch bei vielen anderen Vorgängen im Körper. Der Darm beherbergt etwa 400 unterschiedliche Bakterienarten, die zusammenhängend oft als **Darmflora** bezeichnet werden. Dabei handelt es sich allerdings nicht um krankmachende Keime. Vielmehr helfen diese «guten» Bakterien bei der Verdauungsarbeit. Außerdem verhindern sie, dass sich im Darm unerwünschte Keime ansiedeln.

Der Darminhalt wird durch die Peristaltik zusammengedrückt, der «Kot» bzw. «Stuhl» entsteht. Gelangt er in den letzten Teil des Dickdarms, den Mastdarm, meldet sich der Darm automatisch und mahnt einen Gang aufs WC an. Es entsteht ein Stuhldrang, der zum Austritt des Stuhls durch den After führt. Dass dies kontrolliert geschieht, ist dem ringförmigen Schließmuskel zu verdanken. Anders als z. B. der Magenmund oder der Pförtner kann er bewusst gesteuert werden. Nur bei Babys und manchmal im hohen Alter fällt die bewusste Kontrolle des Schließmuskels aus.

Bewegung hält den Darm in Gang und fördert die Verdauung.

Von der Nahrungsaufnahme bis zum Stuhlgang dauert es unterschiedlich lange, je nachdem, was man zu sich genommen hat. Viel trinken hilft, die Verdauung gut im Gang zu halten.

Technik in der Diagnostik – verständlich gemacht

Magenspiegelung (Gastroskopie)

Bei einer Magenspiegelung betrachtet der Arzt die Speiseröhre, den Magen und den Zwölffingerdarm von innen. Dazu benutzt er einen biegsamen Schlauch von etwa 5 bis 13 Millimetern Durchmesser (Gastroskop). Im Inneren des Schlauchs verlaufen mehrere dünne Kanäle. In einem davon befindet sich eine Optik samt Lichtquelle, durch die der Arzt hindurchschaut. Die meisten Gastroskope sind allerdings an ein Videogerät angeschlossen. Die Aufnahmen werden so vergrößert und können gespeichert werden. Durch den anderen Kanal kann der Arzt z. B. eine winzige Zange oder Schlinge vorschieben, um Gewebeproben (Biopsie) zu entnehmen.

Für eine Magenspiegelung muss der Patient nüchtern sein. Die Untersuchung wird im Liegen durchgeführt, meist in Linksseitenlage. Die Rachenschleimhaut wird zunächst mit einem Spray betäubt, um den Würgereflex beim Einführen des Gastroskops zu unterdrücken. Aufgeregte und sehr ängstliche Patienten können vom Arzt vorher ein Beruhigungsmedikament erhalten. Sie spüren dann kaum etwas und können sich hinterher an fast nichts mehr erinnern.

Während der Patient kräftig schluckt, schiebt der Arzt vorsichtig das Gastroskop durch die Speiseröhre in Richtung Magen vor. Mitunter bläst er vorher Luft in den Magen, damit die Magenwände sich voneinander entfernen und die Schleimhaut besser eingesehen werden kann.

Während der Spiegelung schaut der Arzt sich die Schleimhaut von Speiseröhre, Magen und Zwölffingerdarm an. So kann er feststellen, ob Entzündungen, Geschwüre oder tumorverdächtige Bezirke vorliegen. Aus verdächtigen Stellen entnimmt er Gewebeproben, die später unter dem Mikroskop untersucht werden. Hat sich im Ausführungsgang der Galle in den Zwölffingerdarm ein Gallenstein eingeklemmt, kann der Arzt die Mündung des Gallengangs aufschlitzen (Sphinkterotomie), um den eingeklemmten Stein zu entfernen (ERCP, → S. 174).

Eine Magenspiegelung dauert meist weniger als zehn Minuten. Die Untersuchung ist ungefährlich, wenn sie von einem erfahrenen Arzt durchgeführt wird.

Darmspiegelung (Koloskopie)

Als Darmspiegelung wird die vollständige Untersuchung des Dickdarms mit Hilfe eines Endoskops bezeichnet. Ob dies mit oder ohne Narkose erfolgen soll, können Patient und Arzt individuell absprechen. Bei der Untersuchung werden der gesamte Dickdarm und ein kleiner Teil des Übergangs in den Dünndarm angesehen. Der Aufbau und das Prinzip des Geräts entsprechen in etwa dem bei der Magenspiegelung verwendeten Gastroskop.

Die Darmspiegelung ist die sicherste Methode zur Früherkennung von Darmkrebs, da der Arzt über das Koloskop die Darmschleimhaut genau beurteilen kann. Wie bei der Magenspiegelung kann er aus auffälligen Stellen Gewebeproben zur weiteren Untersuchung entnehmen. Zudem kann er vorhandene Polypen (gutartige Krebsvorläufer) sofort abtragen. Eine Darmspiegelung durch fachkundige Ärztehände ist ungefährlich und selten wirklich unangenehm.

In Deutschland haben alle gesetzlich Versicherten ab dem 56. Lebensjahr Anspruch auf insgesamt zwei Darmspiegelungen. Die zweite Darmspiegelung wird frühestens zehn Jahre nach der ersten durchgeführt.

Rektoskopie

Die Rektoskopie ist eine Untersuchung des Mastdarms, der auch Rektum genannt wird. Der Mastdarm ist ein etwa 15 Zentimeter langer Abschnitt des Enddarms. Für die Untersuchung wird meist das Rektoskop, ein rund 20 bis 30 Zentimeter langes Metallrohr mit einem Durchmesser von 15 bis 30 Millimetern, eingesetzt. Es besitzt wie ein Endoskop eine Beleuchtungsvorrichtung.

Eine Rektoskopie wird u. a. zur Früherkennung von Mastdarmkrebs, bei Blutauflagerungen im Stuhl sowie bei anhaltenden Stuhlgangsbeschwerden oder Hämorrhoiden durchgeführt.

Rund 30 Minuten vor der Rektoskopie wird der Enddarm mit einem Einlauf gereinigt. Anschließend wird der Patient in die Rückenlage oder die Linksseitenlage gebracht. Der Arzt reibt das Rektoskop mit einem Gleitmittel ein und führt es vorsichtig in den Mastdarm ein. Mitunter wird er etwas Luft in den Darm blasen, damit sich dieser entfaltet und gut einsehbar ist. Bei Bedarf können Gewebeproben (Biopsien) entnommen oder Polypen mit einer kleinen Zange entfernt werden.

Von einem erfahrenen Arzt durchgeführt, ist die Rektoskopie eine aufschlussreiche und sichere Untersuchungsmethode.

Sigmoidoskopie

Eine Sigmoidoskopie ist vom Prinzip her eine Darmspiegelung, bei der nur das letzte Viertel des Dickdarmes begutachtet wird. Sie ist weniger aufwändig als eine komplette Dickdarmspiegelung (Koloskopie). Etwa zwei Drittel der bösartigen Darmveränderungen entstehen im letzten Darmabschnitt.

Kapsel-Endoskopie

Die Kapsel-Endoskopie ist ein relativ neues Verfahren vorwiegend zur Diagnose von Erkrankungen des Dünndarms. Sie ermöglicht die Darstellung des Dünndarms mit Hilfe einer kleinen Videokapsel, die vom Patienten zuvor geschluckt wird. Erkrankungen des Dünndarms können mit Hilfe der Kapsel-Endoskopie erkannt werden.

Kapsel-Endoskop.

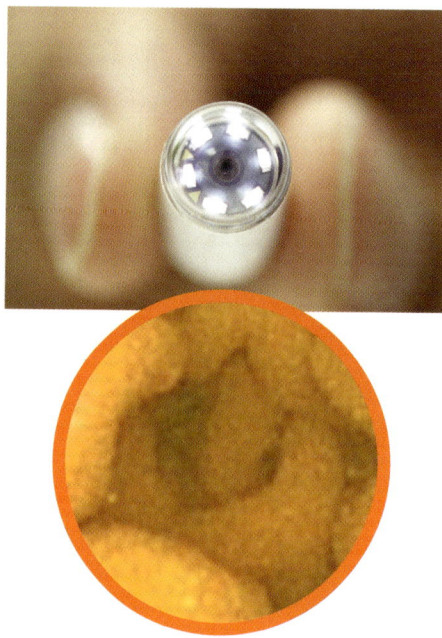

Kapselendoskopische Sicht auf die Dünndarmschleimhaut (normale Schleimhaut).

Die Kapsel hat in etwa die Größe einer Tablette. In ihr stecken eine Batterie, ein Sender, eine Lichtquelle und eine Minikamera. Nach ihrer Einnahme überträgt die Kapsel etwa sechs Stunden lang zwei Bilder pro Sekunde aus dem Darm. Ein Aufnahmegerät, das der Patient um die Hüfte geschnallt hat, nimmt die Bilder auf und speichert sie. In den rund sechs Stunden der Darmpassage kommen über 55 000 Bilder zusammen, die per Computer zu einem Film zusammengestellt werden.

Die Untersuchung ist schmerzfrei. Der Patient kann sich mit dem umgeschnallten Aufnahmegerät frei bewegen. Nach der Darmpassage verlässt die Kapsel auf natürlichem Weg den Körper.

Noch ersetzt die Kapsel-Endoskopie die anderen Endoskopieverfahren nicht.

Virtuelle Endoskopie

Bei einer virtuellen Endoskopie entstehen die Aufnahmen einer Körperhöhle nicht dadurch, dass ein Endoskop z. B. in den Magen oder Darm eingeführt wird. Stattdessen werden computertomographische (CT, → S. 196) oder kernspintomographische Aufnahmen (MRT, → S. 197) gemacht und die Bilddaten mittels Computer so berechnet, dass dreidimensionale Aufnahmen wie bei einer klassischen Endoskopie entstehen.

Besonders gut lassen sich mit dieser Technik verschiedene Abschnitte des Darms, aber auch die Lunge, Teile des Gehirns und Blutgefäße darstellen.

Komplikationen, die bei der klassischen Endoskopie selten auftreten, z. B. Blutungen und Infektionen, sind bei der virtuellen Endoskopie nicht möglich. Die Untersuchung

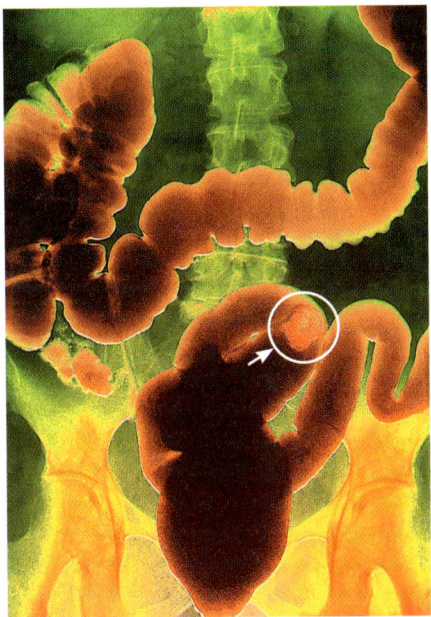
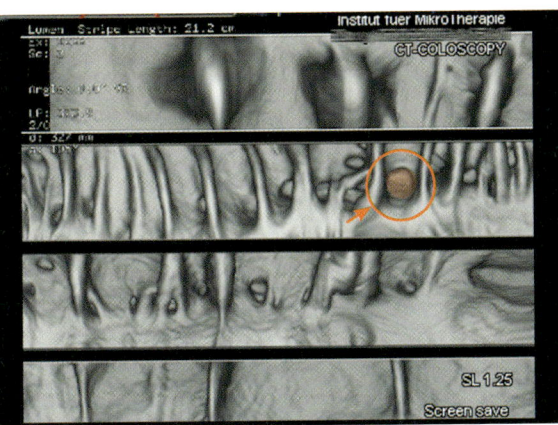

Virtuelle Endoskopie des Dickdarms (Koloskopie). Links: Ansicht von vorn. Rechts: Schleimhautoberfläche (aufgeklappt) mit Polyp (Pfeil).

ist zudem schmerzlos. Die virtuelle Endoskopie ist daher gut geeignet, wenn eine klassische Endoskopie z. B. wegen Angst des Patienten nicht angemessen erscheint. Der Nachteil besteht darin, dass bei der virtuellen Endoskopie keine gleichzeitige Behandlung möglich ist und die Bilder die mit einem herkömmlichen Endoskop gewonnenen noch nicht völlig ersetzen.

2.1 Sodbrennen

Nach einer fettreichen, schweren Mahlzeit ist der Magen so sehr mit der Verdauung beschäftigt, dass er besonders viel Magensäure freisetzt. Liegt man dann im Bett, kann der saure Magensaft in die Speiseröhre steigen und dort zum sogenannten Sodbrennen führen. Auch Schwangere klagen häufig über Sodbrennen, wenn das heranwachsende Baby auf den Magen drückt. Ein Fünftel aller über 40-Jährigen klagt gelegentlich über Sodbrennen.

Steigt der Magensaft öfter einmal in die Speiseröhre, kann sich deren Schleimhaut im unteren Abschnitt entzünden. Normalerweise verhindert der Magenmund das Zurückfließen der Säure, indem er wie ein Ventil wirkt: Er lässt zwar Speisen und Getränke aus der Speiseröhre in den Magen, den Mageninhalt dann aber nicht wieder in die Speiseröhre zurück. Eine Ausnahme ist das Erbrechen.

Wenn der Magenmund jedoch nicht mehr richtig arbeitet, kommt es zu einem stetigen Zurücklaufen des Magensafts mit ständigem Sodbrennen. Das wird auch als Refluxkrankheit (Reflux = Rückfluss) bezeichnet.

Welche Ursachen kann Sodbrennen haben?

Die Ursache für Sodbrennen kann eine Schwäche des Mageneingangspförtners sein oder ein Zwerchfellbruch mit einem Vorfall von oberen Magenanteilen. Manchmal kann sich sogar der ganze Magen in den Lungenraum durchdrücken (Upside-down-Magen), ohne dass der Betroffene dies spürt. Auch eine Pumpfunktionsstörung der Speiseröhre oder Störung der Magenentleerung kann vorliegen. Gelangt Magensäure in die Speiseröhre, kann das außerdem diese Auslöser haben:

• Der Schließmuskel zwischen Speiseröhre und Magen ist zu schwach.
• Die Speiseröhre verläuft auf dem Weg zum Magen durch einen kleinen Spalt im Zwerchfell. Ist der Spalt zu groß, kann die Speiseröhre an der entsprechenden Stelle erweitert sein und der Mageninhalt dadurch besonders leicht wieder in die Speiseröhre zurücklaufen. Dies wird als Hernie (Zwerchfellbruch) bezeichnet. Eine Hernie an sich ist völlig harmlos, sie kann aber von Bedeutung werden, wenn sie zum Reflux beiträgt.
• Sehr reichhaltige Mahlzeiten und zu viel Bauchfett erhöhen den Druck im Bauchraum, wodurch der Magensaft aufsteigt.
• Scharfes, süßes, fettiges oder saures Essen, zu viel Alkohol, Rauchen, belastender Stress und bestimmte Medikamente verstärken die Magensäureproduktion zusätzlich und können ebenfalls Sodbrennen hervorrufen.

Welche Symptome deuten auf Sodbrennen hin?

Sodbrennen macht sich meist mit brennenden Schmerzen auf Höhe des Brustbeins bemerkbar. Es scheint sich von unten nach oben auszubreiten. Besonders häufig treten die Beschwerden nachts auf. Im Liegen kann die Magensäure den undichten Verschluss zwischen Speiseröhre und Magen besonders leicht überwinden. Saures oder vermehrtes Aufstoßen, Schluckstörungen, manchmal chronische Heiserkeit sind die häufigsten Merkmale eines Refluxes.

Sodbrennen kann begleitet sein von einem Druckgefühl im Brustraum, auch Halsentzündungen (Laryngitis gastrica) oder Zahnfleischbluten (Parodontitis) können auftreten. Der unangenehme Brustdruck erzeugt immer wieder Angst, die der Betroffene nicht selten als Herzerkrankung fehldeutet.

Wie wird Sodbrennen diagnostiziert?

Ob es sich um gelegentliches Sodbrennen oder eine Refluxerkrankung handelt, ist für den Arzt nicht immer auf den ersten Blick zu erkennen. Er wird sich jedoch vergewissern, dass nicht ein anderes Leiden den Druck in der Brust verursacht.

Im Zweifel lässt sich die Erkrankung mit einer Magenspiegelung zuverlässig feststellen. Dabei sieht der Arzt auch, wie stark die Speiseröhre von der Magensäure angegriffen ist. Er kann von der Magenwand zusätzlich Gewebe entnehmen (Biopsie), um die Veränderung der Schleimhautzellen im Labor zu studieren. So wird ein sich anbahnender Tumor, der aus einer länger bestehenden Entzündung hervorgehen kann,

MILCHUNVERTRÄGLICHKEIT

Milch schmeckt und ist gesund. Manch einer allerdings bekommt von Milch Durchfall, Bauchweh und Sodbrennen. Besonders bei Kindern aus Südeuropa, Asien und Afrika tritt dieses Phänomen häufiger auf. Es wird Milchunverträglichkeit oder Laktoseintoleranz genannt. Dabei handelt es sich aber weder um eine Erkrankung noch um eine Allergie. Das Problem ist genetisch bedingt. Den Betroffenen fehlt das Enzym Laktase, das den Milchzucker (Laktose) im Dünndarm verdauen soll. Kleine Mengen werden meist vertragen.

Völlegefühl, Blähbauch mit oder ohne Herzsymptome, plötzlicher Durchfall, Sehstörungen oder auch Zahnfleischbluten können die Folge sein. Das Wissen über die Milchunverträglichkeit ist immer noch gering, einfache Tests gibt es nicht – nur Auslassversuche helfen wirklich weiter. Um seine eigene bekömmliche Milchmenge herauszufinden, verzichtet man dazu auf alle laktosehaltigen Produkte, bis die Beschwerden völlig ausbleiben. Dann darf Laktose wieder in geringen Mengen, etwa zwei Löffel Joghurt, aufgenommen werden. Bleiben die Beschwerden weiterhin aus, kann die Laktosemenge langsam immer weiter erhöht werden. So lässt sich herausfinden, welche Menge an Laktose der Körper akzeptiert und was zu viel für ihn ist.

Für alle, die gar keine Milch vertragen, ist Sojamilch eine Alternative. Auch Ziegen- oder Schafmilchprodukte werden gut vertragen, genauso wie Produkte, in denen die Laktose von Bakterien oder Pilzen umgebaut – «vergoren» – wurde, wie Joghurt, Kefir oder bestimmte Käsesorten.

Zum Glück stellen sich immer mehr Bäcker und Lebensmittelproduzenten diesbezüglich um, aber leider viel zu wenig Restaurants oder Hotels. Laktosefreie Produkte sind im Handel verfügbar.

rechtzeitig erkannt. Neben der Magenspiegelung kann auch der Säuregehalt, genauer gesagt: der pH-Wert, in der Speiseröhre gemessen werden. Dazu wird eine kleine Sonde geschluckt, die am Ende der Speiseröhre die Menge an Säure ermittelt.

Wie wird Sodbrennen behandelt?

Gegen Sodbrennen helfen bestimmte Heilpflanzen, die auch gegen Blähungen und Völlegefühl wirken. Insbesondere Tee mit Fenchel, Anis oder Kümmel oder entsprechende pflanzliche Präparate können die Beschwerden vermindern. Auch sportliche Aktivität, Massagen und besonders osteopathische Behandlungen können heilsam sein, müssen im Einzelnen aber noch wissenschaftlich erprobt werden.

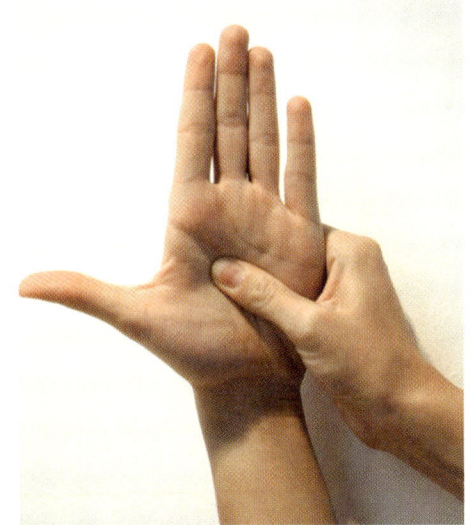

Handreflexzonenbehandlung: Reflexpunkt des Magens eine halbe Minute kräftig drücken und rotierend massieren hilft gegen leichte Schmerzen im Magenbereich oder Übelkeit.

Helfen können verschiedene Maßnahmen:

- Nahrungsumstellung mit Vermeiden von Süßigkeiten, fettigen und scharfen Speisen, Alkohol – besonders Weißwein – und Nikotin.
- Über den Tag verteilt mehrere kleine Mahlzeiten essen und allzu üppige Gerichte meiden.
- Nicht nach 18 Uhr essen.
- Übergewicht reduzieren.
- Regelmäßig eine Süßholzwurzel kauen oder lutschen.
- Vermehrt Kartoffeln und Gerste, zum Würzen gegarte Zwiebeln oder Knoblauch und Wacholderbeeren verwenden.
- Prüfen, ob eine Laktose-Unverträglichkeit vorliegt.
- Den Oberkörper höher lagern, ggf. das Bett leicht aufstellen oder mehrere Kissen unterlegen. Dann läuft die Magensäure nicht hoch (bei Sodbrennen).
- Bei Magendruck: Den Bauch mit Kümmel- oder Melissenöl vorsichtig im Uhrzeigersinn massieren und vor dem Einschlafen eine nicht zu volle Wärmflasche (37 bis 38 °C) auflegen.

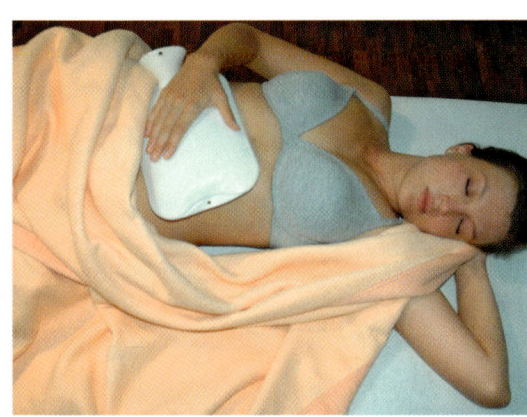

- Abends Einnahme von ein bis zwei Teelöffeln Heilerde auf ein halbes Glas warmes Wasser oder Tee (schmeckt ein wenig «staubig»).
- Homöopathie: *Natrium carbonicum* D4 oder *Nux vomika* D4, dreimal täglich (bei Sodbrennen).
- Phytotherapie: Ein bis zwei Tropfen Rosenöl mit zwei Esslöffeln warmem Wasser und einem Teelöffel Honig verrühren. Zweimal täglich einnehmen (bei Sodbrennen).
- Tee bei Gastritis: 10 Gramm Pfefferminzblätter, 10 Gramm gelben Enzian, 10 Gramm Ginster, 10 Gramm Tausendgüldenkraut mit einem Liter heißem Wasser aufgießen, zehn Minuten lang ziehen lassen, dreimal täglich eine Tasse trinken (nicht während einer Schwangerschaft).

Versagen diese Maßnahmen, können **Akupunktur** und säurereduzierende bzw. -bindende Medikamente (Antazida), die der Hausarzt oder Internist verschreiben muss, sowie psychologische Begleitmaßnahmen helfen.

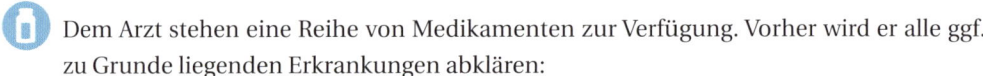 Dem Arzt stehen eine Reihe von Medikamenten zur Verfügung. Vorher wird er alle ggf. zu Grunde liegenden Erkrankungen abklären:

- **Antazida** neutralisieren die Magensäure. Sie können ohne Rezept in der Apotheke gekauft werden und eignen sich in erster Linie bei gelegentlichem Sodbrennen. Sie

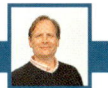

SODBRENNEN UND PSYCHE

«Das schlägt mir auf den Magen …» Manche Menschen reagieren auf seelische Belastungen oder belastenden beruflichen bzw. körperlichen Stress mit Magenproblemen, zu denen auch Sodbrennen zählen kann. Schlimmstenfalls drohen Geschwüre. Der Verlust oder die Angst vor dem Verlust einer Person oder des Arbeitsplatzes, Mobbing, aber auch ständiger Lärm oder fehlender Schlaf kann Sodbrennen auslösen. Selbst eine langzeitige falsche Sitzposition in gekrümmter Haltung mit Druck auf die Bauchorgane kann ein Auslöser sein. Meist wissen Betroffene selbst um diesen Zusammenhang.

Nicht immer gelingt es, belastenden Stress abzubauen. Yoga oder Entspannungstechniken (→ S. 332–336) können helfen. Immer wieder aber ist psychosomatische Hilfe nötig, ist psychosoziales oder therapeutisches Engagement der Schlüssel zum Erfolg.

Der seelische Einfluss auf das unbewusste Nervensystem ist nicht zu unterschätzen, zumal in einer Zeit, die von Zeitdruck, Aggression, Hektik, Vereinzelung sowie zunehmender Respektlosigkeit und Intoleranz geprägt ist.

werden auch von den meisten Schwangeren gut vertragen. Im Zweifelsfall sollte die Einnahme aber mit dem Frauenarzt besprochen werden. Alle Antazida binden die Säure im Magen. Deshalb genügt es, das Medikament erst einzunehmen, wenn das Sodbrennen schon eingesetzt hat – oft kurz nach einer Mahlzeit oder vor dem Schlafengehen. Kautabletten, Gele oder in Flüssigkeit gelöste Präparate wirken stärker als Tabletten. Die Wirkstoffe *Hydrotalcit* und *Magaldrat* entfalten eine besonders lang anhaltende Wirkung. Antazida können allerdings die Wirksamkeit anderer Medikamente beeinträchtigen. Deshalb sollten bis zur Einnahme eines anderen Arzneimittels zwei Stunden vergehen.

- **H2-Antihistaminika** hemmen die Bildung der Magensäure, die überwiegend in der Nacht abläuft. Deshalb müssen die Medikamente vor dem Schlafengehen eingenommen werden, um optimal zu wirken. Reicht das nicht, muss mitunter eine zweite Tablette am Tag folgen. H2-Antihistaminika besetzen die Andockstellen des Botenstoffes Histamin, der für die Produktion des Magensaftes erforderlich ist. In den Apotheken bekommt man das Medikament in einer Dosis für maximal sechs Tage auch ohne Rezept.
- **Protonenpumpenhemmer** zählen zu den stärksten, wirkungsvollsten und meistverschriebenen Medikamenten gegen Sodbrennen. Sie verhindern die Bildung eines Enzyms, ohne das die Magensäure nicht in den Magen fließt. Das Enzym entsteht v. a. in den Morgenstunden. Deshalb sollten Protonenpumpenhemmer nach dem Aufstehen eingenommen werden.

Eine **Operation** kann eine starke Refluxkrankheit infolge einer Schwäche des Magen- mundes kurieren, wenn Medikamente nicht helfen konnten. Der Eingriff erfolgt über ein Endoskop, das über den Mund in die Speiseröhre geschoben wird. Am Ende der

Speiseröhre wird dann eine Magenfalte abgenäht, die künftig als Damm gegenüber der Säure dient. Alternativ kann eine Operation über winzige Öffnungen in der Bauchdecke erfolgen. Bei diesem minimalinvasiven Eingriff schlingt der Chirurg einen Teil des Magens um das untere Ende der Speiseröhre. Auch dieser «Abnäher» verhindert das Aufsteigen der Magensäure in die Speiseröhre. Ob diese Operation hilfreich sein könnte, sollte jedoch vom Facharzt sehr sorgfältig geprüft werden. Die Wirksamkeit dieses Verfahrens lässt häufig nach spätestens einigen Jahren nach.

Was der Facharzt rät

Ein einmaliges Sodbrennen macht noch keine Refluxkrankheit. Wer regelmäßig unter Sodbrennen leidet, sollte die Beschwerden allerdings ernst nehmen und mit ärztlicher Unterstützung nicht nur ernährungsphysiologische und sportmedizinische Veränderungen herbeiführen, sondern auch in seinem persönlichen Umfeld möglicherweise Änderungen vornehmen. Da die aufsteigende Magensäure bei langjährigem Sodbrennen auch eine Entartung der Zellen der Speiseröhre auslösen kann, ist eine konsequente Therapie und Kontrolle des Therapieeffektes notwendig. Komplementäre Therapieansätze schließen ostcopathischc Bchandlungen genauso ein wie Yoga, Tai-Chi oder Meditation.

Drei Fragen an den Arzt

1. Eignet sich die Radiofrequenztherapie zur Behandlung der Refluxkrankheit?

Die Radiofrequenztherapie (→ S. 66) ist ein junges, noch nicht wissenschaftlich etabliertes Verfahren, bei dem der Magenmund stellenweise erhitzt wird. Das Bindegewebe zieht sich daraufhin zusammen und verdickt sich, die Magensäure wird besser zurückgehalten. Allerdings kann auch nach dieser Behandlung oft nicht auf Medikamente verzichtet werden.

2. Kann bei Sodbrennen das alte Hausmittel «Natron» helfen?

Natron (auch: Backpulver, Natriumhydrogenkarbonat) kann gegen Sodbrennen nichts ausrichten, es birgt im Gegenteil sogar Gefahren. Natron kann im Magen zur verstärkten Bildung von Kohlendioxid und Säure führen und eine Stoffwechsel-Entgleisung auslösen. Ist die Nierenfunktion eingeschränkt, kann es bei längerem Gebrauch wegen des hohen Natriumgehaltes zu Wassereinlagerungen, Bluthochdruck und Herzschwäche kommen.

3. Eignen sich normale Schmerzmittel zur Bekämpfung von Sodbrennen?

Auch wenn das Sodbrennen in der Brust schmerzt, sind Schmerzmittel ungeeignet. Sie verhindern, dass Botenstoffe gebildet werden, die den Magen schützen, und die Magenschleimhaut wird noch stärker gereizt.

2.2 Magenschleimhautentzündung und Magengeschwür

Beim gesunden Menschen schützt die Magenschleimhaut den Magen vor der zur Verdauung benötigten Magensäure. Ist die Schutzschicht des Magens geschädigt oder überwiegt die Säurebildung im Magen, kann sich eine Magenschleimhautentzündung (Gastritis) oder ein Geschwür (Ulcus) entwickeln.

Ständiger Alkoholkonsum kann eine Magenschleimhautentzündung auslösen.

Ein Magengeschwür ist ein gutartiger Defekt der Magenwand. Betroffen sind die Magenschleimhaut und tiefere Wandschichten des Magens. Die Patienten sind oft über 50 Jahre alt.

Die häufigste Form eines chronischen Geschwürs im Magen-Darm-Trakt ist ein Zwölffingerdarmgeschwür. In Deutschland erkranken Menschen bis zu fünfmal häufiger an diesem Geschwür als an einem Magengeschwür, oft bereits in jüngeren Jahren. Vorsorge hat also höchste Bedeutung.

Welche Ursachen kann eine Magenschleimhautentzündung haben?

Ist das Gleichgewicht zwischen der aggressiven Magensäure und der schützenden Schleimhaut des Magen-Darm-Traktes gestört, entsteht eine Schleimhautentzündung oder ein Magengeschwür. Der Krankheitsverlauf kann kurzzeitig sein oder sich eher schleichend über längere Zeit entwickeln. Akute Entzündungen können durch folgende Faktoren hervorgerufen werden:

- Übermäßigen Alkohol- oder Nikotinkonsum
- Einnahme von Medikamenten, die die Magenschleimhaut reizen, wie *Acetylsalicylsäure* (ASS) oder Nichtsteroidale Antirheumatika (NSAR). Die Menge der eingenommenen Medikamente spielt hierbei eine untergeordnete Rolle.
- Stressreaktion mit überschießender Säurebildung nach Operationen
- Stressreaktion nach Verletzungen, Unfällen und Verbrennungen
- Stressreaktion bei übermäßigem Sport oder Leistungssport (runner's stomach)
- Sonstige Stress- oder Schocksituationen

Besteht eine Gastritis über einen längeren Zeitraum hinweg, kann sie durch Bakterien verursacht worden sein. Der häufigste Keim ist das Bakterium *Helicobacter pylori*. Das stäbchenförmige Bakterium siedelt sich nach erfolgter Infektion an der Oberfläche der Magenschleimhaut an und kann sich im sauren Milieu des Magens gut vermehren. Mit zunehmendem Lebensalter steigt die Zahl der Menschen, deren Magenschleimhaut von *Helicobacter pylori* besiedelt ist – in den westlichen Ländern sind über die Hälfte der über 60-Jährigen infiziert. Aber nicht in jedem Fall erfolgt nach einer Infektion mit dem Bakterium auch eine Entzündung der Magenschleimhaut. Häufig bleibt die Infektion unerkannt oder wird eher zufällig bei einer Untersuchung des Magens entdeckt.

Welche Symptome deuten auf eine Magenschleimhautentzündung hin?

Eine akute Gastritis äußert sich durch plötzlich auftretende Magenschmerzen. Diese werden in der Regel von einem Druckgefühl im Oberbauch, Appetitlosigkeit, Übelkeit bis zum Erbrechen, Aufstoßen und einem unangenehmen Geschmack im Mund begleitet. Eventuell kommen Mundgeruch und eine belegte Zunge hinzu. Häufig verstärken sich die Beschwerden nach einer Mahlzeit.

Im Gegensatz dazu kommt es bei einer chronischen Gastritis selten zu eindeutigen Anzeichen. In manchen Fällen treten nach dem Essen Völlegefühl, Blähungen oder Schmerzen im Oberbauch auf.

Welche Symptome deuten auf ein Geschwür des Magen-Darm-Trakts hin?

Magen- sowie Zwölffingerdarmgeschwüre können folgende Symptome zeigen:
- Viele Patienten leiden unter einem Druckgefühl und Schmerzen im Oberbauch. Diese können zum Brustbein, Unterbauch oder auch in den Rücken ausstrahlen.
- Bei einigen Patienten tritt der Schmerz nach dem Essen auf, bei anderen lindert ihn eine Mahlzeit.
- Sogenannte Nüchternschmerzen treten normalerweise nachts auf und sind charakteristisch für Magen- und Zwölffingerdarmgeschwüre.
- Manche Patienten, die an Magengeschwüren erkranken, leiden unter Erbrechen und vertragen bestimmte Speisen schlecht oder gar nicht. Nicht wenige verlieren an Gewicht.

Das Erbrochene und der Stuhl können mit Blut vermischt sein. In vielen Fällen werden Magengeschwüre zufällig diagnostiziert, weil die Patienten keinerlei Beschwerden hatten. Anhand der Symptome kann der Facharzt nicht zwischen einem Magen- und einem Zwölffingerdarmgeschwür unterscheiden.

Wie wird eine Magenschleimhautentzündung festgestellt?

Ansprechpartner bei Verdacht auf eine Magenschleimhautentzündung ist der Hausarzt oder Internist. Nach einer Schilderung der Beschwerden wird er den Oberbauch abtasten. Blutuntersuchung und Ultraschalluntersuchung (Sonographie, → S. 63) helfen nicht, eine Diagnose zu stellen.

Um die Diagnose zu sichern, ist in der Regel eine Magenspiegelung (→ S. 140) erforderlich. Dabei kann der Arzt mit Hilfe einer Biopsie (→ S. 172) feststellen, ob es sich um eine Magenschleimhautentzündung oder eine andere Erkrankung des Magens, wie ein Magengeschwür oder Krebs, handelt. Dazu werden feinste Gewebeproben der Magenschleimhaut entnommen, die anschließend im Labor untersucht werden.

Durch einen Atemtest oder manchmal eine Biopsie bestimmter Stoffwechselprodukte lässt sich auch eine Besiedelung der Magenschleimhaut mit dem Bakterium *Helicobacter pylori* nachweisen.

Wie wird eine Magenschleimhautentzündung behandelt?

Um eine Magen- oder Zwölffingerdarmentzündung oder ein Geschwür zu behandeln, muss der Patient aktiv mithelfen. Alle Substanzen, die die Schleimhaut schädigen oder reizen könnten, müssen vermieden werden. Dazu gehören:

* Bestimmte Medikamente (z. B. *Acetylsalicylsäure*)
* Kaffee
* Alkohol
* Zigaretten
* Scharfe, fette, gebratene oder gegrillte Speisen

Um möglichen Komplikationen vorzubeugen, sollten Patienten mit Beschwerden, die auf eine Magenschleimhautentzündung hinweisen, vom Arzt untersucht und behandelt werden.

Gegen die Beschwerden bei einer akuten Gastritis werden v. a. sogenannte Säureblocker eingesetzt, die die Produktion der Magensäure hemmen. Ein Zeichen für die Erholung der Magenschleimhaut ist der Rückgang der Beschwerden.

Auch Präparate, die die von den Drüsen des Magens abgesonderte Säure neutralisieren, sogenannte Antazida (→ S. 146), können hilfreich sein. Ist der Magen stark verkrampft, helfen krampflösende Mittel oder solche, die die Magenbewegungen anregen.

Ein Übermaß an belastendem Stress drückt auf den Magen und sollte in Hinblick auf eine schnellere Genesung reduziert werden.

Ist das Bakterium *Helicobacter pylori* als Verursacher der chronischen Gastritis nachgewiesen worden, sollte diese Infektion durch Antibiotika und ggf. weitere Medikamente gezielt behandelt werden.

BLUTERBRECHEN UND TEERSTÜHLE

Ursachen von blutigem Erbrechen können u. a. aufgeplatzte Krampfadern (Varizen) der Speiseröhre oder Blutungen im Nasen-Rachen-Raum sein, z. B. bei Zungenbissverletzungen bei Krampfanfällen oder bei Tumoren. Speiseröhren-Varizen entstehen durch einen Überdruck im Lebervenen-Kreislauf, häufig durch eine Leberzirrhose ausgelöst. Leichtere Sickerblutungen führen zu einem schmierigen, übelriechenden «Teer»-Stuhl.

Erbrechen von schwarzem Blut, das bröcklig wie Kaffeesatz erscheint («Kaffeesatzerbrechen»), weist auf ein blutendes Magengeschwür oder ein Zwölffingerdarmgeschwür hin. Auch hierbei kann es zu Teerstühlen kommen.

Das Bluterbrechen ist eine lebensbedrohliche Notfallsituation und erfordert eine sofortige Stabilisierung der Vitalfunktionen und eine Behandlung auf der Intensivstation (Kompression bzw. Verödung der Varizen). Geschwüre müssen endoskopisch untersucht und medikamentös sowie mit Umstellung der Lebensgewohnheiten und der Ernährung behandelt werden.

Eradikationstherapie

Unter einer Eradikationstherapie wird die vollständige Beseitigung der auslösenden Ursache einer Erkrankung verstanden. Im engeren Sinne bedeutet das die Beseitigung der auslösenden Krankheitserreger. Die bekannteste Therapie dieser Art ist die Eradikation des Bakteriums *Helicobacter pylori* durch eine Kombination bestimmter Medikamente (Protonenpumpen-Inhibitoren sowie z. B. die Antibiotika *Clarithromycin* und *Metronidazol*). Die *Helicobacter-pylori*-Eradikationstherapie wird zur Behandlung von Magen- und Zwölffingerdarmgeschwüren durchgeführt, wenn eine Besiedelung mit *Helicobacter pylori* festgestellt wurde. Dieses Bakterium ist maßgeblich an der Entstehung von Magenschleimhautschäden und Geschwüren im Magen-Darm-Trakt beteiligt. Zudem erhöht das Bakterium vermutlich das Risiko, an Magenkrebs zu erkranken.

Traditionelle Chinesische Medizin (TCM)

Eine wichtige Alternative zu Schmerzmedikamenten sind die lokalen Therapieverfahren der Traditionellen Chinesischen Medizin (TCM) mit der Akupunktur, Akupressur und den Tuina-Massageverfahren. 361 Akupunkturpunkte auf 20 Hauptbahnen, den Meridianen, sind in der Traditionellen Chinesischen Medizin etabliert. Diese Energiebahnen verbinden und aktivieren alle Strukturen im Körper miteinander. Von außen kann auf die Funktion der Organe eingewirkt werden, andererseits können Veränderungen im Inneren zu schmerzhaften Zonen an der Körperoberfläche führen. Atmung, Verdauung von Nahrung, Körperabwehr und Muskulatur oder Haut sind eine Einheit. Die Akupunkturpunkte können lokal gedrückt oder mit Nadeln präzise gestochen werden. Gesamte Meridianverläufe werden, z. B. in der Tuina-Therapie, massiert.

Durch alle Bahnen strömt Energie, das sogenannte Qi. Solange diese ungehindert fließt, ist der Mensch gesund. Das Qi kann durch spezielle Atemtechniken wie bei Qigong oder Bewegungsmeditation wie beim Tai-Chi aktiviert werden. Beide Formen bieten sich zur Vorsorge gegen Erkrankungen oder auch zur Therapiebegleitung – beispielsweise bei Immunschwäche, Krebs oder starken Schmerzen – in Verbindung mit anderen klassischen Heilverfahren an.

Was der Facharzt rät

Wer regelmäßig an einer Gastritis oder einem Magengeschwür erkrankt, muss nicht nur seine Ernährung umstellen, sondern auch sein persönliches – möglicherweise auch berufliches – Umfeld verändern.

Es gibt keine spezielle Diät, die einer Entzündung der Magenschleimhaut vorbeugt. Allerdings lassen sich die Risikofaktoren, die eine akute Gastritis auslösen können, reduzieren. Dazu sollten grundsätzlich alle Speisen und Getränke, die den Magen reizen, zur Vorbeugung nur in Maßen und bei Erkrankungen überhaupt nicht genossen werden: Kaffee, Alkohol, scharfes, stark gewürztes Essen, sehr heiße oder sehr kalte Getränke. Auch Zigaretten reizen die Magenschleimhaut. «Der Magen raucht mit» bei der Inhalation. Rauchschwaden sind bei einer Kapsel-Endoskopie im Magen nachweisbar.

LÖWENZAHN

Die Blätter und Wurzeln des Löwenzahns wurden schon im alten Ägypten genutzt, um Appetitlosigkeit und Verdauungsbeschwerden zu behandeln. Löwenzahnpräparate regen zudem den Gallen- und Harnfluss an, sie entwässern sehr stark. Dies unterstützt die Entgiftung des Körpers bzw. die Entstauung von geschwollenen Beinen, z.B. bei Herz-Kreislauf-Erkrankungen. Löwenzahn enthält deutlich mehr Vitamin C als Tomaten, mehr Kalium als Bananen und mehr Vitamin A als Karotten. Mit Ananassaft und Erdbeeren gemischt, ergibt sich ein vorzügliches Getränk zur Eiweißverdauung. Da frischer Löwenzahn jedoch auch Bitterstoffe enthält, sollte man ihn in Maßen genießen und nur junge Pflanzen verzehren.

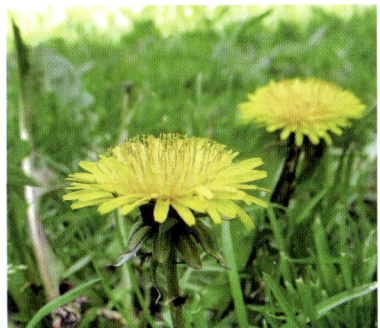

In manchen Fällen kann der Arzt vorbeugend Säureblocker verordnen.

Eine Magenblutung äußert sich häufig durch schwarzen Stuhlgang oder in seltenen Fällen durch Erbrechen von Blut.

Magenschädigende Medikamente (z.B. *Acetylsalicylsäure*) sollten in Rücksprache mit dem behandelnden Arzt möglichst durch alternative Präparate ersetzt und wenn möglich nur kurzfristig gegeben werden.

Bei Magenbeschwerden in Kombination mit dem Nachweis des Bakteriums *Helicobacter Pylori* sollte das Bakterium durch eine gezielte medikamentöse Behandlung entfernt werden. Damit beugt man erneuten Beschwerden vor.

Drei Fragen an den Arzt bei einer Magenschleimhautentzündung

1. Wie sind die Heilungschancen bei einer Gastritis?

Eine akute Gastritis heilt bei entsprechender Therapie und magenfreundlicher Lebensweise meist von allein ab.

Die Behandlung einer chronischen Gastritis ist abhängig von den unterschiedlichen Ursachen, sie kann langwierig sein, führt aber meist zu einer vollständigen Genesung.

2. Welche Komplikationen können bei einer Gastritis auftreten?

Je nachdem, wie stark die Magenschleimhaut durch die Entzündung geschädigt ist, kann es im akuten Fall zu Magenblutungen oder einem Magendurchbruch kommen.

Eine Magenblutung äußert sich häufig durch schwarzen Stuhlgang oder in seltenen Fällen durch Erbrechen von Blut.

Langfristig kann die Gastritis zu einem Magengeschwür oder einem Zwölffingerdarmgeschwür führen, deshalb sollte man in jedem Fall einen Arzt hinzuziehen, wenn man ständig unter Magenbeschwerden leidet.

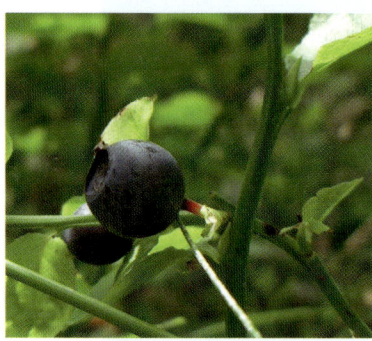

Die Heidelbeere enthält einen entzündungshemmenden Wirkstoff namens Anthozyanin. Neueste Studien belegen die Wirksamkeit als Antioxidans, aber auch eine antientzündliche Wirkung. Zudem konnte eine antibakterielle Wirkung gegen Keime in Lebensmitteln (Salmonellen, *Staphylokokken*) nachgewiesen werden.

Studien belegen einen positiven Effekt auch bei Augenkrankheiten (Prävention gegen grauen und grünen Star) und diabetisch hervorgerufenen Netzhautveränderungen. Die Mikrozirkulation wird verbessert und auch der Blutzuckerspiegel gesenkt.

Heidelbeeren sind also sehr gesund und sollten – wenn möglich und erschwinglich – regelmäßig verzehrt werden. Im Winter sind sie tiefgekühlt zu kaufen.

Liegt eine chronische Gastritis durch das Bakterium *Helicobacter pylori* vor, ist eine Behandlung des Bakteriums zu erwägen.

3. Heilt eine Infektion mit *Helicobacter pylori* ganz aus?

In den meisten Fällen ist eine entsprechende bakterielle Infektion der Magenschleimhaut gut behandelbar, und die Patienten sind nach einer erfolgreichen Therapie vollständig geheilt. Selten kann es zu Rückfällen kommen. Eine regelmäßige ärztliche Kontrolle ist sinnvoll.

Drei Fragen an den Arzt bei einem Magengeschwür

1. Welche Nahrungsmittel sind für den Magen besonders bekömmlich?

Niemand kann vorhersagen, was jemand gut verträgt und was besser gemieden werden sollte. Allgemeine Regeln gibt es nicht, deshalb muss jeder für sich testen, welche Nahrung in welchen Mengen vertragen wird. Die Grundregeln einer gesunden Ernährung (→ S. 127–134) sollten in jedem Fall beachtet werden.

2. Welche Komplikationen können bei einem Geschwür im Magen-Darm-Trakt entstehen?

Die schwersten Komplikationen bei Geschwüren sind Blutungen und der Durchbruch der geschädigten Schleimhautwand.

Kleinere Blutungen, die oft zunächst unbemerkt bleiben, können zu Blutarmut führen, wenn sie länger anhalten. Liegt ein Eisenmangel vor (Anämie, → Kap. 1.9), wird daher routinemäßig auch der Magen untersucht.

Schwere, akute Blutungen können zu einem Schockzustand führen. Brechen die Geschwüre durch, kann der Magen- oder Darminhalt lebensbedrohliche Infektionen in der Bauchhöhle verursachen.

Bei Patienten, die häufiger an Magengeschwüren leiden, kann die Magenwand vernarben und der Magen immer enger werden.

Zwölffingerdarmgeschwüre brechen gelegentlich in Nachbarorgane wie die Leber oder die Bauchspeicheldrüse ein und schaffen so «falsche Verbindungen» (Fisteln). Die Folge sind starke Schmerzen und Entzündungen der umliegenden Organe; in der Regel muss dringend operiert werden.

Bei starken Schmerzen sofort den Notarzt rufen.

3. Wann muss ein Geschwür operiert werden?

Heilt ein Magengeschwür trotz intensiver Medikamententherapie nach mehreren Monaten nicht ab, können Blutungen oder ein Durchbruch drohen. Eine Operation ist in solchen Fällen unumgänglich.

2.3 Magen-Darm-Infektionen

Eine Magen-Darm-Infektion äußert sich meist durch starke Symptome im oberen Magen-Darm-Trakt. Es gibt zahlreiche Auslöser und Varianten. Die Erkrankung ist normalerweise harmlos. Für ältere und chronisch kranke Menschen und für Kleinkinder kann eine Magen-Darm-Infektion aber auch lebensgefährlich werden.

Welche Ursachen kann eine Magen-Darm-Infektion haben?

Die Auslöser einer Magen-Darm-Infektion sind in den meisten Fällen Viren oder Bakterien. Selten sind Parasiten die Verursacher. Die Erreger befinden sich meist im Wasser oder in Lebensmitteln. Bei Viren gibt es viele verschiedene Varianten. Bei den Bakterien lösen am häufigsten spezielle *E.-Coli*-Bakterien die Erkrankung aus. Die Gifte des Bakteriums (Toxine) irritieren die Darmschleimhaut und das Immunsystem. Der Körper reagiert auf die Irritation mit Übelkeit oder manchmal auch mit Fieber und versucht durch plötzliches Ausscheiden (Erbrechen, Durchfall), die schädlichen Stoffe schnell wieder loszuwerden. Dadurch werden die Darmbewegung und der Salz- und Wasserhaushalt im Körper aus dem Gleichgewicht gebracht.

Welche Symptome deuten auf eine Magen-Darm-Infektion hin?

Je nach «Kraft» des Immunsystems und Art des Erregers sind die Beschwerden unterschiedlich heftig. Bei einem Erwachsenen ohne Vorerkrankung können bei einer Magen-Darm-Infektion folgende Symptome auftreten:

- Allgemeines Krankheitsgefühl, körperliche Schwäche
- Plötzliche Appetitlosigkeit
- Erbrechen, Bauchkrämpfe
- Durchfall, der auch wässrig, blutig oder schleimig und von starken Blähungen begleitet sein kann
- Fieber

Bei bestimmten Erregern und/oder einem geschwächten Immunsystem kann eine Magen-Darm-Infektion für Säuglinge, Kleinkinder, ältere Menschen und chronisch Kranke lebensbedrohlich werden. Als Folge des häufigen Erbrechens und der starken Durchfälle leiden sie sehr schnell unter einem schweren Flüssigkeitsverlust sowie einer Störung des Salzhaushaltes (z. B. durch den Verlust von Kalium). Der Flüssigkeitsverlust verursacht Kreislaufprobleme mit Schwindelanfällen. In heftigen Fällen drohen Kollaps und Nierenversagen.

Bei schweren Magen-Darm-Infektionen können diese Komplikationen auch bei Nicht-Risiko-Patienten auftreten.

Wie wird eine Magen-Darm-Infektion diagnostiziert?

In den meisten Fällen ist ein Arztbesuch nicht nötig. Es gibt allerdings Symptome, die darauf hinweisen, dass eine ernste Grunderkrankung besteht oder der Verlauf der Magen-Darm-Grippe besonders heftig ist. In diesem Fall sollte sofort ein Arzt aufgesucht werden, damit bereits zu Krankheitsbeginn mit der richtigen Behandlung begonnen werden kann. Die Anzeichen sind:

- Häufiges, unstillbares Erbrechen
- Erbrechen von Blut
- Blut im Stuhl
- Starker Durchfall bei Säuglingen und Kleinkindern
- Starker Durchfall und Erbrechen bei alten Menschen
- Durchfall, länger als zwei Wochen
- Durchfall im Anschluss an eine Fernreise

Wie wird eine Magen-Darm-Infektion behandelt?

Meist ist auf Grund der körperlichen Schwäche Bettruhe empfehlenswert. Die Toilette sollte nicht zu weit entfernt sein.

Das Wichtigste ist jedoch, den Flüssigkeits- und Mineralstoffverlust auszugleichen. Tritt das Erbrechen nur leicht auf oder ist schnell wieder vorbei, muss der Patient nur ausreichend trinken. Die Flüssigkeit sollte in kleinen Mengen aufgenommen werden, um weiteren Brechreiz zu vermeiden.

Mit der Nahrungsaufnahme wird begonnen, wenn die Flüssigkeit im Magen bleibt. Durchfall sollte am Anfang nicht behandelt werden. Der Körper scheidet mit dem Durchfall die Erreger und Gifte aus. Lassen Erbrechen oder Durchfall nicht nach ein bis zwei Tagen nach, muss ein Arzt hinzugezogen werden, besonders bei Kindern. Auch, wenn die Schmerzen zunehmen oder sich Blut im Stuhl findet, muss ein Arzt aufgesucht werden.

Was der Facharzt rät

Ein Antibiotikum, das zur Bekämpfung bakterieller Infektionen eingesetzt wird, bekämpft auch die «guten» Bakterien, die dem Menschen nützlich sind. Eine häufige

Folge ist, dass die Zusammensetzung der Darmflora aus dem Gleichgewicht gerät. Krankmachende Keime können sich daraufhin ansiedeln, kräftig vermehren und v. a. im Dickdarm Entzündungen auslösen, die dann zu Durchfällen führen.

Solche durch Antibiotika verursachten Durchfälle verschwinden oft nach wenigen Tagen von allein wieder, da die Darmflora sich schnell erholt. Halten die Durchfälle jedoch an oder werden schlimmer statt besser, sollte der Arzt benachrichtigt werden. Wenn die Beschwerden anhalten, sollte nach einer Antibiotika-Gabe der Darm mit physiologischen Darmbakterien (Apotheke) saniert werden.

Bei einem immer wiederkehrenden Wechsel von Durchfällen mit Verstopfungen oder unregelmäßig geformtem Stuhl sollte ein Arzt zu Rate gezogen werden. Bei starken Durchfällen muss der Erreger bestimmt werden.

Chronische Blähungen und Verstopfungen sind ernst zu nehmen und müssen abgeklärt sowie möglichst effektiv behandelt werden. Diese Symptome sind entweder Folge anderer Magen-Darm- oder Stoffwechselerkrankungen oder verschlimmern diese. Hierzu kann der Betroffene viel selbst tun, → S. 166 (Kasten).

Regelmäßige jährliche Vorsorge-Untersuchungen ab dem 50. Lebensjahr sollten zum Pflichtprogramm einer individuellen Vorsorge gehören. Hierbei können die endoskopischen Techniken ebenso wie die nichtinvasive, virtuelle kernspintomographische Endoskopie herangezogen werden.

Drei Fragen an den Arzt

1. Wie stellt man fest, dass ein Flüssigkeitsmangel im Körper besteht?

Eine beginnende Austrocknung macht sich durch einen trockenen Mund bemerkbar. Der Urin ist außergewöhnlich dunkel gefärbt. Die Haut verliert bei fortschreitendem Flüssigkeitsverlust zunehmend ihre Spannkraft, sodass beim Kneifen in die Handoberfläche die entstehende Falte für ein paar Sekunden stehen bleibt. Zunehmend können Müdigkeit und Benommenheit folgen.

2. Wie schützt man sich auf Reisen vor Magen-Darm-Infektionen?

Die größte Infektionsgefahr geht von verunreinigtem Trinkwasser aus. Besonders Eiswürfel sind verdeckte Keimträger.

In Deutschland unterliegt das Leitungswasser strengen Qualitätskontrollen. Es kann unbedenklich getrunken werden.

Auf Reisen sollte Wasser nur abgekocht oder aus industriell verschlossenen Flaschen getrunken werden. Auch ungeschältes Obst und nicht gegartes Fleisch können Krankheiten auslösen. Erfahrene Reisende halten sich deshalb an den Leitsatz: «Cook it, peel it or forget it» – «Koch es, schäl es oder vergiss es».

3. Was tun, wenn Kinder häufig über Bauchweh klagen?

Vor allem jüngere Kinder haben relativ häufig Bauchschmerzen. Sie können ihr Unwohlsein oft noch nicht richtig einordnen und «übersetzen» es mit Bauchweh. Der Arzt

HAUSMITTEL BEI BAUCHSCHMERZEN, ERBRECHEN UND DURCHFALL

Gegen Bauchschmerzen, Blähungen, Völlegefühl und Durchfall:

Einen Teelöffel Fenchelsamen in einem Viertelliter Wasser aufkochen, zehn Minuten lang ziehen lassen und abseihen: Fertig ist ein sehr wirksamer Tee. Auch Kümmel-, Kamillen- oder Schafgarbetee helfen, Bauchkrämpfe zu lösen.

Bei Durchfall mit Krämpfen:

Tee aus Fenchel, Pfefferminzblättern, Wermutkraut, Kümmel in der Apotheke herstellen lassen und zwei Teelöffel mit einem Viertelliter heißem Wasser übergießen. Zehn Minuten lang ziehen lassen.

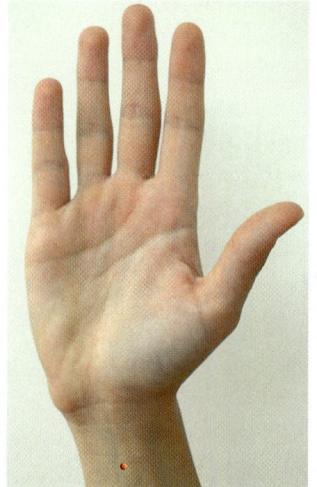

Wahre Wunder kann auch eine Wärmflasche, ein warmer Wickel (→ S. 455) oder ein erhitztes Dinkelkissen auf dem Bauch wirken. Bauchwickel mit Kümmelöl lösen ebenfalls Krämpfe.

Bei Erbrechen:

Akupressur des Punktes «Magen» kann gegen Übelkeit helfen: Drei Finger breit oberhalb der Handgelenkfalte in der Mitte mit dem Daumen drücken und kreisend vibrieren, ein bis zwei Minuten lang auf beiden Seiten fortführen.

Nach einem Erbrechen ist es überaus wichtig, die vom Körper verlorene Flüssigkeit zu ersetzen. Lauwarmes Wasser oder mit Traubenzucker gesüßter Tee, in kleinen Schlucken getrunken, wird oft trotz Brechreiz im Magen behalten. Auch verdünnter Blaubeersaft beruhigt den Darm und wirkt stopfend. Hilfreich sind hier ausnahmsweise Cola und Salzstangen. Die Kohlensäure sollte herausgerührt werden. Die Cola bringt Zucker als Energieträger und beruhigt (umstritten ist, ob Keime auch durch den hohen Zuckergehalt zerstört werden), die Salzstangen führen verlorene Salze und Stärke (Kohlenhydrate, → S. 127) zu, in ebenso leicht zu verwertender Form. Schwarzer Tee beruhigt die Schleimhäute, dunkle Schokolade stopft.

Auch Heilerde ist sehr hilfreich: Morgens, mittags und abends zwei gestrichene Esslöffel auf ein halbes Glas warmes Wasser einnehmen, solange der Durchfall anhält.

Mit dem Essen sollte man zunächst vorsichtig sein, um den Darm zu schonen. Grundsätzlich gilt: Nur essen, worauf man Appetit hat. Was der Darm noch nicht wieder verträgt, meldet er über die Augen und die Nase: als sicheres Gefühl dafür, dass etwas Bestimmtes nicht vertragen werden würde.

Leichte Suppen, Zwieback, Toast, Knäckebrot oder Reis helfen dem Darm, wieder auf die Sprünge zu kommen. Gut geeignet als erste Mahlzeit ist auch eine Kartoffel-Möhren-Suppe: Zwei Kartoffeln und eine Möhre werden klein geschnitten mit einer Prise Salz in wenig Wasser gar gekocht und mit dem Mixer püriert. Am zweiten Tag kann man etwas Brühe beigeben, ab dem dritten auch ein wenig Butter, Oliven- oder Keimöl.

Ein altes Hausmittel ist ein ganz klein geriebener Apfel. Das Reiben setzt im Apfel das Bindemittel Pektin frei, das auf sehr angenehme Weise die Magen- und Darmwände «verkleistert» und beruhigt.

versucht dann, eine organische Ursache auszuschließen, indem er den Bauch abtastet und ein Schmerzgefühl entweder genau zuordnen kann oder eine Veränderung spürt. Oft jedoch ist Bauchweh seelisch bedingt.

Seele (Psyche) und Leib (Soma) stehen in einer engen Verbindung miteinander. Bei körperlichem Unwohlsein fühlt man sich nicht gut, seelische Belastungen können aber durchaus auch körperliche Beschwerden auslösen. Dann ist es sinnvoll zu überlegen, welche Beanspruchungen dafür verantwortlich sein könnten. Steht eine schwere Klassenarbeit bevor, gibt es Streit mit dem besten Freund, läuft in der Familie etwas nicht rund? Ist man gerade besonders zufrieden oder eher unglücklich?

Nicht immer kommt man allein auf eine Lösung, und es ist meist hilfreich, das Gespräch mit einer Vertrauensperson zu suchen. Leichte Bauchschmerzen können auch auf ein Hungergefühl zurückgehen. Dann ist Abhilfe leicht: Schnell etwas essen. Treten die Klagen ständig auf, sollte der Kinderarzt hinzugezogen werden.

2.4 Chronisch-entzündliche Darmerkrankungen

Morbus Crohn ist eine chronische Entzündung der Darmschleimhaut und der Darmwand, die den gesamten Verdauungstrakt vom Mund bis zum After betreffen kann. Besonders oft sind der letzte Abschnitt des Dünndarms und der Übergangsbereich zwischen Dünn- und Dickdarm befallen. In der Folge kommt es oft zu Vernarbungen des Darmgewebes, was wiederum zu Fisteln führen kann.

Bei einer Colitis ulcerosa beschränkt sich die Entzündung auf die Schleimhaut des Dickdarms. In manchen Fällen ist nur der letzte Abschnitt, der Mastdarm, betroffen. In anderen Fällen breitet sich die Entzündung über den gesamten Dickdarm aus.

Welche Ursachen kann eine chronisch-entzündliche Darmerkrankung haben?

Die Ursachen von Morbus Crohn und Colitis ulcerosa sind nicht geklärt. Allerdings scheint die genetische Veranlagung bei der Entstehung dieser chronischen Darmerkrankungen eine Rolle zu spielen: Bei Verwandten ersten Grades (Eltern, Geschwistern) ist das Erkrankungsrisiko erhöht. Neben der Ernährungsweise scheint zudem Nikotinkonsum die Krankheit zu begünstigen. Häufig tragen auch psychische Belastungen zu neuen Krankheitsschüben bei.

Im Bereich der alternativen Heilmethoden wird u.a. Probiotika und Weihrauch eine günstige Wirkung bei entzündlichen Darmerkrankungen nachgesagt, die jedoch wissenschaftlich nicht ausreichend belegt ist. Präparate mit Weihrauch enthalten Boswellia-

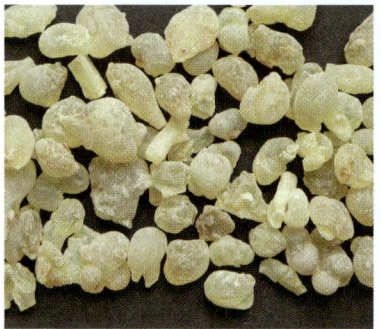

säuren, die entzündungshemmend wirken sollen. Boswellia ist in Deutschland als Medikament nicht zugelassen.

Einige pflanzliche Präparate sind in der Apotheke auch ohne Rezept erhältlich, der Arzt oder der Apotheker werden hier gern beraten.

Probiotika sind spezielle Lebensmittel, die im Darm die natürliche Darmflora unterstützen und u.a. Darmentzündungen entgegenwirken sollen. Sie enthalten z.B. Milchsäurebakterien oder Hefen.

Welche Symptome deuten auf eine chronisch-entzündliche Darmerkrankung hin?

Morbus Crohn entwickelt sich über Jahre hinweg. Akute Krankheitsschübe und beschwerdefreie Intervalle wechseln sich ab. Zu den typischen Symptomen zählen heftige, krampfartige Bauchschmerzen und häufige, wässrige Durchfälle, mitunter mit Blut vermischt. Eine deutliche Gewichtsabnahme, wiederkehrendes Fieber und Blutarmut kommen hinzu.

Häufige, schwere Durchfälle mit schleimigem Stuhl, oft vermischt mit Blut, gehören zu den charakteristischen Anzeichen der Colitis ulcerosa. Oft sind dadurch der Wasser- und Mineralstoffhaushalt schwer gestört. Neben Appetitlosigkeit und einem Gewichtsverlust kann es außerdem zu Blutarmut (Anämie, → Kap. 1.9) kommen.

Bei beiden Formen der chronisch-entzündlichen Darmerkrankung können auch Entzündungen außerhalb des Darms, an den Gelenken, der Wirbelsäule, der Haut und den Augen auftreten.

Wie wird eine chronisch-entzündliche Darmerkrankung diagnostiziert?

Der Arzt wird verschiedene Blut- und Stuhlproben analysieren. Eine Sonographie (→ S. 63) kann erste Hinweise auf das Ausmaß der Erkrankung geben. Für eine detaillierte Diagnose ist eine Darmspiegelung (→ S. 141) unerlässlich. Dabei werden üblicherweise Gewebeproben entnommen. Ist eine Darmspiegelung wegen einer starken Verengung des Dickdarms nicht möglich oder soll der Dünndarm bei Verdacht auf Morbus Crohn ebenfalls untersucht werden, ist eine Röntgenaufnahme mit Kontrastmitteln (Röntgen, → S. 195) zu erwägen.

Wie wird eine chronisch-entzündliche Darmerkrankung behandelt?

Die chronisch-entzündlichen Darmerkrankungen erfordern keine spezielle Diät. Allerdings können die Patienten den Krankheitsverlauf durch eine ausgewogene, ballaststoffreiche Kost und eine ausgeglichene Lebensweise oft positiv beeinflussen.

Die Erkrankung wird meist mit Kortison und auch anderen entzündungshemmenden Medikamenten behandelt.

Was der Facharzt rät

Es ist nicht möglich, chronisch-entzündlichen Darmerkrankungen durch gezielte Maßnahmen vorzubeugen. Der Verzicht auf Nikotinkonsum wirkt sich positiv auf den Krankheitsverlauf aus. Es wird empfohlen, einmal jährlich eine Darmspiegelung durchführen zu lassen.

Im Rahmen der schulmedizinischen Behandlung werden verschiedene Präparate eingesetzt. Akute Krankheitsschübe werden meist mit Kortison behandelt. Bei einer äußerst seltenen Kortison-Unverträglichkeit können alternative Medikamente wie z. B. Imurek (Azathioprin) helfen, die die körpereigenen Abwehrkräfte verringern und so die Entzündung «in Schach» halten. Manchmal sind im Verlaufe einer Morbus-Crohn-Erkrankung leider mehrere Darmoperationen erforderlich.

Können Darmentzündungen tumorös entarten?

Jede chronische Erkrankung trägt das Risiko einer Entartung in sich. Ist eine chronische Colitis ulcerosa mit einer geschwürartigen Entzündung der oberen Schicht der Darmschleimhaut gegeben, kann sich leider ein Tumorleiden entwickeln. Dies ist allerdings nicht häufig.

Beim Morbus Crohn können alle Schichten der Darmwand entzündet sein. Betroffene haben je nach Studie ein bis zu siebenfach höheres Tumorerkrankungsrisiko als die Normalbevölkerung.

Drei Fragen an den Arzt

1. Wie kann bei chronischen Darmerkrankungen die Lebensqualität verbessert werden?

Die wichtigsten Eckpfeiler einer erfolgreichen Behandlung bei einer chronisch-entzündlichen Darmerkrankung sind eine eindeutige Diagnose und eine konsequente Therapie. Idealerweise wird die Therapie von einem Spezialisten geplant und zusammen mit dem Hausarzt durchgeführt. Der Patient selbst kann seine Lebensqualität erheblich steigern, wenn er sich genau an die Verordnungen seines Arztes hält, außerdem eine ausgewogene Ernährung beherzigt und das eine oder andere Entspannungsverfahren (z. B. autogenes Training) praktiziert. Ergänzende alternativmedizinische Methoden können die Lebensqualität weiter verbessern. Zudem geben sie dem Betroffe-

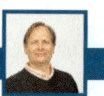

DICKDARMKREBS

Nach Analysen der Hubert-Burda-Stiftung – die sich nachdrücklich für die Dickdarm-Prä-
vention engagiert – erkrankt in Deutschland jeder siebte Mensch im Laufe des Lebens
an Dickdarmkrebs, dies ist die häufigste Tumorart (bei Männern und Frauen). Und das,
obwohl durch gezielte Vorsorge ein Tumor verhindert werden könnte. Die meisten Ent-
artungen entstehen durch Darmpolypen. Wenn diese im frühzeitigen Stadium durch
endoskopische Untersuchungen – besonders auch virtueller Art –, die nicht schmerzhaft
sind, entdeckt und endoskopisch abgetragen würden, könnte eine krebsartige Entwicklung verhindert oder ein frühes Stadium geheilt werden. Das Risiko von Komplikationen (z. B. einer Verletzung der Darmwand) ist sehr gering. Von daher ist es völlig unverständlich, dass die Untersuchung und Aufklärung der Bevölkerung nicht flächendeckend
organisiert wird. Zurzeit nehmen lediglich 7 bis 8 % der Bevölkerung die Vorsorge wahr.
Angst vor der Untersuchung oder dem Ergebnis sind die häufigsten Gründe. Ab dem 50.
Lebensjahr tritt Darmkrebs überproportional häufig auf. Die Risikofaktoren sind: Alter,
entzündliche Darmerkrankungen, Darmpolypen, Ernährung und Lebensstil, familiäre
Häufigkeit. Dass gezielte Prävention möglich ist, lehrt der Erfolg der Zahnprophylaxe-
Untersuchungen in Schulen.

nen das Gefühl, selbst bei der Behandlung mitzuwirken. Sie sollten jedoch mit dem
behandelnden Arzt abgesprochen werden.

2. Können Darmpilze Erkrankungen hervorrufen?

Pilze gehören in den Darm und können nur bei schwerkranken Menschen (HIV, Tumorerkrankung) Dickdarmentzündungen hervorrufen.

3. Ist bei einer Operation immer ein künstlicher Darmausgang notwendig?

Das wird der Chirurg abhängig von der Lage und dem Ausmaß der Entzündung im
Einzelfall entscheiden. Grundsätzlich ist es bei einer teilweisen Entfernung des Dickdarms möglich, den natürlichen Darmausgang zu erhalten. Dann wird nur vorübergehend ein künstlicher Darmausgang gelegt, um den Dickdarm während der Heilung
zu entlasten. In einer späteren zweiten Operation wird der künstliche Ausgang wieder
verschlossen. Bei Colitis ulcerosa müssen die Patienten allerdings häufiger dauerhaft
mit einem künstlichen Darmausgang leben.

2.5 Enddarmerkrankungen

Erkrankungen des End- oder Mastdarms wie Hämorrhoiden und Analfissuren sind
weit verbreitet. Junge Menschen sind ebenso betroffen wie ältere. Allerdings sind Beschwerden im Analbereich immer noch mit einem Tabu behaftet, und viele Betroffene
scheuen den Weg zum Arzt.

In Deutschland hat schätzungsweise jeder zweite Erwachsene über 50 Jahre Hämorrhoiden. Dabei handelt es sich um knotenförmige Ausbuchtungen des Venennetzes im Mastdarm oberhalb der Schließmuskeln des Afters. Einrisse am After am Übergang von der Schleimhaut in die Haut werden als Analfissuren bezeichnet.

Bösartige Tumoren im Analkanal (Analkarzinome) sind dagegen sehr selten.

Welche Ursachen kann eine Enddarmerkrankung haben?

Die meisten Beschwerden im Analbereich werden durch Probleme mit dem Stuhlgang verursacht. Dabei kann Verstopfung ebenso der Auslöser sein wie Durchfall, oft bedingt durch eine falsche Ernährung. Aber auch eine mangelnde oder übertriebene Intimhygiene sowie Unterwäsche, die die Haut reizt, können zu Problemen in der Analregion führen. Chronisch-entzündliche Darmerkrankungen (→ Kap. 2.4) wie Morbus Crohn verursachen häufig Analfisteln. Dabei handelt es sich um röhrenartige Verbindungen zwischen der Schleimhaut des Afters und der Umgebung.

Hämorrhoiden werden meist durch eine chronische Verstopfung, starkes Pressen beim Stuhlgang sowie durch den häufigen Gebrauch von Abführmitteln ausgelöst. Auch Übergewicht, eine Schwangerschaft, eine Bindegewebsschwäche, Bewegungsmangel und eine überwiegend sitzende Tätigkeit können zu Hämorrhoiden führen.

Eine Fistel (lat. fistula = Pfeife, Röhre) ist eine unnatürliche röhrenartige Verbindung zwischen einem Hohlorgan wie dem Darm und anderen Organen oder der Körperoberfläche.

Analfissuren (Risse am Schließmuskel) entstehen ebenfalls oft durch harten Kot und zu starkes Pressen beim Stuhlgang. Aber auch unsanfte Sexualpraktiken beim Analverkehr können zu Fissuren am Anus führen. Ist die Muskelspannung des Schließmuskels chronisch erhöht, heilen Risse in der Schleimhaut schlecht. Das hat häufig Schmerzen beim Stuhlgang zur Folge, was wiederum die Muskelspannung erhöht. Ein Schmerzkreislauf entsteht.

Welche Symptome deuten auf eine Enddarmerkrankung hin?

Juckreiz, Brennen, Stechen, Nässen und das Gefühl, dass sich der Darm nicht vollständig entleert, sind die typischen Anzeichen für Hämorrhoiden. Außerdem können hellrote Blutungen auftreten, die dann auf dem Kot oder dem Toilettenpapier zu sehen sind. Im fortgeschrittenen Stadium können Hämorrhoiden bei starkem Pressen während des Stuhlgangs vor den After treten. Ein solcher «Vorfall» ist mit starken Schmerzen verbunden.

Einrisse der Haut bei einer Analfissur lösen ebenfalls Schmerzen beim Stuhlgang aus. Auch leichte Blutungen, die auf dem Kot oder dem Toilettenpapier sichtbar werden, sind möglich.

Wie wird eine Enddarmerkrankung diagnostiziert?

Fachärzte für Erkrankungen des Mastdarms und des Afters sind Gastroenterologen oder Chirurgen mit dem Schwerpunkt Proktologie.

BLUTUNGEN AUS DEM DARM

Darmblutungen sind an rot oder schwarz gefärbten Stühlen zu erkennen.

- Rote Blutungen weisen auf Blutungsquellen im Dickdarm hin: Häufig sorgen Hämorrhoiden für Blutauflagen auf dem Stuhl, oder sie färben das Toilettenpapier blutig ein. Tumoren, Dickdarmentzündungen, Geschwüre, auch in Kombination mit Durchfällen wie bei Typhus oder Ruhr, verändern ebenfalls den Stuhlgang blutig.
- Schwarz gefärbte Stühle weisen auf Blutungsquellen des oberen Magen-Darm-Traktes (auch: Gastro-Intestinal-Trakt) hin. Die Blutungsquellen werden meistens endoskopisch nachgewiesen.

Achtung: Nach dem Genuss von roter Bete kann der Stuhl rot eingefärbt sein, nach der Einnahme von Eisenpräparaten schwarz. Beide Phänomene sind normal und ungefährlich!

Der Arzt wird nach der Schilderung der Beschwerden zunächst den Anus begutachten. Hämorrhoiden, Risse der Analschleimhaut oder Entzündungen sind oft schon mit bloßem Auge erkennbar.

Bei einer rektalen Untersuchung tastet der Arzt mit einem Finger den Mastdarm nach Veränderungen ab. In manchen Fällen ist eine Untersuchung mit einem Proktoskop erforderlich. Dabei handelt es sich um ein acht bis zwölf Zentimeter langes Spiegelrohr, mit dessen Hilfe der Arzt das Innere des Enddarms ansehen kann. Um die genaue Ursache für die Beschwerden festzustellen, können weitere Untersuchungen tieferer Darmabschnitte notwendig sein. Dazu zählen die Spiegelung/Endoskopie des Mastdarms (→ S. 142) oder des gesamten Dickdarms (→ S. 141). Abstriche der Analschleimhaut oder Gewebeproben (Biopsien) können die Diagnostik ergänzen.

Alle Untersuchungsverfahren des Darmes oder endoskopische Behandlungen wie das Abtragen von kleinen Polypen werden häufig ambulant durchgeführt. Der Arzt wird vorsichtig vorgehen. Das Ertasten oder Spiegeln des Enddarmes ist – richtig durchgeführt – nicht schmerzhaft. Und außerdem gibt es heutzutage der Situation entsprechend hervorragende Betäubungsmittel bzw. -verfahren.

Aber die Vorstellung, dass in diesem empfindlichen Darmabschnitt behandelt werden soll, ist für viele Menschen unangenehm. Deshalb verkrampft man sich schon lange vor dem Eingriff, besonders, wenn es sich um eine schmerzhafte Entzündung handelt. Aber das Wissen um die Notwendigkeit des Eingriffs, eine fürsorgliche Aufklärung und Vertrauen zum behandelnden Arzt können für die notwendige innerliche und körperliche Entspannung sorgen.

Für endoskopische Operationen zur Entfernung von größeren Gewebeteilen ist ein Krankenhausaufenthalt zwingend notwendig. Nicht nur wegen der längeren Operationszeit, sondern auch wegen der möglicherweise notwendigen Vollnarkose, der Überwachung des Herz-Kreislauf-Systems oder Blutungen. Auch geschwächte und überängstliche Menschen sollten in einem Krankenhaus endoskopisch untersucht werden.

SELBSTHILFE BEI HÄMORRHOIDEN

Auf leichten Stuhlgang achten:

- Nach dem Aufstehen: Ein Glas Orangen-/Apfelsaft auf nüchternen Magen trinken.
- Morgens: zehn Minuten sanfte Bauchmassage im Uhrzeigersinn.
- Zum Frühstück Vollkornbrot, Tee, Joghurt und ein bis zwei Esslöffel Leinsamen und Weizenkleie essen, drei bis vier Tassen Tee dazu trinken, damit die Kleie und die Samen nicht stopfen. Auch den Tag über ballaststoffreich speisen.
- Mindestens zwei Liter Flüssigkeit pro Tag trinken.
- Toilettengang nach dem Frühstück versuchen (nicht pressen).
- Abführmittel sind verboten!
- Bewegen, bewegen, bewegen ...
- Scharfe Gewürze vermeiden.

SITZBÄDER LEICHT GEMACHT

Für alle, die kein Bidet haben: Toilettendeckel anheben, Mülltüte locker darüberziehen und Deckel ablegen. Körperwarmes Wasser mit Kamille, Hamamelis oder Eichenrinde auf die Plastikfläche gießen. Das Gesäß darin nicht zu lange – ca. drei bis fünf Minuten – spülen, danach vorsichtig abtupfen. Eichenrinde-Sud: 500 Gramm Eichenrinde (Apotheke) in fünf Litern Wasser aufkochen, absieben und körperwarm nutzen (zweimal täglich).

Wie wird eine Enddarmerkrankung behandelt?

Die Therapie ist jeweils abhängig von den Beschwerden und ihren Ursachen.

Sitzbäder mit Borwasser, Kamille oder Teebaumöl können die Beschwerden lindern. Die Zusätze müssen hautverträglich sein und dürfen keinesfalls allergische Reaktionen hervorrufen. Eine ballaststoffreiche Kost und reichlich Flüssigkeitszufuhr machen den Stuhlgang weicher.

Gegen Schmerzen, Juckreiz und Entzündungen im Analbereich werden vielfach Salben, die auch mit einer stiftartigen Verlängerung tiefer eingeführt werden können, entzündungshemmende Zäpfchen oder Klistiere verwendet. Bestandteile der Salben sind z. B. Hamamelis (Brechnuss) oder *Bufexamac* (Lokalanästhetikum). Die Darmflora kann zur Stärkung der Immunlage und Wundheilung mit *Escheria-coli*-Bakterien-Präparaten bzw. *Omniflor* oder *Symbioflor* wieder ins Gleichgewicht gebracht werden.

Leicht vergrößerte Hämorrhoiden werden meist verödet oder mit einer Bandliga- tur (Gefäßabbindung) behandelt, wenn sie Beschwerden verursachen. Die Verödung wird durch eine schmerzlose Injektion eines speziellen Medikamentes in die Hämorrhoidalknoten durchgeführt, bei der Bandligatur wird durch ein Gummiband verödet. Die Knoten schrumpfen daraufhin, die Beschwerden nehmen ab. Je nach Größe der Hämorrhoiden können mehrere Injektionen erforderlich sein. Weitere Therapiemethoden sind die Infrarotbehandlung und die Kältetherapie.

Stark vergrößerte Hämorrhoiden werden mit einem elastischen Gummiring abge-

HILFEN GEGEN VERSTOPFUNG

- Viel trinken.
- Vollkornprodukte, Ballaststoffe, Leinöl und wenig Kaffee, Tee und Alkohol.
- Nicht viel und langsam essen und dabei gut kauen.
- Bewegung: mindestens 30 Minuten täglich.
- Füße und Lendenwirbelsäule wärmen.
- Darmflora mit Milchsäure bildenden Bakterien und Probiotika aufbauen.
- Bitterstoffe, z. B. in Schwedenbitter, führen ab.
- Ein Viertelglas Sauerkrautsaft mit etwas Honig vor dem Frühstück trinken.
- Trockenfrüchte essen, z. B. drei Backpflaumen.
- Einen bis drei Teelöffel Leinsamen mit viel Flüssigkeit zu sich nehmen.
- Tee aus Hibiskusblättern, Hagebuttenschalen, Schlehdornblüten, Tausendgülden-kraut zu gleichen Teilen: Je zwei Teelöffel mit einem Viertelliter heißem Wasser aufbrühen und nach acht Minuten abseihen. Morgens ein bis zwei Tassen trinken.
- Selbstmassage: Drei Minuten lang um den Bauchnabel herum kleine Kreise im Uhrzeigersinn ziehen, anschließend drei Minuten lang große Kreise mit Kümmel- oder Melissenöl massieren und danach eine Wärmflasche auf den Bauch legen.

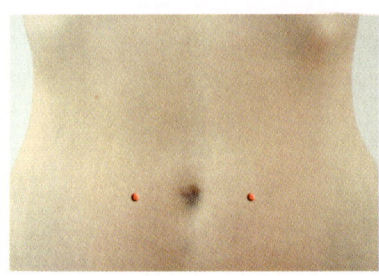

- Ggf. psychosomatische Begleitbehandlung: Was liegt mir quer, was kann oder will ich nicht loslassen?
- Selbstmassage der Akupressurpunkte «Bauch»: Drei Finger breit rechts und links des Nabels zwei Minuten lang kräftig drücken und vibrierend massieren, Seiten abwechseln.

bunden, der über den vergrößerten Knoten gestreift wird. Die so abgebundene Hämorrhoide wird nicht mehr durchblutet, stirbt ab und wird nach einigen Tagen mit dem Stuhlgang abgestoßen. Bei sehr stark vergrößerten Hämorrhoiden ist eine Operation erforderlich.

Chronische **Analfissuren** erfordern meist eine Operation, um Komplikationen wie Fisteln oder Abszesse im Analbereich zu verhindern.

Was der Facharzt rät

Beschwerden im Analbereich lässt sich oft mit einfachen Mitteln vorbeugen. Eine ballaststoffreiche Kost, ausreichende Flüssigkeitszufuhr und viel körperliche Bewegung können eine Verstopfung verhindern. Weiterhin sollte das Toilettenpapier nicht zu hart und nicht zu trocken sein. Und schließlich muss die Intimhygiene stimmen: Wasser und Seife genügen, auf Sprays und Lotionen sollte der Haut zuliebe verzichtet werden. Die Nutzung von Slipeinlagen oder zusammengefaltetem Toilettenpapier zwischen den Gesäßfalten kann die Unterwäsche schonen.

Keinesfalls regelmäßig Abführmittel einnehmen!

KAMILLE GEGEN ENTZÜNDUNGEN

Die Kamille ist ein wichtiger Bestandteil in der allgemeinen Pflanzenheilkunde und Klostermedizin. Sie ist eine immer wieder auf Schutt und an Wegrändern wild wachsende Pflanze und war schon den Griechen und den Römern bekannt. Kamille werden blähungstreibende, krampflösende, entzündungshemmende, reinigende und erkältungslindernde Wirkungen nachgesagt.

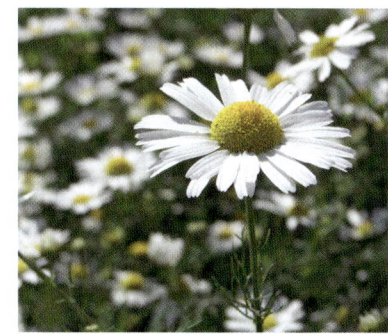

Die Kommission E des Bundesinstituts für Arzneimittel und Medizinprodukte (BfArM) hat die Verwendung von Kamillenprodukten für folgende Indikationen befürwortet: Magen-Darm-Krämpfe, Magen-Darm-Entzündungen, äußerliche Anwendung bei Haut- und Schleimhautentzündungen (auch bakterielle Entzündungen im Mund- und Rachenraum). Befürwortet wurde auch die Verwendung von Kamillenprodukten bei Reizungen und Entzündungen des Atemtraktes (Inhalation) und bei Anogenital-Entzündungen (Bäder und Spülungen).

Neuere Tierstudien weisen auch auf eine antioxidative und antihyperglykämische Wirksamkeit der Kamille hin.

Einige Menschen reagieren allergisch auf die Blüten und sollten die Anwendung innerlich und äußerlich dringend meiden.

Drei Fragen an den Arzt

1. Wie kann Hämorrhoiden vorgebeugt werden?

Die wichtigste Maßnahme ist eine gesunde Ernährung: Vollkornbrot, Müsli, Weizenkleie, Sesam, Haferflocken sowie ungeschältes Obst und Gemüse sollten regelmäßig auf dem Tisch stehen.

Weißbrot, Schokolade, Reis, Teigwaren, Kartoffeln, schwarzer Tee und geschältes Obst dürfen auch gegessen werden – aber nur in Maßen.

Außerdem können zur Vorbeugung beitragen:

- Mindestens 1,5 Liter Flüssigkeit täglich trinken.
- Ausreichend bewegen.
- Übergewicht reduzieren.
- Auf Abführmittel verzichten, denn sie fördern eine Darmträgheit.
- Auf regelmäßige Toilettengänge ohne Zeitdruck achten. Starkes Pressen und lange «Sitzungen» beim Stuhlgang vermeiden.

2. Ist die Untersuchung auf Hämorrhoiden beim Arzt schmerzhaft?

Nein, eine Untersuchung des Analkanals und ggf. des Mastdarms ist bei fachmännischer Durchführung nicht schmerzhaft. Nur wenn zusätzlich andere Erkrankungen wie z.B. Analfissuren bestehen, kann die Untersuchung mit Schmerzen verbunden sein.

3. Wie sind die Heilungschancen bei Hämorrhoiden?

Wenn der Darm bewusst gepflegt und fachärztlich gezielt behandelt wird, ist die langfristige Prognose gut.

3 Rund um Leber und Gallenblase

Ständig gelangen Stoffe in den Blutkreislauf, sei es über die Nahrung, die Atmung, die Haut oder als Medikamente. Der Organismus versucht dann schnellstmöglich, diese Stoffe abzubauen, zu verwerten, zu speichern oder auszuscheiden. Dafür müssen sie zersetzt, umgewandelt und gefiltert werden. Die Leber spielt bei diesem lebenswichtigen Vorgang, dem «Stoffwechsel», eine zentrale Rolle. Sie ist der Filter des Körpers. Ein Leben ohne Leber ist nicht möglich.

Den Körper verstehen

Die Leber eines Erwachsenen wiegt bis zu zwei Kilogramm. Sie ist (nach der Haut) das größte Organ im menschlichen Körper und zugleich die größte Drüse. Die Leber liegt im rechten Oberbauch, dort ist sie zum Teil gut geschützt durch den Rippenbogen. Die aus dem Darm in den Blutkreislauf aufgenommenen Nährstoffe werden als Erstes in die Leber geleitet. Über 500 unterschiedliche Ab-, Um- und Aufbauprozesse finden ständig in den Leberzellen statt, pro Stunde fließen 90 Liter Blut hindurch.

Die Leber besteht aus vielen Zellen, die entlang eines weitverzweigten Gefäßsystems in ihr angelegt sind. Sie wird über zwei große Blutgefäße durch das Blut mit den Stoffen versorgt, die sie verarbeitet: Die Leberarterie bringt den Sauerstoff aus der Lunge über das Herz schließlich auch zur Leber. Die Pfortader führt Nährstoffe zu, die aus dem Darm übernommen wurden. Mit Nährstoffen angereichertes Blut fließt aus der Leber über die Lebervenen in die untere Hohlvene ab. Über die Vene gelangt es zum Herzen und wird von dort mit dem sauerstoffreichen Blut im ganzen Körper verteilt.

Über diese Lebervene werden auch einige wasserlösliche Abfallstoffe aus der Leber ins Blut abgegeben, die später von der Niere aus dem Blut gefiltert werden und über den Urin ausgeschieden werden. Andere (fettlösliche) Abfallstoffe gelangen mit der Gallenflüssigkeit, die die Leber selbst herstellt, in den Darm und werden von dort über den Stuhlgang ausgeschieden. Die Leber produziert täglich etwa einen halben bis einen Liter dieser Gallenflüssigkeit, die für die Verdauung der Fette wichtig ist.

Die Leber hat einige überlebensnotwendige Aufgaben:

Entgiftung: Schadstoffe, Medikamentenreste, nicht verwertbare Stoffe und auch Alkohol werden hier abgebaut. Ein Zuviel an Alkohol oder Medikamenten (auch naturheilkundlichen Mitteln) kann die Leber auf Dauer schädigen. «Schadstoffe» und «Abfälle» aus dem Stoffwechsel sind z. B. verbrauchte Hormone, alte Blutkörperchen, Bakterienreste, defekte Blutzellen. Beim Stoffwechsel in den Muskelzellen und im Darm entstehen auch echte Gifte, so z. B. Ammoniak.

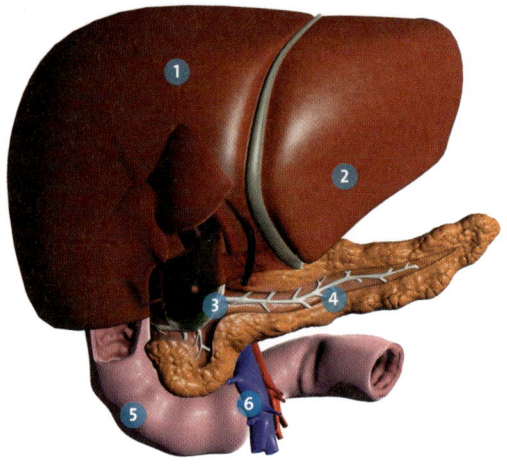

Die Leber.

1 - Rechter Leberlappen
2 - Linker Leberlappen
3 - Gallenblase fangt die Galle auf
4 - Weiße Ader = Gang der Bauchspeicheldrüse in den Zwölffingerdarm
5 - Pfortader = Zufluss vom Darm
6 - Zwölffingerdarm

Speicherstation: Manche Stoffe müssen im Blut immer vorhanden sein. Sie werden dem Körper aber nicht unentwegt von außen zugeführt. Die Leber speichert sie deshalb und gibt sie immer wieder ans Blut ab, um ihre Konzentration im Blut möglichst im Gleichgewicht zu halten. Es werden z. B. bis zu 150 Gramm unlöslicher Speicherzucker (Glykogen) in der Leber gelagert und dem Blut bei Mangel zur Verfügung gestellt. Dies geschieht besonders nachts, um den Blutzuckerspiegel aufrechtzuerhalten. So verfährt die Leber auch mit einigen gespeicherten Vitaminen und Fetten.

Produktion: Auch das Fett aus unserer Nahrung wird von der Leber verwertet, indem z. B. aus Fettbestandteilen in der Leber Cholesterin (→ S. 61) hergestellt wird. Cholesterin dient als Rohstoff vieler Hormone sowie der Gallensäuren und ist für die Funktion der Zellwände sowie im Nervenstoffwechsel wichtig. Außerdem werden hier verschiedene körpereigene Eiweißstoffe hergestellt, die bei der Abwehr von Krankheitserregern oder bei Verletzungen dringend benötigt werden, wie etwa die Blutgerinnungsstoffe.

Einige **Vitamine** kann die Leber speichern: Vitamin A, D und B_{12}. Die meisten anderen, wie das wasserlösliche Vitamin C, müssen dem Körper regelmäßig zugeführt werden.

Die Leber hat eine besondere Regenerationsfähigkeit, sie kann ihr eigenes Gewebe erneuern und damit selbst nach einer schweren Erkrankung in ihrer Funktion wiederhergestellt werden. Deshalb können (z. B. bei einem Tumorleiden) bis zu 70 % der Leber entfernt werden – die Leber regeneriert nach wenigen Wochen und erreicht wieder die normale Größe.

Die **Leberenzyme** sind an allen Stoffwechselprozessen beteiligt. Eine Erhöhung muss keinen Krankheitswert haben. Bestimmte Medikamente erhöhen die Leberwerte. Aber bei schwerwiegenden Erkrankungen mit Zellschädigungen oder -zerstörungen wie bei einer Hepatitis, Gallengangsentzündung, einem Gallenstau oder Krebs werden Enzyme freigesetzt. Die einzelnen Enzyme weisen, besonders im Verhältnis zueinander, häufig auf die Art und das Ausmaß einer Schädigung hin.

Galle ist seit Jahrhunderten als Bitterstoff bekannt. Sie ist eine Flüssigkeit, die von der Leber hergestellt wird. Die Galle spaltet die schwer verdaulichen Fettbestandteile der Nahrung. Außerdem regt sie die Bauchspeicheldrüse an, für die Verdauung notwen-

LEBERTRANSPLANTATION

Bei einer schweren akuten oder chronischen Erkrankung kann manchmal der Verlust der Leberfunktionen drohen. Dann wird gelegentlich eine Lebertransplantation in Betracht gezogen. Bei entsprechender Indikation – ggf. auch bei einer alkoholbedingten Erkrankung, dann aber nur unter ganz bestimmten Voraussetzungen – führt die Transplantation zu hervorragenden Ergebnissen. Die Patienten erreichen wieder eine normale Lebensqualität und sind durch den Eingriff in vielen Fällen «geheilt».

Eine Transplantation wird heute in Deutschland an fast allen Universitätskliniken durchgeführt. Transplantiert wird entweder das Spenderorgan eines Verstorbenen, oder es kann eine sogenannte Lebendspende durchgeführt werden, bei der einem Familienangehörigen oder z. B. einem Freund unter bestimmten Voraussetzungen ein Teil der Leber entnommen wird. Die Bedingungen für eine Transplantation müssen sehr sorgfältig geprüft werden.

dige Enzyme auszuschütten. Fette werden in feinste Tröpfchen zerlegt, damit sie von der Darmwand in den Blutkreislauf aufgenommen werden können. Neben Wasser besteht die Galle aus starken Säuren, Cholesterin und dem Bilirubin, einem Abbauprodukt des roten Blutfarbstoffes.

Die Gallenflüssigkeit speichert der Körper in einem bis zu zehn Zentimeter groß werdenden Reservoir, der Gallenblase. Diese hat die Form einer Birne und hängt meist abgeschlafft an der Unterseite der Leber im rechten Oberbauch. Sie kann bis zu 50 Milliliter Galle speichern. Damit möglichst viel Galle gespeichert werden kann, wird die Flüssigkeit eingedickt.

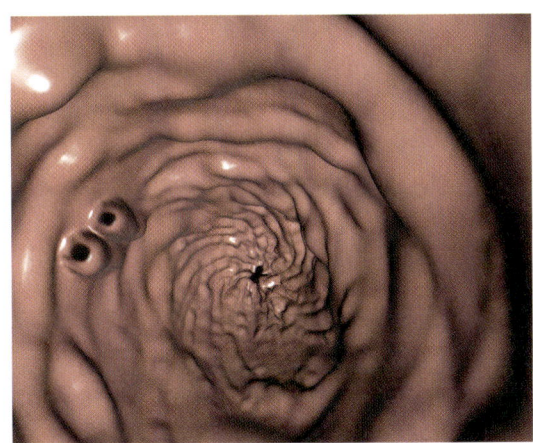

Im Zwölffingerdarm sind die beiden Zuflüsse aus der Leber und der Bauchspeicheldrüse zu erkennen.

Die Gallenblase ist über den Gallengang mit der Leber und auch dem Zwölffingerdarm verbunden. Bei der Nahrungsaufnahme zieht sich die Gallenblase zusammen und gibt Galle in den Zwölffingerdarm ab. Dort wird sie zur Verdauung der Fette benö-

GIFT UND GALLE SPUCKEN

Bei Magen-Darm-Infektionen kann man, wenn man häufig hintereinander erbricht, auch Galle spucken. Dies kann extrem unangenehm sein und ein Zeichen dafür, dass der Magen wirklich absolut leer ist und Galle aus dem Zwölffingerdarm in den Magen zurückfließt. Man hat dann einen bitteren Geschmack im Mund. Beruhigende Tees (→ S. 158), ein Zwieback oder einige Salzstangen helfen. Mit gefülltem Magen erbricht es sich leichter.

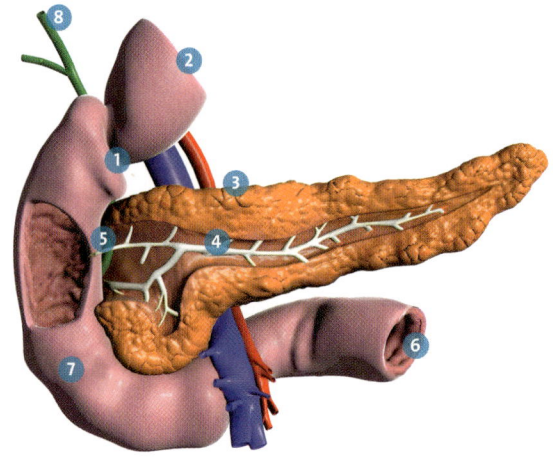

Die Bauchspeicheldrüse.

1 - Magenpförtner
2   Magen (Anschnitt)
3 - Bauchspeicheldrüse
4 - Bauchspeicheldrüsengang
5 - Ausführgang der Bauchspeicheldrüse
6 - Dünndarm
7 - Zwölffingerdarm
8 - Gallengänge

tigt. Bemerkenswert ist, dass die Gallenblase nicht lebensnotwendig ist. Sie kann, ohne die Aufgaben der Galle bei der Verdauung zu stören, entfernt werden (z. B. bei Entzündungen oder dauerhaften Gallenkoliken).

Es kann vorkommen, dass sich die Galle in der Gallenblase sehr stark eindickt, dann entstehen Gallensteine (→ Kap. 3.3), wie sie zumeist (aber keineswegs nur) bei älteren Menschen manchmal zu finden sind.

Die **Bauchspeicheldrüse**, auch Pankreas genannt, befindet sich im Oberbauch hinter dem Magen. Sie ist eine Hormondrüse. In der Bauchspeicheldrüse liegen die sogenannten Langerhans-Inseln. Sie produzieren Insulin und den Gegenspieler Glukagon. Diese beiden Hormone senken oder erhöhen den Blutzuckerspiegel des Körpers. Ist die Insulinbildung gestört, kommt es zu einem krankhaften Anstieg des Blutzuckerspiegels. Das System der Bauchspeicheldrüse sondert einen enzymhaltigen Verdauungssaft ab, der in den Zwölffingerdarm (Duodenum) geleitet wird und zusammen mit den Säften des Magens und Dünndarms die Verdauung der Nahrung gewährleistet.

Technik in der Diagnostik – verständlich gemacht

Biopsie

Bei unklaren Organbefunden wird punktiert, z. B. um einen Tumor auszuschließen bzw. zur Unterscheidung von gutartigem und bösartigem Gewebe. Dafür wird eine Gewebeprobe (Biopsie) entnommen und anschließend mikroskopisch untersucht. Entweder werden Zellen mit einer Spritze aus der punktierten Region abgesaugt (**Aspirationsbiopsie**) und zur **Zytologie** (Zellbeurteilung) auf einen Objektträger ausgestrichen, oder es wird ein Gewebestück zur Untersuchung (**Histologie**) entnommen.

Auch gentechnische, immunhistologische Analysen bzw. eine Bestimmung von hormonaktiven Rezeptoren oder die gezielte Differenzierung von Keimen sind möglich. Meistens wird hierzu eine **Biopsiekanüle** in lokaler Betäubung durch die Haut gestochen. Zur Entnahme größerer Gewebeproben muss operiert werden. Meist erfolgt die Probenentnahme dann über einen Hautschnitt, manchmal kommt der Operateur auch nicht an einer Teilresektion (Teilentfernung) oder Exzision (vollständige Entfernung) des Gewebes vorbei.

In einer pathologischen Schnellschnittuntersuchung wird häufig das Gewebe noch während der Operation auf Tumorzellen untersucht.

Zunehmend erfolgen Biopsien durch bildgesteuerte Techniken (CT, MRT, Ultraschall), z.B. die Punktion der Leber (Leberbiopsie). Unter lokaler Betäubung wird mit einer langen dünnen Hohlnadel eine kleine Gewebeprobe entnommen und im Labor mikroskopisch untersucht.

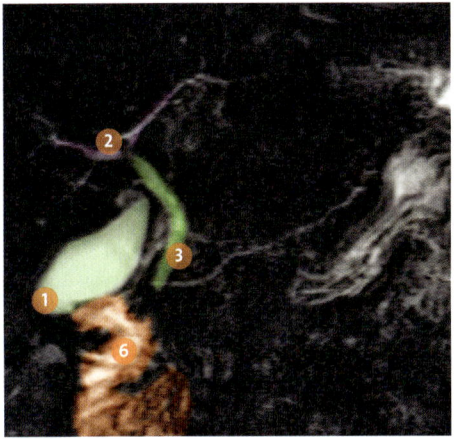

Gallensteine im Röntgenbild.
1 - Gallenblase, 2 - Gallengänge, 3 - Hauptgallengang (Choledochus), 4 - Gallensteine, 5 - Bauchspeicheldrüse, 6 - Zwölffingerdarm, 7 - Leber

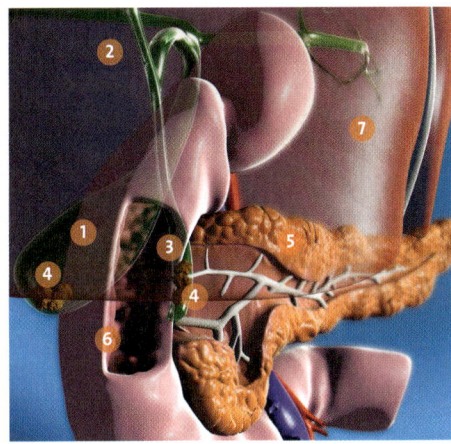

Gallensteine (schematisch).

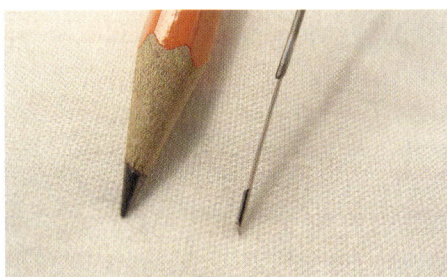

Sonde für die automatische Gewinnung von Gewebeproben.

Röntgenbild bei einer ERCP (→ S. 174).
1 - «Steinreiche» Gallenblase, 2 - Endoskop, 3 - Gallengänge, 4 - Rippe, 5 - Zwölffingerdarm, 6 - Bauchspeicheldrüsengang, 7 - Wirbelsäule

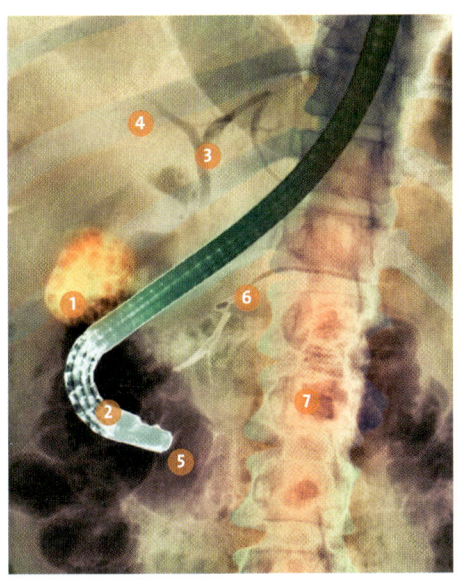

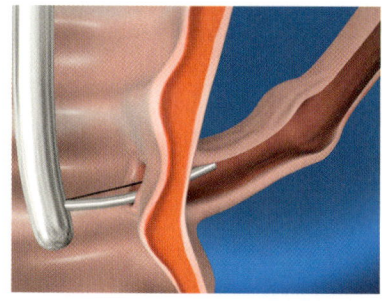

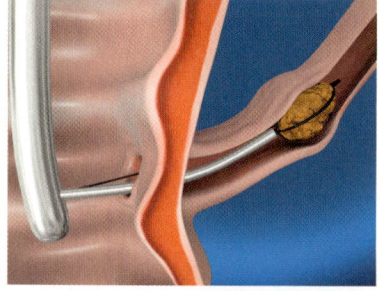

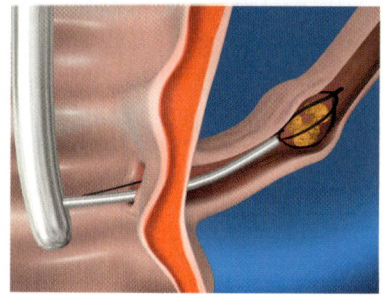

Bei der ERCP wird durch einen Instrumentierkanal die Mündung des Gallengangs in den Zwölffingerdarm aufgeschnitten. Durch den kleinen Schnitt wird mit einem Ballonkatheter oder einem Fangkörbchen nach dem Stein gefasst, der im Gallengang festsitzt. Er wird so entfernt und gelegentlich auch mit bestimmten Methoden zertrümmert, die Trümmer werden anschließend in den Zwölffingerdarm gezogen.

ERCP

Bei einer Ultraschalluntersuchung erkennt der Arzt Gallensteine. Wenn die Steine direkt in den Gallengängen liegen, sind sie auf einem Ultraschallbild gelegentlich schwer oder gar nicht zu erkennen. In solchen Fällen erfolgt die Diagnose deshalb röntgenologisch. Der Arzt führt eine Spiegelung (Endoskopie) der ableitenden Gallenwege durch. Die Endoskopie wird unter einer gleichzeitigen Röntgenkontrolle (ERCP = endoskopische retrograde Cholangio- und Pankreatographie) durchgeführt, dabei können Gallensteine aus den Gallenwegen entfernt werden. Dies ist von besonderer Bedeutung, da in den Gallenwegen stecken gebliebene Gallensteine eine Entzündung der Bauchspeicheldrüse hervorrufen können. Die Gallenblase aber muss der Chirurg entfernen, wenn sie entzündet ist oder gar ein Tumorverdacht besteht.

3.1 Leberzirrhose

Bei einer Leberzirrhose wird das Lebergewebe zerstört, Bindegewebe und Narbengewebe bleiben zurück. Je mehr funktionsfähiges Lebergewebe fehlt, desto schlechter arbeitet die Leber. Eine Leberzirrhose entsteht am häufigsten durch übermäßigen Alkoholkonsum. Bis zu 300 Personen pro 100 000 Einwohner sind betroffen! Männer leiden doppelt so häufig wie Frauen unter einer Leberzirrhose.

Welche Ursachen kann eine Leberzirrhose haben?

Es gibt zwei wesentliche und eine Reihe von seltenen Ursachen für die Erkrankung:

Langjähriger Alkoholmissbrauch: In Deutschland ist Alkoholismus die häufigste Ursache für eine Leberzirrhose. Alkohol wird in der Leber in Fett umgewandelt, das nicht vollständig aus den Zellen entfernt wird. Es bildet sich eine Fettleber. Die mit Fett überladenen Zellen entzünden sich nach einer gewissen Zeit und sterben ab. Außerdem entstehen beim Alkoholabbau Giftstoffe, die zusätzlich Gewebe zerstören.

Hepatitis-Erkrankungen: Patienten, die unter Hepatitis B und C leiden, können auch an einer Leberzirrhose erkranken. Eine Hepatitis ist in Deutschland die zweithäufigste Ursache für eine Leberzirrhose. Bei einer chronischen Hepatitis sterben die entzündeten Leberzellen ab und werden in narbiges Bindegewebe umgewandelt.

Seltene Ursachen: In Einzelfällen wird das Lebergewebe durch andere Leber- und Gallenerkrankungen (etwa Störungen des Autoimmunsystems), Störungen des Eisen-, Kupfer- und Fettstoffwechsels oder Tropenkrankheiten zerstört. Giftstoffe wie *Tetrachlorkohlenstoff, Arsen* oder bestimmte Medikamente (z. B. das Chemotherapeutikum *Methotrexat*) sind ebenfalls leberschädlich.

Welche Symptome deuten auf eine Leberzirrhose hin?

Die Beschwerden bei einer Leberzirrhose gliedern sich nach dem Stadium der Erkrankung.

Im **Frühstadium** zeigen sich Allgemeinsymptome wie:

- Müdigkeit
- Leistungsschwäche
- Appetitlosigkeit
- Übelkeit
- Gewichtsabnahme

Im **Spätstadium** treten die Anzeichen für eine Leberschädigung in den Vordergrund:

- Gelbsucht (Ikterus)
- Juckreiz
- Spinnennetzartige, rote Äderchen auf der Haut (Spider naevi)
- Rötung der Handinnenflächen
- Milzvergrößerung
- Wasseransammlung in den Beinen und im Bauch. Diese «Bauchwassersucht» (Aszites) entsteht durch Störungen des Eiweißhaushaltes.

Im Verlauf der Erkrankung sind Hormonstörungen möglich. Die Leber kann beispielsweise weibliche Hormone (Östrogene) nicht mehr abbauen. Bei Frauen kann dadurch die Regel ausbleiben oder der Zyklus unregelmäßig verlaufen. Da auch jeder Mann über einen geringen Anteil von Östrogenen verfügt, verursacht der Anstieg des Östrogenspiegels bei männlichen Patienten die Entwicklung von Brüsten, eine Verkleinerung der Hoden, die Abnahme des sexuellen Verlangens und Potenzstörungen.

Nicht wenige Patienten leben lange völlig beschwerdefrei. Oft entwickeln sich aber irgendwann dann doch lebensgefährliche Komplikationen: Behindern etwa Vernarbungen den Blutkreislauf in der Leber, sucht sich das Blut andere Wege. Es entstehen Umgehungskreisläufe, in denen ein hoher Blutdruck herrscht. Ein Teil des Blutes fließt dann in die Venen der unteren Speiseröhre. Durch den verstärkten Blutdruck entstehen hier Krampfadern

> Unbehandelt führt eine Zirrhose durch den Zusammenbruch aller Leberfunktionen (Leberkoma) über unterschiedlich lang dauernde Zeiträume zum Tod.

in der Speiseröhre (Ösophagus-Varizen), die platzen und lebensbedrohliche Blutungen auslösen können, verbunden mit Bluterbrechen und/oder schwarzem Stuhlgang (Melaena).

Leberkrebs: Rund 80% aller Leberkrebsfälle werden durch eine Leberzirrhose verursacht. Pro Jahr erkranken fünf von 100 Patienten mit einer Leberzirrhose an einem Karzinom.

Hepatische Enzephalopathie: Diese Folgeerkrankung entsteht im Gehirn und wird durch Fehlfunktionen in der Leber verursacht. Die Leber baut nicht mehr alle Giftstoffe im Körper ab. Deshalb gelangen sie ungefiltert ins Blut und «vergiften» das Gehirn. Manche Stoffe wie Ammoniak schädigen die Gehirnzellen. Es gibt unterschiedliche Entwicklungsstadien der Hepatischen Enzephalopathie mit verschiedenen Beschwerden: Die Patienten sind im Anfangsstadium schläfrig, langsam, leicht verwirrt und leiden unter Stimmungsschwankungen, wobei sich die Apathie im Spätstadium bis hin zum Koma (Leberausfall-Koma) steigern kann.

Wie wird eine Leberzirrhose diagnostiziert?

Der Arzt erfragt im Patientengespräch Lebensgewohnheiten wie Alkoholkonsum oder eventuelle Vorerkrankungen wie Leberentzündungen (Hepatitis). Wichtig sind auch Angaben zum Beruf und Sexualpartner, da manche Formen der Hepatitis durch Geschlechtsverkehr übertragen werden (Hepatitis, → Kap. 3.2). Häufige Reisen ins Ausland, die Arbeit in einem medizinischen Umfeld oder Erkrankungen des Sexualpartners können Hinweise auf die Ursache der Erkrankung geben.

Bei der körperlichen Untersuchung ertastet der Arzt die Lebergröße und -oberfläche. Er prüft die Größe der Milz und klopft den Bauch auf Wasser im Bauchraum ab. Zusätzlich wird die Haut auf äußere Anzeichen wie Gelbfärbung, Spinnenäderchen oder Handrötung untersucht.

Das Ausmaß der Leberschädigung kann anhand einer Blutuntersuchung festgestellt werden. Dabei wird die Anzahl der Leberenzyme (z. B. GGT, GOT, GPT, → S. 60) im Blut kontrolliert. Diese Enzyme befinden sich normalerweise in den gesunden Leberzellen. Sind sie verstärkt im Blut zu finden, ist das ein Anzeichen für eine Schädigung der Leberzellen.

Im Blut von Leberzirrhose-Patienten sind dagegen die Stoffe, die von einer gesunden Leber reichlich produziert werden, wie das Eiweiß Albumin und lebenswichtige Gerinnungsfaktoren, nur noch in geringem Umfang nachweisbar. Dafür nehmen Giftstoffe, die von der Leber nicht mehr gefiltert werden können, im Blut zu. Durch Bestimmung dieser Werte (Albumin, Gerinnungswert = Quickwert, Bilirubin) lässt sich die Leberfunktion einschätzen.

Mit einer Ultraschalluntersuchung oder einer Kernspintomographie (MRT, → S. 197) lassen sich die Größe der Leber und zum Teil auch die Beschaffenheit des Gewebes darstellen. In seltenen Fällen entnimmt der Arzt Gewebeproben (Biopsie) aus der Leber (→ S. 172).

Wie wird eine Leberzirrhose behandelt?

Die allmähliche Leberzerstörung kann in vielen Fällen gestoppt werden, wenn die Ursache der Erkrankung rechtzeitig erkannt und Lebensgewohnheiten (z. B. Alkoholkonsum) radikal verändert werden. Geschädigtes Lebergewebe kann allerdings nicht wiederhergestellt werden. Eine rechtzeitige Behandlung lindert jedoch die Beschwerden und erhöht die Chancen, dass der Betroffene ein fast normales Leben führen kann. Je nach Ursache der Erkrankung erfolgt die Behandlung:

- Leberschädigende Stoffe wie Alkohol und bestimmte Medikamente müssen sofort vollkommen abgesetzt werden.
- Ist eine andere Krankheit (z. B. Hepatitis) die Ursache der Leberzirrhose, wird diese behandelt.
- Bei Bauchwassersucht werden harntreibende Mittel (Diuretika) eingesetzt, die das Wasser im Bauchraum ausschwemmen. Ggf. kann auch punktiert werden.
- Mit blutdrucksenkenden Medikamenten wird der Blutdruck in den Krampfadern der Speiseröhre gesenkt. So wird die Gefahr verringert, dass die Blutgefäße platzen.
- Je nach Ursache der Leberzirrhose kann eine Lebertransplantation sinnvoll sein.

ALKOHOLVERGIFTUNG

Alkoholismus zerstört den Menschen: Jährlich sterben etwa 10 000 Menschen in Deutschland an der Alkoholkrankheit – mehr als im Straßenverkehr. Jeder zweite Todesfall im Straßenverkehr beruht auf Alkoholeinfluss. Täglicher Genuss von Alkohol führt zur Alkoholkrankheit.

Zu viel Ethanol, also Alkohol, vergiftet den Körper buchstäblich und beeinträchtigt die Bewusstseinsfunktionen erheblich. Eine Alkoholvergiftung (mehr als 100 Gramm Ethanol innerhalb kurzer Zeit) kann schlimmstenfalls mit dem Tod durch Lähmung des Atemzentrums enden. Welche Alkoholmenge zu welchen Symptomen führen kann, schwankt von Person zu Person erheblich.

Wird ein betrunkener Mensch bewusstlos, sind die Vitalfunktionen wie Atmung und Kreislauf zu erhalten. Wegen drohenden Erbrechens ist der Betroffene in eine stabile Seitenlage zu drehen (→ S. 582). Der Notarzt muss gerufen werden.

Was der Facharzt rät

Es gibt einige Maßnahmen, mit denen man einer Leberzirrhose vorbeugen kann. Dazu gehören u. a.:

Mäßiger Alkoholkonsum: Bis zu 40 Gramm reiner Alkohol (das ist etwa eine halbe Flasche Weißwein) täglich bei Männern und 20 Gramm für Frauen gilt unter Medizinern als statistische Grenze. Trinkt man mehr, muss man mit körperlichen Folgeerkrankungen rechnen. Diese Angaben sind jedoch nur statistische Mittelwerte, im Einzelfall kann man auch durch geringere Mengen Alkohol einen schweren Leberschaden erleiden, nur ist dies nicht vorhersehbar.

Schutzimpfung gegen Hepatitis: Wer regelmäßig ins Ausland reist und viel Kontakt mit Menschen hat (z. B. in medizinischen Berufen), sollte sich impfen lassen.

Auf Chemikalien am Arbeitsplatz achten: Betriebsärzte oder Arbeitsmediziner klären über die Gefahren auf.

Leberschädliche Medikamente: Diese sollten nur in Absprache mit einem Arzt eingenommen werden. Oft gibt es Alternativprodukte, die weniger schädlich wirken. Beispielsweise sollten bestimmte Schmerzmittel nicht über einen zu langen Zeitraum eingenommen werden. Müssen Medikamente über einen langen Zeitraum eingenommen werden, sollte der Arzt gefragt werden, ob die Medikamente leberschädlich sein könnten.

Hilfe annehmen: Wenn Alkoholismus die Ursache der Leberzirrhose ist, muss der Patient sofort mit dem Trinken aufhören. Selbsthilfegruppen (z. B. Anonyme Alkoholiker), Freunde oder Familie geben dem Patienten in vielen Fällen den nötigen Halt. Die Entscheidung aufzuhören muss der Alkoholiker aber selbst treffen. Unter Zwang hat ein Drogenentzug in der Regel keine Erfolgsaussichten.

Drei Fragen an den Arzt

1. Welche Alkoholmenge führt zu einem Leberschaden?

Das ist individuell sehr unterschiedlich. Die Menge hängt vom Stoffwechsel, von der Größe und vom Gewicht der Person ab. Trinkt ein Mann täglich einen Liter Bier oder einen halben Liter Wein, wirkt diese Menge bereits giftig auf die Leber. Frauen reagieren meistens noch empfindlicher auf Alkohol.

2. Wie wird aus einer Leberzirrhose Leberkrebs?

Die Ursache ist weitgehend unbekannt. Mediziner haben folgende Theorie: Die Leberzirrhose zerstört die Leberzellen. Die Leber versucht den Verlust auszugleichen, indem sie neue Leberzellen bildet. Durch den plötzlichen, vermehrten Anstieg der Zellproduktion steigt auch das Risiko, dass sich unter den neu gebildeten Leberzellen eine entartete Zelle befindet. Der Körper kann diese Zelle nicht kontrollieren. Sie vermehrt sich durch Teilung immer weiter, bis ein Tumor entsteht. Zusätzlich tragen bei Leberentzündungen, die durch Viren verursacht werden, die Gene des Virus, die in die Leberzellen eingebaut werden, zur Tumorentstehung bei.

3. Welche Heilungschancen gibt es bei einer Leberzirrhose?

Der Verlauf und die Heilungsprognose der Erkrankung hängen von der Ursache, den Komplikationen und dem Krankheitsstadium ab. Lässt sich die Grunderkrankung, die zur Leberzirrhose geführt hat, behandeln, ist die Prognose gut. Die besten Aussichten haben Alkoholkranke, die dauerhaft mit dem Trinken aufhören. Bei fortgeschrittener Leberzirrhose sterben bis zu 60 % der Patienten innerhalb eines Jahres. Die häufigsten Todesursachen sind Blutungen aus den Krampfadern der Speiseröhre, akutes Leberversagen und Leberzellkrebs.

KONTAKT ZU DEN ANONYMEN ALKOHOLIKERN?

2006 sind knapp 58 000 Menschen an alkoholbedingten Erkrankungen und an Krebs-erkrankungen verstorben, die auf Nikotinmissbrauch zurückzuführen sind. An illegalen Drogen starben nur etwa 1500 Personen.

Dies zeigt auf erschütternde Art und Weise, wie wenig ernst wir den Umgang mit Alkohol und Tabak nehmen. Wir sollten, wie bei den illegalen Drogen, mit gleicher Kraft bei Kindern bis zur Volljährigkeit jeden Alkoholkonsum verhindern und Aufklärungs-kampagnen mit Alternativen wie einem breiten sportlichen und kulturellen Angebot initiieren. Hierzu gehört auch, unser Bildungsprogramm viel spannender zu gestalten.

Aus der Website der Anonymen Alkoholiker, AA (www.anonyme-alkoholiker.de):

«Die Anonymen Alkoholiker treffen sich regelmäßig, um ihre Erfahrungen und Erkennt-nisse auszutauschen. Durch den ständigen Kontakt mit den genesenden AA-Freunden, das Gefühl der Gemeinschaft und der Freundschaft kann der Zwang zum Trinken durch-brochen werden.

Der ‹Neuling› lernt, den Alkohol nur für den heutigen Tag stehenzulassen. Anstatt dem Alkohol für alle Zeiten abzuschwören oder sich Sorgen zu machen, ob er morgen trocken bleiben kann, konzentriert sich der Alkoholiker darauf, jetzt und heute nicht zu trinken.

Sobald er keinen Alkohol mehr trinkt, bekommt er einen Teil seiner Krankheit in den Griff – sein Körper erhält die Möglichkeit, sich zu erholen. Wenn er nüchtern bleiben will, braucht er aber auch einen gesunden Verstand und ein gesundes Gefühlsleben.

Dem ‹Neuling› wird auch empfohlen, regelmäßig in AA-Meetings zu gehen, um mit anderen Alkoholikern in Verbindung zu bleiben und aus dem Genesungsprogramm zu lernen.»

Das klingt doch sehr ermutigend!

3.2 Hepatitis

Eine Hepatitis bezeichnet alle Arten von Leberentzündungen, unabhängig von der Erkrankungsursache.

Welche Ursachen kann eine Hepatitis haben?

Es gibt zwei Formen von Hepatitis. Eine akute Hepatitis dauert weniger als sechs Monate. Eine chronische Hepatitis dauert länger als sechs Monate.

Beide Formen der Leberentzündung können durch Viren, Autoimmunerkrankun-gen oder Giftstoffe wie Alkohol oder Medikamente ausgelöst werden.

Eine Infektion mit verschiedenen Hepatitis-Viren ist die häufigste Ursache für eine Leberentzündung. Diese führt zu verschiedenen Formen, die mit Buchstaben von A bis E bezeichnet werden. In unseren Breiten machen sich mit Symptomen am häufigsten die Hepatitis B und C bemerkbar, während die Hepatitis A häufig vom Patienten unbemerkt auftritt. Weltweit sterben jährlich bis zu eine Million Menschen an Hepatitis B, dank konsequenter Hepatitis-B-Impfungen nimmt die Zahl jedoch ab.

Medizinisches Personal gehört zu den gefährdeten Berufsgruppen. Es kann sich z. B. über infiziertes Blut oder andere Körperflüssigkeiten anstecken. In anderen Berufsfeldern können bestimmte chemische Mittel eine Leberentzündung auslösen.

Austern oder Muscheln können mit Hepatitis-Viren infiziert sein.

Auch beim Geschlechtsverkehr mit infizierten Personen können Hepatitis-Viren übertragen werden.

Hepatitis-Viren werden auf dem Blutweg (z. B. durch Bluttransfusionen, Tätowierungen usw.), durch Geschlechtsverkehr (z. B. Hepatitis B und C) und durch mit Fäkalien verunreinigte Nahrung (v. a. Hepatitis A) übertragen.

Auch die Erreger anderer Infektionskrankheiten können die Leber angreifen (Begleithepatitis, siehe unten). Die häufigsten Erreger neben den o. g. Hepatitisviren sind:

- Viren: Pfeiffer'sches Drüsenfieber (infektiöse Mononukleose), Cytomegalie-Virus (CMV-Infektion)
- Bakterien: Leptospirose, Brucellose
- Parasiten: Amöbenruhr, Malaria
- Eine weitere Ursache sind Gifte wie Alkohol oder das Gift von Pilzen (z. B. Knollenblätterpilz).
- Auch die Überdosierung von Arzneimitteln wie z. B. des Schmerzmittels *Paracetamol* oder bestimmte Narkosegase (*Halothan*) können eine Leberentzündung auslösen.

Welche Symptome deuten auf eine Hepatitis hin?

Es gibt Patienten, die bei einer akuten Hepatitis keinerlei Beschwerden haben, meist bei einer Hepatitis der Form A. Die meisten anderen Betroffenen leiden unter folgenden Symptomen:

Frühphase: Typisch sind Müdigkeit, allgemeines Krankheitsgefühl, leichtes Fieber, Übelkeit, Geschmacksstörungen, Widerwillen gegen bestimmte Nahrungsmittel. Weil sich die Leber oft leicht vergrößert, hat der Patient ein Druckgefühl (Dehnung der Leberkapsel) wie auch Schmerzen unter dem rechten Rippenbogen. Häufig sind auch grippeähnliche Symptome wie Muskel-, Gelenk- und Kopfschmerzen sowie Hautausschlag zu beobachten.

Gelbsucht-Phase: Das Weiße der Augen, die Haut und die Schleimhäute färben sich gelb (Ikterus). Der Urin wird auffällig dunkel, während sich der Stuhl zunehmend gelblich einfärbt. Gleichzeitig nehmen die übrigen Beschwerden ab.

Erholungsphase: Der Betroffene leidet unter Müdigkeits- und Erschöpfungszuständen, die mehrere Wochen bis Monate anhalten können.

Die Beschwerden einer chronischen Hepatitis ähneln jenen der akuten Form. Auch hier gibt es Patienten, die keinerlei Beschwerden haben. Typische Symptome sind:

WIE ENTSTEHT EINE GELBSUCHT?

Eine Gelbfärbung des Augenweißes und der Haut sowie der Schleimhaut deutet auf eine Gelbsucht hin, auch als Ikterus bezeichnet. Die Verfärbung wird durch austretende Gallenfarbstoffe (Bilirubin) aus dem Blut in die Haut hervorgerufen. Der Farbstoff entsteht beim Abbau des Hämoglobins, des roten Blutfarbstoffes. Durch verringerte Ausscheidung oder erhöhten Anfall entsteht eine höhere Konzentration von Bilirubin im Blut (Hyperbilirubinämie). Der Stuhl kann dadurch eine weiße Farbe annehmen und der Urin sich dunkelbraun verfärben. Die Gelbsucht kann einen starken Juckreiz auslösen.

- Müdigkeit, erhöhter Schlafbedarf
- Gelenk- und Muskelschmerzen
- Leichter Druck unter dem rechten Rippenbogen, weil sich die Leber vergrößert
- Gelbsucht als spätes Symptom

Wie wird eine Hepatitis diagnostiziert?

Durch die Schilderung des Krankheitsverlaufes erhält der Arzt erste Hinweise auf die mögliche Erkrankungsursache (z. B. Beruf, Ernährung oder Sexualpartner).

Um das Ausmaß der Leberentzündung zu ermitteln, werden verschiedene Blutproben entnommen. Dabei werden die Leberwerte analysiert und im Blut Antikörper gegen das Hepatitis-Virus festgestellt. Durch diese Untersuchungen kann der Arzt erkennen, ob der Patient infiziert ist, wie viele Viren im Blut zirkulieren und wie ausgeprägt die Leberentzündung ist.

In einigen Fällen wird auch eine Ultraschalluntersuchung (→ S. 63) und/oder eine Leberbiopsie (→ S. 172) durchgeführt. Das neue Verfahren des Fibroscans ersetzt zunehmend die Leberbiopsie.

Wie wird eine Hepatitis behandelt?

Die Therapie einer Hepatitis hängt von der Ursache ab. Sind Medikamente oder Alkohol Auslöser der Erkrankung, müssen diese abgesetzt und in Zukunft vollständig gemieden werden. Medikamente erfordern regelmäßige Blutuntersuchungen, um Leberschäden frühzeitig zu erkennen.

Bei einer Virusbegleithepatitis wird die Grunderkrankung behandelt. Meistens heilt die Hepatitis dann von allein aus.

Bei einer akuten und einer chronischen Virushepatitis gibt es folgende Behandlungsmöglichkeiten:

Hepatitis A, Hepatitis E: Für diese Formen der Leberentzündung gibt es zurzeit keine wirksamen Medikamente, da sie nach einer akuten Entzündungsphase immer ausheilen. Die Therapie konzentriert sich deshalb auf die Behandlung der Symptome. Empfohlen werden v. a. Bettruhe, Alkoholverzicht und eine fettarme, kohlenhydratreiche Kost. Die Erkrankung wird nie chronisch, kann aber in Einzelfällen schwere Verläufe nehmen.

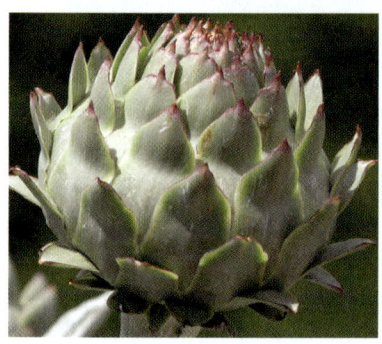

Hepatitis B und D: Auf Grund der guten Heilungsrate der **akuten Hepatitis B** wird keine gezielte Therapie empfohlen. Dagegen wird die **chronische Hepatitis D** behandelt, entweder mit *Interferon* oder aber mit Medikamenten, die die Vermehrung der Viren verhindern.

Hepatitis C: Die akute Hepatitis C wird selten diagnostiziert, weil nicht bemerkt. Wird die Erkrankung festgestellt, lässt sie sich durch *Interferon* heilen. Bei der chronischen Form wird eine 24- bis 48-wöchige *Interferon*-Therapie in Kombination mit einem virushemmenden Mittel (z. B. *Ribavirin*) durchgeführt.

- Bei der Neugeborenengelbsucht, die einen bestimmten Blutwert für Bilirubin übersteigt, wird eine spezielle Phototherapie notwendig – eine Blutaustauschinfusion bei stark erhöhten Werten.
- Sollten Gallensteine als Ursache der Hepatitis festgestellt werden, müssen diese entfernt werden (→ Kap. 3.3).
- Antibiotika und Schmerzmittel dürfen nur gezielt eingesetzt werden, nachdem andere Maßnahmen ausgeschöpft wurden, denn Antibiotika helfen nicht gegen Viren.
- Bei lokalen Schmerzen sollten statt Schmerzmitteln Akupunktur oder andere lokale Maßnahmen wie Massagen, Lokalanästhesie oder eine mikro-therapeutische Schmerzbehandlung unter Lokalanästhesie eingesetzt werden.

Was der Facharzt rät

Einer Hepatitis A und Hepatitis B kann mit einer Schutzimpfung vorgebeugt werden. Nur bei der Hepatitis-B-Impfung gibt es eine lang anhaltende Wirkung, die den gleichzeitigen Schutz auch gegen die seltenere Hepatitis D beinhaltet. Dagegen erreicht man mit der Impfung gegen Hepatitis A einen Infektionsschutz, der nur einige Wochen vor-

VOLLWERTIGE ERNÄHRUNG UND DIE HEILKRAFT DER ARTISCHOCKE

Für Lebererkrankungen gibt es (im Gegensatz zu früheren Annahmen) keine spezifische Ernährungstherapie. Bei guter Funktion der Leber ist, wie auch bei gesunden Menschen, eine leichte Vollwertkost zu empfehlen. Mit erhöhter Lebereinschränkung sollte eine gezielte Ernährungsberatung die Diät überprüfen.

Schon in der Antike war die Heilkraft der Artischocke bekannt. Der Wirkmechanismus der Pflanze ist im vergangenen Jahrhundert nachhaltig untersucht worden. Für den Extrakt aus den großen Grundblättern wurden bisher leberschützende, galletreibende, verdauungsfördernde, cholesterinsenkende und harntreibende Wirkungen nachgewiesen. Nicht umsonst wurde die Artischocke zur Arzneipflanze des Jahres 2003 gekürt. Bei Produkten aus Artischockenextrakt immer auf die Gebrauchsanweisung achten!

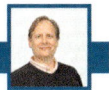

IMPFUNG GEGEN HEPATITIS, GELBFIEBER UND CO

Erkrankungen der Leber sind sehr ernsthafte Erkrankungen. Vorbeugung ist daher wesentlich! Im Allgemeinen kann dies durch ein bewusstes Ernährungsverhalten und einen geringen Alkoholkonsum erfolgen.

Ob eine Hepatitisimpfung sinnvoll ist, muss mit dem Arzt besprochen werden. In vielen Berufen, wie z. B. bei medizinischen Tätigkeiten, ist eine Hepatitisimpfung unbedingt notwendig. Die wichtigste Vorsorgemaßnahme ist die Vermeidung von direktem Kontakt mit Körperflüssigkeiten.

Wer viel reist, v. a. in exotische Länder, sollte rechtzeitig bei einem tropenmedizinischen Institut anfragen, ob eine Impfung empfohlen wird. Sie kann nicht nur Leid ersparen oder lebensrettend wirken. Man scheidet damit auch häufig als Überträger von Erkrankungen aus. (Impfung, → Teil III)

hält. Die Impfungen werden in der Regel von der Krankenversicherung übernommen. Gegen Hepatitis C, D und E existieren keine Impfstoffe.

Je nach Übertragungsweg kann einer Infektion durch allgemeine Vorsichtsmaßnahmen vorgebeugt werden:

- Geschützter Geschlechtsverkehr (Kondome)
- Vermeidung von direktem Blutkontakt
- Einfache Hygieneregeln in Risikogebieten beachten:
  - Hände waschen
  - Trinkwasser abkochen (auch zur Zahnpflege)
  - Obst und Gemüse am besten vor dem Verzehr schälen

Drei Fragen an den Arzt

1. Was ist eine Virusbegleithepatitis?

Auslöser einer Virusbegleithepatitis sind verschiedene Viren. Dazu gehören Herpes-, *Zytomegalie-*, *Varicella-Zoster*-Viren (Windpocken, Gürtelrose), *Epstein-Barr-* (Mononucleosis infectiosa, Pfeiffer'sches Drüsenfieber) und *Coxsackie*-Viren. In Mittel- und Südamerika und in Afrika kommt das sogenannte Gelbfiebervirus vor, das ebenfalls begleitend eine Entzündung der Leber hervorrufen kann.

2. Wie ist die Heilungsprognose einer Hepatitis?

Eine Hepatitis kann akut oder chronisch verlaufen. Eine akute Hepatitis tritt plötzlich auf und klingt nach einigen Wochen oder Monaten wieder ab. Bei chronischer Hepatitis hält die Entzündung länger als sechs Monate an. Im günstigen Fall zeigt die Leber dabei Entzündungsreaktionen, bei denen die Funktionsfähigkeit der Leberläppchen erhalten bleibt. Im ungünstigen Fall kommt es zu einer Leberzirrhose.

3. Hepatitis ist eine meldepflichtige Erkrankung. Was bedeutet das?

Jede Virushepatitis vom Typ A, B, C, D oder E ist nach dem Infektionsschutzgesetz eine meldepflichtige Erkrankung. Die namentliche Meldung an die zuständigen Gesundheitsbehörden durch den behandelnden Arzt muss bei Verdacht auf eine Virushepatitis, bei Diagnose einer Erkrankung und im Todesfall erfolgen. Auch wenn nur der Erreger von Hepatitis A, B oder C nachgewiesen wurde, ohne dass der Betroffene unter Symptomen leidet, besteht eine Meldepflicht.

3.3 Gallensteine

Gallensteine sind kristalline Ablagerungen in der Gallenblase, den Gallengängen oder im Hauptgallen- und Ausführungsgang der Gallenwege in den Darm. Sie entstehen durch Verfestigung von Gallenbestandteilen und können von einigen wenigen Millimetern bis zu einigen Zentimetern groß werden. Gallensteine treten vereinzelt oder zu mehreren auf. Nach ihrer Zusammensetzung teilt man sie in Cholesterinsteine und Pigmentstcine ein.

Welche Ursachen können Gallensteine haben?

Es gibt je nach ihrer Zusammensetzung unterschiedliche Ursachen für Gallensteine:

Cholesterinsteine sind in westlichen Industrieländern mit 80% die häufigste Form der Gallensteine. Sie sind gelb, können die Größe einer Kirsche erreichen und bestehen zu 70% aus Cholesterin. Bei der Entstehung dieser Gallensteinvariante wirken innere und äußere Faktoren zusammen.

Pigmentsteine: Etwa ein Fünftel der Gallensteine sind Pigment- oder Bilirubinsteine. Bilirubin ist der Farbstoff der Galle. Die Bilirubinsteine haben in der Regel einen Kern aus Cholesterin, an den sich überschüssiges Bilirubin anlagert. Auslöser kann z. B. ein chronischer Blutabbau (Hämolyse) sein. Dabei entsteht der Gallenfarbstoff als Abbauprodukt.

Zusätzlich fördern folgende Faktoren die Entstehung von Gallensteinen:

Genetische Faktoren: Es gibt Familien, in denen Gallensteine häufiger auftreten. Die genauen Ursachen, die zu dieser genetischen Anhäufung führen, sind nicht bekannt.

Geschlecht: Frauen sind etwa dreimal so häufig von Gallensteinen betroffen wie Männer. Zusätzlich steigt das Risiko für Frauen, Gallensteine zu entwickeln, mit der Anzahl der Schwangerschaften. Mediziner vermuten, dass künstliche weibliche Hormone (Östrogene), die viele Frauen nach den Wechseljahren einnehmen, ein Grund für die erhöhte Erkrankungsrate bei Frauen sind.

Alter: Mit steigendem Lebensalter nimmt die Häufigkeit von Gallensteinen zu. So leiden etwa die Hälfte der 70-jährigen Frauen unter Gallensteinen.

Stoffwechselkrankheiten: Ein weiterer Risikofaktor sind Stoffwechselkrankheiten, wie z. B. Diabetes. Sie bewirken eine veränderte Stoffkonzentration im Blut, die durch den Blutkreislauf auch automatisch die Galle erreicht.

Ernährung: Eine cholesterinreiche Ernährung lässt den Cholesterinspiegel im Blut ansteigen und begünstigt die Entstehung von Cholesterinsteinen. Auch eine ballaststoffarme Ernährung erhöht das Gallensteinrisiko. Die Nahrung passiert den Darm mit Verzögerung. Dadurch kommt es zu einer erhöhten Aufnahme von Fetten im Blut. Der Blutcholesterinspiegel steigt. Auch der erhöhte Verzehr von Zucker kann das Risiko der Gallensteinentstehung aus noch nicht geklärten Gründen fördern. Kaffee senkt dagegen nach Meinung einiger Fachleute das Gallensteinrisiko.

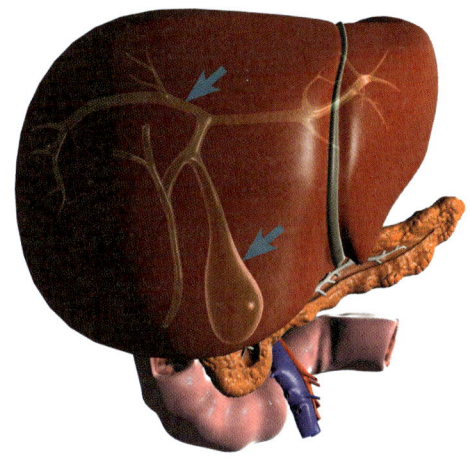

Übergewicht: In den westlichen Industrienationen ist Übergewicht der wichtigste Risikofaktor. Die Konzentration von Cholesterin im Blut ist bei übergewichtigen Menschen in der Regel erhöht. Zusätzlich ist die aufgenommene Nahrung oft ballaststoffarm. Schon ein Übergewicht von ca. 20 % verdoppelt das Gallensteinrisiko.

Gallenblase mit allen Gängen.

Gallensäuremangel: Die Gallensäure macht das Cholesterin flüssig, sodass es sich nicht in der Gallenblase festsetzen kann. Der Verlust oder auch eine verminderte Bildung der Gallensäuren begünstigt deshalb die Bildung von Gallensteinen. Bei entzündlichen Erkrankungen des Darms, z. B. Morbus Crohn, oder nach einer operativen Entfernung größerer Darmbereiche ist die Wiederaufnahme der Gallensäuren durch den Darm gestört. Die Gallensäuren gehen über den Stuhl verloren. Die Leber kann den Verlust nicht ausgleichen. Der Anteil der Gallensäuren in der Galle sinkt.

Abflussbehinderungen: Durch häufige Infektionen der Gallenwege mit Bakterien oder Parasiten oder durch Erkrankungen, die den Abfluss der Galle aus der Gallenblase behindern, können Gallensteine entstehen.

Mangelernährung: In bis zu einem Fünftel der Erkrankungsfälle ist eine Ernährung mit zu wenig Kalorien und/oder eine sehr schnelle Gewichtsreduktion für Gallensteine verantwortlich. Auch künstliche Ernährung ist ein Risikofaktor.

Welche Symptome deuten auf Gallensteine hin?

Ungefähr zwei Drittel der Personen mit Gallensteinen haben überhaupt keine Beschwerden. Treten Symptome auf, sind diese oft unspezifisch. Bei einigen Patienten treten nach fettreichen Mahlzeiten folgende Beschwerden auf:

- Schmerzen im rechten Oberbauch
- Völlegefühl
- Blähungen
- Übelkeit

Starke Schmerzen werden oft nur durch die Wanderung von Gallensteinen ausgelöst. Es entsteht eine Entzündung oder Blockade der Gallengänge. Klemmt sich ein Gallenstein im Gallenblasengang oder im Gallengang ein, kommt es zu einer **Gallenkolik**. Dabei ziehen sich die Muskeln in der Wand der Gallenwege zusammen, um den Stein weiterzubefördern.

Zwischendurch flauen die Schmerzen ab und setzen nach einer Weile erneut heftig ein. Eine Gallenkolik dauert immer mindestens 30 Minuten und kann bis zu fünf Stunden andauern und von Übelkeit, Aufstoßen und Erbrechen sowie krampfartigen Schmerzen im rechten Oberbauch begleitet sein. Die Schmerzen

Bei einer Gallenkolik muss der Notarzt gerufen werden.

können in den Rücken und die rechte Schulter ausstrahlen. Auslöser können eine fettreiche Mahlzeit, eine erste richtige Mahlzeit nach längerem Fasten, aber auch eine völlig normale Mahlzeit sein. Schmerzen im rechten Oberbauch, die über fünf oder zehn Minuten lang anhalten und dann wieder verschwinden, deuten nicht auf eine Gallenkolik hin.

In einigen Fällen tritt nach einer Gallenkolik in den folgenden Tagen eine leichte Gelbsucht (Ikterus) auf. Der Stuhl ist oft heller, da durch den Gallenwegsverschluss die Gallenfarbstoffe im Stuhl fehlen. Betroffene leiden oft unter sogenannten Fettdurchfällen, da durch den Mangel an Gallenflüssigkeit der Fettabbau gestört ist.

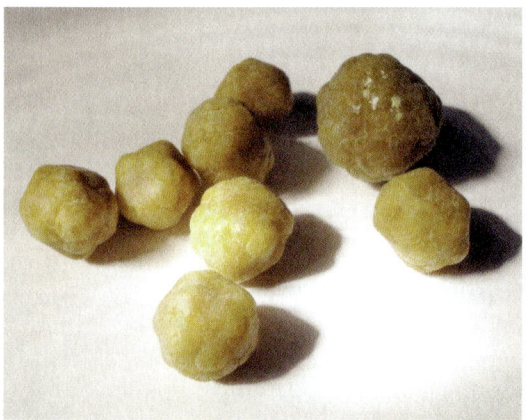

Gallensteine.

Wie werden Gallensteine diagnostiziert?

Oft deuten bereits Beschwerden und die Vorgeschichte, wie etwa die Unverträglichkeit fettreicher Mahlzeiten und vorangegangene Gallenkoliken, auf Gallensteine hin. Bei der Untersuchung zeigt sich meistens ein Klopfschmerz über der Gallenblase. Besteht der Verdacht, dass die Gallenwege verschlossen sind, wird eine Blutprobe entnommen. Bei der Erkrankung treten typische Veränderungen bei bestimmten Blutwerten auf.

Bei einer Ultraschalluntersuchung erkennt der Arzt Gallensteine ab fünf Millimeter Durchmesser. Sie können ggf. den Ausgang der Gallenblase verschließen. Gallengries – eine Ansammlung von kleineren Steinchen – kann als Anhäufung am Gallenblasenboden sichtbar sein. In Einzelfällen kann der Computertomograph (CT, → S. 196) oder ein

DIE GALLENBLASENENTZÜNDUNG

Bei einer Entzündung der Gallenblase sprechen die Ärzte von einer Cholezystitis. Es handelt sich um eine Entzündung der Gallenblasenwand, die meist durch Gallensteine ausgelöst wird.

Nur in seltenen Fällen ist eine Entzündung der Gallenblase auf andere Ursachen zurückzuführen: Operationen im Bauchraum, Unfälle oder Fehlbildungen der Gallenblase, Gallenpolypen und Gallenblasentumoren können die Auslöser sein. Auch als Folge anderer Infektionen mit Salmonellen, Typhus, akuter Nierenentzündung oder – bei Kindern – durch Scharlach oder *Staphylokokken* kann es zu einer Gallenblasenentzündung kommen.

Die **akute Gallenblasenentzündung** äußert sich durch plötzlich auftretende starke, kolikartige Schmerzen rechts unterhalb vom Rippenbogen, die in die Brust und die rechte Schulter ausstrahlen können. Fieber, Schüttelfrost, Übelkeit und Erbrechen können hinzukommen. Die **chronische Gallenblasenentzündung** dagegen verursacht keine akuten Schmerzen, sondern dumpfe Beschwerden im Oberbauch.

Bei einer schweren Gallenblasenentzündung oder bei einem Durchbruch der Gallenblasenwand (Perforation) fühlt sich die Bauchdecke bretthart an und reagiert schon auf leichten Druck sehr schmerzhaft. Die Einmündung des Gallengangs in den Zwölffingerdarm wird als Papille bezeichnet. Ist der Gallengang vor der Papille durch einen Stein verschlossen, erreicht der Gallenfarbstoff Bilirubin den Darm nicht. Das äußert sich dadurch, dass der Stuhl seine typische braune Färbung verliert und weißlich aussieht. Durch den Rückstau der Galle kann es vorübergehend zu einer Gelbfärbung zunächst in den Augen und später an der gesamten Haut kommen. Diese Gelbsucht wird als Ikterus bezeichnet.

Kernspintomograph (MRT, → S. 197) hilfreich sein. Wenn die Steine in den Gallengängen liegen, sind sie auf einem Ultraschallbild oft nicht zu erkennen. In solchen Fällen erfolgt die Diagnose deshalb endoskopisch. Der Arzt führt eine Spiegelung (Endoskopie) der ableitenden Gallenwege durch. Die Endoskopie wird unter einer gleichzeitigen Röntgenkontrolle (ERCP, → S. 174) durchgeführt; die Steine können dabei entfernt werden.

Wie werden Gallensteine behandelt?

Die starken Schmerzen bei einer Gallenkolik werden durch krampflösende Schmerzmittel (Spasmolyse-Medikamente) gelindert. Das Medikament löst den Krampf in den Gallenwegen. Die Medikamente können nur vom Arzt verschrieben werden und müssen unter regelmäßiger ärztlicher Kontrolle eingenommen werden.

Leidet der Patient unter Beschwerden, wird in den meisten Fällen die Gallenblase entfernt. Eine vorbeugende Entfernung der Gallenblase ist nicht zu empfehlen.

Die Entfernung der Gallenblase wird meistens durch eine Bauchspiegelung mit Hilfe eines Endoskops durchgeführt (→ S. 142). Die offene Operation wurde in den letzten Jahren von der minimalinvasiven Therapie verdrängt. Die Genesungsdauer der Betroffenen bei der Schlüssellochchirurgie ist wesentlich kürzer, und nur in seltenen Fällen treten Komplikationen auf.

Bei einer Entfernung der Gallenblase heilt die Erkrankung in den meisten Fällen vollständig aus. Nur manchmal treten neue Steine (Rezidive) auf. Im Anschluss an die Behandlung ist die Lebensqualität selten beeinflusst. Durch das Fehlen der Gallenblase wird ein leichter Gallefluss in den Darm kontinuierlich aufrechterhalten. Der Patient muss im Anschluss an die Operation eine fettreiche Ernährung vermeiden.

Nulldiäten – also Diäten ohne Fett – sind eine Mangelernährung, die zu Gallensteinen führen kann.

Gallengangsteine werden oft unmittelbar im Anschluss an die diagnostische ERCP entfernt. Dabei wird über das Endoskop ein Körbchen in den Gallengang eingeführt. Der Stein wird gefasst und herausgeholt. Manchmal kann jedoch auch ein Tumor den Gallengang verschließen. Dies wird dann auch durch die ERCP festgestellt und wenn möglich behandelt.

Was der Facharzt rät

Man kann Gallensteinen nicht direkt vorbeugen. Ein deutsches Sprichwort sagt: «Wer sein Herz ausschütten kann, dem wird die Galle nicht überlaufen.» Erhöhter belastender Stress geht oft mit Gallenbeschwerden einher.

Eine ballaststoffreiche, fettarme Ernährung und die Vermeidung von Übergewicht helfen gegen zu hohe Cholesterinwerte.

Zusätzlich sollten die Blutfettwerte, besonders das Cholesterin (→ S. 61), regelmäßig kontrolliert werden. Patienten, die unter Stoffwechselerkrankungen wie Diabetes mellitus leiden, müssen richtig auf ihre Medikamente eingestellt sein.

Da die Erkrankung der Galle stark mit dem Ernährungsverhalten zusammenhängt, basieren viele naturheilkundliche Methoden auf Ernährungs- und Diätgrundsätzen. Heiltees haben hier eine lange Tradition und werden seit Jahrtausenden bei Gallenbeschwerden eingesetzt. Heutzutage wird der Markt mit Nahrungsergänzungsmitteln nahezu überschwemmt. Einen Überblick verschafft man sich mit Hilfe seines Hausarztes oder Internisten oder einer gezielten Ernährungsberatung.

Drei Fragen an den Arzt

1. Können Gallensteine mit Hilfe von Medikamenten aufgelöst werden?

Medikamentös können Gallensteine nur unter bestimmten Voraussetzungen behandelt werden: Die Gallenwege sind entzündet, und es handelt sich um sogenannte Cholesterinsteine. Durch die Medikamente wird die Gallenausscheidung der Leber verringert und so die Zusammensetzung der Gallenflüssigkeit verändert. Diese Therapie ist langwierig und kann von Übelkeit, Hautjucken, Durchfall und einem vorübergehenden Anstieg der Leberwerte begleitet sein.

2. Können Gallensteine zertrümmert werden?

Die Zertrümmerung von Gallensteinen ist ein Verfahren, das heutzutage nicht mehr angewandt wird – höchstens in sehr seltenen Einzelfällen.

3. Welche Komplikationen können auftreten?

Schwerwiegende Komplikationen sind in der Regel durch frühzeitige Diagnose und entsprechende Therapie vermeidbar. Dennoch kann es zu einem Durchbruch der Gallenblasenwand (Perforation) oder zum Platzen der Gallenblase kommen, was eine schwere Infektion des gesamten Bauchraums zur Folge hat. Verschließen Steine die Gallengänge, kann sich eine Entzündung entwickeln, in die Leber aufsteigen und dort zu einem Leberabszess führen. Sind die Gallengänge infolge der Entzündung verschlossen, kann sich der Stein einen anderen, neuen Weg in den Darm bahnen. Dies kann einen Darmverschluss auslösen. Alle diese Komplikationen sind lebensbedrohlich und erfordern sofortige medizinische Hilfe.

4 Rund um die Wirbelsäule

«So ein Mist! Rückenschmerzen! Bandscheibenvorfall! Morgen Operation, übermorgen Querschnittslähmung.»

So denken wir und erstarren, vermeiden jede weitere Bewegung und legen uns ins Bett. Obwohl genau das Gegenteil richtig wäre: Bewegen, bewegen, bewegen und versuchen, die Muskulatur zu lockern. Denn zu 80% ist eine verspannte Rückenmuskulatur für Rückenschmerzen verantwortlich. Gefolgt von Blockierungen der kleinen Wirbelgelenke sowie der Kreuz-Darmbein-Gelenke.

Das Kreuz-Darmbein-Gelenk wird in der Fachsprache «Ilio-Sacral-Gelenk» genannt.

Aber auch Muskelprellungen während sportlicher Betätigung wie beim Fußball, nach Stürzen bzw. Unfällen gehören dazu. In den wenigsten Fällen sind Rückenschmerzen auf einen Bandscheibenvorfall zurückzuführen. Im Alter entstehen Rückenschmerzen immer wieder durch Knochenschwund und einen damit verbundenen Wirbelbruch (Osteoporose, → Kap. 4.4). Aber auch eine Entzündung der Nerven oder Häute des Rückenmarkssackes sowie der Gelenkkapseln, z. B. infolge eines grippalen Infekts oder einer Borreliose

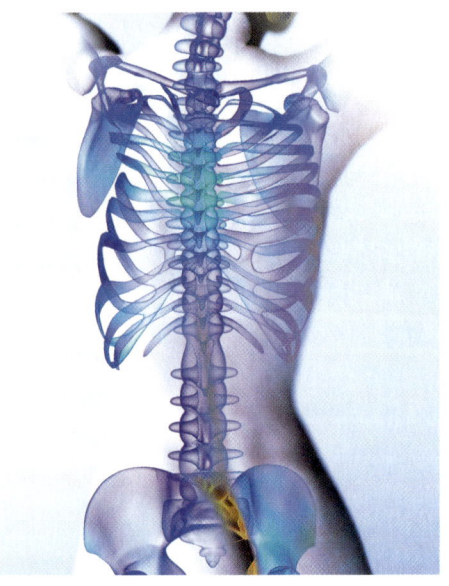

(durch Zecken übertragene bakterielle Infektion), kann stark schmerzen. Zudem kann aber auch ein Tumor im Rückenmark oder in einem Wirbelkörper Beschwerden verursachen.

Nackenschmerzen können ebenfalls auf diese Ursachen zurückgeführt werden, aber ganz selten auch auf eine Hirnhautentzündung, einen Hirntumor oder einen akuten Verschluss (Thrombose, → Kap. 1.7) bzw. eine Anormalität der Gefäße im Übergang zwischen Gehirn und Wirbelsäule. Zudem kann Flüssigkeitsmangel, etwa nach sportlicher Betätigung, Nacken- oder Kopfschmerzen hervorrufen.

Auch **Erkrankungen der inneren Organe** können sich, wenn auch sehr selten, durch Rückenschmerzen bemerkbar machen: z. B. Lungen- oder Rippenfellentzündungen, ein Krampf der Herzkranzgefäße (Angina pectoris) oder ein Herzinfarkt. Auch Entzündungen der Bauchspeicheldrüse, der Gallenwege oder des Darmes sowie Nierenbeckenentzündungen oder Erkrankungen der Genitalorgane melden sich oft mit Schmerzen im Rücken.

Den Körper verstehen

Die zentrale Stütze des Körpers ist die Wirbelsäule, sie ist die tragende «Säule» des Skeletts.

Die Wirbelsäule

Von der Seite betrachtet bilden die übereinanderliegenden Wirbel ein doppeltes S. Diese charakteristischen Krümmungen verteilen die Belastungen, die bei verschiedenen Bewegungen auftreten, sie verleihen der Wirbelsäule zugleich eine hohe Stabilität und große Beweglichkeit. Man unterteilt wie folgt:

Die Halswirbelsäule (HWS) besteht aus sieben Halswirbeln und ist der beweglichste Teil der Wirbelsäule. So wie der Titan Atlas der griechischen Sage nach den Himmel auf den Schultern trägt, hält der erste Halswirbel unseren Kopf: Von Ärzten als C 1 (C steht für *Cervix*, lat.: Hals, Nacken) bezeichnet, heißt er im Volksmund «Atlas». Die Wirbel C 1 und C 2 (auch: *Axis*, griech.: Achse) haben eine besondere Form, die das Drehen sowie das Heben und Senken des Kopfes ermöglicht. Da beide den auslaufenden Hirnstamm umschließen, können Verletzungen oder Verschiebungen an dieser Stelle schlimme Folgen haben. Ein Genickbruch, der das verlängerte Rückenmark und damit das Zentrum der Atem- und Kreislaufsteuerung verletzt, ist meist tödlich. Die Brustwirbelsäule (BWS) mit zwölf Brustwirbeln bildet mit den Rippen den knöchernen Brustkorb. Sie ist im Vergleich zur Halswirbelsäule relativ starr. Ihre Wirbel sind außerdem größer und stärker gebaut.

Die Lendenwirbelsäule (LWS) hat die größten Wirbel. Sie tragen die Hauptlast des Rumpfes, der Arme und des Kopfes. Die Lendenwirbel sind nicht wie bei der Brustwirbelsäule mit den Rippen verbunden und deshalb auch wieder beweglicher. Die Lendenwirbelsäule bildet den Übergang zwischen dem beweglichen Rumpf und dem starren Beckenring und besteht normalerweise aus fünf Wirbelkörpern (selten sechs oder vier). Das Kreuzbein setzt sie fort und besteht aus fünf miteinander verschmolzenen Wirbeln. Es bildet den hinteren Mittelteil des Beckens und ist zwischen die Beckenschaufeln eingelassen. Das Steißbein ist mit dem Kreuzbein über ein starres Gelenk verbunden. Es besteht aus vier bis fünf Wirbeln, die man als einzelne Wirbel aber kaum noch erkennen kann.

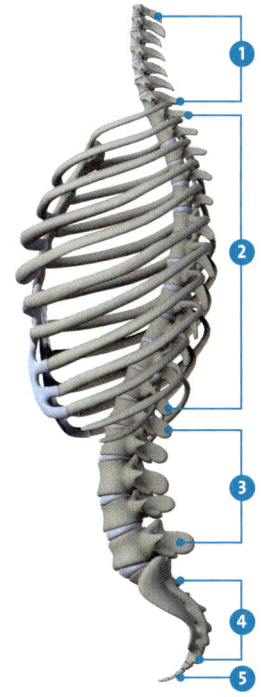

Die Wirbelsäule hat die Form eines S.

1 - Halswirbel (7)
2 - Brustwirbel (12)
3 - Lendenwirbel (5)
4 - Kreuzbein
(5 verwachsene Kreuzwirbel)
5 - Steißbein (4 oder 5 verkümmerte Schwanzwirbel)

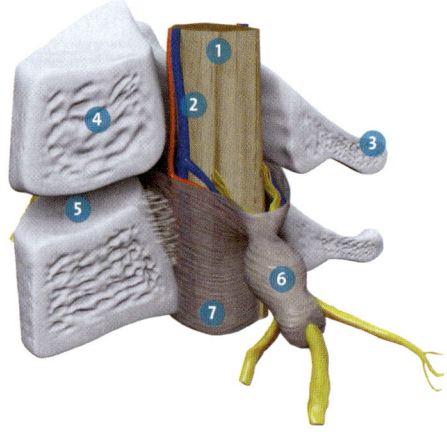

Längsschnitt durch die Wirbelsäule.

1 - Rückenmark
2 - Vene
3 - Dornfortsatz
4 - Wirbelkörper
5 - Bandscheibenfach
6 - Spinalnerv
7 - Rückenmarkshaut

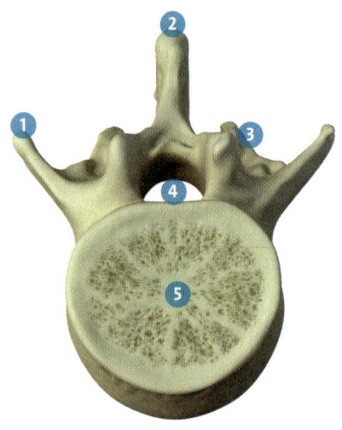

Querschnitt: einzelner Wirbelkörper.

1 - Querfortsatz
2 - Dornfortsatz
3 - Wirbelgelenk
4 - Wirbelsäulenkanal
5 - Wirbelkörper

Die Wirbelkörper

Die Wirbelkörper bilden den tragenden Teil der Wirbelsäule. Diese dicken rundlichen Knochenblöcke übernehmen die Hauptstützlast. Sie liegen alle übereinander, was der Wirbelsäule ihre Form gibt. Die einzelnen Wirbelkörper sind Knochen, die durch kleine Gelenke – sozusagen Scharniere – beweglich miteinander verbunden sind, sodass der Oberkörper sich drehen und beugen kann. 24 dieser Wirbelkörper hat ein Mensch, mit Kreuzbein und Steißbein am unteren Ende der Wirbelsäule sind es sogar 33 (manchmal ist ein weiterer Wirbel des Kreuzbeins beweglich, dann sind es sogar 34). Auch wenn sich die Wirbel in den einzelnen Abschnitten auf Grund ihrer verschiedenen Funktion in Größe und Form unterscheiden, sind sie einheitlich aufgebaut.

Auf der Ober- und Unterseite sind die Wirbelkörper mit einer Knorpelschicht überzogen, auf der die Bandscheiben liegen. An den Wirbelkörper schließt sich der Wirbelbogen an, der das Wirbelloch umgibt. Die Aneinanderreihung der Wirbellöcher bildet den **Wirbelsäulenkanal** (auch: Spinalkanal). Dornfortsätze und Querfortsätze an den Wirbelkörpern verhindern, dass wir uns zu sehr nach hinten oder zur Seite beugen. Deshalb ist das Rückenmark im Wirbelsäulenkanal gut geschützt, es kann nicht eingequetscht werden.

Das ist sehr wichtig, denn im Rückenmark verlaufen Nervenfasern, die Impulse von allen Körperempfindungen direkt zum Gehirn leiten sowie natürlich auch Nervenfasern, die Signale vom Gehirn in alle Muskeln und Organe tragen. Diese Nervenstränge (Spinalnerven) gehen vom Rückenmark zwischen den einzelnen Wirbeln hindurch zu Muskeln, Haut und Organen und von überall dort auch wieder zurück. Wird das Rückenmark an einer Stelle der Wirbelsäule geschädigt oder sogar durchtrennt, kann das Gehirn keinen Befehl mehr an die «dahinterliegenden» Muskelgruppen senden. Je nach Ausmaß der Verletzung können auch keine

Empfindungen mehr weitergeleitet werden. Der Mensch ist dann leider «querschnitts-gelähmt».

Auf den Dorn- und Querfortsätzen und an den Wirbelkörpern setzen auch die Rü-ckenmuskulatur und zahlreiche Bänder an. Sie sorgen dafür, dass die Wirbelsäule stabil und zugleich flexibel ist. Es verläuft jeweils ein Längsband vorn und hinten innerhalb des Rückenmarkskanals. Im vorderen Bereich sind die Bänder mit den Wirbelkörpern, im hinteren Bereich mit den Bandscheiben und kleinen Gelenken sowie untereinander verbunden. Außerdem gibt es Bandsysteme, die über und zwischen den Dornfortsät-zen liegen. Auf diese Weise wird auch die Beweglichkeit zwischen den Wirbeln begrenzt, sonst würde die Wirbelsäule z. B. nach vorn kippen.

Alle Bewegungen, an denen der Rücken beteiligt ist, werden durch ein komplizier-tes Zusammenspiel aus Knochen, Bandscheiben, Bändern, Sehnen sowie Rücken- und Rumpfmuskulatur ermöglicht. Zum Beugen der Wirbelsäule wird vor allem die Bauch-muskulatur beansprucht.

Auf Höhe der Querfortsätze gehen au-ßerdem vier Gelenkfortsätze ab: jeweils zwei nach oben und zwei nach unten. Sie ver-binden die Wirbel untereinander. Diese so-genannten Zwischenwirbelgelenke (auch: Facettengelenke) werden von einer Gelenk-kapsel umschlossen. Die Innenflächen der Gelenke sind mit Knorpel überzogen. Die Wir-belkörper sind über diese kleinen «Schar-niere» der Wirbelgelenke miteinander ver-bunden. Die Gelenke verkanten sich manch-mal durch falsche Bewegungen, was sehr schmerzhaft sein kann.

Zwischen den unteren Gelenkfortsätzen und dem zugehörigen Wirbelkörper bleibt immer ein Freiraum, der oben vom Wirbel-bogen abgeschlossen wird. Auch zwischen dem oberen Gelenkfortsatz und dem Wirbel-körper bildet sich ein Freiraum. Diese knöchernen Kanäle rechts und links der Wirbel-bögen nennt man Zwischenwirbelloch. Hier verlassen die Spinalnerven in ummittel-barer Nähe zu den Bandscheiben den Wirbelkanal.

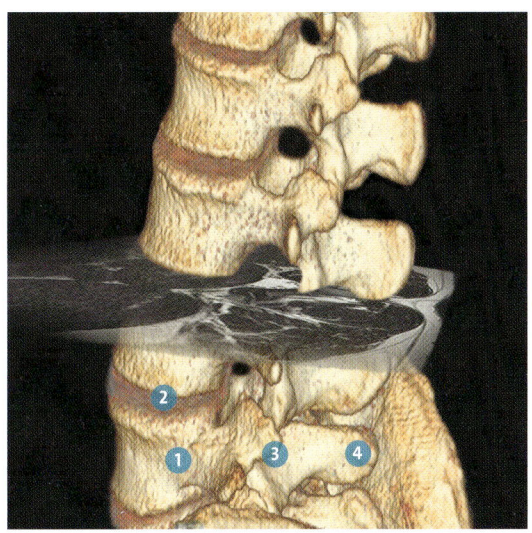

Lendenwirbelsäule: MRT-Horizontalschnitt.
1 - Wirbelkörper
2 - Bandscheibe
3 - Gelenk
4 - Dornfortsatz

Die Bandscheiben

Zwischen den 24 Wirbelkörpern der Hals-, Brust- und Lendenwirbelsäule liegen wie kleine Luftmatratzen 23 Bandscheiben. Sie stellen die bewegliche Verbindung zwischen den Wirbelkörpern dar und erhöhen die Beweglichkeit des Rückens, indem sie sich

RICHTIG SITZEN

Im Sitzen sackt man meist ein bisschen zusammen. Also immer wieder bewusst gerade hinsetzen und den Rücken strecken! Das trainiert die Rückenmuskulatur. Bei geradem Sitzen wird die Wirbelsäule im Lendenwirbelbereich mit ungefähr 100 Kilogramm (beim Erwachsenen) belastet. Wenn man sich im Stehen oder Sitzen vorbeugt, verdoppelt sich der Druck. Beim Zurückbeugen halbiert sich die Kraft: So kann man die Wirbelsäule bewusst entlasten. Ein Grund mehr, beim Sitzen ab und an die Position zu wechseln und zwischendurch zur Entspannung auch einmal «herumzulümmeln». Gezielte Rückengymnastik stärkt die Muskeln, die entlang der Wirbelsäule verlaufen: Sie entlasten die Bandscheiben enorm.

entsprechend verformen. Wie Stoßdämpfer fangen die von Bändern gehaltenen Bandscheiben Erschütterungen auf und mildern Druckbelastungen auf die Wirbelsäule. Wird die Wirbelsäule immer wieder zu stark oder einseitig belastet, etwa durch zu schweres Tragen oder langes Sitzen, verschleißt sie.

Die Bandscheiben haben unterschiedliche Größen. Gemeinsam ist ihnen, dass sie zwischen zwei und fünf Millimeter dick sind. Zur Mitte hin sind sie flacher als an den Seiten. Zudem sind alle gleich aufgebaut: Eine Bandscheibe besteht zu 90 % aus Wasser und hat im Zentrum einen festen, prall-elastischen **Gallertkern** (Nukleus). Wie ein Kissen gleicht dieser Druckunterschiede zwischen den Wirbeln aus.

Der Gallertkern wird durch einen festen **Außenring** (Anulus) aus Faserknorpel und Bindegewebe umschlossen. Entsprechend der Wirbelgröße nimmt auch die Größe der Bandscheiben von oben nach unten zu. Zwischen dem Schädelknochen und dem ersten und zweiten Halswirbel sind keine Bandscheiben zu finden.

Bandscheiben bekommen keine Nährstoffe aus dem Blut. Sie ernähren sich durch Flüssigkeitsaustausch aus dem umgebenden Gewebe. Das ist mit einem Schwamm vergleichbar, der im Wasser zusammengedrückt und wieder losgelassen wird. Der ständige Wechsel von hohem und niedrigem Druck durch Beuge- und Streckbewegung ist deshalb für die ausreichende Versorgung der Bandscheiben notwendig.

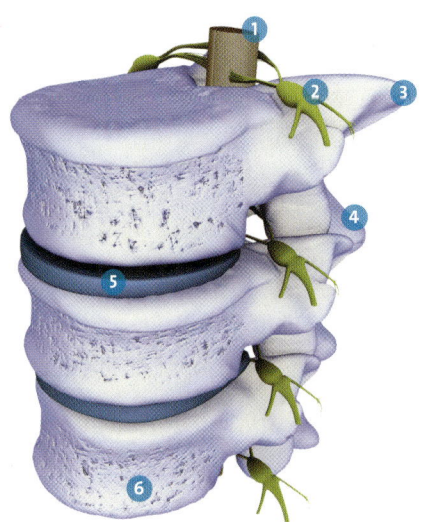

Bandscheiben und Nerven im Gefüge der Wirbelsäule.

1 - Rückenmark
2 - Segmentnerv
3 - Dornfortsatz
4 - Gelenk
5 - Bandscheibe
6 - Wirbelkörper

Morgens größer, abends kleiner?

Wer seine Körpergröße morgens und abends misst, wird über einen Unterschied von bis zu zwei Zentimetern staunen. Der Grund sind die Bandscheiben: Im Laufe des Tages wird beim Sitzen und Stehen ständig hoher Druck auf die Bandscheiben ausgeübt. Das führt zu Wasserverlust und verringert die Dicke der Bandscheibe. Der Mensch ist deshalb abends kleiner. Während des Liegens in der Nacht nimmt die Bandscheibe Flüssigkeit auf, sodass der Körper wieder seine volle Größe erreicht.

Technik in der Diagnostik – verständlich gemacht

Die moderne Technik stellt eine ganze Reihe von Möglichkeiten zur Verfügung, mit unterschiedlicher Qualität und Intensität in den Körper hineinzuschauen. Man spricht hier von bildgebenden Verfahren.

Röntgen

Das klassische Verfahren zur Durchleuchtung des Körpers ist das Röntgen. Dabei entstehen Bilder aus dem Inneren des Körpers. Bewegungen der Lunge, des Magens sowie des Herzens können im Rahmen einer Durchleuchtung auch gefilmt werden. Da aber die meisten Organe – bis auf die Lunge und das Herz – auf einem Röntgenbild nicht sichtbar sind, muss man sogenannte Kontrastmittel geben, die je nach Untersuchungsart getrunken oder auch gespritzt werden. Mit Hilfe solcher Kontrastmittel lassen sich z. B. Blutgefäße und Organe in Röntgenuntersuchungen darstellen.

Das Röntgengerät selbst besteht aus einer Röntgenröhre, die Strahlen aussendet, und einem Belichtungsspeicher. Neuere Geräte bestehen aus speziellen Kameras, die die Intensität der durch den Körper abgeschwächten Strahlung auf Spezialfolien aufnehmen und in ein digitales Bild umwandeln. Dadurch wird die schädliche Röntgenstrahlung verringert.

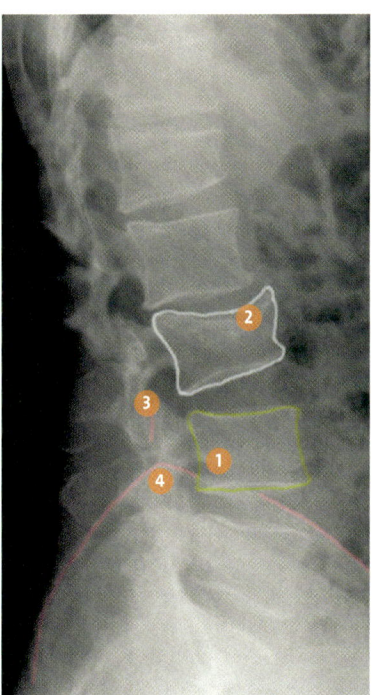

Röntgenbild der Lendenwirbelsäule (seitlich).

1 - Wirbelkörper (normal)
2 - Wirbelkörper (Fraktur der Deckenplatte)
3 - Wirbelgelenk
4 - Beckenkamm

Viele Untersuchungen, z. B. die der Wirbelsäule, können heute zunächst durch eine strahlenfreie Kernspintomographie durchgeführt werden. Den Bauch wird man lieber qua Ultraschall untersuchen. Aber bei Unfällen zur Untersuchung von Knochenbrüchen, bei starken Schmerzen, gebrechlichen Menschen oder bei Erkrankungen der Lunge beispielsweise ist eine Röntgenaufnahme häufig die beste Methode zur schnel-

Kontrastmittel

Kontrastmittel werden zur Sichtbarmachung von Gefäßen wie Arterien, Venen, Gallen- und Nierenwegen oder Hohlräumen wie Magen oder Darm genutzt. Im Allgemeinen ist das Spritzen von Kontrastmitteln nicht mit Unannehmlichkeiten oder gar Schmerzen verbunden.

Kontrastmittel für das Röntgen und die Computertomographie sind meist jodhaltig und können zu Allergien führen. Bei Schilddrüsenüberfunktionen muss man besonders vorsichtig mit Kontrastmitteln umgehen. Der Radiologe wird hier beraten.

Vorsicht! Röntgenstrahlung ist nicht sichtbar und kann leider auch nicht angefärbt werden. Die **Strahlenexposition** wird in Sievert als Einheit der eingestrahlten Dosis angegeben: 0,5 Millisievert (mSv) z.B. für eine normale Röntgenaufnahme, das Zehnfache z.B. für eine Computertomographie einer großen Region wie der des gesamten Bauches. Ein Zuviel der Strahlung kann schädlich und sogar, wie nach dem Atomreaktorunfall in Tschernobyl, tödlich sein. Deshalb sollte die Indikation für jede Röntgen- bzw. CT-Aufnahme genau geprüft und in einem speziellen **Röntgenpass** eingetragen werden. Die Indikation besonders für Kinder, Jugendliche, junge Erwachsenen und Schwangere muss sehr streng gestellt werden.

len Diagnose. Weil man mit hochenergetischer Strahlung auch Zellen abtöten kann, wird die Strahlung auch eingesetzt, um Krebs durch eine gezielte Strahlentherapie zu bekämpfen.

Computertomographie

Ein weiteres bildgebendes Instrument ist der Computertomograph (CT), ein computergesteuertes Röntgengerät. Ein CT besteht aus einem Ring (Gantry) und einem Patiententisch, der bei der Untersuchung durch die Gantry bewegt wird. Dort wird der Körper von einem rotierenden Röntgenstrahler schichtweise in 0,2 bis fünf Millimeter breiten Aufnahmeschichten durchleuchtet. Man nennt diesen Vorgang «scannen».

Wie der Film in einem klassischen Fotoapparat als Negativbild belichtet wird, entsteht auch im CT ein schwarzweißes Negativbild mit je nach Gewebeart unterschiedlichen Graustufen. Die vom Körper abgeschwächten Röntgenstrahlen werden nach dem Austreten aus dem Körper von einem Detektor aufgezeichnet. Die Knochen schwächen den Röntgenstrahl am stärksten, deshalb erscheinen sie auf der Abbildung weiß. Die Lunge lässt die meisten Strahlen durch, deshalb erscheint sie auf dem CT-Bild schwarz. Alle anderen Gewebearten liegen dazwischen. Die Schnitte (Scans) können im Computer nachbearbeitet und «zusammengeklebt» werden. Daraus entstehen dann spektakuläre drei- oder, wenn sie bewegt werden, auch vierdimensionale Ansichten.

Die Computertomographie ist der strahlenfreien Kernspintomographie in der detaillierten Darstellung von Knochen, Lunge und kleinen Gefäßen überlegen. Das Verfahren ist absolut schmerz-, aber leider nicht strahlenfrei. Jedoch sind die meisten Untersuchungen in wenigen Minuten durchgeführt.

Kernspintomographie (MRT)

Eine weitere Diagnosetechnik bietet der **Magnetresonanztomograph** (MRT; auch: Kernspintomograph), der einen Blick in den Körper ermöglicht, ohne diesen mit Strahlung zu belasten. Dazu muss der Patient für eine bestimmte Zeit auf einem Tisch im Untersuchungsraum (Gantry) eines Tomographen liegen.

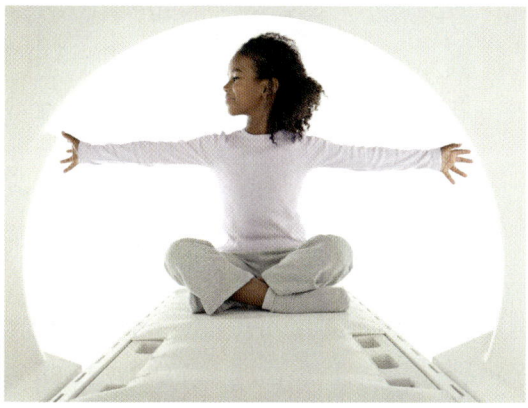

Um zu verstehen, wie die Kernspintomographie funktioniert, stellt man sich am besten einen Kompass vor. Eine Kompassnadel reagiert auf das Magnetfeld der Erde. Es ist aber auch möglich, künstlich ein stärkeres Magnetfeld im Körper zu erzeugen und die dazugehörigen magnetischen Effekte sichtbar zu machen – so arbeitet ein Kernspintomograph. Man kann sich dies ungefähr so vorstellen: Das Gerät regt die Wasserstoffatome (H) an, die im Körper in unterschiedlicher Menge vorkommen, z. B. im Wasser

Blick in den Körper ohne Strahlung: der Kernspintomograph (MRT).

(H_2O) des Blutes, der Galle oder des Urins, aber auch im Fettgewebe des Gehirns, der Nerven oder im Knochenmark. Diese H-Atome funktionieren wie winzige Kompassnadeln. Eigentlich sollten sie alle, wenn sie einem Magnetfeld ausgesetzt werden, in die gleiche Richtung ausschlagen. Sie liegen jedoch in verschieden aufgebauten Organen und Gewebsschichten. Die Nadel wird also mal stärker, mal geringer zum Ausschlagen gebracht. Dabei entstehen kleine elektrische Impulse, die der MRT «sieht» und aufzeichnet. Ein Computer errechnet daraus Lage und Form. Der Aufbau der Organe wird in Schwarzweißbilder umgesetzt.

ANGST VOR DER RÖHRE?

Gefürchtet wird von vielen Patienten die «Röhre», die enge Untersuchungskammer eines Kernspintomographen. Man muss nicht klaustrophobisch veranlagt sein, um dies nachvollziehen zu können. Moderne Geräte mit hervorragender Bildqualität können offen sein und/oder haben einen kurzen, ringartigen Magneten mit sehr großer Öffnung. Man könnte darin während der Untersuchung sogar ein Buch lesen.

Besonderer Vorzug: Die Kernspintomographie ist absolut strahlenfrei!

Röntgen und Kernspintomographie – leicht gemacht

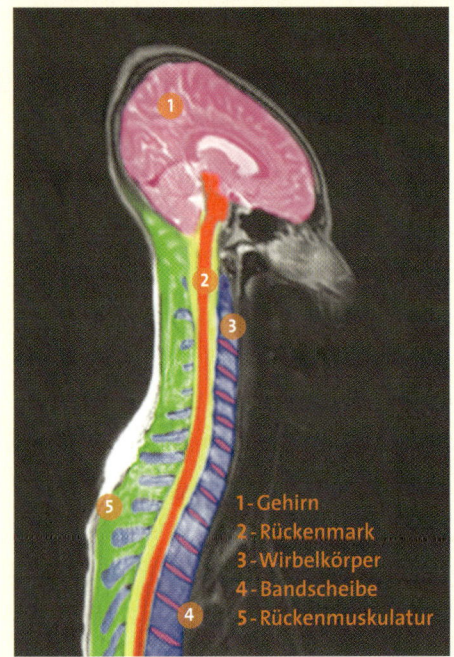

1 - Gehirn
2 - Rückenmark
3 - Wirbelkörper
4 - Bandscheibe
5 - Rückenmuskulatur

Kernspintomographie (MRT).

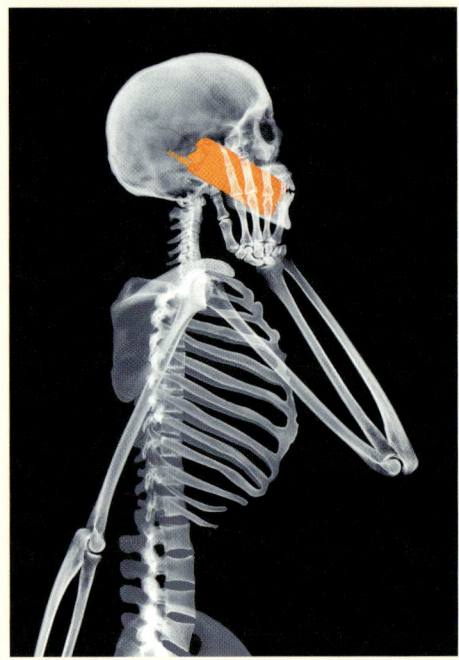

Röntgenbild.

Wirbelsäule
(Kernspintomographie).

1 - Beckenschaufeln, 2 - Kreuzbein, 3 - Bandscheiben, 4 - Wirbelkörper

Gerade Lendenwirbelsäule (Röntgenbefund).
Im Röntgenbild bleiben Bandscheiben und
Weichteile leider unsichtbar.

1 - Beckenschaufel, 2 - Kreuzbein, 3 - Wirbelkörper,
4 - Bandscheiben, 5 - Rippen

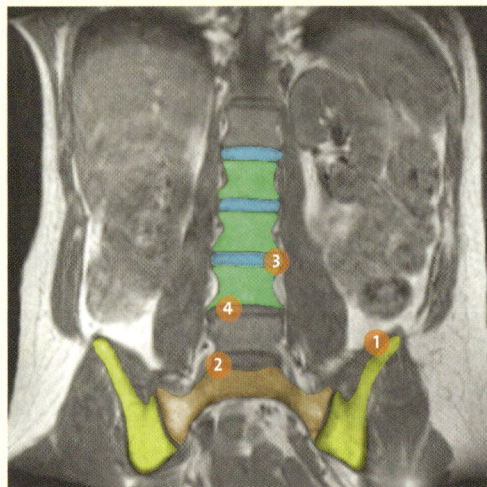

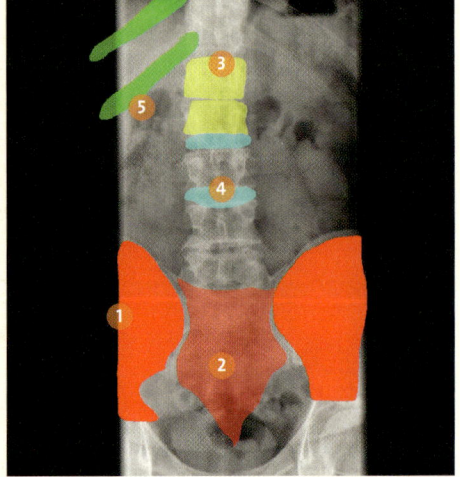

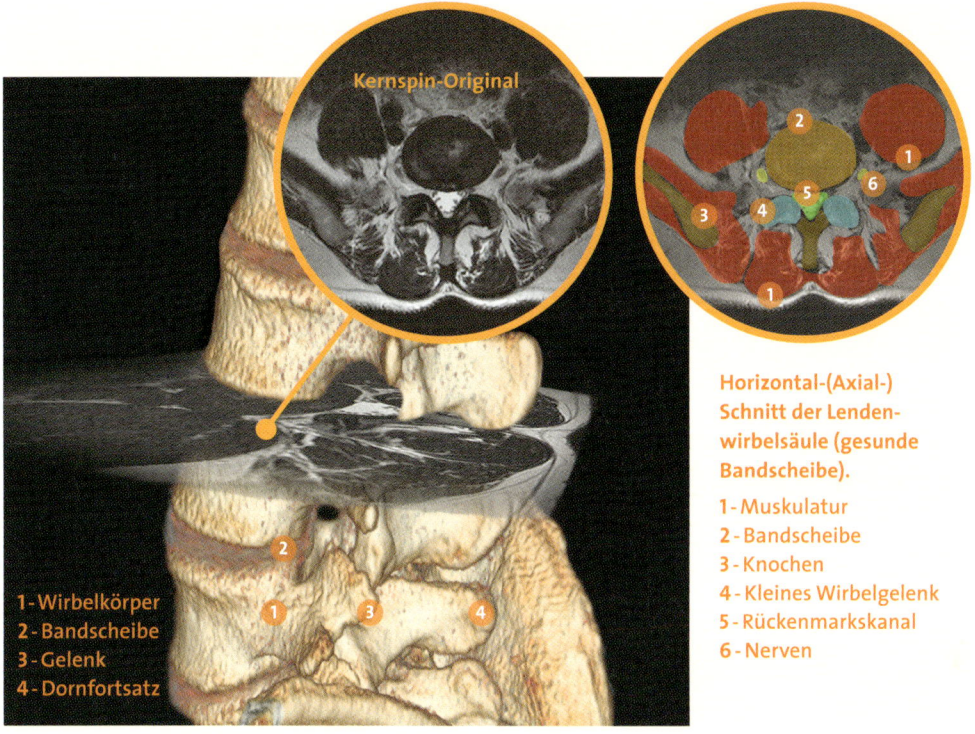

Kernspin-Original

Horizontal-(Axial-) Schnitt der Lendenwirbelsäule (gesunde Bandscheibe).

1 - Muskulatur
2 - Bandscheibe
3 - Knochen
4 - Kleines Wirbelgelenk
5 - Rückenmarkskanal
6 - Nerven

1 - Wirbelkörper
2 - Bandscheibe
3 - Gelenk
4 - Dornfortsatz

Verdrehte Lendenwirbelsäule (Skoliose, dargestellt durch Kernspintomographie).
1 - Lunge, 2 - Muskulatur, 3 - Wirbelkörper, 4 - Bandscheiben, 5 - Darm

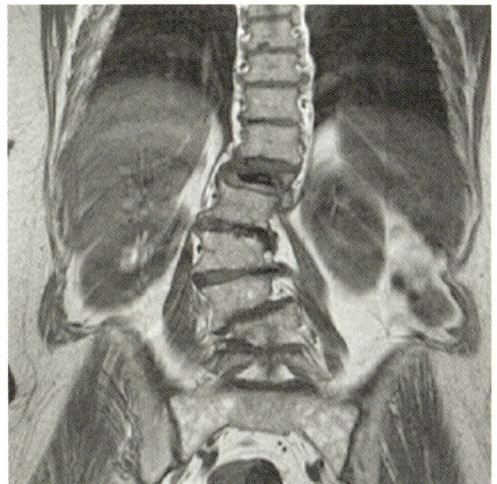

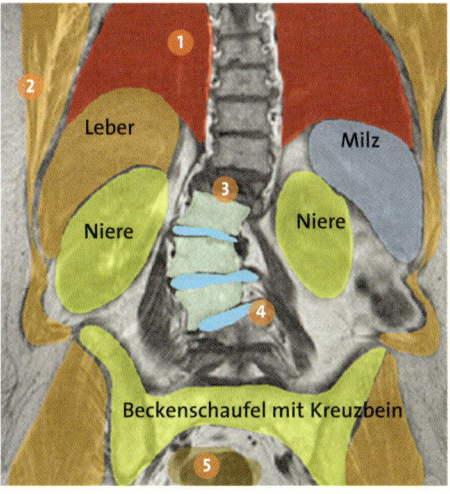

Leber

Milz

Niere

Niere

Beckenschaufel mit Kreuzbein

⏸ Technik in der Therapie – verständlich gemacht

Moderne bildgebende Verfahren unterstützen den Arzt auch in der Therapie. «Bildgebend» heißt, dass man in den Körper hineinschauen kann (→ S. 195–199).

Computer-assistierte Chirurgie (CAS)

Im Operationssaal werden bildgebende radiologische Verfahren zur Steuerung von Instrumenten eingesetzt. Sind diese Systeme mit Computern vernetzt, spricht man 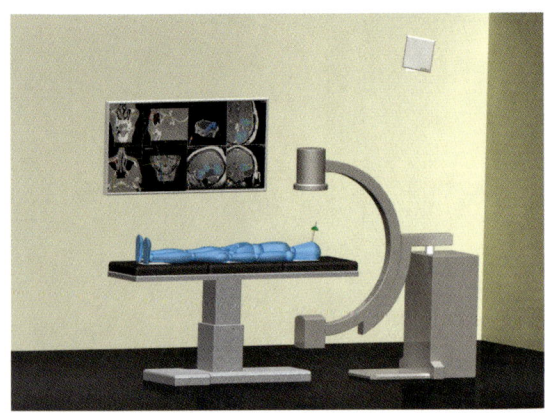 von Computer-assistierter Chirurgie. Der Computer kann helfen, ein Skalpell, einen Katheter, eine Sonde oder einen Laser in einem Umfeld von Tomographen, Durchleuchtungs- und Ultraschallgeräten oder Endoskopen präzise einzusetzen. Computergestützte Geräte ermöglichen im Operationssaal ein intensives intra-operatives Beobachten des Patienten (Monitoring), eine gezielte und sichere Anästhesie bis hin zur punktuellen Unterstützung oder Übernahme von Organfunktionen. So werden innovative und schonende Operationsverfahren möglich. Durch die CAS können unterschiedliche Operationsverfahren weiterentwickelt und kombiniert genutzt werden. Das «sehende Skalpell» oder die «fühlende Sonde» sind keine Utopie mehr!

Mikrotherapie

Normalerweise wird in der Radiologie ein Computer- oder Kernspintomograph (→ S. 196 f.) zur Diagnostik benutzt. Da die Instrumente (z B. zur Biopsie, zur Endoskopie o. Ä.) aber immer kleiner werden und immer genauer gesteuert werden können, kann man sie zunehmend auch therapeutisch nutzen. Die Durchmesser der Instrumente liegen zwischen 0,1 und drei Millimetern, häufig unter einem Millimeter, und sie können fast punktgenau unter Sicht platziert werden. Der Patient wird zur Behandlung auf der Liege bzw. in der Gantry so positioniert, dass die zu therapierende Region gut zu erreichen ist. Es gibt sogar bereits Geräte, die so konzipiert sind, dass in ihnen operiert werden kann (z. B. ein offener Kernspintomograph). Die meisten Eingriffe erfolgen bei lokaler Betäubung. Während der Behandlung kann der Arzt sich mit dem Patienten unterhalten. Mikrotherapeutische Eingriffe gehören in geübte Hände, am besten in interdisziplinäre Teams aus Neurochirurgen, Orthopäden, Radiologen, Anästhesisten und Allgemeinmedizinern. Die Eingriffe sind in der Regel schmerzlos.

Medikamentöse Mikrotherapie bedeutet, dass (meist flüssige) Substanzen gezielt in den Körper injiziert werden. Dieses Verfahren wird weitgehend zur Schmerztherapie eingesetzt oder in dem Bemühen verwendet, «klassische» Operationen zu vermeiden oder aufzuschieben. Häufig eingesetzt wird die medikamentöse Mikrotherapie zurzeit bei Erkrankungen der Wirbelsäule, der Gelenke oder bei Tumoren. Behandelt wird beispielsweise die Wirbelsäule bei einem kleinen Bandscheibenvorfall durch die **periradikuläre Therapie**, bei der Bandscheibengewebe durch gezielte Injektion von antientzündlichen und Wasser entziehenden Medikamenten geschrumpft wird. Der bedrängte Nerv kann sich wieder beruhigen. Zum Einsatz kommt Kortison, aber auch homöopathische Mittel wie *Traumeel* oder aus dem Eigenblut gewonnene antientzündliche Seren (z. B. *Orthokin*). Auch die kleinen Wirbelgelenke werden bei Rücken- oder Kopfschmerzen im Rahmen einer Facettenbehandlung mit antientzündlichen Medikamenten behandelt. Bei chronischen Schmerzen können Nerven mit Kleinstmengen von 96-prozentigem Alkohol abgetötet werden. An und in Hüft-, Schulter-, Kniegelenken und kleinen Gelenken werden lokal Schmerzmittel oder künstliche Gelenkflüssigkeit gespritzt (**peri**- bzw. **intra-artikuläre Therapie**). Bei der mikrotherapeutischen **Tumortherapie** werden zellabtötende Medikamente oder abwehrsteigernde Medikamente (*Interferone*) eingesetzt.

Operative Mikrotherapie wird heute routinemäßig zur Behandlung der Bandscheibe mit Zangen, Radiofrequenz, Laser oder Wasserstrahl (**perkutane Nukleotomie**) genutzt. Sie kann auch zur Behandlung von Wirbelkörpern verwendet werden, die ins Gleiten geraten sind und wieder stabilisiert werden müssen. Zunehmend mikrotherapeutisch erfolgen auch die Stabilisierung oder Aufrichtung von zusammengebrochenen Wirbelkörpern mit Zement, dazu kann der Computertomograph mit einer Durchleuchtungsanlage kombiniert werden. Zur lokalen Tumortherapie kann Gewebe (**Biopsie**, → S. 173) entnommen werden. Krebszellen können vor Ort z. B. mit **Hitzesonden** (Radiofrequenz-Ablation, → S. 60, Laser) vernichtet oder zusammengebrochene Skelettabschnitte (Wirbelkörper) mit flüssigem Zement stabilisiert werden. Auch werden mittlerweile gebrochene Skelettanteile im Tomographen verschraubt oder Wirbelkörper aneinander befestigt.

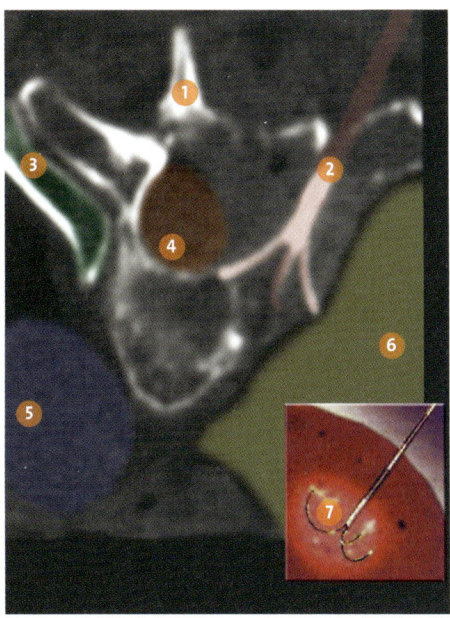

Tumortherapie in der Wirbelsäule mit Hitzeeinstrahlung durch mehrarmige Mikrosonde (CT-Aufnahme: Blick von unten).

1 - Dornfortsatz
2 - Mikrosonde
3 - Rippe
4 - Rückenmark
5 - Hauptschlagader (Aorta)
6 - Lunge
7 - Tumor

Den Rücken stärken

Rückenschmerzen gehören zu jenen Beschwerden, unter denen wohl jeder Mensch im Laufe seines Lebens mindestens einmal zu leiden hat. Rund vier von fünf Menschen sind sporadisch davon betroffen, bei etwa jedem zweiten jedoch kehren sie regelmäßig zurück. Jeder zweite Betroffene sucht einen Orthopäden auf. Bei deutschen Hausärzten klagt jeder zwölfte Patient über Kreuzschmerzen oder Probleme mit den Bandscheiben. Verschleißerscheinungen der Wirbelsäule sind für fast 20% der Krankschreibungen verantwortlich. Damit steht dieses Leiden an der Spitze der «Hitliste» der krankheitsbedingten Arbeitsausfälle.

Der Lebensstil, der in den westlichen Industrieländern bevorzugt wird, trägt wesentlich zu dieser Misere bei. Der Alltag ist zu «unbeweglich» geworden, was früher oder später gewaltige Rückenprobleme auslöst. Selbst Kinder klagen inzwischen über Rückenschmerzen, denn sie übernehmen oft die immobile Lebensweise ihrer Eltern. Weit mehr als die Hälfte der Erwachsenen, kritisiert die Weltgesundheitsbehörde WHO, bewegen sich viel zu wenig, jeder vierte ist sogar fast völlig passiv. Fast jeder zweite hat in Deutschland zudem Übergewicht.

Die trägen Erwachsenen geben ihren Kindern ein schlechtes Vorbild. Sie versäumen es, sportliche Anregungen zu geben und Freude an der Bewegung zu vermitteln. Die Folgen: Verschleißerscheinungen werden zunehmend auch bei immer jüngeren Menschen diagnostiziert. Fast eine Million Kinder sind krankhaft übergewichtig (adipös)!

Dabei bietet der Alltag viele Gelegenheiten, sich ohne viel Mühe zu bewegen. Man muss nicht gleich Leistungssportler werden, um Rückenproblemen vorzubeugen. Vorteilhaft ist z. B., wenn man Rolltreppen links liegen lässt und stattdessen Treppen steigt, zu Fuß ins Büro geht oder mit dem Fahrrad einkaufen fährt. Es ist unfassbar, dass viele Menschen bereits im Alter von etwa 60 Jahren Probleme haben, drei Treppen zu laufen, ohne «aus der Puste» zu geraten, über Gelenkschmerzen klagen oder morgens mit Rückenschmerzen aufstehen! Das ist nicht naturgegeben und kann in den meisten Fällen nicht auf altersbedingte Abnutzung geschoben werden. Ein gesunder, beweglicher Körper unterstützt auch die geistige Beweglichkeit, zwei Seiten derselben Medaille. Wer danach lebt, wird bald einen starken Rücken haben und die Verantwortung für den eigenen Körper tragen. Im Übrigen ist dies nicht zuletzt auch eine gute Vorbeugung gegen Gefäßverkalkung oder Demenzerkrankungen wie Alzheimer.

Wer über den Tellerrand der westlichen Welt hinausschaut, findet interessante Anreize für eine aktive Alltagsgestaltung. In China oder Kalifornien z. B. finden sich Menschen frühmorgens zum gemeinsamen Tai-Chi zusammen, abends werden vielerorts an der Straßenecke Lautsprecher aufgestellt, und man tanzt zusammen bis zum Sonnenuntergang. Doch auch im näheren Umfeld wird gemeinschaftliche Betätigung angeboten: Angefangen bei den Sportvereinen über die Volkshochschulen bis hin zu den Krankenkassen – die Ideen und Anreize sind zahlreich.

Schmerz und Angst

Ärzte definieren Schmerz als ein «unangenehmes Sinnes- und Gefühlserlebnis, das mit einer aktuellen oder potenziellen Gewebeschädigung verknüpft ist». So weit die Theorie. Schmerzen sind in der Praxis sehr wichtig, denn sie warnen vor einer Bedrohung der körperlichen Gesundheit. Sie können sich aber auch von ihrem Ursprung ablösen und sich verselbständigen. Dies geschieht bei chronischen Schmerzen, bei denen häufig keine körperliche Ursache mehr erkennbar ist. Dann wird der Schmerz selbst zu einer eigenständigen Krankheit.

Schmerzen sind Sinnesreize, die jeder Mensch unterschiedlich erlebt. Sie werden natürlich vorwiegend vom Körper selbst erzeugt, wie sie jedoch empfunden werden, wird auch von Gefühlen beeinflusst. Jedenfalls beeinträchtigen Schmerzen das Wohlbefinden erheblich. In besonders starkem Wechselspiel stehen Schmerzempfinden und Angstgefühle. Dies hat seinen Sinn in der Biologie: In Gefahrensituationen unterdrückt Angst den Schmerzreiz, um eine schnelle Abwehr- und Fluchtreaktion sicherzustellen. Nach Flugzeugabstürzen berichten Schwerverletzte nicht selten, dass sie in den ersten Minuten keine Schmerzen hatten und sich deshalb selbständig aus der Gefahrenzone retten konnten.

Angst als Stressreaktion auf Sorgen kann die Wahrnehmung von Schmerzen jedoch deutlich verstärken. Dies schadet dem Betroffenen im Zweifel mehr, als es ihm nützt. Schmerzverstärkend wirkt auch die Angst vor dem Schmerz selbst: Wer die Wiederkehr einer Schmerzattacke ängstlich erwartet, wird sich schon beim kleinsten Anzeichen verkrampfen und so den Schmerz fördern. Das ehrliche Gespräch mit dem Arzt ist in diesem Fall sehr wichtig, um Vertrauen aufzubauen und solche Ängste im Laufe der Zeit abzubauen.

ISCHIAS

Der Ischiasnerv ruft häufig sehr schmerzhafte Rückenbeschwerden hervor (Ischialgie). Sie schießen häufig plötzlich und bohrend in der Hüftgegend ein und strahlen bis in die Zehen aus. Hervorgerufen wird der Schmerz durch einen starken Druck auf die Wurzel von einem der beiden Ischiasnerven, die die Beine versorgen. Am betroffenen Bein können Gefühlsstörungen und Lähmungserscheinungen auftreten.

Betroffene erkennt man an der typischen Schonhaltung, die sie im Stehen einnehmen: mit angewinkeltem Bein und schiefem Oberkörper. Eine falsche Bewegung kann Ischiasschmerzen auslösen. Ursache können aber auch eine Reizung der Nervenwurzel durch Entzündungen oder Verschleißerscheinungen sein sowie ein Bandscheibenvorfall, Verengungen im Wirbelkanal, Entzündungen oder Verletzungen.

Sollten die Schmerzen sich verschlimmern oder sogar Lähmungserscheinungen auftreten, muss ein Arzt aufgesucht werden.

Angst verstärkt Rückenschmerzen

Akuter Rückenschmerz löst bei vielen Menschen große Befürchtungen bis hin zur Angst vor z. B. einem Bandscheibenvorfall aus. Doch 80% der Rückenschmerzen sind auf verspannte Muskeln zurückzuführen. Und Verspannungen können äußerst schmerzhaft sein! Liegt tatsächlich einmal ein Bandscheibenvorfall vor (→ Kap. 4.3), kann dieser dagegen völlig schmerzfrei verlaufen und unbemerkt bleiben, obwohl er im Kernspintomographen (MRT, → S. 197) durchaus zu sehen wäre. Entscheidend ist also nicht immer die (Bild-)Diagnose, sondern der einzelne Mensch und wie er mit sich umgeht! Als Arzt versucht man, die persönliche Befindlichkeit eines Patienten, Beschwerden oder körperliche Veränderungen und den Bildbefund in Übereinstimmung zu bringen. Erst wenn man dies alles verstanden und in eine stimmige Beziehung zueinander gesetzt hat, ergibt sich ein angemessenes Behandlungskonzept.

Belastender Stress erdrückt

Psychische Belastungen, Überforderung oder Stress in Beruf oder Familie können Rückenprobleme auslösen. Auch dabei spielt die Muskulatur eine Hauptrolle, die, gesteuert vom vegetativen, also unbewusst arbeitenden Nervensystem (→ Kap. 6) auf äußere Reize reagiert: Das Herz klopft heftiger, wenn man aufgeregt ist, die Halsmuskeln verspannen sich, wenn ein schwieriger Termin «im Nacken sitzt». Manches kann einem gar «das Kreuz brechen», z. B. der Verlust eines geliebten Menschen oder des Arbeitsplatzes.

Auch Schmerzen sind relativ: Ein kleiner Bandscheibenvorfall kann schmerzfrei bleiben, ein gereiztes Kreuz-Darmbein-Gelenk dagegen sehr schmerzen.

Dass Psyche und Körper so verwoben sind, sichert das Überleben, indem es hilft, anstehende Aufgaben zu bewältigen. Bei Dauerstress oder starken seelischen Belastungen kann Anspannung aber auch in Verspannung umschlagen: Manch einer wird dann verführt, drohende Schmerzen zu vermeiden, indem er sich schmerzvermeidend bewegt und dadurch die Verspannung noch verschlimmert. Andauernde Fehlhaltungen, z. B. am Arbeitsplatz, verschlimmern die Schmerzen – ein Teufelskreis kann entstehen. Dieser muss durchbrochen werden, was in den allermeisten Fällen zum Glück gelingt. Manchmal ist dabei professionelle Hilfe nötig.

Wer häufig unter Rückenschmerzen leidet, tut gut daran, den möglichen Gründen in seinem Alltag nachzuspüren. Welche belastenden Faktoren könnten eine Rolle spielen? Welche davon sind veränderbar? Wo ließe sich entlastender Ausgleich schaffen? Welche innere Haltung sollte verändert werden? Wie kann man die Körperhaltung verbessern? Die Gründe können im Beruf, im Privatleben, aber auch in der Freizeitgestaltung zu finden sein. Die Lösung von Problemen sollte bald angegangen werden, es findet sich immer ein Weg – manchmal mit Unterstützung. Es ist außerdem hin und wieder ratsam, das eigene Verhalten kritisch zu überdenken. Die innere Haltung hat

Wenn auf Anspannung auf Dauer keine Entspannung folgt, gerät man leicht aus der Balance.

viel mehr mit der äußeren Haltung und der Stärke bzw. Schwäche der Wirbelsäule zu tun, als man meist vermutet oder spürt.

Aktiv gegen Rückenschmerzen

Um der Volkskrankheit «Rückenschmerzen» entgegenzutreten, ist eines unerlässlich: den Rücken verstehen zu lernen. Nur wer den Rücken und seine Strukturen kennt, wird sich rückenbewusst verhalten. Neben den rein körperlichen Voraussetzungen muss man aber auch zur Kenntnis nehmen, dass Schmerzen im Rücken ein Zeichen für einen ungesunden Lebensstil sein können. Das Tempo, der Überfluss, die Bewegungslosigkeit und der Stress in unserem Alltag sind einflussreiche Negativfaktoren. Die Medizin kann viele Symptome beheben, ihre Art zu leben müssen jedoch die Betroffenen selbst ändern. Es gibt einiges, was man tun kann:

Bewegen: Aktiv bleiben und sich bewegen ist nach dem Auftreten des Schmerzes überaus wichtig – solange keine Ausfälle in Arm oder Bein zu verzeichnen sind. Bewegung hilft auch dann, wenn sie schmerzt. Es ist wichtig, dass das gereizte Gewebe weiter durchblutet wird, damit Muskelverspannungen sich lösen können.

Kälte: Kühlen hilft bei entzündlich bedingten Rückenschmerzen. Ob diese vorliegen, muss unbedingt von einem Arzt abgeklärt werden.

Wärme: Bei Muskelverspannungen oder chronischen Schmerzen hilft Wärme oft am besten. Ob diese von einem Schal um die Hüften, einem erwärmten Körnerkissen oder einem heißen Duschstrahl gespendet wird, ist unerheblich. Auch ein Bad mit aktivierenden Ölen (z. B. drei bis vier Tropfen Lavendelöl oder Rosmarinöl) kann Wunder wirken.

Infrarotlampe: Man sollte diese in etwa 30 Zentimetern Entfernung von der schmerzenden Stelle aufstellen und die Wärme rund 20 Minuten einwirken lassen.

Sauna: Wer die Sauna verträgt, sollte sie regelmäßig zur Vorbeugung und zur Begleittherapie aufsuchen. Empfehlung zur Schmerzbehandlung: 30 Minuten in eine Biosauna (ca. 60 °C) gehen, danach den Rücken nicht abkühlen. Ohne abzutrocknen, in einen Bademantel schlüpfen und mit einer Rolle unter den Knien eine halbe Stunde hinlegen und relaxen (entspannen).

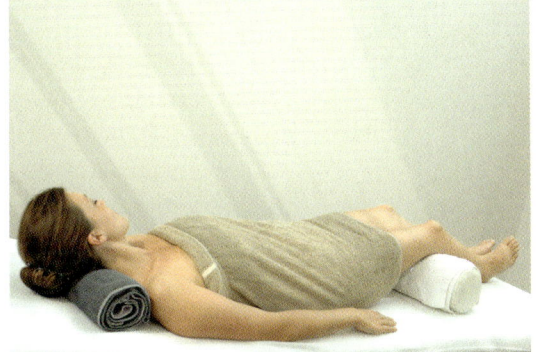

Liegen: Man findet fast immer eine Gelegenheit, sich zwischendurch hinzulegen. Es ist wichtig herauszufinden, welche Position entspannt oder bei Schmerzen Linderung verschafft (Stufenlagerung, → S. 210). Manche Menschen bevorzugen die Embryostellung in Seitenlage – evtl. mit einem kleinen Kissen zwischen den Beinen. Auch diese Stellung ist häufig empfehlenswert. Bei Hals- bzw. Nackenschmerzen bitte flach liegen und das Kissen in Seitenlage so zusammenknüllen, dass der Kopf nicht zur Schulter abknickt.

 Durchblutungsförderung: Unterstützend wirken Thermosalben oder entsprechende Pflaster aus der Apotheke. Sie enthalten Wirkstoffe, die stark durchbluten und so ein Wärmegefühl hervorrufen, z. B. Cayennepfeffer. Achtung: Den Wirkstoff nicht in die Augen bringen. Vorsicht auch beim Duschen: Wasser löst die Wirkstoffe, und sie reizen dann ggf. die empfindlichen Schleimhäute des Körpers sehr heftig.

Schmerzmittel: Leichte Schmerzmittel wie *Acetylsalicylsäure-* oder *Paracetamol*-Präparate, Extrakte aus der Weidenrinde (enthält Salicylsäure) oder Teufelskrallen-Präparate helfen, weiter beweglich zu bleiben. Sinnvoll wäre es, bei Selbsthilfeversuchen mit einem homöopathischen Medikament wie *Traumeel* zu beginnen, der Hausarzt und der Apotheker können hierbei beraten. Stärkere Mittel sind verschreibungspflichtig und sollten nur nach Rücksprache mit einem Arzt verwendet werden.

Massagen: Meist hilft auch eine vorsichtige Massage des Schmerzpunktes mit den Fingerkuppen. Die Berührung aktiviert Hautrezeptoren, die über die Nervenbahn krampflösend wirken. Duftende Körperöle (Lavendel oder Johanniskraut) beruhigen die Nerven. Eine helfende Hand kann die empfindlichen Punkte bis an die Schmerzgrenze unter Druck setzen. Man kann auch einen Tennisball als Hebel verwenden und diesen mit dem Rücken an der Wand oder auf dem Boden gegen die Schmerzzone pressen.

SELBSTMASSAGE – NUR FÜNF MINUTEN

Man kann sich mit einem weichen Tennisball selbst massieren. Dieser Ball wird als Hebel 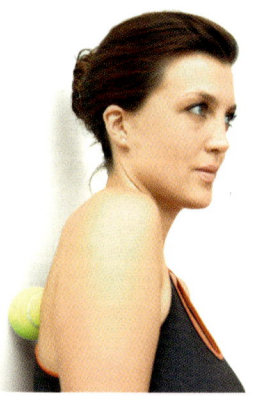 verwendet, wenn man ihn mit dem Rücken an der Wand oder auf dem Boden gegen die Schmerzzone presst und vorsichtig dreht und Druck ausübt («Schubbern» wie ein Bär). Die schmerzhaften Triggerpunkte liegen häufig im Schulter-, Lenden- oder Gesäßbereich. Grundsätzlich kann aber jeder lernen, seine Arme, Beine, seinen Nacken, sein Gesicht – eigentlich alle Muskeln und die Haut bis auf einen winzigen Ausschnitt zwischen Schultern und Lende – selbst zu massieren. Hierzu werden einmal täglich die Muskeln systematisch von oben bis unten geknetet und/oder ausgestrichen. Es fängt an den Fingerspitzen der einen Hand an und hört am Scheitel auf. Kein Sorge, man kann nichts falsch machen, aber danach fühlt man sich pudelwohl.

Entspannung: Richtiges Atmen kann helfen, die verkrampfte Rückenmuskulatur wieder zu entspannen: Langsam, tief und ganz ruhig ein- und wieder ausatmen. Eine Hand auf den Bauch legen, um zu kontrollieren, ob die Atmung auch tief genug geht. Bewusst in die Schmerzzone atmen – möglicherweise hilft es, eine Hand dorthin zu legen. Einen kurzen Moment innehalten, dann wieder kräftig ausatmen.

GUTE MATRATZE, GUTER SCHLAF

Liegt man bequem, entspannen sich die Rückenmuskeln, und die Bandscheiben können Flüssigkeit aufsaugen. Dadurch wächst man über Nacht bis zu zwei Zentimeter. Am Tag verlieren die Bandscheiben die Flüssigkeit wieder, und man schrumpft etwas. Eine gute Matratze kann also viel für Rücken und Gesundheit tun. Tipps für den Matratzenkauf:

- Eine gute Matratze gibt dort nach, wo sie besonders belastet wird: an Schultern, Hüfte und Becken. Die Wirbelsäule sollte in Seitenlage nicht durchhängen, in Rückenlage sollte man sich gut unterstützt fühlen.
- Pro Nacht dreht man sich bis zu 80-mal um. Nach acht bis zehn Jahren sollte daher auch die beste Matratze gewechselt werden. Sonst bilden sich Mulden, die die Bequemlichkeit im Schlaf einschränken. Entspanntes Liegen ist dann auch nicht mehr möglich.
- Zu weiche Matratzen lassen den Schlafenden einsinken, was die Wirbelsäule belastet. Wie hart ein Bett sein sollte, ist Geschmackssache. Schwergewichte brauchen natürlich eine härtere Matratze als leichte Menschen oder Kinder.
- Die Matratze regelt auch das Bettklima. Nachts gibt der Körper Flüssigkeit ab, die von der Matratze aufgenommen und später wieder abgegeben wird. Um dies zu leisten, sollte die Matratze eine geeignete Auflage haben, zum Beispiel aus Schafschurwolle.

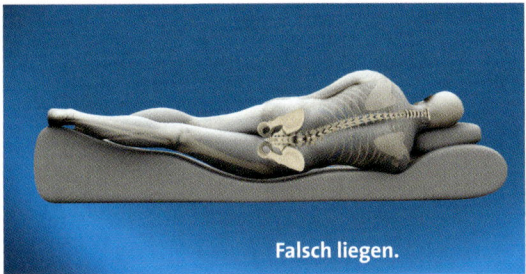

Richtig liegen.

Falsch liegen.

- Ob Taschenfederkernmatratze, moderner Schaumstoff, Tempur oder Naturlatex – es lohnt sich, ein bisschen mehr zu investieren. Einfache Federkernmatratzen haben schlechte Liegeeigenschaften. Und billiger Schaumstoff führt die Feuchtigkeit nicht gut ab. Dadurch nisten sich leicht Milben ein, die Allergien auslösen können.
- Bei Wasserbetten gibt es mit Milben weniger Probleme. Die Wassermatratze muss jedoch fest genug sein und darf sich nicht wie ein Wackelpudding bewegen. Vorteil: Man kann nachjustieren. Nachteil: Der Partner schwingt in der Regel mit.
- Auch das richtige Kopfkissen sorgt für entspannten Schlaf. Ein orthopädisches Kissen entlastet die Halswirbelsäule bei Nackenverspannungen.

Der Fachhandel berät gern beim Kauf einer Matratze. Man kann auch zur Probe liegen. Gut zu schlafen ist mit das Beste, was man für die Gesundheit tun kann. Der Begriff «Schönheitsschlaf» setzt diese Beobachtung passend ins Bild.

Normaler Alltag: Keinesfalls sollte man bei Rückenschmerzen länger als einen oder maximal zwei Tage im Bett liegen bleiben. Ruhe verschlimmert die meisten Rückensymptome: Knochen und Muskeln bauen sich ungleich rascher ab, als man sie später wieder aufbauen könnte (Muskeln, → Kap. 5). Der Erkrankte wird nur immer steifer. Die Kondition lässt nach, was auf die Stimmung schlägt. Ein ganz normaler Tagesablauf hilft, die Form zurückzugewinnen, die Schmerzen gehen dann bald zurück.

Ärztliche Hilfe: Bei starken Schmerzen oder bei einer Verunsicherung bezüglich des eigenen Gesundheitszustands wird ein Arzt weiterhelfen. Ein Orthopäde, aber auch ein Osteopath, ein Masseur oder Physiotherapeut könnte die Symptome lindern. Ein Arztbesuch ist Pflicht, wenn die Schmerzen ins Bein oder den Arm ausstrahlen, nach einer Woche nicht abnehmen oder sich sogar verschlimmern oder ein Kraftverlust auftritt. Sofortige ärztliche Hilfe ist notwendig, wenn Körperhaltung oder Bewegungen nichts am Grad oder Ort der Schmerzen ändern oder diese stärker werden. Auch akute Muskelschwäche, Verdauungsprobleme, Störungen beim Wasserlassen und Fieber sowie ein anhaltendes Taubheitsgefühl erfordern zwingend einen sofortigen Arztbesuch.

4.1 Akute Rückenschmerzen (Hexenschuss)

Was der Volksmund «Hexenschuss» nennt, ist ein plötzlich auftretender stechender Rückenschmerz im Lendenwirbelbereich, der oft zu akuter Bewegungsunfähigkeit führt. Mediziner bezeichnen Schmerzen im Lendenwirbelbereich als «Lumbago» (lat. *lumbus:* Lende), akute «Lumbalgie» oder akutes «Lendenwirbelsyndrom» (LWS).

Welche Ursachen können akute Rückenschmerzen haben?

Fast 90% der chronischen Rückenleiden sind «unspezifisch», d. h., ihr Entstehen kann nicht zufriedenstellend geklärt werden.

Für **akute Rückenschmerzen** sind einige Ursachen bekannt:

Blockade: Die kleinen Wirbelgelenke können bei einer ungünstigen Körperbewegung verkanten, z. B. beim Heben einer Getränkekiste. Das Gelenk schließt und öffnet sich nicht mehr richtig – Ärzte sagen, es «blockiert». Die mit Nervenfasern durchzogene Gelenkkapsel gerät dadurch unter Spannung und strahlt einen Schmerz aus.

Zerrung: Durch eine falsche Bewegung wird die Kapsel des Wirbelgelenks gezerrt. Die Folgen gleichen denen einer Blockade.

Instabilität: Das Wirbel-Bandscheiben-Gelenkgefüge ist gelockert und bewegt sich ständig leicht gegeneinander. Dies kann zur Abnutzung und Höhenminderung einer Bandscheibe oder zum Verschleiß der Gelenke (Arthrose, → Kap. 5.4) führen.

Gefügelockerung: Einzelne Wirbel gleiten gegeneinander, meist nach vorn, und bilden eine Stufe. Dies kann angeboren sein, man nennt diese Erkrankung Wirbelgleiten (Listhese).

Bandscheibenvorwölbung: Durch eine ungünstige Bewegung, z. B. beim Bücken, kann sich der innere Bandscheibendruck erhöhen. Es kommt zu einer plötzlichen Bandscheibenvorwölbung (→ S. 221), die auf das hintere Längsband der Wirbelsäule drückt. Die winzigen schmerzleitenden Nervenbahnen im Längsband lösen einen Dehnungsschmerz aus. Bei Druckbelastung eines Segmentnervs, der häufigsten Form der Bandscheibenveränderung, können starke Schmerzen entstehen, die bei jedem Menschen in dieselben Körperregionen ausstrahlen. Eine Zuordnung zum Schädigungsort wird so für den Arzt möglich.

Bandscheibenvorfall: Nur selten ist ein Bandscheibenvorfall (→ S. 221) die Ursache für plötzlich auftretende Rückenschmerzen.

Muskelzerrung: Die gesamte Wirbelsäule wird von der Rückenmuskulatur getragen. Eine Zerrung einzelner Muskeln kann einen heftigen Schmerz im Rücken auslösen (→ S. 248).

DER RÜCKEN – EIN SPIEGEL DER SEELE?

Die äußere Haltung des Körpers spiegelt seinen inneren Zustand wider. Empfindungen werden über die Wirbelsäule auch ohne Worte ausgedrückt. So nimmt der glückliche Weltmeister seine Medaille stolz und aufrecht entgegen, während der Verlierer seine Schultern hängen lässt und zu Boden blickt. Solche Vorgänge laufen in der Regel unbewusst ab. Sie können durchaus auch Rückenschmerzen verursachen oder beheben.

Die deutsche Nationalelf der Männer wäre im Jahr 2006 fast Fußballweltmeister geworden. Die Fußball-Frauen-Nationalmannschaft wurde im Jahr 2007 in China ohne Gegentor Weltmeister! Viele Fans fühlten sich ebenfalls wie Weltmeister, und dieses Gefühl trug sicher bei vielen dazu bei, Missstimmungen, aber auch körperliche Schmerzen zu lindern. Auch soziale Ereignisse können aufbauend wirken oder krank machen.

Welche Symptome deuten auf akute Rückenschmerzen hin?

Eben noch völlig beschwerdefrei, sind Betroffene nach einer Bagatellbewegung häufig bewegungsunfähig und verharren schmerzverzerrt in gebückter Haltung. Jede kleinste Bewegung jagt einen «Schuss» durch den Rücken, die Rückenmuskulatur zieht sich krampfartig zusammen. Der Schmerz beschränkt sich meist auf den Lendenwirbelbereich, kann aber auch in Gesäß, Leiste oder Oberschenkel ausstrahlen.

Wie wird bei akuten Rückenschmerzen diagnostiziert?

Der Arzt (oft ein Orthopäde, Neurologe, Schmerztherapeut oder Neurochirurg) sucht die Ursache zunächst in der Krankengeschichte und im Erscheinungsbild des Patienten: Ist er großem Stress ausgesetzt, hält er sich schlecht, z. B. sehr gebeugt? Liegt ein

Bandscheibenvorfall vor? Ist eine ernsthafte Erkrankung gegeben? Dazu prüft der Arzt die Muskelkraft, das Gefühlsempfinden und die Muskelreflexe. Er wird fragen, ob Blase und Schließmuskel kontrolliert werden können. Durch gezieltes Ertasten kann er «etagenweise» die Beweglichkeit kleiner Wirbelgelenke untersuchen, auch Verhärtungen und Spannungen der Rückenmuskulatur spürt ein erfahrener Rückenspezialist so auf.

Bei starken Schmerzen beschränkt sich der Arzt darauf, ernsthafte Erkrankungen auszuschließen. Danach hat eine sofortige Schmerztherapie Vorrang.

Bei jüngeren Patienten ist trotz akuter Schmerzen eine Röntgenaufnahme (→ S. 195) nicht immer erforderlich. Eine MRT-Untersuchung wäre bei Unklarheit sinnvoll, zudem ist sie strahlenfrei. Blockaden der Wirbelgelenke, Bandscheibenvorfälle oder Muskelzerrungen sind auf einem Röntgenbild nicht zu sehen. Liegt jedoch ein Unfall vor, sollte die Wirbelsäule geröntgt werden, damit etwaige Brüche oder Wirbelverschiebungen ausgeschlossen werden können.

Bei älteren Menschen können schon einfache Bewegungen zu einem Wirbelkörperbruch führen, denn viele Menschen leiden unter einer Minderung der Knochenmasse (Osteoporose, → Kap. 4.4), oft ohne es zu wissen. Darum ist eine Röntgenaufnahme für die Therapie unersetzlich. Wird ein Bruch festgestellt, muss zur Beurteilung des Knochengerüstes eine Kernspintomographie (MRT, → S. 197) und häufig auch eine Computertomographie (CT) durchgeführt werden. Zudem kann eine Knochendichtemessung vorgenommen werden.

Wie werden akute Rückenschmerzen behandelt?

Der Arzt bemüht sich zunächst, die Ursache eines Hexenschusses zu beheben. Durch eine ganz vorsichtige manuelle Therapie versucht er – wenn es überhaupt notwendig

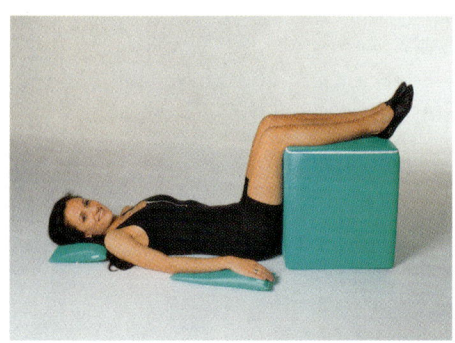

und er darin erfahren ist – blockierte Wirbelgelenke einzurenken und das Gelenkspiel des Wirbelgelenkes wiederherzustellen. Kann keine Ursache für den Hexenschuss festgestellt werden, steht die Schmerztherapie im Vordergrund.

Mögliche Behandlungsmethoden sind:

Wärmetherapie: Muskelverspannungen können mit einer Wärmetherapie gelöst werden. Dabei werden Wärmflaschen, Wärmekissen oder Wärmepacks (rund eine Stunde lang) auf die Schmerzstellen gelegt oder ein wärmendes Pflaster aufgeklebt.

 Stufenbettlagerung: Der Körper wird für ein bis zwei Tage auf eine feste Unterlage gelegt (Brett unter die Matratze legen) und die Beine abgewinkelt, z. B. auf einem Würfel oder einer Knierolle. Das entlastet die Wirbelsäule.

Massagen: Die Muskulatur und das umliegende Gewebe können mit Massagen oder einer Triggerpunkttherapie gelockert werden. Eine Triggerpunkttherapie ist, etwas vereinfachend gesagt, die gezielte Behandlung einzelner druckempfindlicher Verhärtungen in der Muskulatur. Allerdings werden die Ursachen eines Hexenschusses durch diese Behandlung nicht beseitigt.

Akupunktur: Bevor mit stärkeren Schmerzmitteln begonnen wird, empfiehlt sich eine Akupunktur und/oder eine Schröpftherapie. Es werden sogenannte Schröpfgläser erwärmt und fest auf die Haut aufgesetzt. So wird ein Unterdruck in ihnen erzeugt, der sich positiv auf die Selbstheilungskräfte des Organismus auswirken soll. Möglicherweise werden Reflexzonen am Rücken gereizt, die ihrerseits auf innere Organe und Organsysteme einwirken. Nicht selten ist auch eine Kombination mit leichteren Schmerzmitteln wie *Acetylsalicylsäure* oder *Paracetamol* in Kombination mit der Akupunktur hilfreich.

Physiotherapie/Osteopathie: Akute Schmerzen können mitunter auch mit krankengymnastischen Behandlungen gelindert werden (z. B. spezielle Dehnübungen). Zusätzlich machen Osteopathen bewegungsgestörte Wirbelsäulenabschnitte mit speziellen Mobilisationstechniken wieder beweglich.

Medikamente: Eine wirkungsvolle Form der medikamentösen Schmerztherapie sind gezielte Spritzen in den Schmerzbereich. Dabei wird ein lokal wirkendes Betäubungsmittel in die Haut, die Muskulatur oder an die Wirbelgelenke injiziert. Diese Therapie zeigt meistens schnell Wirkung. Die Einnahme von Schmerztabletten

WAS IST OSTEOPATHIE?

Die Osteopathie wurde um das Jahr 1870 in den USA von dem Arzt Dr. Andrew Taylor Still begründet. Still sah eine enge Verbindung zwischen den Funktionen des Bewegungsapparates und der Gesundheit des Menschen. Er fand in entsprechenden Blockaden die Ursache vieler Krankheiten – nicht nur des Bewegungsapparates selbst, sondern auch innerer Organe und umgekehrt. Der Körper wird bei der Osteopathie als eine Einheit betrachtet, in der Muskeln, Bindegewebe, Knochen und Organe einander beeinflussen. Die Ursachen von Blockaden, Störungen oder Schmerzen können nach der osteopathischen Lehre in ganz anderen Körperregionen liegen. Erkrankungen oder Reizungen von Organen können Veränderungen in Muskulatur oder Haut bewirken, und umgekehrt kann man über diese Zonen das Innere reflektorisch erreichen. Diese netzwerkartigen Verbindungen wirken auch umgekehrt. Ein Osteopath arbeitet mit seinen Händen: Er ertastet vorsichtig, in welchem Zustand die Knochen, die Gelenke und Wirbel, die Muskeln und Sehnen, das Bindegewebe und sogar die inneren Organe sind. Anschließend behandelt er die festgestellten Reizungen und Blockaden manuell mit speziellen Mobilisationstechniken. Die Lösung einer Verspannung des Zwerchfells oder Unterbauches beispielsweise kann zur Schmerzfreiheit der Wirbelsäule führen.

Bei Schmerzen am Bewegungsapparat kann ein gut ausgebildeter Osteopath viel bewirken, er ist aus der Behandlung von Wirbelsäulenerkrankungen nicht mehr wegzudenken. Ein Dilemma: Krankenkassen übernehmen leider die Kosten für die Therapie häufig nicht, obwohl die Osteopathie seit Jahrzehnten universitär in den angloamerikanischen sowie den Beneluxstaaten erforscht und ausgebildet wird.

Gleichgültig, ob jemand den ganzen Tag im Garten den Boden hackt, ständig in gebückter Haltung das Haus wischt oder Becken reinigt, vor dem Computer sitzt, Haare schneidet oder am Fließband steht – einseitige Tätigkeiten wirken sich immer negativ auf den Rücken aus. Oder auf den Nacken, etwa bei einem Kameramann oder einer Geigerin.

Wichtig ist es, lange andauernde, einseitige Tätigkeiten zu vermeiden. Viele Quadratmeter staubigen Teppichs können in Etappen gesaugt werden. Eine Pause hin und wieder entspannt: Zwischendurch ruhig hinsetzen entlastet den Rücken, bevor er zu schmerzen beginnt.

Gezielte **Rückenmuskellockerungen** unterstützen ohne viel Mühe: Ein Sofakissen auf den Boden legen, Schuhe ausziehen und auf dem Kissen auf der Stelle gehen. Füße gut abrollen. Schon nach dreißig Sekunden lockert sich die Schultermuskulatur. Die verspannten Gliedmaßen lösen sich instinktiv.

Schwere Einkaufstüten hängen vielleicht besser am Fahrrad oder werden in einem Trolley befördert? Auch ein Einkauf zu Fuß sorgt für Bewegung zwischendurch. Dies stärkt die Muskulatur, die den Rücken vor Schäden und Schmerzen bewahrt, und trainiert gleichzeitig den Kreislauf.

hingegen dämpft den Schmerz meist über einen kurzen Zeitraum. Geeignete Wirkstoffe sind z. B. *Traumeel, Teufelskralle, Acetylsalicylsäure (*ASS), sogenannte nicht steroidale Antirheumatika (NSAR) wie *Diclofenac* oder auch *Novaminsulfon*. Zusätzlich gibt es muskelentspannende Medikamente, die Muskelverhärtungen gezielt auflösen. Manche dieser Medikamente sind rezeptpflichtig.

Was der Facharzt rät

Wenn es die Schmerzen zulassen, sollte man sich vorsichtig bewegen und versuchen, eine natürliche, aufrechte Haltung anzunehmen. Das löst die verspannte Muskulatur. Bei starken Schmerzen sollte man jedoch nichts erzwingen, sondern die Wirbelsäule lieber durch eine Stufenbettlagerung entlasten. Dann entspannt sich die Muskulatur besser. Klingen die Schmerzen ab, kann der Patient langsam aufstehen und vorsichtig anfangen, sich zu bewegen. Zusätzlich sollte man ausprobieren, ob ein heißes Bad, eine Wärmflasche oder ein warmes Kirschkernkissen Entspannung bringt.

Die beste Vorbeugung gegen einen Hexenschuss sind eine gut ausgebildete Rückenmuskulatur und ausreichend Bewegung. Ideale Sportarten sind Rudern, Schwimmen, Yoga, Kampfsport, Fahrradfahren, Nordic Walking, Rückengymnastik, Spazierengehen und Fitnesstraining mit Geräten oder ohne, aber unter fachlicher Anleitung und Kontrolle.

Richtige Bewegungsabläufe im Alltag entlasten den Rücken zusätzlich: Beim Heben schwerer Gegenstände sollte man z. B. in die Knie gehen und den Rücken möglichst entlasten. Eine gute Matratze und eine Nackenstütze schonen den Rücken zusätzlich in den Ruhephasen.

Drei Fragen an den Arzt

1. Wie sind die Heilungschancen?

Bei entsprechender Therapie ist in der Regel eine schnelle Genesung innerhalb weniger Tage zu erwarten. Sollte doch ein Bandscheibenvorfall die Ursache des plötzlichen Rückenschmerzes sein, kann die Heilung je nach Ausmaß einige Wochen bis Monate dauern. Nur sehr selten ist eine Operation erforderlich.

2. Kann Kälte bei Hexenschuss helfen?

Wenn weder Wärme oder eine heiße Dusche oder ein heißes Vollbad noch die Stufenlagerung akute Schmerzen lindern, sollte man Kältekissen ausprobieren. Dazu gekühlte Kältekissen in ein Handtuch wickeln und auf die schmerzhafte Stelle legen.

3. Ab wann ist ein Schmerzmittel zu empfehlen?

Wenn weder Stufenlagerung noch Wärme oder Kälte wirken, kann die Einnahme rezeptfreier Schmerzmittel helfen. Das Medikament durchbricht den Kreislauf «Schmerz – Muskelverspannung – noch mehr Schmerz». Wird der Schmerz trotzdem nach zwei Tagen nicht weniger oder nimmt zu bzw. treten Taubheitsgefühle, Schwäche in den Beinen oder ein Kribbeln auf, sollte man sofort einen Arzt konsultieren.

SECHS KRAFTÜBUNGEN ZUR VORBEUGUNG

Starke Rücken- und Bauchmuskeln beugen vor! Sie stärken und schützen vor Hohlkreuz, Rundrücken, Bandscheibenvorfällen oder Arthrosen – d. h. Verschleißerscheinungen – der kleinen Wirbelgelenke. Keinesfalls jedoch darf das Rückentraining einseitig angelegt werden. Fast noch wichtiger ist der Rücken, genauso die Seiten des Rumpfes, also die seitliche Bauchmuskulatur.

Alle Übungen bitte nur nach einer kurzen Aufwärmphase durchführen – andernfalls droht eine Muskelzerrung.

1. Diagonalübung

Bildet die Rückenmuskulatur und die Gesäßmuskeln aus. In Bauchlage gehen, den Kopf in Verlängerung zur Wirbelsäule gerade anheben und den linken Arm und das rechte Bein 15 Zentimeter vom Boden heben: abwechselnd dreimal links, dreimal rechts je 15 Sekunden lang.

2. Frontstütz

Baut die gesamte Rumpfmuskulatur auf. Man legt dazu die Unterarme auf den Boden. Der Ellenbogen sollte direkt senkrecht unter dem Schultergelenk liegen. Dann streckt man den Körper und hebt ihn insgesamt an, sodass man auf den Zehenspitzen steht. Dreimal jeweils 15 Sekunden hochhalten – ist auch sehr gut für die Pomuskeln!

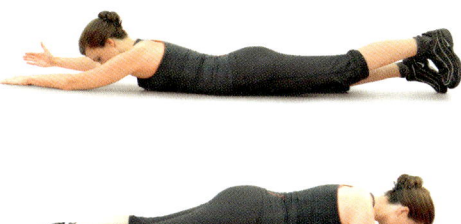

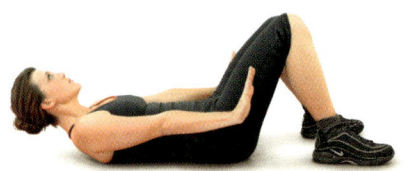

3. Crunches

Stärkt die geraden Bauchmuskeln. In Rückenlage werden die Beine angewinkelt, die Arme vom Boden angehoben und mit angezogenen Handflächen nach vorn gestreckt. Dann hebt man langsam beim Ausatmen einige Zentimeter Kopf und Schultern vom Boden und schiebt die Hände leicht nach vorn. 15 Sekunden lang halten und langsam mit dem Einatmen wieder zurückrollen, ohne die Schultern aufzulegen. Dreimal wiederholen.

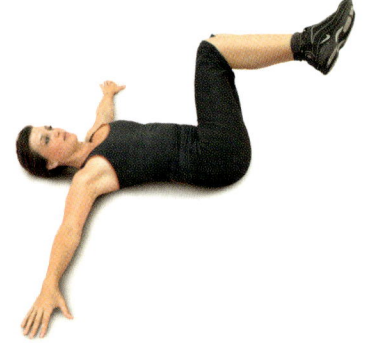

4. Beinpendeln

Aktiviert die schräge Bauchmuskulatur. In die Rückenlage gehen, die Arme seitlich neben den Körper legen. Die Beine werden angehoben und im Knie abgeknickt, aber weniger als 90 Grad. Jetzt langsam die Beine ca. 30 Zentimeter nach rechts fallen lassen, sie fünf bis zehn Sekunden dort halten, wieder zur Mitte heben und anschließend auf die Gegenseite absenken, keinesfalls einfach fallen lassen. Fünf Wiederholungen je Seite.

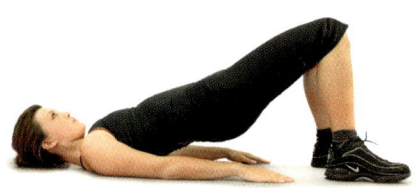

5. Brücke

Stärkt die Lenden-. Gesäß- und rückseitige Oberschenkelmuskulatur. Lang auf den Boden legen, ein Doppelkinn machen. Beine anwinkeln und Füße vor dem Po absetzen. Erst die Bauchmuskeln anspannen und danach das Gesäß hochdrücken, langsam absenken und erneut vom Boden hochdrücken. Zehnmal wiederholen.

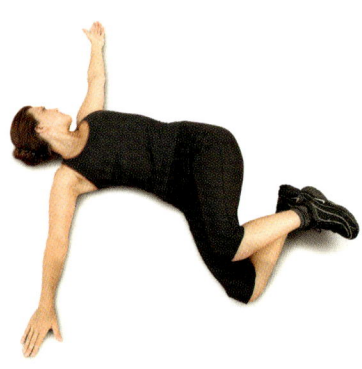

6. Stretchen

Diese Stretchübung kann man schon morgens nach dem Aufwachen im Bett durchführen. Sie entspannt ungemein. Die Beine zur linken Seite ablegen, den Kopf auf die Gegenseite drehen und die Arme rechts und links vom Körper ausgestreckt so ablegen, dass Arme und Rumpf zusammen ein T ergeben. Dies dehnt einen Großteil der Rumpfmuskulatur, und man kann sich wunderbar wach gähnen. Danach einmal lang ausstrecken mit den Armen über dem Kopf, gleichzeitig auch Hände und Füße lang ausstrecken und tief Luft holen. Danach ist man topfit!

4.2 Wirbelkörpergelenkssyndrom

Das Wirbelkörpergelenkssyndrom (auch Facettensyndrom) ist eine verschleißbedingte Erkrankung der Wirbelsäule, an der vorwiegend Menschen erkranken, die über 50 Jahre alt sind. Mediziner sprechen auch von einer Spondylarthrose (*Spondyl* = Wirbel; *Arthrose* = Gelenkverschleiß). Beim Wirbelkörpergelenkssyndrom «reiben» die kleinen Wirbelgelenke (→ S. 193) aufeinander und lösen so Schmerzen aus, ohne allerdings in der Regel die Nervenwurzel zu beeinträchtigen. Liegt eine Arthrose (Verschleiß) vor, können ausgeprägte Verknöcherungen der Wirbelgelenke in Richtung Nervenaustrittsloch durch Druck auf die Nervenwurzel Symptome auslösen, die denen eines Bandscheibenvorfalls ähneln.

Es gibt allerdings noch zwei weitere kleine Gelenke in der Brustwirbelsäule, die mit den Rippen in Verbindung stehen: das Rippen-Wirbel-Gelenk und das Rippen-Querfortsatz-Gelenk.

«Facetten» heißen kleine Gelenkflächen. Als «Syndrom» bezeichnet man eine Gruppe von Krankheitszeichen, deren gemeinsames Auftreten auf einen bestimmten Zusammenhang oder Zustand hinweist.

Welche Ursachen hat ein Wirbelkörpergelenkssyndrom?

Es gibt viele mögliche Ursachen für ein Wirbelkörpergelenkssyndrom:

* Übergewicht
* Eine schwach ausgebildete Rückenmuskulatur
* Fehlbelastung am Arbeitsplatz oder beim Sport
* Fehl- und Überbelastung der Wirbelsäule durch falsches Heben und Tragen
* Chronische Erkrankung der Bandscheiben
* Eine instabile oder verformte Wirbelsäule, z. B. durch Hohlkreuz oder Seitwärtsverkrümmung (Skoliose)
* Eine rheumatische oder andere entzündliche Erkrankung

Häufig treten die Beschwerden im Bereich der unteren Lendenwirbelsäule auf. Das Schmerzempfinden ähnelt einem Hexenschuss (→ Kap. 4.1), kann aber in Rücken, Hals, Oberarm oder Oberschenkel oder ins Gesäß ausstrahlen. Aber auch die Wirbelgelenke der Halswirbelsäule, in ganz seltenen Fällen auch die der Brustwirbelsäule (→ S. 191) können betroffen sein. Hier sind es eher die Rippen-Wirbel-Gelenke, die lokal oder auch streifenförmig von hinten um den Brustkorb herum Schmerzen auslösen.

Welche Symptome deuten auf ein Wirbelkörpergelenkssyndrom hin?

Je nach Bereich der Wirbelsäule können folgende Beschwerden auftreten:

* Anlaufschmerz im Rücken, Bewegungseinschränkungen und Steifheit, besonders morgens
* Schmerz an der Halswirbelsäule, der in die Schultern, aber auch darüber hinaus bis in die Arme ausstrahlt

- Dumpfes Schmerzgefühl im unteren Rückenbereich, das im Laufe des Tages zunimmt. Die Schmerzen können bis ins Gesäß, in die Leiste und/oder die Beine ausstrahlen, aber auch in den Brustraum – wo sie an Herzschmerzen erinnern.
- Verstärkter Schmerz, wenn man den Rücken nach hinten beugt
- In einzelnen Fällen treten Gefühls- oder Missempfindungsstörungen der Beine auf, z. B. Brennen, Ameisenlaufen, Kältegefühl.
- Muskelverspannungen

Wie wird ein Wirbelkörpergelenkssyndrom diagnostiziert?

Es gibt keine Symptome, die eindeutig auf ein Vorliegen dieser Erkrankung hindeuten. Da es sich häufig um eine verschleißbedingte Erkrankung handelt, können viele Faktoren den Schmerz auslösen, z. B. Bandscheiben, Muskeln oder Bänder. Das macht eine Diagnose schwierig.

Der Arzt wird zunächst eine sorgfältige Erhebung der Krankengeschichte und eine ausführliche körperliche Untersuchung vornehmen. Eine Verdachtsdiagnose wird er durch bildgebende Untersuchungen wie Röntgen, Kernspintomographie und Computertomographie (→ S. 196 f.) erhärten. Um die betroffenen Wirbelgelenke erkennen und behandeln zu können, wird in manchen Fällen gezielt ein Betäubungsmittel an das Gelenk gespritzt. Der Schmerz wird durch diese gezielte Injektion kurzfristig ausgeschaltet. Der Patient kann zusammen mit dem Arzt, unterstützt von einem bildgebenden Verfahren, den Schmerzpunkt genau bestimmen – bleibt der Schmerz aus, ist der richtige Punkt gefunden. Man nennt dieses Verfahren «diagnostische Blockade».

Liegt man entspannt oder massiert oder erwärmt die Region, gehen die Schmerzen meistens zurück.

Morbus Bechterew

Diese entzündliche Allgemeinkrankheit betrifft häufig die Wirbelsäule und gehört zum Formenkreis der rheumatischen Erkrankungen. Die kleinen Gelenke und auch die Kreuz-Darmbein-Gelenke (Ilio-Sacral-Gelenke), aber auch andere Gelenke und Sehnen können sich entzünden und über viele Jahre hinweg versteifen. Typisch ist die bambusartige knöcherne Versteifung (Ankylose) der Wirbelsäule. Immer wieder geht diese Erkrankung mit einer Entzündung der Regenbogenhaut des Auges einher (Iritis). Im Entzündungsschub ist diese Erkrankung sehr schmerzhaft und wird meistens medikamentös vom Arzt behandelt, manchmal aber auch lokal mit mikro-therapeutischen Schmerzbehandlungen gelindert.

Wie wird ein Wirbelkörpergelenkssyndrom behandelt?

Genauso vielseitig, wie die Ursachen und Symptome sind, gestalten sich auch die Behandlungsmöglichkeiten:

Bewegen: Auch wenn es zunächst schmerzhaft ist, die vorsichtige Bewegung trägt dazu bei, dass blockierte Gelenke sich durch erhöhte Durchblutung und Muskelentspannung selbst wieder einrenken können. Bewegt man sich wegen des Schmerzes nicht, schrumpfen die Rückenmuskeln schnell. Sie sind anschließend nur schwer wieder aufzutrainieren.

Konservative Behandlung: In den meisten Fällen wird zunächst eine osteopathische Behandlung zur Schmerzbekämpfung und Entspannung oder eine Physiotherapie empfohlen, um die Rückenmuskulatur zu stärken. Zur Linderung der Schmerzen bekommt der Patient Schmerzmittel und Präparate zur Muskelentspannung, die den Schmerzkreislauf durchbrechen.

Umstellung von Gewohnheiten: Oft sind es ungünstige Gewohnheiten, die das Wirbelkörpergelenkssyndrom hervorrufen, z. B. Fehlhaltungen des Kopfes während der Arbeit am Computer, an einer Registrierkasse oder als Friseuse. Betroffene können in Kursen und Therapien einen angemesseneren Umgang mit ihrem Körper erlernen, wozu etwa gesunde Ernährung, Ausdauersport oder richtiges Bewegen im Alltag (etwa beim Heben und Tragen) zählen.

Das Bemühen um Schmerzvermeidung führt bisweilen zu Bewegungsabläufen, die die Schmerzen eher noch verschlimmern. Schmerzmittel können diesen Teufelskreis durchbrechen. Es ist nicht ratsam, Rückenschmerzen «einfach auszuhalten».

Naturheilmittel: Der Wirkstoff der afrikanischen Teufelskralle (*Harpagophytum* *procumbens*) lindert Gelenkschmerzen und kann therapiebegleitend eingesetzt werden. Akupunktur, Shiatsu oder Triggerpunktmassagen sind häufig sehr hilfreich.

Lokalanästhesie oder Mikrotherapie: Bei akuten Schmerzen wird ein Betäubungsmittel ins Schmerzgebiet gespritzt und/oder ein leichtes Schmerzmittel wie *Paracetamol* gegeben. Falls dies zu schwach ist, kann ein nichtsteroidales Schmerzmittel (NSAR) verordnet werden. Bei dennoch unzureichender Wirkung werden Zusatzmedikamente wie Kortison oder *Traumeel* (ein homöopathisches Medikament) oder *Orthokin* (ein aus eigenem Blut gewonnenes Serum mit antientzündlichen Substanzen) im Computer- oder Kernspintomographen mikro-therapeutisch direkt in die Wirbelgelenke injiziert. Das Betäubungsmittel wirkt schmerzlindernd, Kortison, *Traumeel* und *Orthokin* wirken entzündungshemmend. Die Wirkung der Behandlung ist sehr unterschiedlich. Bei einigen Betroffenen hält sie nur wenige Stunden an, andere sind monatelang schmerzfrei. Bei wiederkehrenden Schmerzen ist eine Verödung der Nervenspitzen (Alkohol-Neurolyse oder Thermokoagulation) möglich.

Massagen wurden schon vor Jahrtausenden zur Entspannung, Schmerzlinderung und Durchblutungssteigerung eingesetzt. Sie gehören zu den ältesten überlieferten Behandlungsmethoden überhaupt. Jeder Kulturraum kennt verschiedene Techniken. Gemeinsam ist ihnen allen aber das Wissen um die heilende Wirkung der Technik des Drückens, Streichens, Reibens und Knetens von bestimmten Körperregionen.

BODY AND MIND

«Ich hab zu viel am Hals» oder «Es bricht mir das Kreuz». Unsere Sprache hat bildlich das Zusammenwirken von Körper und Seele (bzw. Psyche) längst aufgenommen. Die moderne Medizin wendet sich diesen Zusammenhängen zum Glück wieder stärker zu. Körperliche Symptome können häufiger als man denkt seelische Belastungen zum Ausdruck bringen, die sich nicht in Laborwerten und Röntgenbildern wiederfinden. Stress z.B. bewirkt eine körperliche Anspannung, die helfen soll, anstehende Aufgaben zu bewältigen. Das ist durchaus sinnvoll, musste der Mensch doch buchstäblich seit Urzeiten fliehen und kämpfen, um überleben zu können. Dauerstress oder übergroßer Druck sorgen jedoch dafür, dass der positive zum negativen Stress wird – aus Anspannung wird Verspannung. Chronische Verspannung kann schlussendlich zu Bandscheibenvorfällen oder einem Gelenkverschleiß führen.

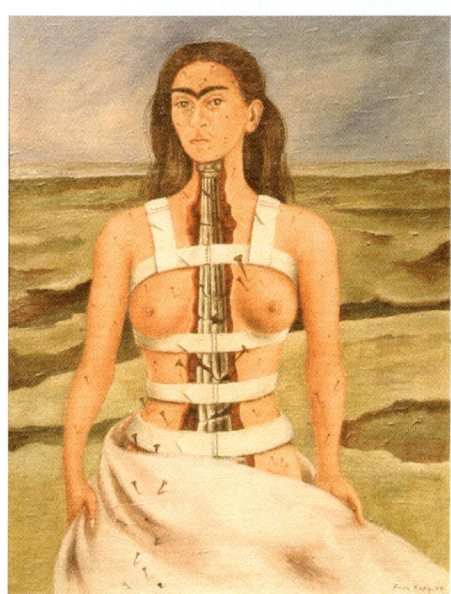

Frida Kahlo (1907 – 1954):
Die gebrochene Säule
(1944, Öl auf Leinwand).

80 bis 90% aller Patienten mit chronischen Rückenschmerzen haben außerdem Zeichen einer leichten Depression. Das psychische Befinden beeinflusst das körperliche Befinden: Die Muskeln verspannen bei seelisch belasteten Menschen, die sich zurückziehen, eher. Wer einsam durchhält gegen das verspürte Elend der Welt, verhärtet oft an Körper und Seele.

Die mexikanische Malerin Frida Kahlo hat körperliche Belastung anschaulich ins Bild gesetzt. Allerdings hat sie nach einem schrecklichen Unfall jahrelang in einem Bett liegen müssen und sich anschließend mühevoll, mit einem Korsett ausgestattet, wieder ins Leben zurückgekämpft. Vielleicht kann sie ein Vorbild geben für einen unbändigen Lebenswillen, der auch schlimmste körperliche Beeinträchtigungen zu meistern weiß? Wenngleich dies sicherlich nie in ihrer Absicht lag ...

Chinesische Heilkundige fanden bestimmte Punkte auf dem Körper, die anscheinend zusammengehörten und auf speziellen Bahnen verbunden waren. Das Wissen um deren Wirken und Zusammenwirken wurde zu einem System zusammengefügt, das noch heute als «Akupunktur» bekannt ist und dessen Verfahren erfolgreich angewandt werden. Spezielle Punkte, vor allem schmerzhafte Punkte und die darunterliegenden Gewebeschichten, werden entweder (Tuina: chinesische Massage) mit Spezialgriffen und Streichungen massiert oder fest mit dem Daumen, Handballen oder sogar mit dem Knie gedrückt: Shiatsu (japanisch, bedeutet übersetzt «Fingerdruck») oder Akupressur (chinesisch). Der Patient muss dazu keine Kleidung ablegen. Shiatsu wird zur Nervenberuhigung z. B. bei Schmerzen sowie zur Regulation von Kreislauf, Verdauung und Menstruationsstörungen eingesetzt. Tuina hilft gut bei Arthrosen, Muskelverspannungen und Kopfschmerzen. In unserer Kultur baut die lokale **Triggerpunktmassage** in Schmerzzonen und die **tiefe Muskelmassage**, bei der ganze Muskelpartien durchgeknetet werden, auf diesem Wissen auf.

Was der Facharzt rät

Wer unter einem Wirbelkörpergelenkssyndrom leidet, kann selbst viel für seine Genesung tun. Facharzt (Orthopäde, Neurochirurg, Anästhesist, Mikrotherapeut) und Physiotherapeut (Krankengymnastin) geben gezielte Anregungen – ob die Behandlung Erfolg hat, hängt nicht zuletzt von der aktiven Beteiligung des Patienten ab. Wichtig sind eine gesunde, ausgewogene Ernährung, viel Bewegung, ggf. eine Gewichtsreduzierung, aber auch regelmäßige krankengymnastische Übungen zur Stärkung der Rückenmuskulatur. Hier gilt ganz besonders mein Wahlspruch: «Turne bis zur Urne.»

Drei Fragen an den Arzt

1. Was bedeutet «Thermokoagulation»?

Unter computertomographischer Kontrolle wird bei der Thermokoagulation eine Elektrode am Wirbelgelenk platziert. Dies ist ein sogenannter minimalinvasiver operativer Eingriff, auch «Schlüssellochchirurgie» genannt. Es wird mit kleinsten Operationsgeräten gearbeitet. Mit Hilfe eines Radiofrequenzgerätes wird die Elektrode für 90 Sekunden auf 75 bis 80 °C erhitzt. Die das Gelenk versorgenden kleinen Nerven «verkochen». Die Schmerzlinderung kann Monate, aber auch Jahre anhalten.

2. Kann ein Wirbelkörpergelenkssyndrom durch zu viel Bewegung verursacht werden?

Ein «Zuviel» an Bewegung haben nur Leistungssportler oder Menschen mit einseitigen Tätigkeiten zu befürchten. Nur jemand, der etwa unter einem ausgeprägten Hohlkreuz leidet oder bereits Arthrose in den Wirbelgelenken hat, kann z. B. durch lange Wanderungen Rückenschmerzen bekommen. Die Schmerzen entstehen durch die gleichförmige Belastung und ziehen von der unteren Lendenwirbelsäule ins Becken. Das Gewicht des Oberkörpers erhöht den Druck in den Wirbelgelenken, und zusätzlich spannt sich die Muskulatur reflexartig an. Doch selbst derartige Beschwerden sind kein Grund, auf jegliche Bewegung zu verzichten. Die Gehstrecke sollte lediglich auf ein erträgliches Maß begrenzt werden. Besonders wichtig ist geeignetes Schuhwerk, möglichst mit Luftpolster. Das reduziert die Belastung der Wirbelsäule.

3. Ist Schwimmen bei Rückenschmerzen zu empfehlen?

Beim Schwimmen wird der Stoffwechsel angeregt, und die Gelenke können sich ohne das Körpergewicht frei bewegen. Aus medizinischer Sicht sollte man bei Rückenpro-

RÜCKENFREUNDLICHER ARBEITSALLTAG

Etwas Umdenken im Büro und zu Hause kann schon viel bewegen. Am besten ist es, abwechselnd zu sitzen, zu stehen und zu gehen. Kleine Pausen sind wichtig und auch einmal aus dem Fenster zu schauen. Sitzen sollte übrigens «dynamisch» sein, also ständige minimale Bewegungen des Körpers zulassen, moderne Bürostühle ermöglichen dies.

Optimal ist ein Schreibtischstuhl mit nach vorn leicht abgeschrägter, federnder Sitzfläche sowie mit flexibler Lehne. Die Bewegungen entlasten Wirbel und Bandscheiben und trainieren die Muskulatur. Aber auch sonst bietet der Alltag viele Chancen, sich zu bewegen: z.B. Treppensteigen statt Lift zu fahren, mit dem Fahrrad zur Arbeit fahren, kurze Wege lieber zu Fuß bewältigen – es gibt viele Möglichkeiten.

Die Bandscheiben leiden besonders unter Arbeiten, die mit starken Vibrationen verbunden sind – z.B. im Tiefbau oder am Lenker eines schweren Fahrzeugs. Sitze von Nutzfahrzeugen und vibrierende Arbeitsgeräte müssen daher stoßgedämpft sein.

Im Büroalltag kann man viel durch einfache Verhaltensänderungen erreichen, indem man z.B. das Büro so einrichtet, dass man gelegentlich aufstehen muss, hin und wieder Lockerungsübungen einschiebt oder auch einmal an einem Stehpult arbeitet.

Einige Übungen entlasten den Rücken aktiv im Arbeitsalltag.

STRETCHEN IM BÜRO

- Dreimal am Tag den Bürostuhl weit zurückschieben und den Oberkörper und Kopf auf die Tischplatte legen, die Arme seitlich vom Kopf nach vorn oder unter den Tisch pendeln lassen. Eine Minute lang so liegen bleiben.
- Dreimal am Tag hinstellen und vorsichtig die Hände bei nach unten geneigtem Oberkörper nach unten pendeln lassen (dreimal 20 Sekunden).
- Dreimal pro Stunde seitlich zur Schulter neigen, über die Schulter zur Seite schauen und vor- und zurückneigen.
- Das Telefon so weit auf dem Tisch nach vorn stellen, dass der Hörer nur bei gestrecktem Oberkörper zu erreichen ist.

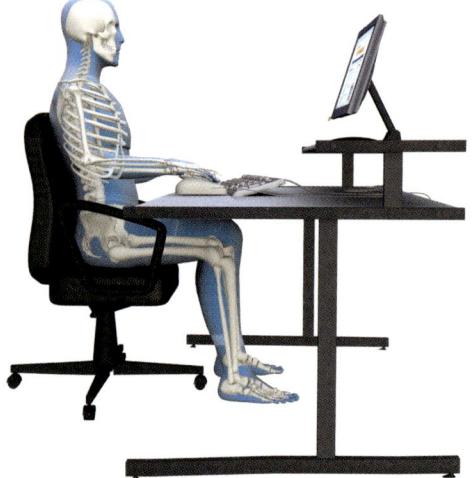

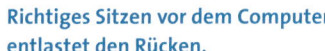

Richtiges Sitzen vor dem Computer entlastet den Rücken.

AKTIVIEREN DER RÜCKENMUSKULATUR

Dreimal am Tag aufstehen, sich mit dem Rücken an die Wand stellen und zehn Sekunden lang den Körper an die Wand pressen. Dabei Rücken- und Bauchmuskulatur anspannen.

MASSAGE

Verspannte Muskeln an Schultern, Rücken oder Gesäß mit einem Tennisball, der zwischen Rücken und Wand gelegt wird, massieren (→ S. 206).

COMPUTERARBEIT

Den Bildschirm so einrichten, dass man den Kopf beim Betrachten leicht nach vorn neigen muss. Das entspricht einer entspannten Kopfhaltung. Mittlere Helligkeit einstellen,
damit die Augen nicht überbeansprucht werden, was wiederum zu Muskelverspannung
führen kann.

blemen auf dem Rücken schwimmen. Der Bewegungsablauf gleicht das «Hohlkreuz»
aus und vergrößert den Abstand zwischen den kleinen Wirbelgelenken. Sie können sich
in dieser Entlastungshaltung erholen.

Bei vorgeschädigter Wirbelsäule kann Brustschwimmen die Beschwerden verstärken, weil das Hohlkreuz zunimmt.

4.3 Bandscheibenvorfall

Ein Vorfall der Bandscheiben (→ S. 193) ist eine Erkrankung der Wirbelsäule, bei der Teile
der Bandscheibe in den Spinalnerven- oder Rückenmarkskanal drücken. Überwiegend
sind der Lenden- und der Halswirbelbereich be-
troffen. Mit zunehmendem Alter nimmt das Risiko   Eine Veränderung der Bandscheibe heißt
zu: Die Betroffenen sind im Durchschnitt zwischen   «Bandscheibenläsion»; eine Höhenmin-
45 und 55 Jahre alt.   derung «Osteochondrose».

Bei einem Bandscheibenvorfall weist der äu-
ßere Faserring Risse auf. Unter Belastung dringt der Gallertkern in diese Risse ein und
durchbricht den Faserring mit dem angrenzenden Längsband der Wirbelsäule. In manchen Fällen lösen sich Teile des austretenden Bandscheibengewebes ab und bilden
sogenannte Sequester. Diese Partikel können ebenso wie das ausgetretene Bandscheibengewebe sowohl auf das Rückenmark drücken als auch auf die seitlich austretenden
Spinalnerven (→ S. 192).

Bei der **Bandscheibenvorwölbung** (Protrusion) handelt es sich um eine Vorstufe der
Erkrankung. Anders als beim **Bandscheibenvorfall** (Prolaps) zeigt der äußere Faserring
der Bandscheibe in diesem Fall noch keine Risse. Er ist aber zu schwach, um bei Belastung dem Druck des innen liegenden Gallertkerns standhalten zu können, gibt nach
und wölbt sich über den Wirbelkörper hinaus. Auch die Bandscheibenvorwölbung
kann bereits Beeinträchtigungen der Nerven und damit ausstrahlende Schmerzen oder
ein unangenehmes Kribbeln hervorrufen – vor allem, wenn sie im Nervenaustrittsloch
liegt.

Welche Ursachen kann ein Bandscheibenvorfall haben?

Mit steigenden Lebensjahren verliert der Gallertkern der Bandscheibe seine Elastizität
und so seine Pufferfunktion zwischen den Wirbeln. Kommen Fehl- oder Überbelastun-
gen etwa durch Heben schwerer Gegenstände in falscher Haltung hinzu, drückt der

DIE BANDSCHEIBE: IHRE KRANKHEITEN UND EINIGE THERAPIEFORMEN

Gesunde Bandscheibe

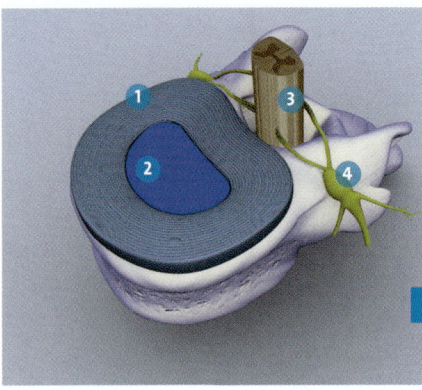

1 - Bandscheibenring
2 - Kern
3 - Rückenmark
4 - Nerv
5 - Akupunkturnadel

Akupunktur

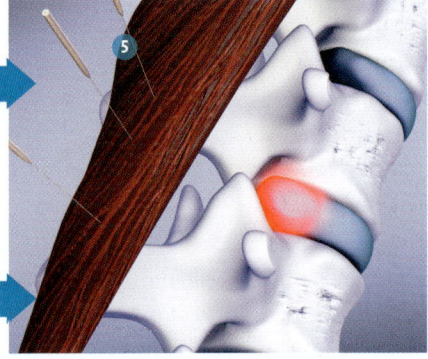

Vorwölbung (Protrusion)

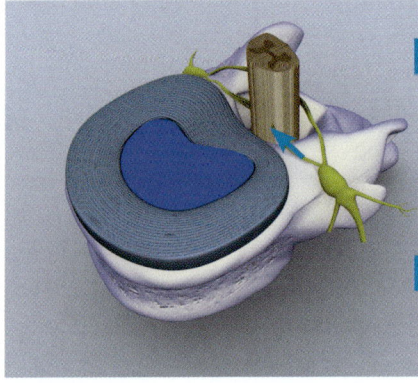

Mikrotherapie mit Medikamenten

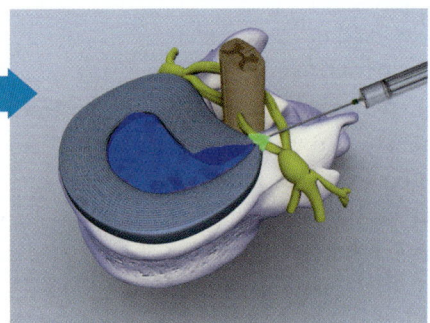

Vorfall (Prolaps)

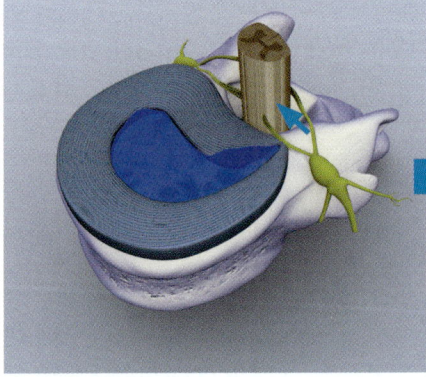

Endoskopie oder Operation

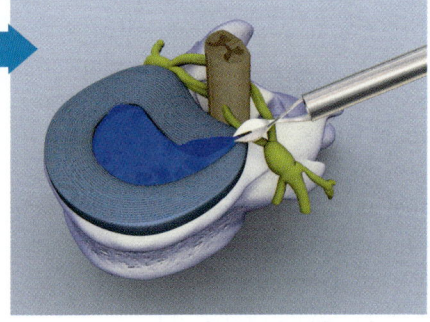

Bandscheibenkern auf das umliegende Nervengewebe. Verschiedene Faktoren können deshalb zu einem Bandscheibenvorfall führen:

- Dauerhafte Fehlbelastungen der Wirbelsäule
- Eine zu schwache Rückenmuskulatur
- Übergewicht
- Selten Verletzungen oder Unfälle

Welche Symptome deuten auf einen Bandscheibenvorfall hin?

Die Beschwerden, die ein Bandscheibenvorfall verursacht, sind abhängig von seiner Lage und Schwere. Nicht jeder Vorfall ruft Schmerzen hervor. Dennoch gehört der akut auftretende, stechende und häufig ins Bein ausstrahlende Schmerz zu den typischen Anzeichen.

Manchmal kommen Empfindungsstörungen wie Taubheit oder Kribbeln sowie eine Muskelschwächung hinzu, bedingt durch die unzureichende Funktion der für diese Muskeln zuständigen Nerven. Bei Husten- oder Niesanfällen verstärken sich die Symptome.

Ein Bandscheibenvorfall im Bereich der Halswirbelsäule äußert sich durch genau solche Beschwerden in den Armen und Händen. Liegt der Vorfall oberhalb des vierten Halswirbelkörpers, strahlen die Schmerzen manchmal auch in den Kopf aus.

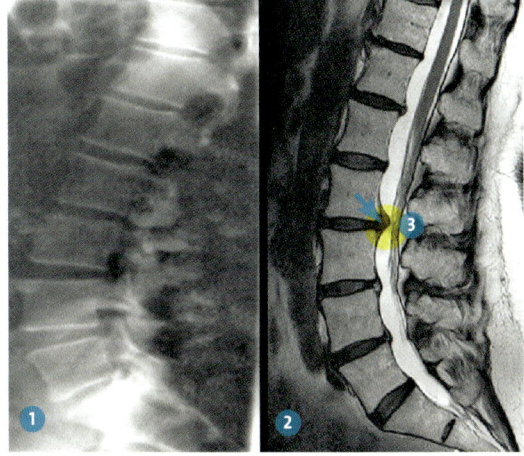

Wie wird ein Bandscheibenvorfall diagnostiziert?

Röntgenuntersuchungen zeigen lediglich Anomalien oder Verschleiß an den Wirbelkörpern, die Rückschlüsse auf die Beweglichkeit der Wirbelsäule zulassen. Sie ermöglichen keine Aussage bezüglich der Bandscheiben! Auch wenn früher oft geröntgt wurde und manchmal leider auch noch wird. Modernere bildgebende Verfahren sind sinnvoller:

Eine Computertomographie (CT) oder besser eine Magnetresonanztomographie (MRT, → S. 197) lassen Rückenmark und auch Nervenwurzeln sichtbar werden. Um entzündliche Prozesse des Nervengewebes, Narben und Tumoren auszuschließen, wird dabei manchmal zusätzlich Kontrastmittel

1 - Röntgenaufnahme: Kein Prolaps sichtbar.
2 - Kernspintomographie: Prolaps sichtbar (Pfeil).
3 - Vorfall drückt aufs Rückenmark (gelbe Zone).

in die Venen gespritzt. Mit einer eingehenden neurologischen Untersuchung lassen sich die Nerven bestimmen, die den Schmerz auslösen. Um Aufschluss über die Schwere der Nervenschädigung zu erhalten, werden die Reflexe, die Sensibilität, die Beweglichkeit und die Leitgeschwindigkeit der Nerven überprüft. Dies führt meist ein Neurologe (Nervenfacharzt) aus.

Mit Hilfe einer Myelographie (Röntgen- oder CT-Darstellung mit Kontrastmittelinjektion in den Wirbelsäulenkanal) kann der Arzt das Rückenmark und die Nervenwurzeln indirekt sichtbar machen. Dieses Verfahren wird heute aber eher selten eingesetzt.

Wie wird ein Bandscheibenvorfall behandelt?

Hausmittel helfen bei Bandscheibenvorfällen nicht. Bei Rückenschmerzen, die nicht abklingen oder immer wiederkehren, Lähmungserscheinungen oder Taubheitsgefühlen sollte unbedingt ein Arzt die Ursache der Beschwerden klären.

Die meisten Bandscheibenvorwölbungen oder -vorfälle sind allerdings ohne Operation behandelbar. Die wichtigsten Tipps:

- In vorsichtiger Bewegung bleiben.
- Heiße Vollbäder mit Lavendelöl/Rosmarinöl (15 Minuten) und nach dem Baden nicht abtrocknen, sondern pitschenass in den Bademantel hüllen und mit Knierolle hinlegen. Möglichst täglich.
- Zunächst zwei bis drei osteopathische Behandlungen, dann Krankengymnastik (dreimal pro Woche) durchführen.
- Tritt keine Besserung ein: Tuina-Massage, Akupunktur oder Akupressur, evtl. Schröpfen und leichte Schmerzmittel (*Traumeel*, *Acetylsalicylsäure*- oder *Paracetamol*-Präparate) können helfen.

- Tritt nach drei Wochen keine Besserung ein oder verstärken sich die Schmerzen gar, wird der Arzt eine therapeutische Lokalanästhesie oder evtl. eine Mikrotherapie durchführen oder verordnen.
- Findet auch nach sechs Wochen keine Besserung statt: Mikrotherapie in Kombination mit Osteopathie und/oder Akupunktur/Massage zur Entspannung der Muskulatur.

Zusätzlich kann der Arzt Elektrotherapie zur elektrischen Schmerzbekämpfung einsetzen. Bei drohender Chronifizierung wird er ggf. vorübergehend Psychopharmaka oder stärkere Schmerzmittel verschreiben. Sie haben u. a. eine muskelentspannende Wirkung.

Liegen psychische Probleme oder Situationen vor, in denen der Schmerz durch seine lange Dauer selbst zu einer eigenständigen Krankheit (Schmerzkrankheit) geworden ist, wird psychotherapeutische Hilfe, möglicherweise kombiniert mit Entspannungstechniken, notwendig. In seltenen Fällen sollte Bandscheibengewebe mikro-therapeutisch, z. B. mit Hitze, operativ geschrumpft werden.

Muskelverspannungen entstehen oft schmerzbedingt und führen zur sogenannten Schonhaltung.

Bei nicht wirklich erfolgreicher Schmerzverringerung muss immer an andere Schmerzauslöser wie das Wirbelkörper- oder das Kreuz-Darmbein-Gelenk gedacht werden. Letzteres kann Beschwerden hervorrufen, die an Bandscheibenerkrankungen erinnern. Nicht selten findet sich eine Kombination von schmerzhafter Bandscheiben-vorwölbung in der Lendenwirbelsäule und einem Kreuz-Darmbein-Schmerz. Ein Arzt wird dies durch eine genaue körperliche Untersuchung herausfinden.

Im akuten Stadium eines Bandscheibenvorfalls geht es zunächst darum, die Schmer-zen zu lindern. Bei einem Bandscheibenvorfall im Lendenwirbelbereich wird dazu die Wirbelsäule auf einem Stufenbett (→ S. 210) entlastet. Im Halswirbelbereich kann eine Halsmanschette die Wirbelsäule vorübergehend entlasten. Längere Bettruhe ist nicht angeraten. Medikamente sollten zur Schmerzlinderung oder Muskelentspannung ver-ordnet werden.

EIN STARKER RÜCKEN IST MACHBAR!

Physiotherapeutische Maßnahmen oder gezieltes Rückentraining stärken die Muskula-tur und entlasten so die Bandscheiben. Dies hilft in vielen Fällen. Operationen lassen sich meist vermeiden. Sportliche Betätigung unter Anleitung – also aktiver Aufbau von Muskulatur – ist der beste Rat zur Begleittherapie und Vorbeugung gegen Rücken-schmerzen.

Bei Bandscheibenvorfällen ist ein Training an Geräten selten sinnvoll. Bitte mit dem behandelnden Arzt und dem Sporttherapeuten abklären.

Manchmal hilft auch eine elektrische Muskelstimulation mit tragbaren Geräten zum Auftrainieren der Muskulatur. Diese Geräte sind meistens umschaltbar auf den Schmerz-therapie-Modus zur transkutanen elektrischen Schmerztherapie (TENS, → S. 336).

Zu einer Operation wird der Arzt möglicherweise raten, wenn die Schmerzen nach ei-ner etwa sechswöchigen konservativen Therapie nicht zurückgehen oder erneut Band-scheibenvorfälle auftreten. Ein Bandscheibenvorfall mit schweren Lähmungen oder Bandscheibenvorfälle im Lendenwirbelbereich mit Störungen der Blasen- oder Darm-funktion sind Indikationen für eine sofortige Operation. Es gibt verschiedene Verfahren der Behandlung:

Die **medikamentöse und operative Mikrotherapie** kommt bei einfachen Band-scheibenvorwölbungen und -vorfällen in Frage. Die Eingriffe erfolgen in der Regel bei lokaler Betäubung und ambulant. Nadeln, Kanülen, Endoskope und Operationsinstru-mente werden hier unter computertomographischer Kontrolle eingeführt, um die Band-scheibe zu verkleinern, ohne die sie umgebenden Nerven weiter zu schädigen. Eine lokale Behandlung einer Protrusion mit Kortison wirkt häufig wie eine Operation: Band-scheibengewebe schrumpft. Diese Behandlungsform gehört in erfahrene fachärztliche Hände (Orthopäde, Neurochirurg, Anästhesist, interventionelle Radiologen).

Die **Laserabtragung** eignet sich nur für frische, unkomplizierte Bandscheibenvor-fälle. Hierbei können auch größere Flächen der Bandscheibe mit einem medizinischen Infrarotlaser langsam abgetragen werden. Dazu wird eine Kanüle in die betroffene Bandscheibenregion gestochen, deren Spitze mit Hilfe einer Computertomographie kontrolliert wird. Über eine Glasfaser wird Laserlicht in das Operationsfeld geleitet und der Gallertkern der Bandscheibe teilweise verdampft. Der Eingriff wird bei örtlicher Betäubung durchgeführt und dauert etwa 30 Minuten. Der Patient kann nach kurzer Beobachtungszeit wieder entlassen werden. Die Behandlung ist schmerzlos.

Die **perkutane Nukleotomie** (→ S. 201) ist eine Methode bei unkomplizierten Bandscheibenvorfällen oder -vorwölbungen. Dabei wird, unter örtlicher Betäubung und kontrolliert von einer Computertomographie, eine Kanüle bis in die betroffene Bandscheibe vorgeschoben und der Gallertkern teilweise abgesaugt, mit Wasserstrahl oder Zangen entfernt. In dem etwa halbstündigen Eingriff können ein bis fünf Gramm Gallertmasse abgetragen werden.

Minimalinvasive Verfahren (→ S. 200) mit dem Endoskop werden zunehmend eingesetzt. Hierbei wird ein Führungsrohr bis an den Vorfall herangeführt und Bandscheibengewebe unter Aufsicht einer Kamera mit Zangen herausgeholt.

Die **konventionelle offene Chirurgie** kommt zum Einsatz, wenn bereits eine oder mehrere Nervenwurzeln geschädigt sind, der Vorfall schon längere Zeit besteht oder bereits zuvor operiert wurde. Um zu den betroffenen Nervenwurzeln vorzudringen, wird das zwischen den Wirbeln gelegene, stabilisierende Band entfernt. Meistens ist es notwendig, Teile des unteren und/oder oberen Wirbelbogens abzutragen sowie auch Anteile von Muskeln und Bändern zu lösen. Die vorgefallene Bandscheibe kann ganz oder teilweise mit Zangen entfernt werden. Es

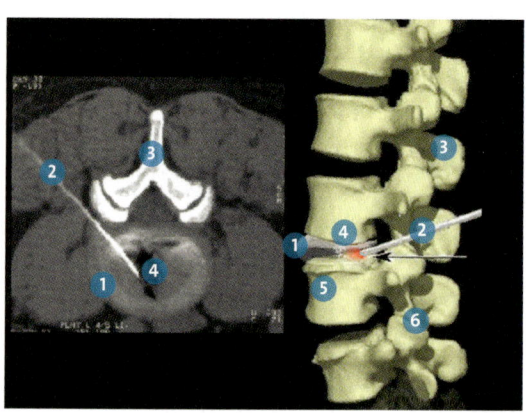

Mikrotherapeutische Bandscheiben-Operation mit Laser, links: CT-Aufsicht auf die Bandscheibe, rechts: seitliche 3-D-Ansicht desselben Eingriffs.

1 - Bandscheibe
2 - Lasersonde
3 - Dornfortsatz
4 - Gas nach Lasereinsatz
5 - Wirbelkörper
6 - Wirbelgelenk

NICHT VERHEBEN

Falsches Heben belastet die Wirbelsäule enorm und kann bei Vorbelastungen zu Schmerzen und Schäden führen. Zu großes Gewicht ist schädlich für die Wirbelsäule – das kann nicht oft genug betont werden. Schwere Lasten müssen nah am Körper mit gebeugten Beinen gehoben werden. Man sollte dabei in die Knie gehen und sich langsam wieder aufrichten. Den Gegenstand dann weiter nah am Körper tragen und den Oberkörper aufrecht halten, keinesfalls den Rücken beugen. Zum Verschieben schwerer Gegenstände mit dem Rücken dagegenlehnen. Schieben (oder ziehen) immer mit den Armen und dem Oberkörper zugleich. Dauerhafte falsche Belastung, wie z.B. das Heben mit rundem Rücken, schädigt die Wirbelsäule und trägt zu ihrem Verschleiß bei.

besteht allerdings die Gefahr, dass an der behandelten Stelle Narbengewebe entsteht, das dann ebenfalls Druck auf die Nerven ausübt und in Einzelfällen eine weitere Operation erforderlich machen kann. Die offene Operation erfolgt unter Vollnarkose und ist bei Massenvorfällen und drohenden Lähmungen bzw. großen Schmerzen notwendig!

Was der Facharzt rät

Eine spezielle Vorbeugung gegen Bandscheibenvorfälle gibt es nicht. Dennoch lässt sich das Risiko durch einen sorgsamen Umgang mit der Wirbelsäule reduzieren:

- Stärkung der Rücken- und Bauchmuskulatur durch gezieltes Training
- Vermeidung von Übergewicht
- Richtiges Heben aus hockender Position mit geradem Rücken
- Aufrechte Haltung bei Tätigkeiten im Haushalt oder Berufsleben
- Bei überwiegend sitzender Tätigkeit immer wieder Positionswechsel, einschließlich Aufstehen und Umhergehen
- Ergonomische Gestaltung des Arbeitsplatzes mit höhenverstellbarer Sitzfläche und -lehne des Schreibtischstuhls sowie höhenverstellbarer Schreibfläche und ggf. einem Stehpult

Für die körpergerechte Gestaltung des Arbeitsplatzes gibt es zahlreiche Empfehlungen der Berufsgenossenschaften und Krankenkassen, Informationen finden sich im Internet.

Drei Fragen an den Arzt

1. Welche Bewegungen und Körperhaltungen schaden den Bandscheiben besonders?

Im Liegen ist der Druck auf die Bandscheiben am geringsten. Jede Bewegung erhöht den Druck auf die Bandscheiben. Die Grafik auf S. 228 zeigt, dass die Bandscheiben beim Sitzen und Stehen einem hohen Druck standhalten müssen. Eine starke Rückenmuskulatur entlastet die Wirbelsäule und damit die Bandscheiben sehr. Sport bedeutet Vorbeugung.

2. Wann ist eine sofortige Operation notwendig?

In seltenen Fällen kann es auf Grund eines Bandscheibenvorfalls zu Störungen der Blasen- und Darmfunktion kommen. Diese sind mit einem Taubheitsgefühl im Anal- und Genitalbereich verbunden und können auf die Innenseite der Oberschenkel ausstrahlen, Mediziner sprechen hier von einer «Reithose». Diese Symptome weisen auf einen Notfall hin, der umgehend operiert werden muss.

3. Gibt es andere Erkrankungen, die ähnliche Symptome zeigen wie ein Bandscheibenvorfall?

Vergleichbare Schmerzen können auch durch einen verengten Wirbelsäulenkanal (Spinalkanal-Stenose) ausgelöst werden. Beidseitige Nacken- oder Rückenschmerzen

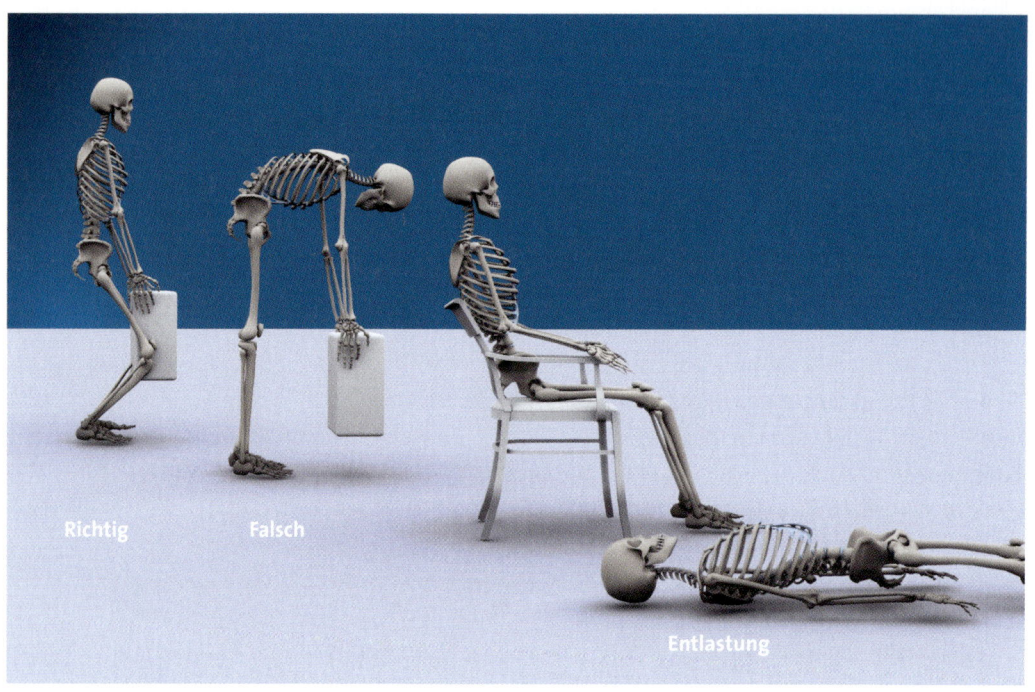

Richtig   Falsch

Entlastung

**Im Sitzen und Stehen lasten 100 Kilogramm auf der unteren Wirbelsäule, beim Vorbeugen ver-
doppelt sich die Kraft, beim gleichzeitigen Heben von Lasten vervielfacht sie sich, und beim
Zurücklehnen halbiert sie sich. Im Liegen ist die Wirbelsäule entlastet.**

mit Ausstrahlung in die Beine oder Arme können durch einen infolge einer Verdickung
der Bänder verengten Wirbelkanal und/oder Verknöcherungen oder eine verstärkte
Lordose (Rückwärtskrümmung der Wirbelsäule) hervorgerufen werden. Die Betroffenen bleiben nach einigen Metern (alle 200, 100 oder in schlimmen Fällen zehn Meter)
stehen oder setzen sich hin, wenn die Lendenwirbelsäule betroffen ist. Nach kurzer
Zeit ist der Schmerz verschwunden.

Eine Spinalkanal-Stenose der Halswirbelsäule ist schwerer zu diagnostizieren. Häufig klagt der Patient über ständige Schmerzen und/oder Kraftlosigkeit in beiden Armen.
Mit Hilfe einer neurologischen und radiologischen Untersuchung wird die genaue Ursache festgestellt. Eine Stenose muss häufig operiert werden. Der Arzt wird vermutlich
versuchen, mit abschwellenden und/oder durchblutungsfördernden Medikamenten
wie z. B. Ginkgo-Präparaten eine Operation aufzuschieben oder zu umgehen.

Ähnliche Schmerzen in den Beinen können auch von gefäßbedingten Durchblutungsstörungen der Oberschenkelarterien (Arteriosklerose, → Kap. 1.2) verursacht
werden.

Aber auch eine Blockade bzw. Reizung des Kreuz-Darmbein-Gelenkes (Ilio-Sacral-
Gelenkes) kann extrem schmerzhaft sein und zum Hinken führen. Nicht selten tritt
diese begleitend zu einer Bandscheibenreizung im Lendenwirbelsäulenbereich auf.

Meist strahlt der Schmerz seitlich am gesamten Bein bis in die Wade oder auch in die Leiste aus. Typisch ist immer wieder ein heftiger Anlaufschmerz, der nach einiger Zeit nachlässt. Behandelt wird mit Triggerpunktmassagen, Akupunktur, Mikrotherapie, Osteopathie und Physiotherapie.

Auch eine **Skoliose** (eine Verkrümmung der Wirbelsäule) kann starke Schmerzen – meistens der Wirbel- oder Kreuz-Darmbein-Gelenke – auslösen. Es gibt aber auch Skoliosen, die lange Zeit unbemerkt bleiben und erst im Alter schmerzen, wenn die Muskulatur schwächer wird und die Wirbelsäule stärker abknickt.

4.4 Osteoporose (Knochenschwund)

Osteoporose wird eine Krankheit genannt, bei der sich die Knochenmasse verringert bzw. die Knochenstruktur porös wird, sodass die Knochen ihre Stabilität verlieren. Von den etwa vier bis fünf Millionen Menschen in Deutschland, die an Knochenschwund leiden, erlitten mehr als die Hälfte deshalb auch Knochenbrüche. Frauen sind wesentlich häufiger betroffen als Männer.

Lange verläuft die Krankheit unbemerkt, plötzlich jedoch genügt ein starker Husten oder das Heben einer Tasche, um einen Knochen brechen zu lassen. Typischerweise betrifft dies vor allem Wirbelkörper, Handgelenke oder die Hüfte.

Welche Ursachen kann eine Osteoporose haben?

Generell werden der Ursache nach zwei Formen von Osteoporose unterschieden:

Primäre Osteoporose

Diese bei den meisten Betroffenen vorliegende Form hat keine bekannte Ursache. Man vermutet, dass sie altersbedingt und durch Störungen im Hormonhaushalt bzw. im Kalziumstoffwechsel auftritt. Zierliche oder untergewichtige Menschen sind anfälliger, ihre von Natur aus kleineren Knochen scheinen Belastungen schneller zu erliegen. Folgende Faktoren können eine primäre Osteoporose begünstigen:

Familiäre Vorbelastung: Haben Großeltern, Eltern oder Geschwister eine erwiesene Osteoporose, einen Rundrücken oder einen Wirbelkörper- oder Schenkelhalsbruch erlitten, kann man von einer Veranlagung ausgehen.

Alter: Im Alter verändert sich der Hormonhaushalt eines jeden Menschen. Das trägt dazu bei, dass Knochenmasse abgebaut wird und die tragende Struktur des Knochens schwindet. Bei Frauen lässt in den Wechseljahren die Funktion der Eierstöcke nach, und der Östrogenspiegel sinkt. Dadurch verringert sich auch der Schutz vor altersbedingtem Knochenabbau.

Viel Bewegung und ausgewogene Ernährung wirken der Osteoporose entgegen.

Jenseits des 50. Lebensjahrs leiden etwa ein Drittel aller Frauen an Osteoporose, man spricht daher auch von einer Frauenkrankheit. Männer haben keine Wechseljahres-

LEBENDIGER KNOCHEN

Im Knochen ist ein Leben lang viel los: Knochenaufbauende Zellen (Osteoblasten) und knochenfressende Zellen (Osteoklasten) arbeiten fortwährend an seiner Erneuerung. Geschlechtshormone regulieren die Aufnahme von Kalzium im Knochen. Beim gesunden Menschen halten sich Knochenauf- und -abbau die Waage – bis etwa zum 35. Lebensjahr. Danach ist die maximale Knochenmasse erreicht, und der Abbau überwiegt.

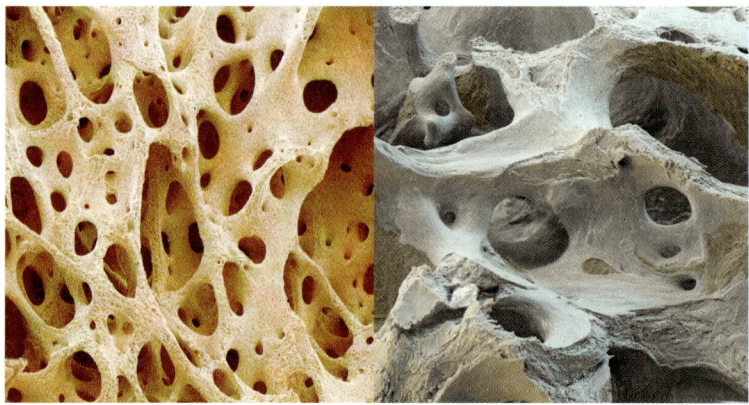

Gesunder Knochen.   **Knochen eines Osteoporosepatienten.**

symptome, ihre Geschlechtshormone (vor allem Testosteron), die Einfluss auf die Stabilität der Knochen haben, nehmen aber ebenfalls mit zunehmendem Alter ab. Ihre Produktion geht jedoch so allmählich zurück, dass Osteoporose, wenn überhaupt, bei Männern ab 70 Jahren auftritt.

Sekundäre Osteoporose

Als sekundär gilt eine Osteoporose, wenn sie als Folgeerscheinung anderer Erkrankungen auftritt.

Das sind beispielsweise eine Schilddrüsenüberfunktion, bei Männern ein starker Mangel an Testosteron oder Störungen im Kortison- oder Kalziumhaushalt des Körpers. Diese Form der Osteoporose ist vergleichsweise selten. Einige Medikamente (Steroide: Kortison, Östrogene) können eine Osteoporose hervorrufen. Außerdem gibt es einige bösartige Tumoren, die zum Abbau von Knochensubstanz beitragen.

Welche Symptome deuten auf eine Osteoporose hin?

«Lautlose Krankheit» – so nennt man die Osteoporose auch. Denn lange Zeit fällt sie nicht auf. Vor einem Knochenbruch kann der kontinuierliche Verlust an Knochenmasse bereits dazu geführt haben, dass die Körpergröße abnimmt.

Wenn dann völlig ohne oder bei nur geringer Belastung ein Knochen bricht, treten Schmerzen auf. Ein Bruch der Wirbelkörper löst beispielsweise heftige Rückenschmerzen aus. Klagen ältere Menschen über Rückenschmerzen, kann dies die Ursache sein.

Wie wird Osteoporose diagnostiziert?

Eine schnelle Übersicht gibt das Röntgen, in der Beurteilung der Knochenkanten oder Bruchstücke ist die Computertomographie überlegen. Die kernspintomographische Untersuchung liefert eine detaillierte Übersicht und kann vor allem den «Härtegrad» des übrig gebliebenen Restknochens beurteilen. Dies ist wichtig für die Entscheidung zur Stabilisierung. Darüber hinaus misst man die Dichte der Knochen.

KNOCHENDICHTEMESSUNG

Bei der Knochendichtemessung (Osteodensitometrie) wird die Dichte eines Knochens bestimmt, indem sein Mineralsalzgehalt gemessen wird. So hofft man, Aufschluss über das Risiko von Knochenbrüchen zu erhalten.

Als geläufigstes Verfahren werden Röntgenstrahlen durch die Knochen geschickt. Der Grad, um den sie beim Hindurchtreten abgeschwächt werden, gibt Aufschluss über deren Dichte. Die Strahlenbelastung bei der Knochendichtemessung ist wesentlich geringer als beim Röntgen. Inzwischen kann die Knochendichte auch mit Hilfe von speziellen Ultraschallgeräten (→ S. 63) gemessen werden, die Laufzeiten und Reflexionen des Schalls in den Knochen prüfen. Ihre medizinische Aussagekraft ist jedoch umstritten.

Als Richtwert für die Knochendichte bzw. den Mineralsalzgehalt des Knochens gilt der Mittelwert von jungen Erwachsenen. Liegt der Knochendichtewert innerhalb einer sogenannten Standardabweichung (SD=standard deviation), gilt er als normal. Eine erniedrigte Knochendichte liegt vor, wenn die Abweichung zwischen 1 und 2,5 SD unterhalb dieses Mittelwertes liegt. Das deutet aber keineswegs automatisch auf Osteoporose hin, es kann auch schlicht dem altersbedingten Abbau von Knochenmasse geschuldet sein. Vorbeugemaßnahmen können den Verlust aufhalten, der behandelnde Arzt wird in diesem Sinne beraten. Liegt der Knochendichtewert mehr als 2,5 SD unterhalb des Mittelwertes, kann man auf eine Osteoporose rückschließen.

Wie wird Osteoporose behandelt?

Osteoporose ist leider eine chronisch fortschreitende Krankheit. Medikamente müssen über einen langen Zeitraum hinweg eingenommen werden, um dem Knochenschwund ausreichend entgegenzuwirken. Sie wirken unterschiedlich: Einige hemmen die den Knochen abbauenden Zellen, andere fördern den Knochenaufbau.

Jede medikamentöse Therapie richtet sich nach der Art der Osteoporose, dem Grad des bereits eingetretenen Knochenschwunds und der Stärke des Knochenumsatzes. Zu den geläufigsten Wirkstoffen, die allein oder kombiniert eingesetzt werden, zählen:

Bisphosphonate hemmen den Knochenabbau. Die knochenaufbauenden Zellen bleiben dabei weiter aktiv. Dadurch nimmt die Knochenmasse zu, die Knochenstruktur bleibt erhalten, und der Knochen wird fest.

Östrogen: Einige Studien belegen, dass Östrogengaben das Risiko einer Osteoporose bei Frauen nach den Wechseljahren verringern können.

Selektive Östrogenrezeptor-Modulatoren (SERM) beeinflussen – wie die Östrogene – die Knochenstruktur, ohne jedoch die typischen Wechseljahresbeschwerden zu lindern.

Kalzitonin wirkt gegen die Schmerzen und den Abbau der Knochen. Als Nebenwirkungen können Hautrötung und Übelkeit mit Erbrechen eintreten.

Fluoride sind für die Osteoporosetherapie nicht zu empfehlen. Sie können sogar das Frakturrisiko erhöhen.

Vitamin D wird älteren Menschen oder Patienten mit Verdauungsfehlfunktion verordnet, um dem Knochenschwund entgegenzuwirken. Von einer Selbstmedikation ist abzuraten: Eine Überdosierung kann zu Organverkalkungen führen.

Operativ können zusammengebrochene Wirbelkörper (Wirbelfrakturen) durch gezieltes Einspritzen von flüssigem Zement, der sofort aushärtet, stabilisiert werden. Der zusammengebrochene Wirbelkörper kann auch mit kleinen Ballons aufgerichtet und dann zementiert werden.

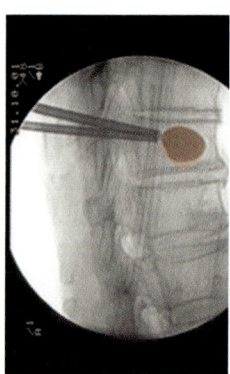 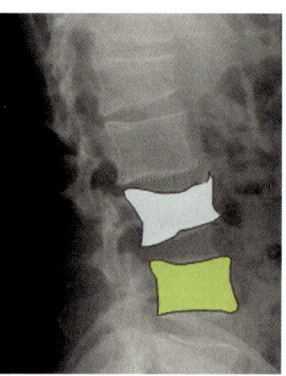

Links: Aufrichtung eines gebrochenen Wirbelkörpers mit einem Ballon (rot) und Zementfüllung (Kyphoplastie). Rechts: gebrochener Wirbelkörper (blau) und aufgerichteter Wirbelkörper (grün).

Ein Korsett muss bei instabilen Brüchen immer angelegt werden. Selten ist sogar Bettruhe oder eine offene Operation notwendig. Bei schmerzhaften stabilen Brüchen reicht häufig eine breite Spezialbinde mit Klettverschluss zur Stabilisierung.

Was der Facharzt rät

Osteoporose ist leider nicht heilbar. Allerdings können die Symptome gelindert und ein Fortschreiten der Krankheit unterbunden werden.

Von großer Wichtigkeit sind vorbeugende Maßnahmen: Ausreichend viel Kalzium und Vitamin D stärken die Knochen. Und regelmäßige Bewegung festigt nicht nur die Muskulatur, sondern auch die Knochenmasse, denn sie regt den Stoffwechsel an. Beides ist geeignet, einem Knochenschwund vorzubeugen.

Nikotin oder z.B. phosphathaltige Limonaden verstärken den Knochenabbau.

Das Risiko zu stürzen verringert sich in dem Maße, wie Kraft und Koordinationsvermögen erhalten werden oder zunehmen. Der Körper kann das Kalzium aus der Nahrung nur dann aufnehmen, wenn man sich ausreichend bewegt: Je früher, desto besser. Doch nicht alle Bewegungen sind für Osteoporose-Patienten geeignet. Deshalb sollte das Trainingsprogramm unter fachlicher Beratung erstellt werden. Förderlich sind in jedem Fall Spaziergehen und Laufen im Wasser.

Bei über 80-Jährigen stellt die Osteoporose keinen primären Risikofaktor mehr dar.

Drei Fragen an den Arzt

1. Beugt eine kalziumreiche Ernährung Osteoporose vor?

Ein gesunder Knochen braucht ausreichend Kalzium, empfohlen sind für Erwachsene 600 bis 1000 mg täglich, für Frauen nach den Wechseljahren 1200 mg/Tag. Untersuchungen belegen, dass die durchschnittliche Ernährung nur halb so viel Kalzium enthält. Während einer Schwangerschaft, der Stillzeit sowie während und nach den Wechseljahren ist der Kalziumbedarf erhöht. Reich an Kalzium sind Milchprodukte. Kalziumpräparate können einen Mangel ausgleichen, sollten aber nur in Absprache mit einem Arzt eingenommen werden.

> Ein Glas Milch am Tag deckt den Kalziumbedarf eines Erwachsenen. Vitamin D wird unter Sonneneinstrahlung vom Körper gebildet, sofern einige Provitamine mit der Nahrung (z.B. Seefisch, Milch) aufgenommen wurden.

2. Hilft Vitamin D?

Vitamin D steuert die Aufnahme von Kalzium aus der Nahrung. Es wird bei Sonnenlichteinstrahlung im Körper gebildet. Im Winter oder bei Menschen, die sich zu wenig unter freiem Himmel aufhalten, kann deshalb ein Mangel an Vitamin D eintreten und damit eine verminderte Kalziumaufnahme. Vitamin D ist in fetten Fischen wie Hering und Makrele, Milchprodukten und Eigelb enthalten. Vitamin-D-Präparate sollten nur nach Absprache mit dem Arzt eingenommen werden. Sinnvoll sind sie, wenn damit zu rechnen ist, dass der Patient zu wenig Sonne bekommt, wie bei längerer Bettlägerigkeit. Und selbst dann sind nur geringe Mengen geboten, da eine Überdosierung schwere Schäden verursachen kann.

3. Können auch junge Menschen Osteoporose bekommen?

Obwohl in der Regel ältere Menschen an Osteoporose leiden, können in Einzelfällen spezielle Stoffwechselkrankheiten oder ihre Behandlung (Kortisoneinnahme in hohen Dosen und auf Dauer) sowie eine Entfernung der Eierstöcke einen Knochenschwund auslösen. Menschen, auf die diese Faktoren zutreffen, sollten sich regelmäßig untersuchen lassen. Auch übermäßiger Konsum von stark phosphathaltigen Trendlimonaden soll möglicherweise zu einer Frühosteoporose führen.

5 Rund um den Bewegungsapparat

Schmerzen des Muskel-Skelett-Systems zählen zu den häufigsten körperlichen Beschwerden, und zwar weltweit. So verbreitet diese Schmerzen unter den Menschen sind, so viele Ursachen können sie allerdings auch haben.

Verschleißerscheinungen, chronische Fehlhaltungen, Knochenschwund (Osteoporose) oder Entzündungen sind die häufigsten Ursachen, hinzu kommen Knochenbrüche, Prellungen und ähnliche Sport- und Freizeitverletzungen. Allgemeine Knochenschmerzen können indirekt durch Erkrankungen der Nieren, des Darms oder auch durch Zeckenbisse ausgelöst werden. Selten kann eine Tumorerkrankung des Knochens Schmerzen hervorrufen.

Bei Knochenschmerzen gilt grundsätzlich eine alte medizinische Regel: «Häufiges ist auch häufig.» Oder mit anderen Worten: Wann immer die Knochen schmerzen, ist die Wahrscheinlichkeit hoch, dass hinter den Schmerzen eine der besonders häufigen Ursachen steckt. Meist spürt man die Knochenhaut, die sehr empfindlich ist. Ein «Tritt gegen das Schienbein» z. B. ist deshalb so schmerzhaft, weil sie dabei verletzt wird. Der Knochen selbst bleibt meist intakt.

Knochenschmerzen sind oft eher harmloser Natur. Nicht selten gehen sie auf Belastungen der Muskeln, Bänder oder Gelenke zurück, die in der näheren Umgebung des Knochens liegen. Halten die Schmerzen an oder verschlimmern sich gar, muss ein Arzt aufgesucht werden. Auch Hautrötungen und Schwellungen in Verbindung mit hohem Fieber und anhaltenden Knochenschmerzen sind Gründe für einen Arztbesuch.

Den Körper verstehen

Das Skelett ermöglicht den aufrechten Gang. Ohne Knochen läge nur ein Häuflein «Fleisch» auf dem Sessel herum. Knochen stützen, sie schützen und sie ermöglichen mit Hilfe von Muskeln und Gelenken Bewegung.

Die Knochen

Die Knochen bilden ein wichtiges und lebendiges Organ, das in sehr unterschiedlicher Gestalt im Körper vorkommt. Sie haben je nach Funktion eine unterschiedliche Form, durch ihren Bau sind sie hervorragend an ihre jeweilige Aufgabe angepasst. Der Schädelknochen z. B. hat die Funktion, das Gehirn zu schützen. Deshalb ist er gebaut wie ein Helm.

Knochen sind stabil, ermöglichen Bewegungen und sind doch in «Leichtbauweise» gebaut, damit sie nicht zu schwer werden. Manche Knochen sind kompakt, d. h., sie

Das Skelett besteht (einschließlich der Gehörknöchelchen) aus 206 Knochen.

1 - Stirnbein
2 - Oberkiefer
3 - Unterkiefer
4 - Halswirbelsäule
5 - Brustbein
6 - Brustwirbelsäule
7 - Rippen
8 - Lendenwirbelsäule
9 - Beckenknochen
10 - Oberschenkelkopf
11 - Steißbein
12 - Oberschenkelknochen
13 - Kniescheibe
14 - Zehenknochen
15 - Mittelfußknochen
16 - Fußwurzelknochen
17 - Wadenbein
18 - Schienbein
19 - Kniegelenk
20 - Handwurzelknochen
21 - Mittelhandknochen
22 - Fingerknochen
23 - Hüftgelenk
24 - Elle
25 - Speiche
26 - Ellenbogen
27 - Oberarmknochen
28 - Schulterblatt
29 - Oberarmkopf
30 - Schlüsselbein
31 - Jochbein
32 - Scheitelbein

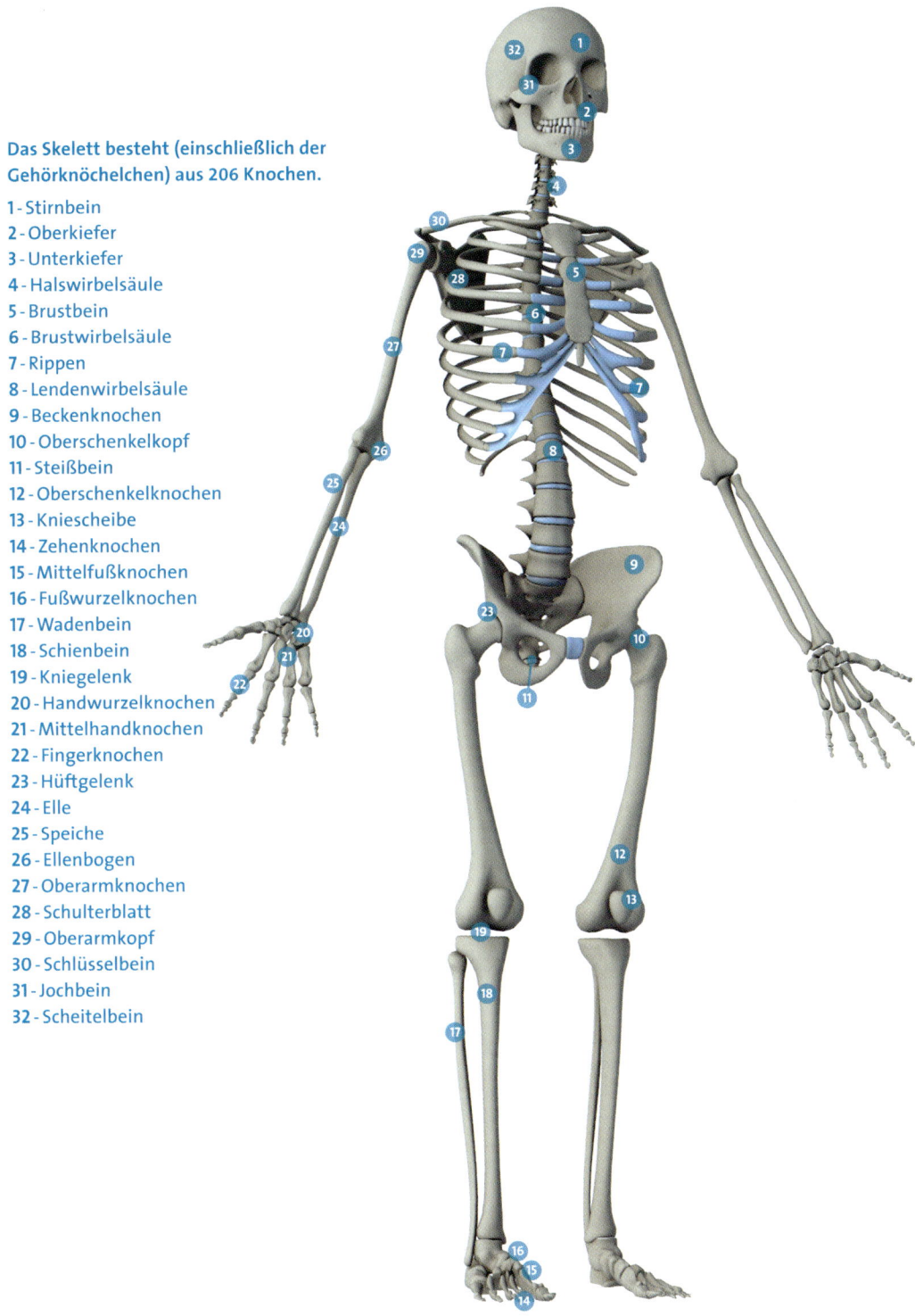

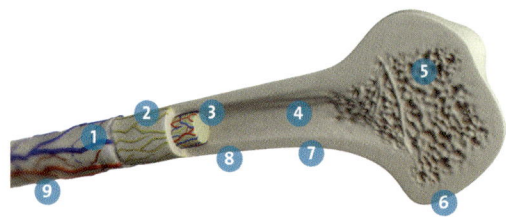

So sieht ein Röhrenknochen aus. Diese Art Knochen ist in Armen und Beinen zu finden.

1 - Blutgefäße
2 - Nerv
3 - Knochenmark
4 - Markhöhle
5 - Knochenbälkchen
6 - Gelenkkopf
7 - Knochenschaft
8 - Kompakter Knochen
9 - Knochenhaut

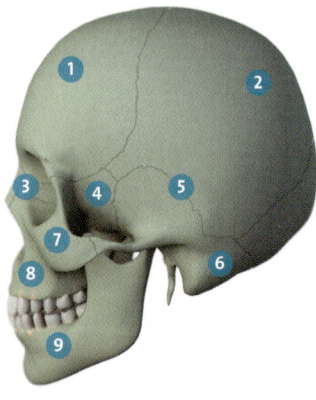

Schädelknochen, von der Seite betrachtet.

1 - Stirnbein
2 - Scheitelbein
3 - Nasenbein
4 - Keilbein
5 - Schläfenbein
6 - Hinterhauptsbein
7 - Jochbein
8 - Oberkiefer
9 - Unterkiefer

bestehen aus einer festen dichten Masse. Andere sind hohl und ganz leicht.

Der Gelenkkopf am Schluss eines Knochens hat eine spiegelglatte Oberfläche, um eine reibungsarme Bewegung im Gelenk zu ermöglichen. Erhebungen oder raue Oberflächen im Gelenk würden schaben und Schmerzen verursachen.

Mit Ausnahme dieser Gelenkflächen und der Ansatzstellen von Sehnen und Bändern ist der gesamte Knochen von einer Knochenhaut umgeben, die gut durchblutet und mit Nerven versorgt ist. Verletzungen und Entzündungen am Knochen sind deshalb sehr schmerzhaft.

Die Knochenhaut bildet zudem neue Knochenzellen, die sie ins Knocheninnere abgibt. Aus diesen entsteht dann neues Knochengewebe. Wie fast jedes Gewebe erneuern sich Knochen ständig, nach einer Verletzung können sie darum wieder zusammenwachsen.

Im Knochenmark werden neue Blutzellen hergestellt. Knochenbälkchen bewirken, dass der Knochen leicht und beweglich, aber trotzdem zug-, druck- und biegefest ist. Die Anlage dieser Knochenbälkchen erinnert an die berühmte Stahlkonstruktion des Eiffelturms.

Bei älteren Menschen kann die Dichte des Knochengewebes nachlassen, weil der Knochen an Mineralsalzen verliert. Die Knochen brechen dann schneller als gewöhnlich (Osteoporose, → Kap. 4.4).

Man unterscheidet die Teile eines Skelettes grob nach ihren Aufgaben: Das Kopfskelett, der Schädel, schützt das Gehirn und die wichtigen Sinnesorgane, also Augen und Ohren. Für den Sehnerv oder das Rückenmark gibt es spezielle Öffnungen im Schädel. Beweglich ist ausschließlich der Unterkiefer mit Hilfe eines Scharniergelenks (→ S. 237). Zwischen den Schädelplatten des Hinterkopfes sind verwachsene Nähte. Dort sind die im Babyalter noch getrennten Schädelplatten später zusammengewachsen.

Als Rumpfskelett werden die Wirbelsäule und der Brustkorb mit den Rippen und dem Brustbein bezeichnet. Die zwölf Rippen und das Brustbein schützen das Herz und die Lunge. Nur weil die Anschlussstellen zwischen Rippen und Brustbein durch Knorpel und Gelenke beweglich sind und nachgeben können, hat die Lunge Raum zum Atmen. Bei einem völlig starren Brustkorb wäre das nicht möglich. Die ersten sieben Rippen sind «echte» Rippen, sie sind direkt mit dem Brustbein verwachsen. Die achte, neunte und zehnte Rippe nennt man «falsche» Rippen, da sie nur untereinander und mit der siebten Rippe verbunden sind. Die beiden letzten Rippen enden offen.

Als Gliedmaßenskelett werden die Knochen der Arme und Beine sowie der Schulter- und der Beckengürtel bezeichnet. Der Schultergürtel besteht aus den beiden Schulterblättern und den Schlüsselbeinen. Der feste Knochenring des Beckens setzt sich aus dem Kreuzbein und den Beckenknochen zusammen, die wie eine Schale geformt sind. Erst der Beckengürtel macht es möglich, dass Menschen aufrecht stehen und gehen können.

Jeder Arm und jedes Bein besteht aus etwa 30 Knochen. Die Hälfte aller 206 Knochen finden sich also im Gliedmaßenskelett. Zwischen den Knochen befinden sich die Gelenke, die Bewegungen ermöglichen.

Die Gelenke

Arme und Beine sind durch die verschiedenartigen Gelenke sehr beweglich.

Die beiden Enden zweier Knochen (Gelenkkopf und Gelenkpfanne) bilden jeweils das Gelenk; sie sind mit Knorpel überzogen und von einer Gelenkkapsel umgeben. Diese ist mit Gelenkschmiere gefüllt, einer zähen Flüssigkeit, die als Gleitmittel dient. Das Gelenk wird durch Muskeln und Bänder gestützt und zusammengehalten.

Es gibt verschiedene Formen von Gelenken. Man hat versucht, diese in vier Grundtypen zu unterscheiden. In einigen komplizierteren Gelenken, wie z. B. dem Kniegelenk, sind auch mehrere dieser Grundtypen zu finden.

Eine Gelenkform ist das Scharniergelenk: zu finden z. B. als Finger-, Zehen- oder Ellenbogengelenk. Es klappt nur in eine bestimmte Richtung auf und zu. Im Ellenbogen, den man nicht über die «Scharniergrenze» hinaus bewegen kann, stecken sogar drei Gelenke, da im Ellenbogen drei Knochen beweglich miteinander verbunden sind. Das Beugen und Strecken des Unterarmes ist durch das Zusammenspiel eines Scharniergelenkes und eines

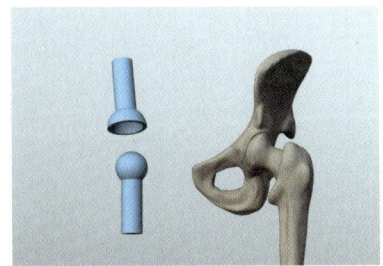

Das Kugelgelenk.

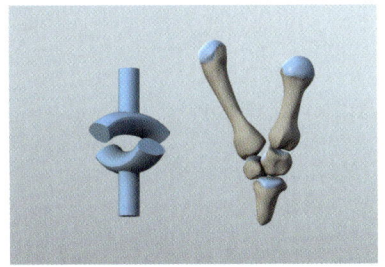

Das Sattelgelenk.

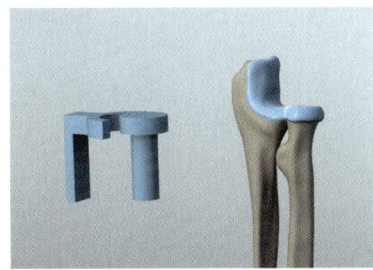

Ebenes Gelenk (Drehgelenk).

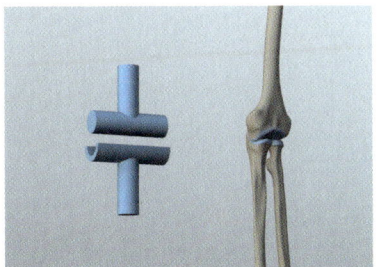

Das Scharniergelenk.

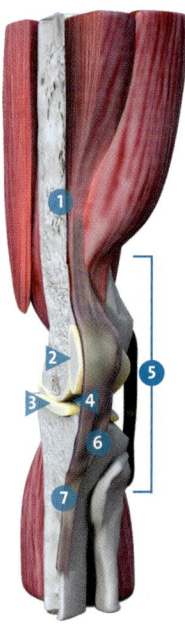

Kniegelenk.

1 - Oberschenkel
2 - Kniescheibe
3 - Meniskus
4 - Gelenkhöhle
5 - Gelenkkapsel
6 - Kniescheibenband
7 - Schienbein

Kniegelenk im MRT.

1 - Hinteres Kreuzband

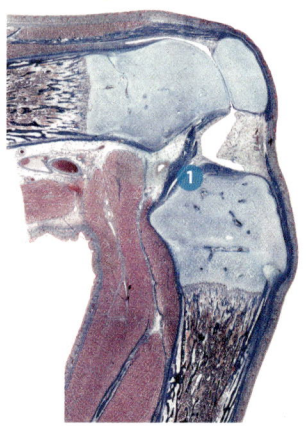

VITALSTOFFE FÜR GESUNDE KNOCHEN

Kalzium ist ein zentraler Knochenbaustein und neben **Vitamin D und K** wichtig für den Knochenstoffwechsel. Bis zum Alter von etwa 35 Jahren muss besonders darauf geachtet werden, dass der Knochen stabil aufgebaut wird, danach beginnt sich die Knochendichte zu verringern. Die Deutsche Gesellschaft für Ernährung (DGE) empfiehlt etwa 1000 bis 1500 Milligramm Kalzium pro Tag. Ebenso wichtig ist es für den Erhalt der Knochen, sich jeden Tag zu bewegen. Eine Gefahr der Verkalkung von Gefäßen wegen zu hoher Kalziumzufuhr besteht nicht.

Die besten Kalziumquellen sind Milchprodukte, aber auch Nüsse, Mandeln, Grünkohl und Senfblätter sowie Salate, Lachs, Forellen oder Sardinen. Der Tagesbedarf ist durch einen Becher Joghurt, einen Viertelliter Milch (unabhängig vom Fettgehalt) und 50 Gramm Käse gedeckt.

In Mangelsituationen empfiehlt der Arzt ggf. zusätzlich Tabletten oder Vitamin-D-Zusätze zur Nahrungsmittelergänzung.

Salz im Übermaß forciert die Kalziumausscheidung, ebenso mehr als zwei bis drei Tassen Kaffee täglich, Alkohol bremst die knochenaufbauenden Zellen, ebenso wie ein Zuviel an Weizenkleie, die die Darmtätigkeit fördern soll. Phosphate, etwa in einigen Limonaden, hemmen die Kalziumaufnahme.

Kugelgelenkes möglich. Hinzu kommt das Zapfengelenk für die Drehungen des Unterarms.

An Schulter oder Hüfte findet sich ein Kugelgelenk für die «Rundum»-Bewegung. Am obersten Halswirbel erlaubt ein Zapfengelenk, den Kopf zu drehen. Ein sogenanntes Sattelgelenk hat der Daumenknochen. Dieser Gelenktyp ermöglicht eigentlich nur eine Bewegung in zwei Richtungen. Weil jedoch an der Führung des Daumens zusätzlich Gelenke der Mittelhand beteiligt sind, kann man den Daumen auch kreisen lassen.

Eines der kompliziertesten Gelenke besitzt das Knie. Es ist ein Drehscharniergelenk, weil es sowohl gebeugt als auch gedreht werden kann. Die Kniegelenke müssen den ganzen Körper tragen und sich ständig strecken und beugen. Daher sind sie besonders stabil gebaut. Zudem haben sie einige unterstützende Knorpelstücke, die andere Gelenke nicht haben, wie den Meniskus oder die Kniescheibe.

Die Muskeln

Muskeln haben höchst unterschiedliche Aufgaben. Viele arbeiten, ohne bewusst bewegt zu werden. Das Gehirn steuert sie direkt, etwa die Muskeln des Darms, des Zwerchfells (→ S. 136, 145) oder des Herzens. Sie alle müssen unaufhörlich funktionieren. Die Fasern dieser Muskelgruppen sind glatt, sie werden «automatisch» durch sogenannte vegetative Nerven (→ S. 276) gesteuert.

Daneben gibt es die quergestreifte Muskulatur, die für die bewussten Bewegungen des Körpers zuständig ist. Sie wird vom zentralen Nervensystem gesteuert. Die Impulse hierzu kommen aus dem Gehirn. Ein Sonderfall ist das Herz. Man kann es nicht willkürlich bewegen, anhalten oder langsamer oder schneller schlagen lassen.

Die einzelnen quergestreiften Muskeln sind von einer dünnen Haut, der Faszie, umhüllt. Zwischen den einzelnen umhüllten Muskeln, die gegeneinandergleiten, liegen Nerven, Lymph- und Blutgefäße. Jeder Muskel besteht aus Faserbündeln. Die einzelnen Faserbündel bestehen wiederum aus vielen Fasern, die auch Fibrillen genannt werden. Die Fibrillen verkürzen sich bei der Anspannung des Muskels. Ist der Muskel entspannt, sind die Fibrillen dehnbar.

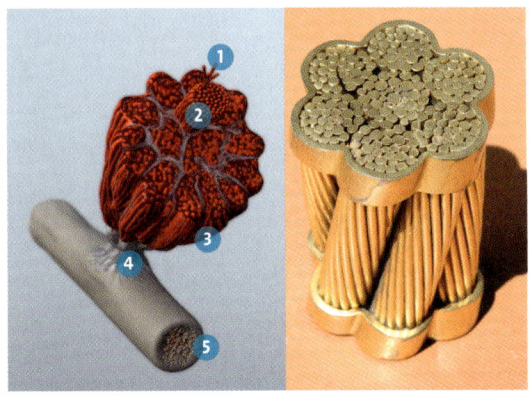

Gemeinsam stark – Muskelfasern. Das biologische Prinzip in der Technik: «Fasern» einer Stahltrosse.

1 - Fibrille
2 - Muskelfaserbündel
3 - Muskelhaut
4 - Sehne
5 - Knochen

Bei einer Bewegung kann sich ein Muskel aktiv, also aus sich selbst heraus, nur zusammenziehen. Da er über eine Sehne mit dem Knochen verbunden ist, zieht er diesen dabei mit in die jeweilige Richtung. Je nach Bau des Gelenkes, das diesen wiederum mit anderen Knochen verbindet, lässt sich der Knochen dann auch bewegen. Von allein bewegt sich ein Knochen nicht. Um den Knochen wieder in die andere Richtung zu führen, muss sich ein anderer Muskel verkürzen – und so fort.

Grundsätzlich spielen immer zwei Muskeln bei einer Bewegung zusammen, z. B. beim Arm der Beuger (Bizeps) und der Strecker (Trizeps). Wird der Arm gebeugt, spannt sich der Beuger an. Der Strecker ist entspannt und kann auseinandergezogen werden. Streckt man seinen Arm wieder, spannt man den Strecker an, und der Beuger wird auseinandergezogen.

Die Muskeln sind durch Sehnen mit den Knochen verbunden. Sehnen sind fest mit-

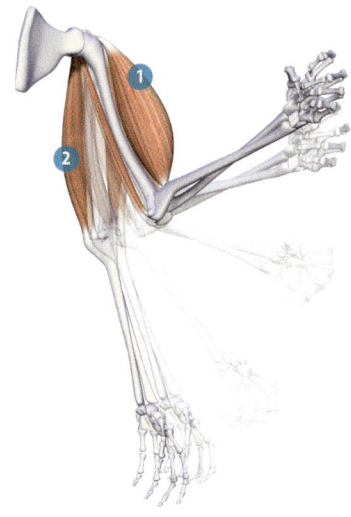

**Beuger und Strecker
in Aktion.**

1 - Beuger (Bizeps)
2 - Strecker (Trizeps)

einander verbundene Bindegewebsfasern, sie sind reißfest und außerordentlich stabil. Weil Muskeln sehr viel mehr Platz benötigen als Sehnen, gibt es im Körper oft sehr elegante Kombinationen von beiden. Die recht dicken Muskeln, die die eher schlanken Finger in Bewegung bringen, sitzen z. B. teilweise im Unterarm. Die Fingerknochen sind mit sehr langen dünnen Sehnen an sie angebunden.

Dort, wo die **Sehnen** eng am Knochen liegen und mit erhöhter Spannung über Gelenke laufen, sind sie in die sogenannten **Sehnenscheiden** gehüllt. Eine Sehnenscheide ist eine mit Gelenkschmiere gefüllte Hülle um eine Sehne herum. Sie finden sich z. B. am Hand- oder Fußgelenk. Sehnenscheiden haben also eine Schutzfunktion, sie verringern die Reibung.

Schleimbeutel sind flüssigkeitsgefüllte Hohlräume. Sie liegen wie Kissen zwischen Muskel und Knochen und schützen beide vor Druck und Reibung. Schleimbeutel gibt es an Stellen mit erhöhter Druckbelastung, wie z. B. an der Schulter.

Technik in der Diagnostik – verständlich gemacht

Mit **Röntgenstrahlen** kann man in den Körper hineinsehen, als sei er transparent. Näheres zum Verfahren → S. 195.

Szintigraphie

Die Szintigraphie ist ein Verfahren der Nuklearmedizin. Eine spezielle Art einer Röntgenstrahlung wird durch einen Kristall aufgespürt. Die dabei entstehenden Lichtblitze («Szintis») werden im Computer in ein Grauwert- oder Farbbild umgewandelt. In der diagnostischen Nuklearmedizin werden Gammastrahlen genutzt und als sogenannte Radiopharmaka in den Körper eingebracht, meistens über eine Vene injiziert, manchmal auch geschluckt. Die unterschiedlichen gammastrahlenden Radionuklide wie Jod und Technetium reichern sich für eine kurze Zeit in bestimmten Organen an, bevor sie radioaktiv zerfallen oder ausgeschieden werden. Jod beispielsweise wird in der Schilddrüse und Technetium im Knochen gespeichert und mit einer Schilddrüsen- bzw. Knochen-Szintigraphie «fotografiert». Die Strahlenbelastung ist meistens geringer als bei einer normalen Röntgenuntersuchung.

Unterschiedliche Verfahren kommen zum Einsatz: Eine Gammakamera erzeugt bei der Szintigraphie ein flächiges Bild, PET (**P**ositronen-**E**missions-**T**omographie) erzeugt Schnittbilder wie Computer- oder Kernspintomographie und wird zur Suche von Kno-

POSITIVE HALTUNG DURCH BEWEGUNG

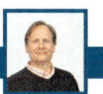

Wer sich viel bewegt und gezielt seine Kräfte steigert, lässt die Muskeln wachsen. Ruht man vorwiegend aus, schrumpft die Muskulatur. Das fällt besonders dann auf, wenn man krankheitsbedingt länger das Bett hüten muss oder z. B. nach einem Beinbruch die Beinmuskulatur eine Weile lang nicht benutzt. Ein Muskel schrumpft in 14 Tagen um rund einen Zentimeter Durchmesser. Diesen Zentimeter wieder aufzubauen, kostet je nach Training, Verfassung und Muskel zwischen sechs Wochen und drei Monaten. Bei einem Rückenmuskel kann das sogar manchmal ein ganzes Jahr dauern.

Heute bewegen sich selbst Schulkinder schon zu wenig – sie werden mit dem Auto herumgefahren, sitzen viele Stunden in der Schule, anschließend im Schnitt noch einmal vier Stunden vor dem Fernseher oder dem Computer und treiben kaum Sport. Gerade einmal 15 Minuten täglich, haben Forscher der Universität Frankfurt festgestellt, bewegen sich Jugendliche heute so intensiv, dass sie aus der Puste geraten. Spätfolgen dieser «Unbeweglichkeit» sind Schwächen in Muskulatur und Skelett, Fettleibigkeit (Adipositas), Gefäßerkrankungen (Arteriosklerose, → Kap. 1.2) oder Zuckerkrankheit (Diabetes mellitus, → Kap. 8.3). Jüngsten Studien zufolge klagen bereits viele Heranwachsende im Alter zwischen 10 und 17 Jahren zumindest gelegentlich über Rückenschmerzen.

Natürlich sind es nicht allein die Jugendlichen, die sich zu wenig bewegen. Wünschenswert wären viel mehr gute Vorbilder unter den Erwachsenen. Da diese in Wahrheit ebenso unbeweglich sind, gibt es die oben genannten, ziemlich ärgerlichen Zivilisationskrankheiten zuhauf. Ärgerlich deshalb, weil sie so leicht zu vermeiden gewesen wären, indem die heute daran Leidenden sich rechtzeitig bewegt und halbwegs gesund ernährt hätten. Es ist keineswegs «naturgegeben», dass Menschen mit 60 keine höhere Treppe mehr hinaufsteigen können, ohne «aus der Puste» zu geraten.

Das mangelnde Training des Körpers wirkt sich auch negativ auf die Entwicklung des Gehirns aus, denn gerade im Jugendalter bilden sich auch durch Bewegung wichtige Fähigkeiten aus, etwa der Körperkoordination. Dazu braucht das Gehirn aber z. B. das Zusammenspiel mit denjenigen Muskeln, die für die Feinkoordination des Körpers zuständig sind. Immer weniger junge Menschen können heute aber noch über einen Balken balancieren, auf einem Bein über längere Zeit hinweg das Gleichgewicht halten oder rückwärts im Kreis gehen.

Ein selbstbewusster, zufriedener Mensch geht gerade aufgerichtet, mit gestreckter Brust durch sein Leben. Wenn sich jemand freut, dann spricht sein Körper dieselbe Sprache: Er richtet sich auf, öffnet sich buchstäblich. Man kann seine Stimmung selbst durch die Körperhaltung mit beeinflussen. Hängt man zusammengesunken mit krummem Rücken am Schreibtisch, melden die Nerven ans Gehirn «Erschöpfung» und «Lustlosigkeit». Was melden sie, wo jemand beschwingt und aufrecht sitzt und körperlich gelockert arbeitet? Richtig – sie melden, dass da jemand ist, der weiß, was er kann und was er will. Haltung – innere und äußere – macht viel aus – zugleich wirkt sich eine gute Haltung positiv auf die Rückengesundheit aus.

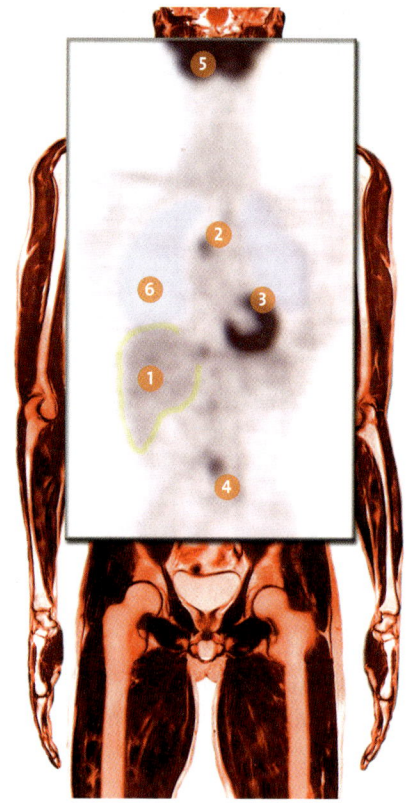

PET (transparente Fläche), kombiniert mit MRT (rot).

1 - Leber
2 - Metastase
3 - Herz
4 - Metastase im Darm
5 - Gehirn (Anschnitt)
6 - Lunge

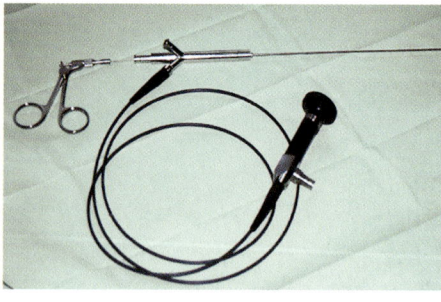

Mini-Endoskop mit Zange.

chenmetastasen oder Gelenkentzündungen beispielsweise in der Tumordiagnostik eingesetzt.

Bei den beschriebenen nuklearmedizinischen Methoden handelt es sich um *In-vivo*-Diagnosen, also Untersuchungen am lebendigen Menschen. Es gibt aber auch *In-vitro*–Methoden, Untersuchungen im Reagenzglas. Hierbei werden Körperbestandteile wie Blut oder Urin mit Radionukliden angereichert und bestimmte Bestandteile wie Hormone in ihrer Konzentration bestimmt.

Endoskopie

Mit einer Endoskopie können Ärzte ohne aufwändige Operation in Körperhöhlen und Organe schauen. Sie können dabei Erkrankungen erkennen und diese gleich behandeln. Oft wird für Endoskopie der Begriff «Spiegelung» verwendet, wie z. B. Magen- oder Kniespiegelung.

Ein Endoskop besteht – etwas vereinfachend gesagt – aus einem festen Rohr oder einem biegsamen Schlauch. Mit einem optischen System oder einer Chipkamera wird das Bild vom Körperinneren vergrößert und auf einen Monitor übertragen. Es kann dort abfotografiert oder digital gespeichert werden.

Die Endoskopie ist eine der modernsten Untersuchungsmöglichkeiten überhaupt, weil dabei gleichzeitig und schmerzfrei Gewebeproben entnommen und minimalinvasive Eingriffe durchgeführt werden können. Die Endoskopie wird in Fachrichtungen wie der Gastro-Enterologie, HNO, Urologie, Orthopädie, Lungenheilkunde, Chirurgie und Frauenheilkunde eingesetzt.

Arthroskopie bedeutet Gelenkspiegelung. Bei dieser speziellen Form der Endoskopie wird über einen kleinen Hautschnitt ein hohler Stab (Endoskop) bis in die Gelenkkapsel vorgeschoben. Durch den Stab wird eine Lichtquelle geführt, über einen zweiten Zugang können kleine chirurgische Instrumente eingebracht werden. Über die an einen Monitor angeschlossene Kamera wird der Eingriff kontrolliert. So können eventuelle Knochen- und

Knorpelpartikel aus dem Gelenk herausgespült werden. Zudem können raue Gelenkflächen geglättet und neu gebildete Knochenvorsprünge abgetragen werden. Arthroskopien werden besonders häufig am Knie- und am Schultergelenk gemacht.

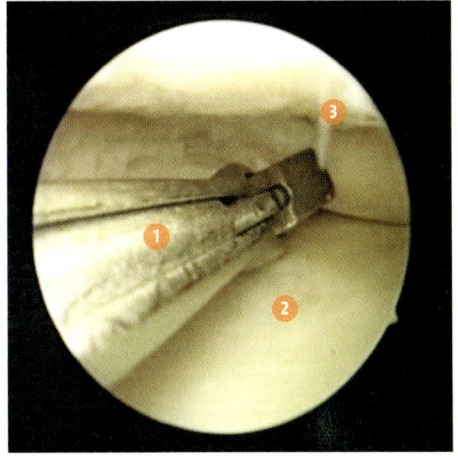

Technik in der Therapie – verständlich gemacht

Punktion

Bei einer **Gelenkpunktion** wird eine Kanüle in ein Gelenk geschoben, um Flüssigkeiten aus dem Gelenk abzusaugen oder Medikamente zu injizieren. Eine Gelenkpunktion lässt sich an allen Gelenken vornehmen. Erforderlich ist eine Gelenkpunktion z. B. bei frischen Gelenkverletzungen, um den Gelenkerguss abzusaugen, das Gelenk zu entlasten und so die Beschwerden zu lindern. Zudem kann es nötig sein, Gelenkflüssigkeit zu entnehmen, um die Ursache einer Erkrankung zu ermitteln. Die Menge und Zusammensetzung der Flüssigkeit ermöglichen Rückschlüsse auf die Ursachen eines Ergusses.

Arthroskopische Operation im Kniegelenk.

1- Endoskopische Zange
2- Gelenkhöhle
3- Meniskus

Endoprothesen

Endoprothesen sind Implantate, die dauerhaft im Körper bleiben und dort einen zuvor herausoperierten Körperteil ersetzen. Die bekanntesten Endoprothesen sind künstliche Gelenke, etwa am Hüftgelenk oder Kniegelenk, aber mittlerweile auch am Schultergelenk, Sprunggelenk sowie am Ellenbogen und an den Fingern. Künstliche Gelenke werden meist dann eingesetzt, wenn Verschleißerscheinungen zu derart zerstörerischen Gelenkveränderungen geführt haben, dass andere Behandlungen erfolglos geblieben sind. Mittlerweile ersetzt man Gelenke auch nur teilweise oder «versiegelt» sogar nur Teile der Oberfläche.

Osteosynthese

Als Osteosynthese bezeichnet man die Versorgung von Knochenbrüchen und anderen Knochenverletzungen mit speziellen **Metallimplantaten**. Durch z. B. Schrauben, Metallplatten, Drähte oder Nägel werden die Bruchenden so lange in der richtigen Position gehalten, bis der Knochen wieder zusammengewachsen ist. Von außen kann der Knochen z. B. durch Metallplatten und Schrauben versorgt werden, von innen durch einen sogenannten Marknagel.

Der Vorteil einer Osteosynthese im Vergleich zu einem Gipsverband ist die erheblich frühere Belastbarkeit des gebrochenen Knochens. Das fördert und verkürzt die Heilung. Ein weiterer Vorteil ist, dass die angrenzenden Gelenke bewegt werden können und nicht versteifen. Sobald der Knochen vollständig verheilt ist, haben die Metallimplantate meistens ihren Zweck erfüllt und können in der Regel entfernt werden.

Elektrotherapie

Die Elektrotherapie nutzt die Wirkung elektrischer Ströme auf den Körper. Sie eignet sich v. a. zur Förderung der Durchblutung, Anregung der Muskelaktivität, Aktivierung der Nerven, Schmerzlinderung, Erwärmung der Haut, Anregung von Stoffwechselvorgängen und Stärkung der Abwehr.

Der Strom wird dabei meist über auf die Haut geklebte Elektroden durch den Körper geleitet. Aber auch Bäder sind möglich. Dabei gelangt der Strom über das Wasser an die Haut. Die Stromstärken und Frequenzen sind variabel, werden individuell angepasst und sind weder schmerzhaft noch gefährlich:

- **Galvanische Ströme** können durch die Bewegung elektrisch geladener Teilchen Schmerzen lindern. Durch eine Durchblutungsförderung und Stoffwechselsteigerung fördern sie die Heilung im betroffenen Gewebe.
- **Niederfrequente Reizströme** erregen Nerven- und Muskelfasern und bringen die Muskulatur dazu, sich zusammenzuziehen. V. a. bei teilweise gelähmten Muskeln kann die Funktion des Muskels so weitgehend erhalten werden.
- Bei **mittelfrequenten Wechselströmen** überwiegt entweder die schmerzlindernde oder die anregende Wirkung. Die Durchblutung wird gesteigert, Schwellungen verringert und die Muskulatur gelockert.
- Die **Hochfrequenztherapie** erwärmt tiefes Gewebe. Das wirkt sich positiv auf die Durchblutung aus und hat v. a. einen schmerzlindernden Effekt.

Physiotherapie

Die Physiotherapie wird u. a. zur Wiederherstellung der Beweglichkeit nach Operationen oder Unfällen, nach Schlaganfällen, bei Bandscheibenproblemen, Arthrosen und neurologischen Erkrankungen wie z. B. multipler Sklerose oder der Parkinson-Krankheit eingesetzt. Auch die Vorbeugung gegen Haltungsschäden oder Gelenkprobleme ist Aufgabe der Physiotherapie.

Die Techniken, die dabei zum Einsatz kommen, sind u. a. Massagen, Elektrotherapie, Kälte- oder Wärmebehandlungen sowie Krankengymnastik.

Laser

Laser ist die Abkürzung für **L**ight **A**mplification by **S**timulated **E**mission of **R**adiation. Wörtlich übersetzt bedeutet das: Lichtverstärkung durch angeregte Abgabe von Strahlung.

Ein Laser schneidet Gewebe durch Verdampfung mit der Energie des Laserlichts. Dadurch lässt sich mit einem Laser extrem präzise und zugleich besonders schonend operieren. Einer der zahlreichen Vorteile ist, dass mit einem Laser Blutgefäße direkt verschlossen werden können und die Wunden somit nicht oder nur wenig bluten.

Weitere Anwendungen findet die Lasermedizin v. a. in der Dermatologie, der Mittelohrchirurgie, der minimalinvasiven Chirurgie («Schlüssellochchirurgie», → S. 66, 200), der Augenheilkunde und der Zahnmedizin sowie in der Thermotherapie für die Behandlung von Tumoren und Metastasen.

5.1 Häufige Sportverletzungen

Etwa 23 Millionen Menschen treiben in Deutschland regelmäßig Sport. Hinzu kommen ungefähr 13 Millionen Schulkinder, die Sport als Unterrichtsfach haben.

Besonders bei Mannschaftssportarten wie Fußball, Handball oder Volleyball, aber auch beim Skifahren und Tennis sind Unfälle an der Tagesordnung. Knapp zwei Millionen Sportler verletzen sich jedes Jahr so schwer, dass sie ärztlich behandelt werden müssen.

In diesem Kapitel sind die häufigsten Sportverletzungen, ihre Ursachen und Behandlungsmöglichkeiten zusammengestellt.

Prellungen

Der Körper besteht aus weichen (u. a. Muskeln) und harten Geweben (u. a. Knochen oder Knorpel).

Bei Sportverletzungen kommt es häufig zu Muskel- und Gelenkprellungen. Eine Prellung wird durch einen Schlag oder Stoß verursacht, z. B. wenn ein Ball mit viel Wucht ungebremst auftrifft oder der Gegenspieler einem sein Knie in den Oberschenkel rammt. Dabei wird das weiche Gewebe plötzlich hart gegen Knochen oder Gelenkkapseln gedrückt.

Jeder harte Druck auf einen Körperteil löst Schmerzen aus. Eine Prellung am Arm oder am Bein schränkt zudem dessen Beweglichkeit ein. Die betroffene Stelle schwillt an, es entsteht ein Bluterguss (Hämatom). Bei leichten Prellungen bessern sich die Symptome schon nach wenigen Stunden. Schwere Prellungen können wochenlang Schmerzen verursachen.

Eine Prellung ist eine innere Quetschung verschiedener Gewebe.

Mit gezielten Erste-Hilfe-Maßnahmen nach der PECH-Regel kann die Schwellung klein gehalten werden:

Pause: Sofort mit dem Sport aufhören, wenn es zu einer Verletzung gekommen ist. Jedes Weitermachen würde die Verletzung verschlimmern und die Heilung verzögern.

Eis: Die betroffene Stelle sofort für etwa 15 bis 20 Minuten entweder mit Eispackungen oder kalten Umschlägen kühlen. Dabei regelmäßig kurze Pausen einlegen. Die Eispackungen dürfen die Haut nicht

P -ause
E -is
C -ompression
H -ochlagerung

direkt berühren, sonst kann es zu Erfrierungen kommen. Sie sollten deshalb in ein Baumwollhandtuch eingewickelt werden. Die Kälte sorgt dafür, dass sich die Blutgefäße zusammenziehen. Infolgedessen tritt weniger Blut aus. Das vermindert die Schwellung und die Schmerzen. Der Heilungsverlauf wird beschleunigt.

Compression: Mit einem Kompressionsverband die geprellte Stelle stabilisieren und so auch die Schwellung unterdrücken.

Hochlagerung: Die verletzte Region möglichst hoch lagern, das verringert die Schwellung.

Bei heftigen und länger anhaltenden Schmerzen sollte umgehend ein Arzt aufgesucht werden. Dieser wird auf weitere Verletzungen untersuchen und je nach Situation außerdem Folgendes tun:

Umfang messen: Um einen von außen nicht zu tastenden Bluterguss zu erkennen, wird der Umfang der betroffenen Extremität gemessen. Ein deutlicher Unterschied des Umfangs der gesunden zur verletzten Extremität deutet auf eine innerliche Schwellung oder einen größeren Bluterguss im Gewebe hin.

Ultraschalluntersuchung (‹ S. 63): Mit Hilfe des Ultraschalls sind Blutergüsse im Gewebe gut zu erkennen (auch im MRT).

Punktieren: Blutergüsse können bei starken Prellungen sehr groß sein. Betroffen sind meistens Gelenke oder Muskeln. In diesem Fall wird der Bluterguss punktiert. Dabei wird er mit einer Nadel gezielt angestochen und der Erguss abgesaugt.

Operation: Ein chirurgischer Eingriff ist nötig, wenn der Bluterguss im Muskel bereits «fest» geworden ist.

Verflüssigen: Dabei wird eine Substanz in den Bluterguss gespritzt, um ihn flüssig zu machen. Am nächsten Tag wird der Erguss unter Ultraschallkontrolle punktiert und mit einer Spritze abgesaugt.

Auch wenn der Schmerz verschwunden ist, sollte zunächst kein Sport getrieben, sondern einige Tage Pause eingelegt werden. Bei schwereren Verletzungen ist es ratsam, sich vom Arzt grünes Licht für die Wiederaufnahme des Sports geben zu lassen.

Verstauchung

Zu einer Verstauchung kommt es, wenn eine Kraft auf ein Gelenk einwirkt, die dessen natürlichen Bewegungsumfang übersteigt. Das kann beispielsweise ein Schlag, Tritt oder eine falsche Bewegung sein. Infolgedessen verschieben sich die Flächen des Gelenks so, dass sie kurzfristig voneinander getrennt werden. Die Gelenkkapsel und die umliegenden Muskeln und Bänder werden dabei stark überdehnt. Die meisten Überdehnungen sind nur vorübergehend, die Gelenkflächen kehren sofort oder nach einiger Zeit wieder in den richtigen Zustand zurück.

HÄUFIGE SPORTVERLETZUNGEN

Verstauchungen am Sprunggelenk kommen typischerweise bei Ballsportarten und bei Lauf- und Sprungdisziplinen vor. Meist knickt der Fuß auf unebenem Boden um.

Verstauchungen des Kniegelenks entstehen bei plötzlichen Drehungen, z.B. bei Fußballfouls oder beim Skilaufen.

Skilaufen und Volleyballspielen hinterlassen häufig verstauchte Daumen- und Fingergelenke.

Eine Verstauchung ist sehr schmerzhaft. Oft lässt sich das betroffene Gelenk nicht mehr richtig bewegen und schwillt an. Sind Blutgefäße beschädigt oder gerissen, bildet sich zusätzlich ein Bluterguss (Hämatom).

Bei häufigen Verstauchungen können die betroffenen Bänder «ausleiern». Das Gelenk wird mit der Zeit instabil und ist anfällig für Fehlbelastungen. Langfristig besteht die Gefahr einer vorzeitigen Gelenkabnutzung (Arthrose).

Schwere Verstauchungen können mit einem Bänderriss oder sogar einer Knochenverletzung kombiniert sein. Da die anfänglichen Symptome bei jeder Verstauchung gleich sind, ist der Grad der Verletzung für Laien nicht zu erkennen. Deshalb sollte die Verletzung beim Auftreten eines Blutergusses oder starker Schmerzen ärztlich versorgt werden.

P -ause
E -is
C -ompression
H -ochlagerung

Der Arzt testet das Gelenk zunächst auf seine Beweglichkeit. Dabei untersucht er, ob Schäden an der Gelenkkapsel oder den Bändern entstanden sind oder sich im Gelenk ein Bluterguss entwickelt hat. Die Diagnose wird meist durch eine Röntgen- oder Ultraschalluntersuchung (→ S. 195) erweitert. So kann der Arzt eventuelle Knorpel- oder Knochenschäden erkennen. Bei unklarem Befund kann auch eine Kernspintomographie (MRT, → S. 197), manchmal eine Computertomographie (CT, → S. 196) nötig sein. Sind die Gelenkkapsel oder Bänder verletzt, entscheidet ein Orthopäde oder ein Unfallchirurg, ob die geschädigten Gelenkteile in einer Operation zu rekonstruieren sind.

Muskelverletzungen

Muskelverletzungen gehören zu den häufigsten Sportverletzungen. Ein Muskel oder eine Muskelfaser kann überdehnt werden und/oder reißen wie ein überbeanspruchtes Gummiband. Oft sind Sportler betroffen, die immer wieder plötzlich beschleunigen oder abbremsen müssen, wie Fußballer und Handballer, Squash- und Tennisspieler. Auch eine starke Gewalteinwirkung kann den Muskel schädigen. Durch Ermüdung, Selbstüberschätzung, Flüssigkeitsmangel, Vorschäden in der Muskulatur und schlechtes Aufwärmtraining werden Muskelverletzungen begünstigt.

Der Mechanismus aller Muskelverletzungen ist derselbe. Nur der Grad der Muskelschädigung ist unterschiedlich. Grundsätzlich sind Muskelverletzungen auf eine Störung (z.B. Muskelermüdung) oder eine Fehlsteuerung im Wechselspiel von Anspannung und Entspannung der sich ergänzenden Muskelgruppen zurückzuführen. Besonders oft sind die Waden- und Oberschenkelmuskeln betroffen.

Muskelzerrung.

1 - Hüftgelenk
2 - Häufige Region für
Muskelzerrungen
3 - Heranziehmuskel
(Musculus adductor)

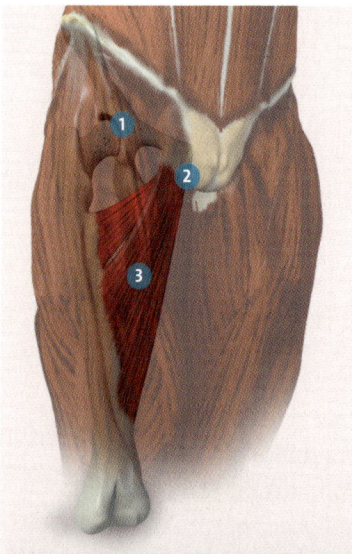

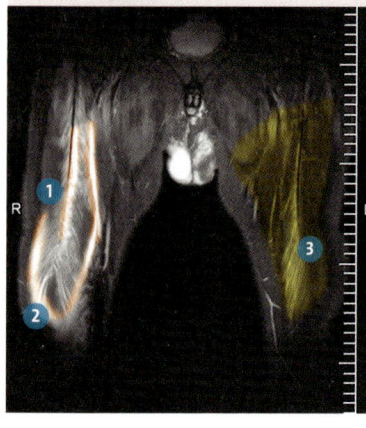

Muskelriss (MRT-Bild).

1 - Oberschenkelmuskel
2 - Einblutung in die
Muskulatur
3 - Alter Muskelfaserriss
(gelb)

Ärzte unterscheiden zwischen folgenden Muskelverletzungen:

Muskelzerrung: Wird ein Muskel plötzlich überdehnt, kommt es zu einer Muskelzerrung, auch Muskelverletzung ersten Grades genannt. Äußerlich bleibt der Muskel intakt, eine Schädigung ist nur mikroskopisch zu erkennen. Bei einer leichten Muskelzerrung hat der Betroffene krampfartige Schmerzen, besonders wenn der Muskel gedehnt oder anderweitig belastet wird.

Muskelfaserriss: Ist der Zug am Muskel zu groß, können einzelne Fasern reißen; Ärzte nennen das eine Muskelverletzung zweiten Grades. Der Faserriss ist oft schon mit bloßem Auge als Delle in der Haut über dem Muskel zu erkennen. Schnell setzen eine Schwellung und Schmerzen ein, weil zusätzlich zur Muskelfaser Blutgefäße gerissen sind. Der Betroffene hat meist deutlich weniger Kraft im Muskel und kann ihn nur noch eingeschränkt bewegen.

Muskelabriss: Bei sehr heftiger Krafteinwirkung kann der ganze Muskel an seinem Knochenansatz abreißen. Es kommt als Folge zu einer Blutung innerhalb der Muskulatur und zu heftigen stechenden Schmerzen; der Muskel «zurrt» zudem blitzartig zusammen und funktioniert nicht mehr. Nach außen ist der zusammengezurrte Muskel als Verdickung zu erkennen. Zusätzlich schwillt der betroffene Körperteil an, durch Hämatome verfärbt sich die Haut.

Hat der Verletzte starke anhaltende Schmerzen, ist die Muskelkraft vermindert und die Bewegung eingeschränkt, sollte sofort ein Arzt aufgesucht werden. Um das Ausmaß und die Art der Verletzung einschätzen zu können, lässt sich dieser zunächst den genauen Unfallhergang schildern. Mit verschiedenen Bewegungstests kann er das Ausmaß der Einschränkung ermitteln.

Die häufig durchgeführte Ultraschalluntersuchung (→ S. 63) zeigt, ob und wo sich ein Riss oder Bluterguss befindet. Außerdem lässt sich der Grad der Verletzung genau bestimmen. Bei unklarem oder widersprüchlichem Befund wird häufig durch ein MRT (→ S. 197) Klarheit geschaffen.

Sind mehr als drei Viertel des Muskelquerschnitts gerissen, was selten geschieht, oder besteht ein sehr großer Bluterguss, ist eine Operation notwendig. Der Bluterguss wird entfernt und die gerissenen Muskelfasern wieder zusammengenäht. Danach muss der Patient den betroffenen Körperteil etwa vier Wochen lang ruhigstellen.

P -ause
E -is
C -ompression
H -ochlagerung

Tape-Verband: Wo früher ein Gipsverband Standard war, um die Bänder ruhigzustellen, reicht heute oft ein Tape-Verband aus Leukoplast oder ähnlichem Pflaster. Ein Tape-Verband lässt dem verletzten Gelenk Bewegungsfreiheit, die Muskeln bilden sich in der Heilungsphase nicht zurück, und die noch mögliche Restbewegung fördert die Heilung. Zur vorsorglichen Stabilisierung des Gelenks

Umgeknickt und Bänder gedehnt? Ein Tape-Verband kann helfen.

kann der Verband nach überstandener Verletzung auch sonst beim Sport getragen werden. Wichtig ist allerdings, dass der Verband fachgerecht geklebt wird. Bereits «fertige» Tape-Verbände für den Knöchel gibt es in der Apotheke. Sie sind so zurechtgeschnitten, dass sich der Verband leicht selbst anlegen lässt.

Die **Kinesiotape-Methode** wurde zu Beginn der 1970er Jahre von dem japanischen Chiropraktiker Kenzo Kase entwickelt. Dabei werden, vereinfachend gesagt, Streifen von Tapeverband auf vorgedehnte Muskel- und Hautareale geklebt.

Abhängig von der Kleberichtung und der Art des Tapings kommt es zu einer spannungssteigernden oder spannungssenkenden Wirkung auf die Muskeln. Dabei wird die Bewegung des Patienten nicht eingeschränkt, sondern gefördert. So werden Muskelfunktionen verbessert, Schmerzen gelindert oder beseitigt und Gelenkfunktionen unterstützt.

Meist bleibt das Tape rund sieben Tage auf der Haut. Der Effekt bleibt oft auch nach Ablegen des Tapes erhalten.

SECHS WUNDERBARE STRETCH-ÜBUNGEN

Wer immer die gleichen Bewegungen macht, beim Sitzen genauso wie beim Laufen oder beim Lieblingssport, sei es Fußball oder Schach, bekommt Muskelprobleme, weil sich einige Muskelgruppen verkürzen. Und diejenigen Muskeln, die kaum genutzt werden, neigen dazu, schwächer zu werden. Die Gegenspieler dieser abgeschwächten Muskeln verkürzen sich. Das alles kann man durch regelmäßiges Stretchen nach jedem Sport und jedem Jogging verhindern. Wichtig ist, dass dabei beide Muskelgruppen gleichmäßig stark beansprucht werden. Nur bei Muskelkater nach dem Sport sollte auf Stretchen verzichtet werden, denn die kleinen Mikrorisse in der Muskulatur könnten sich dadurch noch verstärken.

Beim Stretchen grundsätzlich langsam in die Dehnposition hineingehen und 30 Sekunden lang halten. Dann entspannen und kurz noch ein bisschen weiter dehnen:

1. Beinstrecker

Gerade hinstellen, einen Fuß greifen und die Ferse zum Gesäß führen. Gerade stehen bleiben und die Bauchmuskeln anspannen, damit man nicht ins Hohlkreuz geht.

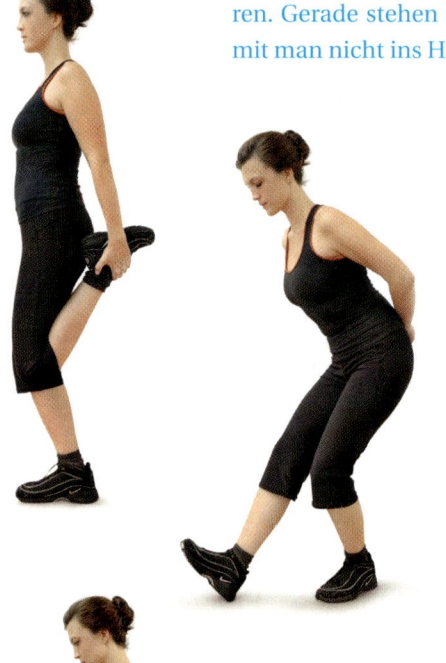

2. Beinbeuger

Mit einem Bein leicht ins Knie gehen, das andere nach vorn stellen, die Ferse auf den Boden stellen. Das Bein durchdrücken und die Fußspitze Richtung Kopf anziehen. Den gerade gehaltenen Oberkörper (Bauch anspannen) leicht nach vorn beugen, bis im Rücken und Oberschenkel eine Spannung zu spüren ist.

3. Hüftbeuger

Einen großen Ausfallschritt nach vorn machen und den vorderen Unterschenkel so gerade aufstellen, dass das Knie nicht über die Fußspitze hinausragt. Dann die Hüfte des anderen Beines, das lang nach hinten steht, nach vorn schieben, bis eine Spannung in der Leistengegend zu spüren ist. Den Oberkörper aufrecht halten.

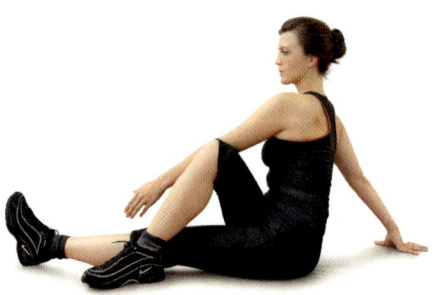

4. Gesäßentspanner

Auf den Boden setzen, das rechte Bein über das gestreckte linke legen und den linken Arm von rechts außen gegen das rechte Bein drücken. Dabei gerade sitzen, den Rücken aufrichten, mit dem Kopf über die rechte Schulter schauen und die gestreckte Fußspitze anziehen. Dann die Seite wechseln.

5. Flankenentspannung

Den rechten Fuß mit der Außenseite neben den linken stellen. Dabei die linke Hand in die linke Seite stützen und den rechten Arm nach oben führen. Jetzt den Rumpf nach links neigen. Danach alles umgekehrt machen.

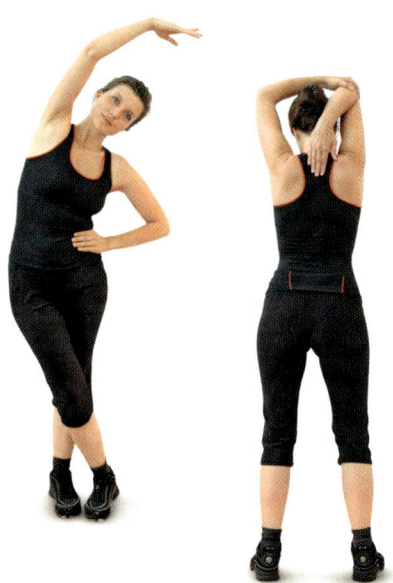

6. Schulter-Arm-Stretch

Den rechten Arm hochheben, anwinkeln und die rechte Hand hinter die Schulter fallen lassen. Dann mit der linken Hand den rechten Ellenbogen leicht nach unten drücken, bis eine Spannung im Schultergelenk und Oberarm zu spüren ist. Danach alles umgekehrt machen.

Bandverletzungen

Bänder bestehen aus Bindegewebe. Sie sind strangförmig oder flach und verleihen den Verbindungen zwischen den verschiedenen Knochen Festigkeit. Zusätzlich sichern sie zusammen mit den Muskeln die Gelenke ab und begrenzen deren Beweglichkeit. Bänder sind nicht besonders elastisch und können deshalb schnell überdehnt werden.

Als «unhappy triad» bezeichnet man die gleichzeitige Verletzung von vorderem Kreuzband, Innenmeniskus und Innenband des Knies.

Eine Bänderverletzung entsteht durch eine gewaltsame Fehlbelastung eines Gelenks. Je nach Stärke der Fehlbelastung kommt es zu einer Bänderdehnung, einem Bänderriss oder einer Verstauchung (→ Kap. 5.1). Im Sport entstehen Bandverletzungen häufig im Bereich von Sprunggelenk, Knie (Kreuzbänder, → S. 238), Ellenbogen, Handgelenk und Schulter. Ein überdehntes Band verursacht Schmerzen und eine Schwellung.

Reißt ein Band, hört der Betroffene manchmal sogar ein Krachen. Zusätzlich entsteht ein plötzlicher, heftiger Schmerz. Das Gelenk schwillt an und verfärbt sich im Verlauf von wenigen Stunden blau. Eine solche charakteristische Blaufärbung entsteht z. B. beim Riss des Außenbandes am Sprunggelenk. Bei Knieverletzungen ist ein Bluterguss meist bei Vorliegen eines Kreuzbandrisses im Kniegelenk zu finden. Meist sind die Gelenke instabil, nicht belastungsfähig und schmerzen.

Zu einer «unhappy triad» kommt es, wenn bei stehendem Unterschenkel das Knie leicht gebeugt und in X-Bein-Stellung nach außen gedreht wird. Typischerweise geschieht das v. a. bei Skiunfällen. Da die Beine frei sind, dazu ein relativ hohes Gewicht der Skier kommt, wirkt bei einem Sturz mit einer Beinverdrehung eine relativ hohe Kraft auf die Knie. Weil die Sprunggelenke und die Unterschenkel durch die Skistiefel

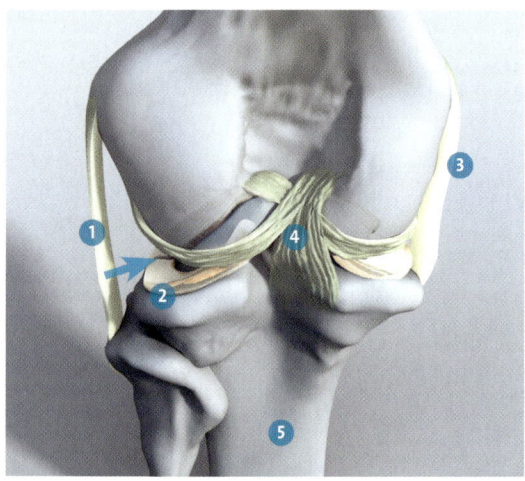

Kreuzband im Kniegelenk.

1- Außenband
2- Außenmeniskus
3- Innenband
4- Hinteres Kreuzband
5- Schienbein
➜ Riss im Außenmeniskus

fest verankert sind, gibt als Erstes das vordere Kreuzband des verdrehten Knies nach. Je nach Heftigkeit des Sturzes reißen dabei auch der Innenmeniskus (ist mit dem Innenband verbunden) und das Innenband.

Der Meniskus wirkt als «Stoßdämpfer» im Kniegelenk. Bei vorgeschädigtem Meniskus führen meist weitere Belastungen zu einem Einreißen. Kleinere Verletzungen können heilen, größere werden endoskopisch operiert. Der Arzt kann durch die Schilderung des Unfalls und die Symptome erste Rückschlüsse auf das Ausmaß der Verletzung ziehen. Mit Funktionstests stellt er fest, welche Bewegungseinschränkungen im Gelenk entstanden sind. Wegen der starken Schmerzen muss allerdings mitunter auf diese Bewegungstests verzichtet werden. Mit einer Röntgenuntersuchung (→ S. 195) können aber Knochenverletzungen diagnostiziert werden. Bei einem Verdacht auf einen Bänderriss im Knie wird eine Kernspinuntersuchung (MRT, → S. 197) empfohlen.

Das wird der Arzt verordnen:

Bänderdehnung: Das Gelenk wird über einen Zeitraum von etwa zwei Wochen durch Bandagen bzw. Tapeverbände stabilisiert. Danach sollte der Patient beschwerdefrei sein. Das Gelenk darf währenddessen belastet werden. Jeglicher Sport sollte aber wegen der erneuten Verletzungsgefahr vermieden werden.

Bänderriss: Ist es zu einem Bänderriss im Sprunggelenk gekommen, wird für gewöhnlich das Gelenk mit speziellen Bandagen (Orthesen) für etwa acht Wochen stabilisiert. Bei Leistungssportlern ist oft eine Operation sinnvoll, um möglichst schnell wieder eine hohe Gelenkstabilität zu erreichen. Dabei werden die gerissenen Bänder aneinandergelegt und vernäht. Um die volle Funktion der Hand wiederherzustellen, wird bei einem Bänderriss im Bereich des Daumens (Skidaumen) häufig ebenfalls operiert. Dies muss innerhalb von 24 Stunden oder einige Zeit später erfolgen, wenn der Bluterguss (Hämatom) abgeschwollen ist.

P -ause
E -is
C -ompression
H -ochlagerung

Kreuzbandriss: Bei einem Kreuzbandriss im Kniegelenk sollte operiert werden. Ist die Verletzung noch frisch, kann das Kreuzband durch ein Stück Kniescheibensehne verstärkt und dann vernäht werden. Ist der Riss schon älter, muss ein Stück Sehne das fehlende Band ersetzen (Kreuzbandplastik). Bei gerissenen Seitenbändern wird nicht operiert. Der Patient trägt stattdessen für sechs Wochen eine Schiene mit einstellbarem Beugemaß. Zu Beginn kann er sein Knie damit z. B. 20 bis 60 Grad, gegen Ende der Therapie dann 10 bis 90 Grad beugen.

Schleimbeutelentzündung

Eine Schleimbeutelentzündung (Bursitis) entsteht in der Regel durch eine Verletzung oder starke mechanische Reizungen, selten durch eine Infektion. Ellenbogen, Schulter oder Kniescheibe oder aber auch seitlicher Hüftkopf sind häufiger betroffen. Die Schleimbeutelentzündung führt zu starken Schmerzen, die Haut kann über dem Schleimbeutel gerötet und überwärmt sein. Eine Schwellung kann im akuten oder auch chronischen Stadium vorliegen, evtl. knistert es auch bei Druck auf den Schleimbeutel.

Im akuten Stadium sollte die Schleimbeutelentzündung ruhiggestellt werden, ein kühlender Umschlag lindert. Die akute Bursitis kann auch mit Blutegeln in Gelenknähe behandelt werden. Das *Hirudin* des Blutegels wirkt antientzündlich und antithrombotisch. Lokal wirkende, entzündungshemmende Salben und nicht steroidale Antirheumatika helfen gut. Der Arzt kann auch Enzyme verordnen, die abschwellend und entzündungshemmend wirken.

Bei einer chronischen Schleimbeutelentzündung sind lokale Injektionsverfahren sowie Akupunktur, Akupressur, Tuina-Massage und eine lokale Kältetherapie sinnvoll. Manchmal muss leider der Schleimbeutel operativ entfernt werden.

An alle Therapien sollte sich eine physiotherapeutische Behandlung anschließen. Dabei wird die Muskulatur rund ums Knie wieder aufgebaut und die Bewegungskoordination verbessert.

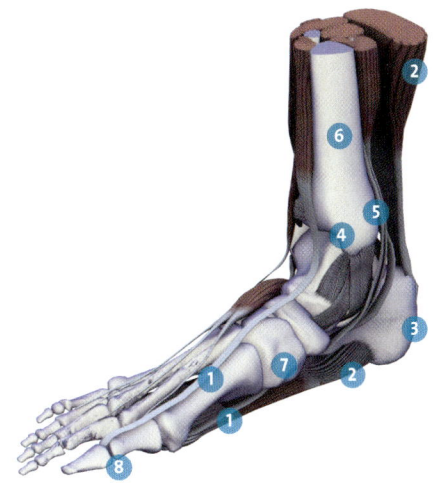

Der Fuß mit Muskeln, Sehnen, dem Sprunggelenk und seinen Bändern.

1 - Sehne
2 - Muskel
3 - Ferse
4 - Sprunggelenk
5 - Innenknöchel
6 - Schienbein
7 - Mittelfußknochen
8 - Zehenendgelenk

5.2 Knochenbruch

Der Knochenbruch (Fraktur) ist eine der häufigsten Unfallfolgen. Ist die Knochenmasse verringert – etwa bei Osteoporose (→ Kap. 4.4) –, brechen Knochen mitunter schon aus geringfügigem Anlass. Oft wird dabei nicht nur der Knochen selbst verletzt, sondern auch die darum herumliegenden Muskeln, Sehnen, Bänder, Häute, Blutgefäße oder

Nerven. Bei Brüchen im Rumpf- oder Beckenbereich können auch innere Organe verletzt werden. Selbst bei einem zunächst harmlos anmutenden Rippenbruch sollte deshalb unbedingt ein Arzt hinzugezogen werden.

Ist ein Knochen nur angerissen, spricht man von einer Fissur.

Knochen können auf unterschiedliche Weise brechen: Mitunter ist ein Bruch komplett, mitunter unvollständig. Die Bruchstücke können in der normalen Position stehen oder verrutscht sein. Bei verrutschten Brüchen ist der betroffene Körperteil oft sichtbar verformt oder übermäßig bewegbar. Ist durch den Knochenbruch auch die Haut verletzt, handelt es sich um eine offene Fraktur. Brüche mit unverletzter Haut heißen entsprechend geschlossene Fraktur.

Die Bruchlinie im Knochen kann quer, schräg oder nach Verdrehungen spiralartig verlaufen. Bei Brüchen nach Verbiegung kann ein Keil aus einem Knochen herausbrechen. Zu einer Kompressionsfraktur – meist an den Wirbelkörpern und den Fersenbeinen – kommt es infolge einer Stauchung oder Quetschung, z. B. nach einem Sprung aus großer Höhe. Bei einer Abrissfraktur ist mit dem Knochenstück eine Sehne ausgerissen. Ist der Knochen an mehreren Stellen gebrochen bzw. besteht der Bruch aus vielen kleinen Teilstücken, spricht man von einem Trümmerbruch.

Die weitaus meisten Knochenbrüche gehen auf Unfälle zurück. Bricht ein vorgeschädigter Knochen bei einem geringfügigen Anlass, liegt eine Spontanfraktur vor. Zu einer Ermüdungsfraktur kann es kommen, wenn ein Knochen durch dauerhafte Überlastung vorgeschädigt ist.

Welche Symptome deuten auf einen Knochenbruch hin?

Besonders bei Kindern sind Knochenbrüche nicht immer leicht von Verstauchungen oder Prellungen zu unterscheiden. Zu den ersten Anzeichen einer Fraktur zählen Schmerzen an der möglichen Bruchstelle, besonders bei Belastung des betroffenen Körperteils. Die Beweglichkeit ist mehr oder minder stark eingeschränkt, der Betroffene nimmt eine Schonhaltung ein. Oft kommen eine Schwellung und ein Bluterguss dazu.

Zu den sicheren Zeichen eines Knochenbruchs zählen herausstehende Knochenteile, deutliche Fehlstellungen des Körperteils, unnormale Beweglichkeit eines Arms oder Beins sowie ein Knirschen der Bruchstelle bei Bewegungen.

Wie wird ein Knochenbruch diagnostiziert?

Um eine geeignete Therapie wählen zu können, ist die genaue Diagnose der Verletzung notwendig. Dazu wird der Arzt zunächst nach dem Auslöser der Verletzung fragen und den Patienten eingehend untersuchen. Meist lässt sich ein Knochenbruch durch eine Röntgenuntersuchung (→ S. 195) sichtbar machen. In manchen Fällen sind aber weitere Untersuchungen notwendig, z. B. eine Kernspintomographie (MRT, → S. 197). Liegt ein Bruch vor, wird der Arzt auch abklären, ob das umliegende Gewebe der Bruchstelle geschädigt ist.

Wie wird ein Knochenbruch behandelt?

Selbsthilfe ist bei Knochenbrüchen vollkommen ausgeschlossen! Verletzungen der Knochen müssen immer ärztlich untersucht und behandelt werden. Bei einem Unfall sollte man deshalb den Notarzt rufen. Das gilt besonders bei offenen Brüchen oder dem Verdacht, dass der Knochenbruch innere Verletzungen mit Nerven- und Gefäßschäden hervorgerufen hat.

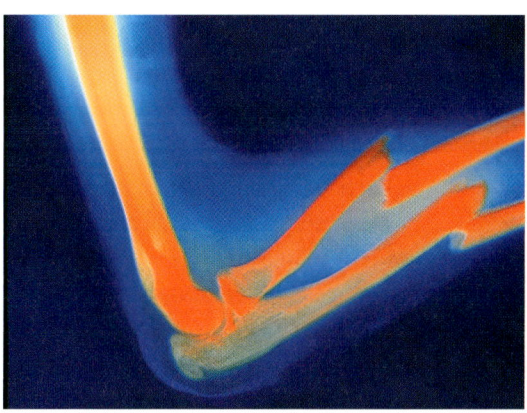

Wie ein Bruch behandelt wird, hängt von seiner Lage, Art und Schwere ab. Unkomplizierte Brüche, bei denen die Bruchstellen nicht oder nur geringfügig verschoben sind, werden in der Regel konservativ behandelt.

Der gebrochene Knochen wird meist für mehrere Wochen ruhiggestellt. Das kann durch einen Gips- oder Kunststoffverband oder durch spezielle Schienen erfolgen. Der korrekte Sitz eines Gipsverbands wird am Tag nach der Anfertigung kontrolliert. Treten Schmerzen auf, muss sich der Betroffene

Gebrochener Knochen (Elle und Speiche).

umgehend wieder beim Arzt melden, um Druckschäden durch den Gips zu vermeiden.

Der Heilungsverlauf des Bruchs wird in festgelegten Abständen vom Arzt durch Röntgenuntersuchungen kontrolliert. Die konservative Therapie kommt auch für Patienten in Frage, bei denen eine Operation auf Grund anderer Grunderkrankungen zu riskant ist.

Brüche mit verlagerten Bruchenden müssen meist operativ behandelt werden. Das kann unter örtlicher Betäubung, Teil- oder Vollnarkose erfolgen. Manchmal lassen sich Brüche aber auch unter Röntgenkontrolle mit den Händen richten.

Komplizierte Knochenbrüche werden in einer offenen Operation mit Hilfe von Schrauben, Platten, sogenannten Marknägeln oder Draht in die richtige Position gebracht. Diese Fremdmaterialien bestehen meist aus Titan oder Edelstahl. Sie können entweder im Körper bleiben oder müssen nach einiger Zeit in einer weiteren kleinen Operation wieder entfernt werden. In manchen Fällen wird ein sogenannter Fixateur externe angelegt und die Bruchstelle so stabilisiert.

«Konservativ» bedeutet, dass eine Behandlung ohne Operation stattfindet.

Manche Brüche erfordern auch kompliziertere Eingriffe. Ist durch einen Bruch ein Gelenk sehr stark geschädigt, muss es möglicherweise versteift oder durch ein Kunstgelenk ersetzt werden. Sind Blutgefäße, Nerven, Muskeln oder Gewebe betroffen, werden weiter gehende Maßnahmen notwendig. Ist im Bruchbereich zu wenig Knochensubstanz vorhanden, kann eine Übertragung von Knochenmaterial z. B. aus dem Beckenknochen erforderlich sein. In manchen Fällen wird auf Fremdknochen oder Knochenersatzmaterial zurückgegriffen.

ERSTE HILFE BEI KNOCHENBRÜCHEN

- Den Verletzten so wenig wie möglich bewegen, um zusätzliche Schmerzen und eine Verschlimmerung der Verletzung zu vermeiden.
- Es ist sehr wichtig, dem Verletzten Nähe und Geborgenheit zu vermitteln – auch über eigene Ängste hinweg. Sicher fällt es leicht, sich in ein solche Situation hinein-zuversetzen und sich vorzustellen, wie wichtig es ist, sich nicht allein fühlen zu müssen.
- Auf keinen Fall Verlagerungen der Knochenenden eigenhändig korrigieren oder Gelenke wieder einrenken.
- Bei geschlossenen Knochenbrüchen die Schmerzen durch Kühlung lindern. Dabei Eis nie direkt auf die Haut legen. Ist die Haut verletzt, auf Kühlmaßnahmen verzichten. Sonst besteht zusätzlich Infektionsgefahr.
- Wunden keimfrei abdecken, ohne Druck auszuüben.
- Aus der Haut ragende Knochenteile nicht bewegen und ggf. steril abdecken.
- Eine Ruhigstellung des Knochens mit einer Schiene ist nur notwendig, wenn ärztliche Hilfe über längere Zeit hinweg nicht zu erwarten ist.
- Bei Brüchen größerer Knochen wie des Oberschenkels kann es zu einem erheblichen Blutverlust und dadurch bedingt zu einem Schock kommen. Der Verletzte sollte des-halb nicht allein gelassen, Puls und Atmung regelmäßig kontrolliert werden.
- Da vielleicht eine Narkose für eine Operation nötig ist, sollte der Verletzte nichts essen oder trinken.
- Könnte ein Wirbel gebrochen sein, darf der Verunfallte nicht bewegt werden, v. a. sein Hals nicht: Es droht sonst eine Querschnittslähmung. Stattdessen sollte der Körper seitlich z. B. mit Decken stabilisiert werden.

Richtiges Verhalten am Unfallort: Waren weitere Personen am Unfall beteiligt, kommen diese als Zeugen in Frage. Auch ihre Personalien sollten deshalb festgehalten werden. Beim Eintreffen des Arztes ganz kurz und präzise den Unfallhergang und die bisherigen Befunde und Maßnahmen schildern (siehe auch: Erste Hilfe, → S. 578).

Bei einer starken Verunreinigung oder Entzündung der Bruchstelle können Antibio-tika in den Bruchbereich gelegt werden. Ebenso kann es sinnvoll sein, die Wunde offen heilen zu lassen und erst zu einem späteren Zeitpunkt zu schließen. Durch Infusionen oder Tabletten können zusätzlich Antibiotika verabreicht werden.

Mitunter wird ein Drainageschlauch in Wundnähe verlegt, damit Blut und Wund-flüssigkeit aus dem Operationsbereich abfließen können. Dieser wird nach einigen Tagen «gezogen». Das Entfernen ist kaum schmerzhaft und kann ohne erneute Betäu-bung erfolgen.

Nach dem operativen Eingriff wird der betroffene Körperteil mit einem Verband ver-sorgt. Ein Gipsverband oder eine Schiene können zusätzliche Stabilität für den frisch versorgten Bruch bringen.

MÖGLICHE KOMPLIKATIONEN BEI BRÜCHEN

Jede **Operation** birgt Risiken. Das gilt auch für operative Verfahren bei Knochenbrüchen.

- Verletzungen der Blutgefäße in der Nähe des Bruchs können zu akuten Blutungen, Nachblutungen oder Blutergüssen führen.
- Bei einer Nervenverletzung sind Taubheitsgefühle oder Lähmungen möglich.
- Infektionen können die Wundheilung stören.
- Eine übermäßige Narbenbildung kann die Beweglichkeit der betroffenen Region einschränken.
- Der Einsatz von Fremdmaterialien kann Beschwerden hervorrufen, sodass diese vorzeitig wieder entfernt werden müssen.
- Nach dem Einsatz von Maßnahmen, die die Blutzufuhr drosseln oder verringern sollen, oder bei stabilisierenden Verbänden kann es zu Druckschäden und damit verbundenen Lähmungen kommen.

Auch bei der **konservativen Therapie** oder der Nachbehandlung nach einer Operation kann es zu Komplikationen kommen:

- Die stabilisierenden Verbände aus Gips oder anderen Materialien können Schäden an Nerven oder Gefäßen auslösen. Sie müssen regelmäßig vom Arzt kontrolliert werden – solche Termine sind dringend einzuhalten.
- Wegen der eingeschränkten Mobilität während der Heilung können Muskulatur und Knochen geschwächt werden oder eine «Frakturkrankheit» entstehen.
- Nicht in jedem Fall heilen die Knochen in der gewünschten Position. Dies kann zu einer sogenannten Falschgelenkbildung (Pseudoarthrose) führen. Die Festigkeit des Knochens ist dann stark eingeschränkt.
- Bei Kindern kann es nach Knochenbrüchen zu Wachstumsproblemen kommen.

Was der Facharzt rät

Wie leicht Knochen brechen, hängt wesentlich von ihrer Festigkeit ab. Diese wiederum sinkt mit zunehmendem Lebensalter.

Die einzig wirksame Maßnahme zur Vermeidung von Knochenbrüchen ist die Verhütung von Unfällen. Arbeitsschutzinstitute, Berufsgenossenschaften, Krankenkassen und viele andere Institutionen bemühen sich intensiv um Unfallverhütung.

Ist ein Knochen dann doch einmal gebrochen, muss er einige Wochen ruhiggestellt werden. Während der Genesungsphase sollte man den ärztlichen Ratschlägen unbedingt folgen. Abhängig davon, wie der Knochenbruch versorgt wird, entscheidet der behandelnde Arzt, wie früh die betroffene Region wieder belastet werden kann. Mitunter ist Physiotherapie schon während der Genesungsphase sinnvoll. Sport und andere körperliche Belastungen sollten aber erst wiederaufgenommen werden, wenn die Bruchstelle vollständig geheilt ist und der Arzt sein Einverständnis gibt.

Die regelmäßigen Kontrolluntersuchungen (evt. auch mit Röntgenaufnahmen) beim Arzt sind sehr wichtig, um die komplikationsfreie Heilung sicherzustellen. Über Unregelmäßigkeiten, die auf Komplikationen hinweisen können, muss der behandelnde Arzt sofort informiert werden.

Drei Fragen an den Arzt

1. Welche Knochen sind am häufigsten von Brüchen betroffen?

Grundsätzlich können alle Knochen brechen. Allerdings sind Brüche der Unterarmknochen im Bereich des Handgelenks besonders häufig, da Stürze meist zunächst mit den Armen abgefangen werden. Vergleichsweise stark gefährdet sind auch die Knochen des Sprunggelenks, besonders am Außenknöchel des Fußes, sowie die Rippen. Im höheren Alter treten häufig Schenkelhalsfrakturen auf.

2. Woran ist ein Bruch der Wirbelsäule zu erkennen?

Starke Rückenschmerzen, verbunden mit Bewegungsunfähigkeit, können auf einen Wirbelkörperbruch hinweisen. Beeinträchtigt dieser das Rückenmark, können Lähmungserscheinungen mit Taubheitsgefühlen in den Armen oder Beinen folgen.

Ist der Verletzte bewusstlos, muss er als lebensrettende Sofortmaßnahme in die stabile Seitenlage (→ S. 582) gebracht und der Rettungsdienst alarmiert werden. Ist er bei Bewusstsein, darf er nicht gedreht und nur seitlich gepolstert werden. Jede Bewegung könnte zu einer Querschnittslähmung führen.

3. Was tun, wenn nach erfolgter Heilung Schmerzen auftreten?

Schmerzen oder Schwellungen an der Bruchstelle nach der Heilung deuten auf eine Folgeerkrankung hin, bei der Knochensubstanz abgebaut wird. Es kann sich um eine spezielle Frakturkrankheit handeln, die Sudeck-Syndrom genannt wird. Sie geht mit einer Durchblutungsstörung in der Umgebung des gebrochenen Knochens einher und führt zur Mangelversorgung aller Gewebsschichten einschließlich des Knochens. Schmerzen in Ruhe oder bei Bewegung sind die ersten Anzeichen. Die Haut schwillt an und glänzt unnatürlich oder ist leicht blass-bläulich verfärbt. Die Symptome dieser Erkrankung treten zwei bis acht Wochen nach dem Knochenbruch auf. Blutgerinnsel und allergische Reaktionen können den Krankheitsverlauf beeinträchtigen.

5.3 Verrenkung

Direkte oder indirekte Gewalteinwirkung auf ein Gelenk kann zu einer Verrenkung (Luxation) oder Auskugelung führen.

Welche Ursachen kann eine Verrenkung haben?

Ein massiver Schlag gegen ein Gelenk, ein Sturz oder ein ruckartiges Verdrehen kann eine Verrenkung auslösen. Dabei trennen sich die Gelenkflächen durch die Gewalteinwirkung voneinander und bleiben in dieser unnatürlichen Stellung stehen. Zusätzlich können Risse in der Gelenkkapsel oder den Bändern auftreten. Eine Luxation ist eine schwere Schädigung des Gelenkes, die besonders Sportlern zustößt. Die am häufigsten betroffenen Gelenke sind:

Schultergelenk: Auslöser sind häufig Stürze auf den ausgestreckten Arm, Zusammenstöße oder harte Schläge. Auch hebelnde Gewalt über den Arm oder den Körper, z. B. beim Kampfsport, kann eine Schulter ausrenken.

Ellenbogengelenk: Ursache kann ein Sturz auf den ausgestreckten Arm sein, eine falsche oder gewaltsame Hebel- oder Drehbewegung beim Ballsport sowie das Ziehen oder Hebeln des Unterarms, während der Oberarm feststeht (oft bei Kampfsportarten oder bei Kindern, die von ihren Eltern an der Hand mitgerissen werden).

Fingergelenk: Häufige Ursache sind technische Fehler bei der Ballannahme oder Ballabwehr, etwa beim Basketball oder Volleyball. Auch ein Sturz auf ausgestreckte oder abgespreizte Finger kann zu einer Verrenkung führen (geschieht häufig beim Skifahren).

Kniescheibe: Bei Sprungübungen, plötzlichem Stoppen oder Gegnerkontakt kann die Kniescheibe aus dem Gelenkverbund des Knies gleiten (→ S. 238).

Hüftgelenk: Stürzt man einen Abhang hinab, kann auch das Hüftgelenk luxieren – z. B. nach vorn oder nach hinten. Dies ist jedoch selten.

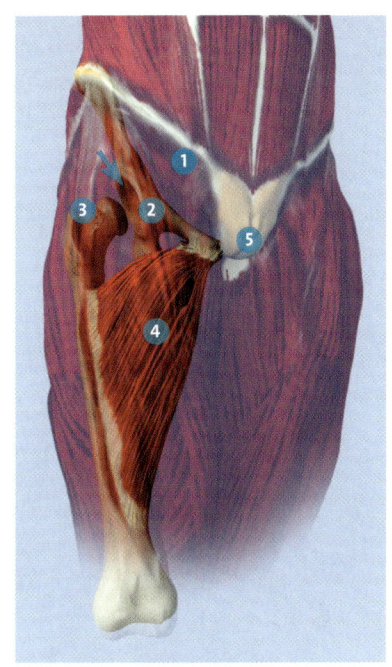

Luxation des Hüftgelenks.

1 - Leiste
2 - Hüftgelenkspfanne
3 - Hüftkopf
4 - Heranziehmuskel (Adduktor)
5 - Schambein

Welche Symptome deuten auf eine Verrenkung hin?

Eine Verrenkung verursacht starke Schmerzen. Die betroffenen Gliedmaßen können kaum bewegt werden, häufig ist eine Fehlstellung auch sichtbar. Die betroffene Körperpartie schwillt an. Sind Nerven verletzt, treten Taubheitsgefühle oder Funktionsstörungen auf. Eine Verrenkung des Ellenbogens kann beispielsweise das Gefühl und die Beweglichkeit der Hand beeinträchtigen.

Ist die Schulter ausgekugelt, kann der Betroffene den Arm wegen der starken Schmerzen kaum bewegen. Der Arm hängt schlaff vor dem Oberkörper herab. Zusätzlich federt das Gelenk in dieser unnatürlichen Stellung. Die Gelenkpfanne ist von außen ertastbar und wirkt «leer».

Wie wird eine Verrenkung diagnostiziert?

Bei einer Verrenkung muss ein Facharzt (Orthopäde) oder der Hausarzt aufgesucht werden. Der Arzt untersucht, ob die Beweglichkeit eingeschränkt ist. Für eine Diagnose sind weitere Aspekte wichtig:

* Geräusche im Gelenk
* Unregelmäßigkeiten im Gelenk
* Stockende Gelenkbewegungen
* Veränderungen der Hautfarbe rund um das Gelenk
* Erhöhte Temperatur
* Schwellungen
* Starke Schmerzen bei Druck oder Bewegung
* Tastbare leere Gelenkpfanne

Bei bestimmten Gelenken gibt es zudem charakteristische Hinweise auf eine Verrenkung:

Schultergelenk: Der Arm hängt leicht abgespreizt herab und lässt sich nicht an den Körper führen.

Daumen: Der Daumen steht in Z-Stellung ab.

Kniescheibe: Die Kniescheibe tritt seitlich aus dem Gelenk heraus.

In der Regel zeigen Röntgenaufnahmen (→ S. 195), ob zusätzlich Knochenverletzungen vorliegen und wie weit ggf. die Verrenkung reicht. Bei Restbeschwerden nach dem Wiederherstellen der normalen Funktion (Reposition) kann eine MRT-Untersuchung begleitende Verletzungen aufzeigen.

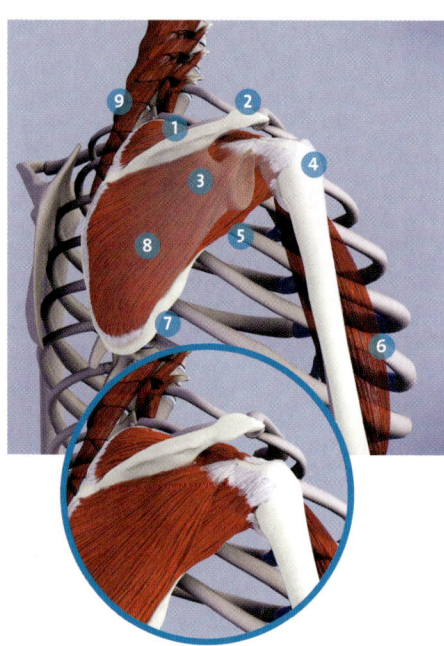

Schulterluxation (oben, unten Normalzustand).

1 - Obergrätenmuskel (Musculus supraspinatus)
2 - Schulterhöhe (Acromion)
3 - Gelenkpfanne
4 - Oberarmkopf (luxiert)
5 - Unter-Schulterblattmuskel (Musculus subscapularis)
6 - Bizeps
7 - Schulterblatt
8 - Untergrätenmuskel (Musculus infraspinatus)
9 - Halsmuskeln

Wie wird eine Verrenkung behandelt?

Ein Orthopäde kann das ausgekugelte Gelenk wieder einrenken. Das sollte möglichst innerhalb weniger Stunden nach dem Unfall erfolgen. Um weitere Schäden rechtzeitig festzustellen, wird es vor dem Einrenken geröntgt.

Bei Verrenkungen eines Finger- oder Hüftgelenkes wird unter örtlicher Betäubung eingerenkt. Bei Schultergelenk- oder anderen größeren Verrenkungen erhält der Betroffene nicht selten eine Vollnarkose.

Nach der Einrenkung wird erneut eine Röntgenaufnahme gemacht, um die richtige Stellung der Gelenkflächen zu kontrollieren. Bei bestimmten Verrenkungen, z. B. der Schulter oder der Kniescheibe, muss der zerrissene Bandapparat ggf. nachträglich versorgt werden. Dies kann auch durch eine Arthroskopie (→ S. 242) erfolgen.

Das eingerenkte Gelenk wird für acht bis zehn Tage ruhiggestellt. Dabei wird der betroffene Körperbereich mit elastischen Bandagen, Schienen oder einem Gipsverband stabilisiert. In der nachfolgenden Rehabilitation wird das Gelenk mit Hilfe von Physiotherapie vorsichtig wieder beweglich gemacht. So wird verhindert, dass die Gelenkkapsel schrumpft, und gleichzeitig gegen eine erneute Verletzung vorgebeugt.

Was der Facharzt rät

Ein ausgekugeltes Gelenk darf nur von einem Spezialisten eingerenkt werden. Allerdings sollte Erste Hilfe geleistet werden. Ziel ist dabei, weitere Schäden zu verhindern und die Schwellung des Gewebes möglichst gering zu halten: Je geringer die Schwellung ist, desto besser lässt sich das Gelenk später einrenken.

ERSTE HILFE BEI VERRENKUNGEN

- Das betroffene Gelenk möglichst schmerzfrei ruhigstellen, z.B. mit einem Dreieckstuch.
- Die verletzte Stelle etwa 15 bis 20 Minuten lang mit Eispackungen (Eissprays) oder kalten Umschlägen kühlen. Dabei darauf achten, dass es keinen direkten Kontakt zwischen Eis und Haut gibt, ggf. ein Tuch um die Eispacks wickeln.
- Die verletzte Stelle – mit Ausnahme des Hüftgelenks – hoch lagern und vorsichtig Schmuck oder Ringe von Fingern oder Armen entfernen.
- Den Betroffenen so schnell wie möglich zu einem Arzt bringen.

Drei Fragen an den Arzt

1. Kann man ein Gelenk auch nur «ein bisschen» verrenken?

Es gibt Verrenkungen, bei denen ein Teil der Gelenkflächen miteinander in Kontakt bleibt (Subluxationen). Sie betreffen meist das Kniegelenk, kleine Wirbelgelenke, das Sprunggelenk oder das Gelenk zwischen dem äußeren Ende des Schulterblatts und dem Schlüsselbein. Auch hierbei können allerdings Kapsel, Knorpel oder Bänder beschädigt werden.

2. Was ist ein Schlottergelenk?

Ein Schlottergelenk ist ein chronisch geschädigtes Gelenk, das sich immer wieder ausrenkt. In der Fachsprache heißt dieses Phänomen auch «habituelle Luxation». Es betrifft vorwiegend junge Sportler, die eine familiäre Veranlagung zu schwachen Gelenken oder eine Bindegewebsschwäche haben. Bei Fußballern z.B. neigt bevorzugt das obere Sprunggelenk zur Ausrenkung. Bei jungen Frauen und Mädchen kommen häufig Kniescheibenluxationen vor. Die Ursache ist eine Fehlentwicklung der Kniescheibe oder des sogenannten Gleitlagers in Kombination mit einer Bandschwäche. Eine weitere Ursache ist eine nicht ausreichend behandelte frühere Luxation. Auch ständige Überbeanspruchung kann die Bänder und den Kapselapparat ausleiern, sodass ein Gelenk immer wieder auskugelt. Bei einem «Schlottergelenk» können schon leichte Bewegungen wie Händeschütteln zu einer erneuten Auskugelung führen. Die Funktionsfähigkeit der Schlottergelenke ist eingeschränkt.

3. Kann man eine Schulterverrenkung verhindern?

Die beste Vorbeugung gegen verrenkte Gelenke ist eine gut trainierte Muskulatur. Außerdem schützen je nach Sportart Koordinationstraining, die richtige Ausrüstung, die korrekte Technik und grundsätzlich defensives sportliches Verhalten vor Verletzungen.

Hilfen gegen Schmerzen

Schmerzen des Bewegungsapparates, wie sie nach einem Unfall auftreten können, lassen sich gut mit den Techniken der Physiotherapie (→ S. 244) behandeln.

Eine Schmerztherapie, die nach Anleitung des Arztes auch vom Patienten selbst durchgeführt werden kann, ist die transkutane elektrische Nervenstimulation (TENS, → S. 336). Dabei werden Elektroden auf die Haut geklebt. Über die Elektroden werden Stromreize abgegeben, mit denen die Schmerzempfindung überdeckt wird. Jede TENS-Behandlung muss hinsichtlich Platzierung der Elektroden, Stromfrequenz und Reizdauer individuell auf den Einzelnen abgestimmt werden. TENS fördert außerdem die Bildung von Endorphinen, den sogenannten Glückshormonen, die auch Schmerzen lindern können.

5.4 Arthrose

Die Arthrose ist eine verschleißbedingte, nicht entzündliche Gelenkkrankheit, die mit zunehmender Bewegungseinschränkung und Schmerzen einhergeht. Lebensqualität und Arbeitsfähigkeit sind beeinträchtigt. Es kann ein, es können aber auch mehrere Gelenke gleichzeitig oder nacheinander betroffen sein.

Eine Arthrose beginnt damit, dass nach und nach der Knorpel im Gelenk abgebaut wird. Das wiederum löst Umbauprozesse im angrenzenden Knochen aus, bis schließlich die Gelenkfläche ganz oder teilweise zerstört bzw. knöchern durchbaut (versteift) ist. Von einer Arthrose sind in Deutschland etwa 6 % der Bevölkerung betroffen. Die direkten Behandlungskosten belaufen sich auf schätzungsweise etwa zehn Milliarden Euro!

Bei einer Polyarthrose sind mehrere Gelenke von einer Arthrose betroffen.

Nur etwa ein Drittel der Arthrosen, die durch radiologische Bildgebung diagnostiziert werden, sind schmerzhaft. Das erschwert Prognose und Behandlung. Eine neuere Studie des Robert-Koch-Institutes deutet auf eine deutlich höhere Häufigkeit von Gelenkschäden bei «Sportmuffeln» hin. Übergewichtige und Frauen sind häufiger von einer Arthrose betroffen.

Arthrosen können in allen Gelenken auftreten. Sehr häufig sind die kleinen Wirbelgelenke des Rückens betroffen. Auch mehrere Fingergelenke können gleichzeitig betroffen sein, etwa die Daumengrundgelenke (Rhizarthrose), Fingerendgelenke (Heberden-Arthrose) sowie die Fingermittelgelenke (Bouchard-Arthrose).

Andere Arthrosen wie die Hüftgelenkarthrose betreffen in der Regel nur ein einzelnes Gelenk und machen sich häufig erst durch Schmerzen bemerkbar. Hüftschmerzen treten meistens einseitig auf und können verschiedene Ursachen haben. Sie können durch angeborene Fehlstellungen der Hüftgelenke hervorgerufen werden, aber auch auf verschleißbedingte Gelenkveränderungen zurückgehen, wie sie bei Arthrose vorkommen, oder auf Unfälle oder Entzündungen. Eine indirekte Ursache kann aber

Bei einer Reihe von Patienten bleibt der Arthrosegrad zum Glück stabil und verschlimmert sich nicht.

durchaus auch Übergewicht sein, denn jedes Kilo zu viel belastet besonders die Hüft- und die Kniegelenke.

Wissen muss man, dass Schmerzen im Hüftbereich nicht automatisch auch vom Hüftgelenk verursacht werden. Beschwerden an der hüftnahen Außenseite des Beines etwa sind meist fortgeleitete Schmerzen aus der Region der Lendenwirbelsäule (→ S. 191) oder des Kreuz-Darmbein-Gelenkes. Ein Schmerz über dem Hüftknochen kann auf eine Schleimbeutelreizung hindeuten.

Hüftschmerzen gehören immer in Ärztehände. Der Arzt – der Hausarzt oder meist ein Orthopäde – kann auf Grund seiner Erfahrung, der Krankengeschichte des Patienten und einer ersten körperlichen Untersuchung die möglichen Ursachen meist schon eingrenzen. Zu den weiteren Untersuchungsverfahren gehören Röntgenaufnahmen (→ S. 195) und Kernspintomographien (MRT, → S. 197).

Welche Ursachen hat eine Arthrose?

Eine Arthrose entsteht durch eine dauerhaft falsche Belastung, z. B. nach Verletzungen oder infolge eines angeborenen Defekts eines Gelenks oder durch dauerhafte sportliche Fehl- oder Überbelastung (häufig bei Fußballern oder Kampfsportlern in Hüfte, Knie oder oberem Sprunggelenk). Im Prinzip kann jedes Gelenk betroffen sein. Meist ist es aber das Knie oder die Hüfte, die beide stark durch das Körpergewicht belastet sind. Bekannt sind aber auch Arthrosen der kleinen Wirbelsäulengelenke oder bestimmter Fingergelenke. Aber auch langjähriges Übergewicht, Bewegungsmangel oder falsche Bewegungsmuster können zur Bildung einer Arthrose beitragen. Bei Arthrosen scheint nach neueren Studien das Verhältnis zwischen Auf- und Abbau von Knorpelgewebe und dem angrenzenden Knochen durch einen oder mehrere dieser Faktoren gestört zu sein.

Durch Übergewicht sind besonders jene Gelenke von Arthrose bedroht, die das Körpergewicht tragen müssen. Das ist neben den Knien und den Hüften auch die Wirbelsäule. Infolge der starken Belastung sowie im Alter wird die Knorpelschicht immer dünner, die stoßdämpferähnlichen Eigenschaften des Knorpels nehmen ab. An Stellen, an denen der angrenzende Knochen kaum mehr durch Knorpel geschützt ist und ganz oder teilweise freiliegt, bildet er verstärkt Knochensubstanz aus. Um das betroffene Gelenk herum kommt es zu Verformungen und Knochenausläufern. Ein abgeriebener Knorpel oder Knochen kann zudem Gelenkhautentzündungen verursachen.

ARTHROSE DURCH SEELISCHES UNGLEICHGEWICHT?

Ein dauerhafter Schmerzreiz führt zu Muskelverkürzungen oder chronischen Muskelverkrampfungen (Kontrakturen). Die ständige Anspannung bewirkt eine verminderte Durchblutung, die Nährstoffzufuhr und der Abtransport von Stoffwechselprodukten leiden darunter. Die Muskulatur bildet sich zurück und kann die Gelenke nicht mehr ausreichend stabilisieren. Sie werden überbelastet, geraten in eine chronische Fehlstellung oder Verrenkung, entzünden sich und verknöchern.

Auch ein seelisches Ungleichgewicht oder anhaltende Stressauslöser wie Angst, unterdrückte Aggressionen oder Frustration bzw. Perspektivlosigkeit können derartige Verspannungen mit derselben Wirkung auslösen. Der psychosomatische Zusammenhang findet auch bildlich Ausdruck: «Das zwingt mich in die Knie!»

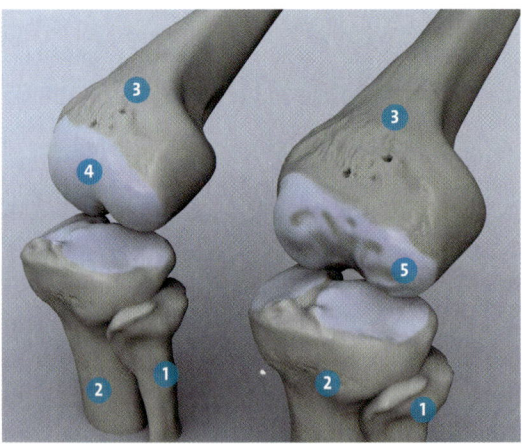

Arthrose: links = gesundes Gelenk,
rechts = Veränderung des Knochens.

1 - Wadenbein (außen)
2 - Schienbein
3 - Oberschenkelschaft
4 - Normaler Gelenkknorpel
5 - Defekter Knorpel

Die Gelenke können dann zwischenzeitlich verdickt, überwärmt oder gerötet sein (aktivierte Arthrose oder Osteoarthritis).

Weitere Ursachen einer Arthrose können vorangegangene Knochenbrüche, Kapsel-Band-Verletzungen oder Gelenkentzündungen sein. Auch Stoffwechselstörungen wie Gicht, Diabetes mellitus, Schuppenflechte, Pseudogicht oder die Bluterkrankheit (Hämophilie) können zu einer Arthrose führen.

Welche Symptome deuten auf eine Arthrose hin?

Typisch für eine Arthrose sind steife, schmerzende Gelenke, besonders nach längeren Ruhepausen (Anlaufschmerz): z.B. nach dem Aufstehen oder nach längerem Sitzen. Bei Bewegung legen sich die Schmerzen schnell wieder. In diesem Punkt unterscheidet sich die Arthrose von einer entzündlichen Gelenkerkrankung, bei der die Steifheit und der Schmerz oft Stunden anhalten. Fahrradfahren bereitet Arthrose-Patienten selten Probleme, eine stoßweise Belastung wie das Hinuntergehen einer Treppe lässt die Schmerzen allerdings erneut auftreten.

Viele Arthrosen sind lange unauffällig. Melden sie sich dann aber doch durch Schmerzen, wird die Muskulatur oft chronisch fehlbelastet. Die Folge ist eine Druckerhöhung im Gelenk mit Kapseldehnung, die eine Entzündung auslöst, die sowohl die Kapselbänder, die Sehnen, die Muskulatur, die Knochenhaut als auch die Gelenkinnenhäute schmerzhaft reizen kann. Später kommt es zu einem belastungsabhängigen

Schmerz, und irgendwann machen einem Arthrosepatienten gleich drei Komponenten das Leben schwer: der Ruheschmerz, der Dauerschmerz und der Nachtschmerz mit knöchernen Verdickungen der Gelenke. Das Endstadium einer Arthrose ist durch eine Versteifung wie bei den kleinen Wirbelgelenken geprägt. Spätestens dann hört der Schmerz meistens auf.

KNORPEL

Knirscht es beim Fleischessen zwischen den Zähnen, hat man meist auf Knorpel gebissen. Knorpel ist ein faserhaltiges Stützgewebe von unterschiedlicher Elastizität, je nach Gelenk, das es abzufedern gilt. Knorpel ist nicht durchblutet und nimmt auch anderweitig kaum an einem Stoffwechsel teil. Infolgedessen regeneriert sich beschädigter Knorpel kaum.

Wie wird eine Arthrose diagnostiziert?

Eine Arthrose ist gut zu diagnostizieren. Der Arzt prüft bei der Untersuchung, wie funktionstüchtig Gelenke und Bänder sind, ob es Schwellungen oder Hautveränderungen gibt und ob bestimmte Stellen mit Schmerzen auf Druck reagieren. Ein Röntgenbild gibt ggf. Aufschluss über arthrosetypische Veränderungen. Diese sind

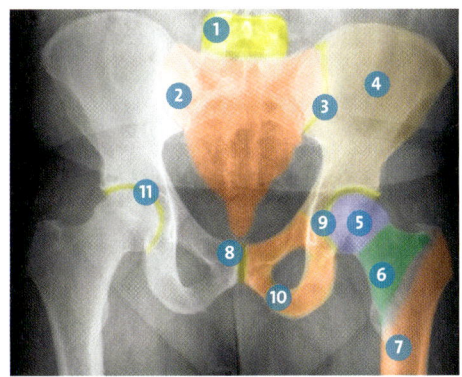

Die Hüfte (Röntgenbild).

- ein verschmälerter Gelenkspalt,
- teilweise stierhornartige Ausläufer des Knochens,
- eine Verdichtung des Knochens unter dem Knorpel,
- Knochendefekte unterhalb des Knorpels (sogenannte Geröllzysten).

Mitunter erweitert der Arzt die Diagnostik um eine Ultraschalluntersuchung (Sonographie, → S. 63), Kernspintomographie (MRT, → S. 197), Computertomographie (CT, → S. 196), Szintigraphie (→ S. 240), Arthroskopie (→ S. 242) oder eine Gelenkpunktion mit Untersuchung der Gelenkflüssigkeit (→ S. 243).

1 - Wirbelkörper der unteren Lendenwirbelsäule (gelb)
2 - Kreuzbein (orange)
3 - Kreuzbein-Darmbein-Gelenk (gelbe Linie)
4 - Hüftschaufel
5 - Hüftkopf
6 - Oberschenkelhals (grün)
7 - Oberschenkelschaft (rot)
8 - Schambeinfuge
9 - Gelenkpfanne Hüftgelenk
10 - Schambein
11 - Gelenkspalt

Wie wird Arthrose behandelt?

Eine Arthrose ist nicht heilbar, muss aber durchaus nicht schmerzhaft sein und kann im Verlauf gebremst werden. Alle Therapiemethoden zielen darauf ab, die Lebensqualität zu verbessern, das heißt: Schmerzen zu lindern, die Beweglichkeit zu verbessern und weiteren Verschleiß zu verlangsamen.

Hierbei ist besonders ein gezieltes Muskeltraining zur Stabilisierung der betroffenen Gelenkumgebung notwendig. Welche der Therapieformen die richtige ist, entscheidet der behandelnde Arzt immer anhand des Einzelfalls. Zu Beginn jeder Behandlung steht eine ausführliche Beratung über folgende Aspekte:

- Krankheitsverlauf
- Alltägliches Bewegungsverhalten, Muskulaturtraining
- Vermeidung körperlicher Fehlbelastungen
- Reduktion von Übergewicht
- Gelenkschonende Übungen (z. B. Knieschule)

Mit Hilfe von Medikamenten können Schmerzen und Entzündungen gelindert werden. Zum Einsatz kommen dabei u. a.

- kortisonfreie Entzündungshemmer (nichtsteroidale Antirheumatika: NSAR),
- Gelenkinjektionen und -spülungen mit lokalen Betäubungsmitteln und/oder
- die sogenannte Orthokin-Therapie (körpereigene Anti-*Interleukine*), die den entzündlichen und immunologischen Knorpelabbau reduzieren soll, und/oder
- homöopathische Mittel wie *Zeel* oder *Traumeel* oder
- *Hyaluron*-Präparate als Ersatz der Gelenkflüssigkeit.

Knorpelstabilisierende Substanzen sind Medikamente mit den Inhaltsstoffen *Chrondroitin*, *Hyaluronsäure* oder *Glucosamin*. Sie sollen die Eigenschaften der Gelenkflüssigkeit verbessern und werden mit unterschiedlichem Erfolg eingesetzt, vorübergehend auch täglich. Diese Mittel sind wissenschaftlich umstritten.

Blutegel zur Schmerztherapie

Blutegel wurden schon im Altertum gegen Venenentzündungen, Krampfadern und Thrombosen eingesetzt. In Deutschland wird diese Behandlung kaum noch durchgeführt. Aber neuere Studien z. B. der Universitäten Essen und Aachen weisen nach, dass Blutegel bei einer Arthrose vergleichsweise gut gegen die Schmerzen helfen können.

Das *Hiriduin*, eine erwiesenermaßen pharmakologisch aktive Substanz aus dem Speichel der Tiere, wirkt gerinnungshemmend und antientzündlich. Die Blutegel saugen sich bis zu 60 Minuten lang am Gelenk fest und fallen dann ab. Das zwickt ein wenig, ist aber nicht wirklich schmerzhaft. Danach blutet die Wunde noch ein wenig nach, auch über Juckreiz wird berichtet. Der schmerzlindernde Effekt hält bis zu einem halben Jahr an, zumindest berichten dies gut zwei Drittel der Studienteilnehmer.

Eine Arthrose kann durch Blutegel nicht geheilt werden, aber die medikamentöse Behandlung kann reduziert oder sogar eingestellt werden: Ein guter Ausblick für viele, denen die Nebenwirkungen der Schmerzmittel zu schaffen machen. Weitere Studien sollten abgewartet werden. Wer sich aber auf Grund der ermutigenden Ergebnisse behandeln lässt, sollte Wert darauf legen, dass die Blutegel aus der Apotheke kommen und der Therapeut nicht nur in der Therapie erfahren ist, sondern auch pfleglich mit den Tieren umgeht.

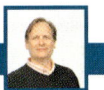

NEBENWIRKUNGEN REDUZIEREN

In den USA sterben jährlich bis zu 100 000 Menschen allein an unerwünschten Medikamentenwirkungen. Bei älteren Menschen sind es die Nebenwirkungen von NSAR, das Geschwüre und tödliche Blutungen im Magendarmtrakt hervorrufen kann. Seit Jahrzehnten ist bekannt, dass langjähriger Schmerzmittelgebrauch zu Leber- und Nierenschäden oder zu einer psychischen Medikamenten-Abhängigkeit führen kann. Die Kosten für die Behandlung und Vermeidung von unerwünschten Arzneimittelwirkungen werden in den USA auf eine halbe Milliarde Dollar geschätzt. Keinesfalls darf also leichtfertig über lange Zeit hinweg zu Schmerzmitteln gegriffen werden.

Unter dem Gesichtspunkt einer möglichst schonenden, sanften Medizin ist ein ganzheitliches Therapiekonzept – von «leicht nach schwer» fortschreitend – dringend geboten. Schmerzmedikamente sollten in der Regel nur kurzzeitig und von erfahrener schmerztherapeutischer Hand angeordnet sowie mit anderen Methoden kombiniert bzw. durch lokale Therapieverfahren ersetzt werden.

Auch Massagen, Prothesen oder Operationen können den Patienten sehr entlasten. Im Idealfall tragen sie zu einer Verminderung des Schmerzmittelbedarfs bei.

Ein Blutegel kann nach einiger Zeit wieder angesetzt werden, aber immer nur für denselben Patienten. Das erfordert höchste Sorgfaltspflicht bei der Pflege, gerade auch um Übertragungen von Keimen auszuschließen.

Folgende physikalische Therapien können helfen, die Beschwerden einer Arthrose zu lindern:
- Krankengymnastik/Osteopathie
- Wärmebehandlung (nicht im akuten Stadium)
- Kältebehandlung (im akuten Stadium)
- Muskelkräftigung und -dehnung (z. B. durch Schwimmen und Radfahren)
- Wasser- und Bädertherapie
- Elektrotherapie und Ultraschall

Die Muskeln müssen gerade auch bei einer Arthrose gedehnt und gekräftigt werden, auch dann, wenn Massagen, Akupunktur oder Schmerzmittel vorübergehend den Schmerz nehmen. Schwimmen oder Aqua-Jogging unter Anleitung ist generell sinnvoll und erleichtert die Bewegung. Bei Kniegelenkarthrosen sind Fahrradfahren und Walking, bei Hüftgelenkarthrosen Wandern, Schwimmen und Fahrradfahren sinnvoll.

Gelenke dürfen nie über die Schmerzgrenze hinaus belastet werden. Bei starkem Schmerz sofort aufhören.

Sollten die Beschwerden unter Belastung oder beim Sport zunehmen, ist Rücksprache mit dem Arzt notwendig. Da die Erkrankung nicht selten weiter fortschreitet, muss das Bewegungsprogramm unter Anleitung regelmäßig überprüft werden.

VORSORGE GEGEN ARTHROSE

Die folgenden Übungen können auch eine Therapie begleiten, sind aber unter Anleitung zu erlernen. Bitte auf eine Decke oder Matte am Boden legen und ein Handtuch als Nackenrolle benutzen, beide Beine abwechseln.

ÜBUNGEN FÜR DAS HÜFTGELENK ZUR VORSORGE

Begleitend: Alle Übungen in drei Sätzen mit 10 bis 15 Wiederholungen ausführen, dazwischen eine Pause von 90 Sekunden einlegen.

Keine Pause bei den Übungen einlegen, die mit rechts/links im Wechsel durchgeführt werden.

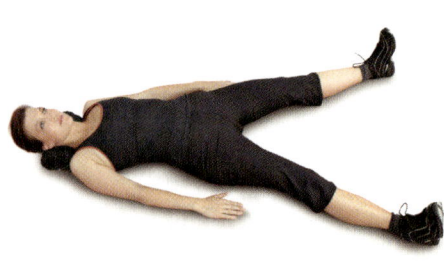

Ab- und Adduktionsübung

In Rückenlage – Beine strecken, Fußspitze anziehen und minimal nach innen drehen, sodass die Beine gerade bleiben. In dieser Position Beine gestreckt auseinander- und wieder zusammenführen. Dabei ist zu beachten, dass die Fersen stets den Boden berühren. In dieser Position kann man zusätzlich die Fersen im Wechsel vom Körper wegschieben und dabei die Gesäßmuskulatur anspannen.

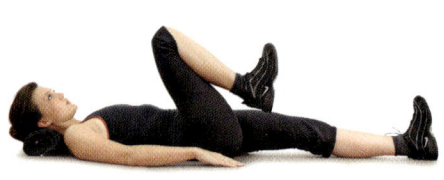

Hüft- und Kniebeuger

In Rückenlage (Beine gestreckt, Fußspitze angezogen) – eine Ferse bewegt sich, ohne den Bodenkontakt zu verlieren, bis zum Gesäß. Am Ende der Bewegung wird die Ferse vom Boden gelöst, und das Knie wird weiter an den Körper herangezogen. Anschließend wieder zurück, bis man die Ausgangsposition erreicht.

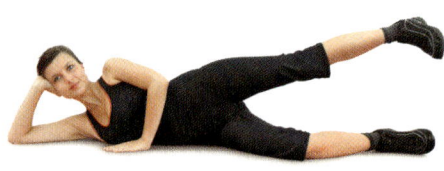

Seitliche Gesäß- und Oberschenkelmuskulatur

In Seitenlage – das obere Bein ist gestreckt und leicht nach innen gedreht. Die Fußspitze ist angezogen. Das untere Bein ist gebeugt. In dieser Position wird das Bein angehoben und anschließend nur so weit abgesenkt, dass die Muskelspannung während der gesamten Bewegung erhalten bleibt.

Hüftstrecker

In Bauchlage – ein Knie wird nach oben angewinkelt, sodass die Fußsohle zur Decke zeigt. Der Unterschenkel wird nun einige Zentimeter auf und ab bewegt. Der Beckenknochen darf den Kontakt mit dem Boden während der Übung nicht verlieren.

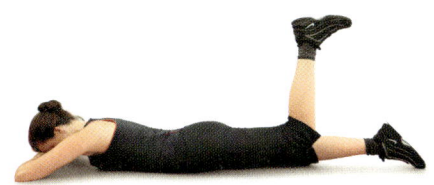

Ausfallschritt zur Seite

Im Stehen – ein Bein macht einen seitlichen Ausfallschritt, und das andere Bein kommt nach. Es ist darauf zu achten, dass man beim Ausfallschritt das Gesäß etwas nach hinten schiebt, sodass die Knie leicht gebeugt werden. Beim Anschließen des Beines werden die Beine wieder gestreckt (Überstreckung vermeiden!). Zwei Schritte nach links und zwei Schritte nach rechts ausführen.

ÜBUNGEN FÜR DAS KNIEGELENK ZUR VORSORGE

Kniestrecker

In Rückenlage – beide Beine sind gestreckt. Legen Sie sich ein eingerolltes Handtuch unter die Kniekehlen und drücken Sie die Kniekehlen beidseitig nach unten auf das Handtuch. Nun spannen Sie Ihre Oberschenkel an. Dabei verlieren die Fersen den Bodenkontakt. Halten Sie diese Spannung für ein paar Sekunden und lösen Sie sie wieder.

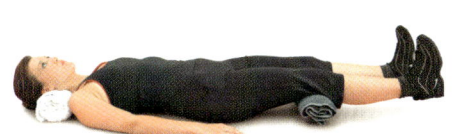

Streckhebung

In Rückenlage – ein Bein ist gebeugt, das andere ist gestreckt. Ziehen Sie die Fußspitzen an und heben Sie Ihr Bein leicht. Anschließend wieder zurück in die Ausgangsposition. Wobei darauf zu achten ist, dass die Spannung erhalten bleibt und die Bauchmuskeln angespannt sind, damit der Rücken den Kontakt mit dem Boden nicht verliert (das Bein nicht ablegen).

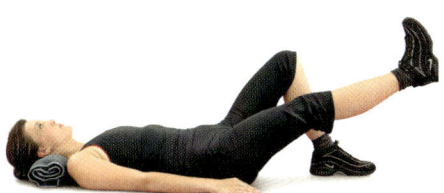

Bettfahrrad

In Rückenlage – in der Luft einbeinig Fahrrad fahren, während das andere Bein gebeugt abgestellt ist. Die gleiche Übung auch rückwärts ausführen.

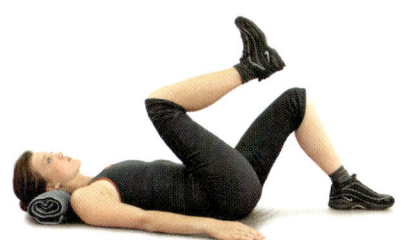

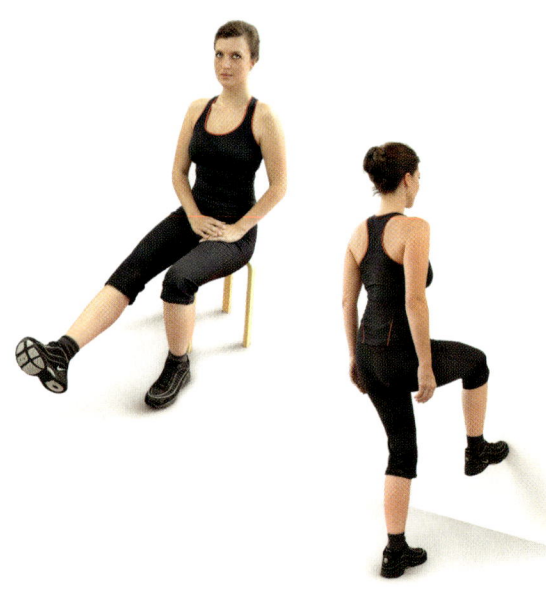

Fußheber
Auf dem Stuhl – Sitzen und das Bein ausstrecken und einige Zentimeter die Ferse vom Stuhl abheben. Die Fußinnenkante nach innen drehen und die Spannung kurz halten. Danach die Fußaußenkante nach außen drehen und die Spannung wieder kurz halten. Bei der Übung ist das Knie leicht gebeugt (siehe linkes Bild).

Wandtippser
Im Stehen – mit dem Gesicht zur Wand oder Sprossenwand. Die Fußspitze berührt kurz im Wechsel unterschiedliche Höhen auf der Wand und wird wieder zurückgezogen.

Zur Behandlung einer Arthrose stehen verschiedene konservative Verfahren zur Verfügung. Besonders bei Arthrosen der Knie- und Hüftgelenke können **orthopädische Hilfen** Erleichterung bringen, z. B.:
- Pufferabsätze für einen weicheren Gang
- Erhöhungen des Schuhaußen- oder -innenrands, um das Gangbild zu korrigieren
- Handstock oder Unterarm-Gehstützen
- Fersenkissen
- Bandagen
- Keilkissen, Sitzerhöhungen

Bei der «pulsierenden Magnetfeldtherapie» wird ein ringförmiger Magnet um das betroffene Gelenk gelegt. Die Therapie soll den Zellstoffwechsel der Knorpelzellen aktivieren. Einen schulmedizinischen Nachweis gibt es für die Wirksamkeit dieser Methode nicht. In Einzelfällen hat eine Magnetfeldtherapie aber eine lindernde Wirkung gezeigt.

Mikro-therapeutische und minimalinvasive Verfahren:

Intra-artikuläre Mikrotherapie der Gelenke: Hierbei werden antientzündliche Stoffe ins Gelenk injiziert. In Hüft- oder Wirbelgelenk erfolgt dies häufig zur präzisen Steuerung mit Hilfe der Schnittbildgebung (CT, → S. 196; MRT, → S. 197). Ebenfalls wird auf diese Art und Weise in Einzelfällen ein Gelenkflüssigkeitsersatz (*Hyaluron*-haltige Präparate) eingesetzt. Mit Kortison sollte extrem vorsichtig umgegangen werden, da Knorpelgewebe auch beschädigt werden kann. Als Ersatz bieten sich *Zeel* oder *Traumeel* an. Die Behandlung wird etwa sechsmal in wöchentlichen Abständen vorgenommen.

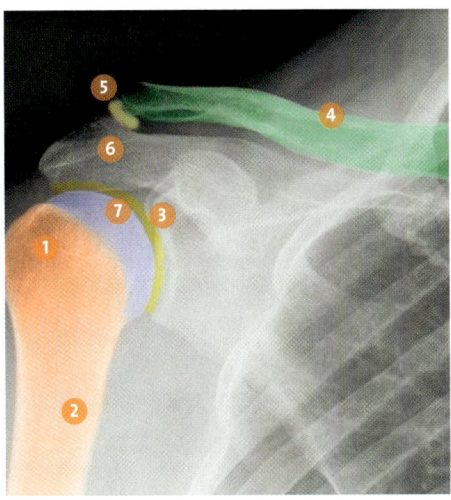

Bei kleinflächigen Knorpeldefekten kann das Gelenk mittels verschiedener Techniken mit neuem (eigenem) Knorpel versehen werden:

Transplantation körpereigener Knorpelzellen: Körpereigenes Knorpelgewebe kann vervielfältigt und danach in das betroffene Gelenk eingesetzt werden. Dafür werden zuerst an einer intakten Stelle Knorpelzellen entnommen und anschließend im Labor vermehrt. Nach sechs Wochen sind meist genügend Zellen vorhanden, um den zweiten Eingriff durchzuführen, bei dem ein Zellpräparat auf den Defekt aufgebracht wird.

Mosaikplastik: Kleinere Defekte des Gelenkknorpels können behoben werden, indem zylinderförmige Stücke unbeschädigten Knorpels aus anderen Gelenkregionen herausgeschnitten und mosaikartig in das beschädigte Gelenk eingesetzt werden.

Röntgenbild des Schultergelenks.

1 - Oberarmkopf
2 - Oberarmschaft
3 - Gelenk
4 - Schlüsselbein
5 - Schulter-Schlüsselbeingelenk
6 - Schulterspitze
7 - Knorpel

Operative Therapieansätze

Bei kleinflächigen Knorpeldefekten kann das Gelenk mittels verschiedener Techniken mit neuem Knorpel versehen werden.

Einige Verfahren, z.B. Mikrofakturierung, Abrasions-Arthroplastik oder Pridie-Bohrung, haben das Ziel, die körpereigene Regeneration durch mikro-chirurgische Eingriffe (Arthroskopie, → S. 242) anzuregen. Der geschädigte Knorpelbereich wird angefräst oder punktförmig aufgeraut. Das kann auf unterschiedliche Weise die Bildung von neuem Faserknorpel anregen.

Mit einer gelenknahen Osteotomie können X-Beine und andere Fehlstellungen im Gelenk ausgeglichen werden. Dabei wird ein Knochen durchtrennt und in besserer Gelenkstellung wieder zusammengesetzt. Dieser Eingriff wird vorwiegend bei Knie- und Hüftgelenkarthrosen durchgeführt.

Das beschädigte Gelenk kann in schweren Fällen durch ein künstliches ersetzt werden. Häufiger sind Endoprothesen für das Hüft- und Kniegelenk, es gibt sie aber auch für die meisten anderen Gelenke. Mittlerweile gibt es viele Abstufungen in der Endoprothetik. Meistens werden verschlissene Gelenkoberflächen nur überkront, wobei Bänder und Gelenkfunktion vollständig erhalten bleiben (ähnlich wie bei einem überkronten Zahn).

Ist das Gelenk sehr instabil, bleibt mitunter auch die Möglichkeit, es zu versteifen, um eine schmerzfreie Belastung zu ermöglichen. Dazu werden die umgebenden Knochen mit **Metallplatten** verbunden. Die Schmerzfreiheit wird mit einer totalen Unbeweglichkeit eines Gelenks bezahlt. In den meisten Fällen kann man dies mit Spezial-Endoprothesen umgehen und die Gelenkbeweglichkeit erhalten.

Was der Facharzt rät

Eine Arthrose ist nicht heilbar! Der Verschleiß schreitet fort, kann jedoch durch geeignete therapeutische Maßnahmen gebremst werden. Auch wenn es nicht leichtfällt: Bei einer Arthrose darf man nicht aufhören, sich zu bewegen. Also sollte z. B. ein Fußweg der bequemen Autofahrt um die Ecke vorgezogen werden. Dabei ist jede Hilfe erlaubt, die Erleichterung bringt, sei es ein Spazierstock, ein Stockschirm oder Schuhe mit Luftpolstern. Wer sich außerdem ab und zu auf die Tischkante setzt und die Beine baumeln lässt, kann sein krankes Kniegelenk ohne Belastung bewegen. Generell sind höhere Stühle tiefen Sesseln vorzuziehen. Schwimm- oder Gymnastikkurse sind empfehlenswert – schon allein der Weg dorthin ist gesund.

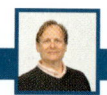

AUCH MIT 80 JAHREN NOCH EIN NEUES GELENK?

Natürlich! Die Arthrose ist ein Verschleiß des «Fahrgestells» des Menschen. Bei einem alten Auto mit einem platten Reifen wird der Reifen gewechselt und bei einem alten Menschen nicht? Schmerzen infolge einer «Unwucht» z.B. des Hüft- oder Kniegelenks können einen noch in der geistigen Blüte seines Lebens stehenden Menschen zu einem körperlich Hilfsbedürftigen machen. Chronische Schmerzen können zu einer eigenständigen Krankheit werden und den Menschen schnell psychisch verändern.

Älteren Menschen eine Prothese oder anderweitige aufwändige Behandlungen der Gelenke zu verweigern – wie z.B. in England geschehen –, ist zutiefst inhuman. Wir sollten uns davor hüten, ähnliche Wege zu gehen. Persönlichkeiten wie der Bundespräsident a. D. Richard von Weizsäcker oder Altbundeskanzler Helmut Schmidt sind im fortgeschrittenen Alter noch brillante Denker und Gestalter. Ein chronischer Schmerz würde sie «wie einen Baum fällen». Unvorstellbar für mich persönlich wäre, dass uns allen im Alter medizinische Leistungen vorenthalten würden, die zum Erhalt der individuellen Lebensqualität, zum Wohle des Menschen und zu einer humanen Gesellschaft beitragen könnten.

Es ist unser unwürdig, einen Menschen als «alt» bzw. «lebensuntauglich» zu bezeichnen, sobald er nicht mehr im Arbeitsprozess steht. Die Medizin als Kostenfaktor und nicht als Kulturgut zu verstehen, trägt zu einer solch fragwürdigen Perspektive bei. Wünschenswert ist jedoch kein seelenloses System, sondern eine **Medizin mit Herz**. Das Ziel sollte doch sein, das geistige, körperliche und emotionale Wohlbefinden aller Mitglieder unserer Gesellschaft zu fördern, auf dass wir diese gemeinsam weiterentwickeln können. Das Wissen und Können auch der älteren Menschen ist dazu dringend gefragt.

Es geht nicht um die Zukunft des Geldes, es geht um die Zukunft des Lebens, und dafür benötigen wir Geld: Wir alle – jung und alt!

Drei Fragen an den Arzt

1. Kann Arthrose im Blutbild festgestellt werden?

Eine Arthrose weist keine typischen Blutwerte auf und ist deshalb nicht durch eine Blutuntersuchung nachzuweisen. Nur die ggf. zusätzlich entstandene Entzündung lässt sich im Blutbild (→ S. 60) ablesen, weil Entzündungswerte erhöht sein können.

2. Wie lange halten künstliche Gelenke?

Je nach verwendetem Material halten künstliche Gelenke etwa 15 Jahre. Man kann sie meist einmal auswechseln, und die Lebensdauer des zweiten Ersatzgelenks ist kürzer. Deshalb zögert man besonders bei jüngeren Patienten eine Operation so lange wie möglich hinaus und versucht, die Symptome der Arthrose mit anderen Methoden zu lindern, z. B. mit Physiotherapie, Akupunktur, Mikrotherapie oder mit minimalinvasiven Therapien.

3. Ist Arthrose erblich?

Sogenannte Polyarthrosen, die vornehmlich in Hand- und Fingergelenken auftreten, sind vererbbar. Darüber hinaus ist aber nicht bekannt, dass eine Arthrose in der Familie weitergegeben wird.

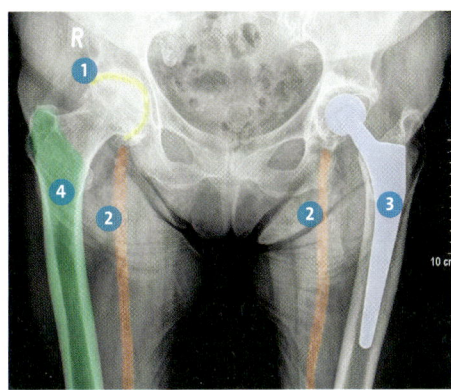

Beckenübersicht (Arthrose, Röntgenbild).
1 - Gelenkspalt mit Arthrose
2 - Beinschlagader mit starker Verkalkung (Arteriosklerose)
3 - Hüftprothese
4 - Oberschenkelschaft

GEGEN ARTHROSE: KOHL UND BEINWELL

Kohlwickel können Gelenkschmerzen lindern:

- Kohlblätter (Weiß-, Rot- oder Grünkohl) 30 Sekunden lang in kochendem Wasser blanchieren, damit sie weich werden.
- Blätter abkühlen lassen, um das schmerzende Gelenk wickeln und mit Verbandsmull fixieren. Ein bis zwei Wochen lang abends durchführen.
- Alternativ Beinwell-Paste (Apotheke) dick auftragen und das Gelenk mit Verbandsmull umwickeln.

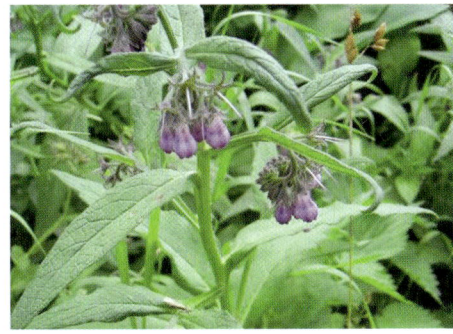

6 Rund um Gehirn und Nerven – die Steuerzentrale

Durch schöne Gedanken und Gefühle, durch Bewegung, durch die Ernährung, durch Sonnenlicht oder durch zärtliche Berührungen oder positive Vorstellungen hat jeder Mensch die Möglichkeit, Einfluss auf sein Wohlbefinden zu nehmen. Aber auch wenn das unromantisch klingt: Die sogenannten Botenstoffe des Gehirns spielen in diesem Denk- und Empfindungskonzert die entscheidende Rolle. Sie werden in Körper- oder Nervenzellen gebildet und je nach Bedarf z. B. in den Blutkreislauf abgegeben. Über das Blut gelangen sie zu anderen Zellen, an die sie – meist über einen sogenannten Rezeptor – andocken wie ein Schiff, das seinen Hafen gesucht und gefunden hat. Je nach Botenstoff und Zelle läuft danach ein bestimmter Stoffwechselvorgang ab. Unterschiedliche Botenstoffe haben demnach unterschiedliche Aufgaben wie z. B. die Konzentration und das Gedächtnis steuern, Gefühle vermitteln oder das Denken ermöglichen.

Die Botenstoffe der Nervenzellen heißen Neurotransmitter oder Neurohormone. Sie stimulieren aber nicht nur die Nervenzellen, sondern unter anderem auch das Hormonsystem. Hormone tragen – vereinfachend gesagt – Informationen von einem Gewebe zum anderen. Sind Hormone und / oder Neurotransmitter im Gehirn aus dem Gleichgewicht geraten, kann es unter anderem zu schweren psychischen Störungen kommen, wie z. B. einer Depression oder Schizophrenie.

Seelische Zustände, wie Wohlbefinden oder Trauer, beeinflussen die Ausschüttung der Botenstoffe und verändern dadurch auch die Situation im Körper. Freude beispielsweise führt zu einer erhöhten Durchblutung und zu einem schnelleren Herzschlag, Angst dagegen erhöht die Muskelanspannung. Besonders Letzteres hat die Natur natürlich aus gutem Grund so eingerichtet, schließlich könnte man mit schlaffen Muskeln nicht vor etwas Gefährlichem weglaufen.

Umgekehrt können körperliche Aktivitäten oder ein genussvolles Essen die Gefühlswelt aktivieren. Langstreckenläufer beispielsweise schütten sogenannte Endorphine («Glückshormone») aus und fühlen sich dadurch beim Laufen besonders gut. Beim Verzehr eines genussvollen Essens produziert der Körper ebenfalls Endorphine – wohl auch deswegen kann ein gutes Essen glücklich machen. Umgekehrt können allerdings z. B. Bewegungsmangel, eine schlechte Ernährung fast ohne Mineralien, Umweltgifte, Entzündungen und Verletzungen zu Missempfindungen im Gehirn führen. Dabei wirkt diesmal das Geschehen im Körper direkt auf die Seele.

Ein weiterer Botenstoff, der bei dem ständigen Miteinander von Körper und Seele eine Hauptrolle spielt, ist ein anderes «Glückshormon», das Serotonin. Serotonin ist eigentlich nichts anderes als ein «Gehirn-Schrittmacher». Durch Sport, Tanzen, Musizieren, durch Denken oder Meditation lässt er sich aktivieren.

Jeder Mensch hat es also ein wenig selbst in der Hand, etwas Gutes für seine Gehirnzellen und damit für sein Wohlbefinden und für seinen Körper zu tun. Wer obendrein noch bewusst darauf achtet, den klassischen Nervengiften (z. B. Alkohol, Nikotin, Lösungsmittel, Weichmacher, bestimmte Schwermetalle, das Antifaltenmittel Botolinus) aus dem Weg zu gehen, tut ein Übriges für langlebige und gesunde Gehirn- und Nervenzellen.

Den Körper verstehen

So, wie ein Auto nur dann fährt, wenn der Fahrer die Funktionen von Motor, Getriebe, Fahrwerk und Karosserie koordiniert und «steuert», so gibt es auch im menschlichen Körper ein «steuerndes Element». Das Steuerungssystem des Körpers besteht aus mehreren Teilen:

- den Sinnesorganen, die dem Gehirn Eindrücke aus der Umwelt vermitteln,
- dem Gehirn, das unter anderem die Skelettmuskulatur koordiniert,
- den Nerven, die entsprechende Befehle übertragen,
- der Skelettmuskulatur, die die Befehle des Gehirns ausführt.

So weit die Theorie. Ein spielerischer Einstieg hilft, die Vielschichtigkeit des Themas «Steuerung» zu erfassen: Man nehme in jede Hand einen spitzen, dünnen Gegenstand, z. B. einen Bleistift. Dann schüttelt man die Arme aus, hebt danach beide zugleich, ohne sich abzustützen, bis vor das Gesicht und führt die beiden Spitzen der Bleistifte zueinander. Gelingt es? Wahrscheinlich ganz gut.

Jetzt kommt's: Arme locker ausschütteln, erneut anheben, beide Ellenbogen leicht anwinkeln, diesmal aber ein Auge oder sogar beide Augen schließen und die beiden Bleistiftspitzen dann erneut zueinanderführen. Seltsam, was da geschieht, nicht wahr? Im Einzelnen ist bei dieser kleinen Übung im Gehirn Folgendes passiert:

- Erstens mussten die Stifte gesucht werden. Zum Suchen hat das Gehirn, vermutlich unbewusst, den Beinen entsprechende Anweisungen gegeben und gleichzeitig den Körper im Gleichgewicht gehalten und nach Stiften gesucht. Das Gehirn hat also gewusst, wie Stifte aussehen und wo sie liegen könnten.
- Zweitens wurden die beiden Spitzen angeschaut und aneinandergeführt. Weil Augen, Gehirn und Armmuskeln dabei sehr gut aufeinander abgestimmt reagiert haben, ist das gelungen.
- Drittens wurden die Augen geschlossen und die Arme ausgeschüttelt. Das Gehirn hatte zwar die letzte Muskelspannung gespeichert. Diese Informationen wurden allerdings durch das Schütteln «gelöscht».
- Schließlich ließen sich die beiden Spitzen mit geschlossenen Augen nur schlecht aneinanderführen, weil das Gehirn keine räumlichen Informationen erhalten hatte. Denn diese erschließen sich dem Gehirn erst durch die Auswertung der Bilder beider Augen. Daher konnten die Armmuskeln nicht mit genauen Angaben versorgt werden – und die beiden Bleistiftspitzen konnten sich nicht treffen.

Der kleine Selbstversuch zeigt, wie das Gehirn und die Organe (hier: Augen und Arm-muskeln), die direkt mit ihm verbunden sind, zusammenarbeiten. Und weil ihnen diese Zusammenarbeit grundsätzlich hervorragend gelingt – auch ohne dass man bewusst darauf achtet –, können Menschen denken, Erfahrungen sammeln, lernen, riechen, fühlen, schmecken, sehen, hören, tasten, sich gezielt bewegen und vieles mehr.

Sobald vom Nervensystem die Rede ist, fallen schnell drei Begriffe: zentral, peripher und vegetativ. Gemeint ist damit die Einteilung des Nervensystems.

Zum **zentralen Nervensystem** gehören Gehirn und Rückenmark, in denen bewusst und unbewusst Informationen verarbeitet und Ent-scheidungen getroffen werden. Das **periphere Ner-vensystem** besteht aus den sensorischen Nerven, die Meldungen wie «kalt», «warm» und «Druck» von den Sinneszellen zum Gehirn und Rückenmark bringen, und den motorischen Nerven, die die Be-fehle aus Gehirn und Rückenmark an die Muskeln weitergeben. Das **vegetative Nerven-system** (unbewusstes Nervensystem) regelt die Körpervorgänge wie die Atmung, den Kreislauf, die Verdauung, den Stoffwechsel, die Drüsentätigkeit und die Ausscheidung. Das vegetative Nervensystem lässt sich nicht willentlich beeinflussen.

> **Sinneszellen sind spezialisierte Zellen. Sie können verschiedene Reize so in elektrische Impulse umwandeln, dass die Nerven sie weiterleiten können.**

Das Nervensystem besteht aus rund hundert Milliarden **Nervenzellen**. Etwa 14 Mil-liarden befinden sich im Gehirn, davon neun bis zehn Milliarden in der sogenannten Großhirnrinde.

Nervenzellen werden auch Neuronen genannt. Ein Neuron besteht aus einem Zell-körper mit einem Zellkern. Der Zellkern ist die Zentraleinheit der Nervenzelle. Außer-dem hat eine Nervenzelle an einer Seite mehrere sogenannte Dendriten, über die z. B. Informationen von anderen Zellen zum Zellkörper laufen. Auf der anderen Seite des Zellkerns hat die Nervenzelle ein Axon (auch Neurit genannt), das die Impulse vom Zell-körper aus an die nächste Zelle weiterleitet. Eine Nervenzelle kann eine Information nur in eine Richtung weiterleiten, obwohl sie an vielen verschiedenen Stellen mit anderen Nervenzellen verbunden ist.

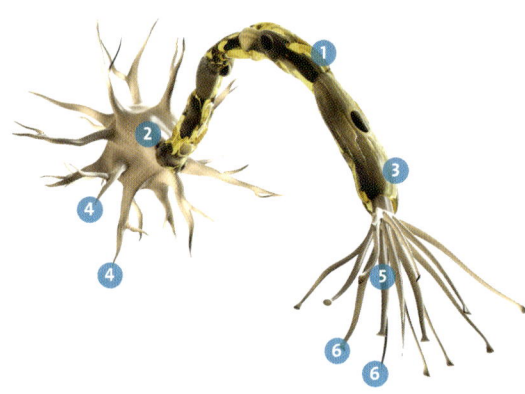

Die Verbindungsstellen einer Nervenzelle.

1 - Axon (Neurit)
2 - Zellkörper
3 - Myelinschicht
4 - Dendriten
5 - Axon-Endfaser
6 - Endknöpfchen

Die Dendriten sehen aus wie kleine Bäumchen – daher auch der Name: *dendron* ist griechisch und heißt Baum. Das Axon je-der Nervenzelle teilt sich in zahlreiche End-fasern, die in sogenannten Endknöpfchen enden. Endknöpfchen sind die Anschlussstellen einer Nervenzelle zu den Dendriten anderer Nervenzellen. Über sie stehen Nervenzellen miteinander in Verbindung und nehmen Informationen voneinander auf, um sie weiterzuleiten. Durch die Verästelungen haben die Dendriten eine große Oberfläche und können so mit Tausenden anderen Nervenzellen verbunden sein.

Ein **Nerv** besteht aus einem Bündel von Nervenzellen. Der dickste Nerv ist der Ischiasnerv, der vom Rückenmark über das Gesäß ins Bein läuft. Er ist so dick wie ein kleiner Finger. Der Ischias ist für beinahe alle Funktionen verantwortlich, die in den Beinen ablaufen, wie z. B. die Steuerung der Muskulatur beim Gehen.

Rechnet man hoch, wie viele hauchdünne Nervenzellen in einem einzigen dicken Bündel zusammenliegen, ist es ein Wunder, dass die Informationen immer den richtigen Weg finden und nicht von Nerv zu Nerv springen und sich verirren. Aber natürlich hat die Natur hier vorgesorgt: Die Informationen in den Nervenfasern werden als elektrische Impulse weitergeleitet. Zwischen den Nervenfasern liegen isolierende Schichten aus sogenanntem Myelin.

> Myelin ist der Fachausdruck für die fetthaltige Isolationshülle, die die Nerven umgibt. Man kann sie mit der isolierenden Schicht um ein Elektrokabel vergleichen.

Betrachtet man Nerven unter dem Mikroskop, fällt auf, dass die Myelinschicht «Abschnürungen» aufweist. Wie weit diese Abschnürungen auseinanderliegen, verrät etwas über die Geschwindigkeit, mit der der jeweilige Nerv die elektrischen Impulse weiterleitet.

Nervenzellen haben eine weitere Besonderheit: Im Gegensatz zu Haut- und Knochenzellen wachsen sie sehr langsam oder stellen ihr Wachstum sogar ein. Auch wachsen sie kaum wieder zusammen oder leiten Informationen weiter, wenn sie durchtrennt wurden. Eine Faustregel besagt, dass die Wahrscheinlichkeit des Zusammenwachsens durchtrennter Nerven umso geringer ist, je näher die Verletzung am Rückenmark oder Gehirn liegt, da sich diese Nervenzellen besonders schlecht regenerieren. Neueste

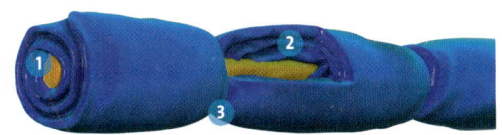

Abschnürungen der Nervenfasern.
1 - Nervenfaser
2 - Markscheide
3 - Abschnürung

Studien lassen an diesem Punkt allerdings hoffen: So können sich offenbar neue Nerven- und Gehirnzellen bilden, wenn die Reize dafür nur groß genug sind. Es liegen Berichte von Patienten vor, die zum Beispiel ihre gelähmte Hand unermüdlich trainierten und diese dann irgendwann wieder mehr bewegen konnten.

Ein trauriges Beispiel für die Folgen einer Nervendurchtrennung ist die Querschnittslähmung nach einem Unfall. Wurden dabei bestimmte Nerven im Rückenmark durchtrennt, können die Beine nicht mehr bewegt werden. Selbst mit einer Operation

BLITZSCHNELLE LEITUNGEN

Bei der Weiterleitung von elektrischen Impulsen in den Nerven entstehen Stromspannungen von bis zu 120 Millivolt (mV). Die Geschwindigkeit, mit der die Impulse weitergeleitet werden, liegt zwischen 0,5 und 120 Meter pro Sekunde, also umgerechnet zwischen 1,8 und 430 Kilometer pro Stunde.

Wie wichtig die Leitungsgeschwindigkeit der Nerven ist, lässt sich an einem betrunkenen Menschen beobachten. Alkohol setzt (unter anderem) die Leitungsgeschwindigkeit in den Nerven herab. Um ohne Schwankungen gehen zu können, bekommt das Gehirn vom Gleichgewichtsorgan in den Ohren die Information, wie gut oder schlecht sich der Körper gerade im Gleichgewicht befindet. Aus diesen Informationen errechnet das Gehirn die Tätigkeiten der Bein- und Rückenmuskeln, die angespannt oder entspannt werden müssen, um ihn im Gleichgewicht zu halten. Alkohol setzt sowohl die Rechengeschwindigkeit im Gehirn als auch die Leitungsgeschwindigkeit in den Nervenbahnen herab. Ausgleichende Bewegungen werden zu spät ausgeführt, und der Betrunkene kann sich nicht im Gleichgewicht halten. Er torkelt oder fällt sogar hin.

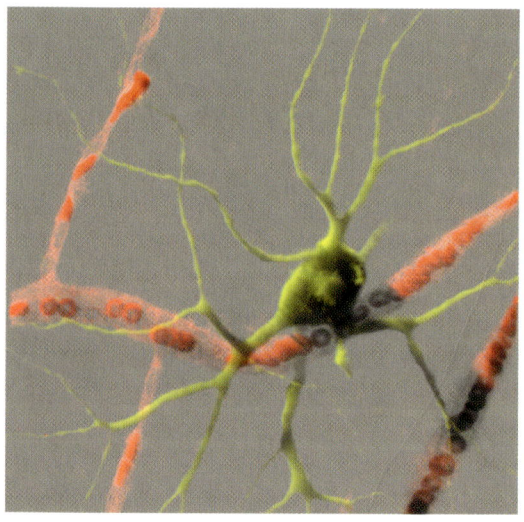

Nervenzelle (grün), in den feinen Blutgefäßen (rot) sind einzelne rote Blutkörperchen zu sehen.

können diese beschädigten Nerven derzeit nicht repariert werden. Natürlich arbeiten Forscher an diesem Problem, und man hofft, irgendwann einmal alle Nerven wieder so zusammennähen zu können, dass sie wieder wie vorher funktionieren.

Die Verbindungsstellen zwischen Endknöpfchen und Dendriten heißen Synapsen. Oft hört man im Scherz: «Du musst deine Synapsen schließen!» Gemeint ist, dass man neue Schaltungen zur Informationsverarbeitung aufbauen sollte. Oder einfacher gesagt: etwas lernen.

Die Weiterleitung von Impulsen innerhalb einer Nervenzelle funktioniert auf elektrischem Wege durch kleine Stromspannungen. Bei der Weiterleitung von einer Nervenzelle zu einer anderen kommt dagegen Chemie ins Spiel: In einer Nervenzelle wird der Impuls über das Axon weitergeleitet. Am Ende des Axons sitzt die Synapse. Sie enthält kleine Bläschen, in denen die sogenannten Neurotransmitter auf ihren Einsatz warten. Einer der bekanntesten Neurotransmitter ist das Adrenalin.

Erreicht ein elektrischer Impuls die Synapse, ändert sich an dieser Stelle die chemische Zusammensetzung. Dadurch kommen die Neurotransmitter frei. Über den synaptischen Spalt hinweg gelangen sie zu den Dendriten der nächsten Nervenzelle

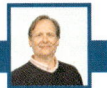

GEHIRNLEISTUNG IM ALTER STEIGERN

Das alte Dogma, unser Gehirn würde mit dem Altern schrumpfen, fällt endlich. Denn das Gegenteil ist richtig: Wenn wir zu einem bestimmten Zeitpunkt im Leben – auch im hohen Alter – etwas Neues lernen, eine Sprache oder ein Instrument z. B., dann wachsen auf einmal neue Nerven und Nervenverbindungen im Gehirn. Ist das nicht wunderbar?

Und anstatt nur Medikamente zu entwickeln, die den Zerfallsprozess im Gehirn etwa bei Demenz oder Alzheimer bremsen, gibt es endlich einen sehr guten Grund, den Aufbau von Zellen zu stimulieren: durch Hirntraining, gute Ernährung und durch regelmäßige Bewegung.

Wir sollten also nie aufhören, intensiv Neues zu lernen und uns zu bewegen!

und lagern sich an. Die Anlagerungsstellen heißen auch Rezeptoren. Nach einem weiteren komplizierten chemischen Vorgang lösen die Neurotransmitter in den Rezeptoren einen elektrischen Impuls aus. Und so geht es immer weiter.

Der synaptische Spalt sieht auf der Zeichnung groß aus, ist in Wirklichkeit aber nur etwa 20 Nanometer klein. Ein Nanometer (nm) entspricht gerade mal dem milliardsten Teil eines Meters, also einem millionstel Millimeter. Auch deswegen verläuft die Übertragung von Informationen zwischen den Nervenzellen «wie der Blitz».

Die Nerven verlaufen im Körper vom zentralen Nervensystem zu den Organen und von den Organen zum zentralen Nervensystem, dem Gehirn. Es liegt gut geschützt im Schädel. Das Rückenmark liegt, ebenfalls durch Knochen geschützt, in der Mitte der Wirbelsäule (→ S. 192).

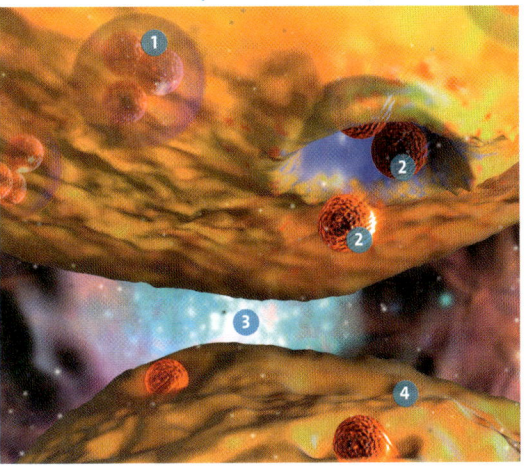

Axon (Neurit, erste Zelle)

Dendrit (zweite Zelle)

Synapse: Kontaktstelle zwischen zwei Nervenzellen oder zwischen Nerven- und anderen Zellen.

1 - Bläschen
2 - Neurotransmitter
3 - Synaptischer Spalt
4 - Rezeptoren

Das Gehirn ist ein besonderes Organ: Es kann mit Unterstützung seiner diversen, im ganzen Körper verteilten «Helfer» hören, sehen, schmecken, tasten, fühlen, laufen, denken und abschalten, meist sogar alles gleichzeitig. Es ist ein wahrer Meister der Koordination.

Das Gehirn ist außerdem der Sitz des Bewusstseins, der Ort, an dem alle Erfahrungen eines Menschen gespeichert werden. Das Gehirn ist im Grunde genommen das, was jeden Menschen einzigartig macht. Medizinisch gesehen beherbergt es noch viele

SCHMERZEN

Schmerzen sind Alarmsignale, mit denen der Körper sagen will, dass etwas nicht stimmt. Überall in der Haut, der Schleimhaut und in den meisten Organen gibt es kleine Nervenenden, die auf Schmerzreize reagieren. Auf Kneifen und Stechen genauso wie auf Hitze, Kälte, chemische Reize, Verletzungen und Entzündungen.

Die «Schmerzzellen» leiten das Schmerzsignal zum Gehirn weiter, von wo aus die nötigen Befehle ausgelöst werden. Bei starker Hitze beispielsweise wird umgehend die Muskulatur angespannt, damit der Körper aus der Gefahrenzone gebracht werden kann. Das beste Beispiel dafür ist die heiße Herdplatte: Man muss nicht lange darüber nachdenken, dass man die Hand sofort wieder wegziehen sollte, wenn man die Herdplatte versehentlich berührt hat. Das läuft ungeheuer schnell und automatisch ab – ein Fluchtreflex eben.

Das enorme Wissen über die Funktionsweise der Nerven macht die Entwicklung von Medikamenten zur Therapie von Schmerzen, psychischen Erkrankungen und Nervenerkrankungen möglich. Der Zahnarzt z. B. kann die Schmerzempfindung ausschalten, wenn er bohren muss. Dabei schaltet er durch die Injektion eines Medikaments die Weiterleitung der Impulse über die Synapsen sozusagen ab – das ist dann die örtliche Betäubung. Weil ohne Impulsweiterleitung das Gehirn nicht erfährt, was im Zahn los ist, werden auch keine Schmerzen empfunden.

Die örtliche Betäubung ist nur eine gewisse Zeit lang wirksam, weil das Medikament vom Körper wieder abgebaut wird. Treten danach noch Schmerzen auf, sind diese meist erträglich. Ggf. helfen schmerzstillende Tabletten.

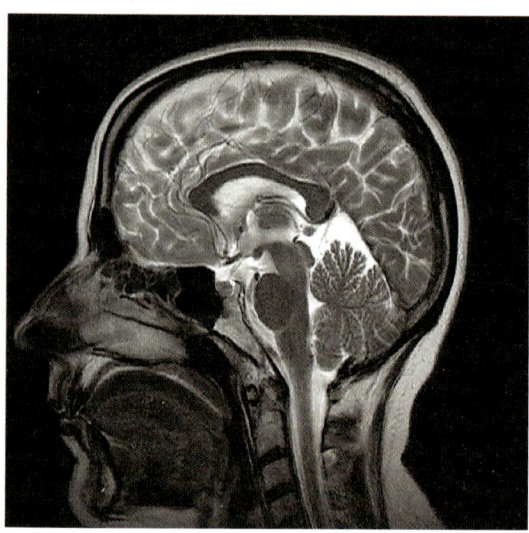

Das Gehirn in der kernspintomographischen Darstellung (MRT).

Geheimnisse. In den letzten Jahrzehnten haben Hirnforscher vieles besser verstanden. Und in den letzten Jahren war es sogar möglich, dem Gehirn beim Denken zuzusehen: Neue Techniken können sichtbar machen, wo im Gehirn etwas geschieht, während man z. B. etwas Bestimmtes anschaut, besondere Gefühle hat oder mit jemandem spricht.

Das Gehirn ist von drei Hirnhäuten umgeben, die es schützen und mit Blutgefäßen versorgen: der äußeren, **harten Hirnhaut** (Dura Mater), die Arterien und Venen enthält, der mittleren **Spinnwebshaut** (Arachnoidea Mater), bestehend aus elastischem Bindegewebe, und der inneren, **weichen Hirnhaut** (Pia Mater).

BLUT-HIRN-SCHRANKE

Bei der Blut-Hirn-Schranke handelt es sich um eine unsichtbare Barriere zwischen dem Blut und dem Liquor im Gehirn (Gehirnflüssigkeit). Die Wände der Blutgefäße im Gehirn sind so aufgebaut, dass viele Stoffe aus dem Blut gar nicht oder nur in geringerem Umfang in den Liquor gelangen können. Die Schranke ist damit eine hervorragende Selbstschutzeinrichtung des Gehirns, denn die erschwerte Durchlässigkeit besteht v.a. für viele Giftstoffe, Viren, Bakterien und auch für viele Medikamente. Allerdings kann die Durchlässigkeit z.B. bei einer Schwächung des Immunsystems, bei Infektionen, Tumoren oder bei einem Schlaganfall erhöht sein. In diesem Fall können Krankheitserreger die Barriere überwinden und eine entzündliche Nervenerkrankung auslösen.

Das Großhirn umfasst zwei Drittel des gesamten Gehirns. Es ist in zwei Hälften geteilt, die rechte und die linke Hemisphäre (Halbkugel). Die Sphären sind durch einen dicken Nervenstrang, den sogenannten Balken, verbunden.

Das Zwischenhirn liegt zwischen dem Großhirn und dem Rest des zentralen Nervensystems. Ein großer Teil des Zwischenhirns besteht aus dem Thalamus, dem «Tor zum Bewusstsein». Der Thalamus ist ein Filter. Er entscheidet, welche Informationen beispielsweise von den Augen, der Haut oder der Nase aus dem Körper weiter zum Großhirn geleitet werden sollen – und welche nicht so wichtig sind und nicht «bewusst» werden müssen.

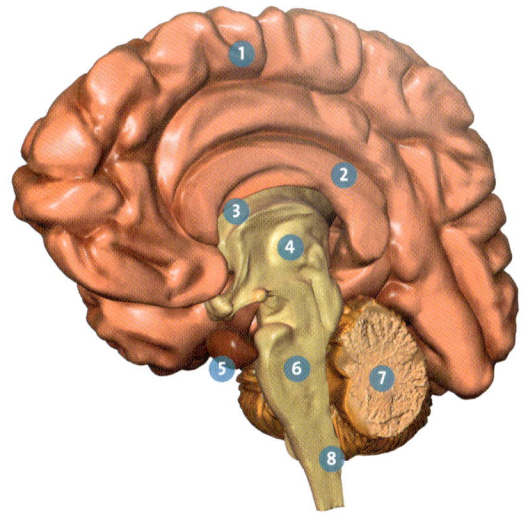

Die Teile des Gehirns.
1 - Großhirn
2 - Balken
3 - Zwischenhirn (mit Thalamus und Hypothalamus)
4 - Mittelhirn
5 - Hirnanhangsdrüse (Hypophyse)
6 - Brücke
7 - Kleinhirn
8 - Verlängertes Rückenmark

Etwas unterhalb des Thalamus liegt der Hypothalamus. Er ist die oberste Befehlsstelle für das vegetative (unbewusste) Nervensystem und damit ein wichtiges Steuerungszentrum für die Körpertemperatur, den Blutdruck, den Wasserhaushalt, für Hunger und Durst oder für den Schlaf. Außerdem greift der Hypothalamus regulierend über Neurohormone (Hormone, die von Nervenzellen gebildet werden) auch in die Steuerung des Hormonhaushalts ein.

Eigentlich wird der Hormonhaushalt jedoch von einer anderen Hirndrüse gesteuert, der Hypophyse, die unterhalb des Hypothalamus liegt. Die Hormone regeln z.B. die Bildung von Eizellen oder Spermien, aber auch den Spiegel des Wachstumshormons und der Schilddrüsenhormone (→ S. 370). In Ausnahmesituationen setzt die Hypophyse im

Körper kurzzeitig Hormone frei, die dem Körper helfen, aktiv zu sein und z. B. schnell fortlaufen zu können.

ADRENALIN

Wohl jeder kennt den Spruch: «Dein Adrenalinspiegel ist ziemlich hoch!» Das heißt, dass jemand ziemlich aufgeregt ist, weil der Körper mehr als üblich vom Hormon Adrenalin ausgeschüttet hat. In grauer Vorzeit sollte Adrenalin dem Menschen helfen, z. B. blitzartig einer Gefahr zu entfliehen oder sich verteidigen zu können. Heute hilft es in Situationen, in denen man besonders aufmerksam sein muss. Adrenalin ist das Stresshormon schlechthin, weil es besonders bei Stressreaktionen vermehrt ausgeschüttet wird (→ S. 35).

Ein weiterer Gehirnteil ist das **Mittelhirn**. Eine wichtige Aufgabe des Mittelhirns ist die Steuerung der Muskulatur der Augen. Es kann ebenso wie das Zwischenhirn einige Informationen aus den Sinneszellen direkt an das Großhirn weiterleiten.

Alle Informationen aus den Sinnesorganen gelangen auch ins **Kleinhirn**. Dort werden sie dann nur weitergereicht oder direkt verarbeitet. Das Kleinhirn koordiniert alle Abläufe, die für Bewegungen benötigt werden. So ist es auch an der Aufrechterhaltung des Gleichgewichts maßgeblich beteiligt.

Schließlich gibt es noch das sogenannte **Nachhirn.** Dabei handelt es sich um den Grenzbereich zwischen dem Rückenmark und dem Gehirn. Hier werden lebenswichtige Funktionen wie Atmung und Kreislauf überwacht. Auch beim Schlucken, Husten, Niesen, Erbrechen und der Speichelproduktion – alle diese Funktionen laufen reflexartig und unbewusst ab – ist das Nachhirn beteiligt.

Durch Untersuchungen an Menschen, deren Gehirn durch eine Erkrankung oder einen Unfall geschädigt wurde, weiß man, dass sich den Hirnhälften bestimmte Aufgaben zuordnen lassen: Die linke Hirnhälfte übernimmt Funktionen wie logisches, analytisches Denken und die Sprache, die rechte Hirnhälfte Musikalität, Kreativität und räumliches Vorstellungsvermögen. Beide Hälften steuern jeweils die Bewegungen der anderen

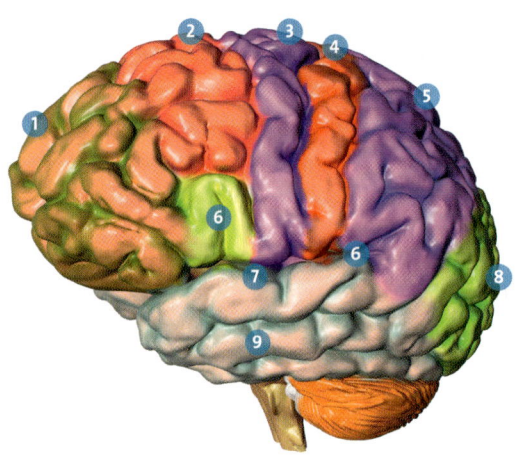

Wo im Gehirn gedacht wird.

1 - Erfahrungen und Gefühle
2 - Motorisches Rindenfeld (erworbene Bewegungen)
3 - Motorisches Rindenfeld (angeborene Bewegungen)
4 - Sensorisches Rindenfeld (Körpergefühl)
5 - Zentrum der Seherinnerungen
6 - Sprachzentrum
7 - Hörzentrum
8 - Sehzentrum
9 - Hörempfinden

Körperseite. Fallen bestimmte Hirnbereiche aus, können andere Bereiche diese Funktionen zumindest teilweise übernehmen. Menschen, deren Sprachzentrum z. B. durch einen Unfall oder einen Schlaganfall gestört wurde, können deshalb – wenn auch sehr mühsam – in Ansätzen wieder sprechen lernen. Das klappt aber leider nicht immer und nicht immer zuverlässig.

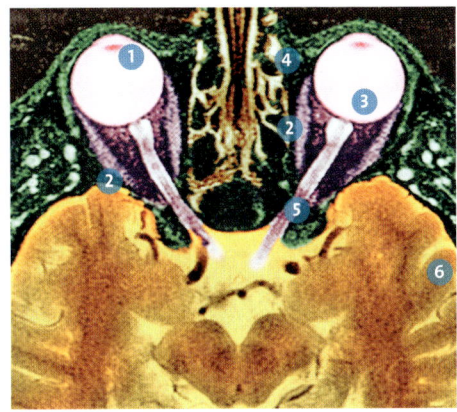

Wissenschaftler haben versucht, herauszufinden, wo im Gehirn welche Denk- oder Steuerungsleistungen ausgeführt werden. Das Großhirn ist von einer etwa drei Millimeter dicken **Großhirnrinde** umschlossen. Nach aktuellem Wissensstand könnte die «Landkarte» des Großhirns etwa so aussehen wie links im Bild dargestellt.

Im Großhirn lassen sich jeweils Bereiche unterscheiden, in denen Informationen verarbeitet werden, die von den Augen (Sehrinde), den Ohren (Hörzentrum) und anderen Sinnesorganen kommen. Auch Informationen von der Haut, wie z. B. Berührungen oder Temperaturwahrnehmungen, werden im Großhirn verarbeitet. Außerdem gibt es Bereiche, die für Gedächtnis, Sprache, Rechnen und Empfindungen zuständig sind. Der motorische (für Bewegung zuständige) Bereich des Großhirns steuert und koordiniert auch bewusste Muskelbewegungen.

MRT-Bild durch Augen und Gehirn (Blick von oben).

1 - Linse
2 - Augenmuskeln
3 - Auge
4 - Nase (Siebbeinzellen)
5 - Sehnerv
6 - Gehirnwindungen

REFLEXE

Reflexe helfen im Alltag: Krabbelt eine Fliege über den Fuß, zuckt man automatisch. Fliegt ein Sandkorn ins Auge, klimpert man mit den Augenlidern. Außerdem beginnt das Auge zu tränen. Tritt man aus dem Kino ins helle Sonnenlicht, verengen sich die Pupillen. Ein Luftzug kann das Augenlid veranlassen, sich zu schließen. Niesen und Husten, aber auch das Schlucken sind ebenfalls Reflexe. Reflexe lassen sich nicht verhindern, sie laufen automatisch und unbewusst ab.

Sehr bekannt ist auch der Kniesehnenreflex (Patella-Sehnen-Reflex, PSR). Dabei zuckt der Unterschenkel bei übereinandergeschlagenen Beinen automatisch, wenn man mit einem kleinen Reflexhammer auf die Sehne unterhalb der Kniescheibe schlägt. Durch das Auslösen von Reflexen können Ärzte feststellen, ob die Nervenverbindungen noch intakt sind. Zuckt man nicht oder nur schwach, könnte mit den Nervenleitungen vom und zum Rückenmark etwas nicht in Ordnung sein. Es könnte etwa ein Bandscheibenvorfall die Nervenleitung unterbrochen haben.

Das unbewusst tätige und autonome vegetative Nervensystem steht mit seinen beiden Gegenspielern, dem Sympathikus und dem Parasympathikus, in Verbindung mit dem Rückenmark und dem Gehirn. Gemeinsam steuern sie viele Körperfunktionen und machen dieses System damit von der bewussten Steuerung unabhängig.

Der Symphatikus, der sich hauptsächlich beidseitig der Wirbelsäule befindet, wirkt auf die von ihm versorgten Organe anregend und bereitet den Körper auf Leistung vor. Der Sympathikus hat einen Gegenspieler, den Parasympathikus. Wenn z. B. die Pupillen durch den Sympathikus eng gestellt werden, werden sie durch eine Überaktivität des Parasympathikus weit geöffnet.

Der Sympathikus ist unser Flucht- und Kampfhelfer. Er ist zuständig dafür, dass wir in Gefahrensituationen überleben können. Diese Funktion haben wir im Laufe der Evolution aus dem Tierreich mitbekommen. Dank des Sympathikus wird in einer Gefahrensituation die Muskulatur angespannt, das Herz und die Atmung beschleunigt und der Zustand im Gehirn auf «superwach» gestellt. Alles, was jetzt nicht gebraucht wird – wie etwa die Verdauung –, wird vorübergehend eingestellt.

Der Parasympathikus wirkt dagegen beruhigend, er dient der Erholung und Energieeinsparung. Er verlangsamt die Herztätigkeit wieder und fördert die Verdauungstätigkeit.

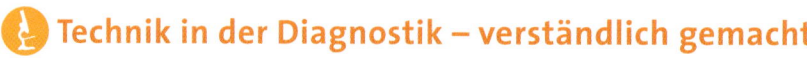 Technik in der Diagnostik – verständlich gemacht

Lumbalpunktion

Bei der Lumbalpunktion (LP) werden wenige Milliliter Gehirnflüssigkeit (Liquor) aus dem Rückenmarkkanal entnommen. Dabei handelt es sich um eine klare, farblose Flüssigkeit, die die Hohlräume des Gehirns ausfüllt. Der Liquor schützt das Gehirn und das Rückenmark, sozusagen als Polster, und ernährt es. Zur Diagnostik wird der Liquor meist im Bereich der Lendenwirbelsäule entnommen. Dazu werden mit einer dünnen Sonde unter sterilen Bedingungen Haut und Bänder zwischen den Dornfortsätzen des dritten und vierten Lendenwirbels vorsichtig durchstochen. Das Rückenmark selbst kann bei dieser Untersuchung nicht verletzt werden, da es bereits auf der Höhe des zweiten Lendenwirbels endet. Ggf. können Bakterien oder bestimmte Entzündungszeichen im Liquor direkt nachgewiesen werden.

Die Liquorpunktion ist meist nicht schmerzhaft.

Zur Sicherheit sollte nach der Punktion aber für einen Tag Bettruhe eingehalten werden, sonst kann es zu starken Kopfschmerzen kommen. Sollten Kopfschmerzen auftreten, länger als ein Tag andauern oder im Liegen nicht besser werden, muss der Arzt informiert werden.

EEG

Die Kommunikation zwischen den Nerven läuft über Stromsignale in den Nerven-
zwischenräumen (Synapsen). Diese Stromsignale können mit einem EEG-Gerät aufgezeichnet werden. EEG steht für **Elektroenzephalogramm**, also **Elektro** für elektrisch
und **Enzephalogramm** für **Gehirnmessung**. Um die Gehirnströme zu messen, werden
viele kleine Mess-Elektroden mit einer Spezialhaube am Kopf befestigt. Durch das EEG-
Gerät werden für den Laien unlesbare Kurven aufgezeichnet, die ein Facharzt (meist
ein Neurologe) aber gut lesen und auswerten kann.

Die Zacken im EEG verändern sich je nach Bereich im Gehirn, der gerade besonders
aktiv ist. Bei totaler Entspannung sind beispielsweise bestimmte Wellen (Alpha-Wellen)
flach und ruhig. Auch beim Schlafen sind die Zacken klein, während sie bei einem Alb-
traum größer werden.

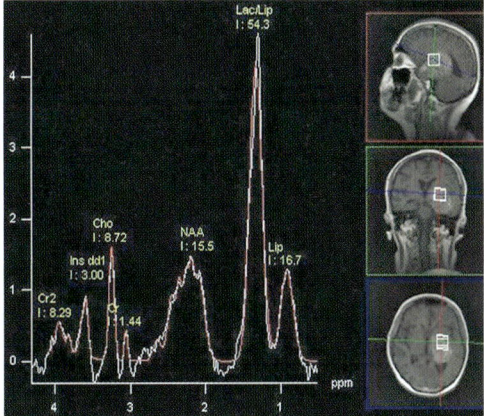

**Spektroskopie: Hier wird die chemische Zu-
sammensetzung von Gewebe bestimmt.**

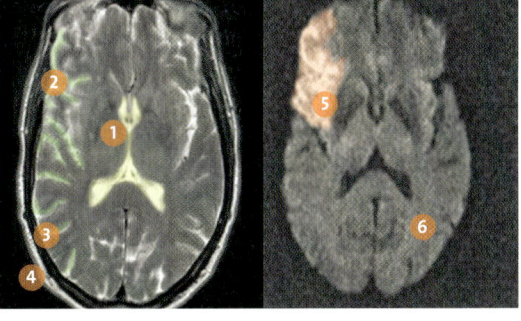

Gehirn: normal.   Mit Schlaganfall.
**1 - Hirnventrikel, 2 - Hirnwindungen,
3 - Schädelknochen, 4 - Kopfhaut,
5 - Schlaganfall, 6 - gesundes Gehirngewebe**

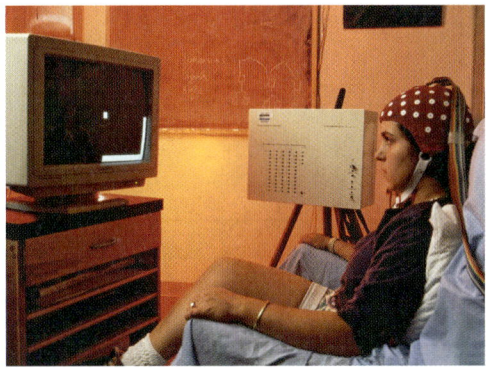

**Elektroenzephalogramm zur
Gehirnstrommessung.**

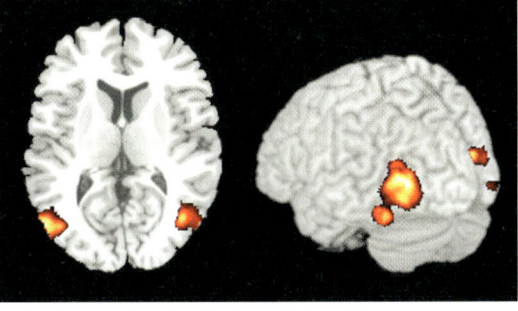

**Im funktionellen MRT sieht man, dass
aktive Zentren des Gehirns besser durchblutet sind (rot-gelb). Beobachtet man so,
welche Hirnareale bei welcher Tätigkeit
aktiv sind, kann man die Hirnfunktionen
(z. B. Hören, Sehen) zuordnen.**

Computer durch Gedanken steuern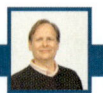

Neue Entwicklungen in der Hirnforschung nutzen eine spezielle EEG-Elektrodenkappe, um einzelne elektrische Gehirnsignale aufzuzeichnen und als Steuerungssignale für einen Computer zu nutzen. So kann beispielsweise schon heute in ersten Ansätzen nur mit den Gedanken ein Cursor auf einem Computerbild gesteuert werden. Das sind vielversprechende Ansätze, die in Zukunft für gelähmte Menschen oder Schlaganfallpatienten, die nicht sprechen können, neue Möglichkeiten zur Kommunikation und Aktivität eröffnen. Erste nichtmedizinische Systeme kommen im Herbst 2008 auf den amerikanischen Spielemarkt. Wie grausam muss es sein, durch einen Schlaganfall die Sprache zu verlieren und gleichzeitig gelähmt zu sein, ohne sich verständigen zu können, obwohl die Gehirnfunktionen voll funktionsfähig sind? Vielleicht können solche Systeme in Zukunft helfen, die Isolation zu durchbrechen.

6.1 Schlaganfall

Rund 200 000 Menschen erleiden in Deutschland jährlich einen Schlaganfall. Nach Krebs- und Herzerkrankungen sind Schlaganfälle die häufigste Todesursache. Etwa ein Fünftel der betroffenen Menschen sterben leider innerhalb von vier Wochen, ein gutes Drittel innerhalb eines Jahres nach dem erlittenen Schlaganfall.

Einen plötzlich auftretenden Schlaganfall bezeichnen Ärzte als «Apoplexie».

Ein Schlaganfall ist die häufigste Erkrankung des Gehirns. Meist verursacht ihn eine Durchblutungsstörung, bei einem Fünftel aller Fälle liegt eine Blutung ins Hirngewebe vor. Im günstigsten Falle können durch eine fachgerechte Behandlung gesundheitliche Folgen vermieden werden: Fast jeder zweite Überlebende eines Schlaganfalls klagt ein Jahr danach nicht mehr über körperliche Beeinträchtigungen. Manchmal bleiben die Betroffenen jedoch ihr Leben lang auf Hilfe angewiesen.

Das Risiko, einen Schlaganfall zu erleiden, steigt mit den Lebensjahren. Zunehmend sind jedoch leider auch jüngere Menschen betroffen.

Oft geht einem Schlaganfall eine vorübergehende Durchblutungsstörung (TIA) des Gehirns voraus, meist ausgelöst durch ein kleines Blutgerinnsel, das eine Gehirnarterie verschließt, die bereits durch eine Arteriosklerose (→ Kap. 1.2.) verengt war. Anders als beim Schlaganfall löst sich das Gerinnsel aber innerhalb weniger Minuten auf, der Hirnbereich wird wieder durchblutet, und die Funktionsstörungen bilden sich zurück.

«Transitorische ischämische Attacke» (TIA) bedeutet eine vorübergehende Durchblutungsstörung des Gehirns.

Welche Ursachen kann ein Schlaganfall haben?

Die meisten Schlaganfälle entstehen, weil ein Teil des Gehirns nicht oder nicht mehr ausreichend durchblutet wird. Bei einer fortschreitenden Arterienverkalkung (Arteriosklerose, mit über 80% die häufigste Ursache, → Kap. 1.2) kann der Blutstrom die Adern zunehmend schlechter passieren, um das Gehirn mit Nährstoffen und Sauerstoff zu versorgen. Werden bereits verengte Gefäße von Blutgerinnseln verstopft, sind hinter dem Verschluss liegende Hirngewebe in Sekundenschnelle von der Blutversorgung abgeschnitten. Ohne rasche Therapie sterben die betroffenen Gehirnzellen mangels Sauerstoffversorgung ab.

Ein auf einer Arteriosklerose beruhender Schlaganfall ist das Ergebnis einer jahrelangen Entwicklung. Die Risikofaktoren sind v. a.:

Bluthochdruck: Die Werte sollten bei einer Messung in Ruhe nicht über 130/80 mmHg liegen. Erhöhter Blutdruck verursacht zunächst keine Beschwerden und wird daher von den Betroffenen oft jahrelang nicht bemerkt. Um erhöhte Blutdruckwerte frühzeitig festzustellen und ggf. auch zu behandeln, sollten die Werte mindestens alle sechs Monate kontrolliert werden, entweder vom Betroffenen selbst oder vom Arzt bzw. in einer Apotheke.

Diabetes mellitus: Besonders in Kombination mit Übergewicht, Bluthochdruck und erhöhten Cholesterinwerten vergrößert Diabetes das Schlaganfallrisiko. Die Blutzuckerwerte sollten regelmäßig gemessen werden (Arzt oder Apotheke).

Erhöhte Cholesterinwerte: Dauerhaft erhöhte Werte begünstigen die Entstehung von Arterienverkalkung. Allerdings ist unter Experten umstritten, wie hoch der Cholesterinspiegel sein darf. Da aber erhöhte Cholesterinwerte (→ S. 61) keine Beschwerden verursachen, sollte der Arzt die Werte kontrollieren und mit Rat zur Verfügung stehen.

Übergewicht und Bewegungsmangel: Durch körperliche Bewegung und den Abbau von Übergewicht lassen sich erhöhte Blutdruck- und Cholesterinwerte senken und so auch das Schlaganfallrisiko verringern. Zweimal 30 Minuten Ausdauersport (Radfahren, Joggen, Schwimmen, Wandern oder schnelles Gehen) pro Woche senken das Risiko um ein Fünftel.

Rauchen: Raucher haben ein doppelt so hohes Risiko, einen Schlaganfall zu erleiden, wie Nichtraucher. Dies sinkt allerdings unmittelbar nach der letzten Zigarette. Nach etwa fünf bis zehn Jahren entspricht das Risiko eines ehemaligen Rauchers dem eines Nichtrauchers.

Alkoholkonsum: Schon ein halber Liter Bier (20 Gramm Alkohol) oder ein Viertelliter Wein täglich erhöhen das Risiko eines Schlaganfalls erheblich. In sehr geringer Menge genossen, scheint Alkohol die Blutgefäße allerdings sogar schützen zu können. Da die Einschätzung jedoch auf statistischen Werten beruht und von vielen weiteren Faktoren abhängt, ist generell anzuraten, äußerst zurückhaltend mit Alkohol umzugehen.

Vorhofflimmern: Herzrhythmusstörungen (→ Kap. 1.1) wie das Vorhofflimmern können zu vorübergehenden Durchblutungsstörungen im Gehirn führen und im linken Herzvorhof Blutgerinnsel entstehen lassen. Diese können mit dem Blutfluss ins Gehirn geschwemmt werden, dort eine Arterie verschließen und einen Schlaganfall hervorrufen.

Alter und Vererbung: Mit zunehmendem Alter erhöht sich das Schlaganfallrisiko. Rund die Hälfte aller Schlaganfall-Patienten ist über 75 Jahre alt. Nur jeder achte ist jünger als 45 Jahre. Auch die familiäre Veranlagung spielt eine Rolle: Ist in der Familie bereits ein Schlaganfall aufgetreten, steigt das Risiko für die Angehörigen, v. a. wenn gleichzeitig mehrere andere Risikofaktoren vorliegen.

> Je mehr Risiken zusammenkommen, desto größer ist die Gefahr eines Schlaganfalls.

Leider nehmen Schlaganfälle und Herzinfarkte auch bei jüngeren Menschen zu. Die Gründe dafür sind u. a. zunehmender Bewegungsmangel, zunehmendes Übergewicht, mangelhafte Ernährung und zu wenig Zeit für Entspannung.

Welche Symptome deuten auf einen Schlaganfall hin?

Je nachdem, welche Hirnregion von der Durchblutungsstörung betroffen ist, kommt es bei einem Schlaganfall zu unterschiedlichen Ausfallerscheinungen. Oft ist ein Arm, ein Bein oder eine Körperhälfte gefühllos und/oder gelähmt. Immer wieder ist auch das Sprechen oder Sehen gestört. In anderen Fällen ist der Betroffene bewusstlos oder verwirrt. Die Beschwerden zeigen sich häufig plötzlich nach dem Aufwachen. Die Anzeichen für einen Schlaganfall können einzeln oder in Kombination auftreten:

- Plötzliche vorübergehende Schwäche oder Lähmung einer Körperhälfte
- Einseitig hängender Mundwinkel und Sprachstörungen
- Spontan auftretende – meist einseitige – Gangunsicherheiten
- Unerklärliches Stolpern und Stürzen
- Gefühlsstörungen einer Körperseite, eines Arms oder des Gesichts
- Scheinbar unerklärliches Fallenlassen von Gegenständen
- Plötzliche Sehstörungen oder Wahrnehmung von Doppelbildern
- Schwindel
- Schwierigkeiten beim Schreiben
- Probleme, Gesprochenes zu verstehen
- Stottern, Stammeln oder Probleme, passende Wörter zu finden
- Abrupt einsetzende, extrem starke Kopfschmerzen
- Ungewöhnliche Vergesslichkeit oder regelrechter Gedächtnisverlust
- Bewusstseinstrübung bis Bewusstlosigkeit

Wie wird ein Schlaganfall diagnostiziert?

Wenn möglich wird der Arzt im Gespräch nach vorausgegangenen Erkrankungen und den Risikofaktoren fragen, die mit einem Schlaganfall in Verbindung stehen können.

HIRNBLUTUNG

In wenigen Fällen ist ein Schlaganfall auf eine Hirnblutung zurückzuführen. Dabei blutet es plötzlich aus einem Gefäß in das Gehirn hinein. Je nachdem, wie viel Blut austritt, wird der umliegende Gehirnteil mehr oder weniger zusammengepresst. Das Gehirn wird dann nicht mehr ausreichend mit Sauerstoff versorgt. Entsprechend ähneln die Beschwerden denen eines Schlaganfalls, der auf Grund einer Durchblutungsstörung entsteht.

Plötzlich auftretende, extreme Kopfschmerzen sind oft das entscheidende Alarmzeichen für die lebensbedrohliche Hirnblutung. Die Ursachen können zu hoher Blutdruck, Arterienverkalkung, Gefäßmissbildungen oder ein Aneurysma (Ausbuchtung schadhafter arterieller Blutgefäße) sein. Hirnblutungen können zum sofortigen Tod, zum Komplettausfall der geistigen Fähigkeiten oder zum Teilausfall von einzelnen Gehirnfunktionen führen. Langjährige Pflege und damit eine wirklich schwere Herausforderung für den Betroffenen, die Angehörigen und die Freunde können die Folge sein.

Eine körperliche und neurologische Untersuchung schließen sich an. Blutuntersuchungen, EEG (→ S. 285) und EKG (→ S. 62) können ebenfalls Hinweise auf einen Schlaganfall geben.

Mit einer Kernspintomographie (MRT, → S. 197) oder einer Computertomographie (CT, → S. 196) des Kopfes kann schließlich die genaue Lage des Schlaganfalls diagnostiziert werden. Veränderungen an den Gefäßen können mit Hilfe einer Doppler-Sonographie (→ S. 63) erkannt werden. Dieses Verfahren wird v. a. zur Früherkennung eines drohenden Schlaganfalls genutzt, um Risikopatienten frühzeitig erkennen und behandeln zu können.

Wie wird ein Schlaganfall behandelt?

Bei einem Schlaganfall handelt es sich in jedem Fall um einen Notfall. Um die Lebensgefahr zu bannen und Folgeschäden zu verringern, zählt – wie bei einem Herzinfarkt – jede Minute. Schon bei einem bloßen Verdacht sollte umgehend der Notarzt benachrichtigt werden, da die fachgerechte Akutbehandlung in einer Klinik innerhalb von drei Stunden beginnen muss. Bei einem Schlaganfall ist daher jede Form von Selbsthilfe ausgeschlossen.

Ist die Hausnummer gut sichtbar? Der Notarzt muss sie (und den Klingelknopf) auch bei Dunkelheit gut erkennen können.

In der Klinik, im Idealfall eine Stroke Unit (→ S. 290), wird in einem Team von Neurologen und interventionellen Radiologen umgehend mit der Akutbehandlung des Patienten begonnen: Die Ärzte werden zunächst versuchen, die Durchblutungsstörung im Gehirn zu beseitigen, meist durch einen Eingriff.

Bei einem Schlaganfall, der durch ein Blutgerinnsel ausgelöst wurde, ist dies unter bestimmten Voraussetzungen mittels der sogenannten Lyse-Therapie möglich. Dabei wird ein Medikament gespritzt, das das Gerinnsel in der verstopften Hirnarterie auf-

ERSTE HILFE BEI EINEM SCHLAGANFALL

- Notarzt rufen!
- Ruhe bewahren und bei dem Kranken bleiben
- Kopf und Schultern des Kranken leicht erhöht lagern
- Für frische Luft sorgen
- Nichts zu trinken oder zu essen geben
- Den Kranken vor einem Wärmeverlust schützen, ggf. zudecken
- Bei Atem- oder Kreislaufstillstand mit lebensrettenden Sofortmaßnahmen beginnen (→ Teil III)

lösen soll. Idealerweise wird diese Therapie innerhalb der ersten drei Stunden nach dem Schlaganfall eingeleitet.

Um lebensbedrohliche Komplikationen rechtzeitig zu erkennen, werden Herz, Lunge und Nieren überwacht. Außerdem werden der Sauerstoffgehalt und die Fließfähigkeit des Blutes kontrolliert. Gleichzeitig versuchen die Ärzte, ein Anschwellen des Gehirns durch Medikamente zu verhindern. Eine Gehirnschwellung würde die Sauerstoffversorgung der betroffenen Hirnregion zusätzlich verschlechtern.

Bei einem Schlaganfall, der durch eine Hirnblutung entstanden ist, kann eine sofortige Operation erforderlich sein. Dabei wird das Gehirn von dem durch die Blutung entstandenen Druck entlastet.

WO IST DIE NÄCHSTE STROKE UNIT?

Stroke Units sind Abteilungen in Kliniken, die sich auf die Behandlung von Schlaganfällen spezialisiert haben. Hier arbeiten Neurologen mit Intensivmedizinern und anderen Spezialisten zusammen. Da bei einem Notfall immer höchste Eile geboten ist, empfiehlt es sich v. a. für Risikopatienten, vorher zu klären, wo die nächste Klinik mit einer neurologischen Abteilung oder einer Stroke Unit ist.

Sobald keine akute Lebensgefahr mehr besteht, wird im Krankenhaus mit ersten Reha-Behandlungen begonnen. Dabei geht es v. a. darum, weitere Komplikationen wie Gelenksteifigkeit, Druckgeschwüre und Thrombosen zu verhindern. An die Behandlungen im Krankenhaus schließen sich meist umfangreichere Reha-Maßnahmen an. Sie finden in speziellen Reha-Kliniken statt und werden von den jeweiligen Sozialversicherungen finanziert.

Mit Hilfe von Sprach-, Ergo-, Psycho- und Physiotherapie können durch entsprechendes Training die durch den Schlaganfall verlorengegangenen Funktionen des Gehirns wiedererlangt werden. Wichtigstes Ziel dabei ist es, den Patienten trotz eventueller Behinderungen wieder so selbständig wie möglich in das aktive Leben einzugliedern. Dies erfordert v. a. von den Betroffenen selbst ein hohes Maß an Disziplin.

Angehörige sind meist mit der akuten Situation überfordert. Deshalb ist für die Patienten und die Angehörigen eine Betreuung durch eine Ärztin oder einen Arzt des

Vertrauens so wichtig. Viele Krankenhäuser haben Mitarbeiter, die sich um die Organisation des Alltags des Betroffenen nach dem Krankenhausaufenthalt kümmern, Empfehlungen aussprechen und auch hilfreich zur Seite stehen, wenn es um das Ausfüllen von Formularen oder Vorbereiten von Behördengängen geht.

SCHWERPUNKTE DER REHABILITATION

Rasche Mobilisation: Da ein Schlaganfall-Patient zunächst meist einseitig gelähmt ist und mit dieser Lähmung noch nicht umgehen kann, sollten Physiotherapeuten schon frühzeitig mit der Behandlung beginnen. Erste Übungen sind schon möglich, bevor der Betroffene das Krankenbett verlassen kann. Dies verhilft dem Patienten nicht nur zu mehr Beweglichkeit, sondern beugt auch Komplikationen vor.

Training zur Selbsthilfe: Je nach Ausmaß der Behinderungen muss der Patient eine Reihe verlorengegangener Fähigkeiten neu erlernen: Dazu kann das Trinken aus einem Becher oder das Zuknöpfen eines Hemdes gehören, ebenso wie das Aufsetzen einer Brille oder das Gehen mit einer Gehhilfe. Bei diesen Herausforderungen helfen unter anderem Ergotherapeuten. Muss die Sprachmotorik verbessert oder neu erlernt werden, setzt eine Sprachtherapie (Logopädie) ein. Auch Angehörige oder Freunde sollten sich entsprechend schulen lassen, damit sie den Betroffenen angemessen unterstützen können.

Erlernen von Bewältigungsstrategien: Damit die Betroffenen besser mit ihren körperlichen Behinderungen und den damit verbundenen Lebensumständen zurechtkommen, empfiehlt sich eine psychologische oder psychotherapeutische Betreuung. Etwa 30% der Menschen, die einen Schlaganfall erlitten haben, sind von der Gefahr bedroht, depressiv zu werden. Eine solche Betreuung hilft auch dabei, durch regelmäßiges Üben die möglicherweise schweren Sprach- und Bewegungsstörungen zu überwinden.

Was der Facharzt rät

Gesunde Ernährung, regelmäßige Bewegung und zurückhaltender Konsum von Genussmitteln helfen, gegen die oben genannten Risikofaktoren und damit gegen Schlaganfälle vorzubeugen. Um nach einem Schlaganfall einen Rückfall zu verhindern, wird der Arzt möglicherweise weiter reichende Maßnahmen einleiten. Diese sind abhängig von der Ursache des vorangegangenen Schlaganfalls.

- Bei einer Arterienverkalkung oder der Neigung zur Bildung von Blutgerinnseln können gerinnungshemmende Medikamente sinnvoll sein.
- Ist die Halsschlagader deutlich verengt, kann eine interventionelle Gefäßerweiterung die Blutversorgung des Gehirns sicherstellen.
- Herz-Kreislauf-Erkrankungen wie Herzrhythmusstörungen und Bluthochdruck werden ebenfalls medikamentös behandelt.

Drei Fragen an den Arzt

1. Versteht der Betroffene mich?

In der Regel ja! Inwieweit die Zentren zum Hören, Sprechen, Sehen, Denken, Behalten, Bewegen oder Fühlen durch den Schlaganfall beeinträchtigt sind, ist meist nur unvollständig oder überhaupt nicht bekannt. Doch ganz gleich, was man darüber weiß: In jedem Fall braucht der Betroffene viel Zuwendung und Verständnis. Dabei ist oft Geduld gefordert, auch wenn er mürrisch oder ungehalten ist. Man muss mitunter quasi lernen, ihm die «Wünsche von den Augen abzulesen» und sich bei einem Sprachverlust auf bestimmte Ja-nein-Verhaltensmuster zu einigen. Das kann z. B. Augen klimpern sein – einmal heißt ja, zweimal heißt nein. Auch das Vorlesen aus Zeitungen, das Bereitstellen von Hörbüchern und Musik oder das gemeinsame Spielen können einem Schlaganfallbetroffenen ein gutes Stück an Lebensqualität zurückgeben.

2. Eignet sich die Lyse-Therapie in jedem Fall zur Behandlung eines Schlaganfalls?

Der Arzt entscheidet im Einzelfall, was zu tun ist und ob ein Eingriff im Gefäßsystem notwendig ist. Der Einsatz der Lyse-Therapie z. B. ist an verschiedene medizinische Voraussetzungen geknüpft, also nicht immer anwendbar. Außerdem sollte die Behandlung nur in speziell dafür eingerichteten Zentren (Stroke Units) durchgeführt werden, da es zu erheblichen Nebenwirkungen kommen kann.

3. Was ist vor der Entlassung aus der Reha-Klinik wichtig?

Bevor der Patient nach der Rehabilitation ins Alltagsleben zurückkehrt, sollten er und seine Angehörigen mit den Ärzten und Therapeuten einige wichtige Fragen klären:

- Kann der Patient allein in seiner Wohnung zurechtkommen?
- Welche Veränderungen müssen vorgenommen werden?
- Welcher Pflegedienst eignet sich für die Betreuung?
- Welches Pflegeheim kommt ggf. vorübergehend oder langfristig in Frage?
- Was können Angehörige und Freunde leisten?
- Macht der Hausarzt notfalls auch Hausbesuche?
- Welche Reha-Maßnahmen sollen fortgeführt werden?
- Wo gibt es ein entsprechendes Reha-Zentrum?
- Wie kommt der Patient dorthin?
- Muss der Betroffene leider (vorübergehend) «entmündigt» werden?

Ich hoffe sehr, dass die Gesellschaft versteht, dass sie in sozialer Kälte erstarren würde, gäbe es nicht das selbstlose Engagement vieler Menschen, die sich ehrenamtlich für alte Menschen einsetzen. Lokale und kommunale Netzwerke haben aus meiner Sicht eine große Bedeutung. In solchen Netzwerken können gesunde oder kaum eingeschränkte alte Menschen Aufgaben finden und den weniger gut über die Runden gekommenen Mitalten solidarisch und mitmenschlich zur Seite stehen. Bewusst altern heißt auch, sich den Blick für die anderen bewahren und füreinander einstehen.

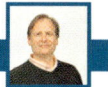

LEBEN IN GEMEINSCHAFT

Beeindruckend finde ich eine mir persönlich bekannte Familie aus dem Ruhrgebiet, in der sich zehn erwachsene Kinder seit Jahren abwechselnd und liebevoll um den ehemaligen Patron der Familie kümmern, der durch einen Schlaganfall sprach- und gehunfähig geworden ist. Die Mutter war bereits früh verstorben.

Es ist anrührend und motivierend, wie selbstverständlich und wie herzlich die Kinder dies tun und wie dieser Vater auf einmal trotz aller Kommunikationsstörungen aufgelebt ist. Immer, wenn ich ihn sehe, bin ich tief beeindruckt von seiner Vitalität, aber auch von der Fröhlichkeit und Energie, die von ihm ausgeht. Hier ist die Familie Kraftzentrale – für einen Einzelnen und füreinander –, ich habe von dieser Familie viel gelernt.

Daher sollte man sich in der überschaubaren Gemeinschaft von Menschen, die einem selbst am wichtigsten sind, erst einmal für sich und dann mit Partner, Frau, Mann oder Kindern, aber auch zusammen mit Freunden, überlegen:

Was soll im hohen Alter passieren?

Wenn man, so wie ich selber, Mitte fünfzig ist, ist es vielleicht doch Zeit, damit anzufangen.

Ich diskutiere mit meiner Familie schon lange darüber, was wir einmal machen werden: Wie gestalten wir unser Umfeld in zehn bis zwanzig Jahren? Bleiben wir am angestammten Ort wohnen oder nicht?

Erfolgen solche Diskussionen und Überlegungen in Gemeinschaft, kann man auch Veränderungen wunderbar mit anderen zusammen organisieren und so vielleicht auch für bessere Verhältnisse in der Gesellschaft sorgen.

6.2 Parkinson-Krankheit

Im Mittelhirn des Menschen gibt es eine Region mit Namen Substantia nigra. In ihr wird der Botenstoff Dopamin gebildet. Weil die Substantia nigra eine besonders hohe Konzentration von Eisen und Melanin aufweist, ist sie dunkel gefärbt (nigra = schwarz).

Bei einer Parkinson-Erkrankung werden nach und nach die Nervenzellen in der Substantia nigra zerstört. Weil damit auch die Produktion von Dopamin nachlässt, kommt es zu Störungen der biochemischen Prozesse im Körper, die für die Bewegungsabläufe sorgen. So entstehen die klassischen Parkinson-Symptome: Zittern (Tremor), erhöhte Muskelspannung (Rigor) und stark verlangsamte Bewegungen (Bradykinese).

Damit sich ein Mensch problemlos bewegen kann, müssen die Botenstoffe Acetylcholin, Glutamat und Dopamin in einem bestimmten Verhältnis zueinander stehen. Bei der Parkinson-Krankheit herrscht ein Mangel an Dopamin, sodass es zu einem relativen Überschuss an Acetylcholin und Glutamat kommt.

Die Schüttellähmung scheint schon dem berühmten Arzt Galen im 2. Jahrhundert und dem Arzt Paracelsus im 15. Jahrhundert bekannt gewesen zu sein. Aber erst der englische Arzt James Parkinson vermutete Anfang des 19. Jahrhunderts ein eigenständiges Krankheitsbild hinter dem Zittern (Tremor) und der auffälligen Bewegungsarmut (Akinese). Als Erkrankung wurde Parkinson aber erst nach der weltweiten Spanischen Grippe in den 1920er Jahren anerkannt. Damals zeigten viele Menschen nach einer Hirninfektion durch das Grippevirus anschließend Zeichen einer Schüttellähmung.

Nach Schätzungen der Deutschen Parkinson Vereinigung e.V. sind in Deutschland rund 250 000 Menschen an der Schüttellähmung erkrankt, schätzungsweise 100 000 jedoch bisher unerkannt. Dabei ist ungefähr 1 % der über 60-jährigen Männer und Frauen betroffen. Ein sogenanntes juveniles Parkinson-Syndrom bei Menschen unter 40 Jahren findet sich bei 5 bis 10 % der Erkrankten. Bis heute ist Parkinson leider nicht heilbar, aber gut behandelbar.

Dopamin ist ein Botenstoff im Gehirn, der für den körperlichen, emotionalen und seelischen Antrieb des Lebens sorgt. Dopamin regelt auch die Information zwischen Gehirn, Nerven, Muskulatur und Immunsystem. Es aktiviert die Wahrnehmung, das Denkvermögen, die Aufmerksamkeit, die Phantasie und die Kreativität. Schließlich wirkt Dopamin durch die Anregung des Stoffwechsels auch gewichtsreduzierend.

Dopamin wird im Körper aus den Aminosäuren Thyrosin oder Phenylalanin hergestellt. Thyrosin kommt v. a. im Käse, Phenylalanin in Soja, Nüssen, vielen Samen, Milchprodukten sowie Fisch und Fleisch vor.

Ein Dopaminmangel findet sich bei der Parkinson'schen Erkrankung, aber auch beim chronischen Müdigkeitssyndrom (Chronique-Fatigue-Syndrom, CFS). Neben den Parkinson-Symptomen kann es bei einem Dopaminmangel auch zu einem Burn-out-Syndrom, zu Vergesslichkeit, Konzentrationsstörungen und Wortfindungsstörungen, aber auch zu einem Verlust sexuellen Interesses kommen.

Welche Ursachen kann die Parkinson-Krankheit haben?

Bei den meisten Betroffenen lässt sich für ihre Parkinson-Erkrankung keine Ursache finden. Auch Virusinfektionen scheiden meist aus, und nur gelegentlich ist eine gewisse familiäre Veranlagung auszumachen. Vermutet werden als Ursache für Parkinson stattdessen «Verschleißvorgänge» im Gehirn (Degenerationsprozesse) sowie Autoimmunreaktionen. Mitunter lösen allerdings auch Umwelteinflüsse (z. B. eine Manganvergiftung in stahl- oder metallverarbeitenden Betrieben), Erkrankungen der Hirngefäße, Stoffwechselstörungen, Hirnentzündungen wie bei Aids, immer wiederkehrende Traumata (Schläge auf den Kopf bei Boxern oder Kopfbälle beim Fußball) oder Hirntumoren Parkinson-Symptome aus. Auch bestimmte Formen von psychischen Erkrankungen, wie eine beginnende Demenz, und Psychopharmaka können zu parkinsonartigen Beschwerden führen.

Neurotoxische Umweltgifte können die Ursache für einen Dopaminmangel sein: Eine Studie an 140 000 Personen zeigte, dass der Kontakt mit Pestiziden eine um 70 % höhere Wahrscheinlichkeit verursacht, an Parkinson zu erkranken.

Welche Symptome deuten auf die Parkinson-Krankheit hin?

Eine Parkinson-Erkrankung schreitet meist langsam voran. Die Symptome und der Verlauf der Erkrankung können unterschiedlich stark ausgeprägt sein. Besonders charakteristisch sind:

- Muskelsteifheit (Rigor)
- Zittern (Tremor)
- Verlangsamung der Bewegungen bis zur Bewegungslosigkeit (Akinese)

Diese Symptome treten allerdings selten sofort auf. Zu Beginn der Erkrankung sind die Symptome eher allgemeiner Natur:

- Schmerzhafte, überwiegend einseitige Muskelverspannungen der Schulter-Arm-Region
- Allgemeine Müdigkeit
- Depressive Verstimmungen
- Plötzliche Schweißausbrüche
- Verstopfung
- Innere Unruhe

Später kommen erste typische Bewegungsstörungen dazu:

- Immer wieder zittern die Hände, selbst in der Ruheposition.
- Feinmotorische Handgriffe wie Schreiben, Kämmen, Zähneputzen oder Zuknöpfen einer Hose fallen zunehmend schwerer, manchmal versagt dabei eine Hand.
- Es fällt schwer, mehrere Bewegungen zugleich auszuführen.
- Die Handschrift wird kleiner und schlecht lesbar.
- Der Gang wird kleinschrittig, manchmal trippelnd und vornübergebeugt.
- Die Arme schwingen beim Gehen kaum noch mit, erst auf einer, dann auf beiden Seiten.
- Die Gesichtsmimik verarmt zunehmend (man nennt dies «Maskengesicht»).
- Die Stimme wird leiser.
- Es treten Schlafstörungen auf.

Die Symptome können einzeln oder gemeinsam auftreten. Die Stärke und Ausprägung sind je nach Krankheitsverlauf unterschiedlich.

> Nicht selten macht sich ein beginnender Parkinson mit unerklärbarem Schwitzen und einem distanzierten Verhalten bzw. Abgeschlagenheit im Alltag bemerkbar. Meist wird dabei an Depressionen oder eine Überlastung gedacht, ohne diese Phänomene mit einer beginnenden Schüttellähmung in Verbindung zu bringen.

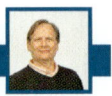

Drei Elemente zur Dopamin-Aktivierung

Immer mehr Menschen sind lustlos, mürrisch, empfindsam, antriebslos und körperlich wenig belastbar. Und das schon in jungen Jahren. Ja, natürlich kann das an Überbeanspruchung in unserer so hektischen und «zeitarmen» Zeit liegen. Aber was ist, wenn diese Symptome auch mit einem gewissen Dopaminmangel oder wegen einer Fehlregulation zusammenhängen, die wir heute noch nicht richtig verstehen?

Dopamin wirkt stimmungsaufhellend, steigert den Antrieb und stimuliert Wohlbefinden und Lebensfreude. Vielleicht haben ja bereits die alten indischen oder chinesischen Ärzte dies schon erkannt? Und vielleicht haben sie zur «Belebung» des Dopamin- bzw. Neurotransmitter-Stoffwechsels neben einer ausgewogenen Ernährung auch die Bewegung und die bewusste Lebensführung als die drei zentralen Elemente einer optimalen Gesundheitsvorsorge definiert?

Nicht nur die über die Nahrung aufzunehmenden Aminosäuren Tyrosin (oder Phenylalanin) – z.B. im Casein von Käse oder Schokolade enthalten – sind als Grundbaustein mehrerer Neurotransmitter notwendig für Zufriedenheit, Antriebsstimulation und «Glücksgefühle», sondern auch die körperliche und geistige Bewegung und die Entspannung.

Genug Schlaf und zwischenzeitliche meditative Erlebnisse – z.B. beim Musikhören oder genussvollem Wandern und Sport machen – gehören genauso dazu wie Ordnung in sein persönliches Leben bringen und das zu geniessen, was man tut. Ein individueller Lebensstil für ein erfülltes Leben sollte diese Aspekte berücksichtigen.

Schreitet die Erkrankung fort, kann ein Parkinson-Kranker unter folgenden Beschwerden leiden:
- Zunehmende Steifheit der Muskulatur
- Probleme, schnell loszugehen oder stehen zu bleiben
- Die Füße scheinen am Boden zu «kleben».
- Die Körperhaltung wird instabil, der Betroffene stürzt öfter.
- Starkes Händezittern in der Entspannungsphase oder bei Konzentration (Ruhetremor)
- Zunehmender Speichelfluss und Schluckstörungen
- Blasenschwäche, Verstopfung, Erektionsstörungen
- Depressionen, Angststörungen, teilweise mit Panikattacken
- Gedächtnisstörungen

Auch im fortgeschrittenen Stadium können die Symptome unterschiedlich kombiniert und betont auftreten.

Nur selten kommt es bei einer fortgeschrittenen Parkinson-Erkrankung zu einem lebensgefährlichen Notfall, der sogenannten akinetischen Krise. Der Betroffene muss in diesem Fall sofort in einem Krankenhaus behandelt werden. Typische Symptome sind:
- Bewegungsunfähigkeit, schwere Muskelsteife
- Schluckstörungen

Auslöser dieses Zustands kann ein plötzliches Absetzen oder Verringern der Parkinson-Medikamente sein. Auch schwere Erkrankungen wie fieberhafte Infekte, operative Eingriffe und Flüssigkeitsmangel können eine solche Krise auslösen.

Wie wird die Parkinson-Krankheit diagnostiziert?

Sind die typischen Symptome wie verminderte Beweglichkeit, Zittern, Muskelsteifheit und Haltungsprobleme vorhanden, spricht bereits sehr viel für die Diagnose Parkinson.

Der Arzt kann versuchen, die Diagnose zu erhärten, indem er einen speziellen Test durchführt. Dabei erhält der Patient das Medikament L-Dopa (eine Vorstufe von Dopamin). Wenn sich während des Tests die Symptome deutlich bessern, spricht das für Parkinson. Eine endgültige Bestätigung der Diagnose ist dadurch allerdings nicht möglich.

Zur weiteren Abklärung können deshalb Untersuchungen des Gehirns mit dem Kernspintomographen (MRT, → S. 197) oder dem Computertomographen (CT, → S. 196) erfolgen. Hierbei können jedoch nur Tumoren oder Entzündungen ausgeschlossen werden, ein wirklicher Nachweis für Parkinson ergibt sich dadurch ebenfalls nicht. Bei weiter unklarem Krankheitsbild können zusätzliche Untersuchungen vorgenommen werden, etwa die Positronen-Emissions-Tomographie (PET, → S. 240), die Szintigraphie (→ S. 240), spezielle Gentests sowie Ultraschalluntersuchungen (→ S. 63).

Die «Single Photon Emission Computed Tomography» (SPECT) kann die Stoffwechselaktivität bestimmter Typen von Nervenzellen darstellen. Mit dieser modernen Diagnosemethode können deshalb auch Störungen im Dopaminstoffwechsel des Gehirns nachgewiesen werden. Wegen des hohen technischen Aufwands und der damit verbundenen Kosten wird diese spezielle Form der Computertomographie aber nur in Einzelfällen eingesetzt.

Wie wird die Parkinson-Krankheit behandelt?

Eine Heilung ist leider nicht möglich. Das Ziel jeder Parkinson-Therapie ist es, die Beschwerden so weit wie möglich einzudämmen, die Lebensqualität, die Selbständigkeit und die Berufsfähigkeit lange zu erhalten, die Pflegebedürftigkeit hinauszuzögern und nicht zuletzt Begleiterkrankungen und Komplikationen zu vermeiden.

Diese Ziele können mit folgenden untereinander kombinierbaren Therapien erreicht werden:

Zunächst wird der Dopamin-Mangel durch Medikamente ausgeglichen.

Das oberste Gebot: Körperlich aktiv bleiben.

Neben der Behebung des Dopamin-Mangels im Gehirn kann alternativ auch eine Behandlung mit Medikamenten erfolgen, die das gleichzeitig bestehende Übergewicht der Nervenbotenstoffe Acetylcholin und Glutamat regulieren. Diese weisen jedoch einige Nebenwirkungen auf. Sie werden deshalb meist nur dann eingesetzt, wenn die Standardtherapie nicht gut anschlägt.

DOPAMIN-THERAPIE

Parkinson-Patienten weisen eine bis zu 90% niedrigere Konzentration von Dopamin in der Substantia nigra auf als Gesunde. Der Nervenbotenstoff Dopamin kann aber, sofern er von außen zugeführt wird, nicht die sogenannte Blut-Hirn-Schranke (→ S. 281) überwinden. Deshalb gelangt der Wirkstoff nicht ins Gehirn.

Die Parkinson-Patienten erhalten deshalb die Vorläufersubstanz von Dopamin, «L-Dopa» genannt. Der Wirkstoff überwindet die Blut-Hirn-Schranke und wird im Gehirn in Dopamin umgewandelt. Zusätzlich kann durch weitere Medikamente (MAO-B- und COMT-**Hemmer**) der Abbau von L-Dopa und Dopamin gehemmt werden. So steht das Dopamin länger zur Verfügung. Neben L-Dopa wird besonders bei Gangunsicherheit außerdem mit sogenannten **Dopamin-Agonisten** behandelt, die wie L-Dopa wirken.

In den ersten Jahren verläuft die medikamentöse Therapie meist problemlos. L-Dopa gilt als das wirksamste Arzneimittel bei Parkinson. Besonders ältere Patienten vertragen es gut. Es wird als Tablette oder Kapsel eingenommen. Die Symptome bessern sich rasch, die Lebenserwartung der Erkrankten nimmt wieder deutlich zu. L-Dopa verzögert jedoch nicht das Fortschreiten der Krankheit. Außerdem steht es im Verdacht, in der Langzeittherapie zu Komplikationen zu führen.

Im Verlauf der Therapie kann es zu einer Abnahme der Wirkung der L-Dopa-Dosis kommen. Zudem können Probleme bei der Umsetzung von L-Dopa im Stoffwechsel zu Schwankungen bei der Beweglichkeit sowie zu ungesteuerten Bewegungen führen. Auch psychische Störungen sind möglich. Aus diesem Grund wird in der Frühphase bei Parkinson-Erkrankten unter 70 Jahren möglichst auf L-Dopa verzichtet. Stattdessen werden die o. g. Dopamin-Antagonisten eingesetzt oder beide Wirkstoffe kombiniert.

Wichtig: L-Dopa darf nicht zusammen mit Milch, Joghurt oder anderen eiweißhaltigen Produkten eingenommen werden. Da die Eiweiße mit dem L-Dopa um die Aufnahme in den Körper konkurrieren, könnte die eingenommene L-Dopa-Dosis unwirksam bleiben. Daher sollte L-Dopa eine halbe bis eine Stunde vor oder anderthalb bis zwei Stunden nach den Mahlzeiten eingenommen werden.

Alternative und neue Behandlungsmethoden: Bei Patienten, deren Behandlung medikamentös nicht zufriedenstellend verläuft, gewinnen operative Verfahren zunehmend an Bedeutung.

- **Tiefenhirn-Stimulation:** Bestimmte Hirnregionen werden über implantierte Elektroden dauerhaft elektrisch (Hochfrequenz-Stimulation) gereizt, was die Symptome vermindert. Das Gehirngewebe wird dabei nicht geschädigt. Der Eingriff eignet sich jedoch nicht für alle Patienten und hält ein Fortschreiten der Erkrankung nicht auf.
- **L-Dopa-Pumpe:** Schwankt die Wirkung der Medikamente erheblich, können computergesteuerte Pumpen über eine Bauchsonde kontinuierlich L-Dopa direkt in den Dünndarm abgeben.

Eine wichtige Ergänzung der medikamentösen Therapie ist eine gezielte und regelmäßige **Physiotherapie**. Sie kann die Beweglichkeit fördern, gestörte Haltungsreflexe
ausgleichen und Muskel- und Gelenkversteifungen vorbeugen. Dabei werden besonders aufrechtes Gehen, Aufstehen und Aufrichten im Bett
trainiert.

www.parkinson-vereinigung.de

    Für Parkinson-Kranke ist außerdem eine ausreichende
Flüssigkeitszufuhr wichtig. Auch regelmäßiger Sport wie Schwimmen oder auch Spa-
ziergengehen und Wandern ist eine Begleittherapie mit guten Erfolgsaussichten. Nebenbei: Sportliche Aktivität wirkt sich auf die Stimmungslage besonders positiv aus.

WAS TUN BEI «PARKINSON»?

- Nie aufgeben!
- Ballaststoffreich essen.
- Mehr als zwei Liter Flüssigkeit pro Tag trinken.
- Für Bewegung sorgen: Jeder Sport, der Spaß macht, ist erlaubt!
- Isolation aufheben, z. B. durch Physiotherapie und die Mitarbeit in
  Selbsthilfegruppen.
- Krankengymnastik (auch Osteopathie) schon bei den ersten Einschränkungen der
  Beweglichkeit machen.
- Koordinationstraining und lokale Massagen (z. B. Shiatsu) zur Lockerung
  einsetzen.
- Musiktherapie ausprobieren, z. B. Trommeln oder ein anderes Instrument spielen.
  Das verringert das Zittern.
- In warmem Wasser schwimmen.
- Qigong oder Yoga zur Muskellockerung und Steigerung der Lebensfreude erlernen
  und regelmäßig ausüben.
- Ganzkörper-Massagen und Reflexzonentherapie nutzen.
- Akupunktur verordnen lassen.
- Zur geistigen Entspannung meditieren.
- Logopädie und Ergotherapie zur Muskelaktivierung nutzen.
- Psychologische Begleittherapie beginnen.

Was der Facharzt rät

Ein Parkinson-Erkrankung ist leider nicht heilbar. Jedoch können die Lebensqualität
und die Lebenserwartung mit einer individuellen Therapie deutlich verbessert werden.
Wird der Erkrankte wirksam und dauerhaft behandelt, können viele Jahre vergehen,
ehe er pflegebedürftig wird. Wichtig ist deshalb eine enge, vertrauensvolle Zusammenarbeit zwischen Arzt (Neurologe) und Patient. Auch der Besuch von Selbsthilfegruppen
ist meist ausgesprochen sinnvoll.

❓ Drei Fragen an den Arzt

1. Kann man einer Parkinson-Erkrankung vorbeugen?

Auf Grund der unklaren Ursachen gibt es keine effektiven vorbeugenden Maßnahmen gegen diese Erkrankung.

2. Woher hat die Erkrankung ihren Namen?

Die Krankheit Parkinson wurde nach ihrem Entdecker benannt. Der englische Arzt und Sozialreformer James Parkinson (1755–1824) erkannte in den Symptomen ein eigenständiges Krankheitsbild und nannte es «Shaking Palsy» (auf Deutsch «Schüttellähmung»). Der Begriff ist aber irreführend. Die Parkinson'sche Erkrankung ist keine Lähmung, sondern eine zunehmende Bewegungsverarmung, die auch ohne Schütteln oder Zittern verlaufen kann.

3. Wer ist gefährdet?

Parkinson betrifft überwiegend ältere Menschen. Der Erkrankungsgipfel liegt zwischen dem 58. und 66. Lebensjahr. Ungefähr 1% der über 60-Jährigen, 2% der über 70-Jährigen und 3% der über 80-Jährigen leiden unter der Parkinson-Krankheit. Sie ist eine der häufigsten neurologischen Erkrankungen.

6.3 Demenz

Die Erinnerung, das Sprachvermögen und das Erschließen neuer Zusammenhänge gehören zu den herausragenden Fähigkeiten des Menschen. Mit zunehmendem Alter kann es jedoch zu einem Verfall der geistigen Leistungsfähigkeit kommen. Ärzte sprechen dann von einer Demenz: Das Gedächtnis lässt nach. Erinnerungen verblassen schneller. Das gesamte Denkvermögen wird in Mitleidenschaft gezogen. Indes bleiben jene Regionen des Gehirns verschont, die Atmung und Kreislauf steuern.

Welche Ursachen kann eine Demenz haben?

Unter dem Begriff der «Demenz» werden verschiedene Erkrankungen zusammengefasst. Ihnen ist gemeinsam, dass die geistige Leistungsfähigkeit allmählich oder aber in Schüben abnimmt. Selten gibt es einen einzelnen Auslöser für eine Demenz. Vielmehr trägt eine Summe von Faktoren dazu bei:

Alzheimer: Der deutsche Neuropsychiater und Neuropathologe Alois Alzheimer beschrieb 1901 das Leiden einer Patientin: Er beobachtete zunehmende Vergesslichkeit sowie Wesensveränderungen und dokumentierte dies erstmals als eine eigenständige Erkrankung. Später wurde das Leiden nach ihm benannt. Die Alzheimer-Krankheit ist die häufigste Form einer Demenz. Etwa eine Million Menschen sind in Deutschland davon betroffen. Die Erkrankung bahnt sich schleichend an, oft schon Jahre bevor die ersten Symptome beobachtet werden. Im Gehirn lagern sich Eiweißbruchstücke ab, sogenannte Amyloide. Diese Ablagerungen sind unter dem

Wie häufig ist eine Demenz?

Allein in Deutschland leben mehr als eine Million Menschen mit der Diagnose «Demenz». In Europa sind es schätzungsweise mindestens fünf Millionen. Betroffen sind v. a. ältere Menschen, etwa ein Zehntel der über 65-Jährigen. Mit 90 Jahren sind bereits fast die Hälfte der Menschen von Demenz betroffen.

Der altersbedingte Verfall des Verstands ist heute der häufigste Anlass, ältere Menschen in professionelle Pflege zu geben. Wahrscheinlich wird die Zahl der Pflegefälle weiter zunehmen, weil die Zahl der älteren Menschen ansteigt.

Mikroskop als kleine Fasern zu sehen. Ärzte bezeichnen sie als Fibrillen. Daneben sind auch kugelförmige Bruchstücke zu erkennen, die Plaques genannt werden. Diese beiden Ablagerungen behindern den Informationsaustausch der Nervenzellen, eine Grundvoraussetzung menschlichen Denkens. Diese Beeinträchtigung kommt auf ähnliche Weise zustande, wie Schneeflocken in der Luft den Funkverkehr stören. Von den Nachbarzellen abgeschnitten, verkümmern die Nervenzellen im Laufe der Zeit v. a. in den Regionen des Gehirns, die für das Gedächtnis, für die Sprache und für das Denken zuständig sind. Allerdings ist bis heute unklar, ob die Nervenzellen auf Grund der Ablagerungen zu Grunde gehen oder ob die Ablagerungen erst infolge des Zelltodes entstehen. Ebenso wenig kennen Ärzte und Wissenschaftler die eigentliche Ursache des Leidens. Vermutlich müssen mehrere Auslöser zusammenkommen.

Gestörte Durchblutung (vaskuläre Demenz): Wenn zu wenig Blut ins Gehirn gelangt, leidet dessen Versorgung mit Nährstoffen. Volkskrankheiten wie ein hoher Blutdruck oder Diabetes können die Hirngefäße schädigen und dadurch den altersbedingten Gedächtnisverlust beschleunigen oder erst hervorrufen. Einzelne Denkleistungen können schlagartig ausfallen. Das äußert sich mitunter ähnlich wie ein Schlaganfall, wenn z. B. plötzlich die Sprechfähigkeit weg ist. In anderen Fällen verschlechtert sich die Hirnleistung schleichend, oder es tritt beides zusammen ein.

Familiäre Vorbelastung: Bei manchen Demenzen, die im jungen Lebensalter (ab dem 40. Lebensjahr) auftreten, wurden Veränderungen von Genen nachgewiesen. Prinzipiell können die krankmachenden Gen-Abschnitte im Blut aufgespürt werden. Ärzte- und Patientenverbände empfehlen einen solchen Bluttest aber nur, wenn bereits ein Verdacht auf eine erblich bedingte Demenz besteht und der Arzt die Diagnose lediglich absichern will.

Sonstige Ursachen: Es gibt eine ganze Reihe von Erkrankungen, die sich ungünstig auf die Leistungen des Verstands auswirken. Ein Beispiel ist die «Demenz mit Lewykörperchen», die inzwischen als dritthäufigste Ursache des geistigen Verfalles angesehen wird. Die Lewykörperchen sind kleine Gewebekügelchen, die in den Nervenzellen eingeschlossen sind. Auch wenn bei der Parkinson-Krankheit ebenfalls Lewykörperchen auftreten, muss sie dennoch als eigene Form der Demenz betrachtet werden.

Daneben können auch Störungen im Stoffwechsel eine Demenz auslösen. Solche Stoffwechselstörungen können z. B. bei einem Mangel an Vitamin B$_{12}$ eintreten. Ebenso können Erkrankungen der Schilddrüse, chronische Vergiftungen, etwa durch zu viel Alkohol, und Gehirntumoren zu einem Abbau der geistigen Leistungsfähigkeit führen. Und nicht zuletzt können Infektionen ihre zerstörerische Wirkung auch im Gehirn entfalten. Hierzu gehört das HI-Virus, das die Immunschwächekrankheit Aids verursachen und auch die Funktionen des Geistes beinträchtigen kann.

Viele Ursachen einer Demenz können vermieden oder erfolgreich behandelt werden. Wichtigste Voraussetzung dafür ist jedoch die frühzeitige und vertrauensvolle Zusammenarbeit mit dem Arzt.

Welche Symptome deuten auf eine Demenz hin?

Lässt das Kurzzeitgedächtnis nach und versagt der Orientierungssinn zunehmend, können dies erste Zeichen einer Demenz sein. Auch die Konzentrationsfähigkeit nimmt ab. Aber Vorsicht: Ab und zu ein Black-out oder ein kurzzeitiger Aussetzer sind völlig normal.

Demenzerkrankten fällt es zunehmend schwerer, die eigenen Gedanken in Worte zu fassen. Sätze kommen nur noch unvollständig über die Lippen, und Worte werden

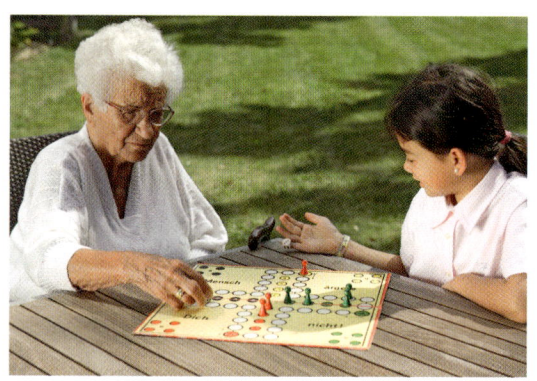

nicht mehr korrekt ausgesprochen. Viele bemerken die Veränderung nicht selbst. Wer den Abbau der geistigen Leistungsfähigkeit an sich selbst feststellt, reagiert oft mit einer Depression auf die schmerzliche Erfahrung. Der eigene Charakter, die Identität gehen zunehmend verloren, Trauer und Aggressionen beschweren das Gemüt. Deshalb haben es Angehörige und Pflegepersonal im Umgang mit den Betroffenen auch nicht immer leicht.

Mit dem Fortschreiten der Erkrankung leben die Betroffenen zunehmend in der Erinnerung, vermischen frühere Ereignisse mit Tagesgeschehnissen, verlieren das Zeitgefühl oder haben Wahnvorstellungen. In Halluzinationen tauchen Ereignisse, Gegenstände oder Bedrohungen vor dem geistigen Auge auf, die mit der Wirklichkeit nichts zu tun haben. Im Laufe der Zeit fällt es sogar schwer, lebenslang vertraute Gegenstände und Personen wiederzuerkennen, häufig erzeugen sie sogar Aggressionen.

Anfangs lässt sich der Alltag noch bewältigen, mit fortschreitender Demenz aber werden Alltagshandlungen zu unüberwindbaren Hindernissen. Das Ankleiden geht nicht mehr von der Hand, der Einkauf wird zu einem Ausflug in einen Irrgarten. Schließlich verstummen die Patienten oft, sie sind bettlägerig und vollständig auf die Hilfe anderer Menschen angewiesen.

Es gibt zwar typische Anzeichen einer Demenz, sie können, müssen aber nicht alle gleichzeitig auftreten. Überdies können die Symptome auch auf seelische Leiden oder andere Gehirnerkrankungen hindeuten:

- Vergesslichkeit, unpräzises Denken
- Konzentrationsschwäche
- Schwierigkeiten beim Planen komplexerer Abläufe wie beim Packen für einen Urlaub oder beim Organisieren eines Familienfestes
- Orientierungslosigkeit
- Sprachstörungen
- Eingeschränktes Urteilsvermögen
- Veränderte Persönlichkeit
- Rasch wechselnde Stimmungen
- Wahnvorstellungen
- Antriebslosigkeit
- Schlaflosigkeit (gestörter Tag-Nacht-Rhythmus)
- Unruhe
- Einnässen und Einkoten

Tests zeigen den Schweregrad des geistigen Abbaus.

Die körperliche Kraft, Beweglichkeit und Bewegungskoordination sowie Gangsicherheit können anfangs noch erhalten bleiben.

Wie wird eine Demenz diagnostiziert?

Lässt die geistige Leistungsfähigkeit nach, sind Neurologen, Psychiater oder Spezialisten für Altersheilkunde (Geriater) die richtigen Ansprechpartner. Ferner haben sich Gedächtnisambulanzen und sogenannte Memory-Kliniken auf die Erkennung und Behandlung von Demenzkranken spezialisiert. Der Vorteil: Sie vereinen alle wichtigen Untersuchungsmethoden unter einem Dach, wodurch die Diagnose rascher gestellt werden kann.

In jedem Fall fragt der Arzt zunächst nach der Krankheitsgeschichte. Dabei ist es besonders wichtig, dass auch die Angehörigen Auskunft geben. Sie können Symptome schildern, die die Betroffenen selbst nicht wahrnehmen oder aus Scham verschweigen. Nach einer ausführlichen internistisch-neurologischen Untersuchung entscheidet der Arzt, welche zusätzlichen Tests notwendig sind, um eine exakte Diagnose zu stellen.

Um eine Demenz von leichten Formen der Vergesslichkeit zu unterscheiden und andere Ursachen des Gedächtnisverlustes wie etwa ein depressives Syndrom auszuschließen, müssen neuropsychologische Tests durchgeführt werden. Ein häufig eingesetzter Test ist beispielsweise der Mini-Mental-Status-Test (MMST). Ist nach diesen Untersuchungen noch keine genaue Diagnose möglich, empfiehlt der Facharzt unter Umständen, einen speziell ausgebildeten Neuropsychologen aufzusuchen.

Sogenannte bildgebende Verfahren wie eine Kernspintomographie oder eine Computertomographie können eine Demenz nicht zeigen. Veränderungen im Gehirn, die die Ursache der Symptome sein könnten, wie Zonen von Arteriosklerose oder gestörter Durchblutung, vorangegangene Hirninfarkte, Tumoren oder eine Verringerung der Hirnsubstanz, lassen sich mit diesen Methoden allerdings sichtbar machen.

Neben den Standardverfahren der Kernspintomographie (MRT, → S. 197) und Computertomographie (CT, → S. 196) lassen sich zusätzliche Informationen mit der Single-Photon-Emissionscomputertomographie (SPECT) und der Positronen-Emissions-Tomographie (PET → S. 240) gewinnen. Beide Verfahren zeigen, ob bestimmte Regionen des Gehirns bereits in ihrer Funktion beeinträchtigt sind. Diese Untersuchungsmethoden werden derzeit nur im Rahmen wissenschaftlicher Studien oder in unklaren Fällen eingesetzt.

Das Nervenwasser (Liquor) umspült das Rückenmark bis ins Gehirn und ist damit einer der zentralen Kanäle, in dem Stoffe aus der und in die Denkzentrale transportiert werden. Bei der Alzheimer-Erkrankung schwimmen in diesem Nervenwasser bestimmte Eiweiße, die dem Arzt als deutliches Indiz für die Demenz-Krankheit dienen. Bei einer **Lumbalpunktion** (→ S. 284) wird eine kleine Menge des Nervenwassers zur Untersuchung mit einer Sonde aus dem Rückenmarkskanal entnommen.

Neben diesem Test können die Blutgefäße, die das Gehirn versorgen, in einer Ultraschallaufnahme genauer unter die Lupe genommen werden. Dies geschieht mit Hilfe der **Doppler- und Duplex-Sonographie** (→ S. 63). Der Arzt kann mögliche Einengungen der Gefäße und den Blutfluss anhand der Aufnahmen erkennen und daraus auf die Blutversorgung des Gehirns schließen.

Nur selten hilft die Messung der Gehirnströme im **EEG** (→ S. 285) dabei, den Ursachen des geistigen Abbaus auf den Grund zu gehen. Doch sie kann oft zeigen, wie gut die Hirnfunktionen noch erhalten sind und wie weit die Demenz vorangeschritten ist.

Wie wird eine Demenz behandelt?

Der altersbedingte Abbau im Gehirn lässt sich bei der **Demenz vom Alzheimer-Typ** bedauerlicherweise noch nicht stoppen. Jedoch kann mit den heute verfügbaren Therapien das Leiden ein wenig verzögert werden. Dies ist bereits ein Erfolg, zumal die Therapien oft bewirken, dass das Denkvermögen erhalten bleibt, das zur Bewältigung des Alltags unverzichtbar ist.

Neben Medikamenten können dabei auch andere Behandlungsmethoden Früchte tragen: Bewegung unter Anleitung eines Physiotherapeuten. Handwerkliche und künstlerische Fertigkeiten werden bei der Ergotherapie gefördert. Sie helfen ebenfalls, Funktionen des Gehirns zu bewahren. Spezielle Therapien von Psychologen und Sozialarbeitern in Gedächtniskliniken haben sich zur Unterstützung der Denk- und Erinnerungsleistung bewährt.

Entscheidend ist jedoch, dass der Patient gefördert und nicht überfordert wird. Die Behandlung von Alzheimer erfordert viel Erfahrung. Deshalb sollte man sich an spezielle Institute und erfahrene Fachärzte wie Neurologen, Psychiater und Gerontologen wenden. Sie werden auch nach der Diagnose regelmäßig Untersuchungen durchführen, um den Krankheitsverlauf zu beurteilen und ggf. die Therapie anzupassen.

Wenn der Demenz eine **gestörte Durchblutung** (vaskuläre Demenz) zu Grunde liegt, können mit einer sehr einfachen Methode die Risikofaktoren für das Nachlassen des Denkvermögens reduziert werden: mit Gedächtnistraining. Rechenübungen, Knobelaufgaben und Merktests zeigen eine sehr positive Wirkung. Derart gefordert, wird der Tod von Nervenzellen verringert. Der Arzt des Vertrauens kann über die Möglichkeiten und Chancen dieses Gehirnjoggings Auskunft geben. Ziel des täglichen Gedächtnistrainings ist es, den Geist so lange wie möglich fit zu halten, um den Alltag ohne fremde Hilfe zu bewerkstelligen.

Wenn dies nicht mehr gelingt und auch die Unterstützung der Verwandten nicht mehr ausreicht, ist es besser, eine spezielle Klinik aufzusuchen. Das kann z. B. eine Klinik für Gerontologie (Altersheilkunde) oder Gerontopsychiatrie sein. Auch dort kann ein gezieltes Hirnleistungstraining dazu beitragen, mit dem Alltag klarzukommen. Außerdem stehen Psychologen, Sozialarbeiter und andere Fachleute für viele Fragestellungen im Umgang mit der Demenz mit Rat und Tat zur Seite.

Ein weiterer Pluspunkt eines solchen stationären Aufenthalts: Die Angehörigen können in die Behandlung einbezogen werden. Ihre vertraute Nähe erleichtert es den Patienten, sich im neuen Umfeld zurechtzufinden. In den Spezialkliniken werden meist auch physiotherapeutische Behandlungen sowie das Training handwerklicher und künstlerischer Fähigkeiten bei einem Ergotherapeuten angeboten. Solche Aktivitäten sorgen dafür, dass das Gedächtnis langsamer nachlässt oder zeitweise sogar erhalten bleibt.

Es gibt inzwischen verschiedene **Medikamente**, die dem Abbau des Geistes entgegenwirken und ihn im günstigsten Fall sogar für einen unterschiedlich langen Zeitraum zum Stillstand bringen. Der Verlust von Hirngewebe kann jedoch auch medikamentös nicht rückgängig gemacht werden. Je nach Ursache wird der Arzt andere Arzneimittel verordnen. Da die Substanzen individuell unterschiedlich anschlagen, ist es wichtig, den Erfolg zu beobachten. Wenn das Vergessen sich nicht auszuweiten scheint, ist dies bereits ein großer Fortschritt, zumal eine Demenz unbehandelt laufend voranschreitet. Übrigens: Zusammen mit einem Hirnleistungstraining entfalten Medikamente die beste Wirkung.

Die Medikamente zur Demenz-Behandlung lassen sich einteilen in:

Acetylcholinesterase-Hemmer: Diese Medikamente unterstützen den Austausch
zwischen den Nervenzellen, indem sie das Enzym Acetylcholinesterase blockieren.
Dieses Enzym baut im Gehirn normalerweise den Botenstoff Acetylcholin ab, der
zur Kommunikation zwischen den Nervenzellen gebraucht wird. Dank der Medikamente ist Acetylcholin im Gehirn in größeren Mengen vorhanden. Das fördert den
Lauf der Gedanken zu einem gewissen Grad. Acetylcholinesterase-Hemmer sind
in der frühen und mittleren Phase der Alzheimer-Krankheit besonders wirksam,

aber auch bei einer blutgefäßbedingten Demenz und bei einer Lewykörperchen-Demenz. Der Aufenthalt in einem Pflegeheim bzw. die Intensivpflege lässt sich damit hinauszögern oder erleichtern.

NMDA-Antagonisten: Ist die Alzheimer-Demenz bereits weiter vorangeschritten, wird der Arzt sogenannte NMDA-Antagonisten wie die Memantine verschreiben. Manchmal wird er zusätzlich noch Acetylcholinesterase-Hemmer verordnen. NMDA-Antagonisten verhindern ein Zuviel des Botenstoffes Glutamat. Diese Substanz ist in der Küche als Geschmacksverstärker bekannt. Im Kopf hilft sie dabei, Informationen von einer Nervenzelle zur anderen zu übertragen. Eine zu große Menge an Glutamat im Gehirn schadet jedoch den grauen Zellen. NMDA-Antagonisten verlangsamen den geistigen Verfall bei Alzheimer. Ob sie auch bei blutgefäßbedingten Demenzen oder Lewykörperchen-Demenzen helfen, lässt sich derzeit noch nicht sicher sagen.

ACETYLCHOLIN

Acetylcholin reguliert Darmtätigkeit und Blutdruck, erweitert die Blutgefäße und steuert die Bewegung der Muskeln. Dieser wichtige Neurotransmitter regelt außerdem die Nahrungsaufnahme und ist im Gehirn verantwortlich für das Gedächtnis, die Intelligenz und das Selbstbewusstsein. Ein Mangel an Acetylcholin kann eine Demenz verursachen. Singen, Tanzen, Musizieren, aber auch fernöstliche Kampfsportarten sowie Meditation und Gedächtnisübungen fördern die Acetylcholinbildung.

Wenn der Verfall der geistigen Leistungsfähigkeit mit Begleiterscheinungen wie Depressionen und Störungen der Bewegung, z. B. zitternden Händen, einhergeht, wird der Arzt diese mit anderen Medikamenten behandeln. Auch gegen Unruhe und schlaflose Nächte kann er etwas verschreiben. Diese Arzneien können jedoch Nebenwirkungen hervorrufen oder die einzelnen Symptome bei einer Demenz sogar verstärken. Deshalb muss die Wirkung wachsam verfolgt werden.

Eine ausgewogene Ernährung mit reichlich Flüssigkeit, Fisch, viel frischem Obst und Gemüse ist auch die perfekte Nahrung fürs Gehirn.

Feste Mahlzeiten und ein klarer Tagesablauf helfen beim Zurechtfinden im Alltag. Zur sicheren Planung von Ausflügen und besonderen Aktivitäten empfiehlt es sich, die Daten in einen Kalender einzutragen.

Weitere Tipps und Erfahrungen bieten Selbsthilfe- und Angehörigengruppen. Auch Sozialstationen und Tagesstätten können unterstützend zur Seite stehen. Der Arzt des Vertrauens kann über entsprechende Angebote vor Ort informieren.

Was der Facharzt rät

Regelmäßige Bewegung und eine ausgewogene Ernährung beugen insbesondere einer blutgefäßbedingten Demenz vor. Die Alzheimer-Krankheit lässt sich allerdings mit einem gesunden Lebenswandel nicht verhindern.

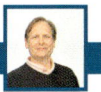

WAS KÖNNEN ANGEHÖRIGE TUN?

Das Wichtigste ist, zu akzeptieren, dass sich der betroffene Mensch wirklich mental verabschiedet und – so tragisch es ist – in *seine* Welt zurückzieht. Der Lebenszyklus scheint rückwärtszulaufen. Nicht nur im Erleben. Schritt für Schritt werden die alten Zeiten rückwärts durchlebt und alles, was nach der Erkrankung kam, vergessen. Aber nicht nur das Gedächtnis versagt, sondern auch die kleinsten Tätigkeiten im Alltag können immer weniger erledigt werden. Der Mensch wird wieder zum Kind. Widerspruch erzeugt sofort Aggressivität, also ist das verständnisvolle Zustimmen – auch wenn die Situation, die Wahnvorstellung noch so abstrus ist – das Mittel der Wahl in der Kommunikation. Und: Man benötigt ganz viel Zeit. Und die würde jeder von uns auch gern zugestanden bekommen, wenn wir in derselben Situation wären bzw. möglicherweise bald sind. Ruhig, freundlich, geduldig, verständnis- und liebevoll sollte man sich um einen dementen Menschen kümmern. Hierbei hilft es auch, den Arzt und einen Psychologen des Vertrauens an seiner Seite zu wissen. Selbst in einem Stadium, wo der Betroffene durch uns «hindurchschaut» oder nicht mehr redet, kann es trotzdem sein, dass fürsorgliche Wärme und Zärtlichkeit seine Seele streicheln.

Die Demenztherapie umfasst Gedächtnistraining, Pflege, Betreuung und medikamentöse Behandlung. Möglicherweise werden eines Tages Medikamente jene Eiweißablagerungen im Gehirn ungefährlich machen, die den Austausch der Nervenzellen blockieren und damit an der Krankheit maßgeblich beteiligt sind. Forscher arbeiten daran. Bis derartige Medikamente in der Apotheke zu haben sind, werden aber vermutlich noch Jahre vergehen.

Drei Fragen an den Arzt

1. Ab wann ist bei einer Demenz Autofahren verboten?

Weil eine Demenz meist sehr langsam voranschreitet und zudem individuell unterschiedlich verläuft, lässt sich kaum sicher sagen, ab wann ein Demenz-Erkrankter nicht mehr sicher fährt. Routinemäßige Untersuchungen der Fahrtüchtigkeit im Alter sind in Deutschland nicht vorgeschrieben. Stattdessen wird auf Eigenverantwortung gesetzt. Im Zweifelsfall sollte aber immer der Rat von Fachleuten wie Ärzten oder Verkehrspsychologen eingeholt werden.

2. Können pflanzliche Medikamente bei einer Demenz etwas bewirken?

Einigen pflanzlichen Mitteln sagt man nach, dass sie die grauen Zellen jung halten, z. B. Knoblauch oder Ginkgo – dies bleibt jedoch umstritten. Über Präparate des Ginkgo-Baumes etwa wird berichtet, dass sie die Durchblutung anregen sollen und so die Sauerstoff- und Nährstoffversorgung des Gehirns verbessern. Des Weiteren sollen Stoffe aus dem Ginkgo dazu beitragen, dass die Nervenzellen optimal mit dem Mineralstoff Kalzium versorgt werden. Ein Moos aus der chinesischen Volksmedizin soll ebenfalls den Abbau des Geistes vermindern. Gegenwärtig wird untersucht, ob die Substanz mit Namen *Hyperzin A* aus der Pflanze tatsächlich gegen die Alzheimer-Krankheit wirkt.

Einige Ärzte raten, bei einer Demenz zusätzlich Vitamin E in Form von Tabletten einzunehmen. Inwieweit diese Mittel aus der Apotheke der Natur tatsächlich Linderung verschaffen, wurde aber bisher nicht ausreichend untersucht. Ein längerer Therapieversuch mit einem «alternativen» Heilmittel sollte unter ärztlicher Aufsicht erfolgen, zumindest aber muss der behandelnde Arzt informiert sein.

3. Was ist «Gehirnjogging» – und wie geht das?

Gehirnjogging ist eigentlich nichts anderes als Gedächtnistraining. Durch Gehirnjogging kann man dafür sorgen, dass die grauen Zellen nicht einrosten. Verschiedene Lerntechniken helfen beispielsweise dabei, sich Zahlen und Fakten einzuprägen. Das Gehirn mag z. B. Bilder. Wer Bilder mit Namen oder Fakten verknüpft, kann sie sich gut merken. Zahlenreihen von beispielsweise Geburtstagen oder Telefonnummern prägen sich leichter ein, wenn die Ziffern durch Begriffe ersetzt werden: So wird z. B. aus einer «0» ein «Hut» und aus der «8» ein «Kopf». Werden diese Informationen zu einer Geschichte aneinandergereiht, sind sie einfacher zu behalten als die bloßen Zahlen.

Auch der Alltag bietet viele Situationen, in denen sich das Gehirn trainieren lässt – z. B. im Supermarkt die Preise vergleichen. Rätselspiele wie Sudoku trainieren ebenfalls

---

Vitalstoffe: B-Vitamine fürs Gedächtnis

Jeder Mensch hat einen individuellen Bedarf an Vitalstoffen, also Mineralstoffen und Vitaminen, der bei einer ausgewogenen Ernährung ausgeglichen ist. Was der Körper benötigt, wird auch von Alter, Geschlecht und den Lebensumständen beeinflusst. In Ausnahmesituationen, z. B. bei Ernährungsmängeln im Alter oder bei bestimmten Erkrankungen, kann es sinnvoll sein, Nahrungsergänzungsmittel einzunehmen. Da jedoch das Angebot unübersichtlich und nicht selten unseriös ist, muss eine Vitalstoff- bzw. Nährstoffergänzung mit dem Arzt des Vertrauens abgestimmt werden. Im Einzelfall sind bestimmte Substanzen sinnvoll, andere können bei unkontrolliertem Gebrauch zu starken Nebenwirkungen führen, vor allen Dingen die fettlöslichen Vitamine. Eine unkontrollierte Einnahme von Vitamin D und C kann beispielsweise Nierensteine erzeugen.

Bei demenziellen Zuständen, Gefühlsstörungen (Polyneuropathie) oder erhöhter Reizbarkeit sollte die Versorgung mit Vitaminen der B-Gruppe, besonders Vitamin B_1, geprüft werden ($\rightarrow$ S. 576–577). Bekanntermaßen kann ein ausgeprägter Mangel einzelner B-Vitamine zu Vergesslichkeit, Verwirrtheitszuständen und depressiven Zuständen führen.

Auch bei starker beruflicher bzw. sportlicher Beanspruchung, bei Krampfneigung oder chronischen Infekten kann eine gezielte Nahrungsergänzung sinnvoll sein. Der behandelnde Arzt, ein Ernährungswissenschaftler oder das Deutsche Grüne Kreuz e.V. – eine der ältesten Organisationen für Gesundheitsaufklärung in Deutschland – kann diesbezüglich weiterhelfen.

das Denkvermögen. Ein gutes Gehirnjogging ist es auch, die Wahrnehmung zu schärfen. Wer bewusst sieht, hört, fühlt, riecht und schmeckt, steigert allgemein die Aufmerksamkeit für seine Umwelt und regt nebenbei auch seine grauen Zellen an.

6.4 Psychische Erkrankungen

Als psychische Störungen bezeichnet man z. B. Angstzustände und Depressionen ebenso wie Suchtkrankheiten und Psychosen. Abhängigkeiten von Suchtstoffen wie Alkohol, Tabletten oder Rauschmitteln sind neben Angststörungen und Depressionen am häufigsten. Männer erkranken ebenso oft wie Frauen. Die Heilungschancen sind hierbei gut: Dem größten Teil der Erkrankten kann mit Medikamenten und ergänzenden Therapien geholfen werden.

Anders dagegen verhält es sich bei Menschen, die an schweren Psychosen wie z. B. Schizophrenie leiden. Erfreulicherweise sind solche Erkrankungen selten. Für die Patienten bedeuten sie Einschränkungen in der Lebensqualität, in den schlimmsten Fällen ist eine vorübergehende Einweisung in die geschlossene Station eines psychiatrischen Krankenhauses erforderlich.

Grundsätzlich kann jeder Mensch psychisch erkranken. So hat fast jeder ab und an Gefühle und Gedanken, die mentalen Störungen ähneln.

Die Abgrenzung zwischen Normalität und Krankheit des menschlichen Erlebens und Verhaltens ist schwierig.

Diese Nähe zwischen «normal» und «psychisch krank» löst bei vielen Menschen Ängste aus. Zudem sind «Geisteskrankheiten» immer noch mit Vorurteilen behaftet. Dabei ist aus wissenschaftlicher Sicht bis heute nicht geklärt, wann eine Abweichung von der Norm im streng medizinischen Sinne als psychische Störung gilt. Zwar können moderne Röntgenmethoden wie die Positronen-Emissions-Computer-Tomographie (PECT, → S. 240) zahlreiche unterschiedliche Stoffwechselvorgänge im Gehirn bildhaft darstellen, dennoch sind viele Einzelheiten der menschlichen Psyche und das komplexe Zusammenspiel von Hormonen, Nerven, Ernährung, Bewegung und mentalen Aktivitäten bis heute zu großen Teilen unerforscht.

Welche Ursachen können psychische Erkrankungen haben?

Fachleute erklären die Entstehung von psychischen Störungen aus einem Wechselspiel zwischen genetischer Veranlagung und Umweltfaktoren. Damit eine psychische Erkrankung ausbricht, müssen angeborene Faktoren mit umwelt- und milieubedingten Faktoren zusammenwirken. Dabei ist die Anfälligkeit des Einzelnen für seelische Erkrankungen durch Vererbung mitbedingt. Es gibt allgemeine Stressfaktoren, auf die jeder Mensch erziehungs- und anlagebedingt unterschiedlich reagiert. Jeder Einzelne verfügt über unterschiedliche Strategien, belastende Situationen zu bewältigen. Manche tun dies in Form von Ängsten, Depressionen oder psychosomatischen Beschwerden, andere wiederum, indem sie die Herausforderungen positiv annehmen.

Wie jemand mit Belastungen zurechtkommt, hängt auch von einem sozialen Netz ab und der Unterstützung, die er erfährt. Spürt jemand z. B., dass er auf die Belastung in seinem Beruf immer deprimierter und depressiver reagiert, kann er sich fachliche Hilfe suchen. Ein anderer Mensch nimmt diesen Zustand vielleicht mangels Erfahrung oder Wissen als unabänderlich hin und versucht, seine Verzweiflung durch Alkohol oder Drogen zu kompensieren.

Welche Symptome deuten auf eine psychische Erkrankung hin?

Damit ein Mensch psychisch gesund bleibt, muss sein Gehirn einige wichtige Aufgaben erfüllen:

- Das Gedächtnis muss funktionieren.
- Sinnvolles und zielgerichtetes Denken muss möglich, die konkrete Verarbeitung von Informationen sollte unproblematisch sein.
- Man muss Gefühle wie Freude und Trauer empfinden können.

Wird eine dieser Voraussetzungen über einen längeren Zeitraum ohne erkennbare Ursache nicht erfüllt, kann eine psychische Störung vorliegen.

Obwohl die genetische Veranlagung in einem Zusammenhang mit dem Auftreten seelischer Krankheiten steht, gibt es keinen allgemein anerkannten Gentest, der das persönliche Erkrankungsrisiko vorhersagen kann. Dennoch kündigen sich manche

WO FINDE ICH HILFE?

Von entscheidender Bedeutung für die Genesung ist, dass der Betroffene seine psychische Auffälligkeit als Störung und Krankheit erkennt und akzeptiert. Dabei kommt auch dem sozialen Umfeld, also Familie, Freunden und Berufskollegen, eine zentrale Rolle zu. Die Hemmschwelle, fachliche Hilfe bei psychischen Leiden aufzusuchen, ist allerdings auch heute noch groß. Erster Ansprechpartner kann der Hausarzt sein. Er wird seinen Patienten an einen Psychologen, Psychotherapeuten oder Psychiater zur weiteren Behandlung überweisen.

Beim **Psychiater** handelt es sich um einen Facharzt für seelische Störungen. Er kann die Erkrankung diagnostizieren und eine geeignete Therapie einleiten. Dazu kann die medikamentöse Behandlung ebenso gehören wie die Psychotherapie.

Ein **Psychologe** dagegen ist kein Arzt, sondern ein Wissenschaftler, der sich mit den psychischen Vorgängen des Menschen beschäftigt. Auch er kann seelische Erkrankungen erkennen und – ohne Medikamente – mit geeigneten Therapien behandeln.

Der **Psychotherapeut** (s. u.) ist ein Arzt oder Psychologe, der sich auf die Behandlung psychischer Erkrankungen spezialisiert hat.

Der **Psychosomatiker** ist ein Facharzt für medizinische Psychotherapie, der auch die wechselseitige Beeinflussung von Körper (Soma) und Seele/Geist (Psyche) bei der Therapie berücksichtigt. Das Fachgebiet der Psychosomatik ist noch vergleichsweise jung. Eingeführt wurde es erst 1992, im Jahr 2003 gab ihm der Deutsche Ärztetag den Namen «Psychosomatische Medizin und Psychotherapie».

Störungen durch Vorzeichen frühzeitig an: Depressionen können sich durch fortdauernde Antriebslosigkeit im Alltag, mangelnde Leistungsfähigkeit und Konzentrationsstörungen äußern. Häufig genug ist es das persönliche oder auch berufliche Umfeld, das krankmachend wirkt, was durch sozialpsychologische Testverfahren herausgefunden werden kann.

Depressionen

Depressionen zählen zu den **Psychosen**. Sie werden begünstigt durch chronische Überlastung im Beruf oder Privatleben. Auch Wut, Trauer oder Verzweiflung, z. B. bei einem plötzlichen Schicksalsschlag, können eine Depression auslösen. Möglicherweise spielen Entwicklungsstörungen bestimmter Hirnareale bei der Entstehung von Depressionen eine Rolle.

Im Vordergrund einer Depression stehen Schwermut und Rückzug nach innen. Oft werden Selbstzweifel und Gefühle der Leere geäußert, verbunden mit Angst. Die Betroffenen sind beeinträchtigt durch körperliche Abgeschlagenheit, Schwierigkeiten bei der Bewältigung des Alltags und Antriebslosigkeit. Selbstvorwürfe und extreme Minderwertigkeitsgefühle können zu Selbstmordabsichten führen.

Nicht bei jedem schwermütigen Zustand handelt es sich um eine Depression. Sogenannte depressive Verstimmungen erlebt jeder Mensch ab und zu.

Je nach Schweregrad der Depression werden Psychotherapie, Lichttherapie oder Antidepressiva, ggf. auch eine Schlafentzugstherapie eingesetzt. Bei adäquater Therapie haben sehr viele der Erkrankten gute Heilungschancen.

Schizophrenie

Die Schizophrenie ist eine Form der Psychose. Für die Schizophrenie werden Enzymdefekte sowie Stoffwechsel- und Hormonstörungen verantwortlich gemacht. Daneben können Alkohol, Drogen oder Medikamente schizophrene Schübe auslösen.

Gekennzeichnet ist das Krankheitsbild durch eine Zerrissenheit der Gedanken und Gefühle sowie Störungen der Wahrnehmung und Informationsverarbeitung. Das Auftreten von Wahnvorstellungen («die weiße Maus, die durch das Zimmer flitzt», «die Stimmen aus dem Jenseits, die zu mir sprechen») führt unter anderem zu Realitätsverlust, sprunghaftem Verhalten und der jeweiligen Situation unangepassten Gefühlsäußerungen.

Sozial- und Psychotherapie helfen, mit der Krankheit besser umzugehen, und verhindern in vielen Fällen eine Verschlechterung. Medikamente dämmen die akuten Symptome ein und helfen, Rückfälle zu vermeiden. Früher übliche Nebenwirkungen wie Bewegungsstörungen treten mit den neueren Präparaten nur noch selten auf.

Wenn die Erkrankung plötzlich einsetzt und einen akuten Auslöser hat, sind die Chancen auf eine Heilung gut. Andernfalls sind die Aussichten auf Heilung geringer. Die Erkrankten geraten oft ins soziale Abseits und müssen teilweise vorübergehend in psychiatrischen Kliniken behandelt werden. Meist ist eine lebenslange medikamentöse und psychiatrische sowie eine soziale Therapie notwendig.

Hirnorganisches Psychosyndrom

Das Hirnorganische Psychosyndrom ist ein Sammelbegriff für psychische Auffälligkeiten, die einen körperlichen Auslöser haben. Dabei handelt es sich überwiegend um schwere körperliche Schädigungen, bei denen das Gehirn indirekt betroffen ist. Auslöser können z. B. Hirntumoren, Hirnverletzungen, Vergiftungen, ein extremer Vitamin-B_{12}-Mangel oder eine Hirnhautentzündung sein.

Bei den Betroffenen kommt es zu Halluzinationen, Wahnvorstellungen, Gedächtnisstörungen, Antriebsverlust sowie Störungen der Persönlichkeit.

In erster Linie besteht die Therapie darin, die Ursache des Hirnorganischen Psychosyndroms zu beseitigen. Je nach Ausprägung sind zusätzlich Medikamente erforderlich. Bei einem kurzen Krankheitsverlauf sind die Heilungschancen meist gut. Andernfalls kann die Erkrankung chronisch werden.

Angststörungen

Oft steckt ein Schlüsselerlebnis hinter einer Angststörung: Im Flugzeug schüttelt plötzlich eine Turbulenz die Kabine, gleichzeitig tritt zufällig ein Extraschlag des Herzens auf. Fortan bringt der Betroffene die unangenehmen zusätzlichen Herzschläge mit dem Fliegen in Verbindung. Angst vor dem Fliegen ist entstanden.

Grundsätzlich wird zwischen generalisierter Angst, die nicht auf eine bestimmte Situation abgestimmt ist, und phobischer Angst wie Flugangst, Furcht vor Spinnen oder engen, geschlossenen Räumen unterschieden.

Die Angst kann sich in heftigen körperlichen Reaktionen äußern: Herzrasen, Schweißausbrüchen, pochenden Schläfen. Die Betroffenen erkennen zwar, dass ihre übermäßige Angst unbegründet ist, sind ihren Gefühlen aber ausgeliefert. Sie versuchen daher, die angstauslösenden Situationen unbedingt zu vermeiden.

Durch Verhaltenstherapie lernen die Patienten, entspannter mit der «bedrohlichen» Situation fertig zu werden. In schweren Fällen werden Beruhigungsmittel eingesetzt. Diese heilen jedoch nicht, sondern decken die Symptome zu und können zu Abhängigkeit führen. Die Heilungschancen sind grundsätzlich gut.

Zwangsstörungen

Eine Zwangsstörung basiert vermutlich auf Vorgängen in der Kindheit wie z. B. einer übertriebenen Sauberkeitserziehung. Möglicherweise liegt der Zwangsstörung auch eine Störung im Stirnhirn, das normalerweise sinnvolles Handeln von sinnlosem Tun unterscheidet, zu Grunde.

Geprägt ist das Krankheitsbild von verschiedensten, oft völlig irrationalen Zwangshandlungen, gegen die sich die Betroffenen nicht oder nur schwer wehren können, z. B. ein Wasch-, Putz-, Sammel- oder Ordnungszwang.

Milde Ausprägungen von Zwängen fallen im Alltagsleben wenig auf. Zum Problem werden Zwänge, wenn der Betroffene z. B. durch den Zwang, immer wieder die verschlossene Wohnungstür zu kontrollieren, das Haus nicht mehr verlässt, sich «blutig wäscht» oder der Drang entsteht, sich selbst zu verletzen.

Eine Verhaltenstherapie kann den Betroffenen helfen, ihre Zwänge abzulegen. Darüber hinaus werden in schweren Fällen Medikamente eingesetzt. Je länger eine solche «Zwangsneurose» dauert, desto größer ist die Gefahr, dass sie chronisch wird.

Posttraumatische Belastungsstörung

Dieses Krankheitsbild wird durch ein nicht verarbeitetes traumatisches Erlebnis ausgelöst. Nach einem Unfall, nach sexuellem Missbrauch, elterlicher Gewalttätigkeit, einem Kriegsereignis, einer Entführung oder etwa einem Überfall erleben die Betroffenen immer wieder die bedrohliche Situation vor ihrem geistigen Auge.

Schlaflosigkeit, Schwindel, Leistungsschwäche sowie Depressionen und Albträume gehören zu den typischen Anzeichen der Posttraumatischen Belastungsstörung. Oft durchleben die Betroffenen die auslösende Situation durch sogenannte Flash-Backs in Gedanken immer wieder.

In der Psychotherapie setzen sich Betroffene immer wieder bewusst mit dem Geschehen auseinander. Dabei werden sie langsam an das Ereignis herangeführt. Bei frühzeitigem Therapiebeginn (innerhalb von zwölf Monaten nach dem Erlebnis) ist die Prognose gut. Wird die Störung chronisch, schließen sich in vielen Fällen Suchtleiden oder Persönlichkeitsveränderungen an.

Sozialphobie

Der Auslöser liegt meist vor dem 20. Lebensjahr und ist auf ein Schlüsselerlebnis ähnlich wie bei den Angstzuständen zurückzuführen.

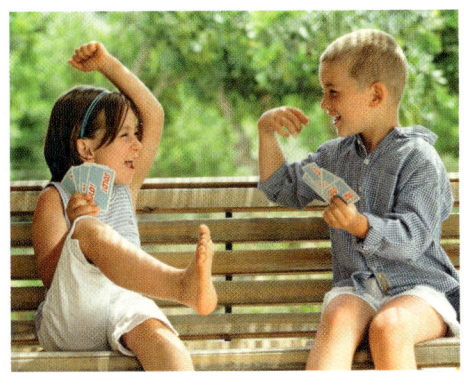

Die Betroffenen leiden unter der Furcht vor einer scheinbar prüfenden Betrachtung durch andere Menschen. Besonders in der Öffentlichkeit zu sprechen oder zu essen, vermeiden sie meist völlig. Die Betroffenen fühlen sich in Gesellschaft unwohl, sitzen immer am Rand oder laden niemanden in ihre Wohnung ein.

Durch eine systematische Verhaltenstherapie, bei der die Angst schrittweise aktiv überwunden wird (z. B. vom Spaziergang durch den Stadtpark über den Stadtbummel am Abend und den Einkauf in der Stadt am Samstag bis zum Besuch eines Hörsaals einer Universität) kann die Sozialphobie abgebaut werden. Wird die Angst als Störung erkannt und sucht sich der Betroffene geschulte Hilfe, können über die Hälfte der Phobien erfolgreich therapiert werden. Ansonsten droht ein «Chronischwerden» und in der Folge Vereinsamung.

Suchtkrankheiten

Es wird eine gewisse genetische Veranlagung bei der Entstehung von Suchtkrankheiten vermutet. Als besondere Risikogruppe gelten Personen, die den verantwortungsvollen Umgang mit Suchtmitteln nicht erlernt haben oder deren Eltern suchtkrank sind.

Die körperliche Abhängigkeit von Alkohol, Tabletten (insbesondere *Benzodiazepinen*), Cannabis oder Heroin ist durch eine kontinuierliche Erhöhung der Dosis charakterisiert. Mit der Zeit stellt sich das Gefühl ein, nicht ohne die «wohltuende» Substanz auszukommen.

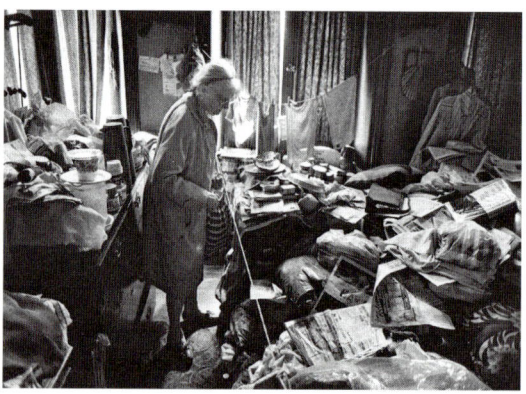

Messies leben in extremem, aber geordnetem Chaos.

Eine langfristige Heilung basiert auf der körperlichen Entgiftung mit anschließender langfristiger Entwöhnung, unterstützt durch eine Psychotherapie. Die Rückfallquoten sind hoch. Trotz einer umfassenden Therapie wird beispielsweise über die Hälfte der Alkoholabhängigen rückfällig. Ohne Hilfe schafft es nur einer von zehn Abhängigen.

Messie-Syndrom

Die Bezeichnung kommt aus dem Englischen: *mess* bedeutet unter anderem Durcheinander. Es handelt sich meist um eine tiefgreifende Persönlichkeitsstörung, bei der die innere Messlatte für Unordnung fehlt. Tiefere Ursachen können in der persönlichen Lebensgeschichte (z. B. einem unordentlichen Elternhaus) verborgen sein.

Die Betroffenen haben verlernt, Wichtiges von Unwichtigem zu unterscheiden. Messies können sich von nichts trennen und leben deshalb in einem extremen, aber häufig geordneten Müllchaos.

Eine Verhaltenstherapie oder ein Coaching (Betreuung) durch einen Psychologen können Abhilfe schaffen. Die Prognose ist stark abhängig davon, ob der Betroffene seine Störung erkennt und dagegen angehen will.

Burn-out-Syndrom

Besonders Menschen, die zu Perfektionismus neigen und sich übermäßig engagieren, sind gefährdet. Burn-out kommt aus dem Englischen und bedeutet: ausbrennen. Beim Burn-out-Syndrom handelt es sich um einen Gefühlszustand, der von übermäßigem Stress begleitet wird. Körperliche und seelische Erschöpfung auf Grund permanenter Überforderung durch Familie, Freunde, Arbeit oder die Gesellschaft ist der Auslöser. Oft geht das Syndrom einher mit großer Müdigkeit, Schlafstörungen und erhöhtem Alkohol- oder Nikotinkonsum sowie dem massiven Widerstand, täglich zur Arbeit zu gehen. Die Betroffenen können eine erhöhte Aggressivität aufweisen oder sich in die soziale Isolierung bzw. den innerlichen Rückzug flüchten.

Wichtig ist eine regelmäßige Betreuung (Gruppen- oder Einzeltherapie) unter Leitung eines Psychotherapeuten. Bei frühzeitigem Therapiebeginn ist die Prognose gut. Die erforderlichen Veränderungen sollte das soziale Umfeld mittragen.

AMBULANTE ODER STATIONÄRE BEHANDLUNG?

Viele seelische Leiden sind harmlos und machen nur den Betroffenen selbst das Leben schwer. Sie können ambulant behandelt werden. Manchmal entwickelt sich daraus aber eine schwere psychische Störung, die zunächst v.a. das unmittelbare soziale Umfeld, Familie und Freunde, betrifft.

Wenn ein psychisch Kranker sich oder andere gefährdet, kann der Aufenthalt in einer **psychosomatischen** oder **psychiatrischen Klinik** notwendig sein. Viele Krankenhäuser haben entsprechende Abteilungen.

Gründe für eine stationäre Behandlung gibt es viele: das Gefühl, schnell Hilfe zu brauchen, wenn der Weg zu einem Therapeuten beispielsweise zu umständlich ist, oder wenn die Erkrankung ambulant nicht angemessen betreut werden kann, weil z.B. eine akute Selbstmordgefahr bei Depressionen, krankhafte Wahnvorstellungen bei Schizophrenie, Suchtabhängigkeiten oder schwere Neurosen vorliegen.

Die **Einweisung** in die Klinik kann der Hausarzt oder Psychiater veranlassen. Stimmt der Patient dem nicht zu, muss ggf. ein Amtsrichter die Einweisung anordnen.

Selbst eine geschlossene Station der Psychiatrie kann der Patient auf eigenen Entschluss verlassen, wenn er sich dort freiwillig aufhält. Andernfalls braucht er für die Entlassung eine richterliche Verfügung.

Wie werden psychische Erkrankungen behandelt?

Wann eine Psychotherapie durchgeführt wird, entscheidet das eigene, subjektiv empfundene Leiden des Betroffenen, in der Fachsprache «Leidensdruck» genannt. Der Wunsch nach Verständnis, Hilfe und Veränderung gehört zu den wesentlichen Gründen für eine Psychotherapie. Basis einer solchen Behandlung ist die vertrauensvolle, offene Beziehung zu einer «neutralen» Person, die außerhalb aller sonstigen Beziehungen steht. Der Arzt oder die Ärztin des Vertrauens kann helfen, eine solche Person zu finden.

Die wichtigsten Psychotherapie-Methoden werden im Folgenden erläutert.

Gesprächstherapie: Hier stehen die bewussten Schwierigkeiten und aktuellen Probleme des Patienten im Mittelpunkt des Gesprächs. Der Therapeut wird dabei versuchen, das gesamte Weltbild, die Erlebniswelt und die Gefühle des Patienten kennenzulernen. Es geht dabei weniger um vergangene Erfahrungen als um gegenwärtige Probleme. Nicht die Beseitigung von Beschwerden oder Störungen ist das Ziel der Therapie, sondern die Veränderung der eigenen Wahrnehmung, das Erkennen eines Konflikts und die Bereitschaft zur Veränderung. Die etwa einstündigen Sitzungen finden meist einmal pro Woche statt.

Psychoanalyse: Die klassische Psychoanalyse wurde vor rund 100 Jahren von Sigmund Freud begründet. Dabei werden verdrängte Konflikte aus dem Unterbewusstsein während der Behandlung erst wiederbelebt und dann in der Beziehung zwischen dem Patienten und dem Therapeuten neu erlebt. Der Therapeut versucht, durch Interpretation bei der Lösung der Konflikte zu helfen. Während der Behandlung liegt der Patient auf einer Couch, der Analytiker sitzt außerhalb seines Blickfeldes. Die einstündigen Sitzungen werden bis zu fünfmal pro Woche abgehalten. Das Verfahren ist nach zwei bis drei Jahren abgeschlossen.

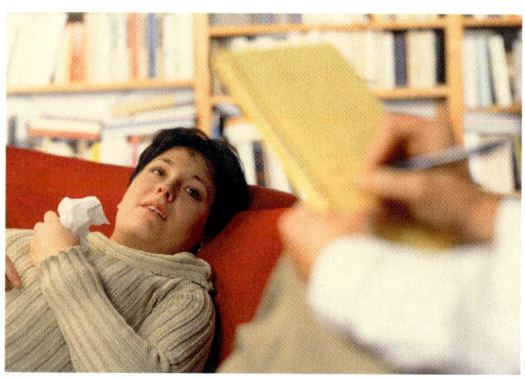

Patientin bei der klassischen Psychoanalyse.

Training der Selbstsicherheit: Mit Hilfe des Therapeuten wird in Rollenspielen das Verhalten im Alltag analysiert. Anschließend helfen gezielte Übungen, die entsprechenden Ängste und Hemmungen abzubauen. Dieses Training der Selbstsicherheit hat sich bei konkreten Problemen wie Bewerbungsgesprächen und Prüfungssituationen bewährt.

Verhaltenstherapie: Die Verhaltenstherapie setzt auf viele verschiedene Ansätze. Im Mittelpunkt steht dabei stets die Hilfe zur Selbsthilfe. Der Patient soll verstehen, was seine Probleme verursacht, damit er in Zukunft besser damit umgehen kann. Der Schwerpunkt liegt darauf, das beobachtbare Verhalten zu verstehen, es zu verändern und alternative Handlungsmöglichkeiten zu erlernen.

Die Reizüberflutung (Konfrontationstherapie) z. B. ist eine Form der Verhaltenstherapie, sie wird überwiegend bei Angststörungen angewendet. Dabei wird der Patient der Situation, die die übermäßige Angst auslöst, so lange und intensiv ausgesetzt, bis die Angst nach und nach weniger wird. Gute Erfolge werden bei Flugangst, Platzangst oder der Furcht vor großen leeren Plätzen erzielt. Oft treten durch den enormen Stress während der Behandlung aber weitere Probleme auf, die erneut behandelt werden müssen.

Interpersonelle Psychotherapie: Der Schwerpunkt dieser Therapieform liegt darin, aktuelle und vergangene Beziehungen näher zu betrachten. Dadurch soll die soziale Kompetenz des Patienten langfristig verbessert werden. Diese Methode wird häufig zur Behandlung von Depressionen angewendet, die ihre Ursache in gestörten Beziehungen haben. Entsprechende Medikamente können den Behandlungserfolg steigern. Die Therapie wird als Gruppentherapie durchgeführt.

Kognitive Psychotherapie: Sie soll den Patienten helfen, ständig wiederkehrende «schwarze» Gedanken abzubauen. Durch systematische Übungen wird bei der Therapie herausgearbeitet, was die Wahrnehmung der Realität verzerrt und welche Sichtweisen («Niemand mag mich!») stark verallgemeinert sind. Mit Hilfe des

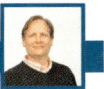

PSYCHISCHE ERKRANKUNGEN

Ein Lächeln ist der kürzeste Weg zwischen zwei Menschen.

Für mich als Arzt ist das auch gelebter Alltag. Auch wenn die Situation noch so schwer ist, ein Lächeln – auch wenn es nur ein Lächeln der Augen sein sollte – ist Ausdruck von Wärme, Zuwendung, Mitgefühl. Es befreit von der Fixierung aufs eigene Ich und kann helfen, bedrohliche Situationen zu lockern oder gar zu vermeiden. Doch manchen Menschen fällt selbst das kleinste Lächeln schwer, oder es ist gar unmöglich, gerade im Zustand einer psychischen Belastungssituation oder Erkrankung. Hierdurch sollte man sich aber nicht beeindrucken lassen und versuchen, seine eigene Stabilität und Lebensfreude zu halten, sie wenn möglich sogar zu übertragen. Diese Lebensfreude ist es ja, die den Betroffenen verlorengegangen ist.

Psychische Erkrankungen nehmen zu und haben fast die Häufigkeit von Rückenerkrankungen erreicht. Wobei selbst Menschen mit Wirbelsäulenleiden häufig auch seelische Probleme haben. «The German Angst» – es gibt einen solchen Angst-Index für Deutschland. War es 1991 noch ein Viertel aller Deutschen, die Angst vor Wohlstands- und Sozialstatusverlust hatten, empfand 2005 schon die Hälfte so. Es gibt viele gute Gründe, Angst zu haben, aber das wichtigste Mittel dagegen ist trotzdem, selbst zu handeln und Veränderungen herbeizuführen.

Wo Selbsthilfe krankheitsbedingt nicht möglich ist, benötigen Menschen professionelle Hilfe. Mehr denn je! Doch das Gesundheitssystem verwehrt diese zunehmend. Psychologen oder Psychotherapeuten, Psychiater müssten gerade heutzutage maximal gefördert und entlohnt werden. Das Wissen und die therapeutischen Möglichkeiten sind so gut wie nie. **Das Lächeln dürfen wir nicht verlieren!**

Therapeuten soll der Betroffene lernen, seine neue Bewertung einer Situation in den Alltag zu integrieren. Studien zufolge lassen sich bei Depressionen mit dieser Methode gute Erfolge erzielen.

Neurolinguistisches Programmieren (NLP): Eingeschliffene negative Denkmuster und Gefühle sollen durch gebetsmühlenartige Aktivierung von Wunschvorstellungen umprogrammiert werden. Diese Methode eignet sich nicht zur Behandlung ernster psychischer Störungen.

Hypnose: Hierbei wird der Patient vom Therapeuten in einen tranceartigen Zustand versetzt. Dabei wird versucht, Störungen oder Beschwerden so lange zu beeinflussen, bis sie nicht mehr auftreten, z. B. das Verlangen nach Zigaretten. Fast alle Patienten liegen während der Hypnose auf einer Couch. Zunächst wird über mehrere Sitzungen verteilt der schlafähnliche Zustand trainiert. Erst danach können in einer hinreichend tiefen Trance die Beschwerden bearbeitet werden. Allerdings sind nicht alle Menschen hypnotisierbar. Außerdem lässt die Wirkung der Hypnose rasch nach. Die durchschnittliche Behandlungsdauer beträgt zwischen zehn und 40 Stunden. Eine Hypnose ist nicht ungefährlich und gehört in Fachhände!

Neben den genannten psychotherapeutischen Behandlungen können allgemeine Entspannungsmethoden wie **autogenes Training** (→ S. 333) und die **progressive Muskelentspannung nach Jacobson** (→ S. 333) bei psychischen Erkrankungen helfen, die durch Stress ausgelöst oder verstärkt werden.

Zur **medikamentösen Therapie** bei psychischen Erkrankungen werden sogenannte Psychopharmaka eingesetzt. Dieser Medikamentengruppe eilt mitunter ein schlechter Ruf voraus. Auch wenn der kritische Blick zu befürworten ist, stellt die Einnahme dieser Substanzen bei Krankheitsbildern mit z. B. Wahnvorstellungen die einzige Möglichkeit dar, den Realitätsverlust der Betroffenen aufzuheben und somit die Grundlage für eine Psychotherapie zu schaffen. Oder anders gesagt: Ohne die Psychopharmaka wäre vielen Menschen mit psychischen Erkrankungen nicht zu helfen. Dennoch ist zu berücksichtigen, dass Psychopharmaka wie alle anderen Medikamente auch Nebenwirkungen mit sich bringen können, die nicht zu unterschätzen sind.

 Die wichtigsten Psychopharmaka sind:

Antidepressiva: Diese Medikamente sind in ihrer Wirkung unterschiedlich stark und werden v. a. bei Depressionen, aber auch bei Angststörungen oder zur Schmerztherapie eingesetzt. Sie hellen die Stimmung auf, wirken einer Apathie entgegen und können den Leidensdruck bei starken Depressionen lindern. Neben dem pflanzlichen *Johanniskraut* gehören die Selektiven Serotonin-Wiederaufnahmehemmer (SSRI) zu den bekanntesten Antidepressiva.

Serotonin ist ein Botenstoff, der unter anderem maßgeblich bei der Entstehung von Depressionen beteiligt ist. Viele Depressionen werden durch den verfrühten «Abbau» von Serotonin aus bestimmten Nervenschaltstellen im Gehirn ausgelöst. SSRI hemmen ebendiesen «Abbau», sodass das Serotonin wieder gewohnt lange an den Schaltstellen der Nervenzellen wirken kann.

Durch die Behandlung mit Antidepressiva werden bei zwei von drei Patienten gute Erfolge erzielt. Allerdings kann es bei der Einnahme zu Nebenwirkungen kommen, wie Bewegungsstörungen und Selbstmordrisiko. Denn einige Medikamente beseitigen zwar schnell die bei Depressionen meist vorliegende Antriebslosigkeit, lindern die eigentliche Depression aber erst nach zwei bis vier Wochen. In der Zwischenzeit steigt durch die Antriebssteigerung z. B. das Selbstmordrisiko. Aus diesem Grund dürfen Antidepressiva nur unter Anleitung und Kontrolle eines Arztes eingenommen werden.

Benzodiazepine: Abhängig von der Art und der Dosis wirken die mitunter auch Tranquilizer genannten Medikamente angstlösend oder beruhigend. Sie schalten unangenehme Gefühle aus und fördern den Schlaf. Benzodiazepine sind deshalb in vielen Schlafmitteln enthalten.

Bei Benzodiazepinen besteht allerdings schon bei geringen Einnahmemengen in kurzer Zeit eine große Gefahr der Abhängigkeit. Nach dem Absetzen der Medikamente kommt es verstärkt zu Unruhe, Angst, Gedächtnisstörungen, Schlaflosigkeit und einer Beeinträchtigung der geistigen Fähigkeiten.

Neuroleptika: Dabei handelt es sich um eine große Medikamentengruppe, die im Wesentlichen zur Therapie von Psychosen wie z. B. der Schizophrenie eingesetzt wird. Menschen mit Halluzinationen können dank dieser Medikamente wieder aktiv am Alltag teilnehmen.

Neuroleptika drängen Wahnvorstellungen zurück, die für Betroffene und ihr Umfeld verheerende Auswirkungen haben können. Allerdings spielt die richtige Dosierung der Arzneimittel eine entscheidende Rolle. Denn die positive Wirkung kann besonders bei falscher Dosierung von gravierenden Nebenwirkungen begleitet sein. Diese können von Antriebslosigkeit bis zu völliger Apathie und Abgestumpftheit gegenüber äußeren Reizen reichen. Die Betroffenen können zudem mitunter

GLÜCKSHORMON: SEROTONIN

Serotonin entsteht im Körper aus der essenziellen Aminosäure Tryptophan. Damit Serotonin überhaupt gebildet werden kann, benötigt der Körper Folsäure und Vitamin B_6 sowie Zink, Selen und Magnesium. Eine vermehrte Aufnahme von Tryptophan mit der Nahrung führt zu einer merkbaren Stimmungsaufhellung. Die Aggressivität und Reizbarkeit werden verringert und eine ausgeglichene Gefühlsstimmung geschaffen. Ein Zuviel von Serotonin führt auf der anderen Seite zu Hyperaktivität.

Serotonin ist gleichzeitig auch die Vorstufe zum Melatonin, dem schlaffördernden Hormon. Ein Fehlen von Serotonin macht sich deshalb auch durch Schlafstörungen bemerkbar. Auch Angstzustände, Essstörungen oder Aggressionen – beispielsweise bei Kindern – können auf einen **Serotoninmangel** hinweisen. Dieser kann außerdem die Schmerzschwelle heruntersetzen und zu Vergesslichkeit führen. Und natürlich können durch einen Serotoninmangel Depressionen entstehen.

Die Ursache eines **Serotoninmangels** lässt sich u. a. auf chronische Schmerzen und fehlenden Schlaf, auf Alkohol und Medikamente sowie auf Diabetes oder Nahrungsaufnahmestörungen im Darm zurückführen. Auch Nahrungsmittelallergien oder Durchblutungsstörungen im Gehirn können ursächlich sein. Und dann ist da noch die Ernährung – was leider immer wieder vergessen wird. Ein längerer Mangel an Folsäure, Zink, Vitamin B_6, Selen, Magnesium, aber vor allen Dingen an Tryptophan, kann einen Serotoninmangel bewirken.

Wichtig ist, auf eine ausgewogene Ernährung zu achten, die den Wohlbefindlichkeitsschrittmacher des Gehirns – das Serotonin – ständig reaktiviert. Ein ausreichendes Angebot von Tryptophan gehört dazu. Bei einem normalgewichtigen Erwachsenen liegt diese Menge bei rund 240 Milligramm täglich. Nach Infekten oder chronischen Erkrankungen ist der Bedarf an Tryptophan erhöht.

Schokolade, Bananen, aber auch Eigelb, Hülsenfrüchte, Nüsse, Sesam und Milchprodukte sind besonders tryptophanreich.

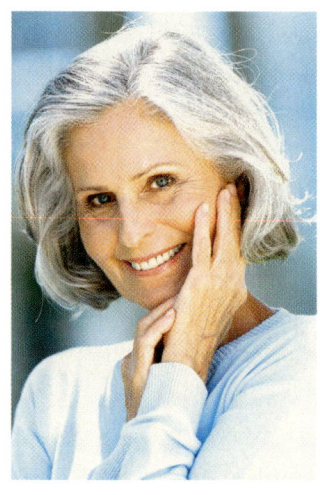

ihre Gesichtsmuskulatur nicht mehr kontrollieren und haben schwerste Bewegungsstörungen.

Endorphine und Enkephaline

Andere «Glückshormone» sind die Neurotransmitter Endorphin und Enkephalin. Im ganzen Körper sitzen Rezeptoren für diese morphiumähnlichen Substanzen.

Genau genommen sind die Endorphine und Enkephaline körpereigene Schmerzmittel und wurden erstmals durch die Schmerztherapie mit Akupunktur vor einigen Jahrzehnten wissenschaftlich untersucht. Anscheinend kommt es bei Akupunktur und Reflexzonenmassagen zu einer reflexartigen Ausschüttung dieser Botenstoffe. Aber auch z.B. ein Langstreckenlauf, bestimmte Bäderanwendungen sowie Yoga, Berührungen und Zärtlichkeiten steigern die Endorphinproduktion im Körper. Somit erklärt sich auch die **schmerzlindernde Wirkung des «In-den-Arm-Nehmens».**

6.5 Schmerzen und Schmerztherapie

Schmerzen sind ein wichtiges Alarmsignal des menschlichen Körpers. Sie können auf eine akute Erkrankung hinweisen oder als chronischer Schmerz selbst zur Krankheit werden. Schmerzen können sich auf vielfältige Weise äußern. Daher ist eine detaillierte Analyse erforderlich, bevor der Arzt geeignete therapeutische Maßnahmen gegen die Schmerzen einleiten kann, beispielsweise beim Kopfschmerz.

Kopfschmerzen

Es gibt rund 165 verschiedene Kopfschmerzformen. Damit die Behandlung zum Erfolg führen kann, gilt es, allein oder mit Hilfe von Ärzten die Ursache zu finden. Kopfschmerzen werden der besseren Übersicht wegen grundsätzlich in zwei Gruppen eingeteilt:

Krankhafte Kopfschmerzen, die nicht Folge einer Erkrankung sind:
Spannungskopfschmerz ist die häufigste Kopfschmerzform. Der dumpf-drückende Schmerz zieht in eine oder beide Kopfhälften und kann mehrmals im Monat für wenige Stunden oder ganze Tage auftreten. Bei mehr als 15 Tagen im zurückliegenden Halbjahr sind Spannungskopfschmerzen chronisch.
Cluster-Kopfschmerz tritt meist im Frühjahr und Herbst in Anfallserien auf, die bis zu mehrere Monate dauern können. Täglich kommt es zu schwersten stechenden und einseitigen Schmerzen im Bereich von Augenhöhlen und Schläfen, die zwischen einer halben und drei Stunden dauern. Zwischen den Serien können mehrere Jahre ohne Beschwerden liegen.

Migräne ohne Aura beginnt meist frühmorgens mit halbseitigen, pulsierenden oder hämmernden Schmerzen im Bereich von Stirn, Schläfen, Hinterkopf oder Nacken. Die Anfälle können bis zu drei Tage dauern. Übelkeit, Erbrechen und Empfindlichkeit gegenüber Licht, Lärm und Gerüchen sind möglich. Manche Betroffene verspüren zwei Tage vor einer Attacke Hunger auf bestimmte Speisen, sind müde, reizbar oder müssen auffallend häufig gähnen.

Migräne mit Aura gehen Augenflimmern, Sprechstörungen, Drehschwindel, Taubheitsgefühle oder Schwäche voraus – manchmal sogar eine vorübergehende Blindheit. Die Symptome dauern bis zu einer Stunde, danach beginnen die Kopfschmerzen.

Menstruelle Migräne beginnt kurz vor oder mit Beginn der Menstruation und kann bis zu zwei Tage nach ihrem Ende anhalten. Hauptursache ist das Absinken des weiblichen Hormons Östrogen vor der Menstruation.

Kopfschmerzen, die das Symptom einer anderen Erkrankung sind:

Kopfschmerzen nach Kopfverletzungen, bei Hirntumoren, allgemeinen Infektionen wie Grippe.

Medikamentenkopfschmerz wird durch ständigen Gebrauch von Schmerzmitteln ausgelöst. Typisch ist ein pulsierender oder dumpf-drückender beidseitiger Schmerz, der den ganzen Tag anhält.

Halswirbelsäulenkopfschmerz tritt täglich auf, ist häufig einseitig und strahlt vom Hinterkopf in Stirn, Schläfe und Augenhöhlen aus.

Hinter starken und dauerhaften Kopfschmerzen verbergen sich nur selten Hirntumoren oder andere schwere Erkrankungen. Nur ein spezialisierter Arzt (Neurologe, Schmerzspezialist) kann jedoch entscheiden, welche der möglichen Ursachen die Kopfschmerzen verursachen. Er sollte immer dann umgehend aufgesucht werden, wenn sehr starke Kopfschmerzen

- nach einer Schädelverletzung auftreten,
- nach starker körperlicher oder psychischer Belastung auftreten,
- Erbrechen auslösen, obwohl eigentlich keine Migräne vorliegt,
- mit Wesensveränderungen, Bewusstlosigkeit oder epileptischen Anfällen einhergehen,
- Taubheitsgefühle, Lähmungen, Sehstörungen, Nackensteifigkeit, Fieber oder ausgeprägte Lichtempfindlichkeit hervorrufen,
- schlagartig und heftig einsetzen,
- zwar bereits bekannt sind, aber plötzlich an Intensität zunehmen oder sich in ihrer Art verändern,
- über Tage oder Wochen bestehen und wenn
- fast täglich Schmerzmittel eingenommen werden müssen.

Bei starken Kopfschmerzen sollte umgehend ein Arzt aufgesucht werden.

WAS TUN BEI MIGRÄNE?

Bei anfallartigen, starken Kopfschmerzen, häufig begleitet von Erbrechen, Lichtempfindlichkeit und Sehstörungen, spricht man von Migräne. Frauen sind statistisch gesehen etwas häufiger betroffen als Männer. Obwohl es sich aus medizinischer Sicht um eine ungefährliche Erkrankung handelt, ist der Leidensdruck der Patienten hoch. Wer häufig unter Migräneattacken leidet und diesen unkontrolliert mit Medikamenten begegnet, hat ein hohes Risiko, von diesen Schmerzmitteln abhängig zu werden bzw. Leber und Nieren zu schädigen.

VORBEUGUNG

Eine ausgeglichene Lebensweise ist der beste Schutz vor Migräne. Dazu gehört auch ein fester Rhythmus bei den Essens- und Schlafenszeiten. Um den oder die Auslöser für einen Anfall zu ermitteln und diese entsprechend zu vermeiden, ist ein Schmerztagebuch mit Schmerzskala hilfreich.

Wer häufig unter Migräne leidet, kann auch mit Medikamenten vorbeugen. Sogenannte Betarezeptorenblocker, Kalziumantagonisten oder die Substanz *Acetylsalicylsäure* gehören dazu. Auf Grund ihrer Nebenwirkungen sollten diese Präparate nur nach Verschreibung durch den Arzt eingenommen werden.

SELBSTHILFE

Ruhe und das Liegen in einem abgedunkelten Raum bringen oft deutliche Linderung. Kalte Tücher oder Eisbeutel helfen ebenso wie Entspannungsübungen (z.B. Yoga oder autogenes Training), den Anfall besser zu überstehen. In Absprache mit dem Arzt kann auf rezeptfreie Schmerzmittel wie *Acetylsalicylsäure, Paracetamol* oder *Ibuprofen* zurückgegriffen werden.

Grundsätzlich gilt, dass schmerzlindernde Medikamente schon bei Beginn der ersten «Aura»-gemäßen Anzeichen einer Migräne einzunehmen sind, um den drohenden Migräne-Anfall zu verhindern. Das funktioniert auch immer wieder sehr gut.

ÄRZTLICHE HILFE

Gegen Übelkeit und Erbrechen kann der Arzt ein sogenanntes *Antiemetikum* verordnen. Es wird etwa 15 Minuten vor dem Schmerzmedikament eingenommen. So wird das Erbrechen verhindert und sichergestellt, dass eine ausreichende Menge des schmerzstillenden Wirkstoffs ins Blut gelangt.

Um den Migräneanfall abzukürzen, wird häufig die Substanz *Ergotamin* verschrieben. Sie wirkt aber nur zu Beginn einer Attacke und kann Nebenwirkungen wie Durchblutungsstörungen und Schmerzmittelkopfschmerzen auslösen. Nur in seltenen Fällen sind sogenannte Triptane zur Therapie erforderlich. Sie wirken zu jedem Zeitpunkt eines Anfalls, können aber Nebenwirkungen für das Herz-Kreislauf-System haben.

Aus dem Wissensschatz der Pflanzenheilkunde sind Pestwurz-Präparate empfehlenswert, die auch von der Deutschen Migräne- und Kopfschmerz-Gesellschaft (DMKG) zur

Migräneprophylaxe empfohlen werden. Diese werden prophylaktisch über einen längeren Zeitraum eingenommen.

Da Migräne zu einem hohen Prozentsatz von psychischen Faktoren ausgelöst bzw. verstärkt wird, ist die psychotherapeutische Schmerztherapie eine sinnvolle Ergänzung der medikamentösen Behandlung. Auch andere alternative Verfahren wie Akupunktur, Biofeedback, TENS und Massagen haben sich bei der Therapie von Migräne bewährt.

Welche Ursachen können Schmerzen haben?

Schmerzen können durch viele Faktoren verursacht, verstärkt oder auch abgeschwächt werden – nicht nur durch körperliche wie einen entzündeten Blinddarm, einen gebrochenen Knochen, einen löcherigen Zahn oder eine Migräne.

Denn Schmerzen werden von jedem Menschen anders empfunden. Der Gemütszustand, die aktuelle Situation, die Erziehung, die Wertvorstellungen – all dies und noch viel mehr hat Einfluss auf die ganz persönliche Schmerzwahrnehmung. Gerade eben noch waren die Zahnschmerzen kaum auszuhalten – doch dann, im Wartezimmer des Zahnarztes, sind sie wieder weg. Umgekehrt kann Angst auf dem Zahnarztstuhl einen zunächst kaum spürbaren Schmerz erheblich verstärken. Oder ein anderes Beispiel: Ein Marathonläufer läuft auch mit einem verstauchten Knöchel bis zum Ende der Strecke, weil er den Schmerz vor Ehrgeiz und Anstrengung gar nicht spürt. Erst im Ziel tut es dann weh. Einen ähnlichen Einfluss auf das individuelle Schmerzerleben können frühere oder aktuelle Erlebnisse oder bestimmte äußere Umstände haben. Besonders bei Bauchschmerzen und bei Spannungskopfschmerzen spielt der Seelenzustand als auslösender oder verstärkender Faktor eine wichtige Rolle. Beste Beispiele: das Kind, dem nichts Organisches fehlt, aber das immer wieder mit Bauchschmerzen aus der Schule kommt, weil es von Mitschülern gemobbt wurde. Oder der Manager, der nach langen Vorstandsmeetings stets Spannungskopfschmerzen bekommt, weil ihn die Arbeit überfordert.

Wie werden Schmerzen diagnostiziert?

Nach einem ersten Gespräch wird der Arzt versuchen, eine körperliche Ursache für die Schmerzen zu finden und diese – wenn möglich – zu beseitigen. Aber in vielen Fällen ist die Suche nach dem Auslöser der Schmerzen schwierig.

Seelische oder soziale Belastungen, Ängste oder unbewältigte Konflikte können Schmerzen verstärken und werden deshalb bei der Analyse der Schmerzen berücksichtigt werden. Um sich ein möglichst genaues Bild machen zu können, wird der Arzt fünf Fragenbereiche abklären:

Wo schmerzt es genau? Sofern ein körperlicher Zusammenhang besteht, können die Lage und Ausbreitung des Schmerzes oft Rückschlüsse auf die Ursache zulassen.

(Seit) wann tritt der Schmerz auf? Gab es ein auslösendes Ereignis für die Schmerzen? Treten sie plötzlich oder schleichend auf? Ist der Schmerz dauerhaft, oder kommt er in Intervallen? Wie lange dauern die Schmerzattacken – minuten- oder gar stundenlang? Gibt es einen Schmerzhöhepunkt? Auch die Erkrankungsdauer spielt für die Therapie eine wichtige Rolle.

Wie äußert sich der Schmerz? Brennend, schneidend, stechend, dumpf, bohrend oder kribbelnd? Die Stärke wie auch die Art und Weise der Schmerzen sind für die Therapie wichtig. Dazu gehört auch, wie stark sich der Patient durch die Schmerzen beeinträchtigt fühlt.

Was tritt zusätzlich zu den Schmerzen auf? Schmerzen sind häufig von Symptomen wie Übelkeit, Erbrechen, Licht- oder Lärmempfindlichkeit, Mattigkeit oder motorischen Störungen begleitet. Auch das kann auf die Ursache hindeuten und wichtig für die Behandlung sein.

Wodurch kann der Schmerz beeinflusst werden? Hat es schon eine Behandlung der Schmerzen gegeben? Was war erfolgreich? Spielen äußere Einflüsse eine Rolle? Reagiert der Patient auf bestimmte Situationen mit zunehmendem oder nachlassendem Schmerz? Die familiäre oder berufliche Lage kann die Schmerztherapie beeinflussen.

Um diese Fragen ausreichend zu klären, ist meist eine systematische Selbstbeobachtung des Patienten vor und während der Behandlung erforderlich. Dabei sind das Schmerztagebuch und die Schmerzskala hilfreich. Sie erleichtern nicht nur dem Patienten die Dokumentation seiner Beobachtung, sondern auch dem Arzt die Auswertung, Diagnose und Therapie.

Im **Schmerztagebuch** wird der Schmerz unter anderem mit Zeit und Ort genau beschrieben. Außerdem sollte festgehalten werden, welche äußeren Einflüsse, Tätigkeiten oder Stimmungen ihn verstärken oder abschwächen. Krankenkassen oder Versicherungen bieten meist entsprechende Vorlagen an. Aber auch ein einfaches Heft oder normales Tagebuch kann als Schmerztagebuch dienen.

Auf der **Schmerzskala** wird die Stärke des Schmerzes in Werten von 0 bis 10 eingeordnet. Dabei steht 0 für völlige Schmerzfreiheit, 10 für den stärksten Schmerz. Die Eintragungen sollten mehrmals am Tag in zuvor festgelegten Zeitabständen erfolgen. Auf diese Weise wird der subjektiv erlebte Schmerz nachvollziehbar. Der Arzt kann aus diesem Protokoll nicht nur die Stärke der Schmerzen, sondern auch typische Schwankungen, Schmerzspitzen und Phasen nachlassenden Schmerzes entnehmen.

Wie werden Schmerzen behandelt?

Die Behandlung von Schmerzen kann sowohl mit Medikamenten als auch mit homöopathischen Mitteln oder Entspannungstechniken erfolgen. Gerade bei chronischen Schmerzen ist häufig eine Kombination von verschiedenen Methoden sinnvoll. Auch eine einfache Veränderung der Lebensgewohnheiten kann mitunter schon eine Linderung bringen.

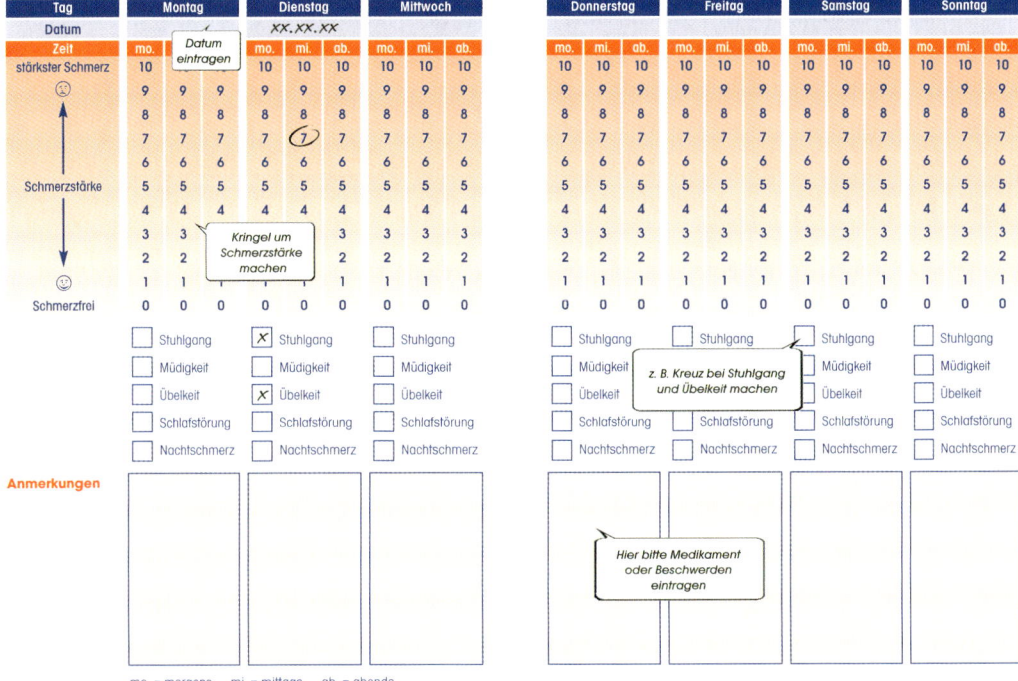

Ein Schmerztagebuch hilft bei der Einordnung der Schmerzen.

Neben den handelsüblichen, frei verkäuflichen Medikamenten, physikalischer Therapie, Bewegungstherapie, Reflexzonentherapie und verschiedenen naturheilkundlichen
Verfahren stehen dem Arzt zur Behandlung von Schmerzen eine Reihe von rezept-
pflichtigen Präparaten mit unterschiedlicher Wirkung zur Verfügung.

Zur Bekämpfung von akuten Schmerzen gibt es Medikamente, die schnell wirken.
Ihre Wirksamkeit lässt jedoch auch rasch wieder nach, sodass sie für eine Therapie bei
chronischen Schmerzen nicht geeignet sind. Für eine Langzeittherapie werden Mittel
mit möglichst langer Wirkungsdauer verwendet.

Grundsätzlich werden zur Schmerzbehandlung vier Gruppen von Medikamenten mit
verschiedenen Inhaltsstoffen unterschieden:

- Bei den Medikamenten der Gruppe I handelt es sich um sogenannte Monopräparate. Ihre Wirkung beruht auf einer einzigen schmerzlindernden Substanz wie
  Acetylsalicylsäure (ASS), *Paracetamol* oder *Ibuprofen*. Die Wirkungsweise dieser
  Medikamente ist unterschiedlich: Manche bekämpfen den Schmerz direkt am
  Ort seiner Entstehung, indem sie die Produktion jener körpereigenen Botenstoffe
  unterbinden, die bei der Schmerzentstehung eine Rolle spielen. Andere wirken auf
  das zentrale Nervensystem und schalten so den Schmerz aus. Einige Mittel wirken
  darüber hinaus fiebersenkend oder entzündungshemmend. Wichtig: Auch die

SCHMERZMEDIKAMENTE

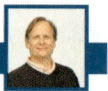

Wir leben in einem Zeitalter, in dem niemand mehr unter Schmerzen leiden müsste, selbst bei schwersten Krankheitszuständen. Die schmerztherapeutische Forschung und das unermüdliche Engagement von Schmerztherapeuten weltweit haben dies möglich gemacht.

Eigentlich vorbildlich für andere Erkrankungsarten hat die Schmerztherapie über die letzten Jahrzehnte hinweg einen erfolgreichen Therapieansatz entwickelt: «von leicht nach schwer». Hierbei spielen die traditionellen Heilverfahren wie Massagen, Wickel, Schröpfen, Akupunktur oder Blutegel eine genauso wichtige Rolle wie die medikamentöse Therapie mit Tabletten, Pflastern oder Infusionen. Genauso wie die therapeutische Lokalanästhetika-Gabe, Mikrotherapie oder minimal- bzw. maximalinvasive Verfahren oder Methoden der Psycho-, Verhaltens und Sozialtherapie gleichwertig nebeneinanderstehen.

Das «Alte» mit dem «Neuen» zu verbinden, das «Sowohl-als-auch» undogmatisch zu praktizieren, darum geht es aus meiner Sicht doch in einer fürsorglichen Medizin. Und immer wieder um den Versuch, selbst eine chronische (schmerzhafte) Erkrankung oder Schmerzkrankheit zu heilen.

Eine langjährige Tabletten-, Infusions- oder Schmerzpflastertherapie muss im Einzelfall nicht sein! Wichtige Voraussetzung dafür ist, dass Therapeuten der unterschiedlichen Fachdisziplinen mit Begeisterung zusammenarbeiten wollen und das System auch genügend finanzielle Mittel zur Verfügung stellt.

Eine effektive Schmerztherapie ist nicht für Dumpingpreise zu haben. Ein würdevolles schmerzarmes Leben bis zuletzt kostet Geld, erspart aber viel Leid. Einer integrativen und interdisziplinären Schmerztherapie gehört die Zukunft. Das würde uns alle nicht nur beruhigen und hoffnungsfroh stimmen, sondern auch das Gesundheitssystem und unsere Kultur des Miteinander humanisieren. Da bin ich mir sicher.

Monopräparate können zum Teil gravierende Nebenwirkungen haben. Bei häufiger oder längerer Einnahme kann es beispielsweise zu ernsthaften Erkrankungen des Magens, der Leber, des Blutbildes oder des Darms kommen.

• Zu den stärker wirksamen, verschreibungspflichtigen Medikamenten der **Gruppe II** gehören alle **Opioide**, also Medikamente, die eine ähnliche chemische Grundstruktur haben wie z. B. *Codein* und *Morphin*. Unter den mehr als 4000 verschiedenen Substanzen gibt es sowohl schwach als auch stark wirksame Opioide. Sie wirken alle direkt im zentralen Nervensystem und werden v. a. zur Langzeittherapie eingesetzt, denn sie haben meist weniger Nebenwirkungen als die Medikamente der Gruppe I. Auch bei längerer Therapiedauer bleiben sie hochwirksam gegen Schmerzen und trüben dabei nicht das Bewusstsein. Müdigkeit und Übelkeit nach der Einnahme der Medikamente treten nur zu Beginn einer Therapie auf.

KOMBINATIONSPRÄPARATE BESSER ALS MONOPRÄPARATE?

Es gibt zahlreiche sogenannte Kombinationspräparate, die mehr als eine Substanz zur Schmerzlinderung enthalten. Sie verbessern die Wirksamkeit der Medikamente allerdings nicht, sondern erhöhen lediglich das Risiko von Nebenwirkungen. Der Gebrauch dieser Schmerzmittel ist nicht empfehlenswert.

* Zur Gruppe III zählen Medikamente, die v. a. zur Therapie psychischer Leiden eingesetzt werden. Einige Psychopharmaka etwa haben auch eine schmerzlindernde Wirkung. Sie werden in der Schmerztherapie in so niedriger Dosierung eingesetzt, dass meist keine Persönlichkeitsveränderungen auftreten.
* Die Medikamente der Gruppe IV haben keine schmerzstillende Wirkung im eigentlichen Sinne. Ihre Wirkung auf Blutgefäße und Nerven kann aber z. B. bei Migräne Schmerzattacken vorbeugen.

HÄUFIGE NEBENWIRKUNG: VERSTOPFUNG

Bei den sonst gut verträglichen Opioiden zählt Verstopfung zu den häufigsten Nebenwirkungen. Um Verdauungsprobleme zu vermeiden, sollten die Patienten mit ballaststoffreicher Kost (Getreide, Reis, Hülsenfrüchte, Gemüse und Kartoffeln), reichlich Flüssigkeitszufuhr und ausreichender Bewegung den Darm in Schwung halten. Die eventuelle Einnahme eines Abführmittels muss mit dem Arzt abgesprochen werden.

Schmerzmittel können nicht nur eingenommen oder gespritzt, sondern auch mit Hilfe eines Schmerzpflasters verabreicht werden. Die dabei häufig verwendeten Wirkstoffe heißen *Morphin* und *Fentanyl*. Die schmerzlindernde Substanz wird in diesem Fall über rund 72 Stunden langsam aus dem Pflaster über die Haut aufgenommen und ermöglicht so eine längere Phase der Schmerzfreiheit als bei jedem anderen Präparat. *Fentanyl* wirkt ähnlich wie *Morphin*, hat aber eine etwa 100fache Wirkstärke. Zu den weiteren Vorteilen des Pflasters zählt seine lange Wirkungsdauer, denn es muss nur etwa alle drei Tage erneuert werden. Unabhängig von Schluckbeschwerden oder der Aufnahmefähigkeit des Magen-Darm-Traktes kann so effektiv gegen Schmerzen vorgegangen werden. Verstopfungen, die die Einnahme von Morphinen häufig begleiten, treten bei der Verwendung von Schmerzpflastern seltener und weniger stark auf. Trotzdem ist das Ziel jeder Schmerzbehandlung, auf Schmerzmittel verzichten zu können.

Achtung: Geraten Schmerzpflaster in falsche Hände, können sie zum Tod führen.

Im Jahre 2007 berichtete die Deutsche Schmerzliga von einem einjährigen Mädchen, das gestorben war, nachdem es ein gebrauchtes Schmerzpflaster verschluckt hatte.

Schmerzmedikation bei Kindern

Die medizinischen Erfahrungen über die medikamentöse Behandlung von Schmerzen bei Kindern sind gering. Trotzdem gilt die Therapie als unproblematisch. Grundsätzlich wird auch für Kinder das WHO-Stufenschema angewendet. Daraus ergibt sich für den einzelnen Fall ein individuelles Behandlungsschema, das den Besonderheiten der jeweiligen Altersgruppe angepasst sein muss. So dürfen bei Neugeborenen beispielsweise einige Medikamente nicht verabreicht werden, weil der Stoffwechsel der Leber noch nicht vollständig entwickelt ist. Die sogenannten Halbwertszeiten sind dadurch erheblich länger. Hierbei handelt es sich um die Zeit, die vergeht, bis die Hälfte des Medikaments vom Organismus abgebaut ist. Der Kinderarzt wird dies bei seiner Schmerzmittelverordnung aber einkalkulieren. *Acetylsalicylsäure* (ASS) kann bei Kindern und Jugendlichen bis etwa 16 Jahre zu ernsten Erkrankungen führen und sollte daher nicht angewendet werden. Von Jugendlichen ab rund 16 Jahren dagegen kann ASS meist ohne Komplikationen eingenommen werden. Allerdings muss dabei die «kindgerechte» Dosierung berücksichtigt werden.

Wird ein Kind wegen einer sonstigen Erkrankung auch mit anderen Medikamenten behandelt, sollte ein Schmerzmittel nur in Absprache mit dem Arzt gegeben werden, um unerwünschte Wechselwirkungen zu vermeiden. Zeigen sich nach der Einnahme des Medikaments Nebenwirkungen, muss sofort der Arzt oder ggf. eine Klinik aufgesucht werden. Ist die Einnahme des Schmerzmittels vergessen worden, darf **die Dosis beim nächsten Mal auf keinen Fall verdoppelt werden.** Stattdessen wäre es korrekt, die Medikation wie gewohnt fortzusetzen.

Schmerzmittel sollten nicht über einen längeren Zeitraum ohne Rücksprache mit dem Arzt verabreicht werden. Das gilt auch für homöopathische Medikamente.

Babys und Kleinkindern kann die Einnahme von Medikamenten erleichtert werden, wenn sie in die Flasche oder den Brei gemischt werden. Wichtig: Damit die Dosis stimmt, muss die «Medikamentennahrung» vollständig aufgegessen werden. Deshalb sollte man am besten nur eine kleinere Menge mit der Arznei mischen, füttern und danach mit der restlichen Nahrungsmenge auffüllen.

Wichtig: Medikamente nie in Reichweite von Kindern aufbewahren. Dies gilt besonders, wenn die Schmerzmittel farblich und geschmacklich «auf Kinder abgestimmt» sind.

Tumorschmerztherapie

Um die Behandlung tumorbedingter Schmerzen zu erleichtern, hat die Weltgesundheitsorganisation WHO 1986 einige Anhaltspunkte für die Auswahl und Kombination von Schmerzmitteln aufgestellt. Diese Regeln werden inzwischen häufig auch bei der **Therapie anderer chronischer Schmerzen** zu Grunde gelegt. Dabei werden drei Behandlungsstufen unterschieden:

- Die **leichten, nicht opioidhaltigen Schmerzmittel** wirken oft zusätzlich entzündungshemmend und fiebersenkend. Ihr entscheidender Nachteil: Sie führen bei einer Therapie über Monate oder Jahre zu Schädigungen der Magen-Darm-Schleimhaut oder der Nieren.

- **Schwache Opioide** wie *Codein* werden eingesetzt, wenn die Medikamente der 1. Stufe nicht ausreichend helfen oder nicht vertragen werden. In Kombination mit leichten Schmerzmitteln – z. B. *Paracetamol* – lässt sich ihre Wirksamkeit steigern, da die verschiedenen Substanzen an unterschiedlichen Stellen des Körpers die Schmerzen ausschalten.
- Reicht dies nicht aus, können **stark wirksame opioidhaltige Mittel** verordnet wer-

REGELN FÜR DIE ANWENDUNG VON SCHMERZMITTELN

Während sich akute Schmerzen mit der Wahl eines geeigneten Schmerzmittels meist problemlos lindern lassen, erfordern chronische Schmerzen meist eine Dauertherapie. Dies bedeutet aber nicht, dass die Behandlung immer nach dem gleichen Schema verlaufen muss. Der Arzt wird die Therapie regelmäßig auf ihren Erfolg kontrollieren und die Verträglichkeit der Medikamente prüfen, um die Medikation ggf. anzupassen.

Um eine möglichst vollständige Schmerzfreiheit zu erreichen, ist es notwendig, die verordneten Medikamente nach einem festen Zeitplan einzunehmen. Dieser richtet sich grundsätzlich nach der Wirkungsdauer des Schmerzmittels. Schmerzmittel sollten deshalb geradezu peinlich genau nach den Angaben des Arztes eingenommen werden. Das kann z.B. präzise nach 12 oder 8 Stunden sein, um die Konzentration des Wirkstoffs im Blut konstant zu halten. Schmerzmittel nur bei heftigsten Schmerzattacken zu nehmen, ist unsinnig, da die Mittel erst nach einer gewissen Zeit wirken. Auch an die verordnete Dosierung des Schmerzmittels sollte man sich genau halten. Die Einzeldosis des Schmerzmittels wird genau festgelegt, um einerseits Schmerzfreiheit zu erzielen, andererseits unerwünschte Nebenwirkungen zu vermeiden.

Sogenannte retardierte Medikamente entfalten ihre Wirkung im Körper gleichmäßig und lang anhaltend. Dabei gilt: Je länger ein Präparat wirkt, desto angenehmer ist es für den Patienten. Für ein Medikament, das nur alle zwölf Stunden oder in noch größeren Abständen eingenommen wird, muss der Tagesrhythmus nicht geändert werden. Zusätzlicher Vorteil: Der Betroffene wird nicht dauernd mit seiner Krankheit konfrontiert. Nicht retardierte Schmerzmittel werden gegen kurze, heftige Schmerzattacken dazwischen eingesetzt.

Bei chronischen Schmerzen sollten Schmerzmittel verwendet werden, bevor sich der Schmerz erneut bemerkbar macht. Diese vorbeugende Schmerzbehandlung verringert die lähmende Furcht vor dem Schmerz und verhindert seelische und körperliche Abhängigkeit von den Medikamenten. Schwankungen der Wirkspiegel im Blut und im Gehirn haben hingegen eine aufputschende Wirkung und können zu einer Medikamentenabhängigkeit führen.

Um den Bedarf der Schmerzmittel individuell einstellen zu können und den Therapieverlauf zu kontrollieren, ist das Führen eines Schmerztagebuchs (→ S. 325) hilfreich.

Wenn Schmerzmittel in Tablettenform nicht mehr ausreichend wirken oder Nebenwirkungen zunehmend Probleme bereiten, sollte frühzeitig zu anderen Darreichungsformen wie Pflastern oder Spritzen übergegangen werden.

den. Unter Umständen ist auch hier eine Kombination mit weiteren Medikamenten wie Psychopharmaka erforderlich, um eine höhere Wirksamkeit zu erzielen. Darüber hinaus kann es in jedem Stadium der Schmerzbehandlung sinnvoll sein, zusätzlich andere Medikamente einzusetzen. Bei innerer Unruhe und Schlafstörungen können z. B. Beruhigungsmittel angstlösend und entspannend wirken. Antidepressiva können die Wirksamkeit von Schmerzmitteln steigern und gleichzeitig die Stimmung aufhellen. Kortisonpräparate etwa helfen, dass sich schmerzhafte oder tumorbedingte Schwellungen des Körpers zurückbilden.

Schmerzblockade: Lässt sich anderweitig keine zufriedenstellende Linderung der Schmerzen erreichen, kann der Schmerz mitunter durch eine spezielle Art der örtlichen Betäubung ausgeschaltet werden. Dabei wird die Schmerzweiterleitung mit Hilfe eines Lokalanästhetikums (örtliches Betäubungsmittel) im Rahmen einer therapeutischen Lokalanästhesie unterbrochen. Dies kann am Rückenmark, in den einzelnen vegetativen Nervenzellen im Bauchraum oder durch eine Blockierung der großen bzw. kleinen Nervengeflechte z. B. an Gelenkkapseln wie den Wirbelgelenken erfolgen. Die Blockade kann vorübergehend oder dauerhaft sein. Bei einer sogenannten **neurolytischen Blockade** wird das Nervengewebe durch eine spezielle Substanz zerstört.

Eine sehr präzise Form der lokalen Schmerztherapie kann durch die **Mikrotherapie** (→ S. 66, 200) erfolgen. Schmerztherapeuten der unterschiedlichen Fachdisziplinen setzen diese ein.

Verhaltenstherapie

Die Wahrnehmung von Schmerzen wird nicht nur von körperlichen Vorgängen gesteuert. Auch Verhaltensweisen, kulturelle, persönliche und seelische Einflüsse spielen eine große Rolle. Forscher haben beobachtet, dass sich Schmerzen bei chronisch Kranken steigern, wenn sie von den Angehörigen durch große Aufmerksamkeit «belohnt» werden. Auch Verzweiflung über den anhaltenden Schmerz kann die Erkrankung verschlimmern. Schock, Furcht und Angst können die Schmerzwahrnehmung ebenfalls steigern. Andererseits kann man sie durch verschiedene Einflüsse auch verringern. So käme niemand auf die Idee, von einem scharf gewürzten Essen zu sagen, es schmerzt. Dabei enthält die Chilischote einen hochgradig schmerzauslösenden Wirkstoff, was zwar als unangenehm, nicht aber als schmerzhaft empfunden wird.

Durch entsprechendes Training können Schmerzpatienten gezielt lernen, die psychische Einflussnahme bewusst zur Linderung der Schmerzen einzusetzen. Mit Techniken zur Ablenkung und Entspannung lassen sich medikamentöse Therapien sinnvoll unterstützen und die Selbstheilungskräfte des Körpers mobilisieren.

Entspannungsverfahren bei Schmerzen

Insbesondere chronische Kopf- und Rückenschmerzen sind oft auf Muskelverspannungen zurückzuführen. Der Grund: Chronische Schmerzen führen durch ihren hohen Leidensdruck zu Stress bei den Betroffenen. Dies löst Muskelverspannungen und da-

HOMÖOPATHIE

Immer mehr Patienten und auch Ärzte vertrauen auf die Homöopathie, gerade auch in der Schmerztherapie. Sie ist bis heute in ihrem Wirkmechanismus wissenschaftlich nicht begründbar, aber es gibt ernstzunehmende Studien, z.B. aus der Sportmedizin, die eine klinische Wirksamkeit von Homöopathika belegen – obwohl niemand weiß, warum! Auch hier gilt für mich: **Wer heilt, hat recht!**

Die Homöopathie ist ein durch Theorie und klare Anwendungsanweisungen und Arzneimittelerprobungen gestütztes Therapiesystem, das vor ca. 200 Jahren durch den deutschen Arzt Samuel Hahnemann begründet wurde. Ein Arzneimittel, egal ob aus Pflanze, Schlangengift, Insektenblut, Chemikalie oder Nosode (aus dem erkrankten Organismus extrahierter Stoff, z.B. Bakteriengift) gewonnen, wird dem Patienten in einer bestimmten Verdünnung verabreicht. Die hochverdünnten Mittel sollen eine sanfte, kaum wahrnehmbare **Arzneimittelerkrankung** auslösen, deren Phänomene möglichst genau mit den Beschwerdephänomenen der Erkrankung übereinstimmen: Sie lösen also «ähnliche» Beschwerden aus wie die Erkrankung selbst (der Begriff «Homöopathie» kommt aus dem Griechischen von *homoios* = ähnlich und *pathos* = Leiden). Hahnemann verfolgte diesen Weg weiter und konnte in Selbstversuchen nachweisen, dass Chinarinde, die bei Malariakranken fiebersenkend wirkt, bei gesunden Menschen malariaähnliche Beschwerden hervorrufen kann. Dieselbe Pflanze kann heilen oder eben die Krankheitszeichen auslösen, die geheilt werden sollen! Da viele Substanzen giftig waren, verdünnte er sie.

Das **Ähnlichkeitsprinzip** war bereits in der Antike z.B. Hippokrates bekannt. Und auch das Motto von Paracelsus war: «Gleiches mit Gleichem behandeln, nicht mit Gegensätzlichem.» Er ging davon aus, dass für einen Behandlungserfolg eine grundsätzliche Wesensähnlichkeit des Heilmittels mit der Krankheit gegeben sein müsste. Eine nässende Wunde sollte beispielsweise mit feuchten Verbänden, eine trockene Wunde mit trockenen Wundauflagen gepflegt werden. Dieses Prinzip ist noch heute ein Grundprinzip der Hautheilkunde.

Wichtig für eine erfolgreiche Behandlung ist das Wissen um die größtmögliche Ähnlichkeit zwischen dem Erscheinungsbild einer Erkrankung (am besten einzelner Symptome) und dem sogenannten Arzneimittelbild (den Symptomen, die ein bestimmter Stoff auslösen kann). Wenn beispielsweise morgens Rückenschmerzen durch Kälte, Lärm oder Ärger schlechter werden und sich abends durch Wärme, Ruhe und Schlaf verbessern, ist die Behandlung mit Nux vomica (Brechnuss) sinnvoll. Wenn aber Wärme morgens gegen drei Uhr den Rückenschmerz verschlimmert und dieser durch Druck verbessert wird, ist eine Verdünnung aus Bryonia alba (Weiße Zaunrübe) sinnvoll.

Wie wird das richtige Mittel gefunden?

Etwa 2000 Mittel wurden bisher untersucht und sind bei genauer Einnahme ungefährlich. Die Substanzen werden in exakt einzuhaltenden Abstufungen verdünnt. Hierbei spricht man dann von der sogenannten **Potenzierung**. Diese wird in Zahlen dargestellt und gilt in der Homöopathie als Maß für die therapeutische Wirkkraft der Arzneimittel. So bedeutet die Potenz D1 eine Mischung im Verhältnis von 1 zu 10 (ein Tropfen Substanz auf 10 Tropfen Wasser oder Alkohol: 1 ml auf 10 ml) und D2 ein Verhältnis von 1 zu 100 (1 ml auf 100 ml). Wenn man über D24 (1 auf 1 000 000 000 000 000 000 000 000, also 24 Nullen) hinausgeht, ist die homöopathische Arznei so weit verdünnt, dass kein einziges Molekül der Ausgangssubstanz mehr enthalten ist. Hahnemann interpretierte diesen Zustand so, dass sich die Substanz nur noch energetisch auf den Körper auswirkt, was bis heute zu heftigen Widerständen in der Ärzteschaft geführt hat und unseren naturwissenschaftlichen Vorstellungen auch wirklich nicht verständlich ist. Doch ein Placebo sind homöopathische Mittel auch nicht, was ebenfalls in Studien – auch in Tierstudien – bewiesen wurde.

Die Arzneimittel werden als Tropfen, Tabletten, Salben oder Mittel zum Spritzen verabreicht. Häufig werden Globuli verordnet, also kleine Kügelchen, die so groß wie Liebesperlen sind und meistens aus Milchzucker und dem verdünnten Grundstoff bestehen.

Globuli sind wie folgt einzunehmen:

In der Regel ein bis fünf Kügelchen einnehmen und danach eine halbe Stunde lang nichts essen. Die Globuli langsam auf der Zunge zergehen lassen und nichts trinken. Am besten morgens vor dem Zähneputzen, da dann die Mundschleimhaut noch nicht mit anderem in Berührung gekommen ist und die Stoffe durch die Zunge gut vom Blut aufgenommen werden können. Die Anzahl der Globuli und den genauen Zeitpunkt der Einnahme sowie deren Häufigkeit bestimmt der Arzt.

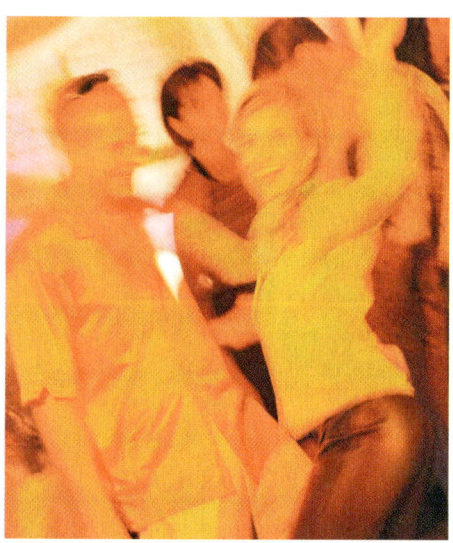

durch bedingte Durchblutungsstörungen aus, was die schmerzleitenden Nerven reizt. Der so entstandene Schmerz löst seinerseits neue Verspannungen und weitere Schmerzen aus. Verschiedene Entspannungsverfahren können helfen, diesen Teufelskreis zu durchbrechen.

Autogenes Training: Bei dieser zielgerichteten sogenannten Autosuggestion konzentriert sich der Patient auf seinen meist in Rückenlage ruhenden Körper. Durch wiederholtes Vorstellen bestimmter Körpergefühle (z. B.: «Mein rechter Arm wird schwer») stellen sich die entsprechenden Empfindungen schließlich ein. Mit etwas Übung lassen sich so langfristig der Herzschlag, die Atmung und die Durchblutung der Haut beeinflussen, sodass sich Verkrampfungen des Körpers allmählich lösen. Bei regelmäßiger Anwendung lassen sich mit Hilfe des autogenen Trainings auch Schlafstörungen beheben, eine häufige Begleiterscheinung von Schmerzen.

Progressive Muskelentspannung nach Jacobson: Bei dieser Entspannungstechnik werden systematisch bestimmte Muskelpartien zuerst angespannt und dann wieder entspannt: Oberkörper, Arme, Bauchmuskulatur, Ober- und Unterschenkel, Füße. Durch den Wechsel wird die Entspannung der Körpermuskulatur bewusst veranlasst.

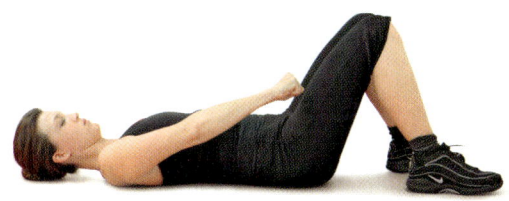

Progressive Muskelentspannung in Bodenlage. Der rechte Arm ist angespannt.

Meditation und Yoga: Yoga-Übungen werden langsam, konzentriert und in Übereinstimmung mit der Atmung durchgeführt. Dabei werden die inneren Organe besser durchblutet und Verspannungen behoben. Das Ziel ist, wie bei der Meditation, die Versenkung in sich selbst, wodurch sich nach der Entspannung des Körpers auch die Seele entspannt. Es erfordert allerdings eine gewisse Übung, sich selbst von schmerzhaften Empfindungen abzulenken.

Hypnose: Hier wird der Patient von einem Therapeuten in einen entspannten Trancezustand versetzt. In der Zahnmedizin wird diese Methode zur Bewältigung von «Angst vor dem Zahnarzt» und Schmerzen bei der Behandlung erfolgreich angewendet.

Malen, Tanzen, Musikhören, Musikmachen: Solche spielerischen Bewältigungsstrategien werden als ergänzende Maßnahmen neben der medikamentösen Therapie bei der Behandlung von Schmerzen immer wichtiger. Musik hören oder lauthals singen beispielsweise kann in Stresssituationen den Schmerz verdrängen und trägt so zur Linderung des Leidensdrucks bei. Untersuchungen haben gezeigt, dass Patienten, die vor einer Operation Musik gehört hatten, danach bessere Atem- und Herz-Kreislauf-Werte aufwiesen als andere. Auch der Stresshormonspiegel lag niedriger.

Akupunktur: Die mehr als 2500 Jahre alte Methode aus China wird auch in Deutschland immer öfter zur Behandlung von Schmerzen angewendet. Bei Kopfschmerzen und Migräne verhilft eine fachgerechte Akupunktur in vielen Fällen zu entscheidender Besserung. Auch Schmerzen der Zähne, im Gesicht, im Bereich der Wirbelsäule, an Schultern und Armen sowie Menstruationsschmerzen und schmerzhafte Verstopfungen lassen sich erfolgreich lindern. Bei chronischen Schmerzen stellt sich eine Besserung aber meist erst nach der fünften Behandlung ein.

Wärme und Kälte: Fango- oder Moorpackungen zählen zu den häufigsten Formen der Wärmebehandlung. Wärme hilft bei chronischer Muskelverspannung in Schultern,

Rücken und Hüfte. Die intensive Wärme fördert die Durchblutung und beschleunigt so den Abtransport von schädlichen Stoffwechselprodukten. Häufig hilft eine

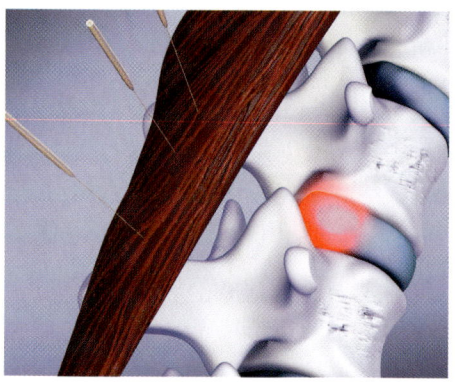

Akupunktur zur Schmerzlinderung bei Bandscheibenvorwölbung.

heiße Dusche sogar bei akutem Hexenschuss. Mit Kälte lassen sich akute, durch Entzündungen oder durch Verletzungen ausgelöste Schmerzen oft schnell lindern. Die Abkühlung verringert die Durchblutung der betroffenen Körperstelle und betäubt so die Schmerzsensoren. Bei starken Rheumaschmerzen kann eine spezielle Kaltluft-Therapie Linderung bringen.

Massage: Die schmerzlindernde Wirkung von Massagen hat sich besonders bei chronischen Rücken- und Kopfschmerzen bewährt. Dabei werden Muskelverspannungen unter der Haut gelöst, die Gelenke «gedehnt», der Stoffwechsel angeregt sowie der Blutstrom und der Lymphfluss unterstützt. Neben diesem körperlichen Aspekt kann Massage auch entspannend auf die Seele wirken.

Osteopathie, Manualtherapie, Chirotherapie: Akute und chronische Schmerzen, die durch eine Blockade eines Gelenks oder eines Wirbels ausgelöst werden, können mit Hilfe von speziellen Grifftechniken von einem geübten Arzt oder Physiotherapeuten beseitigt werden. Dabei wird die verspannte Muskulatur gelöst, die Blockade und die Schmerzen verschwinden. In der Osteopathie werden verblüffenderweise sogar häufig Griffe an Körperstellen eingesetzt, die entfernt vom Schmerzgeschehen liegen. Die Theorie dahinter: Die Muskulatur, der Sehnen- und Bandapparat sind z. B. über die Muskelfaszien (bindegewebsartige Muskelhüllen) von der Fußsohle bis zur Kopfhaut miteinander verbunden. Verspannungen am Kreuzdarmbein können so beispielsweise Nackenschmerzen erzeugen, eine vorsichtige und gezielte Behandlung dieser Region bringt den Nackenschmerz zum Versiegen. Dies gilt auch umgekehrt.

Heilpflanzen: Auch die Anwendung pflanzlicher Arzneimittel kann zur Linderung von Schmerzen beitragen. Weide und Pfefferminzöl beispielsweise helfen bei Kopfschmerzen. Zitronensaft fördert die Durchblutung und wirkt so ebenfalls Kopfschmerzen entgegen. Arnika, schwarzer Pfeffer, Brennnessel, Teufelskralle und Pappel finden Anwendung in der Rheumatherapie, Kiefer bei Muskelschmerzen.

Psychotherapeutische Schmerztherapie: Tragen die medikamentöse Therapie oder die alternativen Therapien nicht zu einer ausreichenden Linderung des Schmerzzustands bei, kann eine Psychotherapie wirkungsvolle Hilfe leisten. Viele chronische Schmerzen gehen auf seelische Konflikte zurück oder werden von ihnen verstärkt. Im intensiven Gespräch mit einem Außenstehenden kann der Betroffene herausfinden, welche Erfahrungen oder Belastungen seine Schmerzen auslösen oder verschlimmern. Dabei ist die Hemmschwelle, die viele chronisch Kranke von einer psychotherapeutischen Schmerztherapie abhält, noch immer sehr hoch, aber unbegründet. Denn die Zusammenarbeit von Medizinern und psychologisch geschulten Experten hat sich bei der Schmerztherapie bewährt.

Hilfe zur Selbsthilfe: Eine positive Lebenseinstellung sowie eine gesunde Lebensfüh-rung können den Erfolg jeder Schmerztherapie beschleunigen und so die Schmer-zen verringern. Zur gesunden Lebensführung gehört eine ausgewogene Ernährung, um das Immunsystem zu stärken. Ernährungstipps für den Einzelfall geben z. B. Ernährungsmediziner und die Ernährungsberater bei den Krankenkassen. Gerade bei Kopfschmerzen kann durch eine Ernährungsumstellung in vielen Fällen eine deutliche Linderung erreicht werden. Ausreichend Schlaf und regelmäßige Bewe-gung wie Schwimmen, Radfahren oder Spazierengehen gehören ebenfalls dazu. Diese Aktivitäten wirken häufigen Ursachen von Schmerzen wie Durchblutungs-störungen und Sauerstoffmangel entgegen. Gleichzeitig sollten alte Gewohnheiten wie Rauchen, übermäßiger Kaffee- oder Alkoholkonsum aufgegeben werden. Auch auf den dauerhaften Gebrauch von frei verkäuflichen Schmerz- und Abführ-mitteln sollte verzichtet werden. Natürlich ist die Umsetzung dieser Ratschläge im schmerzgeplagten Alltag nicht einfach. Doch jeder noch so kleine Schritt trägt zum Gelingen einer Therapie bei und gibt neuen Lebensmut. Diese positive Einstellung zum Leben ist wichtig, damit den Schmerzen nicht aus Verzweiflung der Rückzug aus dem Alltagsleben folgt.

Selbsthilfegruppen: Trotz Schmerzen aktiv am Leben teilnehmen – das ist die Bot-schaft vieler Selbsthilfegruppen. Dabei ist nicht nur der Austausch mit gleichfalls Betroffenen eine wichtige Hilfe für den Patienten. Bei den regelmäßigen Treffen können zum Beispiel Entspannungstechniken erlernt werden, und häufig refe-rieren Spezialisten über Möglichkeiten der Schmerzbekämpfung. Auskunft, wo sich die nächste Selbsthilfegruppe trifft, erteilen der Bundesverband Deutsche Schmerzhilfe e. V. und die Deutsche Schmerzliga.

Apparative Verfahren der Schmerzbekämpfung: Neben den oben beschriebenen Entspannungstechniken, die jeder Patient selbst erlernen kann, gibt es auch eine Reihe technischer Möglichkeiten der Schmerzbekämpfung.

Biofeedback: Der Patient lernt, unbewusste Vorgänge des Körpers wie die Atmung, den Herzschlag oder die Muskelspannung bewusst wahrzunehmen und diese willentlich zu steuern. Dabei werden Atmung, Herzschlag oder Muskelspannung mit einem Gerät gemessen und als akustische oder visuelle Signale sichtbar gemacht. Entspannte Muskeln etwa erzeugen einen tiefen, beruhigenden Ton, Verkrampfungen dagegen ein hohes, unangenehmes Geräusch. Diese Methode hat sich v. a. bei Spannungskopfschmerzen, Rückenschmerzen und Migräne bewährt.

TENS: Die Transkutane Elektrische Nervenstimulation ist besonders bei chronischem Verschleiß des Bewegungsapparates und bei Phantomschmerzen hilfreich. Die

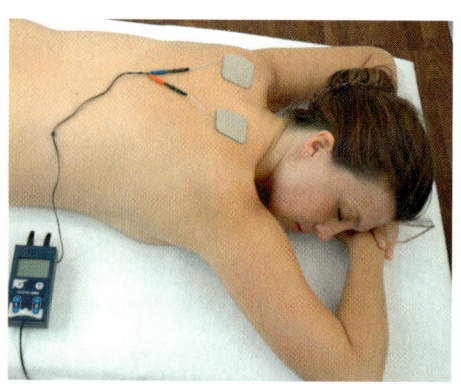

TENS zur Schmerzlinderung.

Schmerzen werden bei dieser Methode mit niederfrequentem Impulsstrom behandelt. Dazu werden Elektroden unmittelbar über der schmerzenden Stelle oder dem entsprechenden Abschnitt der Wirbelsäule angebracht. Über Stromreize werden die Nerven in der Nähe der Elektroden wechselweise angeregt und blockiert. So wird einerseits der durch das Rückenmark aufsteigende Schmerzimpuls gehemmt, andererseits die Bildung der körpereigenen Schmerzkiller, der Endorphine, gefördert. In manchen Fällen übernehmen die Krankenkassen die Kosten für ein TENS-Gerät, sodass die Behandlung nach einer Anleitung auch zu Hause erfolgen kann.

Schallwellentherapie und **Vibrationsmassage:** Ähnlich wie bei der TENS unterbricht auch die sanfte Schallwellentherapie die Schmerzweiterleitung an das Gehirn. Kurze Impulse an den Nervenschaltstellen neben der Wirbelsäule oder an den Nervenenden im Körper wechseln sich mit längeren Pausen ab. Bewährt hat sich diese Methode bei chronischen Schmerzen im Bereich von Hüfte, Knien, Rücken, Schultern und Ellenbogen sowie bei Phantomschmerzen. Vibrationsmassagen mit Spezialsonden am Schmerzpunkt (Triggerpunkt) können die verspannte und schmerzende Muskulatur lockern.

7 Rund um Nieren und Blase

«Das ist mir aber auf die Nieren geschlagen» – ein seelischer Tiefschlag ist zu «verdauen». Das dauert seine Zeit, will mit Sorgfalt verstanden, gefiltert und erledigt sein, um dann auch wirklich zu den Akten gelegt, «abgeführt» zu werden. Warum diese Redensart die Nieren ins Bild rückt, versteht man auf Anhieb.

Um Stoffe wieder loszuwerden, die er nicht benötigt, hat der Körper zwei Möglichkeiten. Möglichkeit Nummer 1 führt über den Darm. Alles, was der Körper nicht verdauen kann, sammelt sich zunächst im Mastdarm. Sobald genug davon zusammengekommen ist, wird der Inhalt mit dem «Stuhlgang» ausgeschieden. Ausscheidungsweg Nummer 2 führt über die Nieren. Sie filtern unbrauchbare Stoffe aus dem Blut heraus und sammeln diese zusammen mit Wasser zunächst als Urin in der Blase. Von jeder Niere führt ein Harnleiter Urin zur Blase ab. Ist diese voll, mahnt sie einen WC-Besuch an, um den Urin über die Harnröhre nach außen abzugeben.

Die Nieren regulieren den Blutdruck durch die Steuerung des Flüssigkeitshaushalts im Körper und durch Hormone, die sie abgeben. Funktionieren sie nicht richtig, ist der gesamte Stoffwechsel des Körpers gefährdet.

Auskristallisierte Stoffe können sich zu Steinen verfestigen, die in den Harnwegen oder der Niere den Urinabfluss behindern. Schmerzhafte Koliken können folgen. Verschließt ein Stein oder auch Gewebe den Harnweg völlig, versagen die Nieren. Über Jahre hinweg nicht erkannter Bluthochdruck oder Diabetes mellitus können zu einem fortschreitenden Verlust der Nierenfunktion führen. Versagt eine oder beide Nieren chronisch, wird der Körper zunehmend vergiftet. Nur eine Nierenersatztherapie, in der Regel die Dialyse, kann dann noch helfen. Um Risiken auszuschließen, sollten bei Untersuchungen des Blutes auch die Nierenwerte bestimmt werden.

Viel Wasser und regelmäßige Gesundheitskontrollen schützen auch die Nieren.

Manchmal dringen über die Harnröhre Bakterien in die Blase oder eine oder beide Nieren ein, was Entzündungen hervorrufen kann. Einige spürt man kaum, andere melden sich leider nicht selten auf sehr schmerzhafte Weise.

Vor allem Frauen nach Schwangerschaften oder ältere Menschen, die sich nicht ausreichend viel bewegen, plagt bisweilen eine Inkontinenz, der Urin kann kaum gehalten werden. Dies kann jedoch, neben einer schwach ausgebildeten Beckenbodenmuskulatur, durchaus auch eine Erkrankungsfolge sein.

Eine Prostatavergrößerung kann beim Mann die Harnröhre einengen. Die Folge sind meist ein abgeschwächter Harnstrahl und andere Probleme beim Wasserlassen.

Den Körper verstehen

Die meisten Patienten mit Nieren- oder Blasenproblemen werden von ihrem Hausarzt behandelt. Er kann sie jedoch auch an Nephrologen (Nierenspezialisten, die nicht chirurgisch arbeiten) oder Urologen überweisen. Die Urologie wird der Chirurgie zugerechnet, denn Urologen können Tumoren oder Steine in den ableitenden Harnwegen auch selbst entfernen. Ein großer Bereich ihrer Tätigkeit betrifft zudem die Krankheiten der männlichen Geschlechtsorgane.

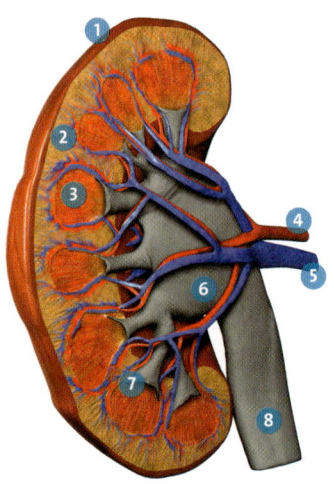

Die Nieren

Die Nieren sind faustgroß. Sie liegen am Rücken in Höhe der unteren Rippen – eine rechts, die andere links neben der Wirbelsäule. Die Nieren haben mehrere wichtige Aufgaben:

Sie kontrollieren den Flüssigkeitshaushalt. Dazu produzieren sie mal mehr, mal weniger Urin – je nachdem, ob im Körper Flüssigkeit fehlt oder im Überfluss vorhanden ist.

Bei Flüssigkeitsmangel sparen die Nieren mehr «Salze» (Mineralien) wie Bikarbonat, Kalium, Kalzium, Magnesium, Natrium oder Phosphat ein. Das Blut wird «salziger». Damit sorgen die Nieren für Durst und bewahren ihren Besitzer vor Austrocknung.

Umgekehrt funktioniert das auch: Bei «Überwässerung» scheiden die Nieren mehr «Salze» aus. Der Durst lässt wieder nach, der Mensch trinkt weniger.

Die Nieren reinigen außerdem das Blut von Abfallstoffen aus dem Stoffwechsel. Diese Stoffe scheiden sie mit dem Urin aus.

Sie regulieren den Blutdruck und den Säure-Basen-Haushalt des Körpers und spielen eine wichtige Rolle im Vitamin-D-Stoffwechsel.

Und schließlich produzieren die Nieren verschiedene Hormone. Darunter ist beispielsweise das Erythropoetin. Es ist für die Blutbildung sehr wichtig.

Eine der wichtigsten Aufgaben der Nieren ist das Filtern des Blutes. Die Nieren reinigen täglich rund 300-mal das ganze Blut im Körper, zusammen etwa 1500 Liter. Es gelangt über die großen Nierenarterien in die Nieren, wo es sich schließlich auf Millionen kleinster **Nierenkörperchen** (Glomeruli) und **Nierenkanälchen** verteilt. Das sind winzige Filter, in denen das Blut gereinigt wird. Die Glomeruli bestehen aus Knäueln kleinster Äderchen (Kapillaren).

In den Nierenkörperchen werden die Abfallstoffe zusammen mit einer Art wäss-

Ganz schön flüssig!
Die Niere mit ihren Sammelkelchen, die ins Nierenbecken münden. Arterien (rot) bringen das Blut zur Uringewinnung. Die Venen sind blau.

1 - Nierenkapsel
2 - Nierenrinde
3 - Nierenmark
4 - Nierenvene
5 - Nierenschlagader
6 - Nierenbecken
7 - Nierenkelch
8 - Harnleiter

UNTERSCHIED ZWISCHEN HARNSÄURE UND HARNSTOFF

Die Harnsäure wird häufig mit dem Harnstoff verwechselt.

Harnsäure ist ein Abbauprodukt des Purin-Stoffwechsels und wird hauptsächlich über die Nieren, aber auch über den Darm, Schweiß und Speichel ausgeschieden. Purin ist ein wesentliches Element in der Bildung von Nukleinsäuren, den Grundbausteinen unserer DNA (Desoxyribonukleinsäure) – als Hauptträger der Zellinformation im Zellkern. Harnsäure bildet Kristalle, die bei Stoffwechselstörungen im Körper ausfällen können und als Nierensteine irgendwann kolikartige Schmerzen auslösen oder im Gelenk einen Gichtanfall verursachen. Harnsäurekristalle lagern sich aber auch in Sehnenscheiden oder der Haut ab. Tierische Produkte enthalten viel Purin. Ein Harnsäureüberschuss im Blut kann u.a. entstehen, wenn dem Körper zu viel Purine angeboten werden, z.B. wenn über längere Zeit viel Fleisch verzehrt oder im Rahmen einer Diät durch viel Zellverlust Harnsäure frei wird. Auch bei bestimmten seltenen Krankheiten oder bei rasanter Gewebezerstörung wie bei der Tumorbehandlung durch Bestrahlung oder Chemotherapie nimmt die Harnsäurekonzentration zu.

Harnstoff (Urea) ist ein Abbauprodukt des Eiweiß- und Aminosäurenstoffwechsels, das den im Eiweiß gebundenen Stickstoff entsorgt. Hierbei verhindert die Leber durch die Bildung von Harnstoff die Entstehung von giftigem Ammoniak. Harnstoff wird auch über die Nieren ausgeschieden. Eine eingeschränkte Nierentätigkeit oder Nierenversagen führt zu einer Erhöhung von Harnstoff im Blut. Da Harnstoff eine hohe Wasserbindungskapazität hat, hat Urea sich in den vergangenen Jahren zu einem wichtigen Stoff in der medizinischen Hautpflege entwickelt. Es wirkt auch kerolytisch, d. h. hornhaut(auf)lösend. Medizinische Anwendung findet sie in Pasten gegen Nagelpilze oder in Hautpflegeprodukten z.B. bei trockener Haut, Ekzemen oder Diabetes mellitus. Harnstoff ist den meisten allerdings nur als das weltweit bedeutendste Stickstoffdüngemittel bekannt.

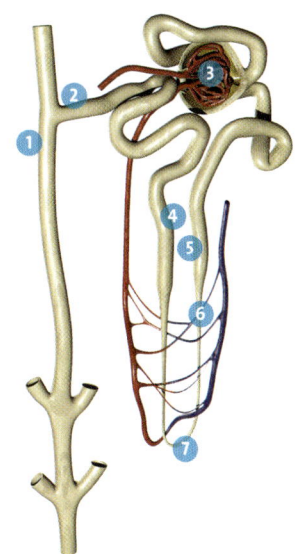

riger Blutflüssigkeit durch die Filter aus dem Blut «herausgepresst». In den Nierenkanälchen wird das Ergebnis aufgefangen. Es entsteht so der allererste Urin, Primärharn genannt, zusammen rund 180 Liter pro Tag.

Der Primärharn wird schließlich erneut gefiltert. Dabei werden Wasser und darin enthaltene brauchbare Salze wie Natrium und Kalium je nach Bedarf wieder in den Körper zurückgeholt.

Alle anderen Abfallstoffe wie Harnsäure oder Harnstoff werden mit dem restlichen Wasser in größeren Kanälchen

Das Wasserkraftwerk der Nierenkanälchen.

1 - Sammelrohr
2 - Verbindungsstück
3 - Kapillarknäuel
4 - Mittelstück
5 - Hauptstück
6 - Überleitungsstück
7 - Henle-Schleife

gesammelt. Von dort aus gelangt alles zusammen über die Nierenbecken und die Harnleiter in die Blase.

Am Ende entstehen so rund eineinhalb Liter Urin pro Tag. Er besteht zu 95% aus Wasser. Seine gelbliche Farbe erhält der Urin durch die darin gelösten Abfallstoffe.

Süßer Urin deutet auf einen Diabetes hin. Vor Jahrzehnten noch probierten Ärzte vom Urin eines Patienten. Schmeckte der Urin süß, wusste der Arzt, dass der Mensch zuckerkrank war, also Diabetes mellitus hatte. Heute wird Diabetes natürlich mit einer Blutprobe im Labor festgestellt.

Die Blase

Die Blase ist ein Organ, das ähnlich wie ein Lederball aufgebaut ist: Innen ist sie zart und glatt und außen von Muskulatur umgeben. Die Blase liegt im kleinen Becken, direkt hinter dem Schambein. Gleich darüber liegt, durch das Bauchfell getrennt, die Bauchhöhle.

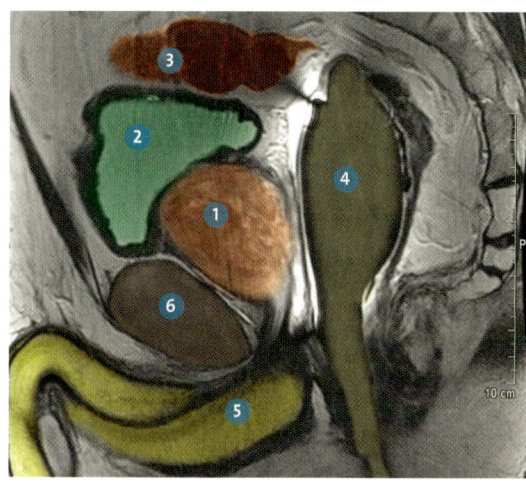

Die Rückseite der Blase grenzt bei der Frau an die Scheide und die Gebärmutter. Beim Mann liegt hinter der Blase der Enddarm.

Die **Harnröhre** ist die Verbindung von der Blase nach draußen. Frauen haben eine sehr kurze Harnröhre, was Blasenentzündungen (→ Kap. 7.3) begünstigt. Männer haben eine deutlich längere Harnröhre, weil diese ja durch den Penis führen muss.

Die männliche Harnröhre wird von der Prostata (Vorsteherdrüse) umfasst. Sie umschließt diese zwischen Blasengrund und Beckenboden, also ganz am Anfang (von außen gesehen). An der Hinterwand des Mastdarms und der Vorderwand der Blase liegen die Samenblasen und der Samenleiter, der wiederum in den sogenannten Ausspritzungsgang durch die Prostata hindurch in die Harnröhre mündet. Die Prostata gibt ein Sekret ab, das den Hauptteil der bei einer Ejakulation abgegebenen Samenflüssigkeit bildet. Es wird unter Einfluss des männlichen Hormons Testosteron gebildet und soll die Spermien in Bewegung halten. Vergrößert sich die Prostata, kann dies die Harnröhre einengen. Die Folgen sind meist ein abgeschwächter Harnstrahl und andere Probleme beim Wasserlassen.

Die Blase sammelt den Urin, der über die beiden Harnleiter von den Nieren kommt.

MRT-Bild: Restharn und Prostatavergrößerung.

1 - Prostata (stark vergrößert)
2 - Harnblase (Blasenboden angehoben)
3 - Dünndarmschlinge
4 - Darmsonde
5 - Schwellkörper des Penis
6 - Schambein

Aufnehmen kann die Blase abhängig von der Gewöhnung und möglichen Erkrankungen etwa einen halben bis maximal rund einen Liter Urin. Ist die Blase voll, merkt der Mensch automatisch: Es ist Zeit für den WC-Besuch. Die zunehmende Blasenfüllung löst einen steigenden Harndrang aus, der dem Gehirn über die Nerven des Rückenmarks signalisiert wird. Soll die Blase entleert werden, zieht sich der Blasenmuskel zusammen, und der Schließmuskel der Harnröhre erschlafft. Der Urin kann so abfließen.

> Nach einem Spargelessen riecht der Urin schwefelig. Ursache sind die Inhaltsstoffe des Spargels. Bei ihrer «Verdauung» werden schwefelhaltige Verbindungen freigesetzt, die über die Nieren und die Blase ausgeschieden werden.

Der Drang, die Blase zu entleeren, stellt sich ein, wenn diese zu etwa drei Vierteln gefüllt ist. Das Gefühl, aufs WC zu müssen, lässt sich für eine gewisse Zeit unterdrücken. Ist die Blasenentleerung aber erst einmal in Gang gesetzt, läuft alles automatisch wie bei einem Reflex ab. Wie oft man aufs WC muss, hängt vor allem von der Trinkmenge und vom Fassungsvermögen der Blase ab.

Technik in der Diagnostik – verständlich gemacht

Restharnbestimmung

Der Restharn ist die Menge an Urin, die nach einer normalen Entleerung in der Blase bleibt. Ein Restharn von ständig über 30 bis 50 ml ist eine ideale Umgebung für die Vermehrung von Bakterien. So kann es z. B. zu Harnwegsentzündungen kommen. Die Ursachen für eine zu große Restharnmenge sind meist Abflussbehinderungen des Urins, etwa durch eine Prostatavergrößerung.

Der Restharn wird heute meist im Rahmen einer Ultraschalluntersuchung der Blase gemessen. Dazu muss der Patient zur Toilette gehen und die Blase so weit wie möglich entleeren. Danach «schallt» der Arzt die Blase und bestimmt den darin enthaltenen Restharn.

Urographie

Bei einer Urographie werden die Nieren und die Harnwege mit Hilfe eines «Tricks» auf dem Röntgenbild sichtbar gemacht. Zunächst wird im Lie-

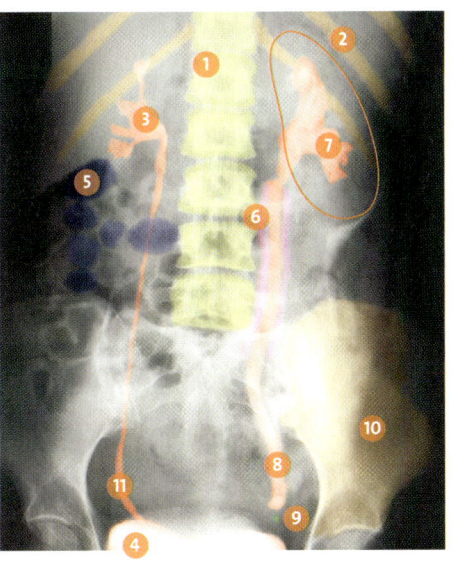

Röntgenbild: Ausscheidungsurographie mit Stein auf einer Seite.

1 - Wirbelkörper LWS
2 - Rippen
3 - Nierenbecken (normal)
4 - Harnblase
5 - Luft im Darm
6 - Riss im Harnleiter mit austretendem Urin (lila)
7 - Gestautes Nierenbecken
8 - Gestauter Harnleiter (Rückstau)
9 - Abflusshindernis (Stein: kein Kontrast)
10 - Beckenschaufel
11 - Harnleiter (normal)

Mittelstrahlurin

Soll der Urin im Labor untersucht werden, möchte man sicher sein, dass keine Bakterien von außen in die Urinprobe gelangen, die dann das Ergebnis verfälschen. Daher muss der Urin möglichst «rein» in den Probenbecher gelangen. Da sich oft schon Bakterien im Genitalbereich und in der Harnröhre befinden, nimmt man für die Laborprobe den «Mittelstrahlurin». Dabei verzichtet man beim Urinlassen auf den ersten Strahl, der die Harnröhre spült, und hält den Probenbecher dann in den fortlaufenden Strahl bis einige Zeit vor dem Ende, um einen möglichst nicht durch äußere Keime der Genitalien verunreinigten Urin in dem sterilen Gefäß aufzufangen. Bei Frauen ist die sterile Gewinnung des Mittelstrahlurins viel schwieriger, daher wird er bei Frauen manchmal über einen kleinen Katheter direkt aus der Blase gewonnen.

gen eine Röntgen-Leeraufnahme angefertigt. Über eine Kanüle in der Armvene wird anschließend ein jodhaltiges Kontrastmittel injiziert. Danach werden in kurzen Zeitabständen mehrere Röntgenbilder angefertigt, auf denen das Kontrastmittel nach und nach zu sehen ist: Es erscheint erst in der Niere, dann in den Harnleitern und in der Blase. Die Untersuchung dauert rund 30 Minuten.

Das jodhaltige Kontrastmittel wird meist gut vertragen. Beim Injizieren kann es allerdings zu einem Wärmegefühl oder einem Metallgeschmack im Mund kommen. Bei einer Überempfindlichkeit gegen das Kontrastmittel sind auch allergieähnliche Reaktionen wie Übelkeit, Juckreiz und Hautausschlag möglich. «Echte» allergische Reaktionen mit starken Herz-Kreislauf-Reaktionen sind dagegen selten, können aber Schäden verursachen.

Bei einer Jod-Allergie, schweren Nierenerkrankungen oder einer Schilddrüsenüberfunktion darf kein Kontrastmittel verabreicht werden.

Technik in der Therapie – verständlich gemacht

Nierenbiopsie

Bei einer Nierenbiopsie bestimmt der Arzt per Ultraschalluntersuchung zunächst die Größe und die genaue Lage der Nieren. Dabei sucht er auch die optimale Stelle für die Biopsie aus.

Für die Biopsie selbst wird die Region rund um die Biopsiestelle betäubt. Anschließend schiebt der Arzt über einen kleinen Hautschnitt eine feine Biopsienadel in die Rinde einer Niere. Damit entnimmt er ein oder zwei etwa stecknadelkopfgroße Gewebsstücke, die dann im Labor genauer untersucht werden können. Dabei spürt der Patient meist nur einen kleinen Druck. Das Biopsie-Punktat wird ins Labor geschickt und mit Hilfe verschiedener Verfahren untersucht.

Anschließend klebt der Arzt ein Pflaster auf die Biopsiestelle. Danach muss der Patient für 24 Stunden strenge Bettruhe einhalten. Der Urin kann in den ersten Stunden nach der Biopsie rötlich gefärbt sein. Bevor der Patient nach Hause entlassen wird, führt der Arzt zur Kontrolle noch eine Ultraschalluntersuchung durch.

Die größten Risiken einer Nierenbiopsie sind eine Blutung und die Einschleppung von Keimen. Solche Infektionen sind aber meist ungefährlich und können mit Antibiotika gut behandelt werden.

Dialyse

Bevor der Körper durch Substanzen vergiftet wird, weil die Nierenausscheidung stark gestört ist oder durch Nierenversagen nicht mehr funktioniert, ist eine Blutwäsche unumgänglich. Dieses Blutreinigungsverfahren (Hämodialyse) entzieht dem Blut viel Wasser sowie die schädlichen Abbauprodukte, hauptsächlich Harnstoff, Harnsäure und auch Mineralien wie Kalium oder Phosphat.

Für die Hämodialyse (Blutwäsche) wird der betroffene Patient dreimal wöchentlich für mindestens vier Stunden an eine künstliche Niere angeschlossen. Das Blut wird durch diesen Dialysator geleitet. Er arbeitet nach dem Prinzip der Osmose und hält an einer halbdurchlässigen Membran die Makromoleküle wie Eiweiße und Blutkörperchen zurück. Auf der anderen Seite des Membranfilters strömt eine spezielle Dialyseflüssigkeit, die den osmotischen Druck zum Blut aufrechterhält und ständig mit einem halben Liter pro Minute erneuert wird. Die kleinmolekularen Bestandteile werden durch die Poren gesogen. Das gesäuberte Blut strömt wieder in den Körper zurück. Es muss genau überwacht werden, wie viel und wie schnell die Flüssigkeit dem Blut entzogen wird, damit kein lebensbedrohlicher Blutdruckabfall entsteht.

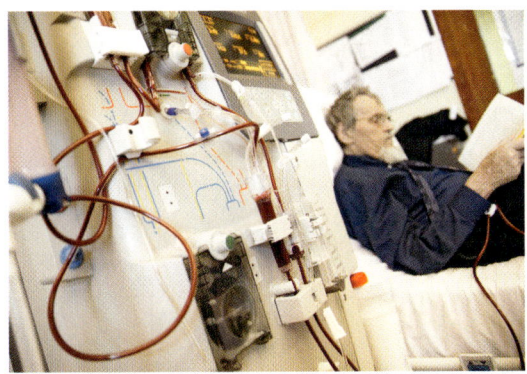

Dialyse.

Ziel der Dialysebehandlung ist es, dass die Patienten ein möglichst normales Leben führen können. Sinnvoll im Sinne einer besseren Lebensqualität und Lebensverlängerung ist eine langsame Dialyse (Verlängerung der Dialysezeit). Tägliche Dialysen – am besten zu Hause als Heim-Hämo-Dialyse (HHD) – wären vernünftig, werden aber durch die Krankenkassen nicht finanziert.

Ansonsten sollten wirklich möglichst langsame und lange Dialysezeiten dreimal wöchentlich erfolgen, z. B. als Nachtdialyse, bei der der Patient schlafen kann. Wichtig für eine optimale Blutwäsche ist ein stabiler Kreislauf. Für die Blutwäsche wird ein sogenannter arteriovenöser Shunt (Cimino-Shunt) gelegt, eine Gefäßbrücke zwischen Vene und Arterie. Dieser Shunt wird meistens am Unterarm, selten am Oberschenkel angelegt.

Dialysepatienten leiden leider häufig unter chronischem Durst, der durch die erhöhte Konzentration von Stoffen entsteht, die mit dem Harn ausgeschieden werden. Befeuchten des Mundes mit Tupfern oder Kaugummikauen kann diese Beschwerden während der Dialyse lindern. Die Trinkmenge wird vom Arzt bestimmt. Grundsätzlich sollte bei allen Dialysepatienten eine Nierentransplantation in Erwägung gezogen werden.

Nierentransplantation

Bei einer Nierentransplantation erhält der Empfänger eine neue Niere. Diese stammt von einem verstorbenen Spender oder von einem Lebendspender, etwa einem engen Verwandten. Ersteres wird postmortale Organspende genannt, Letzteres Lebendspende. Pro Jahr werden in Deutschland rund 2200 postmortale Nieren und 400 Lebendnieren transplantiert.

Die Spenderniere wird in einer Operation unterhalb einer der erkrankten Nieren in die Leistenregion verpflanzt. Dort kann sie besonders gut an die großen Beckengefäße angeschlossen werden. Die Operation wird in Vollnarkose durchgeführt. Es wird nur eine Niere transplantiert, die für den ganzen Körper ausreicht.

Während der Operation legt der Chirurg einen rund 20 Zentimeter langen Schnitt durch die Haut, etwa eine Handbreit unterhalb und seitlich des Nabels. Um eine gute Durchblutung zu sichern, werden zunächst die Blutgefäße der neuen Niere an die großen Blutgefäße des Beckens angeschlossen. Danach wird der Harnleiter der neuen Niere mit der Blase verbunden. Oft produziert die neue Niere noch während der Operation die ersten Tropfen Urin.

WARTELISTEN FÜR DIE TRANSPLANTATION

Jeder Kandidat für eine Nierentransplantation muss in einem Transplantationszentrum gemeldet sein. Er muss zudem mehrere Voraussetzungen für eine Nierentransplantation erfüllen. So wird ein Kandidat z.B. nur dann in die Warteliste zur Transplantation aufgenommen, wenn keine Gegenanzeigen vorliegen. Hierzu werden eine Reihe von Voruntersuchungen durchgeführt, bevor die Patienten in die Warteliste zur Organspende aufgenommen werden. Wenn dann – meist nach einiger Wartezeit – eine neue Niere zur Verfügung steht, muss er sofort in die Klinik aufbrechen. Eine Spenderniere ist nur etwa für 40 Stunden haltbar. Die Transplantation selbst dauert etwa 2,5 bis 4 Stunden. Bei anderen Organen ist die Prozedur ähnlich, die Operationszeiten für z. B. Leber oder Herz sind natürlich andere.

7.1 Nierenentzündung

Entzündet sich die Niere und sind davon vor allem die Nierenkörperchen betroffen, nennen Ärzte das Glomerulonephritis. Der Name klingt kompliziert, setzt sich aber recht einfach zusammen: Glomeruli sind die Nierenkörperchen, Nephron ist die Niere und die Nachsilbe -itis steht medizinisch für Entzündung. Es gibt auch noch die Nierenbeckenentzündung, aber dazu später.

Welche Ursachen kann eine Nierenentzündung haben?

Eine Glomerulonephritis, sprich eine Nierenentzündung, entsteht durch eine Störung im Immunsystem. Zu dieser Störung kommt es beispielsweise, wenn der Körper «aus Versehen» spezielle Antikörper bildet und diese sich dann in den Filterzellen der Nierenkörperchen einlagern.

Die Folge ist natürlich, dass die Nierenkörperchen nicht mehr so gut arbeiten wie vorher. So werden beispielsweise Eiweiße und rote Blutkörperchen nicht mehr durch die Filterzellen zurückgehalten. Stattdessen gehen sie aus den Blutgefäßen in den Urin über und werden damit ausgeschieden. Der Betroffene verliert unter Umständen viel Eiweiß und rote Blutkörperchen.

Im Gegenzug bleiben außerdem giftige Abfallstoffe im Körper. Dort schädigen sie auf Dauer aber nicht nur die Niere, sondern den ganzen Körper. Bei einer Nierenentzündung sind meist beide Nieren betroffen.

Ärzte unterscheiden zwischen einer akuten und einer chronischen Form der Nierenentzündung. Diese Unterscheidung ist wichtig, weil jede Form ihre eigenen Symptome und Folgeerkrankungen hat.

So beeinträchtigen manche Formen die Filterfunktion der Niere gar nicht, während andere zum totalen Ausfall der Niere führen. Ein solches Nierenversagen kann plötzlich auftreten oder sich im Laufe der Zeit entwickeln. Im schlimmsten Fall muss der Betroffene zwischenzeitlich an eine künstliche Niere angeschlossen werden (Dialyse).

Welche Auswirkungen eine Nierenentzündung auf den gesamten Körper haben kann, zeigt ein Beispiel: Sind die Nierenkörperchen entzündet, wird von der Niere auch weniger vom Hormon Erythropoetin gebildet. Weil aber das Erythropoetin für die Produktion roter Blutkörperchen sehr wichtig ist, leidet automatisch die Blutbildung. Es kann zur Blutarmut (Anämie, → Kap. 1.9) kommen.

Welche Symptome deuten auf eine Nierenentzündung hin?

Eine Nierenentzündung tut meist nicht weh. Wer betroffen ist, fühlt sich außergewöhnlich müde und angeschlagen. Weil das sehr oft für normal gehalten wird, geht fast niemand sofort zum Arzt. Die Nierenentzündung bleibt deshalb oft lange Zeit unentdeckt und wird erst bei der nächsten Routineuntersuchung erkannt. Dann allerdings ist die Nierenentzündung oft schon weit fortgeschritten.

Es ist deshalb wichtig, die typischen Anzeichen für eine Nierenentzündung zu kennen und darauf zu achten:

• Blut- und Eiweißbestandteile gehen von den Nierenkörperchen in den Urin über. Der Urin wird durch die große Menge Eiweiß trübe. Außerdem färbt er sich durch das Blut rötlich-braun.

• Weil die Urinproduktion gestört ist, werden überschüssige Salze (Mineralien) und Wasser nicht mehr im nötigen Umfang ausgeschieden. Das kann zu Bluthochdruck und Wassereinlagerungen (Ödemen) führen. Dabei schwellen die Augenlider und Knöchel an. Durch den Bluthochdruck kann es zu Kopfschmerzen kommen.

Weitere Symptome für eine Nierenentzündung können Blutarmut, Leistungsschwäche, Blutgerinnungsstörungen, Magen- und Knochenschmerzen, eine mengenmäßig verringerte Urinausscheidung und Atemnot sein.

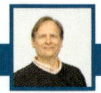

NIERENSCHÄDEN DURCH SCHMERZMITTEL?

Die *Phenacetin*-Niere ist uns Ärzten noch in böser Erinnerung. *Phenacetin* ist ein Wirkstoff, den Ärzte vor Jahren weltweit sehr gern verschrieben, bis sich Nierenschäden häuften und immer mehr Patienten dialysepflichtig wurden. Schmerzmittel allgemein gerieten in Verruf, selbst *Paracetamol*. Neuere wissenschaftliche Studien z. B. der Universität Heidelberg wiesen nach, dass bei Menschen unter 50 Jahren Nierenschäden weder bei den nichtsteroidalen Antirheumatika (NSAR) noch bei den frei verkäuflichen Schmerzmitteln (zumindest kurzfristig) zu verzeichnen waren. Auch nach Erkenntnissen von Schweizer Pathologen treten Nierenschäden in jungen Jahren kaum noch auf. Trotzdem gilt immer noch, Schmerzmittel so wenig und so kurz wie möglich einzusetzen, weil Schäden an anderen Organen (z. B. der Leber) möglich sind.

Trotzdem muss die Verordnung eines jeden Schmerzmittels stets gut abgewogen und jede Möglichkeit geprüft werden, einen anderen Ansatz zu wählen. Denn Analgetika können auch andere Nebenwirkungen erzeugen, z. B. Schleimhautentzündungen oder Geschwüre, sowie Leberschäden beziehungsweise allergische Reaktionen auslösen. Salicylate dürfen bei Kindern bis zu 16 Jahren nicht gegeben werden, *Paracetamol* schädigt in hohen Dosen die Leber, *Neuraminsulfon* hat in ganz seltenen Fällen zu Veränderungen im Blut geführt. Mit kritischem Wissen um die Nebenwirkungen ist eine gezielte Schmerztherapie aber immer sinnvoll. Dabei gilt hier für mich das Prinzip «von leicht nach schwer». Zunächst sollte versucht werden, ohne Schmerzmittel auszukommen und Kälte, Wärme, Massagen, Reflexzonentherapien usw. zu nutzen, bevor lokalinvasive Methoden wie Akupunktur oder therapeutische Lokalanästhesie ins Spiel kommen. Leichte Schmerzmittel können in dieser Phase begleitend zu den anderen Verfahren sinnvoll sein. Das entscheidet der Arzt, um ein Schmerzgedächtnis zu verhindern, also einen Schmerzzustand, der unbewusst im Gehirn abgespeichert wird und bei ähnlicher Situation reflexartig neue Schmerzgefühle entstehen lässt. Bevor stärkere Schmerzmittel verordnet werden müssen, sollte immer geprüft werden, ob nicht mit lokalen Injektionen oder bildgesteuert z. B. mikro-therapeutisch der Schmerz so behoben werden kann, dass keine weiteren Medikationen notwendig werden.

Wie werden Nierenentzündungen diagnostiziert?

Um einer Nierenentzündung auf die Spur zu kommen, erfragt der Arzt zunächst die Krankengeschichte und die Beschwerden seines Patienten. Danach führt er verschiedene Untersuchungen durch. In einer Urinuntersuchung wird er nach erhöhten Eiweiß- und Blutbestandteilen suchen. Mit einem Bluttest ermittelt er u. a. den Kreatininspiegel.

Außerdem kann er Ultraschall- und Röntgenuntersuchungen sowie weitere spezielle Tests durchführen, um ein Bild von den Nieren und ihrer Funktionsfähigkeit zu bekommen. Mitunter muss er für eine endgültige Diagnose eine Gewebeprobe aus einer Niere entnehmen (Biopsie, → S. 342).

Kreatinin

Kreatinin wird in den Muskeln gebildet, und zwar immer dann, wenn sie arbeiten müssen – im Prinzip also in jeder Sekunde. Für die Nierendiagnostik ist Kreatinin interessant, weil der Stoff über die Nieren mit dem Urin ausgeschieden wird. Der Kreatininspiegel im Blut lässt so Schlüsse auf die Filterleistung der Nieren zu. Allerdings ist dieser Wert nicht besonders «feinfühlig», denn erstens steigt er erst an, wenn die Nieren bereits die Hälfte ihrer Arbeitsleistung eingebüßt haben, und zweitens ist seine Höhe abhängig von individueller Muskelmasse, Alter und Geschlecht. Aber trotzdem ist er ein guter Indikator zur Beurteilung der Nierenfunktion. Denn bei einer Erhöhung dürfen z. B. bestimmte Medikamente oder Kontrastmittel zur Bilddiagnostik nicht mehr oder nur in geringerer Dosis gegeben werden.

Wie werden Nierenentzündungen behandelt?

Eine Nierenentzündung ist eine schwere Erkrankung. Sie kann nicht mit Hausmitteln behandelt werden. Wie aber eine Nierenentzündung vom Arzt behandelt wird, das hängt von den Symptomen und den Umständen ab.

Finden sich im Urin nur wenige rote Blutkörperchen und Eiweiße, arbeiten die Nieren gut und zuverlässig wie immer und ist der Blutdruck normal, ist eine Therapie oft nicht erforderlich. Der Arzt wird aber regelmäßig Kontrollen durchführen und seinen Patienten bitten, sehr auf Nieren, Blase und Harnwege «aufzupassen».

So sollten auch scheinbar harmlose Harnwegsinfekte und Blasenentzündungen sofort dem Arzt vorgestellt werden. Außerdem sollte der Patient ausreichend trinken, um Nieren und Harnwege «gut durchzuspülen». So soll eine zusätzliche Schädigung der Nieren z. B. durch Harnwegsinfekte sicher verhindert werden. Die genaue Trinkmenge sollte aber mit dem Arzt abgesprochen werden.

Anders ist die Situation, wenn die Nierenentzündung deutliche Symptome zeigt. Ein zu hoher Blutdruck etwa muss konsequent behandelt werden, da er die Filterzellen in den Nierenkörperchen immer weiter schädigen und die Nierenfunktion weiter nachlassen würde. Bluthochdruck erhöht zudem das Risiko eines Nierenversagens. Dann allerdings hieße die Therapie Blutwäsche (Dialyse, → S. 343) oder Nierentransplantation (→ S. 344).

Bluthochdruck muss auch den Nieren zuliebe dringend behandelt werden.

Oft wird der Arzt zudem eine eiweißarme Diät verordnen. Ist eine Störung des Immunsystems die Ursache der Nierenentzündung, wird er möglicherweise eine Therapie mit Kortison erwägen. Kortison unterdrückt die Bildung von Antikörpern, die sich in den Filterzellen der Nierenkörperchen einlagern.

Eine Dialyse übernimmt die blutreinigenden Aufgaben der Nieren. Doch mit der Dialyse allein ist es nicht getan. Dialysepatienten benötigen fast immer verschiedene Medikamente. So muss z. B. das blutbildende Hormon Erythropoetin künstlich ersetzt werden. Auch nach einer Nierentransplantation muss der Betroffene für eine lange Zeit Medikamente einnehmen, darunter solche, die die natürliche Abstoßungsreaktion des Körpers gegen die neue, fremde Niere unterdrücken.

Was der Facharzt rät

Einer Nierenentzündung lässt sich nicht vorbeugen. Trotzdem kann man etwas tun: Da auch andere Erkrankungen wie Diabetes mellitus zu Nierenproblemen führen können, sollten diese Krankheiten konsequent behandelt werden. Regelmäßige Urin- und Blutuntersuchungen beim Hausarzt zur Vorsorge tun ein Übriges, damit ein eventuelles Nierenproblem frühzeitig festgestellt wird.

Drei Fragen an den Arzt

1. Warum untersucht der Arzt bei Bluthochdruck die Nieren?

Ein zu hoher Blutdruck kann die Filterzellen in den Nierenkörperchen schädigen und die Nierenfunktion herabsetzen. Deshalb werden bei Bluthochdruckpatienten mit jedem Blutbild auch die Kreatininwerte bestimmt. Nierenbeckenentzündungen und Tumoren können zu Bluthochdruck führen, ebenso wie eine arteriosklerotische Einengung der Nierenarterien.

2. Wie sind die Prognosen bei einer Nierenentzündung?

Eine Heilung ist bei einer chronischen Nierenentzündung leider kaum möglich. Wie die Erkrankung verläuft, hängt davon ab, ob nur die Nieren erkrankt sind oder auch andere Organe. Sind nur die Nieren entzündet, kann bei einem totalen Nierenversagen eine Dialyse oder eine Nierentransplantation durchgeführt werden. Dank moderner Techniken und Medikamente besteht auch in diesen Fällen eine gute Lebenserwartung. Die Entzündung kann allerdings nach Jahren auch die neue Niere befallen und sie zerstören.

3. Was passiert bei der Dialyse?

Auch wenn die Nieren nicht mehr richtig arbeiten: Die im Körper anfallenden Abfallstoffe müssen trotzdem entfernt werden. Sonst würde der Mensch nach etwa einer Woche an einer inneren Vergiftung sterben.

Die Aufgabe der «Blutwäsche» übernimmt die Dialyse. Dabei wird der Blutkreislauf an ein Gerät angeschlossen, das die schädlichen Stoffe aus dem Blut herausfiltert. Anschließend fließt das «gewaschene» Blut wieder in den Körper zurück.

Neben einer Dialyse außerhalb des Körpers gibt es in seltenen Fällen die Bauchfelldialyse. Dabei wird das Bauchfell als natürlicher Filter für die Nieren genutzt. Welche Art der Dialyse am sinnvollsten ist, entscheiden Arzt und Patient gemeinsam.

7.2 Nierenbeckenentzündung

Eine weitere Entzündung der Niere ist die Nierenbeckenentzündung. Diesmal sind nicht die Nierenkörperchen betroffen, sondern das Nierenbecken, lateinisch Pyelon.

Das Nierenbecken ist der Teil der Niere, in dem sich der Urin auf dem Weg zur Blase sammelt, nachdem er aus Nierenkörperchen und Nierenkanälchen herausgefiltert wurde. Die Nierenbeckenentzündung – Ärzte sagen Pyelo-nephritis – zählt zu den häufigsten Erkrankungen der Niere. Sie kann akut oder chronisch verlaufen. Meist ist dabei nur eine Niere betroffen.

> Auch ein geschwächtes Immunsystem kann die Entstehung von akuten Nieren-beckenentzündungen fördern.

Frauen erkranken häufiger an einer Nierenbeckenentzündung.

Wegen der kurzen Harnröhre und der dadurch bedingten häufigeren Harnwegs-infekte haben Frauen statistisch gesehen zunächst etwa doppelt so häufig eine Nieren-beckenentzündung wie Männer. Erst mit dem Alter wendet sich das Verhältnis, dann kann eine vergrößerte Prostata den Harnabfluss behindern. Die Folge: An einer Nieren-beckeninfektion erkranken im Alter mehr Männer als Frauen.

Was kann eine Entzündung des Nierenbeckens auslösen?

Die häufigste Ursache für eine akute Nierenbeckenentzündung ist ein Harnwegsinfekt durch Bakterien. Die Bakterien haben Namen wie *Escherichia coli, Enterokokken, Proteus, Staphylokokken* und *Klebsiella*. Sie gelangen meist über die Harnröhre in die Blase. Nur selten dringen sie über das Blut zum Nierenbecken vor.

Von der Harnröhre steigen die Bakterien über einen Harnleiter in das Nierenbecken und in die feinen Nierenkelche auf. Weil sich dort der Urin sammelt, finden die Keime hervorragende Wachstumsbedingungen vor. Es kommt schließlich zur Entzündung.

Nieren- und Harnsteine, Katheter, eine vergrößerte Prostata und Fehlbildungen der Organe (Reflux, → Kap. 2.1) blockieren die Harnwege und behindern so den Urin-abfluss. «Aufsteigende» Infektionen können dadurch begünstigt werden.

Kommt es sehr häufig zu einer akuten Nierenbeckenentzündung, kann diese zur chronischen Nierenbeckenentzündung werden. Auch immer wiederkehrende Harn-wegsinfektionen, Nierensteine und der langjährige Missbrauch von Schmerzmitteln können zu einer chronischen Nierenbeckenentzündung führen.

Eine häufige Ursache für Nierenbeckenentzündungen bei Kindern ist das Zurück-fließen des Harns von der Blase nach oben in den Harnleiter. Ärzte nennen diesen Vor-gang Reflux. Die Ursache dafür ist eine angeborene Störung am Verschlussmechanis-mus des Harnleiters beim Durchtritt durch die Blasenwand.

Welche Symptome deuten auf eine Nierenbeckenentzündung hin?

Das auffälligste Zeichen der akuten Nierenbeckenentzündung ist ein plötzlich auftre-tendes schweres Krankheitsgefühl mit

- Schüttelfrost,
- hohem Fieber und
- stark erhöhtem Pulsschlag.

Hinzu kommen meist Appetitlosigkeit, Abgeschlagenheit und auf Druck Schmerzen in der seitlichen Lendenregion oberhalb der Hüfte. Auch können Schmerzen beim Wasserlassen und ein flockiger, blutrötlich-brauner Urin auftreten. Weil eine Nierenbeckenentzündung den Darm reizen kann, sind zusätzlich Übelkeit, Erbrechen und eine Verstopfung möglich.

Anders ist das Bild bei einer **chronischen Nierenbeckenentzündung**. Auffällige Beschwerden treten zunächst nicht auf oder sind eher allgemeiner Natur, oder sie zeigen sich nur schubweise. Möglich sind vor allem

- Abgeschlagenheit,
- Rückenschmerzen und
- Magen-Darm-Probleme.

Hat die chronische Entzündung auch den Rest der Niere in Mitleidenschaft gezogen, kann es zu Bluthochdruck kommen.

Wie werden Nierenbeckenentzündungen diagnostiziert?

Das leichte Abklopfen der Flanken ist eine der ersten Untersuchungen, die ein Arzt bei einer möglichen Nierenbeckenentzündung macht. Ein Schmerz dort verstärkt den Verdacht. Außerdem wird der Arzt nach Infektionen der Harnwege und des Nierenbeckens in der Kindheit oder später, evtl. während einer Schwangerschaft, fragen und eine Urinprobe durchführen.

Bei Verdacht auf eine **akute Nierenbeckenentzündung** wird er anschließend den Urin auf Bakterien, Eiter sowie auf rote und weiße Blutkörperchen untersuchen. Im Labor wird zudem eine Urinkultur angelegt. Das Ziel ist, den Krankheitserreger genau zu identifizieren, um die Therapie mit einem passgenauen Antibiotikum starten zu können.

Links zu sehen: akute Nierenbeckenentzündung durch aufsteigende Bakterien. Rechts sichtbar: chronische Nierenbeckenentzündung infolge eines Harnstaus im Nierenbecken.

Um eine **chronische Nierenbeckenentzündung** möglichst früh zu diagnostizieren, kann das Blut auf Bakterien untersucht werden. Sind zudem die Harnstoff- und Kreatininwerte im Blut erhöht, weist das auf eine bereits eingeschränkte Nierenfunktion hin. Eine gesunde Niere hätte die Abfallstoffe Harnstoff und Kreatinin im nötigen Umfang aus dem Blut entfernt.

Nach den Labortests wird der Arzt untersuchen, ob der Urin problemlos von den Nieren in die Blase fließen kann oder sich etwa wegen Harn- oder Nierensteinen irgendwo staut. Dazu stehen ihm Verfahren wie Röntgen (→ S. 195) oder Ultraschall (→ S. 63) zur Verfügung. Zusätzlich kann er feststellen, ob sich die Blase beim Wasserlassen vollständig entleert hat oder Restharn enthält (→ S. 341), der Entzündungen in Harnwegen und Nieren verursachen kann.

Bei Kindern wird bei einer chronischen Nierenbeckenentzündung häufig eine spezielle Röntgenuntersuchung durchgeführt, eine Miktionszysto-Urographie. Bei dem Verfahren wird eine mögliche Verengung der Harnwege durch den Einsatz eines Kontrastmittels (bei gleichzeitigem Wasserlassen) auf dem Röntgenbild sichtbar gemacht.

Wie werden Nierenbeckenentzündungen behandelt?

Bei einer Nierenbeckenentzündung ist eine gezielte ärztliche Therapie unerlässlich. Liegt der Entzündung eine andere Erkrankung zu Grunde, wird der Arzt diese natürlich mitbehandeln.

Die Therapie einer **akuten Nierenbeckenentzündung** beginnt zunächst meist mit einem Breitband-Antibiotikum, das gegen viele krankmachende Keime gleichzeitig hilft. Sobald die Art des Bakteriums mit Hilfe der Urinkultur ermittelt ist, kann ein gezielt dagegen wirksames Antibiotikum eingesetzt werden. Meist bessert sich die Entzündung dann schon nach zwei bis drei Tagen. Dennoch muss das Antibiotikum so lange eingenommen werden, wie es der Arzt verordnet hat.

Blasen- und Nierentees können die Ursache einer Nierenbeckenentzündung nicht beseitigen. Sie können allerdings die Ausscheidung und Entzündungshemmung unterstützen.

Neben dieser gezielten Therapie sind eine ausreichende Flüssigkeitszufuhr, Bettruhe, fiebersenkende und entzündungshemmende Mittel sowie das Weglassen aller nierenschädigenden Medikamente wichtig. Bei Bedarf können durch den Arzt auch krampflösende Medikamente eingesetzt werden.

Die Therapie einer **chronischen Nierenbeckenentzündung** richtet sich nach dem Stadium der Erkrankung. Beispielsweise muss bei jedem neuen Erkrankungsschub eine Antibiotika-Therapie durchgeführt werden – in schweren Fällen auch per Infusion in der Klinik. Am besten übernimmt ein Facharzt die dauerhafte Betreuung des Patienten.

Was der Facharzt rät

Harnwegsinfekte und damit auch Nierenbeckenentzündungen lassen sich weitgehend vermeiden, wenn die folgenden Punkte beherzigt werden:

- Regelmäßig viel trinken, damit sich im Nieren-Harn-Trakt keine Bakterien ansiedeln können.
- Nicht «anhalten», sondern die volle Blase stets umgehend und vollständig leeren.

Männer sollten mit zunehmendem Alter ihre Prostata auf Vergrößerung untersuchen lassen (Urologe).

Frauen sollten

- nach dem Stuhlgang immer vom Damm (vorn) zum After (hinten) hin reinigen,
- mit ständigem Ausfluss wegen der Gefahr «aufsteigender» Infektionen zum Frauenarzt gehen,
- keine Sprays oder desinfizierenden Seifen im Intimbereich benutzen. Sie schädigen die Schleimhäute und schaffen einen optimalen Nährboden für Bakterien.

Drei Fragen an den Arzt

1. Wann sollte der Arzt aufgesucht werden?

Bei Beschwerden, die auf eine Nierenbeckenentzündung hinweisen, sollte ohne weiteres Zögern ein Arzt aufgesucht werden. Eine rechtzeitige Behandlung ist der einzige Weg, schwere Komplikationen zu verhindern. Unbehandelt führt jede Nierenbeckenentzündung früher oder später zu schweren Nierenschäden bis hin zum Nierenversagen. Gelangen die Bakterien über die Harnwege und Nieren ins Blut, breitet sich die Infektion im ganzen Körper aus. Eine sogenannte Urosepsis (Blutvergiftung) kann die Folge sein.

2. Wie sind die Heilungschancen bei einer Nierenbeckenentzündung?

Eine akute Nierenbeckenentzündung heilt nach einer Antibiotikatherapie fast immer aus. Um absolut sicherzugehen, wird der Arzt ein paar Wochen nach Therapieende eine weitere Urinkultur anlegen. Ein «Chronischwerden» bei wiederholten akuten Infektionen ist selten. Eine chronische Nierenbeckenentzündung muss regelmäßig durch einen Facharzt kontrolliert werden. Der Arzt wird neue Schübe sofort konsequent behandeln.

3. Können Schmerzmittel die Nieren schädigen?

Grundsätzlich schaden moderne Schmerzmittel der Niere nicht. Langjähriger Missbrauch hochdosierter Schmerzmittel allerdings kann die Nieren schädigen. Die Folge wäre eine chronische Nierenentzündung.

7.3 Blasenentzündung

Ungefähr jede zweite Frau hat mindestens einmal im Leben eine Blasenentzündung. Entweder ist dann die Schleimhaut oder die gesamte Wand der Blase infiziert.

Männer dagegen haben selten Blasenentzündungen. Nach dem 50. Lebensjahr jedoch kann es zu einer Vergrößerung der Prostata kommen, wodurch die Harnröhre eingeengt wird und den Harnabfluss stört. Krankheitskeime können sich dadurch leichter in den Harnwegen, sprich in der Blase und der Harnröhre, sammeln. Dadurch entsteht schnell eine Blasenentzündung oder ein Harnwegsinfekt.

BRENNNESSEL

Wissenschaftliche Studien zeigen, dass die Verwendung von Brennnesselwurzel-Extrakten am Anfang der gutartigen Prostatavergrößerung die Symptome zu lindern vermag. Sie erhöht das Füllvolumen der Blase und den maximalen Harnfluss und senkt die Restharnmenge.

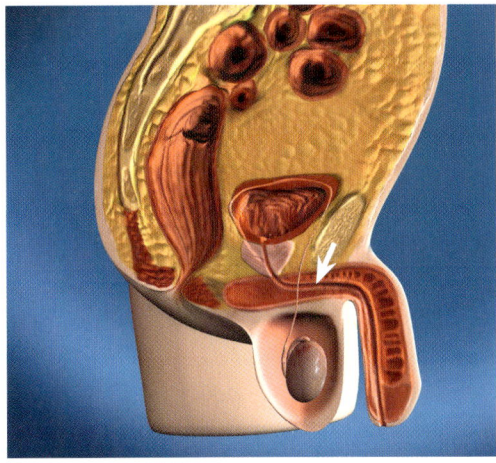 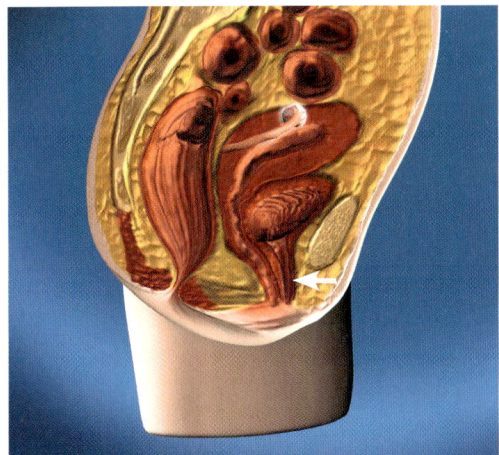

Links: Die Harnröhre des Mannes ist relativ lang, da sie den Penis durchläuft. Durch sie fließt nicht nur der Urin, sondern auch das Ejakulat nach außen. Es enthält die Spermien, die von den Hoden über die Nebenhoden über den Samenleiter zur Prostata geleitet werden, die sie mit Flüssigkeit versorgt und in die Harnröhre abgibt.

Rechts: Die Harnröhre der Frau ist kurz, sie tritt vor der Scheide zwischen den Schamlippen aus. Blasenausgang, Scheide und After liegen nah beieinander, deshalb ist Hygiene wichtig.

Welche Ursachen kann eine Blasenentzündung haben?

Eine akute Blasenentzündung entsteht meist durch eine Infektion mit Bakterien, sehr oft durch das aus dem Darm stammende Bakterium *Escherichia coli*. Im gebärfähigen Alter haben vergleichsweise viele Frauen Bakterien im Urin, und mit steigendem Lebensalter werden es immer mehr. Trotzdem verlaufen Blaseninfektionen oft ohne eindeutige Beschwerden. Chronisch wird eine akute Blasenentzündung entweder, wenn sie nicht vollständig ausheilt, oder, wenn es trotz einer Therapie immer wieder zu Rückfällen kommt.

Bei Männern dringen Bakterien höchstens bis ins untere Drittel der Harnröhre vor. Anders ist das bei Frauen: Bei mangelnder Hygiene gelangen Bakterien durch eine sogenannte Schmierinfektion von der Scheide oder eher von der Afterregion aus leicht in die Harnröhre, wandern den kurzen Weg bis zur Blase hoch und lösen eine Entzündung aus. Zu einer Schmierinfektion kann es aber auch beim Geschlechtsverkehr kommen.

Normalerweise ist der Harntrakt keimfrei, weil er ständig mit Urin durchspült wird.

Viren und Pilze verursachen selten Harnwegsinfektionen. Möglich ist vor allem eine Infektion mit dem Pilz *Candida albicans* im Rahmen einer Antibiotika-Therapie oder bei Menschen mit einem geschwächten Immunsystem.

Das Risiko einer Blasenentzündung ist auch immer dann erhöht, wenn der natürliche Abfluss des Urins gestört ist. Ein «Stillstand» von Urin in der Blase oder in den Harnwegen lässt ideale «Sammel- und Brutbecken» für Krankheitserreger entstehen.

Meist behindern angeborene Fehlbildungen der Harnwege oder sonstige Hindernisse den natürlichen Urinfluss, darunter beispielsweise

- eine vergrößerte Prostata,
- eine verengte Harnröhre,
- Harnsteine,
- Fremdkörper,
- Tumoren der Blase und der Harnröhre,
- Störungen der Blasenentleerung, etwa als Folgeerkrankung bei Diabetes mellitus oder wenn nach einer Querschnittslähmung Nerven geschädigt sind, die die Blase versorgen.

Auch eine Schwangerschaft erhöht das Risiko für Harnwegsentzündungen. Je näher die Entbindung rückt, desto mehr drückt das Kind in der Gebärmutter auf die Harnwege, was den Abfluss des Urins behindert. Durch den Harnstau können Krankheitserreger sich leichter in der Harnblase ausbreiten.

Weitere häufige Risiken für Blasenentzündungen sind ein Langzeit-Blasenkatheter und Unterkühlungen.

Welche Symptome deuten auf eine Blasenentzündung hin?

Ständiger Harndrang, Wasserlassen gegen einen scheinbaren «Widerstand», Brennen in der Harnröhre und Schmerzen im Unterbauch sind typische Zeichen für eine Blasenentzündung. Die Schmerzen entstehen durch das krampfartige Zusammenziehen der entzündeten Blase. Blut im Urin tritt nur manchmal auf. Springt die Blasenentzündung auf die Nieren oder die Prostata über, können Fieber sowie Schmerzen im Rücken und in den Flanken dazukommen.

Wie werden Blasenentzündungen diagnostiziert?

Nachdem der Arzt die Krankengeschichte des Patienten erfragt hat, untersucht er eine Urinprobe. Ist der Urin wolkig, blutig oder riecht er auffällig, ist eine Blasenentzündung wahrscheinlich. Der Verdacht auf eine Blasenentzündung bestätigt sich, wenn sich im Urin

- weiße Blutkörperchen,
- Schleim,
- abgestorbene Zellreste,
- rote Blutkörperchen oder
- Bakterien in großer Zahl finden.

Mitunter untersucht der Arzt außerdem das Blut auf Entzündungszeichen. Sind die Zahl der weißen Blutkörperchen (Leukozyten) und die Blutsenkung erhöht, kann er auf das Ausmaß der Erkrankung schließen.

Eine endoskopische Blasenspiegelung (Zysto-skopie) führt der Arzt durch, wenn das Problem schon länger besteht oder immer wieder auftritt. Bei der Spiegelung kann er auch Gewebeproben aus der Blase entnehmen und untersuchen (Biopsie). So kann er beispielsweise einen Blasentumor ausschließen (→ S. 172).

Erstes Anzeichen für eine Blasenentzündung ist häufiges Wasserlassen.

Wie werden Blasenentzündungen behandelt?

Die Therapie richtet sich grundsätzlich nach der Ursache. Oft werden Blasenentzündungen mit Antibiotika behandelt, bei chronischen Entzündungen oft sogar über mehrere Monate. Ob tatsächlich umgehend ein Antibiotikum erforderlich ist, hängt von der Situation ab. Mit einem Antibiotikum verschwinden die Beschwerden meist schneller. Werden die ersten Zeichen einer Blasenentzündung frühzeitig erkannt, reichen oft «Hausmittel» aus.

Viel trinken und Warmhalten der Blase sind die Basis einer jeden Therapie bei einer Blasenentzündung. Bei einer leichten Entzündung helfen zudem oft Tees, die harntreibende und entzündungshemmende Stoffe enthalten. Bewährt haben sich u. a. Hauhechel, Birkenblätter, Goldrutenkraut, Schachtelhalm, Bärentraubenblätter und Brennnessel. Alle diese Heilpflanzen sind als Tees und in Form von Präparaten zum Einnehmen in der Apotheke erhältlich. Sind die Beschwerden nach spätestens zwei Tagen nicht verschwunden oder werden sie schlimmer, ist ein Arztbesuch aber unerlässlich.

Was der Facharzt rät

Gegen die starken, krampfartigen Schmerzen beim Wasserlassen kann der Arzt sogenannte Spasmolytika verschreiben. Diese Medikamente lösen die Krämpfe und beseitigen damit auch die Schmerzen – die Blasenentzündung selbst heilen sie nicht.

Auch eine Wärmflasche, Sitzbäder und das Trinken von zwei bis drei Litern Flüssigkeit pro Tag lindern die Beschwerden. Bei chronischen Beschwerden wird eine Blasenspiegelung durchgeführt.

WAS TUN BEI EINER BLASENENTZÜNDUNG?

Vorbeugend

- Auf warme Füße bei Kälte achten.
- Nasse Badekleidung wechseln.
- Hygiene der Geschlechtsorgane und des Schließmuskels am besten mit Wasser durchführen, keine Intimsprays verwenden.
- Nach dem Stuhlgang von vorn nach hinten abwischen.
- Nach dem Geschlechtsverkehr Blase entleeren.
- Bis zu zwei Liter Wasser oder Tee täglich trinken.
- Beckenbodentraining z. B. mit Gymnastik oder Yoga machen.

Bei einer Entzündung

- Mit Teststreifen aus der Apotheke selbst auf Keime testen.
- Mindestens zwei Liter am Tag zusätzlich trinken: zimmerwarmes stilles Wasser (Leitungswasser) oder Nieren-Blasen-Tees. (→ Teil IV)
- Körperwarme (38 °C) Wärmflasche oder feuchtwarme Kompressen auflegen.

Tee: Brennnessel   Extrakte der Brennnesselblätter oder -wurzel haben eine leicht harntreibende (diuretische) Wirkung, zudem verbessern sie den Harnfluss. Das Bundesinstitut für Arzneimittel und Medizinprodukte (BfArM) hat die Verwendung von Aufgüssen mit Brennnesselblättern in Kombination mit einer Antibiotikatherapie zur Behandlung von Infekten des unteren Harntrakts befürwortet.

Tee: Schachtelhalm   Der Schachtelhalm ist in unseren Breiten ein typisches Ackerkraut. Extrakte (z. B. Tee) werden z. B. in Mexiko und Chile traditionell als Diuretikum zur Behandlung von Nierensteinen eingesetzt. Auf Grund des hohen Kieselsäuregehalts (Silica) wird der Schachtelhalm in diesen Ländern aber auch zur Zahnpflege und zum Polieren von Metall verwendet.

Praxisstudien belegen zudem, dass Schachtelhalm die Ausscheidung von Urin (Diurese) und Natrium (Natriurese) fördert, wenn auch nur sehr schwach.

Weitere Informationen zu Tees gibt es auf der Website der Forschungsstelle für Gesundheitserziehung der Universität Köln: www.tee.org

Drei Fragen an den Arzt

1. Sind bei Blasenentzündungen Komplikationen möglich?

Grundsätzlich können die Krankheitserreger von der Blase auf andere Organe übergreifen. Anzeichen dafür, dass die Blasenentzündung auf die Nieren übergegriffen hat, sind Fieber, Schüttelfrost sowie Schmerzen im Rücken und in den Flanken. Im schlimmsten

Fall kann es zu einem Nierenversagen oder einer «Blutvergiftung» (Sepsis) kommen. Bei Männern können die Keime auf die Prostata übergehen. Verschlimmern sich bei einer Blasenentzündung die Beschwerden, sollte umgehend ein Arzt aufgesucht werden.

2. Wie lässt sich einer Blasenentzündung vorbeugen?

Trinken. Trinken. Trinken. Und zwar alkoholfreie und möglichst zuckerfreie Getränke. Denn viel Flüssigkeit spült Nieren und Harntrakt durch und befördert Krankheitskeime nach draußen. Wichtig vor allem für Frauen ist eine gute Intimhygiene, um Schmierinfektionen zu vermeiden.

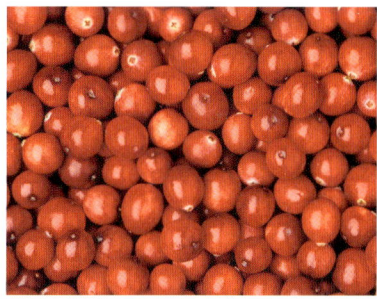

3. Was ist von Preiselbeermedikamenten zu halten?

Viele Frauen haben gute Erfahrungen mit Preiselbeeren oder Preiselbeer-Präparaten gemacht. Die darin enthaltenen Anthocyane wirken sowohl vorbeugend als auch heilend bei Blasen- und Harnwegsentzündungen. Anthocyan ist ein Pflanzenfarbstoff, der Preiselbeeren, Kirschen, Auberginen, Heidelbeeren, Rotkohl und blauen Trauben ihr rotes, blaues oder violettes Aussehen gibt. In der Blase verhindert er, dass sich Bakterien an die Innenwand heften. Aber trotz der Einnahme von Moosbeeren/Preiselbeeren können die Bakterien nur dann aus dem Körper gespült werden, wenn ausreichend viel getrunken wird.

7.4 Nierensteine

Nephrolithiasis nennen es Ärzte, wenn sie in der Niere eines Patienten feste Ablagerungen gefunden haben. Das Wort stammt vom griechischen «nephrós» für die Niere und «líthos» für den Stein – es heißt übersetzt: Nierensteinleiden. Nicht wenige Menschen leiden unter Nierensteinen, Männer öfter als Frauen. Meist bilden sich die Steine zwischen dem 30. und 60. Lebensjahr.

In trockenen, heißen und gebirgigen Regionen sind Nierensteinleiden besonders häufig. In westlichen Industrieländern haben sie in den letzten Jahrzehnten stark zugenommen. Nur in Gebieten, in denen die Ernährungssituation der Menschen eher schlecht ist oder ausgewogen, kommt es selten zu Nierensteinen.

Nierensteine können so klein wie ein Reiskorn sein oder mehrere Zentimeter groß werden und das ganze Nierenbecken ausfüllen. Dann werden sie auch «Nierenbeckenausgusssteine» genannt. Nierensteine treten meist nur in einer Niere auf.

Welche Ursachen können Nierensteine haben?

Normalerweise werden mit dem Urin alle Abfallstoffe des Stoffwechsels ausgeschieden, die darin «aufgelöst» sind. Darunter sind z. B. Kalzium, Phosphat, Oxalat, Magnesium, Harnsäure und Zystin.

Kommen diese Stoffe in sehr großen Mengen im Urin vor, bilden sie Kristalle. Ist der Urin ständig damit übersättigt, lagern sich die Kristalle nach dem Zwiebelschalen-prinzip in immer mehr Schichten an. Es entstehen Nierensteine.

Es gibt verschiedene Ursachen für das gehäufte Vorkommen von Kalzium, Phosphat, Oxalat, Harnsäure und Co im Urin:

Zu wenig Flüssigkeit: Wer wenig trinkt, liefert seinem Körper zu wenig Flüssigkeit. Die Nieren müssen dann Flüssigkeit einsparen und produzieren deshalb nur wenig Urin. Damit steigt die Konzentration der gelösten Stoffe im Urin. Auch starkes Schwitzen und Durchfall können dazu führen, dass dem Körper Flüssigkeit fehlt und die Nieren kaum Urin produzieren.

Einseitige Ernährung:
- Ein stetiger hoher Anteil an Milch und Milchprodukten in der Nahrung führt zu einem Überschuss an Kalzium im Urin.
- Zusammen mit Oxalsäure entstehen Kalziumoxalat-Steine. Besonders viel Oxal-säure enthalten Spinat, Mangold, Rhabarber, rote Bete sowie Kakao und Schoko-lade, schwarzer und grüner Tee.
- Eine sehr eiweißhaltige Ernährung mit viel Fleisch und Wurst sorgt für eine hohe Konzentration an Purinen im Blut. Purine werden zu Harnsäure verstoffwechselt und mit dem Urin ausgeschieden. Je höher der Harnsäurespiegel im Urin ist, desto mehr Harnsäure kristallisiert aus. Außerdem können Gichtbeschwerden (→ Teil III) auftreten.

Bewegungsmangel: Im Alter, bei Bettlägerigkeit und bei ausgeprägtem Bewegungs-mangel aus anderen Gründen baut der Körper Kalzium aus den Knochen ab (→ Kap. 4.4). Das Kalzium wird über die Harnwege ausgeschieden.

Vorerkrankungen:
- Eine Überfunktion der Nebenschilddrüsen führt dazu, dass mehr Kalzium mit dem Urin ausgeschieden wird als sonst.
- Eine große Menge an Oxalsäure im Urin entsteht bei Darmerkrankungen wie Morbus Crohn und Colitis Ulcerosa (→ S. 159–162).
  Eine erhöhte Oxalat-Konzentration kann auch bei Gesunden vorkommen. Meist gehen die kleinen Oxalat-Kristalle aber unbemerkt mit dem Urin ab. Steine bilden sich erst, wenn es an Stoffen mangelt, die die Steinbildung hemmen. Zu diesen Hemmstoffen zählen u. a. Zitrat und Magnesium.

Welche Symptome können Nierensteine verursachen?

Nierensteine machen sich nicht immer bemerkbar. Mitunter verursachen sie ein Druckgefühl in den Flanken. Möglich sind auch geringe Mengen von Blut im Urin (Hämaturie), weil der Stein die Schleimhaut reizt. Oft werden Nierensteine nur zufällig bei einer Ultraschall- oder Röntgenaufnahme entdeckt.

Löst sich allerdings ein Stein aus der Niere und wandert Richtung Blase, kann er je nach Größe den Harnleiter blockieren. Dadurch kann es zu einer sehr schmerzhaften Kolik kommen.

DER pH-WERT

Je nach gelösten Substanzen kann Urin «alkalisch», «neutral» oder «sauer» sein. Ein pH-Wert unter 7 spricht für einen chemisch «sauren» Urin, darüber ist der Urin «alkalisch», bei einem pH von 7,0 ist er «neutral». Der pH-Wert des Urins beeinflusst die Löslichkeit der Harnbestandteile. Wie «sauer» oder «alkalisch» der Urin ist, wird anhand einer Urinprobe festgestellt.

Ein «alkalischer» (basischer) Urin begünstigt die Bildung phosphathaltiger Steine. Er kommt z. B. bei Vegetariern sowie während bakterieller Harnwegsinfektionen vor. Liegt der pH-Wert langfristig unter 5,75 («sauer»), fördert das die Entstehung von Harnsäuresteinen. Dazu kann es kommen, wenn überdurchschnittlich viel Fleischprodukte gegessen werden. Der Normalwert für den pH-Wert des Urins liegt etwa zwischen 4,8 und 7,6, je nach Ernährung. Er schwankt aber auch im Laufe des Tages.

Eine Kolik beginnt meist mit starken, krampfartigen, wellenförmigen Schmerzen in der Flanke. Sie können am Harnleiter entlang bis in den Unterbauch, die Leiste und die Genitalien ausstrahlen. Dazu können Übelkeit und Erbrechen kommen. Wandert der Stein in die Blase und die Harnröhre, reizt er dort die Schleimhaut. In diesem Fall ist das Blut im Urin oft mit bloßem Auge zu erkennen.

Wie werden Nierensteine diagnostiziert?

Nierensteinen geht oft eine typische Krankheitsgeschichte voraus, die spätestens im Gespräch mit dem Arzt offensichtlich wird. Das sind vor allem wiederholte Steinabgänge mit dem Urin, ungünstige Lebens- und Ernährungsgewohnheiten und Auftreten von Nierensteinen in der Familie.

Bei der ersten Untersuchung tastet der Arzt die Flanken ab, nimmt Blut ab und untersucht es vor allem auf seinen Gehalt an Harnsäure, Kalzium und Kreatinin. Am Blutbild kann er zudem ablesen, ob die Nieren korrekt arbeiten. Außerdem untersucht er eine Urinprobe auf Blut, Eiweiß und Bakterien.

Wie werden Nierensteine behandelt?

Mehr als vier von fünf Nierensteinen sind so klein, dass sie beim Wasserlassen ausgeschieden werden.

Zu einem solchen «Spontanabgang» kommt es aber meist nur bei Steinen bis zu wenigen Millimetern Durchmesser. Größere oder «hängen gebliebene» Steine führen oft zu einem Harnstau mit Erweiterung des Nierenbeckens. Sie müssen vom Urologen entfernt werden.

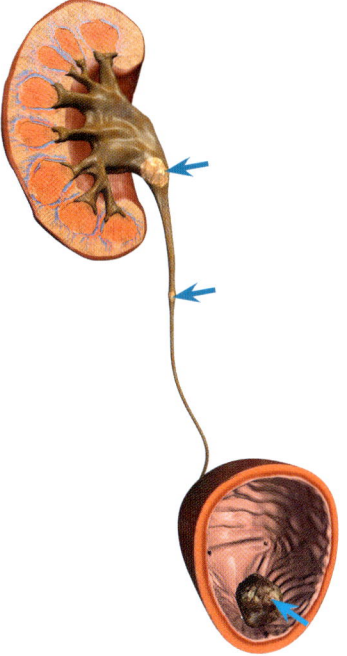

Mögliches Vorkommen von Steinen im Nieren-Harnwegs-Bereich.

DIE ZUSAMMENSETZUNG VON NIERENSTEINEN

Rund Dreiviertel aller Nierensteine sind Kalziumoxalat-Steine, danach folgen sogenannte Infektionssteine aus Magnesium-Ammonium-Phosphat mit etwa 10%. Harnsäuresteine und Kalziumphosphat-Steine kommen nur in rund 5% aller Fälle vor, Zystinsteine treten in weniger als 1% der Fälle auf.

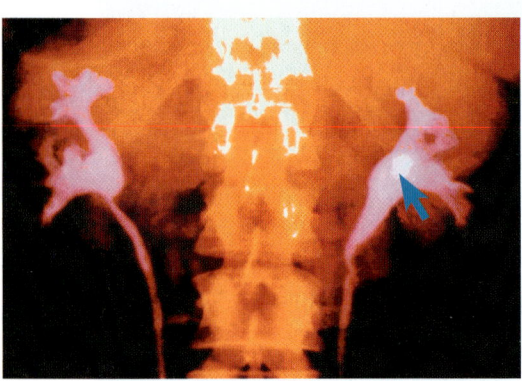

Röntgenbild: Nierenstein im Nierenbecken (Urographie).

Mittels Ultraschall, einer Röntgenuntersuchung oder einer CT (→ S. 196) kann der Arzt zudem Zahl, Größe und genaue Lage der Nierensteine feststellen. Dabei erkennt er auch, ob es zu einem Harnstau oder Entzündungen in der Niere gekommen ist.

Bei der sogenannten Ausscheidungsurographie erhält der Patient ein Kontrastmittel, das über die Nieren wieder ausgeschieden wird. Auf einem gleichzeitig angefertigten Röntgenbild sind die Art der Steine und das Ausmaß eines eventuellen Harnleiter- oder -röhrenverschlusses zu erkennen.

Um Nierensteine zu entfernen, gibt es mehrere Möglichkeiten:

Extrakorporale Stoßwellenlithotripsie (ESWL): Unter Röntgen- oder Ultraschallkontrolle werden die Steine mittels Stoßwellen von außen zertrümmert. Die Trümmer werden meist im Laufe der folgenden Monate mit dem Urin ausgeschieden. Mit über 90% Erfolgsquote gehört die ESWL zu den erfolgreichsten Methoden.

Perkutane Nephrolitholapaxie (PNL): Bei dieser Methode werden die Steine von innen über eine Sonde mit Stoßwellen zertrümmert. Dafür wird ein Endoskop eingeführt und vor Ort die Steine zerkleinert. Eine PNL erfolgt vor allem bei größeren Steinen, die ausgeprägte Harnstauungen verursachen.

> Viel trinken, Bewegung und krampflösende Medikamente helfen kleine Nierensteine auszuscheiden.

Schlingenextraktion: Diese Methode wird heute eher selten und nur bei Steinen im unteren Drittel des Harnleiters eingesetzt. Während einer Blasenspiegelung (Zystoskopie) führt der Arzt eine Schlinge in den Harnleiter ein und zieht den Stein damit heraus. Für diesen Eingriff müssen die Harnwege frei von Entzündungen sein.

Operative Steinentfernung: Seit Einführung der ESWL und PNL werden offene Operationen zur Entfernung von Nierensteinen nur noch selten durchgeführt.

Medikamentöse Therapie: Harnsäure- und Zystin-Steine lassen sich zum Teil mit Hilfe spezieller Medikamente auflösen. Das wird Litholyse genannt. Das Medikament *Allopurinol* wird zudem eingesetzt, um den Harnsäurespiegel zu senken.

Was der Facharzt rät

Viele Nierenstein-Patienten bekommen nach einer Therapie erneut Steine. Eine gezielte Vorbeugung kann das oft verhindern. Wer täglich zwei bis vier Liter Flüssigkeit trinkt, verdünnt seinen Urin und verhindert, dass er mit nierensteinbildenden Substanzen übersättigt wird.

- Bei Harnsäure-Steinen sollten Nahrungsmittel wie Fleisch, Wurst, Ölsardinen, Leber, Nieren, Herz, Zunge und Hülsenfrüchte gemieden werden.

> Viel trinken, regelmäßige Bewegung und gegebenenfalls Gewichtsreduktion vermindern das Nierenstein-Risiko.

- Für Menschen mit einer Neigung zu Oxalat-Steinen sind größere Mengen von Spinat, Rhabarber und roter Bete, Tee, Schokolade und Kakao tabu.
- Wer zu Kalziumphosphat-Steinen neigt, sollte nur geringe Mengen stark kalziumhaltiger Nahrung (u. a. Milchprodukte) zu sich nehmen.

RICHTIG TRINKEN

Mein persönlicher Tipp: In der ayurvedischen Medizin wird vor allem heißes Wasser zur Stoffwechsel- und Ausscheidungsanregung angeboten. Ich habe es mir angewöhnt, am Tag einen Liter heißes Wasser schluckweise zu trinken. Manchmal schneide ich ein Stück Ingwer hinein, um den Geschmack zu verbessern und mich energiereicher zu fühlen, wie es indische und chinesische Ärzte vor Urzeiten empfohlen haben. Hierzu kann man sich morgens eine Thermoskanne mit heißem Wasser füllen und dieses über den Tag verteilt trinken.

Drei Fragen an den Arzt

1. Was tun bei einer Nierenkolik?

Eine Nierenkolik ist sehr schmerzhaft. Der Arzt lindert durch eine Infusion mit schmerz- und krampflösenden Mitteln zunächst die Schmerzen. Dadurch lässt der Krampf nach, und der Stein kann sich wieder bewegen.

Steine, die kleiner als fünf Millimeter sind, werden danach meist mit dem Urin ausgeschieden. Idealerweise sollte ein solcher Stein mit einem Sieb zur späteren Analyse aufgefangen werden. Die Analyse im Labor kann helfen, einer neuen Kolik vorzubeugen.

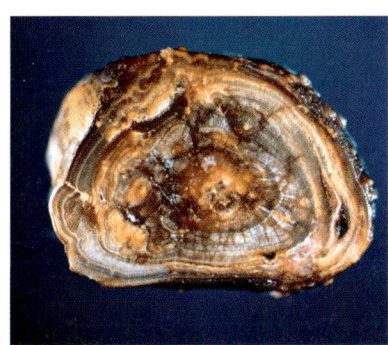

Nierenstein.

2. Wie ist die Prognose bei Nierensteinen?

Wer ausreichend trinkt und sich sehr viel bewegt (z. B. Treppensteigen, Seilhüpfen), hat eine gute Chance, dass sich der Nierenstein von selbst löst und ausgeschieden wird. Oft bilden sich aber nach kurzer Zeit neue Steine.

TRINKEN

Unser Körper scheidet täglich ca. 2 bis 2,5 Liter Wasser über Haut, Atmung, Stuhlgang und Urin aus. Bei starkem Schwitzen verliert der Körper lebenswichtige Mineralstoffe. Wichtig ist zunächst, dass der Flüssigkeitshaushalt ausgeglichen wird. Also sollte neben den 1,5 Litern Wasser, die jeder Mensch zusätzlich zu Kaffee, Tee und anderen Getränken zu sich nehmen sollte, nach dem Schwitzen noch mehr getrunken werden.

- Stilles Mineralwasser oder isotonische Energiedrinks sind sinnvoll, wobei durch die Mischung von Mineralwasser und einem guten Apfelsaft auch ein fast isotonisches Getränk entsteht.
- Bei isotonischen Getränken ist die Konzentration von Mineralien und Salzen dem Blut ähnlich, und der Körper kann sich so am schnellsten die fehlenden Elektrolyte zurückholen.
- Kalte Getränke regen die Schweißproduktion zusätzlich an und rauben dem Körper weitere Energie, da die Kälte «aufgewärmt» werden muss. Araber und Afrikaner wissen: Wenn es draußen heiß wird, gerade nicht kalte Getränke, sondern lieber warmen Tee trinken. Gut ist beispielsweise warmer Pfefferminztee. Man kommt zwar auch leicht ins Schwitzen, aber der Schweißfilm ist so dünn, dass an der Hautoberfläche Verdunstungskälte entsteht, die wiederum den Körper kühlt.
- Energiedrinks, Limonaden und Cola enthalten viel Zucker und belasten den Körper gleich wieder mit mehr Kalorien. Außerdem machen sie durstig.
- Koffein und Alkohol aktivieren die Wasserausscheidung über die Nieren. Auch die vermehrte Flüssigkeitsausscheidung nach einem «Bierchen» erhöht den Flüssigkeitsbedarf!

3. Welche Komplikationen können bei Nierensteinen auftreten?

Behindert ein Nierenstein den Abfluss des Harns, kann sich der Harn aufstauen und zu einer Erweiterung des Nierenbeckens führen. Blockierte Harnwege begünstigen die Einnistung von Bakterien. Die Harnwege und die Nieren können sich infizieren (Nierenbeckenentzündung, → S. 349–352). Durch die Bakterien kann außerdem eine lebensgefährliche Blutvergiftung ausgelöst werden.

7.5 Harninkontinenz

Ein ungewollter, unkontrollierbarer Abgang von Urin wird Harninkontinenz genannt. Rund sechs Millionen Menschen in Deutschland sind davon betroffen. Die Wahrscheinlichkeit, Probleme mit der Blasenkontrolle zu bekommen, steigt mit zunehmendem Alter. Die Ursachen dafür können unterschiedlich sein.

Bei jüngeren Frauen ist die **Belastungsinkontinenz** der häufigste Grund für den ungewollten Urinabgang. Ab einem Alter von 65 Jahren überwiegt eine Kombination von Belastungs- und Dranginkontinenz. Eine reine Dranginkontinenz ist dagegen selten.

Die Ursache der Belastungsinkontinenz (auch Stressinkontinenz genannt) ist eine Schwäche von Beckenboden und Blasenschließmuskel. Zu einer solchen Schwäche kann es kommen, wenn bei einer Geburt oder Operation im kleinen Becken die dortigen Nerven geschädigt wurden. Eine Beckenbodenschwäche kann aber auch angeboren sein oder nach den Wechseljahren auftreten, wenn der Mangel an Östrogen dem Beckenboden die Spannkraft nimmt, aber auch durch zu viel Sitzen (z. B. Büroarbeit) und wenig Sport ausgelöst werden.

Zu einem ungewollten Urinabgang kommt es bei einer Belastungsinkontinenz jeweils, wenn der Druck im Bauch steigt, also z. B. beim Lachen, Husten, Niesen oder Heben von schweren Gegenständen.

Bei einer Dranginkontinenz tritt tagsüber wie nachts immer wieder ein starker, kaum zu unterdrückender Harndrang auf. Die Ursache ist entweder eine Überaktivität oder eine Überempfindlichkeit der Blase. Dazu kann es kommen durch

- Erkrankungen der Blase wie Entzündungen, Tumoren oder Steine
- Östrogenmangel und dadurch Veränderungen der Harnröhrenschleimhaut
- Abflussbehinderungen des Urins – bei Frauen beispielsweise durch eine Blasensenkung, bei Männern durch eine vergrößerte Prostata
- Krankhafte Veränderungen im Gehirn, die sich auch auf die dort angesiedelte «Schaltzentrale» für die Blase auswirken
- Altersbedingte Veränderungen der Blase
- Psychische Faktoren, meist bei jüngeren Menschen

Bei einer Überlaufinkontinenz gelingt es nicht, eine übervolle Blase zu entleeren. Dadurch kommt es immer wieder zu einem ungewollten Urinabgang in kleinen Mengen. Diese Form der Harninkontinenz tritt vor allem bei älteren Menschen mit einer Störung der Blasenentleerung auf.

Wie wird eine Harninkontinenz festgestellt?

In einem ersten Schritt erfragt der Arzt die genauen Beschwerden. Ein über zwei bis drei Tage geführtes «Blasentagebuch» kann dabei sehr hilfreich sein. Darin sollte z. B. vermerkt sein, wann wie viele WC-Besuche nötig waren, wie groß dabei die Urinmenge war und wann es jeweils zu einer Inkontinenz gekommen ist.

In den weiteren Schritten wird der Arzt

- den Unterbauch und den Genitalbereich untersuchen,
- den Urin auf eine Harnwegsentzündung untersuchen,
- mit einer Ultraschalluntersuchung herausfinden, wie weit die volle Blase entleert wird.

Diese Untersuchungen kann der Hausarzt durchführen. Für detaillierte Fragestellungen ist der Facharzt für Urologie oder Gynäkologie der beste Ansprechpartner. Das kann z. B. die Frage nach einem gezielten Training, sonstigen Therapiemöglichkeiten und dem besten Zeitpunkt für eine eventuelle Operation betreffen oder die im jeweiligen Fall beste Operationsmethode.

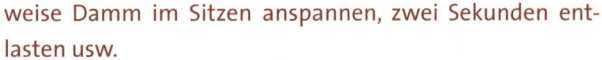

Gegen Beckenbodenschwäche angehen

Ob Inkontinenz bei Männern und Frauen zunimmt oder mehr Männer oder Frauen heute leichter beim Arzt über diese heiklen Beschwerden reden, lässt sich nicht genau sagen. Letzteres wäre zu begrüßen, denn Inkontinenz kann auch zu nicht unerheblichen Beschwerden beziehungsweise Entzündungen der Harnwege führen.

Wenn man Probleme mit der Kontinenz hat, sollte man in keinem Fall aufhören zu trinken aus Angst, «in die Hose zu machen», sondern mehr trinken, wenn die Toilette in der Nähe ist. Dazu gehört auch ein gezieltes tägliches Blasentraining, also verzögertes Wasserlassen beziehungsweise bewusst zunehmend verlängertes Anhalten. Einfach die Zeit zwischen den Toilettengängen konsequent und bewusst ausdehnen!

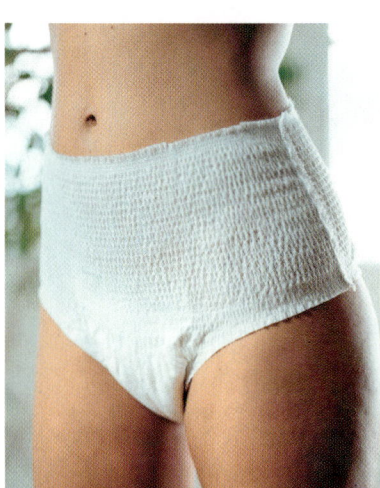

Zwischendurch einfach zehnmal für zehn Sekunden den Beckenboden beziehungsweise Damm im Sitzen anspannen, zwei Sekunden entlasten usw.

Es ist sinnvoll, ein Beckenbodentraining unter Anleitung zu beginnen, später sollten die Übungen täglich durchgeführt werden, mindestens dreimal am Tag.

Und lassen Sie sich bitte beim Ausziehen oder Toilettengehen helfen, wenn Sie allein nicht mehr zurechtkommen sollten. Auch beim Kleidungswechsel oder bei der Intimpflege. Die möglichen Entzündungsfolgen einer Inkontinenz für Haut, Blase oder Nieren könnten sehr unangenehm werden. Deshalb sind Intimvorlagen und auch Erwachsenenwindeln keine Schande, sondern wundervolle Hilfsmittel in der heutigen Zeit.

Durch spezielle Untersuchungen (Urodynamik) kann der Urologe oder Gynäkologe überprüfen, ob die Blase und der Blasenschließmuskel korrekt funktionieren. Dabei erhalten sie Informationen über die Ursache der Harninkontinenz und können so die Behandlung planen.

Wie wird Inkontinenz behandelt?

Für die Behandlung der Belastungsinkontinenz kommen eine Verhaltenstherapie, ein spezielles Beckenbodentraining sowie ein Medikament mit Namen *Duloxetin* in Frage. Dieser Wirkstoff wird normalerweise bei depressiven Erkrankungen eingesetzt. Er ist aber auch für die Therapie der Belastungsinkontinenz bei Frauen zugelassen.

- Bei der Verhaltenstherapie werden das kontrollierte Trinken und die regelmäßige Entleerung der Blase trainiert. Auch eine Gewichtsabnahme und eine Regulierung des Stuhlgangs sind Gegenstand der Therapie. Hat der Betroffene eine Raucherbronchitis, steht auch eine Nikotinentwöhnung auf dem Programm. Das Ziel dabei ist eine Verringerung des hustenbedingten hohen Drucks im Bauchraum.

- Beim **Beckenbodentraining** lernen betroffene Frauen, ihre Beckenbodenmuskulatur wieder gezielt einzusetzen. Nach Anleitung durch eine Physiotherapeutin werden spezielle Übungen gemacht. Das Beckenbodentraining ist aber nur dann erfolgreich, wenn es korrekt erlernt und über Jahre hinweg auch zu Hause konsequent durchgeführt wird.

- Die Substanz **Duloxetin** aktiviert den Nerv, der den äußeren Schließmuskel der Blase versorgt. Bei etwa der Hälfte der Frauen nehmen die Episoden von Inkontinenz dadurch deutlich ab. Ein kleiner Teil der Frauen wird allein durch diese Therapie wieder kontinent. Die besten Ergebnisse ergeben sich aber, wenn die medikamentöse Therapie mit einem Beckenbodentraining kombiniert wird.

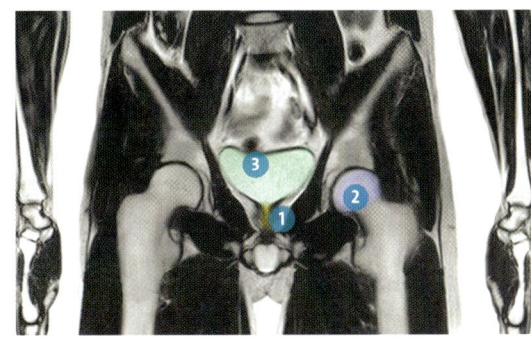

Ultraschall oder selten (wie hier) eine MRT macht Restharn in der Blase sichtbar.

1 - Harnleiter
2 - Hüftgelenk
3 - Gefüllte Harnblase

Können Verhaltenstherapie, Beckenbodentraining und eine medikamentöse Therapie die Harninkontinenz nicht ausreichend bessern, kommen kleine operative Eingriffe in Frage. Beispielsweise wird ein Band von der Scheide aus um die Harnröhre gelegt und die Inkontinenz so «unterbunden». Zudem können spezielle Substanzen unter die Schleimhaut der Harnröhre injiziert und so der Widerstand am Blasenausgang erhöht werden. Auch das bessert die Harninkontinenz. Für gute Ergebnisse müssen diese Behandlungen aber meist mehrfach wiederholt werden.

Die Therapie bei einer **Dranginkontinenz** ist ein spezielles Blasentraining. Das Ziel dabei ist es, die Blasenkontrolle zu verbessern und die Menge Urin zu erhöhen, die ohne Drang oder Tröpfeln gehalten werden kann. Zusätzlich können Medikamente eingesetzt werden, die dem ständigen Harndrang entgegenwirken. Diese Medikamente heißen Anticholinergika.

Bevor eine diese Therapien durchgeführt wird, wird der Arzt jedoch versuchen, die Ursachen der Harninkontinenz zu ergründen und zu beseitigen. Dazu gehören u. a. die Behandlung einer Blasenentzündung, eine Hormonersatztherapie bei Östrogenmangel oder die Beseitigung einer Abflussbehinderung des Urins.

Bei einer **Überlaufinkontinenz** wird der Arzt die übervolle Blase zunächst mit Hilfe eines Katheters entleeren. Anschließend wird er durch spezielle Untersuchungen (Urodynamik) die Ursachen für die Blasenentleerungsstörung klären. Je nach Ergebnis kann er anschließend die entsprechende Therapie einleiten.

Was der Facharzt rät

Körperliche Fitness ist die beste Vorbeugung gegen Harninkontinenz. Vorbeugend sind Übungen zur Stärkung des Beckenbodens ratsam. Auch beim Yoga gibt es dafür geeignete Übungen.

Ein Facharzt sollte aufgesucht werden, sobald sich erste Anzeichen von ungewolltem Urinabgang einstellen. Selbst wenn er nur gelegentlich auftritt und es sich um wenige Tropfen handelt.

Drei Fragen an den Arzt

1. Wie funktionieren die Medikamente gegen die Dranginkontinenz?

Die sogenannten Anticholinergika unterdrücken die Wirkung des körpereigenen Botenstoffes Acetylcholin auf Nerven, die die Entleerung der Blase auslösen. Sie wirken innerhalb von 30 bis 60 Minuten und halten für sechs bis zehn Stunden an. In manchen Fällen können diese Medikamente eine Störung der Blasenentleerung aber auch verstärken. Der Arzt wird deshalb je nach Lage der Dinge Kontrollen durchführen.

2. Welche Nebenwirkungen können bei Anticholinergika auftreten?

Mitunter kommt es zu Mundtrockenheit, Schwitzen, Hautrötung, Verstopfung, Herzklopfen und Schwindel. Diese Nebenwirkungen verschwinden nach dem Absetzen der Anticholinergika zwar wieder, trotzdem sollte bei Nebenwirkungen der Arzt benachrichtigt werden. Niemals sollte ein Medikament ohne Rücksprache mit dem Arzt abgesetzt werden.

3. Kann eine Harninkontinenz auch seelische Ursachen haben?

Psychische Faktoren können eine Inkontinenz verstärken oder sogar auslösen. Findet der Arzt keine organischen Ursache für die Inkontinenz, lohnt sich deshalb ein Blick auf die seelische Verfassung des Patienten, z. B. durch einen Psychologen. Möglicherweise beruhen die Beschwerden auf einer Depression oder einer Angsterkrankung. Wie jede chronische Erkrankung stellt eine Harninkontinenz zudem eine große Belastung dar und beeinträchtigt das Selbstbild. Auch dabei kann psychologische Hilfe sinnvoll sein.

8 Rund um die Hormone

Stress, Hunger, sexuelle Lust, Müdigkeit – all diese Empfindungen werden von Hormonen gesteuert. Sie beeinflussen das Verhalten und die Gefühle eines Menschen. Aber sie lassen den Körper auch wachsen und halten ihn am Leben – vollautomatisch. Manches ist spürbar, anderes läuft im Verborgenen ab – ohne Hormone läuft im menschlichen Organismus nichts.

Die Endokrinologie ist die medizinische Fachrichtung, die sich mit dem Hormonsystem beschäftigt.

Den Körper verstehen

Hormone sind chemische Botenstoffe. Sie übermitteln Informationen von einem Organ oder Gewebe zum anderen und steuern so zahlreiche Abläufe im Körper, darunter unter anderem:

- Sie regeln das Elektrolyt-Wasser- und Nährstoffgleichgewicht, z. B. sparen sie bei Durst Wasser ein.
- Sie fördern Wachstum und Entwicklung, etwa durch die Regulierung des Stoffwechsels von Muskeln, Knochen und Geweben.
- Sie helfen dem Körper, mit Belastungssituationen fertig zu werden. Bei Stress, Hunger, Hitze, Kälte, Verletzungen und Infektionen mobilisieren sie Abwehrkräfte.
- Sie regulieren den Zellstoffwechsel und die Energiebalance. Nährstoffe werden mittels der Hormone optimal vom Körper verwertet. Sie sorgen so für die Aufrechterhaltung aller Körperfunktionen und Zellen.
- Sie steuern die Reproduktionsvorgänge von der Bildung der Ei- und Samenzellen über die Befruchtung, die Versorgung des Kindes im Mutterleib und die Geburt bis hin zur Entwicklung der Milchdrüsen zur Ernährung des Neugeborenen.

Die meisten Hormone werden in den sogenannten **endokrinen Drüsen** produziert. Sie führen die Hormone über die Zellzwischenräume direkt ins Blut ab. Dabei ist der Raum zwischen den Zellen von kleinsten Blutgefäßen, den Kapillaren, durchzogen. Durch die Kapillarwände der kleinen Venen werden die Hormone ins Blut aufgenommen und über die venösen Blutbahnen schnell im ganzen Körper verteilt. So erreichen sie ihre Zielzellen. **Exokrine Drüsen** wie die Schweißdrüsen der Haut geben ihre Produkte über Ausführungsgänge nach außen ab. Endokrine Hormondrüsen befinden sich an verschiedenen Stellen des Körpers: im Gehirn (→ Kap. 6), in der Schilddrüse und Nebenschilddrüse im Hals, im Thymus im Brustbereich, in den Nebennieren und der Bauchspeicheldrüse, in den Eierstöcken und Hoden.

Neben den Drüsen gibt es auch **endokrine Gewebe**. Ihre Gewebshormone gelangen ohne den Umweg über den Blutkreislauf direkt aus den Zellzwischenräumen zu ihren

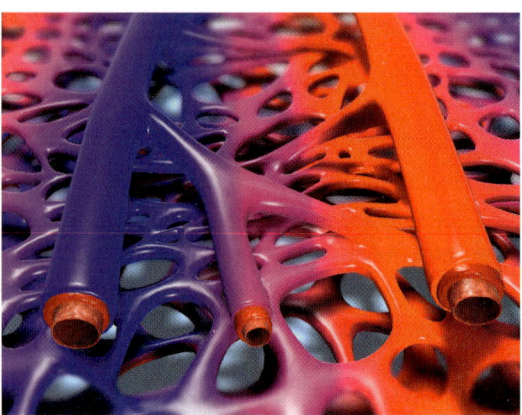

Über die kleinsten Blutgefäße, die Kapillaren, erreichen die Hormone ihre Bestimmungsorte.

Zielzellen. Diese haben individuelle «Erkennungszeichen», sogenannte Hormonrezeptoren. Nur wenn das Hormon und der Rezeptor der Zelle wie Schloss und Schlüssel zusammenpassen, kann die Zelle die Botschaft des Hormons entschlüsseln und die gewünschte Wirkung auslösen. Hormonrezeptoren können sich entweder an der Zellwand oder im Inneren der Zelle befinden.

In der Regel hat eine Zelle verschiedene Hormonrezeptoren. So kann sie das Ziel mehrerer Hormone sein, die unterschiedliche Stoffwechselprozesse in ihr auslösen. Umgekehrt haben Zellen verschiedener Gewebe Rezeptoren für dasselbe Hormon. Ein Hormon kann damit verschiedene Wirkungen haben. Das Stresshormon Adrenalin z. B. kann den Verdauungstrakt ruhigstellen und dabei gleichzeitig die Durchblutung der Skelettmuskeln erhöhen.

Damit sie ihre Wirkung in den Zellen optimal entfalten, muss stets eine genau festgelegte Menge Hormone im Blut enthalten sein. Die von den Hormondrüsen ins Blut abgegebenen Mengen sind jedoch so gering, dass schon kleinste Abweichungen weitreichende Folgen haben. Aus diesem Grund wird die Hormonausschüttung vom Körper exakt gesteuert. Für jedes Hormon gibt es einen festgelegten Regelkreis, der dessen Produktion genau nach Bedarf anregt oder hemmt. Und weil es viele unterschiedliche Hormone gibt, regulieren zahlreiche gut abgestimmte Regelkreise ihre Ausschüttung. Es ist ein kleines Wunder, dass das funktioniert – jedenfalls meistens.

Wie funktioniert ein «Regelkreis»?

Die Mechanismen des Regelkreises lassen sich an einem einfachen technischen Beispiel verdeutlichen: der Regulation der Zimmertemperatur. Die Raumtemperatur – konstant 23 °C – wird «Regelgröße» genannt. Das Zimmer wird als «geregeltes System», die Heizung als «Stellglied» bezeichnet. Das Thermometer (Fühler) ermittelt die aktuelle Raumtemperatur, den «Ist-Wert». Dieser Ist-Wert wird an den «Regler» (hier: Thermostat) weitergegeben und mit dem «Soll-Wert» von 23 °C verglichen. Weicht der Ist-Wert vom Soll-Wert ab, gibt der Regler den Befehl an die Heizung, die Brennstoffzufuhr zu erhöhen oder zu verringern. Dieser Befehl, die «Stellgröße», bewirkt eine Veränderung in der Heizung, dem Stellglied. So werden z. B. Wärmeverluste selbständig, ohne Einwirkung von außen, ausgeglichen.

Die meisten Hormonregelkreise arbeiten auf eine Weise, die man mit technischen Vorgängen vergleichen kann. Die Konzentration des Blutzuckers ist ein Beispiel für eine chemische, die Körpertemperatur für eine physikalische Regelgröße. Um diese und viele andere Regelgrößen konstant zu halten, messen unzählige Rezeptoren den Ist-Wert. Diese Rezeptoren befinden sich bevorzugt an Stellen des Körpers, wo die Regelgrößen besonders stark schwanken.

Als oberster Regler arbeitet das Zentralnervensystem, besonders der Hypothalamus (Gehirn). Hier laufen viele Informationen über die Außenwelt und das Innere des Körpers zusammen, sodass Ist- und Soll-Wert fortlaufend miteinander verglichen werden, z. B. bei der Körpertemperatur. Entsprechend den Abweichungen gibt der «oberste Regler» Hypothalamus Steuersignale, die über Nervenimpulse oder Hormone übertragen werden. Doch hat der Körper viele Möglichkeiten, die sogenannten Stellglieder zu verändern. Die Produktivität der Hormondrüsen kann gesteigert oder verringert werden: Stress sorgt z. B. dafür, dass Adrenalin ausgeschüttet wird.

Die Hormondrüsen und ihre Hormone

Hypothalamus

Der Hypothalamus sitzt im Zwischenhirn; er gilt als Schaltzentrale oder «oberster Regler» des Hormonsystems. Hier werden u. a. Hunger und Durst, Körpertemperatur, Schlafrhythmus, Geschlechtstrieb, Puls und Nierenfunktion gesteuert. Ganz in der Nähe befindet sich das limbische System, das die Gefühle beeinflusst. So erklärt sich auch das Zusammenspiel zwischen Gefühlen und Hormonen.

LIMBISCHES SYSTEM

Das limbische System ist entwicklungsgeschichtlich gesehen einer der ältesten Teile des Gehirns, um den herum sich im Laufe der Evolution zweckdienliche Erweiterungen gebildet haben. Insofern trägt das limbische System die grundlegenden Funktionen des Lebens mit, die dafür sorgen, dass der Mensch sich in seiner Umwelt orientieren kann, um zu überleben.

In engem Zusammenspiel mit den anderen Regionen des Gehirns wird vom limbischen System aus jede Lebenssituation geregelt: Liebe, Freude, Glück, Wut, Aggression, Furcht, Trauer werden hier zusammengeschaltet und in körperliche Reaktionen übersetzt, z. B. bei Verliebten das Erröten, das Zittern, der Blutdruckanstieg und das Herzklopfen. Auch die Lern- und Gedächtnisleistung wird optimiert. Ebenso wird entschieden, ob Sympathie entsteht oder auch nicht. Wenn man jemanden nicht mag, heißt es schon mal: «Den kann ich nicht riechen!» Auch Gerüche und Gefühle liegen also offenbar nah beieinander.

Hypophyse (Hirnanhangsdrüse)

Die Hypophyse hängt wie ein Tropfen unterhalb des Hypothalamus. Obwohl sie nur so groß wie ein Kirschkern ist, kommt ihr bei der Hormonproduktion eine zentrale Bedeutung zu. Sie besteht aus dem Hypophysenvorderlappen und dem -hinterlappen, der jedoch selbst keine Hormone bildet, sondern die im Hypothalamus gebildeten

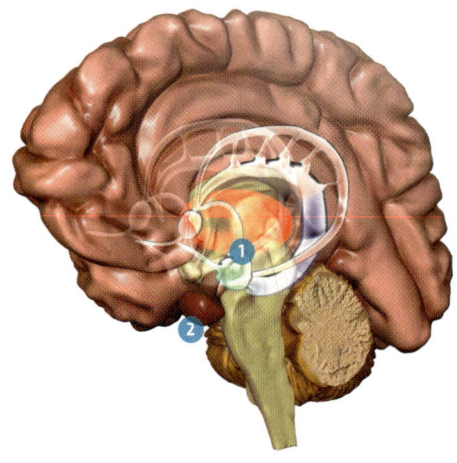

Hormondrüsen im Gehirn.

1 - Hypothalamus

2 - Hypophyse

Hormone einlagert und bei Bedarf ins Blut abgibt. Im Vorderlappen dagegen werden zahlreiche Hormone produziert. Das sind zum einen Hormone, die direkt auf die Zielzellen wirken, zum anderen Hormone, die untergeordnete Hormondrüsen wie z. B. die Schilddrüse steuern. Einige regen die Schilddrüse zur Freisetzung der Schilddrüsenhormone an, andere beeinflussen die Pigmentierung der Haut, bringen die Nebennierenrinde zur Ausschüttung von Kortisol, sorgen beim Mann für die Entwicklung der Spermien oder bei der Frau für die Bildung von Östrogen und die Reifung der Eizellen im Eierstock.

Schilddrüse und Nebenschilddrüse

Die Schilddrüse ist ein schmetterlingsförmiges Organ, das unterhalb des Kehlkopfes vor der Luftröhre liegt. Hier werden die Schilddrüsenhormone Thyroxin und Trijodthyronin gebildet.

Auch die Ausschüttung der Schilddrüsenhormone wird über einen Regelkreis gesteuert: Zuerst schüttet der Hypothalamus das **TRH (Thyreotropin-Releasinghormon)** aus. Das TRH veranlasst die Hypophyse zur Ausschüttung von **TSH (Thyroidea stimulierendes Hormon)**. Und das TSH schließlich fördert die Bildung der Schilddrüsenhormone.

Um ausreichend Hormone produzieren zu können, benötigt die Schilddrüse Jod. Sie nimmt es mit der Nahrung auf und lagert es ein.

Die Schilddrüsenhormone gelangen über den Blutkreislauf zu allen Zellen des Körpers. Dort sind sie u. a. für den Energieumsatz der Zellen zuständig. Sie erhöhen ggf. den Energieumsatz, indem sie die Herzarbeit und die Körpertemperatur steigern. Auch Wachstum und Reifung des Gehirns hängen mit den Schilddrüsenhormonen zusammen.

Bei der Geburt wiegt eine gesunde Schilddrüse etwa zwei Gramm. Bis zum Erwachsenenalter wird sie größer, im Alter schrumpft sie häufig wieder. Weil sie klein und von der starken Halsmuskulatur umgeben ist, ist eine gesunde Schilddrüse von außen nicht zu sehen und auch nicht so leicht zu ertasten. Die Schilddrüse wird sogar noch stärker durchblutet als die eigentlich hervorragend durchbluteten Nieren. Innerhalb von 90 Minuten fließt das gesamte Blut des Körpers einmal durch sie hindurch.

Die Nebenschilddrüsen liegen an der Rückseite der Schilddrüse und sind jeweils etwa so groß wie ein Weizenkorn. Sie bilden das **Parathormon** (PTH), das den Kalzium- und Phosphathaushalt des Körpers regelt. Kalzium wird für den Aufbau der Knochen und Zähne, die Funktion von Nerven- und Muskelzellen sowie für die Blutgerinnung benötigt. In Verbindung mit Vitamin D, das der Körper unter Lichteinfluss in der Haut

BEISPIEL: REGELKREIS WACHSTUMSHORMONE

Der Bildung und Ausschüttung des Wachstumshormons *Somatotropin* (STH) kommt eine besondere Bedeutung zu. Es wird vermehrt im Kindes- und Jugendalter gebildet und fördert das Wachstum sowie die Vermehrung der Zellen. Gleichzeitig setzt STH in der Leber weitere, das Wachstum fördernde Stoffe (Somatomedine) frei. Reguliert wird die STH-Ausschüttung durch Hormone des Hypothalamus.

Ein Mangel an Wachstumshormonen im Blut kann verschiedene Ursachen haben: Die Hypophyse produziert zu wenig STH, der Hypothalamus schickt nicht genug Hormone zur Freigabe von STH oder es werden aus der Leber zu wenig Hormone abgegeben. In manchen Fällen ist die Weiterleitung der Informationen aus den Hormonen an die Rezeptoren der Zielzellen gestört.

bildet, ermöglich das Parathormon beispielsweise die Aufnahme von Kalzium aus dem Darm. Wird mit der Nahrung zu wenig Kalzium aufgenommen, sorgt das Hormon der Nebenschilddrüse dafür, dass aus den Knochen Kalzium freigesetzt und ins Blut abgegeben wird. So wird der Kalziumhaushalt des Blutes wieder ausgeglichen (Osteoporose, → Kap. 4.4).

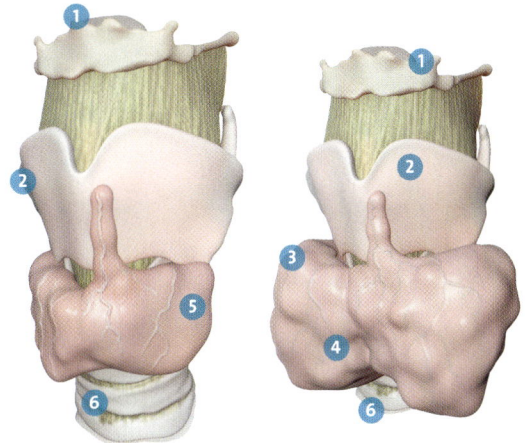

Schilddrüse (links = gesund, rechts mit Kropf).
1 - Zungenbein
2 - Schildknorpel («Kehlkopf»)
3 - Vergrößerte Schilddrüse («Kropf»)
4 - Knoten
5 - Schilddrüse («normal», ohne Knoten)
6 - Luftröhre

Bauchspeicheldrüse

Die Bauchspeicheldrüse ist nicht nur an der Verdauung beteiligt (→ S. 172). Sie produziert auch die beiden Hormone Glukagon und Insulin, die entgegengesetzt arbeiten und so den Blutzuckerspiegel regulieren.

Das Hormon **Insulin** sorgt dafür, dass der Zucker aus dem Blut in die Zellen gelangt und dort verwendet wird. Zucker wird als Glykogen in der Leber und in der Muskulatur gespeichert. Die Muskulatur lagert also Energie ein wie ein Öltank Öl für die häusliche Heizung. Wird Energie benötigt, bauen die Muskeln das Glykogen wieder in den Betriebsstoff Glukose um.

Die Bauchspeicheldrüse kann feststellen, wie hoch der Blutzuckerspiegel ist. Ist er hoch, z.B. nach einer Mahlzeit, dann schüttet sie Insulin aus. Das macht sie so lange, bis der Blutzuckerspiegel sich wieder normalisiert hat.

Ist zu wenig Zucker im Blut, sorgt das Hormon **Glukagon** aus der Bauchspeicheldrüse dafür, dass der gespeicherte Zucker (das Glykogen) in der Leber wieder abgebaut und ans Blut abgegeben wird. Die beiden Hormone der Bauchspeicheldrüse sorgen

BLUTZUCKERSPIEGEL

Zucker ist für den Körper ein wichtiger Betriebsstoff. Es gibt verschiedene Formen, z.B. Traubenzucker (Glukose), Milchzucker (Laktose), Fruchtzucker (Fruktose), Malzzucker (Maltose) und einige andere mehr. Es muss ungefähr ein Gramm Zucker pro Liter Blut gelöst sein, damit der Körper alle Aufgaben gut erfüllen kann.

Die Angabe «Gramm pro Liter» ist eine anschauliche Umrechnung, die dem besseren Verständnis dient. In der Medizin wird allerdings in Milligramm gerechnet. Der Normwert für gesunde Menschen liegt nüchtern bei 70 bis 110 mg/dl. Werte darüber sprechen für Diabetes mellitus, also für die Zuckerkrankheit.

Der Blutzuckerspiegel schwankt je nach Ernährung leicht um den gesunden Wert herum, da er von der Aufnahme kohlenhydrathaltiger Lebensmittel abhängt. Schnell verdauliche Zucker, wie sie z.B. in Kuchen, Süßigkeiten und Schokolade enthalten sind, gelangen schneller ins Blut, sind jedoch auch schneller verbraucht. Sie erzeugen nur ein kurzes, geringes Sättigungsgefühl. Weniger schnell verdauliche Kohlenhydrate gehen auch langsamer ins Blut über, man ist länger satt und isst insgesamt weniger. Sie finden sich z.B. in Vollkornprodukten, frischem Obst und Gemüse.

also dafür, dass der Blutzuckerspiegel zu jedem Zeitpunkt im Leben ausgeglichen bleibt. Menschen, bei denen diese ausgleichende Hormonausschüttung gestört ist, erkranken an Diabetes mellitus (→ Kap. 8.3).

Nebennieren

Die etwa fünf Gramm schweren Nebennieren sitzen wie kleine Kappen auf den Nieren. Sie steuern den Salz- und Wasserhaushalt des Körpers und helfen, Notsituationen zu bewältigen. Sie bestehen aus zwei verschiedenen Geweben, der Nebennierenrinde und dem Nebennierenmark.

In der Nebennierenrinde von Mann und Frau werden drei Arten von sogenannten Steroidhormonen produziert: Aldosteron, Kortisol und Androgene (männliche Sexualhormone). Sie haben unterschiedliche Funktionen und unterliegen einer komplexen Steuerung. Das Aldosteron verringert unter anderem die Salzausscheidung über die Nieren und hält so den Flüssigkeitshaushalt des Körpers im Gleichgewicht. Das Kortisol steuert gemeinsam mit anderen Hormonen wie Adrenalin und Glukagon wichtige Stoffwechselvorgänge. Bei einem gesteigerten Energiebedarf erhöht es z.B. den Blutzuckerspiegel, indem es Eiweiß in Zucker umwandelt.

Im Nebennierenmark werden die Hormone Adrenalin und Noradrenalin hergestellt. In Stresssituationen können sie hochkonzentriert aus dem Nebennierenmark in die Blutbahn abgegeben werden. Dadurch werden kurzfristig alle Organe aktiviert, die das Überleben garantieren. Der Herzschlag beschleunigt sich, die Durchblutung der Haut und der inneren Organe reduziert sich. Auf diese Weise werden die Organe, die zur Stressbewältigung benötigt werden, besser durchblutet: die Muskeln von Herz und Lunge sowie des Skeletts. Gleichzeitig wird in Leber und Muskeln gespeichertes Gly-

kogen zu Einfachzucker (Glukose) abgebaut und
so dem Körper als Zusatzenergie zur Verfügung
gestellt. Damit hat die Natur clever vorgesorgt:
Droht Gefahr, kann man dank Adrenalin oder Noradrenalin blitzschnell reagieren – ums Überleben
kämpfen oder fliehen.

Geschlechtsdrüsen

Zu den Geschlechtsdrüsen gehören bei der Frau die
Eierstöcke, beim Mann die Hoden. Sie sind jeweils
paarweise angelegt. Die eiförmigen Hoden liegen
geschützt im Hodensack und sind im Längsdurch-
messer etwas fünf Zentimeter groß. Die mandelför-
migen Eierstöcke befinden sich im Beckenbereich
der Bauchhöhle; sie haben ungefähr die Größe
einer Nuss.

In den Geschlechtsdrüsen werden sowohl beim
Mann als auch bei der Frau die Sexualhormone Östrogen, Progesteron, Testosteron und Androsteron
gebildet. Allerdings sind die Mengenverhältnisse
unterschiedlich, was zu den geschlechtstypischen
Merkmalen führt. Ein Übergewicht an Testosteron und Androsteron ist für die männlichen Geschlechtsmerkmale wie Bartwuchs und tiefe Stimme verantwortlich. Ein Mehr
an Östrogen und Progesteron bewirkt die Entwicklung der weiblichen Geschlechtsmerkmale wie Brüste und eine Verbreiterung des Beckens.

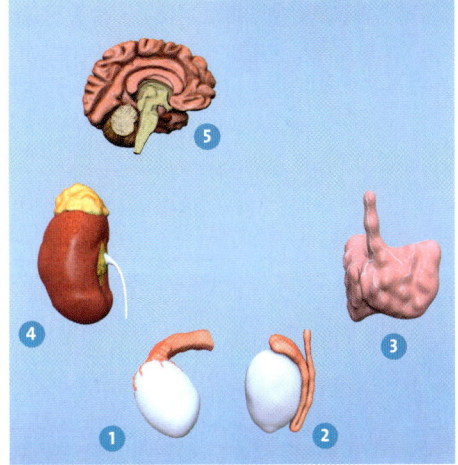

Vom Gehirn gesteuerte Hormondrüsen.

1 - Eierstock
2 - Hoden
3 - Schilddrüse
4 - Nebenniere
5 - Gehirn
(Hypophyse/Hypothalamus)

Hormone in der medizinischen Anwendung

Die genauen Kenntnisse über die Wirkmechanismen einzelner Hormone machen es
möglich, diese auch für die Behandlung einzusetzen. Beispiele dafür sind:

Die Anti-Baby-Pille. Sie enthält die Sexualhormone Östrogen und Gestagen. Sie
«imitieren» eine Schwangerschaft, indem sie die Eireifung und den Eisprung vortäu-
schen und außerdem die Gebärmutter für die Spermien «verschließen». So kann es
zu keiner «weiteren» Schwangerschaft kommen. Verschiedene Produkte enthalten die
Hormone Östrogen und Gestagen in unterschiedlichen Konzentrationen. Welche Antibabypille die jeweils am besten geeignete ist, hängt unter anderem von Alter und Hor-
monstatus ab. Die sogenannte Minipille enthält nur das Hormon Gestagen. Sie wirkt
ausschließlich über die Veränderung des Schleimpfropfes im Gebärmutterhals und den
«Verschluss» der Gebärmutter für die Spermien.

Insulin reguliert die Aufnahme von Glukose in die Körperzellen. Es wirkt dadurch
blutzuckersenkend und spielt deshalb eine Hauptrolle bei der Therapie des Diabetes
mellitus. Insulin ist der natürliche Gegenspieler des Hormons Glukagon.

HORMONDIAGNOSTIK

Die Wissenschaft kennt heute rund 150 verschiedene Hormone. Allerdings wird vermutet, dass es im menschlichen Körper noch zahlreiche unbekannte Hormone und hormonähnliche Stoffe gibt.

Störungen des Hormonhaushalts können sowohl körperliche als auch psychische Symptome auslösen. Nicht immer lässt sich von einem Symptom direkt auf eine Hormonstörung schließen.

Weil die Bildung und der «Verbrauch» von Hormonen sehr komplexen Regelkreisen unterliegen, gibt es spezielle Fachärzte für dieses Feld, die *Endokrinologen*. Sie kommen meist dann ins Spiel, wenn der Hausarzt ihren Rat bei der Behandlung eines Patienten wünscht.

Endokrinologen finden auf Grund ihres Wissens und ihrer Erfahrung oft schon bei den geschilderten Beschwerden Hinweise darauf, ob eine hormonbedingte Erkrankung vorliegen könnte oder nicht.

Die Bestimmung der Konzentration eines bestimmten Hormons im Blut kann natürlich immer noch erforderlich sein. Der Endokrinologe weiß dann genau, wonach er suchen soll. Der Aufwand für alle Beteiligten lässt sich erheblich reduzieren, und er kann auch die Untersuchungsergebnisse korrekt bewerten und seinen Patienten aufklären und beraten. Das ist besonders wichtig, weil nicht alles, was nach «Hormonproblem» aussieht, auch tatsächlich eines ist.

Glukagon erhöht den Blutzuckerspiegel, indem es u. a. in der Leber den Abbau von Glykogen zu Glukose anstößt und zudem bei Bedarf die Neubildung von Glukose aus Aminosäuren und Fettbestandteilen fördert (Glukoneogenese).

Die Wachstumshormone haben zahlreiche Aufgaben. Das Somatotropin z. B. steuert gleich mehrere Stoffwechselvorgänge und hat damit einen direkten Einfluss darauf, wie Zellen wachsen und reifen.

Kortisol wird auch als Glukokortikoid bezeichnet, da es den Blutzuckerspiegel erhöhen und dem Körper so stets Glukose in ausreichender Menge zur Verfügung stellen kann. Darüber hinaus ist Kortisol an zahlreichen weiteren Stoffwechselvorgängen beteiligt, etwa der Knochenbildung, dem Fett- sowie dem Eiweißstoffwechsel. Es spielt zudem eine wichtige Rolle im Immunsystem.

Die unterschiedliche chemische Struktur der Hormone bestimmt, in welcher Form sie als künstliche Hormone bei einer Therapie zum Einsatz kommen.

Wasserlösliche Hormone wie das Insulin können nicht in Tablettenform eingenommen werden. Die Salzsäure des Magens würde sie zerstören und wirkungslos machen. Diese Hormone müssen dem Körper so zugeführt werden, dass sie den Verdauungstrakt umgehen. Diabetiker müssen das Insulin deshalb unter die Haut spritzen. Nur so gelangt es über die Zellzwischenräume ins Blut, ohne den Magen-Darm-Trakt zu passieren.

Fettlösliche Hormone, wie sie in der Antibabypille verwendet werden, werden dagegen bei der Verdauung nicht abgebaut und können deshalb als Tabletten eingenommen werden.

Damit das komplizierte Hormonsystem des Körpers nicht aus dem Gleichgewicht gerät, werden die meisten Hormone wieder abgebaut, nachdem sie ihre Botschaft an die jeweiligen Zellen abgegeben haben. Die dabei anfallenden Abbauprodukte werden über die Leber oder die Nieren ausgeschieden.

Bei der Untersuchung des Urins lassen sich bestimmte Abbauprodukte der Hormone feststellen und Rückschlüsse auf den Hormonspiegel im Blut ziehen. Ist der Hormonabbau gestört, können sich z. B. Medikamente im Körper anreichern und zu Vergiftungserscheinungen führen: Eine Überdosierung von Schilddrüsenhormonen beispielsweise äußert sich durch zu schnellen Herzschlag, Durchfälle, Schwitzen, erhöhte Temperatur, Bluthochdruck, psychische Erregung und Austrocknung. Eine Vergiftung durch Insulin z. B. führt zu einem Blutzuckermangel mit Schwitzen, Zittern, Verwirrtheit, Krampfanfällen und Bewusstlosigkeit.

Technik in der Diagnostik – verständlich gemacht

Szintigraphie der Schilddrüse

Dem Patienten wird zunächst eine sehr schwach radioaktiv markierte Substanz in die Blutbahn gespritzt. Nach definierter Zeit wird das Mittel mit Hilfe einer speziellen Kamera im Körper «sichtbar» gemacht. Da gesundes und krankes Schilddrüsengewebe die Substanz unterschiedlich stark aufnehmen, lassen sich Gebiete mit erhöhter Produktion von Schilddrüsenhormonen (heiße Knoten) von Gebieten mit normaler, niedriger oder fehlender Produktion (kalte Knoten) unterscheiden (→ Abb. rechts).

Sonographie der Schilddrüse

Für die Ultraschalluntersuchung (→ S. 63) sendet ein Schallkopf Schallwellen aus, die von den verschiedenen Gewebearten in der Schilddrüse unterschiedlich stark reflektiert und vom Schallkopf wieder aufgefangen werden. Mit Hilfe eines Verstärkers können die reflektierten Schallwellen auf einem Bildschirm dargestellt werden. So kann v. a. die Größe der Schilddrüse bestimmt und verschiedene krankhafte Veränderungen nachgewiesen werden.

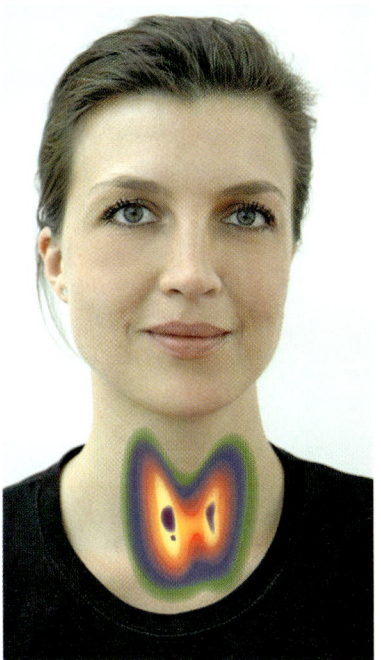

Schilddrüsen-Szintigraphie (auf den Hals projiziert).

TSH-Bestimmung

Die TSH-Bestimmung (Thyroidea stimulierendes Hormon) ist eine Blutuntersuchung, mit der Erkrankungen der Schilddrüse, wie eine Unter- oder Überfunktion, aufgespürt werden können. Bei Neugeborenen wird die TSH-Bestimmung routinemäßig eingesetzt, um eine angeborene Schilddrüsenunterfunktion frühzeitig zu erkennen. So können schwere körperliche und geistige Entwicklungsstörungen verhindert werden.

Technik in der Therapie – verständlich gemacht

Feinnadelpunktion der Schilddrüse

Bei bestimmten Knoten in der Schilddrüse wird zur Klärung der Ursache eine Feinnadelpunktion durchgeführt. Dabei werden mit Hilfe einer sehr dünnen Hohlnadel unter Ultraschallkontrolle Gewebeproben aus dem Knoten entnommen. Vor der Punktion wird die Hautoberfläche betäubt, sodass die Untersuchung meist schmerzfrei ist. Eine Punktion dauert kaum länger als eine halbe Minute. Die Gewebeproben werden anschließend von einem erfahrenen Arzt untersucht.

Prostatabiopsie

Wurden bisher Gewebeproben aus der Prostata relativ ungezielt entnommen, wird die Biopsie heute zunehmend im Kernspintomographen durchgeführt. Hierzu wird eine Sonde in den Enddarm eingeführt und der auffällige Bezirk unter Sicht gezielt punktiert. Diese Methode wenden Urologe und Radiologe zusammen an.

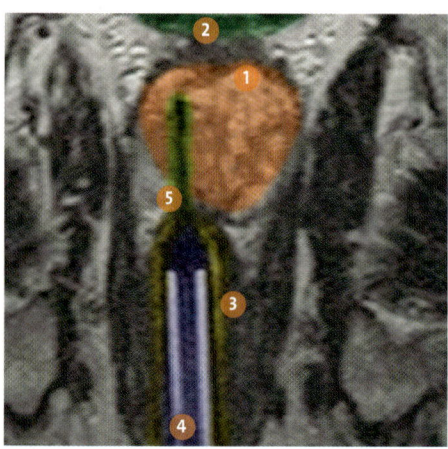 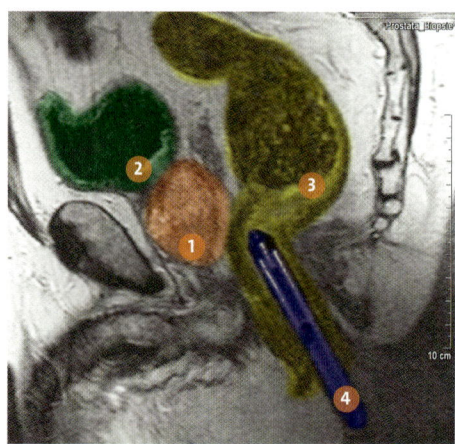

MRT-geführte Prostata-Biopsie.

1 - Prostata
2 - Harnblase (Blasenboden nicht angehoben)
3 - Dickdarm
4 - Führungshülse
5 - Punktionssonde

8.1 Schilddrüsenüberfunktion

Bei einer Überfunktion der Schilddrüse (Hyperthyreose) bildet die Schilddrüse zu viel von den Hormonen Thyroxin (T_4) und Trijodthyronin (T_3). Der Stoffwechselprozess läuft im Körper ständig auf Hochtouren. Mit zunehmendem Alter ist die Krankheit häufiger, sie tritt außerdem regional sehr unterschiedlich in Erscheinung.

Eins der auffälligsten Anzeichen für eine Schilddrüsenüberfunktion ist Nervosität – wobei nicht jede nervöse Phase auf Probleme mit der Schilddrüse hindeuten muss.

Nervosität ist bis zu einem bestimmten Punkt normal: Eine bevorstehende Prüfung etwa, ein Vorstellungsgespräch oder ein Wettkampf machen auch deswegen nervös, weil der gesamte Organismus sich nur auf das eine Ereignis konzentriert, alle «Warnlampen» anschaltet und bis in die letzte Zelle hellwach ist. Ein gewisse «Dosis» Nervosität ist oft erforderlich, um Höchstleistungen vollbringen zu können. Ist das Ereignis allerdings vorüber, sollte die Anspannung wieder nachlassen.

Bei einer dauerhaften Nervosität ohne offensichtlichen «seelischen» Grund sollte immer der Hausarzt zu Rate gezogen werden.

Falls nicht, kann die Nervosität durchaus durch zu viel belastenden Stress hervorgerufen werden. Ständige Überforderung hat Folgen: Die Betroffenen fühlen sich auch ohne offensichtlichen Grund gehetzt und erschöpft. Hinzu kommen oft Schlafstörungen, Kopfschmerzen, Händezittern und Herzrasen. Der Körper signalisiert, dass es dringend Zeit für eine gründliche Erholung ist.

Eine körperliche Ursache für Nervosität kann aber z. B. auch eine Schilddrüsenüberfunktion sein.

JOD

Jod wird mit der Nahrung aufgenommen und vom Blut in die Schilddrüse transportiert. Die Schilddrüse filtert selbst winzigste Jodmengen aus dem Blut, weil sie pro Tag 180 bis 200 millionstel Gramm (Mikrogramm) dieses Spurenelements benötigt, um sie in die **Schilddrüsenhormone T3 und T4** einzubauen. Rund 80% des Jods aus der Nahrung wird deshalb allein von der Schilddrüse aufgenommen. Neben der Schilddrüse kommt Jod in geringen Mengen in den Muskeln, in der Galle, der Hypophyse, den Speicheldrüsen und den Augen vor.

Jod ist als natürliches Element v. a. im Gestein und im Erdboden enthalten. Während der Eiszeiten wurden die Böden ausgewaschen und das Jod ins Meer gespült. Deshalb befindet sich das meiste Jod gelöst im Meerwasser. In Deutschland sind im Boden nur noch geringe Mengen zu finden, weswegen sowohl das Fleisch als auch Obst und Gemüse jodarm sind. Lediglich in Meeresfischen, Algen und Meeresfrüchten ist etwas mehr Jod vorhanden.

Mit einer ausgewogenen und jodhaltigen Ernährung kann man dem Jodmangel vorbeugen und so zu einer gesunden Schilddrüse beitragen. Dabei reicht die Verwendung von Jodsalz allein nicht aus. Die beste zusätzliche Jodquelle ist Seefisch.

Was sind die Ursachen einer Schilddrüsenüberfunktion?

Eine Schilddrüsenüberfunktion kann unterschiedliche Ursachen haben.

Morbus Basedow: Hierbei bildet das Immunsystem Antikörper gegen das Schilddrüsengewebe, die die Schilddrüse zur unkontrollierten Produktion von Hormonen stimulieren. Die sogenannte Basedow'sche Erkrankung ist deshalb eine Autoimmunerkrankung. Die Ursache für die Erkrankung ist unbekannt. Vieles spricht für eine familiäre Veranlagung. Frauen sind häufiger betroffen als Männer. Morbus Basedow tritt eher im jüngeren bis mittleren Erwachsenenalter auf, jedoch keineswegs ausschließlich.

Ohne ausreichend viel Jod kann die Schilddrüse nicht genug Hormone bilden.

Schilddrüsen-Autonomie: Die häufigste Ursache dieser Überfunktion der Schilddrüse ist Jodmangel. Das Organ versucht den Mangel an Jod auszugleichen und wächst dazu übermäßig; dabei können sich Knoten bilden. Volkstümlich wird die vergrößerte Schilddrüse auch Kropf oder Struma genannt.

Steht allerdings wieder ausreichend Jod zur Verfügung, produziert die Schilddrüse ungebremst Hormone – mit entsprechenden Folgen für den Stoffwechsel (siehe unten). Von «Autonomie» spricht man, weil dieser Vorgang nicht vom Gehirn gesteuert wird. Die Überproduktion kann plötzlich einsetzen, wenn der Patient große Jodmengen aufnimmt, z. B. bei einer Röntgenaufnahme mit jodhaltigem Röntgenkontrastmittel.

Heißer Knoten: Ein umschriebener («abgekapselter») Bereich in der Schilddrüse, der eigenständig (autonom) vermehrt Hormone produziert und im Szintigramm rot aufleuchtet.

Kalter Knoten: Eine Struktur, die häufig ertastet wird und im Szintigramm als nicht hormonproduzierender Knoten entdeckt wird. Ein kalter Knoten muss immer sorgfältig geprüft werden, um einen bösartigen Tumor auszuschließen.

Die Erkrankung entwickelt sich im fortgeschrittenen Lebensalter, meist langsam und mit unterschiedlichen Beschwerden. Selten hat eine Schilddrüsenüberfunktion andere Ursachen, z. B. eine Entzündung. Noch seltener rufen bestimmte Formen von Schilddrüsenkrebs, Tumoren der Hypophyse oder eine Überdosierung von Schilddrüsenhormonen eine Überfunktion hervor.

Welche Symptome deuten auf eine Schilddrüsenüberfunktion hin?

Das Krankheitsbild einer Schilddrüsenüberfunktion ist von Mensch zu Mensch sehr unterschiedlich. Immer jedoch arbeiten dabei die Körperfunktionen permanent auf Hochtouren. Die Beschwerden sind grundsätzlich abhängig von der Stärke der Überfunktion, aber bei jüngeren Patienten meist ausgeprägter als bei älteren:

- Vergrößerung der Schilddrüse, viele der Betroffenen entwickeln einen Kropf (Struma).
- Nervosität
- Schlaflosigkeit

- Warme und feuchte Haut
- Wärmeempfindlichkeit
- Innere Unruhe
- Hohe Reizbarkeit
- Häufige Tränenausbrüche
- Zittern der Hände
- Schneller Puls, regelmäßig und unregelmäßig (kann im Alter das einzige Symptom sein)
- Rasches Schwitzen, Hitzewallungen
- Gewichtsverlust trotz erhöhten Appetits
- Häufiger, weicher bis flüssiger Stuhlgang
- Erhöhter Haarausfall
- Muskelschmerzen und -trägheit
- Muskelschwäche
- Zyklusstörungen bei Frauen

Beim Morbus Basedow klagen über die Hälfte der Betroffenen über tränende, lichtempfindliche Augen und Doppeltsehen. Typisch ist für die Erkrankung ein starrer, «glotzender» oder «panischer» Blick, wobei die Augen leicht aus den Augenhöhlen hervortreten.

Wie wird eine Schilddrüsenüberfunktion diagnostiziert?

Der Arzt untersucht zunächst die Konzentration der Schilddrüsenhormone und des TSH im Blut. Grundsätzlich gilt: Ist die Konzentration der Schilddrüsenhormone zu niedrig und das TSH erhöht, liegt eine Unterfunktion (Hypothyreose) vor. Sind die Hormonkonzentrationen erhöht und das TSH erniedrigt, besteht eine Schilddrüsenüberfunktion. Mit weiteren Tests wird nach der Ursache geforscht.

Die Schilddrüse kann auch bei normaler Stoffwechsellage vergrößert sein. Den Grund muss ein Arzt abklären.

Bei Verdacht auf Morbus Basedow lassen sich im Blut zusätzlich Antikörper gegen das Schilddrüsengewebe nachweisen. Eine Ultraschalluntersuchung zeigt die Größe und Beschaffenheit der Schilddrüse. Dabei sieht der Arzt, ob das Organ gleichmäßig oder knotig vergrößert ist. In einigen Fällen werden durch eine Feinnadelpunktion (→ S. 376) Zellen zur weiteren Untersuchung entnommen. Bei Verdacht auf eine Autonomie wird zudem eine Szintigraphie (→ S. 240) durchgeführt.

Wie wird eine Schilddrüsenüberfunktion behandelt?

Je nach Ursache der Schilddrüsenüberfunktion gibt es verschiedene Behandlungsansätze:

Medikamentöse Behandlung: Die Produktion von Schilddrüsenhormonen wird
    medikamentös gehemmt. Nach ein bis zwei Monaten normalisiert sich der Stoffwechsel, und die Beschwerden nehmen ab. Während der Behandlung müssen die Schilddrüsenwerte regelmäßig kontrolliert werden.

Die Therapie erfolgt mit Substanzen, die die Bildung der Schilddrüsenhormone hemmen. Da es dabei allerdings zu allergischen Reaktionen mit Hautausschlägen, Gelenk- und Muskelschmerzen, Fieber, Übelkeit (selten) sowie zu schwerwiegenden Störungen der Blutbildung und der Leberfunktion kommen kann, werden eine Radiojod-Therapie oder eine Operation als Therapie gewählt. Darüber wird der Endokrinologe informieren.

Radiojod-Therapie: Dem Patienten wird eine schwach radioaktive Jodzubereitung zu trinken gegeben, deren Strahlung eine Reichweite von etwa einem halben Millimeter hat. Das Jod wird in der Schilddrüse gespeichert und zerstört das aktive Schilddrüsengewebe. Der Stoffwechsel normalisiert sich nach und nach. Bei einigen Patienten kommt es anschließend zu einer Schilddrüsenunterfunktion, was wiederum die Einnahme von Schilddrüsenhormonen erfordert.

> Die Therapie einer Schilddrüsenerkrankung braucht grundsätzlich Geduld: Bis die Behandlung Wirkung zeigt und das körperliche Wohlbefinden den richtig eingestellten Laborwerten folgt, können bis zu drei Monate vergehen.

Die Sicherheit der Radiojod-Therapie ist im Laufe von mehr als 50 Jahren Anwendung bei vielen Millionen Menschen sorgfältig überprüft worden. Die Strahlenbelastung für den Körper ist sehr gering, da sich das Radiojod fast nur in der Schilddrüse anreichert. Weder Betroffene selbst noch deren Nachkommen müssen Spätschäden fürchten, wie amerikanische Studien belegen konnten.

 Operation: Ein operativer Eingriff an der Schilddrüse ist erst sinnvoll, wenn die Schilddrüse spürbar gewachsen ist und Beschwerden wie z. B. ein Druckgefühl oder Atembeschwerden durch Druck auf die Luftröhre verursacht. Zuvor sollte der Schilddrüsenhormonstoffwechsel medikamentös normalisiert worden sein. Durch eine Operation kann ein Knoten oder Kropf ganz oder teilweise entfernt werden. Bei einigen Patienten entwickelt sich nach der Operation allerdings eine Unterfunktion der Schilddrüse, die mit Schilddrüsenhormonen ausgeglichen werden muss.

Die Operation der Schilddrüse ist ein sicherer Routineeingriff. Neben den grundsätzlichen Risiken einer jeden Operation wie z. B. Blutungen und Entzündungen ist aber auch eine Schädigung der Stimmbandnerven eine mögliche Komplikation. Dazu kommt es jedoch sehr selten. Nach der Operation kann mitunter das Stimmband zunächst leicht in Mitleidenschaft gezogen sein. Meist normalisiert sich die Stimme dann innerhalb weniger Wochen wieder. Die Wahrscheinlichkeit, dass durch die Operation die Stimmbänder dauerhaft geschädigt werden, liegt bei rund 0,5 %. Es ist das Risiko gegeben, dass ungewollt Nebenschilddrüsen entfernt werden.

Was der Facharzt rät

Eine ausreichende Jodversorgung ist die beste Vorbeugung gegen Schilddrüsenwachstum und Knotenbildung. Der tägliche Jodbedarf eines erwachsenen Menschen beträgt 180 bis 200 Mikrogramm. Auch eine vergrößerte Schilddrüse mit normaler Funktion

RADIOJOD-THERAPIE

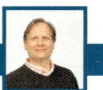

Jede medizinische Behandlung wird auf den einzelnen Patienten abgestimmt, und so muss auch die Behandlung einer Schilddrüsenüberfunktion nach persönlichen Kriterien sowie lokalen Versorgungsmöglichkeiten geplant und ausgeführt werden. Eine Operation und eine Radiojod-Therapie führen zu demselben Ergebnis. Es gilt Operationsrisiko und Strahlungsrisiko gegeneinander abzuwägen, wobei die Strahlenbelastung für das Personal meist viel höher ist als für den Patienten.

Infolge der Atomreaktor-Katastrophe in Tschernobyl sind wir alle mit radioaktivem Jod belastet worden. Viele Menschen und besonders Kinder im näheren Umkreis des Reaktors leiden heute noch an den Folgen, u.a. an Schilddrüsenunterfunktionen oder Tumoren. Ob er eine zusätzliche Strahlenbelastung auf sich nehmen möchte, muss jeder Einzelne selbst entscheiden. Bei einem ausgeprägten Kropf ist eine Operation vielleicht vorzuziehen.

wird so behandelt. Schwangere und stillende Frauen brauchen etwa 260 Mikrogramm pro Tag.

Mit einer jodreichen Ernährung kann dem Jodmangel und damit der Vergrößerung der Schilddrüse vorgebeugt werden. Die Verwendung von Jodsalz erhöht zwar die Jod-Gesamtzufuhr, reicht aber allein nicht aus. Eine gute zusätzliche Quelle für Jod ist Seefisch. Er sollte ein- bis zweimal pro Woche verzehrt werden. Zum Vergleich: 100 Gramm Kabeljau enthalten ungefähr 120 Mikrogramm Jod, 100 Gramm Schellfisch sogar 240 Mikrogramm. Anders dagegen sieht es bei Obst und Gemüse aus: 100 Gramm Äpfel enthalten nur rund 1,5 Mikrogramm, 100 Gramm Kartoffeln etwa 4 Mikrogramm Jod.

Fällt eine Vergrößerung der Schilddrüse oder ein Knoten auf, muss der Arzt aufgesucht werden. Sollen jodhaltige Röntgenkontrastmittel eingenommen werden, muss der Arzt unbedingt auf eine gegebene Schilddrüsenproblematik hingewiesen werden.

Symptome, die eine Schilddrüsenbehandlung erforderlich machen	
Druckschmerzhafte Schilddrüse mit Fieber und Krankheitsgefühl	v.a. Schilddrüsenentzündung
Beschleunigter Stoffwechsel mit Gewichtsabnahme, Nervosität, Schwitzneigung etc., normal großer oder vergrößerter Schilddrüse	v.a. Überfunktion
Verlangsamter Stoffwechsel mit Leistungsabfall, depressiver Stimmung, verquollenen Augen, struppigen Haaren, Kälteempfindlichkeit etc.	v.a. Unterfunktion
Stoffwechselüberfunktion und hervortretende Augen, Doppelbilder, seltener Lidschlag	v.a. Basedow-Krankheit
Knoten in der Schilddrüse	gutartige oder manchmal auch bösartige Tumoren

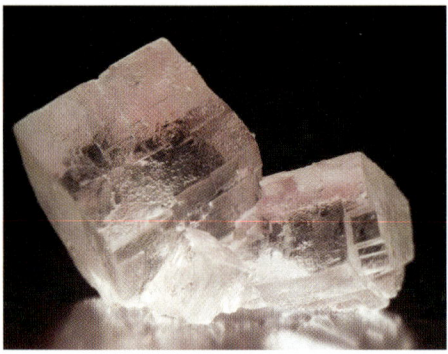

Salz – lebensnotwendiges Mineral.

Bei einer ständigen Einnahme von Schilddrüsen-hormonen sollte die Hormonkonzentration im Blut regelmäßig kontrolliert werden – so wird eine versehentliche Überdosierung ausgeschlossen.

Das Salz, das wir meistens zu uns nehmen, ist **Natriumchlorid**. Dabei handelt es sich um ein chemisch gereinigtes Salz. Ein Großteil der Mineralien und Spurenelemente wurden dabei entfernt. Nach einem Jahrhundert industrieller Salzproduktion haben Wissenschaftler festgestellt, dass der Nahrung wichtige Elemente fehlen und sie dem Körper anderweitig zugeführt werden müssen. Wäre es da nicht sinnvoller, sich durch biologisch angebautes Obst und Gemüse und durch Kristall- bzw. **Meersalz** die lebenswichtigen Elemente zu holen?

Zur Vorbeugung gegen Schilddrüsenerkrankungen wird **Jodsalz** empfohlen. Jodsalz erhöht zwar die Jod-Gesamtzufuhr und ist zur Prophylaxe gut, reicht aber bei weitem nicht aus. Mehr Jod wird durch eine ausgewogene mediterrane Ernährung mit viel Seefisch zugeführt.

❓ Drei Fragen an den Arzt

1. Kann eine Radiojod-Therapie Leukämie auslösen?

Es gibt derzeit keine Anhaltspunkte dafür, dass eine Radiojod-Therapie bei einer Schilddrüsenüberfunktion Blutkrebs (Leukämie) oder andere Krebsarten auslöst. Ebenso konnte bisher keine Veränderung der Erbanlagen durch diese Therapie festgestellt werden, dennoch sollte die Therapie kritisch abgewogen werden (siehe oben).

2. Eignen sich Schilddrüsenhormone als Medikamente zur Gewichtsreduzierung?

Auf keinen Fall. Wer Schilddrüsenmedikamente einnimmt, ohne dass ein medizinischer Grund vorliegt, schadet seiner Gesundheit! Die unnötige oder überdosierte Einnahme von Schilddrüsenhormonen führt zu einer Schilddrüsenüberfunktion mit den oben genannten Symptomen.

3. Ist eine Schilddrüsenüberfunktion während der Schwangerschaft gefährlich?

Gefährlich ist eine Überfunktion während der Schwangerschaft nur, wenn die Krankheit nicht medizinisch betreut wird. Frauen mit einer Schilddrüsenüberfunktion sollten sich deshalb während der Schwangerschaft intensiv betreuen lassen. Das gilt auch, wenn die Beschwerden während der Schwangerschaft nachlassen. Bei unzureichender Behandlung kann es zu möglicherweise schwerwiegenden Komplikationen kommen, die leicht zu vermeiden wären.

8.2 Schilddrüsenunterfunktion

Bei einer Unterfunktion der Schilddrüse (Hypothyreose) bildet die Schilddrüse zu wenige oder gar keine Schilddrüsenhormone. Man unterscheidet dabei prinzipiell angeborene und erworbene Schilddrüsenunterfunktionen.

Welche Ursachen kann eine Schilddrüsenunterfunktion haben?

Ist der Regelkreis der Schilddrüsenhormone an einer Stelle gestört, entsteht eine Schilddrüsenunterfunktion.

Die häufigste Ursache für eine Unterfunktion ist eine Erkrankung der Schilddrüse. Die erworbene Schilddrüsenunterfunktion entsteht oft als Folge einer chronischen Entzündung der Schilddrüse (z. B. Hashimoto-Thyreoiditis). Dabei bildet der Körper Antikörper gegen das eigene Schilddrüsengewebe. Es wird zerstört und kann nicht mehr genug Schilddrüsenhormone bilden. Noch ist nicht vollständig erforscht, warum die Antikörper gebildet werden.

> Viele Betroffene haben keinerlei Beschwerden. Meist wird die Unterfunktion zwischen dem 40. und 60. Lebensjahr entdeckt.

Eine Schilddrüsenerkrankung kann selten akut mit Fieber, druckschmerzhafter und geschwollener Schilddrüse entstehen. Meist wird sie durch Bakterien, weniger oft durch Viren und noch seltener durch Strahlung ausgelöst.

Eine weitere denkbare Ursache ist eine Therapie gegen eine Schilddrüsenüberfunktion. Die Bestrahlung mit radioaktivem Jod oder die Behandlung mit Medikamenten kann «über das Ziel hinausschießen» und zu einer Schilddrüsenunterfunktion führen. Auch durch eine Operation kann die Schilddrüse so in Mitleidenschaft gezogen werden, dass eine Unterfunktion entsteht. Relativ selten geht eine Unterfunktion von einem Problem des «obersten Reglers» des Hormonstoffwechsels, der Hypophyse, aus.

Ursachen einer angeborenen Schilddrüsenunterfunktion können eine Fehlentwicklung des Fötus, eine Schilddrüsenunterfunktion bei der Mutter oder eine andere Störung der Hormonbildung sein.

Welche Symptome deuten auf eine Schilddrüsenunterfunktion hin?

Die Schilddrüsenunterfunktion betrifft alle Organe des Körpers, sie führt zu einem deutlich verlangsamten Stoffwechsel. Leistungs- und Konzentrationsschwächen sind an der Tagesordnung. Die Betroffenen klagen über Müdigkeit, allgemeines Desinteresse, gesteigerte Kälteempfindlichkeit und Verstopfung. Außerdem kann sich ein Kropf (Struma) bilden. Bei einem starken Mangel an Schilddrüsenhormonen sind folgende Symptome typisch:

- Verringerter Appetit
- Gewichtszunahme
- Trockene, kühle Haut
- Heisere, tiefe Stimme

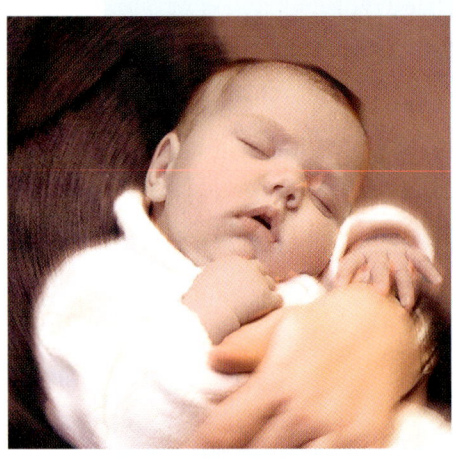

Babys mit einer angeborenen Schilddrüsenunterfunktion trinken schlecht und können unter Verstopfung und Bewegungsarmut leiden. Später kann es zu Problemen beim Wachstum und bei der geistigen Entwicklung kommen.

Aber Eltern können unbesorgt sein: Neugeborene werden am fünften Lebenstag im Rahmen der gesetzlich vorgeschriebenen Früherkennungsuntersuchung auf eine Schilddrüsenunterfunktion getestet. Dafür werden einige Blutstropfen aus der Ferse des Neugeborenen entnommen und im Labor untersucht (z. B. TSH-Bestimmung, → S. 376).

- Dünnes Haar
- Verlangsamter Herzschlag (Bradykardie, → S. 71)
- Arteriosklerose infolge erhöhter Cholesterinwerte (→ S. 61)
- Zyklusstörungen

Bei älteren Betroffenen ist ein Leistungseinbruch oft das einzige Symptom, das auf eine Schilddrüsenunterfunktion hindeutet. Die Erkrankung wird darum oft nicht erkannt oder mit allgemeinen, altersbedingten Veränderungen verwechselt.

Wie wird eine Schilddrüsenunterfunktion diagnostiziert?

Der Arzt untersucht zunächst die Konzentration der Schilddrüsenhormone und des TSH im Blut. Je nachdem, wie sich die Werte zueinander verhalten, kann er auf die Art und die Ursache der Erkrankung schließen.

Bei einer chronischen Schilddrüsenentzündung sind im Blut Antikörper gegen das Gewebe der Schilddrüse nachweisbar. Die Größe der Schilddrüse lässt sich durch eine Sonographie (→ S. 63) feststellen. In Einzelfällen werden auch Zellproben entnommen (Biopsie, → S. 172) und weiter untersucht. Erkenntnisse über die Funktionsfähigkeit und eventuelle Entzündungen im Organ gibt ein sogenanntes bildgebendes Verfahren der nuklearmedizinischen Diagnostik (Szintigraphie, → S. 240).

Wie wird eine Schilddrüsenunterfunktion behandelt?

Eine erworbene Schilddrüsenunterfunktion ist gut mit Medikamenten zu behandeln, die allerdings ein Leben lang eingenommen werden müssen. Es handelt sich dabei um künstliche Schilddrüsenhormone, die stufenweise angepasst werden, bis die korrekte Dosis gefunden ist. Dann müssen Betroffene meist nur einmal im Jahr ihren Stoffwechsel durch eine Blutentnahme überprüfen lassen. Gut eingestellt und regelmäßig kontrolliert, wirkt die Behandlung zuverlässig und zeigt so gut wie keine Nebenwirkungen.

Bei der chronisch entzündeten Schilddrüse (Thyreoiditis) wird zusätzlich Selen verschrieben, das zur Verringerung der Antikörperbildung beitragen kann.

Am häufigsten findet sich die Autoimmunerkrankung einer chronischen Hashimoto-Thyreoiditis. Sie verläuft in der Regel harmlos und betrifft meist Frauen über 40, etwa ein Zehntel der Bevölkerung ist davon betroffen. Allerdings wird sie in letzter Zeit immer häufiger bei jungen Menschen gefunden. Manchmal steckt eine Hepatitis C dahinter.

Eine Hashimoto-Thyreoditis erfordert viel Umsicht mit Medikamenten und Schadstoffen. Sie ist keine Bagatell-Erkrankung, da die Lebensqualität merklich eingeschränkt sein kann. Vor allem der schleichende Verlauf ist trügerisch. Hashimoto-Patienten sind immer wieder «nah am Wasser gebaut», das sollten zumindest Freunde und Familie wissen. Da die Erkrankung meistens harmlos verlaufen kann, sind alle potenziellen Ursachen, die zu einer Verschlimmerung der Autoimmunkrankheit führen könnten, möglichst zu vermeiden. Hierzu gehören Rauchen und Mitrauchen, genauso wie die Antibabypille, chemische Substanzen im Haushalt – auch Kosmetika – oder bestimmte Medikamente. Betroffene sollten sich mit dem Arzt ihres Vertrauens auch besprechen, wenn neue Medikamente verschrieben werden, und auch selbst die Packungsbeilage aufmerksam lesen. Auch naturheilkundliche Präparate können entzündliche (autoimmune) Prozesse auslösen oder verschlimmern.

Immer wieder wird dabei Schilddrüsengewebe langsam über die Jahre hinweg zerstört, und auch eine Unterfunktion kann sich herausbilden. Diese muss behandelt werden! Die Ursachen sind nicht bekannt, vermutlich gibt es eine Reihe von Faktoren, die zusammen Hashimoto auslösen. Meist klagen die Menschen über ein Druckgefühl im Hals oder Unbehagen beim Tragen enger Kleidungsstücke bzw. Schluckstörungen. Weiße Flecken auf der Haut können auf eine Hashimoto-Thyreoiditis hinweisen (Weißfleckenkrankheit). Diese Erkrankung ist nicht heilbar, kann aber ärztlich unter Kontrolle gehalten werden.

www.schilddruesenguide.de; dort weiter unter: Hashimoto-Thyreoiditis.

Allerdings kann diese Entzündung durchaus durch ein Übermaß an Jod entstehen. Deshalb kommt auch die Reaktorkatastrophe von Tschernobyl mit der europaweiten Verseuchung mit radioaktivem Jod als eine von mehreren denkbaren Ursachen immer wieder in die Diskussion. Auf zusätzliche Jodgaben sollte bei einer chronischen Thyreoiditis verzichtet werden.

Es gibt zwei Formen der chronischen Schilddrüsenentzündung:
1. mit normal großer oder verkleinerter Schilddrüse. Bei einem Teil der Patienten kommt es zu keiner Schrumpfung der Schilddrüse trotz erhöhter Antikörper. Ausgehend von einer normalen Stoffwechsellage kann sich jedoch im weiteren Verlauf schleichend eine Unterfunktion entwickeln (etwa 5 % pro Jahr). Die Betroffenen müssen regelmäßig überwacht werden, etwa einmal pro Jahr.
2. mit Vergrößerung der Schilddrüse (hypertrophe Form) vorwiegend bei Kindern und Jugendlichen. Im weiteren Verlauf kommt es zu einer Verkleinerung der

---

AUTOIMMUNERKRANKUNG

Hierbei handelt es sich um eine Fehlsteuerung des Immunsystems. Die Abwehr richtet sich gegen körpereigenes Gewebe. Wir finden diesen krankhaften Abwehrmechanismus z. B. bei der Hashimoto-Thyreoiditis, beim Morbus Basedow, aber auch bei einem Diabetes mellitus oder einer rheumatoiden Arthritis.

Schilddrüse durch fortschreitende Gewebezerstörung (Atrophie). Charakteristisch ist zu Beginn eine Ausschwemmung von Hormonen, teilweise mit Beschwerden einer Überfunktion.

Auch bei der angeborenen Schilddrüsenunterfunktion wird das fehlende Schilddrüsenhormon künstlich ersetzt. Weil diese meist gleich nach der Geburt erkannt und behandelt wird, entwickelt sich das Kind zum Glück normal (siehe Kasten, → S. 384).

Gelbwurz (Curcuma)

Bei Autoimmunerkrankungen sollte auf eine vollwertige und antioxidative Ernährung geachtet werden (z. B. Knoblauch, Tomaten, Olivenöl oder Gelbwurz, die vielen Speisen zugefügt werden können). In der orientalischen Küche und Heilkunde ist Curcuma sehr beliebt. Die charakteristische gelbe Farbe des Gewürzes färbt Currys ebenso wie Senf.

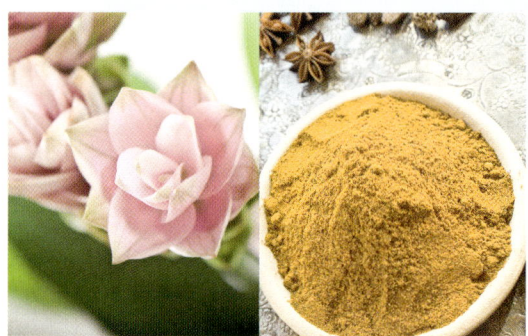

Gelbwurz ist als Wundmittel in der ayurvedischen Heilkunde genauso bekannt wie zur Anregung von Magensäften. In ersten Studien wissenschaftlich nachgewiesen wurde die antioxidative und krebshemmende Wirkung des Pigmentfarbstoffes Curcumin. Als Nebenwirkung bei höher dosiertem Curcuma wird erhöhte Blutungsneigung berichtet.

Was der Facharzt rät

Eine Unterfunktion der Schilddrüse kann die Lebensqualität erheblich beeinträchtigen. Wenn man den Verdacht hat, dass etwas mit der Schilddrüse nicht in Ordnung ist, sollte sofort ein Arzt aufgesucht werden. Menschen mit einer Schilddrüsenunterfunktion können mit einer genau eingehaltenen Therapie ein völlig normales Leben führen.

Drei Fragen an den Arzt

1. Können Schilddrüsenerkrankungen Haarausfall verursachen?

Dem Menschen fallen pro Tag 20 bis 100 Haare aus, was ganz normal ist. Ist der Haarausfall verstärkt, besonders bei Frauen, kann eine Schilddrüsenerkrankung die Ursache

HEILERDE-WICKEL

Die Heilerde wird so in kaltem Wasser angerührt, dass eine Paste entsteht. Die Paste eine Stunde lang in den Kühlschrank stellen, dann dick auf einem Leintuch ausstreichen und auf die entzündete oder geschwollene Region legen. Mit einem trockenen Wolltuch umwickeln und mindestens eine halbe Stunde tragen, besser so lange, bis die Heilerde bröckelig wird. Möglichst täglich wiederholen.

Bei einer Schilddrüsenüberfunktion, Verstauchung oder Entzündungen sollte diese Prozedur bis zu zwei Wochen lang mehrmals täglich durchgeführt werden.

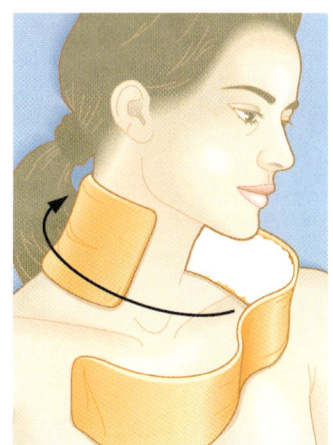

sein. Bei einer Unterfunktion der Schilddrüse (Hypothyreose) steht der Haarausfall ganz oben auf der Liste der häufigsten Symptome. Generell wirken die Haare trocken und stumpf. Durch eine Schilddrüsenüberfunktion (Hyperthyreose) werden die Haare dünner und feiner – die Frisur hält nicht mehr so, wie man es gewohnt ist. Dies ist dadurch bedingt, dass durch die vermehrte Produktion der Schilddrüsenhormone der Wachstumszyklus der Haare unnatürlich beschleunigt wird.

2. Warum kann ein Kropf bei einer Überfunktion und bei einer Unterfunktion entstehen?

Ein Kropf bedeutet, dass die Schilddrüse vergrößert ist. Dafür kann es aber mehrere völlig unterschiedliche Ursachen geben. Die häufigste Ursache ist Jodmangel. Andere Gründe sind Entzündungen, Autoimmunerkrankungen sowie gutartige Knoten und bösartige Tumoren.

3. Was ist ein Myxödem?

Dabei handelt es sich um eine teigige Schwellung von Haut, Unterhaut und Fettgewebe. Die Haut erscheint v. a. an Armen und Beinen und im Gesicht kühl, trocken und rau, die Erkrankten wirken aufgeschwemmt. Im Gegensatz zu anderen Schwellungen entstehen beim Myxödem keine Dellen, wenn man auf die Haut drückt.

8.3 Zuckerkrankheit (Diabetes mellitus)

Diabetes mellitus heißt übersetzt «honigsüßer Durchfluss». Die Bezeichnung reicht in die Antike zurück. Schon damals fielen den Ärzten der vermehrte Urinfluss und der süße Geschmack des Urins von «Diabetikern» bzw. «Zuckerkranken» auf.

Diabetes mellitus, kurz: Diabetes, ist eine Stoffwechselstörung. Kohlenhydrate, die während des Stoffwechsels in Einfachzucker zerlegt werden, werden nicht richtig verwertet. Der Zucker gelangt zwar ins Blut, aber nicht in normalem Umfang in die Zellen.

Wie häufig ist Diabetes mellitus?

Diabetes mellitus zählt zu den häufigsten Erkrankungen, sowohl in Deutschland als auch weltweit. In Deutschland wurde bei mehr als fünf Millionen Menschen diese Diagnose gestellt (90% Typ-2-Diabetes). Das Deutsche Diabetes-Zentrum in Düsseldorf geht jedoch davon aus, dass weitere zwei bis drei Millionen Menschen zusätzlich erkrankt sind, ohne es zu wissen.

Zurzeit sind etwa 250 000 Menschen am insulinpflichtigen Typ-1-Diabetes erkrankt, die höchste Zuwachsrate ist bei Kindern zwischen 11 und 13 Jahren zu verzeichnen. In den vergangenen 50 Jahren hat sich die Zahl der Diabetiker in Deutschland verdreifacht. Bis 2010 wird sie Schätzungen zufolge von derzeit fünf auf zehn Millionen anwachsen. Diabetes mellitus ist auf Grund seiner enormen Verbreitung eine Volkskrankheit – weltweit.

Laien bringen es auf den Punkt: «Ich habe Zucker!» Diabetes mellitus ist die häufigste Hormonstörung mit unterschiedlichen Ursachen und Beschwerden. Gemeinsames Merkmal ist ein absoluter (Typ 1) oder relativer (Typ 2) Mangel an Insulin, einem von der Bauchspeicheldrüse produzierten Hormon. Bislang kann Diabetes leider nicht geheilt werden. Man kann jedoch sehr gut damit leben, wenn die Erkrankung durch Medikamente behandelt wird, um eventuelle Folgeschäden der Stoffwechselstörung zu vermeiden.

Diabetes mellitus kann unbehandelt ernsthafte Schädigungen an Augen, Nieren und Herz hervorrufen. Es ist darum dringend anzuraten, die Blutzuckerwerte von Zeit zu Zeit zu überprüfen.

Diabetiker kennen sich meist sehr genau mit dem Stoffwechsel in ihrem Körper aus, nachdem sie besondere Schulungssysteme für ihre Krankheit genutzt haben (durchgeführt von Diabetologen oder in Krankenhäusern). Sie messen regelmäßig den Blutzuckerspiegel und entscheiden dann, ob sie Insulin oder ein anderes Medikament zu sich nehmen müssen. Insulin muss in festgelegter Dosis meist mehrmals am Tag in die Bauchdecke oder in den Oberschenkel injiziert werden. «Altersdiabetes» – so wird unrichtigerweise der Typ-2-Diabetes auch genannt, obwohl immer mehr junge Menschen darunter leiden – kann meist mit Tabletten behandelt werden. Auf diese Weise können Diabetiker ein normales Leben bis ins hohe Alter führen.

Welche Ursachen kann die Zuckerkrankheit haben?

Bei einem Gesunden heftet sich das Insulin aus der Bauchspeicheldrüse (→ S. 172) an insulinempfindliche Zellen und «öffnet» diese für die Aufnahme und Verwertung von Zucker. Insulin wirkt dort wie ein Schlüssel: Es öffnet die Zellen und schleust den Zucker hinein. In den Zellen wird der Zucker in Energie umgewandelt.

Diabetes tritt in zwei unterschiedlichen Formen auf:

Typ-1-Diabetes tritt meist bei völliger Gesundheit auf. Oft sind schon Kinder und Jugendliche betroffen (juveniler Diabetes). Bei diesem Typ stellen die sogenannten Inselzellen in der Bauchspeicheldrüse entweder zu wenig oder gar kein Insulin her. Die Ursache dafür ist möglicherweise erblich bedingt, vermutlich spielen aber mehrere Faktoren eine Rolle. Virusinfektionen, Übergewicht und eine ungesunde, fettreiche Ernährung, sehr frühe Ernährung mit Weizen- und Kuhmilchprodukten (Gluten- und Laktose-Intoleranz, → S. 145) werden ebenso diskutiert wie Autoimmunprozesse. Typ-1-Diabetiker müssen sich lebenslang mehrmals täglich Insulin verabreichen. Zudem müssen sie ihre Ernährung so umstellen, dass ihr Blutzuckerspiegel möglichst gute Werte zeigt.

Typ-2-Diabetes entwickelt sich meist schleichend über viele Jahre oder gar Jahrzehnte. Oft macht sich dieser Typ deshalb erst nach dem 40. Lebensjahr bemerkbar; er betrifft etwa 5 bis 10 % der Erkrankten. Der Typ-2-Diabetes ist eine genetisch übertragene Erkrankung und wird häufig auch durch Übergewicht ausgelöst. Bei manchen Erkrankten wird er durch Insulinmangel, bei anderen durch eine Insulinresistenz, bei einigen durch beide Defekte hervorgerufen. Ist Insulinmangel gegeben, sind die Blutzuckerwerte meist nach fett- und kohlenhydrathaltigen Mahlzeiten erhöht. Ein erhöhter Nüchternblutzucker weist auf eine Insulinresistenz hin. Ziel der Behandlung sind zunächst eine Gewichtsreduktion unter Zuhilfenahme einer Diätberatung sowie eine Anleitung zu vermehrter körperlicher Bewegung. Erst danach sollten Medikamente und Insulin eingesetzt werden.

> Als die Ärzte noch kein Labor zur Verfügung hatten, ließen sie sich den Urin «auf der Zunge zergehen», um Diabetes zu diagnostizieren.

Der Typ-2-Diabetes ist familiär veranlagt: Ist ein Elternteil erkrankt, wird das Kind mit einiger Wahrscheinlichkeit ebenfalls eines Tages zuckerkrank werden. Sind sowohl Vater als auch Mutter erkrankt, liegt das Risiko zu erkranken für den Nachwuchs sogar bei etwa 80%.

Allerdings gewichten Ärzte die Lebensbedingungen wesentlich höher als den Faktor Vererbung. Zu 90% tragen Bewegungsmangel und Übergewicht zur Entstehung von Typ-2-Diabetes bei. Kommen zum Übergewicht noch Bluthochdruck und Fettstoffwechselstörungen hinzu, bezeichnen Ärzte dies als «metabolisches Syndrom». Das Problem dabei: Jede Erkrankung für sich stellt bereits ein Risiko für schwere Gefäßerkrankungen dar. Treten diese Erkrankungen gemeinsam auf, verstärken sie sich deutlich.

Bei einem zu hohen Gewicht (BMI, → S. 132) muss die Bauchspeicheldrüse immer mehr Insulin ausschütten, um den Zucker im Blut in immer mehr Zellen zu transportieren. Allmählich erschöpfen sich aber die Insulin produzierenden Inselzellen der Bauchspeicheldrüse angesichts der steten Überbeanspruchung und stellen keine ausreichenden Mengen des Insulins mehr her. Hinzu kommt, dass die Körperzellen gegenüber Insulin abstumpfen und nicht mehr in gewohnter Weise auf die Substanz reagieren. Man nennt diesen Zustand Insulinresistenz der Zellen. In solchen Fällen müssen dann die Betroffenen Tabletten einnehmen oder sich sogar Insulin spritzen.

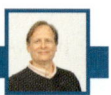

ADIPOSITAS

Mehr als 50% der deutschen Bevölkerung sind übergewichtig! 800 000 Menschen sind krankhaft übergewichtig, d. h., sie müssen deswegen behandelt werden. Leider nimmt auch die Adipositas unter Kindern und Jugendlichen erschreckend zu. Mit schuld sind immer wir Erwachsenen, die den Kindern kein gutes Vorbild geben, weil wir selbst zu viel essen, uns ungesund ernähren und uns zu wenig bewegen.

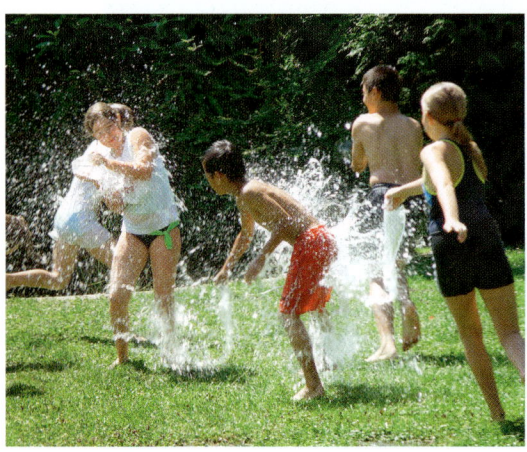

Genau da setzen aber verstärkt die Präventions- und Aufklärungskampagnen der großen Krankenkassen an. Dies ist ganz besonders wichtig, denn aus übergewichtigen und unbeweglichen Kindern werden mit großer Wahrscheinlichkeit kranke, vielleicht sogar chronisch kranke Erwachsene.

Alle Anstrengungen müssen gebündelt werden, um eine weitere Zunahme des Übergewichts zu verhindern und die Volkskrankheit Adipositas aus der Welt zu schaffen.

Ich plädiere hierzu für eine bundesweite Bewegungskampagne «Turne bis zur Urne!».

Welche Symptome deuten auf eine Zuckerkrankheit hin?

Eine Beschwerde haben fast alle «unentdeckten» Diabetiker: Die Betroffenen fühlen sich oft ausgesprochen müde, ohne eine plausible Erklärung dafür zu haben. Ansonsten können die unterschiedlichen Diabetes-Typen auch unterschiedliche Beschwerden hervorrufen.

Typ-1-Diabetes:

- Starker Durst, verbunden mit einem häufigen Gang zur Toilette
- Trockene Haut, trockene Zunge
- Sehstörungen
- Abgeschlagenheit, Müdigkeit
- Gewichtsverlust
- Kopfschmerzen, Druckgefühl
- Bei Kindern: Bettnässen, Wachstumsstörungen

Typ-2-Diabetes:

Die Erkrankten leben lange Zeit ohne Beschwerden. Möglich sind:

- Infektionsanfälligkeit (v. a. der Blase und der Haut)
- Juckende Haut ohne äußere Veränderung

- Bei Frauen: Zyklusstörungen
- Bei Männern: Erektionsstörungen

Auf lange Sicht kann der durch Diabetes entstehende Engpass in der Energieversorgung dazu
führen, dass die Zellen ein Notprogramm in Gang
setzen und fortan Energie aus Fetten statt aus Koh-

**Bei sehr stark erhöhten Blutzuckerwer-
ten droht ein sogenanntes diabetisches
Koma. Bei Verdacht sofort einen Notarzt
rufen!**

lenhydraten herstellen. Dabei entstehen als Abfall sogenannte Ketonkörper, die das
Blut übersäuern und im schlimmsten Fall den Stoffwechsel entgleisen lassen.

Auch wenn Diabetiker regelmäßig Medikamente einnehmen, kann es passieren,
dass die Blutzuckerwerte aus dem üblichen Rahmen fallen und es zur Unter- oder
Überzuckerung kommt. Gut geschulte Diabetiker kennen diese Situationen und wissen
meist, was dann zu tun ist.

Dennoch kann in einer solchen Situation der Stoffwechsel entgleisen. Dann besteht
Lebensgefahr! Deshalb muss im Zweifelsfall immer ein Arzt gerufen werden.

Für die Diabetiker wie für Angehörige, Freunde und Kollegen ist es deshalb wichtig,
die Alarmzeichen des Körpers zu erkennen und zu hohe oder zu niedrige Blutzucker-
werte rechtzeitig zu bemerken. Anzeichen einer Überzuckerung sind:
- Übelkeit und Bauchschmerzen
- Bewusstseinsstörungen
- Acetongeruch (apfelartig) im Atem

Neben zu hohen Blutzuckerwerten können diese bei Diabetikern auch zu weit absa-
cken. Dann droht eine Unterzuckerung. Diese lässt sich jedoch rasch beheben, wenn
man beherzt eingreift. Typische Anzeichen sind:
- Heißhunger
- Blutzuckerwert unter 50 mg/dl
- Kalte Schweißausbrüche
- Zittern und weiche Knie
- Herzklopfen
- Angst und Druckgefühl in der Brust
- Kribbeln, Pelzigkeit um den Mund
- Kopfschmerzen
- Bei schwerer Unterzuckerung: Schwindel, Aggressivität, Konzentrationsprobleme,
  Seh- und Sprachstörungen bis hin zur Bewusstlosigkeit (sogenanntes hypoglykä-
  misches Koma)

Wie wird die Zuckerkrankheit diagnostiziert?

Wer befürchtet, zuckerkrank zu sein, sollte den Blutzucker messen lassen. Liegt der
Wert vor dem Essen über 100 bis 110 mg/dl oder zwei Stunden nach dem Essen bei über
140 mg/dl, deutet dies stark auf einen Diabetes hin. Der Normwert für Blutzucker liegt
für gesunde Menschen bei etwa 70 bis 100 mg/dl.

PERSÖNLICHES DIABETES-RISIKO?

Wird eine oder mehrere Fragen mit «Ja» beantwortet, sollte das Gespräch mit dem Hausarzt gesucht werden.

- ❏ Ist ein naher Verwandter (Eltern, Geschwister, Großeltern) an Diabetes erkrankt?
- ❏ Besteht Übergewicht?
- ❏ Hat sich das Gewicht in letzter Zeit deutlich (nach oben oder nach unten) verändert, ohne dass es dafür eine plausible Erklärung gibt?
- ❏ Wurde schon einmal ein erhöhter Blutzuckerwert festgestellt?
- ❏ Ist der Blutdruck erhöht?
- ❏ Ist der Durst neuerdings stärker?
- ❏ Heilen selbst kleine Wunden schlecht?
- ❏ Ist die Haut trocken und juckt hin und wieder stark?
- ❏ Für Frauen, die schon einmal schwanger waren: Wog das Kind bei der Geburt mehr als 4000 Gramm, oder bestand ein Schwangerschafts-Diabetes?
- ❏ Treten ungewöhnliche Müdigkeit und Abgeschlagenheit auf?

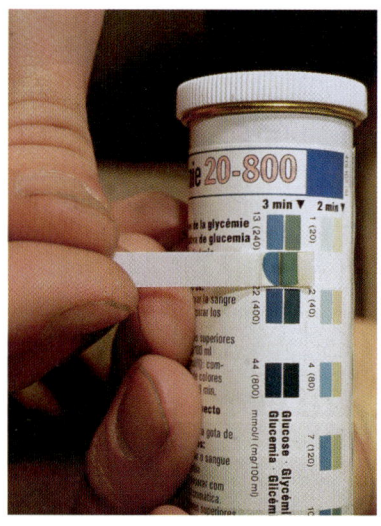

In den Apotheken gibt es Teststreifen zum Nachweis z.B. von Zucker im Urin.

Der Arzt kann bei entsprechendem Verdacht weitere Tests durchführen, um die Diagnose zu bestätigen oder zu widerlegen. Er kann z.B. einen Zuckerbelastungstest machen (oraler Glukosetoleranz-Test). Dabei muss der Patient eine bestimmte Menge Glukose in Wasser trinken; anschließend wird jeweils der Blutzuckerspiegel in bestimmten Zeitabständen kontrolliert. Zudem kann der Arzt durch einen simplen Bluttest ermitteln, wie hoch die Zuckerkonzentration im Blut in der Vergangenheit in etwa gewesen ist (HbA_{1c}-Wert, siehe unten).

In Apotheken gibt es preiswerte Diabetestests in Form von Teststreifen. Die Teststreifen messen den groben Zuckergehalt im Urin. Bei Diabetikern ist dieser Wert erhöht. Ist der Test positiv, kommt man also leider nicht umhin, einen Arzt aufzusuchen.

Wie wird die Zuckerkrankheit behandelt?

Die Behandlung des Diabetes ist darauf ausgerichtet, die Blutzuckerwerte auf einem unbedenklichen Niveau zu halten, um Folgeschäden an anderen Organen wie Augen, Nieren, Herz oder Gefäßen zu vermeiden. Demnach sollten sie am Tag etwa 160 mg/dl nicht überschreiten.

Vor dem Essen dürfen sie auf 100 bis 120 mg/dl absinken. Zwei Stunden nach der Mahlzeit können sie dagegen auf 140 bis 160 mg/dl ansteigen.

Besonders Typ-1-Diabetiker kontrollieren ihre Blutzuckerwerte mehrmals am Tag. Dazu verwenden sie jeweils einen Teststreifen, einen Tropfen Blut aus der Fingerkuppe

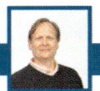

Ich plädiere dafür, dass Kinder die Urin-Eigenuntersuchung und Interpretation schon in einem von mir seit einiger Zeit geforderten und noch bundesweit einzuführenden Gesundheitsunterricht in der Schule lernen sollten. Gerade in der Vorpubertät wird mittlerweile die stärkste Zunahme von Diabetes verzeichnet. Je früher man über diese schwerwiegende Volkskrankheit Bescheid weiß, umso besser kann das Ausbrechen verhindert bzw. die Ausprägung gemindert werden. Diese Forderung bezieht sich natürlich auch auf die anderen Volkskrankheiten.

Lernen, wie man seinen Körper untersucht, Krankheiten erkennen oder Anleitung zur Selbsthilfe bekommen, dies alles kann ein Gesundheitsunterricht leisten – genauso wie die Vermittlung von psychosomatischen Zusammenhängen.

Ganz wichtig ist mir v.a., dass Kinder verstehen, dass sie keine Angst vor dem Arzt haben müssen.

und ein handliches Blutzuckermessgerät, in das der blutbetropfte Teststreifen geschoben wird. Nach ein paar Sekunden ist das Ergebnis da.

Neben dem aktuellen Blutzuckerwert kann der **HbA$_{1c}$-Wert** (Glykohämoglobin) gemessen werden. Dieser Wert bildet die durchschnittlichen Blutzuckerwerte der vergangenen zwei bis drei Monate ab. Aus dem Wert kann der Arzt die Gefahr von Diabetes-Folgeerkrankungen ableiten und die Medikamenteneinstellungen überprüfen.

Diabetiker müssen genau wissen, wie viel Zucker in einem Lebensmittel enthalten ist. Zwecks einfacher Berechnung berücksichtigen sie einen Wert, der auf den meisten Lebensmittelpackungen angegeben ist: die Broteinheit (BE).

Es gibt nicht «den» Blutzuckerkranken. Jede Behandlung erfolgt individuell: Es gibt ja bekanntlich dünne und dicke, alte und junge, arteriosklerotische, nierenkranke oder Patienten mit Schwindel. Jeder Stoffwechsel ist anders (übrigens auch der von Mann und Frau), jede Medikation auch. Infolgedessen kann die Lebensqualität erhalten werden.

Tabletten

Wenn bei einem Typ-2-Diabetes Ernährungsumstellung, Gewichtsabnahme und regelmäßiger Sport nicht dazu beitragen, dass der Blutzuckerspiegel sich normalisiert, wird der Arzt Medikamente verschreiben. Dies können Tabletten oder eine Kombination von Insulin und Tabletten sein. Der Typ-1-Diabetes kann nicht mit Hilfe von Tabletten behandelt werden.

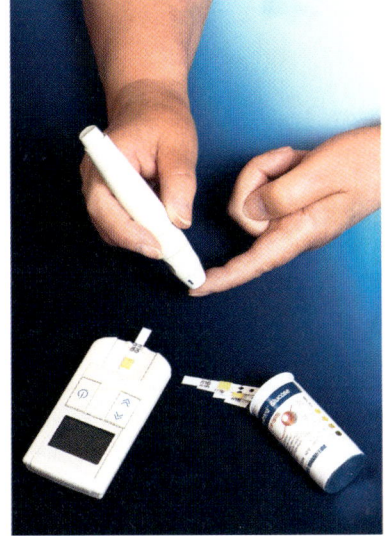

Moderne Blutzuckermessgeräte sind auch von Laien gut zu handhaben.

BROTEINHEIT

Eine **Broteinheit** (BE) steht für zwölf Gramm Kohlenhydrate. Ein vergleichbarer Messwert, die Kohlenhydrateinheit (KE), steht für zehn Gramm Kohlenhydrate. Die BE-Werte in den einzelnen Lebensmitteln unterscheiden sich natürlich. Sie hängen unter anderem von der Zuckermenge ab, die der Hersteller dem Produkt beigemischt hat.

Einige Beispiele von Nahrungsmitteln, die in den angegebenen Mengen **einer Broteinheit** entsprechen:

- 16 Gramm Knäckebrot (zwei Scheiben)
- 240 Gramm magere Trinkmilch
- 300 Gramm Buttermilch
- 240 Gramm Joghurt
- je 150 Gramm Erdbeeren, Himbeeren oder Johannisbeeren
- je 100 Gramm Äpfel, Aprikosen oder Pflaumen
- je 90 Gramm Birnen, Heidelbeeren oder süße Kirschen
- 60 Gramm Bananen

Insulinsensitizer machen die Zellen sensibel für Insulin, das die Glukose in die Zellen schleust. Sie wirken der sogenannten Insulinresistenz entgegen. Bei einer Insulinresistenz wird das noch ausreichend vorhandene Insulin von den Zellen nicht erkannt. Insulinsensitizer wirken wie Türöffner für das Insulin.

Glukose-Resorptionsverzögerer (Alpha-Glukosidase-Hemmer) werden zu den Mahlzeiten genommen und verzögern die Aufnahme von Kohlenhydraten aus dem Darm ins Blut. Das Insulin kann dann «in Ruhe» die ankommende Glukose in die Zellen transportieren. Die Blutzuckerwerte werden um ca. 50 mg/dl gesenkt.

Biguanide verlangsamen auch die Kohlenhydrat-Aufnahme aus dem Darm, gleichzeitig steigern sie die Aufnahme in die Zellen. Vorwiegend verhindern sie die nächtliche Glukoseproduktion der Leber (infolge einer gegebenen Insulinresistenz), die die hohen Nüchternzuckerwerte verursacht.

Sulfonylharnstoffe stimulieren beim Typ-2-Diabetes die eigene versiegende Insulinproduktion und sollten daher mit großem Bedacht eingesetzt werden.

Insulin

Solange die Bauchspeicheldrüse intakt ist, produziert sie über den Tag verteilt 30 bis 50 Einheiten Insulin. Bei Typ-1-Diabetikern setzt die Produktion schon mit Beginn der Erkrankung aus, bei vielen Typ-2-Diabetikern setzt der Rückgang der Insulinproduktion schleichend ein. Immer mehr Diabetiker – nicht nur Typ-1-Diabetiker – müssen sich künstliches Insulin verabreichen. Insulin kann allerdings nicht als Tablette geschluckt werden. Da es aus Eiweißen besteht, würde es im Magen zerstört werden. Es wird deshalb meist unter die Haut (subkutan) injiziert.

Früher wurde Insulin aus den Bauchspeicheldrüsen von Rindern und Schweinen gewonnen. Mittlerweile wird es überwiegend gentechnisch hergestellt, entspricht aber

MEDIKAMENTE ODER VORSORGE?

Die Tabletteneinnahme, die beim «Alters-» oder besser Typ-2-Diabetes von den meisten favorisiert wird – häufig nur, um weiter «sündigen» zu dürfen –, beschleunigt die Erkrankung aber leider langfristig. Die Bauchspeicheldrüse wird nicht mehr gefordert und verringert nach und nach die Produktion. Folge: Der Betroffene braucht mehr Tabletten.

Eine der wesentlichen Aufgaben der Hausärzte sollte es sein, die Menschen vor solchen Problemen zu bewahren und verstärkt Hilfe zur Selbsthilfe anzubieten.

Eine kaloriengerechte Vollwert-Ernährung, die idealerweise auch vom Nichtdiabetiker eingehalten wird, Übergewichtsreduktion mit «Kilopurzeln» und tägliche Bewegung würden eine Medikation in vielen Fällen überflüssig machen.

Die Hausärzte müssten die Prävention zu ihrer Aufgabe machen und vom Gesundheitssystem dabei massiv unterstützt und angemessen honoriert werden.

weitgehend dem menschlichen Insulin. Die allermeisten insulinpflichtigen Diabetiker verwenden diesen Wirkstoff. Ihnen stehen zahlreiche verschiedene Aufbereitungsformen von Insulin zur Verfügung. Sie unterscheiden sich v. a. in der Wirkungsdauer. Der Arzt kann aus der Fülle der Präparate das passende für jeden Patienten wählen.

Die verschiedenen Insuline können auch miteinander kombiniert werden, um die Behandlung auf die individuelle Lebensweise und die Ernährung abzustimmen. Zum Beispiel benötigt ein sehr sportlicher Diabetiker prinzipiell weniger Insulin. Pausiert er aber vom Sport, muss auch seine Dosis angepasst werden. Der Diabetiker muss zudem sehr genau auf die Zeichen seines Körpers achten. In speziellen Schulungen lernt er, diese zu erkennen und zu interpretieren.

Intensivierte Insulintherapie: Viele Diabetiker bevorzugen diese ausgesprochen flexible Form der Therapie. Dabei wird ein Basisinsulin (mit 24-Stunden-Wirkung) und je nach Bedarf in kurzen Abständen mehrfach eine kleine Menge Insulin gespritzt, was der natürlichen Ausschüttung aus der Bauchspeicheldrüse nahe kommt. Die intensivierte Insulintherapie räumt Diabetikern neue Freiräume in der Tagesgestaltung ein:

- Die Mahlzeiten müssen nicht zu festen Zeiten eingenommen werden.
- Die Portionen können flexibler gewählt werden. Die jeweilige Insulinmenge muss nur darauf abgestimmt werden.
- Zwischenmahlzeiten können entfallen.
- Die Insulinmenge kann Aktivitäten wie Sport, Urlaub oder sogar einer Weinprobe angepasst werden.

Im Durchschnitt schlägt diese Therapie bei den meisten Diabetikern besser an als die übrigen Verfahren.

Insulinpumpen-Therapie: Hierbei spritzt eine Pumpe das Insulin, dem Bedarf entsprechend, automatisch über eine Nadel ins Fettgewebe unter die Haut. Die Pumpe hat die Größe einer Zigarettenschachtel und wiegt nicht mehr als eine Tafel Schokolade. Sie

ALTERNATIVE THERAPIEN?

Vielen Hausmitteln wird nachgesagt, bei Diabetes zu helfen. Ob Zimt, Ginseng oder klare Schnäpse, die Hausmittel-Apotheke ist reich gefüllt. Doch nicht alle Schätze der Natur können tatsächlich auch Linderung verschaffen.

Zimt duftet nicht nur weihnachtlich. Das Gewürz kann womöglich wirklich den Blutzuckerspiegel senken. Pakistanische Ärzte beobachteten zumindest an 60 Typ-2-Diabetikern, dass der regelmäßige Verzehr von Zimt sich günstig auf den Stoffwechsel auswirkte. Ob Zimt auch langfristig hilft oder gar Insulin ersetzen kann, ist aber noch nicht geklärt.

Auch **Ginseng** konnte in Studien den Zucker im Blut reduzieren. Allerdings gibt es fast nichts, was der Wurzel nicht nachgesagt würde: Sie soll das Wohlbefinden steigern, vitalisieren, die Körperabwehr stärken und vieles mehr. Bei so vielen Versprechungen darf ein gewisses Misstrauen angebracht sein.

Ein Gläschen klarer **Schnaps** ist für Diabetiker zumindest weniger schädlich als süße Liköre, weil darin weniger Zucker enthalten ist. Ebenso sollten trockener Wein und trockener Sekt bevorzugt werden. Aber: Typ-1-Diabetiker sollten Alkohol tendenziell meiden, weil er eine Unterzuckerung auslösen kann. Typ-2-Diabetiker können dagegen von einem Gläschen Wein in regelmäßigen Abständen profitieren, weil dadurch im Mittel das Risiko für einen Herzinfarkt sinken soll.

kann daher problemlos am Körper getragen werden. Kurz wirksames Insulin kann als Grundversorgung über die Pumpe kontinuierlich verabreicht werden, ohne dass man sich selbst eine Injektion verabreichen müsste. Die Pumpe kann aber auch individuell auf die Bedürfnisse des Diabetikers eingestellt werden.

Zusätzlich wird vor jeder Mahlzeit der Blutzucker gemessen und daraus die optimale Insulinmenge errechnet. Dafür werden die geplanten Mahlzeiten und die sportlichen

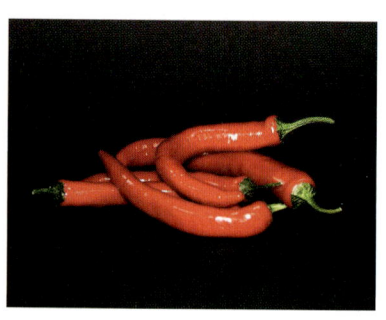

Aktivitäten ebenfalls berücksichtigt. Reicht die Grundversorgung nicht aus, kann auf Knopfdruck zusätzlich Insulin abgegeben werden. Die Insulinpumpen-Therapie erlaubt, ähnlich wie die intensivierte Insulintherapie, eine flexiblere Tagesgestaltung.

Chili, Zimt und Co: Wirkstoffe der Zukunft?

Möglicherweise werden die laufenden Versuche kanadischer Forscher eines Tages helfen, die Insulinproduktion von einzelnen Betroffenen wieder zu stimulieren. Sie spritzten Capsaicin (Endorphine, → S. 320), also den Wirkstoff, der die Schärfe im Chili erzeugt, an die sensorischen Nerven der Bauchspeicheldrüse von Mäusen und töteten die Nervenenden dort ab. Die Insulinproduktion kam in Gang.

Zimt könnte laut der Zeitschrift «New Scientist» Muskel- und Fettzellen bei «Altersdiabetes» wieder empfindlich für Insulin machen, damit überschüssiger Blutzucker in den Geweben gespeichert werden kann. Bei Mäusen wirkte die Zimtsubstanz Methylhydroxy-Chalzone-Polymer mit einer deutlichen Blutzuckersenkung. Allerdings wird die Wirkung von Zimt kontrovers diskutiert.

Genipin, ein Extrakt aus der Frucht der Gardenie (einer Pflanze, die in der chinesischen Pflanzenheilkunde traditionell zur Therapie des Typ-2-Diabetes eingesetzt wird), scheint ein sehr guter Grundstoff für neue Diabetesmedikamente zu sein. An diesen Grundlagen arbeiten Forscher der Harvard Medical School und auch der Universität Düsseldorf. Dies sind sehr hoffnungsvolle Ansätze für die Betroffenen.

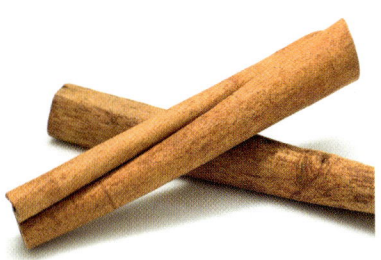

Noch ist dies Zukunftsmusik, aber vielleicht findet sich ja ein neuer Wirkstoff …

Was der Facharzt rät

Für Betroffene ist die Diagnose «Diabetes» oft ein Schock. Ängste und Verzweiflung machen sich im ersten Augenblick breit. Das ist eine normale Reaktion. Nachdem der erste Schrecken überstanden ist, erkennen Diabetiker jedoch rasch, dass sie den Verlauf der Krankheit selbst beeinflussen können. Niemand ist der Zuckerkrankheit hilflos ausgeliefert, vorausgesetzt, man lernt, sich mit ihr auseinanderzusetzen.

Der Erkrankte muss möglichst viel über die Hintergründe und die möglichen Folgen der Stoffwechselstörung wissen. Er sollte unbedingt Schulungen und Seminare besuchen, die beispielsweise von Kliniken, Diabeteszentren oder spezialisierten Praxen sowie Selbsthilfegruppen angeboten werden. Hier lernen Diabetiker, ihren Alltag mit Rücksicht auf die Erkrankung zu gestalten, regelmäßig den Blutzuckerwert zu messen und die Medikamente einzunehmen.

ERSTE HILFE BEI UNTERZUCKERUNG

Bei einer Unterzuckerung müssen sofort Kohlenhydrate aufgenommen werden. Der Betroffene sollte sich hinlegen oder zumindest hinsetzen. Bei einer leichten Unterzuckerung helfen oft schon ein bis zwei Gläser (2 BE) Fruchtsaft.

Bei einer schweren Unterzuckerung muss dagegen zuckerhaltige Limonade oder ein ungesüßtes Getränk mit acht Stück Würfelzucker getrunken werden. Vier bis fünf Täfelchen Traubenzucker tun es ebenfalls. Nach diesen Sofortmaßnahmen sollte zusätzlich Obst, etwa eine halbe Banane, oder ein bis zwei Scheiben Weißbrot gegessen werden (insgesamt 2 BE). Das schützt davor, dass der Blutzuckerspiegel kurz darauf wieder einbricht.

Zeichnet sich ab, dass die Unterzuckerung nicht behoben werden kann, oder wird der Betroffene sogar bewusstlos, muss sofort ein Notarzt gerufen werden.

Grundsätzlich sollten Diabetiker immer einige Stücke Traubenzucker in der Tasche haben, damit sie schon bei den ersten Anzeichen einer Unterzuckerung sofort etwas «Zucker» nehmen können.

Den Diabetikerausweis immer bei sich tragen!

Auch gesundheitsfördernde Ernährung und Sport stehen auf dem Programm. Wie man sich in Notfällen, im Fall einer Unterzuckerung oder bei zu hohem Blutzuckerwert verhalten soll, vermitteln diese Kurse ebenfalls.

Gut informierte Diabetiker haben das Rüstzeug, körperliche Beeinträchtigungen zu verhindern und einigermaßen beschwerdefrei leben zu können.

Gut geschulte Diabetiker, die diese Ratschläge auch beherzigen, werden mit einem günstigeren Stoffwechsel belohnt. Die Langzeit-Zuckerwerte entwickeln sich positiv. Sie fühlen sich besser und fehlen seltener am Arbeitsplatz. Das Wichtigste ist aber, dass sie den Folgeerkrankungen wirksam vorbeugen.

www.diabetes-deutschland.de
www.diabetes-news.de

Um mögliche, zum Teil sehr schwerwiegende Folgeschäden der Zuckerkrankheit, wie z. B. Schädigungen der Gefäße und der Netzhaut des Auges, die sogar zur Erblin-

---

 TIPPS BEI DIABETES

EBA ist bei Übergewicht angesagt:
- E-rnährung
- B-ewegung
- A-bnehmen («Kilopurzeln»)

Dazu:
- Süßigkeiten und Alkohol meiden
- Auf Vollwertkost umstellen

Täglich Sport treiben:
- Typ 1: unter ärztlicher Aufsicht und Insulin-Anpassung
- Typ 2: Wie normales Training aufbauen

Kilos purzeln lassen:
- Langsam den geeigneten Body-Mass-Index (BMI, → S. 132) erreichen
- Wandern, Schwimmen
- Musik, Lesen, Spazierengehen oder Entspannungsübungen (→ S. 333)
- Tai-Chi, Yoga

INJEKTIONEN LEICHT GEMACHT

Piksen in die Fingerbeere, in die Haut mit einer Kanüle – oh, wie furchtbar.

Ein Diabetiker ist Profi darin. Er muss ja ständig die Höhe seiner Blutzuckerkonzentration messen und sich, wenn er insulinpflichtig ist, auch spritzen. Es muss überhaupt nicht weh tun! Erstens, wenn ganz schnell gestochen wird, und zweitens, wenn man sich ablenkt und an etwas ganz anderes denkt. Jeder entwickelt dazu seine Methode. Zum Glück gibt es heute kaum noch die Insulinspritzen, sondern kugelschreiberähnliche Pens, aus denen eine ganz kurze und dünne Nadelspitze herausschießt. Und irgendwann wird es wohl auch für viele Injektionen Spritzen geben, die die Flüssigkeit ohne Kanüle mit hohem Druck durch die Haut pressen. Ich habe solche Spritzen bereits vor einigen Jahren selbst ausprobiert. Man spürt nichts!

dung führen können, Nieren-, Herz-Kreislauf- und Nervenerkrankungen sowie Durchblutungsstörungen mit drohender Amputation frühzeitig zu erkennen, sollten in Absprache mit dem Hausarzt bestimmte Fachärzte (z. B. der Augenarzt) regelmäßig zur Vorsorge konsultiert werden. Ein Diabetes muss bei arteriosklerotischen Gefäßerkrankungen, z. B. bei verengten Bein- oder Herzkranzarterien, immer als Vorläufer- bzw. Begleiterkrankung ausgeschlossen oder mitberücksichtigt werden.

Drei Fragen an den Arzt

1. Dürfen Diabetiker Süßigkeiten essen?

Auch Diabetiker dürfen manchmal Pralinen genießen. Und es darf sogar einmal ein Stück Torte sein. Mit regelmäßigem Sport und einem etwas spartanischeren Abendessen ist die Nascherei schnell wieder ausgeglichen. Nur wenn die Blutfette und der Blutdruck zu hoch sind und auch das Gewicht über dem Durchschnitt liegt, sollte man Schokolade und Kekse lieber meiden.

Spezielle Diabetiker-Lebensmittel sind unter diesen Voraussetzungen nicht so sehr zu empfehlen. Statt Haushaltszucker enthalten sie Fruchtzucker oder Zuckerersatzstoffe, die keinen gesundheitlichen Vorteil bringen. Oft weisen diese Produkte auch mehr Fett auf, sodass man am Ende mehr Kalorien zu sich nimmt als mit völlig normalen Lebensmitteln.

2. Was bewirkt Sport bei Diabetes?

«Sich regen bringt Segen» – das gilt für jeden Menschen, im Besonderen aber für Diabetiker. Sport sorgt für Ausgeglichenheit und hält die Figur in Form. Wenn Übergewichtige dank Jogging, Wandern oder Schwimmen ein paar Pfunde verlieren, wirkt das Insulin im Körper besser. Die Kohlenhydrate kommen vermehrt in den Muskelzellen an, wo sie beim Sport wieder verbrannt werden.

Dabei muss niemand zum Leistungssportler werden. Auch Bewegung im Alltag zahlt sich aus: Rasenmähen, der Frühjahrsputz, Autowaschen oder Spazierengehen tun dem Blutzucker-Haushalt gut. Wer zusätzlich ein- bis zweimal in der Woche Tennis spielt, Rad fährt oder tanzt, gibt sein Bestes für einen normalen Stoffwechsel.

3. Können Diabetiker alle Berufe ausüben?

Diabetiker können fast alle Berufe ausüben, wenn sie die Behandlung ernst nehmen, ihr Befinden wachsam beobachten und bei Problemen sofort darauf reagieren.

Diabetiker, die kein Insulin spritzen müssen, haben meist eine milde Form des Diabetes. Sie können ihren Job frei wählen und müssen nicht fürchten, dass ihre berufliche Tätigkeit unter der Erkrankung leidet.

Insulinpflichtige Diabetiker müssen allerdings bestimmte Tätigkeiten meiden, weil bei ihnen die Gefahr einer Unterzuckerung größer ist. Sie sollten bzw. dürfen

- nicht auf Baustellen arbeiten, da sie sich einer erhöhten Absturzgefahr aussetzen, wenn der Blutzucker aus dem Rahmen fällt;

- nicht als Pilot, Lokführer, Taxi- oder Busfahrer arbeiten, weil sie ihre Fahrgäste bei einer Stoffwechselentgleisung gefährden könnten;
- nicht an gefährlichen Maschinen und Hochspannungsanlagen arbeiten, weil sie sich selbst verletzen könnten;
- keine Überwachungsaufgaben wahrnehmen, bei denen pausenlos höchste Aufmerksamkeit gefordert ist;
- nicht mit Waffen umgehen müssen.

8.4 Wechseljahre

Als «Wechseljahre» bezeichnet man den Zeitraum, in dem die Fortpflanzungsfähigkeit der Frau langsam einschläft, weil die Eierstöcke nach und nach die Produktion der weiblichen Geschlechtshormone Östrogen und Progesteron einstellen. Dies geschieht jedoch meist nicht über Nacht, sondern über mehrere Jahre hinweg. Bei manchen Frauen beginnen die Wechseljahre bereits mit Ende dreißig, bei anderen erst mit fünfzig Jahren. Die letzte Periodenblutung, die sogenannte Menopause, schließt die Wechseljahre ab. Diese Zeit der hormonellen Veränderungen wird auch **Klimakterium** genannt.

Bei den Wechseljahren handelt es sich nicht um eine Erkrankung, sondern um einen natürlichen Prozess, der Pubertät vergleichbar. Viele Frauen erleben die Wechseljahre jedoch als einschneidend und leiden unter verschiedenen Beschwerden.

Die hormonelle Umstellung verläuft in vier ineinandergreifenden Phasen:

- Die **Prä-Menopause** ist die Zeit vor der letzten Regelblutung. Sie kann zwischen zwei und sieben Jahre anhalten. Die Periode wird unregelmäßiger, schwächer oder auch länger. Die Abstände zwischen den Blutungen verschieben sich. Es können Beschwerden auftreten.
- Als **Menopause** wird die letzte von den Eierstöcken gesteuerte Regelblutung bezeichnet. Sie findet um das 50. Lebensjahr statt.
- Bei der **Peri-Menopause** handelt es sich um die Zeit etwa zwei Jahre vor und nach der Menopause.
- Die Zeit nach der Menopause nennt sich **Post-Menopause**. Sie geht ins Greisenalter über (etwa im 70. Lebensjahr).

Welche Ursachen haben die Wechseljahre?

Die Wechseljahre werden durch eine altersbedingte Abnahme der in den Eierstöcken produzierten Hormone ausgelöst.

Die Eierstöcke sind neben der Bildung der Hormone Östrogen und Progesteron für die Bereitstellung befruchtungsfähiger Eizellen zuständig. Jede Eizelle ist von einem Eibläschen, dem Follikel, umgeben. So kann die Eizelle Jahrzehnte überdauern.

Jeder Eierstock enthält bei der Geburt etwa eine Million Follikel. Mit Beginn der Geschlechtsreife (Pubertät) gehen nach und nach etwa 250 000 Follikel in reifere Entwicklungsstadien über. Dabei spielt das in der Hypophyse gebildete follikelstimulierende Hormon (FSH) eine wichtige Rolle. Etwa 300 bis 500 Eizellen «schaffen» es schließlich bis zum Eisprung.

Vom Zeitpunkt der Geschlechtsreife an nimmt die Zahl der Follikel kontinuierlich ab, bis mit durchschnittlich 50 Jahren keine Follikel mehr vorhanden sind.

WECHSELJAHRE BEI MÄNNERN?

Es ist umstritten, ob Männer Wechseljahre haben können. Auf jeden Fall verringert sich ihr Hormonspiegel nicht so drastisch wie der der Frauen. Auch bei Männern gehen die Geschlechtshormone zurück, aber sehr allmählich über 30 Jahre hinweg. Dabei bleibt die Zeugungsfähigkeit anders als bei Frauen meist ein Leben lang bestehen. Also haben Männer keine vergleichbaren Wechseljahre und können sich deshalb oft nicht selten nicht in (ihre) Frauen hineindenken, weil ihnen diese Erfahrung einfach fehlt. Männer produzieren mit den Jahren weniger Testosteron, womit meist auch gleichzeitig die Libido nachlässt. Auch das Versteifen des Gliedes dauert länger, bzw. der stimulierende Reiz muss stärker werden. Dafür wird die Scheide der Frau trockener. Doch beide können ein erfülltes Sexualleben führen, ob Männer Wechseljahre haben oder nicht, wenn sie sich mehr Zeit füreinander nehmen und Zärtlichkeit den Stellenwert bekommt, der ihr gebührt. Dann kann Sexualität auf einmal wieder zu einem schönen Erlebnis werden – auch im Alter.

Wo keine Eizellen mehr heranreifen müssen, ist auch kein Östrogen mehr nötig, der Körper setzt die Produktion des Hormons folgerichtig herab: Die Konzentration eines Östrogens namens Östradiol geht während der Wechseljahre auf etwa ein Sechstel zurück. Gleichzeitig schüttet das Gehirn vermehrt Hormone aus der Gruppe der Gonadotropine aus, insbesondere das FSH (Follikelstimulation des Hormons). Der FSH-Spiegel steigt um mehr als das Sechsfache. Dieses Ungleichgewicht kann Beschwerden hervorrufen.

Welche Symptome deuten auf die Wechseljahre hin?

Die Wechseljahre werden von jeder Frau sehr unterschiedlich erlebt. Die Beschwerden können sein:

- Hitzewallungen
- Schweißausbrüche
- Schwindel
- Verminderte Leistungsfähigkeit
- Lustlosigkeit
- Nervosität
- Kopfschmerzen

- Schlaflosigkeit
- Trockenheit der Scheide

Die Prä-Menopause kündigt sich meist durch Zyklusstörungen an. Es kann zu Dauerblutungen kommen. Bei einem Drittel der Frauen sind die Beschwerden so stark, dass sie behandlungsbedürftig sind.

Im Verlauf der Wechseljahre zeigt der sich verändernde Hormonspiegel seine Wirkung auf verschiedene Organe: Die Gebärmutter, die äußeren weiblichen Geschlechtsteile und die Brustdrüsen bilden sich zurück. Die Haut der Scheide wird dünner und weniger elastisch, wodurch es zu Schmerzen beim Geschlechtsverkehr kommen kann. Auch Bluthochdruck, Arthrose, Osteoporose, Schilddrüsenprobleme und einige weitere Beschwerden können auftreten.

Wie werden die Wechseljahre diagnostiziert?

Nicht jede Zyklusschwankung einer Frau über 45 Jahre deutet auf den Beginn der Wechseljahre hin. Deshalb wird der Arzt nach den genauen Beschwerden fragen. Darüber hinaus kann eine gynäkologische Untersuchung Aufschluss über Veränderungen an Gebärmutter, Scheide oder Brüsten bringen, die auf das Klimakterium hinweisen. Eine Blutuntersuchung kann Aufschluss über den Hormonspiegel geben.

Erst wenn die Periode an zwölf aufeinanderfolgenden Monaten ausbleibt, dazu entsprechende Untersuchungsergebnisse (siehe oben) vorliegen, lautet die Diagnose schließlich Menopause.

Wie werden Beschwerden der Wechseljahre behandelt?

Beschwerden, die durch die hormonellen Veränderungen des Klimakteriums verursacht werden, bedürfen nicht in jedem Fall einer ärztlichen Therapie. Die meisten Frauen können in dieser Zeit des Wechsels ohne Medikamente auskommen. Es hilft sehr, diesen Lebensabschnitt als eine natürliche Veränderung zu akzeptieren.

Frauen haben ihre Wechseljahre meist in einer Lebensphase, in der sie neue Freiheiten gewinnen: Die Kinder sind aus dem Haus, es bleibt mehr Zeit für eigene Bedürfnisse. Auch die Partnerbeziehung und die Sexualität können sich positiv verändern: Ungewollte Schwangerschaften etwa sind nach der Menopause nicht mehr zu erwarten. Gelingt es, diese Veränderung als positive Chance zu verstehen und zu leben, werden eventuelle Beschwerden der Wechseljahre als weniger belastend empfunden.

Treten Beschwerden auf, wie körperliches Unwohlsein, depressive Verstimmungen, starke Hitzewallungen, können diese oft schon durch pflanzliche Wirkstoffe – etwa aus Soja – gelindert werden. In manchen Fällen wird der Arzt allerdings zu einer Hormonersatztherapie raten, um die fehlenden körpereigenen Hormone zu ersetzen. Östrogenpräparate gleichen den Hormonmangel aus und lindern so v. a. Beschwerden wie Hitzewallungen und Schweißausbrüche. Manche Präparate lösen künstliche Menstruationszyklen aus. Nach den Wechseljahren steigt durch den Östrogenmangel das Risiko für Herz-Kreislauf-Erkrankungen, sodass in einigen Fällen eine Behandlung mit

Hormonpräparaten auch aus diesen Gründen sinnvoll sein kann. Welches Medikament jeweils eingesetzt wird, richtet sich nach dem Zeitpunkt des Einsetzens und der Stärke der Beschwerden. Ist die Hormonumstellung beendet, lassen die unangenehmen körperlichen Beschwerden fast immer nach. Manchmal geschieht die Umstellung sehr schnell, einige Frauen berichten von wenigen Wochen. In den meisten Fällen jedoch wird sie sich über einige Jahre hinweg erstrecken.

Ein Glas Milch am Tag deckt den Kalziumbedarf eines Erwachsenen.

Eine gesunde Ernährung und viel Bewegung unterstützen auch in den Wechseljahren das allgemeine körperliche Wohlbefinden und stärken Knochen und Muskulatur. Wer viel Obst und Gemüse isst, beugt damit auch Herz-Kreislauf-Erkrankungen vor.

HORMONERSATZ: NUTZEN UND RISIKEN ABWÄGEN

Der Einsatz von Hormonen zur Therapie von Wechseljahrsbeschwerden ist unter Fachärzten umstritten: Studien aus den Jahren 2002 und 2003 zeigen einen deutlichen Anstieg von Brustkrebserkrankungen während der Einnahme von Östrogenpräparaten. Neuere Forschungen haben dies nicht bestätigt. Es besteht eine gewisse Unsicherheit, zumal gerade die Anzahl von Brustkrebserkrankungen abnimmt. Das könnte mit der rückläufigen Verschreibung von Hormonpräparaten und einem anderen Bewusstsein diesbezüglich zusammenhängen.

Trotzdem sollte jede Frau in Absprache mit ihrem Gynäkologen Nutzen und Risiken einer Hormonersatztherapie abwägen. Manchmal ist es sinnvoll, Hormone mit pflanzenheilkundlichen und auch Soja-Präparaten zu kombinieren. Frauen mit einem erhöhten Brustkrebsrisiko auf Grund einer familiären Belastung sollten eine eventuelle Hormonbehandlung sehr gründlich mit dem Gynäkologen abwägen.

In manchen Ländern gibt es gar kein Wort für Wechseljahre, z. B. in Japan oder auf dem afrikanischen Kontinent. Dies ist interessant, weil diese Lebensphase dort offenbar als natürlicher Vorgang begriffen wird. Problematisch ist es, wenn Frauen meinen, die Wechseljahre seien ein Defizit, eine Krankheit oder eine Verstümmelung.

Ja, die Wechseljahre verändern etwas, wie der Begriff schon deutlich macht. Es machen sich nicht nur körperliche Veränderungen bemerkbar, sondern auch emotionale und seelische. Jede Frau erlebt ihre Wechseljahre anders. Jede Frau spricht auch unterschiedlich auf die einzelnen Körperreaktionen an. Etwa ein Drittel klagt über starke Beschwerden, ein Drittel über leichte. Sicherlich spielt neben den körperlichen Symptomen auch der Umgang mit ihnen eine nicht unerhebliche Rolle.

Kulturelle Unterschiede sind nicht unerheblich für den Umgang mit den Beschwerden und Veränderungen, ebenso spielt der allgemeine Gesundheitszustand, die soziale Einbindung oder auch der Glaube eine wichtige Rolle. Die meisten Frauen gehen aber selbstbewusst mit dieser Phase um und persönlich gestärkt aus ihr hervor, wenn das soziale Umfeld, Partner, Familie und Freunde sie verständnisvoll stützen.

Die Kalziumzufuhr sollte zudem täglich mindestens 1000–1500 Milligramm betragen, um dem Knochenschwund entgegenzuwirken.

Nach der Menopause können die Schleimhäute der Scheide zu Trockenheit neigen. Solche Beschwerden können durch östrogenhaltige Salben gelindert werden, der Gynäkologe wird ein geeignetes Präparat empfehlen. Östrogenhaltige Zäpfchen oder Cremes helfen auch bei unwillkürlichem Urinabgang. Eine derartige Behandlung ist, wenn überhaupt, meist aber erst einige Jahre nach der Menopause notwendig.

Auch in den Wechseljahren sind eine ausgewogene und gesunde Ernährung, Verständnis des Partners sowie viel Bewegung, am besten regelmäßiger Sport, das A und O für ein möglichst ausgeglichenes Leben.

Was der Facharzt rät

Die Wechseljahre sind ein Stadium im natürlichen Prozess des Älterwerdens, eine Vorbeugung ist nicht möglich. Eigeninitiative aber hilft, die Beschwerden im Rahmen zu halten.

Da jede Frau anders auf den Verlust der Hormone reagiert, jede hormonelle Veränderung auch mit unterschiedlichen Konzentrationen in unterschiedlichen Phasen verläuft, ist ein Einheitskonzept zur medikamentösen Begleitung nicht möglich. Manchmal müssen Hormone gegeben werden, weil sonst die depressiven Zustände andere psychotherapeutische oder medikamentöse Maßnahmen (z. B. Psychopharmaka) er-

MÖNCHSPFEFFER, JOHANNISKRAUT, TRAUBENSILBERKERZE

Mönchspfeffer ist in der Pflanzenheilkunde zur Behandlung von Beschwerden in den Wechseljahren und von Menstruationsschmerzen, Zyklusunregelmäßigkeiten und Mastodynie (Spannungen in den Brüsten) bekannt. Er scheint dem Dopamin ähnliche Wirkungen zu haben und in den Neurotransmitter-Stoffwechsel, speziell des geschlechtsspezifischen Regelkreises bei Frauen, einzugreifen. Deshalb soll er auch nicht während einer Schwangerschaft oder der Stillzeit eingenommen werden.

Der Nachweis einer geringen antidepressiven Wirkung von **Johanniskraut** bei psychovegetativen Beschwerden, Angstzuständen und leichten depressiven Zuständen ist in wissenschaftlichen Studien erbracht worden. Es wird gerne in Tablettenform oder Tees auch während der Wechseljahre verordnet. Während der Einnahmezeit starke Sonnenexposition vermeiden, da Hautreizungen möglich sind.

Die **Traubensilberkerze** wirkt auf Grund ihrer Inhaltsstoffe Tri-Terpenglykoside und Cimicifugin östrogenartig, aber nicht überall, z. B. nicht aufs Brustdrüsengewebe. Deshalb wäre sie ggf. ein echter Ersatz für die umstrittene Östrogentherapie. Die beruhigende Wirkung auf die unangenehmen Hitzewallungen ist bewiesen. Dafür müssen entsprechende Präparate aber mindestens drei Monate lang eingenommen werden. Je früher sie eingenommen werden, umso wirksamer sind sie. Kreislaufaktivierende Drogen wie Kaffee, Tee oder Nikotin sind zu meiden.

NORDIC WALKING

Nordic Walking ist ein junger Trendsport und bei Rückenschmerzpatienten genauso beliebt wie bei Frauen mit Problemen in den Wechseljahren. An vielen Orten haben sich Gruppen gebildet, die regelmäßig durch die Landschaft «walken». Dabei sieht man Menschen, die sich zügig mit schwingenden Armen durch die Landschaft bewegen, aber auch solche, die einfach nur spazieren gehen und die Stöcke hinter sich herziehen.

Grundsätzlich muss bedacht werden: Beides ist wunderbar, denn diese Menschen bewegen sich und tun somit etwas für sich selbst und ihren Körper.

Fakt ist: Nordic Walking ist für die Gelenke belastender als normales Spazierengehen, aber wesentlich schonender als Joggen. Man sollte sich deshalb am Anfang anleiten lassen. Ob man nun spaziert, Nordic Walking betreibt oder joggen geht, hängt von den individuellen Voraussetzungen ab.

Untrainierte sollten die Aufnahme von sportlicher Aktivität mit dem Arzt absprechen. Menschen, die im Sommer bei 30 °C Mittagshitze die Stöcke vom Dachboden holen und mit dem Walken beginnen, schaden ihrem Körper außerordentlich. Die Belastung von plötzlicher sportlicher Aktivität für den untrainierten Körper darf nicht unterschätzt werden. Hier ist eine gleichmäßige geringe Belastung über einen längeren Zeitraum der kurzfristigen starken Belastung auf jeden Fall vorzuziehen.

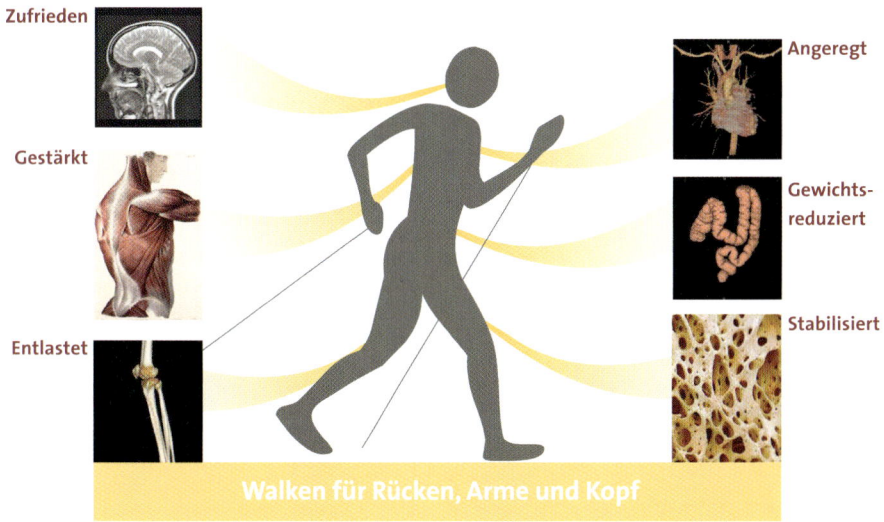

Zufrieden · Angeregt · Gestärkt · Gewichtsreduziert · Entlastet · Stabilisiert

Walken für Rücken, Arme und Kopf

forderlich machen. Häufig können mit viel Bewegung und regelmäßigem Sport diese depressiven Zustände überwunden werden (Ausschüttung von «Glückshormonen», → S. 319, 320). In anderen Fällen ist die Einnahme von Phytopharmazeutika wie Traubensilberkerze sinnvoll zur Verringerung der Hitzewallungen oder die Kombination mit Sojaprodukten, die ebenfalls eine östrogenartige Wirkung aufweisen.

Genauso wenig, wie es die Pille «Gesundheit» gibt, gibt es eine Pille «Wechseljahre»!

Für einige pflanzliche Mittel ist die Wirksamkeit inzwischen wissenschaftlich belegt, z. B. für Traubensilberkerze und Johanniskrautextrakt, die beruhigend wirken und gegen depressive Verstimmungen helfen. Mönchspfeffer scheint harmonisierend auf Wechseljahrsbeschwerden einzuwirken und auch Wassereinlagerungen abzuführen. Er ist insbesondere dann wirksam, wenn er über einen langen Zeitraum hinweg eingenommen wird.

Gegen Unruhezustände haben sich Yoga, autogenes Training und progressive Muskelentspannung nach Jacobson bewährt (→ S. 333). Auch Hitzewallungen lassen sich damit gut mildern.

Spätestens bei den Zeichen einer Inkontinenz (→ Kap. 7.5) ist regelmäßiges Training der Beckenbodenmuskulatur (→ S. 364) ratsam. Vorsorgen wäre allerdings besser – z .B. durch regelmäßiges Hatha-Yoga.

Drei Fragen an den Arzt

1. Kann man während der Wechseljahre schwanger werden?

Die Eierstöcke produzieren bis zur letzten Regelblutung – wenn auch in zunehmend unregelmäßigeren Abständen – befruchtungsfähige Eizellen. Um eine ungewollte späte Schwangerschaft zu vermeiden, kann daher auch während der Wechseljahre nicht auf Verhütung verzichtet werden.

2. Erhöht eine Hormonersatztherapie das Risiko, an Krebs zu erkranken?

Dazu liegen widersprüchliche Studienergebnisse vor. Allerdings deuten Untersuchungen darauf hin, dass sich das Brustkrebsrisiko durch die Einnahme von Östrogenpräparaten erhöht. Daher wird eine Hormonersatztherapie nicht mehr routinemäßig zur Behandlung von Wechseljahrsbeschwerden empfohlen. Nutzen und Risiken sind in jedem Fall sorgfältig abzuwägen.

3. Sind Frauen nach den Wechseljahren stärker herzinfarktgefährdet?

Das Risiko für Herz-Kreislauf-Erkrankungen, z. B. auch hohen Blutdruck, steigt für Frauen nach der Menopause auf Grund des dann vorherrschenden Östrogenmangels. Das körpereigene weibliche Sexualhormon schützt bis dahin auf natürliche Weise vor einem Herzinfarkt.

8.5 Prostatavergrößerung

Eine gutartige Prostatavergrößerung (Hyperplasie), wird medizinisch als Prostata-Adenom bezeichnet. Normalerweise hat die Prostata die Größe und Form einer Kastanie und wiegt etwa 30 Gramm. Sie vergrößert sich in zunehmendem Alter häufig, das ist zunächst eine natürliche Veränderung.

Die Prostata heißt auch Vorsteherdrüse.

Bei einer Vergrößerung wächst die Prostata in ihrer inneren Zone. Dieser Bereich liegt in unmittelbarer Nähe zur Harnröhre. Durch das Wachstum kommt es zu einer ringförmigen Einengung der Harnröhre, die zu Problemen beim Wasserlassen führen kann.

Etwa die Hälfte aller Männer über 60 und fast alle über 70 Jahre haben solch eine gutartige Prostatavergrößerung. Nur rund ein Drittel muss wegen Beschwerden behandelt werden.

Welche Ursachen kann eine Prostatavergrößerung haben?

Die Ursachen der gutartigen Prostatavergrößerung sind nicht vollständig geklärt. Eine sichere Ursache sind Veränderungen im Hormonhaushalt des Mannes, zu denen es mit zunehmendem Alter kommt. Das in den Hoden gebildete männliche Geschlechtshormon Testosteron und seine in der Prostata gebildete aktivste Form, das Dihydrotestosteron, werden in geringerem Maße produziert. Dagegen bleibt die Produktion des weiblichen Sexualhormons Östrogen, das auch bei Männern gebildet wird, im Körper konstant. Das führt zu einem Testosteron-Östrogen-Ungleichgewicht. Der Dihydrotestosteronüberschuss regt schließlich das Wachstum der Prostata an.

Probleme mit dem Wasserlassen? Sofort zum Arzt!

Zusätzlich können noch verschiedene Wachstumsfaktoren den Stoffwechsel innerhalb der Drüse ungünstig beeinflussen.

Welche Symptome deuten auf eine Prostatavergrößerung hin?

Das unkontrollierte Wachstum des Prostatagewebes verengt die Harnröhre. In den einzelnen Wachstumsstadien kann es zu unterschiedlichen Beschwerden kommen. Diese müssen aber nicht alle auf einmal auftreten.

1. Anfangsstadium (Reizstadium)

Der Harnstrahl ist abgeschwächt. Obwohl der Drang zum Entleeren der Blase besteht, gibt es Probleme, zu urinieren. Manchmal sind mehrere Versuche nötig, um die Blase zu entleeren. Oft gelingt dies nur unter starkem Einsatz der Bauchmuskulatur.

Mitunter sind sogar mehrere WC-Besuche im Abstand weniger Minuten erforderlich, auch nachts. Der Harndrang kann dabei ganz plötzlich auftreten und mit einem unfreiwilligen Abgang von Urin verbunden sein. Nach dem Wasserlassen tropft oft Urin nach.

2. Fortgeschrittenes Stadium (Restharnstadium)

Die Harnblase wird nicht mehr vollständig entleert, es bleibt Urin in der Blase zurück – der sogenannte Restharn. Die Blase fühlt sich dadurch voll an und drängt ständig zum WC-Besuch.

Bleibt Restharn in der Blase, können sich Krankheitskeime ansiedeln. Das Risiko von Harnwegsinfekten oder Blasensteinen steigt dadurch. Beim Wasserlassen können starke Schmerzen auftreten, auch Fieber mit Schüttelfrost ist möglich.

3. Endstadium (Dekompensationsstadium)

Der Stau des Urins in der Harnblase setzt sich in die Nieren fort. Es kann zu Nierenversagen und einer dauerhaften Schädigung der Nieren kommen. Außerdem besteht die Gefahr eines Harnverhaltes. Der Betroffene kann in diesem Fall gar kein Wasser mehr lassen, sodass die Blase sich schmerzhaft ausdehnt. Ein Harnstau muss sofort mit Hilfe eines Katheters abgeleitet werden.

Die Übergänge zwischen den einzelnen Stadien sind fließend. Die Symptome können über einen längeren Zeitraum gleich bleiben oder im Anfangsstadium von selbst wieder verschwinden. Diese Symptome sind allerdings nicht auf ein Prostata-Adenom beschränkt, sie können auch bei anderen Erkrankungen speziell der Harnwege auftreten. Ein Besuch beim Arzt sollte also dringend erfolgen.

Wie wird eine Prostatavergrößerung diagnostiziert?

Der Hausarzt oder ein Facharzt (Urologe) beginnt die Untersuchung mit einem ausführlichen Gespräch über die Beschwerden. Hilfreich sind konkrete Angaben, wann wie viel Flüssigkeit getrunken und wann wie viel Urin ausgeschieden wurde.

Bei der körperlichen Untersuchung ertastet der Arzt mit einem Finger durch den After des Patienten, ob die Prostata vergrößert, schmerzhaft oder verhärtet ist. Zusätzlich wird eine Urinprobe auf Keime und chemische Veränderungen untersucht und für die Analyse der Nierenfunktion Blut abgenommen.

Alle weiteren Untersuchungen werden vom Urologen, das MRT vom Radiologen vorgenommen:

- Harnstrahlmessung
- Sonographie (→ S. 63)
- Rektale Sonographie
- Endoskopie (→ S. 142)
- Kernspintomographie (MRT, → S. 197)
- Biopsie (→ S. 342)

Wie wird eine Prostatavergrößerung behandelt?

Leidet der Patient kaum unter den Symptomen seiner Prostatavergrößerung, muss keine Behandlung erfolgen. Allerdings sollte das Wachstum der Prostata regelmäßig beim Urologen kontrolliert werden. Schränken die Beschwerden das Leben ein, gibt es einige Behandlungsmöglichkeiten.

Im Anfangsstadium kann ein Prostata-Adenom meist gut mit **Medikamenten** behandelt werden, wobei zwei Arten zur Verfügung stehen: Zum einen gibt es Medikamente, die das Drüsenwachstum stoppen, damit die Prostata sich verkleinert. Andererseits gibt es Medikamente, die die Muskelzellen der Prostata entspannen. Beide Medikamente sorgen im Idealfall dafür, dass das Wasserlassen wieder besser gelingt. Welches Medikament jeweils sinnvoll ist, entscheidet der Arzt zusammen mit seinem Patienten.

Bei deutlicher Restharnbildung oder starken Problemen beim Wasserlassen ist eine Operation nötig. Das vergrößerte Drüsengewebe wird dabei so weit wie möglich entfernt. Als Standardverfahren gilt die Operation durch die Harnröhre (Transurethrale Resektion der Prostata, TUR-P); das Gewebe wird dabei von innen abgeschält. Bei sehr großen Vorsteherdrüsen wird meist durch die Bauchdecke operiert.

Bei allen Operationsweisen können Nebenwirkungen auftreten:

* Mitunter werden die Spermien nach der Operation nicht nach außen, sondern in die Harnblase und damit in die falsche Richtung geleitet. Der Samen kommt beim Urinieren heraus. Diese Nebenwirkung tritt bei vielen Patienten nach einer Operation auf. Die Betroffenen sind dann oft zeugungsunfähig. Bei einem Kinderwunsch ist allerdings über eine Aufbereitung des Samens aus dem nach der Ejakulation gewonnenen Urin eine künstliche Befruchtung möglich. Äußerst selten wird der Schließmuskel der Harnblase während der Operation beschädigt. Die Folge ist ungewollter Harnabgang.

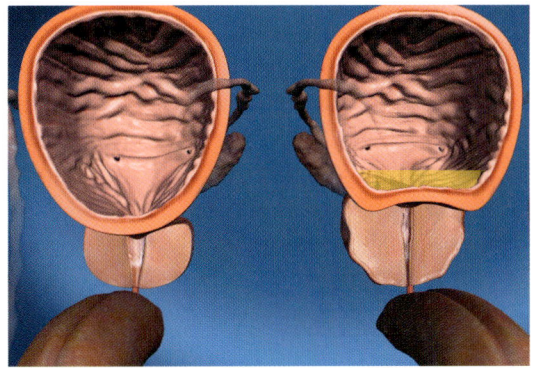

* Bei manchen Patienten verengt sich die Harnröhre nach der Operation durch Narbengewebe, was aber in einer weiteren Operation entfernt werden kann. Bei Operationen durch die Bauchdecke ist diese Nebenwirkung seltener.

* Nur wenige Patienten leiden nach der Operation unter Potenzproblemen.

Links: gesunde Prostata, rechts: vergrößerte Prostata mit Restharn und Anhebung des Blasenbodens.

Schonender als die klassischen Operationstechniken sind die minimalinvasiven Operationsverfahren. Dabei wird mit speziellen, sehr feinen Instrumenten gearbeitet. Es entstehen keine großen Schnitte, der Blutverlust ist gering. Die Wunden heilen schnell und überwiegend ohne Narben ab. Für die meisten Eingriffe dieser Art fehlen allerdings Langzeitstudien. Es ist auch noch nicht klar, ob die Verfahren genauso erfolgreich sind wie die herkömmlichen Techniken.

Beispielsweise können mit einem Laser Teile der Prostata bei einer Hyperplasie (Vergrößerung) zerstört werden. Die Energie des Laserlichts wird quasi als Skalpell genutzt. Ein solches Verfahren ist z. B. die an der Mayo Clinic in Rochester entwickelte High-Power-KTP-Laser-Therapie. Dieser Laser arbeitet mit grünen Lichtimpulsen; man bezeichnet diese Methode deshalb auch als Greenlight PVP (Photoselektive Vaporisation der Prostata). Diese Eingriffe werden endoskopisch durch die Harnröhre vorgenommen. Der Vorgang wird mit einer Mini-Kamera überwacht. Vorteile der Lasertechnik gegenüber klassischen Operationen sind die gezielte Mikrooperation und der geringere Blutverlust sowie die damit verbundene schnelle Genesung und Wiederherstellung der Arbeitsfähigkeit (viele Prostatakranke sind bereits Rentner). Die zukünftige Kombination der Bildsteuerung und interdisziplinären Zusammenarbeit wird dieser Methode zu weiterem Durchbruch verhelfen. Da bin ich mir sicher. Wir sehen das heute schon in der Zusammenarbeit von Urologen und Radiologen in meinem Zentrum bei der Prostata-Biopsie und der lokalen Wärmetherapie (Hyperthermie, siehe unten).

Bei einem weiteren Therapieverfahren wird ein kurzes Gitterröhrchen (Stent, → S. 68) in die Harnröhre eingeführt. Auf Höhe der Prostata wird der Stent entfaltet, sodass die Harnröhre in diesem Bereich trotz des Drucks der wachsenden Prostata offen bleibt. Weniger günstig ist, dass der Stent in regelmäßigen Abständen gewechselt werden muss. Das Verfahren wird meist bei Männern angewandt, die nicht operiert werden können.

 Steht das Allgemeinbefinden eines Patienten einer Operation entgegen, kommen auch **nichtoperative Behandlungsmöglichkeiten** in Frage:

Hyperthermie: Mit Hilfe von Mikrowellen wird überflüssiges Prostatagewebe weggeschmolzen. Der Eingriff wird über die Harnröhre mit Hilfe eines Katheters durchgeführt. Eine Narkose ist nicht erforderlich. Die Patienten müssen allerdings für ungefähr drei Wochen nach der Hyperthermie einen Blasenkatheter tragen. Eine andere Form ist die Galvanotherapie, eine neuartige Behandlung, bei der durch das Anlegen eines Gleichstroms zwischen zwei oder mehr lokal platzierten Sonden Tumorgewebe erhitzt wird.

Dauerblasenkatheter: Patienten, bei denen eine Operation zu risikoreich ist, wurde früher ein Dauerblasenkatheter gelegt, damit der Urin störungsfrei abfließen kann. Der Katheter wird durch die Bauchdecke geschoben und in die Harnblase gelegt. Dauerblasenkatheter entwickeln aber leider immer wieder Nebenwirkungen, wie z. B. Blasen- bzw. Harnröhrenentzündungen oder -verletzungen. Sie werden deshalb bei der Behandlung von Prostataproblemen nur eingesetzt, wenn keine andere Therapie möglich ist.

Was der Facharzt rät

Männer mit einer vergrößerten Prostata sollten auf stark alkoholische Getränke verzichten und längere Aufenthalte in der Kälte meiden. Alkohol steht im Verdacht, die Entstehung von Prostatakrebs zu fördern und den Östrogenspiegel zu erhöhen. Kälte – besonders das lange Sitzen auf kalten Steinen – kann eine Blasenentzündung verursachen und so die Prostataprobleme vergrößern.

Vorsorgeuntersuchungen sind ab dem 45. Lebensjahr empfohlen.

Regelmäßige körperliche Betätigung beugt einer Prostatavergrößerung vor. Auch die regelmäßige Entleerung von Darm und Blase ist hilfreich. Sex soll ebenfalls vorbeugend wirken.

Bei ersten Anzeichen von Prostataproblemen sollte der Hausarzt oder ein Urologe

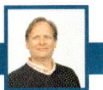

ANGST VOR «PROSTATA»?

Mit einer Prostatavergrößerung müssen wir Männer alle rechnen. Zwischen dem 50. und 60. Lebensjahr haben bis zu ein Fünftel aller Männer behandlungsbedürftige Beschwerden, über 70 schon mehr als ein Drittel. Männer gehen nicht gern zum Arzt, schon gar nicht, wenn ihr Intimbereich betroffen sein könnte. Da sind Frauen viel selbstbewusster und nehmen auch viel souveräner ihre Vorsorgemöglichkeiten wahr.

Männern kann ich nur empfehlen, spätestens ab dem 45. Lebensjahr oder wenn sich Veränderungen im Geschlechtsbereich oder im Intimleben zeigen, zum Arzt des Vertrauens oder gleich zum Urologen zu gehen!

Die frühzeitige Entdeckung von Veränderungen oder Erkrankungen kann durch eine ebenfalls frühzeitige Behandlung ernsthaften Schaden abwenden. Auch wenn eine akute oder chronische Prostatavergrößerung in der Regel kein Risikofaktor für eine Krebserkrankung ist, kann sie dennoch zu Entzündungen des Urogenitaltrakts oder zum Libidoverlust (z.B. nach einer OP) führen. Einer Erektionsschwäche kann immer wieder auch eine Prostataveränderung zu Grunde liegen. Also anstatt *Viagra* bitte zum Arzt des Vertrauens gehen, der wird eine umfassende Beratung durchführen und seinen Patienten bei Bedarf weiterleiten, ggf. auch zum Psychologen, möglicherweise zusammen mit der Partnerin. Und grundsätzlich gilt natürlich: Sich mehr Zeit für Zärtlichkeit, fürs Streicheln und für den sexuellen Akt nehmen. Das erfordert natürlich auch viel Verständnis von der Partnerin. Probleme ebenso ansprechen wie Bedürfnisse. Das gilt genauso umgekehrt, spätestens wenn die Partnerin in die Wechseljahre eintritt (→ Kap. 8.4).

Also: Frauen gehen regelmäßig zur Brustkrebs- und Gebärmutterkrebsvorsorge. Wir Männer sollten uns daran ein Beispiel nehmen und den Frauen nacheifern. Gehen Sie zur Vorsorge, zumindest Ihrer Partnerin oder Geliebten, aber auch Ihrer eigenen Libido und Zeugungsfähigkeit zuliebe!

Eine bakterielle Vorsteherdrüsenerkrankung (Prostatitis) kann extrem schmerzhaft sein, mit Fieber und Harnverhalt und sogar mit Blut im Ejakulat einhergehen. Schlimmstenfalls führt sie zur Zeugungsunfähigkeit. Diese akute Erkrankung, die aber selten ist, kann auch schon in jüngeren Jahren auftreten. Sie erfordert sofortige Bettruhe und antientzündliche (antibiotische) Therapie.

aufgesucht werden. Je früher eine gutartige Prostatavergrößerung behandelt wird, desto besser können Beschwerden verhindert oder zumindest deutlich verzögert werden.

Wenn die Prostata vergrößert ist, sollte Folgendes beachtet werden:
- Langes Sitzen vermeiden: Lieber ab und an aufstehen und herumgehen.
- Bequeme, nicht zu enge Unterwäsche tragen.
- Jedem Drängen zur Toilette nachgeben und den Harndrang nicht unterdrücken, da sonst die Gefahr besteht, dass die Blase überfüllt oder überdehnt wird.
- Für regelmäßigen Stuhlgang sorgen, damit der Druck auf die Blase verringert wird.

- Phytosterole versuchsweise einnehmen: z. B. Kürbiskern-, Sägepalme-, Brennnessel-Extrakte.
- Akupunktur ausprobieren.
- Reflexzonenmassage ausprobieren.
- Sport treiben.

Drei Fragen an den Arzt

1. Wie wird zwischen einer gutartigen und einer bösartigen Prostatavergrößerung unterschieden?

Bei einer Prostatavergrößerung kann die Konzentration des prostataspezifischen Antigens (PSA) im Blut untersucht werden. Das PSA ist bei Prostatakrebs deutlich erhöht. Allerdings wird die Höhe des PSA-Werts auch durch aktuelle Harnwegsinfektionen, Verletzungen, das Alter und durch Druck auf die Prostata erhöht. Je nach Größe und Festigkeit der Vorsteherdrüse sowie der Höhe des PSA-Blutwertes kann deshalb anschließend eine Gewebeentnahme aus der Drüse notwendig sein (Prostata-Biopsie). So lässt sich zwischen gutartiger Vergrößerung der Prostata und Prostatakrebs sicher unterscheiden. Die Gewebeentnahme kann bei einem Urologen ambulant unter örtlicher Betäubung erfolgen.

2. Gibt es pflanzliche Medikamente, die bei einer gutartigen Prostatavergrößerung helfen?

Kürbiskerne und Kürbiskernsamen werden als pflanzliches Medikament empfohlen. Allerdings ist eine Wirkung wissenschaftlich nicht bewiesen. Außerdem lindert das Präparat nur die Symptome, verkleinert aber nicht die Prostata. Die Wirkung ist deshalb in vielen Fällen nicht ausreichend.

3. Ist nach einer teilweisen oder vollständigen Prostataentfernung die Krebsvorsorgeuntersuchung weiter erforderlich?

Nach einer Prostataentfernung sind Krebsvorsorgeuntersuchungen weiter notwendig. Bei der Vorsorgeuntersuchung wird nicht nur nach einem Prostatakarzinom gesucht. Außerdem kann sich bei einer teilweisen Entfernung der Prostata immer noch ein Krebs im Restgewebe der Prostata entwickeln.

9 Rund um Hals, Nase, Ohren und Augen

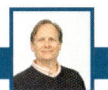

Sehen, hören, riechen, schmecken, fühlen – erst mit unseren Sinnen begreifen wir die Welt und nehmen die Vielfalt des Lebens wahr. Sinnliche Erfahrungen prägen unser Denken und unsere Gefühlswelt. Ohne unsere Sinne könnten wir weder gutes Essen noch Küsse noch die ersten wärmenden Sonnenstrahlen im Frühling genießen. Ohne die Sinne wären Mozart, Bach und die Beatles genauso bedeutungslos für die Menschheit wie Goethe oder Walt Disney. Ganz einfach, weil sie ungehört und unbeachtet geblieben wären. Dank unserer Sinne genießen wir das Leben – oder erfahren genau das Gegenteil, wenn uns das Wahrgenommene belastet, abschreckt oder vor etwas warnt.

So ist es zwar vorstellbar, dass eine Funktionseinschränkung oder gar der Ausfall auch nur eines unserer Sinnesorgane schon tragisch ist. Wer aber einmal erfahren möchte, wie sich der Ausfall eines einzigen Sinnesorgans tatsächlich «anfühlt», dem empfehle ich, ein Restaurant für Blinde zu besuchen, das es in München, Köln und Hamburg gibt. In vollständiger Dunkelheit, von blinden Kellnerinnen und Kellnern bedient, erfährt man eine Welt, die zunächst farblos und irritierend ist. Erst nach einer kurzen Weile wird diese Welt schließlich wieder «farbenprächtig» durch die anderen Sinne, die sich plötzlich zu schärfen beginnen. Wie bewusst man auf einmal isst! Wie man sich den Geschmack auf der Zunge zergehen lässt und wie schön man die Stimme eines anderen Menschen oder einen Musikklang erfährt. Aussehen und Marken spielen in diesem Moment keine Rolle, nur der Mensch und die Situation an sich zählen.

Hörstörungen nehmen an Häufigkeit zu. Das hat mehrere Gründe. Zum einen lässt mit dem Alter das Gehör nach. Schätzungen gehen davon aus, dass in Deutschland über sechs Millionen Menschen über 60 Jahre «altersschwerhörig» sind. Zum anderen schadet die mittlerweile recht hohe Lärmbelastung durch die Umwelt dem Gehör. Straßenlärm, iPod und Co legen schon in der Kindheit den Grundstein für spätere Hörschäden. Und schließlich kann das Gehör noch durch Unfälle, Knalltraumen (z. B. durch einen am Ohr explodierenden Feuerwerkskörper), Ohrentzündungen und Durchblutungsstörungen im Ohr geschädigt werden. Sehr oft ist eine Hörstörung zum Glück harmlos, beispielsweise, wenn ein Ohrenschmalzpfropf (Cerumen) im Gehörgang sitzt und den freien Zugang des Schalls zum Trommelfell blockiert.

Hörstörungen können sich schleichend entwickeln und lange unbemerkt bleiben. Eine deutliche Schwerhörigkeit oder Taubheit sind nur die schwersten Ausprägungen von Hörstörungen. Auch eine verstärkte Lärmempfindung (Hyperakusis) und Ohrgeräusche (oft Tinnitus genannt) gelten als Hörstörungen.

Ob eine Hörstörung harmlos ist oder nicht, kann nur ein Arzt entscheiden. Bei einem plötzlichen Hörverlust, bei Ohrgeräuschen und auch schon bei dem Gefühl, das Gehör könnte schlechter sein als sonst, empfiehlt es sich, umgehend einen Hals-Nasen-Ohren-Arzt aufzusuchen. Je eher eine Hörstörung erkannt wird, desto besser sind die Heilungschancen.

Sehstörung ist ein Sammelbegriff für die Beeinträchtigungen des Sehapparats. Dazu gehören das Auge von der Hornhaut bis zur Netzhaut, der Sehnerv und derjenige Teil des Gehirns, in dem aus den Eindrücken des Auges Bilder entstehen. Sehstörungen können sich deshalb in vielfältiger Weise zeigen, etwa durch einen Ausfall von Teilen des Gesichtsfeldes, durch Doppelbilder, Schwarzwerden vor den Augen, durch einen «Tunnelblick», durch Flimmern, Blitze und helle Punkte sowie durch verschleierte, verschwommene oder verzerrte Bilder – und natürlich durch Blindheit.

Eine Sehstörung kann vorübergehend auftreten oder länger anhalten. Sie kann harmlos sein und von selbst wieder verschwinden, aber auch lebensbedrohliche Ursachen haben. Nur ein Augenarzt kann allerdings harmlose Ursachen von bedrohlichen unterscheiden. Daher sollte bei Sehstörungen, deren Auslöser unbekannt ist, immer ein Augenarzt aufgesucht werden.

Den Körper verstehen

Die Sinnesorgane versorgen das Gehirn mit Daten aus der Außenwelt. Sie sorgen dafür, dass es die Umwelt registriert und sich in ihr zurechtfindet. Das Bild, das ein Mensch von seiner Umgebung gewinnt, ist nur so gut, wie seine Sinnesorgane es ihm vermitteln können. Allen Sinnesorganen ist eines gemeinsam: die Sinneszellen, die jeweils auf andere Reize spezialisiert sind. Die Augen beispielsweise nehmen den Lichtreiz auf, die Ohren reagieren auf Schallwellen, die Nase auf Geruch.

Das Auge

Das Auge lässt sich mit einer Kamera vergleichen, nur dass es viel besser arbeitet als alle Kameras, die es gibt. Besonders wichtig für das Sehen ist die Linse. Sie nimmt die Lichtstrahlen auf, die ein Bild aussendet oder zurückwirft, sammelt sie und wirft sie – verkehrt herum und auf den Kopf gestellt – auf die innere Leinwand, die Netzhaut.

Bevor ein Bild jedoch auf der Netzhaut ankommt, ist es durch verschiedene Teile des Auges gefallen: Zuerst durch den vorderen Teil der Lederhaut, dann durch die Hornhaut, die durchsichtig und klar ist und schon wie eine Linse die Lichtstrahlen bricht, und schließlich durch die Linse.

Das Auge enthält keine Luft, denn Luft würde die Lichtstrahlen ablenken. Bevor die Lichtstrahlen am Ende auf die Netzhaut treffen, laufen sie deshalb durch den Glaskörper. Er enthält eine gelartige, durchsichtige Substanz, die zum größten Teil aus Wasser

VITALSTOFFE: VITAMIN A

Vitamin A ist u.a. für das Sehen unentbehrlich. Es entsteht im Darm aus dem sogenannten Provitamin A (Beta-Carotin), das mit der Nahrung aufgenommen wird. Sehr reichhaltig an Provitamin A sind Karotten, Aprikosen, Tomaten, Paprika, Peperoni, Kohl, Spinat, Broccoli und Orangen. Der Tagesbedarf liegt bei einem Milligramm.

Ein Mangel an Vitamin A kann schlimmstenfalls eine Erblindung nach sich ziehen. Meist führt ein chronischer Mangel zu Sehschwäche, Lichtempfindlichkeit, Nachtblindheit oder zum Austrocknen der Bindehaut. Bei einer ausgewogenen Ernährung ist die Versorgung mit Provitamin A allerdings kein Problem: Eine rote Paprika enthält ca. zwei Milligramm Vitamin A. Vergleichsweise viel «fertiges» Vitamin A ist in Buttermilch, Eiern und in der Leber vieler Tiere enthalten.

Provitamin A und auch Vitamin A werden wie alle fettlöslichen Vitamine gemeinsam mit Fett aufgenommen. Auch deshalb sind fettfreie Diäten falsch und ein mit Öl aufbereiteter Salat dagegen gesund. Durch spezielle Enzyme und Gallensäuren wird das Provitamin A im Dünndarm zunächst isoliert, danach in Vitamin A umgewandelt und beides zusammen dann zur Speicherung in die Leber transportiert.

Vitamin A wird außer für das Sehen noch zur Herstellung von Eiweißen und Geschlechtshormonen, zur Eisenbindung in den Erythrozyten, beim Knochenwachstum, zur Regeneration und Erhaltung der Hautelastizität sowie zur Stärkung des Immunsystems benötigt.

Achtung: Cholesterinsenkende Medikamente verringern evtl. die Aufnahme von Vitamin A.

besteht. Der Glaskörper macht fast zwei Drittel des Augeninneren aus. Seine Aufgabe besteht darin, das Auge in seiner Form zu halten.

Die Linse ist elastisch und kugelig. Je nach Abstand zum Gegenstand, den man genau anschaut, verändert sie ihre Form. Betrachtet man etwas, das weit weg ist, wird sie flach gezogen. Sieht man etwas Naheliegendes an, dann zieht sie sich zusammen und wird rund. Damit dies funktioniert, wird die Linse von winzigen Bändern und einem ringförmigen Muskel gezogen oder locker gelassen. Leider verliert die Linse genau diese Anpassungsfähigkeit mit zunehmendem Alter, etwa ab 45 Jahren. Irgendwann braucht fast jeder eine Brille, die dann sozusagen das Ziehen oder Lockerlassen ersetzt.

Das Auge ist von einer schützenden Lederhaut umgeben. An ihr sind die Augenmuskeln befestigt, mit denen die Augäpfel in alle Richtungen ausgerichtet werden kön-

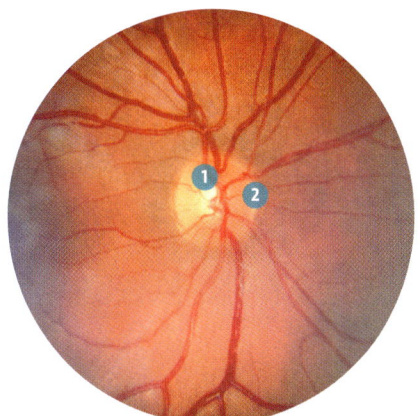

Die Makula ist der Bereich des schärfsten Sehens, Bilder entstehen aber auch in anderen Bereichen der Netzhaut.

1 - Blinder Fleck
2 - Makula

nen. Unter der Lederhaut liegt die Aderhaut, sie enthält Blutgefäße und versorgt das Auge mit Sauerstoff und Nährstoffen. Die vorderen Teile der Aderhaut bilden den Ringmuskel, der die Linse in der richtigen Spannung hält. Außerdem bildet die Aderhaut an der Außenseite des Auges die **Iris** aus, die den Lichteinfall reguliert. Die Iris ist im Auge eines Menschen als bunte Fläche zu sehen. Das Loch, das die Iris frei lässt, ist die **Pupille**. Der Augenarzt kann mit einem speziellen Augenspiegel (Ophthalmoskop) in das Auge hineinleuchten und den Hintergrund des Auges sehen.

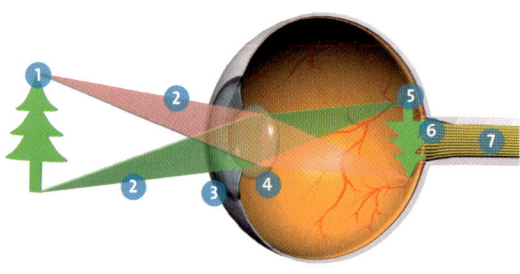

So funktioniert das Auge.

1 - Objekt
2 - Licht strahlt vom Objekt ins Auge.
3 - Die Hornhaut bricht das Licht nochmals.
4 - Die Linse bündelt das Licht.
5 - Umgekehrtes Bild auf der Netzhaut
6 - Gelber Fleck
7 - Sehnerv

Auf der Abbildung auf S. 415 sind zwei Flecken im Augenhintergrund zu erkennen. Der große gelbe Fleck ist die sogenannte **Makula**, sie liegt mitten in der Netzhaut. Hier sind die meisten Sinneszellen für das Sehen versammelt, deshalb ist hier auch die Zone des schärfsten Sehens. Der auf diesem Bild sehr hellgelbe Fleck ist der **blinde Fleck**, auch Papille genannt. An dieser Stelle der Netzhaut laufen die einzelnen Fasern des Sehnervs zusammen. Auch die das Auge versorgende Arterie und Vene sind hier zu finden. Über den Sehnerv gelangen die vom Auge aufgenommenen Informationen zum Gehirn. Da im blinden Fleck keine Sinneszellen sitzen, kann dort auch kein Bild entstehen. Man sieht aber nicht einfach ein «Loch», weil das Gehirn die fehlenden Informationen mit Hilfe des Restes der Netzhaut automatisch ergänzt.

Die Makula wird auch als gelber Fleck bezeichnet und liegt im Zentrum der Netzhaut. Millionen zapfenförmiger Sehzellen sorgen an dieser Stelle dafür, dass Gegenstände scharf gesehen und ihre Farben erkannt werden.

Sinneszellen, die sich auf das Schwarz-Weiß-Sehen spezialisiert haben, werden **Stäbchen** genannt. Sie sind auf der ganzen Netzhaut verteilt. Im gelben Fleck sind die meisten Sinneszellen vertreten. Die besondere Sorte an dieser Stelle der Netzhaut nennt man **Zapfen**. Zapfen übernehmen das Farbsehen. Es gibt aber nicht für jede Farbschattierung eine Sinneszelle. Das Auge verfügt über drei verschiedene Typen, die auf rotes, blaues und grünes Licht reagieren. Je nachdem, wie diese Sinneszellen gereizt werden, «mischt» das Gehirn unterschiedliche Farben daraus.

Das gesehene Bild wird vom Auge wie in einer Kamera als «auf dem Kopf stehend» aufgenommen. Vom Gehirn wird es dann «richtig herum» sichtbar gemacht.

IM DUNKELN SEHEN?

Die Zapfen benötigen, um zu funktionieren, selbst ein Minimum an Licht. Im Dunkeln, z. B. wenn nachts nur das Sternenlicht in das Schlafzimmer scheint, ist nicht genug Licht vorhanden, um die Zapfen zur Arbeit anzuregen. Das ist der Grund, warum wir nachts keine Farben, sondern nur schwarz, weiß und Grautöne sehen.

Die Nase

Die Nase hat drei wichtige Aufgaben bei der Atmung: Sie muss Staubpartikel aus der Atemluft abfangen und die Atemluft anwärmen und anfeuchten. Die Nasendrüsen geben Nasenschleim ab: bei einer Erkältung mitunter sehr viel, ansonsten gerade genug, um die Nasenschleimhäute feucht zu halten. Der Schleim befördert beim Schnäuzen die eingefangenen Teilchen wieder nach draußen.

Rechts und links sowie oberhalb der Nase liegen im Schädel die Nasennebenhöhlen, z. B. die Kieferhöhlen auf beiden Seiten neben der Nase oder die Stirnhöhle oberhalb der Nasenwurzel. Welche Aufgabe sie haben, weiß man nicht genau. Fachleute vermuten, dass auch sie die eingesogene Luft anwärmen, bevor diese in die Lunge gelangt. Außerdem sind sie wohl an der Klangfarbe der Stimme beteiligt und reduzieren das Gewicht des Schädelknochens.

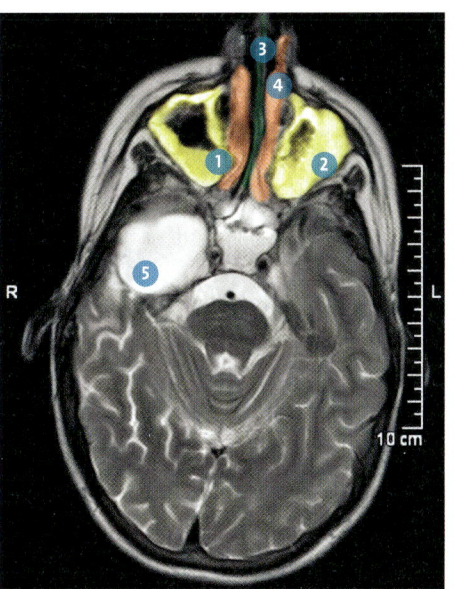

MRT – Nasennebenhöhlen (Sinusitis).

1 - Kieferhöhle mit leichter Schleimhautschwellung
2 - Kieferhöhle mit starker Schleimhautschwellung
3 - Nasenscheidewand
4 - Schwellung der Nasenschleimhaut
5 - Gehirntumor

Als «Werkzeug» für das Gehirn dient die Nase, indem sie Geruchsinformationen an das Gehirn weiterleitet. Oder anders gesagt: Sie riecht. Was einen Geruch angenehm oder abstoßend macht, sind die jeweiligen Duftstoffe. Das Riechen ist, wie andere Sinneswahrnehmungen auch, ein elektrischer Vorgang. Kleinste chemische Bestandteile von Duftstoffen, möglicherweise sogar einzelne Moleküle, reizen Bündel feiner Riechfäden in der Riechschleimhaut, die im oberen Bereich der Nase liegt. Über Nervenzellen sind sie mit dem «Riechkolben» des Gehirns verbunden. Erst im Gehirn wird entschieden, ob ein Duft wohltuend, belästigend oder sogar heilsam ist. Seit Jahrtausenden werden Düfte und Aromastoffe genutzt, um das Wohlbefinden zu erhöhen und sogar manche Leiden zu lindern oder zu heilen. Geruchswahrnehmungen zu beschreiben, ist nicht leicht. Man verwendet Wörter wie: würzig, blumig, fruchtig, harzig, brenzlig, faulig oder stechend, beißend.

Scharf essen

Chilischoten haben es in sich. Gerade im Sommer regt ihre Schärfe das Kreislaufsystem an und treibt uns den Schweiß auf die Stirn. Der Wirkstoff, der die Chilis so scharf macht,

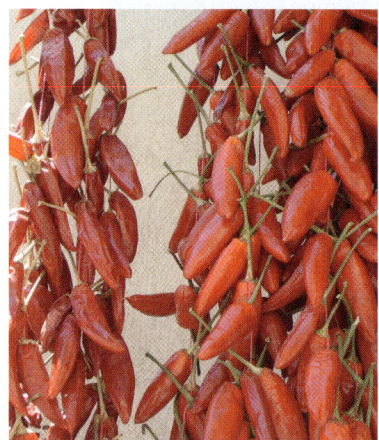

ist das **Capsaicin**. Es regt die Schmerzsensoren im gesamten Rachenraum und auf der Zunge an.

Capsaicin greift regulierend in den Stoffwechsel bei der **Verdauung** ein, indem es z. B. die Magensäureproduktion anregt, um Krankheitskeime zu vernichten. Zudem werden durch Chili die Verdauungsprozesse beschleunigt, damit die Keime so schnell wie möglich ausgeschieden werden.

Achtung: Wasser ist wirkungslos gegen die Schärfe, weil Capsaicin sich nur in Fett, aber nicht in Wasser löst! Wenn man sich also bei einem köstlichen, scharf gewürzten Essen einmal die Zunge «verbrannt» hat: Brot, Joghurt und Käse helfen – oder viel Milch.

Die Zunge

Die Zunge ist hauptsächlich ein Muskel. Sie besteht aus der Zungenwurzel, dem Zungenkörper und der Zungenspitze. Durch das Zungenbändchen unter der Zunge wird sie festgehalten. An den Zungenrändern und auf dem Zungenrücken sitzen kleine warzenförmige Sinneszellen, die Geschmacksknospen.

Die Geschmacksknospen bestehen aus mehreren Geschmackszellen. Winzige Härchen ragen aus jeder Zelle hervor. Die verschiedenen Stoffe in der Nahrung reagieren mit den Geschmackshärchen und lösen jeweils unterschiedliche elektrische Impulse aus.

Die Geschmacksrezeptoren sind zwar auf der ganzen Zunge verteilt. Doch für die grundsätzlichen Geschmacksrichtungen gibt es auf der Landkarte der Zunge gewisse Prioritäten:

- **süß:** mehr an der Spitze,
- **salzig:** mehr am Zungenrand,
- **sauer:** mehr an den Seitenrändern und
- **bitter:** mehr hinten an der Zungenwurzel.

Zudem gibt es Geschmacksrezeptoren für fettig und umami (zusammenziehend). Scharf ist keine Geschmacksempfindung, sondern eine (Schmerz-)Reaktion, z. B. auf Pfeffer oder Chili. Auch auf Wärmereize über 43 °C reagieren die Rezeptoren und stimulieren dabei gleichzeitig die Ausschüttung von Endorphinen zur Schmerzlinderung. Übrigens: Gleichzeitig gegessener Zucker verringert die Schärfe einer Speise.

Die Geschmackslandkarte der Zunge hat sich die Natur schon vor Millionen von Jahren gut «überlegt». Damals haben die Vorfahren der heutigen Menschen die Nahrung, die ihnen die Natur gab, erst mit der Zungenspitze ausprobiert. Was süß schmeckte, konnte man essen, ohne zu erkranken (und bis auf wenige Ausnahmen stimmt das auch heute noch). Bitteres war und ist nur mit Vorsicht zu genießen.

Wer aus Versehen etwas Bitteres und damit Giftiges aß, wurde quasi kurz vor dem «Herunterschlucken» noch einmal davor gewarnt. Die heutigen Menschen unterscheiden allerdings meist die unterschiedlichen Geschmäcker von Nahrungsmitteln über die Aromen, die die Speisen aussenden und die von der Nase gerochen werden. Bei einem Schnupfen schmeckt man deshalb kaum noch etwas.

Auch Wärme, Kälte und die Beschaffenheit von Oberflächen oder Bestandteile der Nahrung werden im Mundraum mit Hilfe der Zunge überprüft. Außerdem unterteilt die Zunge die Nahrung in Portionen und leitet das Schlucken ein. Unverzichtbar ist sie auch beim Saugen oder Sprechen.

Das Ohr

Um Geräusche nicht nur hören, sondern auch orten zu können, braucht der Mensch genau jene zwei Ohren, die ihm die Natur gegeben hat. Warum? Der Kopf eines Erwachsenen ist ungefähr 20 Zentimeter breit. Schall wird in der Luft mit einer Geschwindigkeit von rund 330 Metern pro Sekunde übertragen. Darum gibt es einen winzigen Zeitunterschied (etwa 1/1650 Sekunde) zwischen dem Moment, in dem die Geräusche erst an dem einen und dann an dem anderen Ohr eintreffen (sogenannte Schallschatten des Kopfes). Diesen Zeitunterschied nimmt das Gehirn wahr. Es bestimmt daraus die Richtung, aus der ein Geräusch kommt – abhängig von seiner Lautstärke und dem Zeitpunkt des Eintreffens an den Ohren.

Man unterscheidet drei Ohrbereiche: das äußere Ohr, das Mittelohr und das Innenohr. Das **äußere Ohr** fängt Schallwellen auf, das **Mittelohr** verstärkt sie, und das **Innenohr** wandelt sie in elektrische Impulse um, die ans Gehirn gesendet werden.

Die **Ohrmuschel** gehört zum äußeren Ohr. Sie fängt wie ein Trichter Schallwellen auf und leitet sie über den Gehörgang zum Trommelfell weiter. Der **Gehörgang** ist etwa 2 bis 2,5 Zentimeter lang und hat einen Durchmesser von etwa sieben Millimetern.

Das **Trommelfell** ist nur 0,1 Millimeter dick, etwa zehn Millimeter hoch und neun Millimeter breit. Es schließt das äußere Ohr ab und verhindert, dass Schmutz und Bakterien ins Mittelohr gelangen.

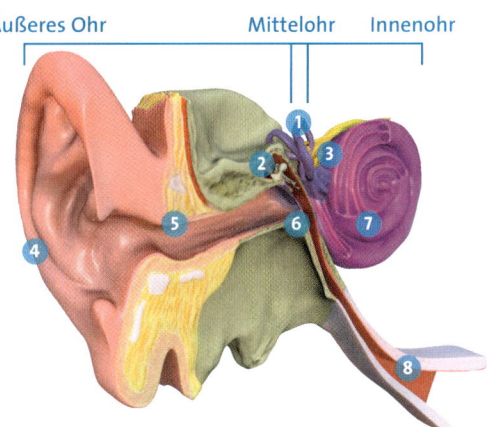

Äußeres Ohr   Mittelohr   Innenohr

Das ganze Ohr – ein hochkompliziertes Gebilde mit vielen Aufgaben.

1 - Bogengänge des Gleichgewichtsorgans
2 - Knöchelchen (Hammer, Amboss, Steigbügel)
3 - Hörnerv
4 - Ohrmuschel
5 - Gehörgang
6 - Trommelfell
7 - Hörschnecke (cortisches Organ) mit Haarzellen
8 - Ohrtrompete (Verbindung zum Nase-Rachen-Raum): eustachische Röhre oder Tube

Die aufgefangenen Schallwellen versetzen das Trommelfell in Schwingungen. Ist es verletzt, kann man deshalb schlechter hören. Meist heilt das Trommelfell von selbst. Bei größeren Verletzungen oder bei ständigen Entzündungen im Mittelohr hinter dem Trommelfell muss der Ohrenarzt helfen. Er kann mit einer kleinen Operation ein Trommelfell «flicken» oder ein Röhrchen einsetzen, damit eine Entzündung im Mittelohr besser abheilen kann (Paukenröhrchen). Das wird bei Kindern relativ häufig gemacht.

Damit die Schallwellen den Gehörgang ungehindert passieren können, muss er sauber bleiben. Dafür sorgt das Ohr selbst. Zum einen transportieren kleine Haare im Gehörgang Schmutz ab. Zum anderen produzieren die **Ohrenschmalzdrüsen** Ohrenschmalz, das Staub und andere Schmutzpartikel verklebt und bindet. Die Ohrenschmalzkügelchen fallen häufig unbemerkt mit dem Schmutz heraus.

OHREN NICHT INNEN REINIGEN

Wattestäbchen, oft auch Ohrenstäbchen genannt, sollte man nicht in das Ohr stecken. Erstens kann man mit den Stäbchen das Trommelfell erreichen und verletzen. Und außerdem wird – wie mit einem Stampfer – das Ohrenschmalz am Gehörgang oder am Trommelfell festgedrückt. Das führt dazu, dass der Gang verstopft und das Trommelfell nicht mehr frei schwingen kann. Ein HNO-Arzt kann im Einzelfall helfen.

Zwischen dem Außenohr und dem Innenohr liegt das Mittelohr. Es besteht aus der Paukenhöhle, in der sich drei Gehörknöchelchen befinden.

Die **Gehörknöchelchen** übertragen die Schwingung des Trommelfells auf ein kleines «Fenster», das an der Grenze zum Innenohr liegt. Sie heißen Hammer, Amboss und Steigbügel. Es handelt sich dabei um die kleinsten Knochen im menschlichen Körper: Hammer und Amboss sind ca. 25 Milligramm schwer, der Steigbügel wiegt etwa 2,5 Milligramm. Hammer und Amboss sind etwa so groß wie ein Streichholzkopf, und der Steigbügel entspricht einem Stecknadelkopf. Der Hammer überträgt die Schwingungen des Trommelfells auf den Amboss, der sie dann an den Steigbügel weitergibt.

DA SCHWINDELT ES

Durch schnelles Drehen und plötzliches Anhalten des Körpers (wie z. B. bei einer Fahrt im Karussell) wird die Flüssigkeit in den Bogengängen des Innenohres derart in Bewegung gebracht, dass sie sich noch für eine kurze Zeit bewegt, auch wenn der Körper schon wieder steht. Die Härchen folgen der Flüssigkeit und übermitteln dem Gehirn falsche Informationen. Das Gehirn reagiert darauf und bringt den Körper durch entsprechende Befehle aus dem Gleichgewicht. Das Ergebnis ist ein harmloser Schwindel, der nach einigen wenigen Sekunden bis Minuten wieder vorbei ist.

Doch Schwindel kann auch ohne eine Fahrt im Karussell auftreten und dann krankhaft sein. Die zahlreichen möglichen Ursachen von krankhaftem Schwindel müssen in jedem Fall ärztlich abgeklärt werden. Besonders bei älteren Menschen: Sie sind durch Schwindelgefühle stark beeinträchtigt, weil sie leicht stürzen können.

Der Steigbügel bewegt sich im ovalen Fenster des Innenohrs und überträgt so die Schwingungen des Schalls auf die Flüssigkeit in der Hörschnecke. Die drei Knöchelchen sind mit Bändern in der Paukenhöhle befestigt.

Die eigentliche Umsetzung der Schallwellen in elektrische Impulse findet im Innenohr statt. Das Innenohr besteht aus einer knöchernen, spiralförmigen Hörschnecke, in der es drei Gänge gibt, die mit Flüssigkeit gefüllt sind und außerdem feine Haarzellen enthalten. Durch die Schwingungen des Steigbügels wird die Flüssigkeit in Schwingungen versetzt und die Haarzellen entsprechend verbogen. In den Haarzellen entstehen dadurch elektrische Impulse, die über die Nervenfasern ins Gehirn gelangen. Je nachdem, an welcher Stelle und wie intensiv die Haarzellen verbogen werden, entsteht durch die Verarbeitung im Gehirn schließlich ein Ton.

Die Haarzellen können sich nicht oder nur in geringen Grenzen regenerieren. Je nachdem, wo in der Hörschnecke sie überreizt oder defekt sind, können wir bestimmte Tonfrequenzen nicht mehr hören. Deshalb ist es wichtig, sie zu schonen. Eine zu hohe Lautstärke kann sie schädigen.

Das Gleichgewichtsorgan (Labyrinth) liegt ebenfalls im Innenohr, gleich neben der Hörschnecke. Es besteht aus drei Bogengängen, die in drei unterschiedliche Richtungen ausgerichtet sind. In den Bogengängen, die zusammen aussehen wie eine dreidimensionale Brezel, befindet sich eine Flüssigkeit, die Endolymphe. Man kann sich das Ganze wie eine eingebaute Wasserwaage vorstellen.

Die Härchen der Sinneszellen in den Bogen-

Senkrechter Schnitt durch die Mitte des Schädels (MRT).

1 - Siebbein mit Riechzellen
2 - Zunge
3 - Zäpfchen
4 - Wirbelsäule
5 - Schlund
6 - Rückenmark

gängen werden durch die Endolymphe ausgerichtet, die wegen der Schwerkraft immer nach unten fließt. Dadurch entstehen wie beim Innenohr Impulse, die über Nerven ans Gehirn geleitet werden. Zusammen mit den Daten aus den kleinen «Messinstrumenten», die z.B. in der Rücken- und Halsmuskulatur, an den Wirbelgelenken und an den großen Gelenken liegen, ermittelt das Gehirn die Lage des Körpers im Raum und gibt den Muskeln entsprechende Befehle, um den Körper aufrecht zu halten. Auch die Augen, die Haut und z.B. die Fußsohlen sind in dieses Gleichgewichtssystem integriert.

Eine wesentliche Beeinträchtigung einer dieser Komponenten kann zu einer starken Beeinflussung des Gleichgewichtsinns führen. Beispielsweise kann der Gefühlsverlust in den Füßen (Polyneuropathie) bei einem langjährigen Diabetes mellitus dazu führen, dass die Betroffenen über den «Verlust der Bodenhaftung» berichten.

Der Hals

Der Hals ist kein Sinnesorgan, findet aber in diesem Kapitel seinen Platz, weil er zum medizinischen Fachbereich «HNO», also «Hals, Nase, Ohren» gehört. Man möge diesen kleinen Sprung in der Systematik verzeihen.

In den Fachbüchern wird der Hals als der Teil des Körpers bezeichnet, der Kopf und Rumpf verbindet und vom Unterkiefer bis zum Brustbein reicht. Es laufen wichtige Nervenstränge und Blutgefäße auf ihrem Weg in den Kopf durch den Hals. Genauso die Wirbelsäule und das Rückenmark. Im Hals befinden sich außerdem besonders viele oberflächliche Lymphknoten. Bei einer Erkältung oder einer Mandelentzündung sind die Lymphknoten quasi in Alarmbereitschaft und schwellen meist leicht an, wenn sie Krankheitskeime bekämpfen müssen.

Technik in der Augendiagnostik – verständlich gemacht

Mit einem **Autorefraktometer** wird die Brechkraft des Auges überprüft. Es handelt sich dabei um den meist grauen Kasten, in den die Patienten beim Augenarzt vor jeder Un-

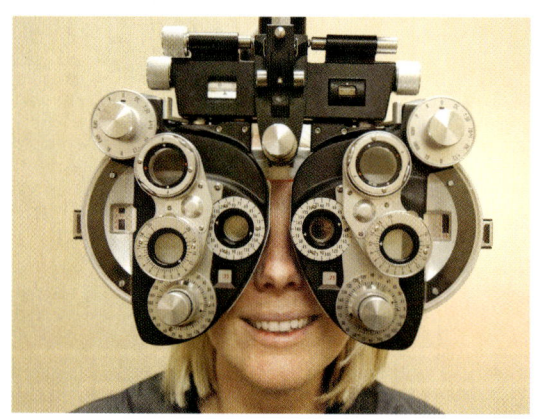

tersuchung hineinsehen müssen. Im Autorefraktometer wird durch die Pupille des Patienten eine Figur auf die Netzhaut des Auges projiziert. Dann werden künstliche Linsen in den Lichtstrahl geschoben, bis das Abbild auf der Netzhaut scharf ist. Mit dem Autorefraktometer kann eine Kurzsichtigkeit, eine Weitsichtigkeit oder eine Hornhautverkrümmung diagnostiziert werden.

Veränderungen des Augenhintergrunds, wie sie z. B. bei einer voranschreitenden Kurzsichtigkeit durch Dehnung des Augapfels entstehen können, kann der Arzt mit Hilfe eines **Augenspiegels** (Ophthalmoskop) erkennen. Die Untersuchung wird auch Augenspiegelung genannt.

Zur sogenannten **Schattenprobe** wird mit einem **Skiaskop** Licht ins Auge geworfen. Durch das Drehen des Geräts entsteht ein Schatten. Die Richtung, in die der Schatten dabei wandert, gibt Aufschluss über die Brechkraft des Auges.

Mit einem **Ophthalmometer** wird der Krümmungsradius der Hornhaut bestimmt. Das Gerät wird von Augenoptikern häufig bei der Anpassung von Kontaktlinsen eingesetzt.

Nachtblindheit wird mit einem **Adaptometer** ermittelt. Bei der Untersuchung werden die Augen zuerst eine Zeitlang sehr hellem Licht ausgesetzt. Nach dem Abdunkeln muss der Patient dann auf Lichtimpulse im Adaptometer mit einer Signaltaste reagieren. Dabei wird die Zeit gemessen, die das Auge braucht, um sich von Hell auf Dunkel einzustellen. Ob bei Nacht Fahrtauglichkeit besteht, lässt sich mit dem Nyktometer überprüfen. Dabei wird das Kontrastsehen in der Dunkelheit mit und ohne Blendung gemessen.

Die Spaltlampe ist eines der wichtigsten Geräte des Augenarztes, weil er mit ihr den gesamten vorderen Bereich des Auges einsehen kann. Mit einer eingebauten Vergrößerung sowie einer seitlichen Beleuchtung (dem sogenannten Lichtspalt, daher der Name) sind Erkrankungen wie z. B. Entzündungen und der graue Star zu erkennen.

Technik in der Augentherapie – verständlich gemacht

Es gibt zahlreiche Operationsmethoden, mit denen sich die Brechkraft des Auges dauerhaft korrigieren und Fehlsichtigkeiten ausgleichen lassen. Sie werden als refraktive Chirurgie bezeichnet. Das Ziel dabei ist stets, die Hornhaut gezielt zu verändern, um so die Lichtbrechung zu beeinflussen. Beispielsweise wird bei Kurzsichtigkeit die Hornhaut abgeflacht, wodurch das einfallende Licht weniger stark gebrochen wird und so der Brennpunkt wieder auf der Netzhaut und nicht kurz davor liegt.

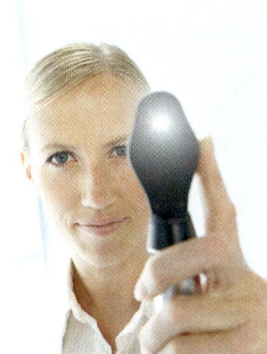

Zum Einsatz kommen mehrere unterschiedliche Operationsmethoden, besonders häufig sind sogenannte mikro-invasive Lasertechniken. Die Verfahren haben verschiedene Vor- und Nachteile. Grundsätzlich sollten die Eingriffe nur bei Personen ab 18 Jahren durchgeführt werden, die zudem gesunde Augen haben. Außerdem kommt eine Operation nur bei stabilen Werten der Fehlsichtigkeit in Frage. Vor jedem Eingriff sollten zudem Vor- und Nachteile sorgfältig abgewogen und im Zweifelsfall eine zweite fachärztliche Meinung eingeholt werden.

Ophthalmoskop zum Spiegeln des Augenhintergrundes beim Einsatz.

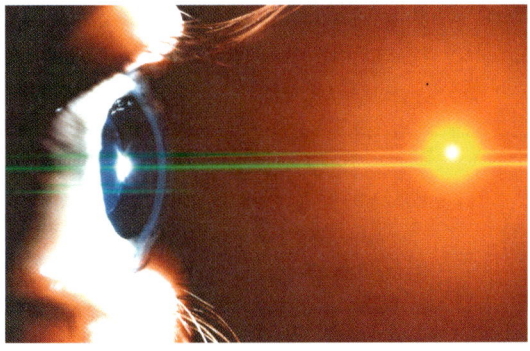

Zu den Vorteilen der Laserchirurgie zählen die kurze Operationsdauer, der schnelle Genesungsprozess, weitgehende Schmerzfreiheit und eine meist dauerhafte Korrektur

Lasertherapie.

der Fehlsichtigkeit. Dabei sind die verschiedenen Methoden der Laserchirurgie umso genauer, je geringer die Dioptrienzahl (siehe unten) ist. Auch das Risiko von Komplikationen sinkt mit der Zahl der Dioptrien.

Zu den Nachteilen gehört das Fehlen von Langzeitstudien, da die Eingriffe erst seit wenigen Jahren durchgeführt werden. Außerdem kann keine Garantie übernommen werden, dass die Brille oder die Kontaktlinsen nach der Operation tatsächlich überflüssig werden. Mit Ausnahme des Einsetzens eines Intracornealen Rings (Intac, siehe unten) handelt es sich bei den Eingriffen um Veränderungen an der Hornhaut, die nicht mehr rückgängig zu machen sind. Da mit dem Laser Schichten der Hornhaut abgetragen werden, lässt sich die Operation nicht beliebig oft wiederholen. Bei Alterssichtigkeit, die durch die nachlassende Elastizität der Augenlinse ausgelöst wird, kann die refraktive Chirurgie leider nicht helfen.

Vorsorgeuntersuchungen am Auge unbedingt wahrnehmen.

Ein Verfahren der refraktiven Chirurgie, das ohne die Lasertechnik auskommt, ist z. B. das Einsetzen eines Intracornealen Rings (ICR) bei Kurzsichtigkeit bis zu –4 Dioptrien. Das Implantat, auch Intac genannt, ist ein ganzer oder halber Ring aus Kunststoff, der um die Hornhaut gelegt wird. Dadurch flacht sich die Hornhaut ab, die Sehschwäche wird ausgeglichen. Bei beginnender Alterssichtigkeit können die Intacs wieder entfernt werden.

Menschen mit sehr starker Kurz- oder Weitsichtigkeit kann durch die Implantation einer Kunstlinse geholfen werden. Das Auge wird am Rand der Hornhaut geöffnet und die künstliche Linse vor die natürliche Linse geschoben. Der Schnitt verheilt meist von selbst.

Besteht neben der ausgeprägten Fehlsichtigkeit auch eine Linsentrübung (grauer Star, → S. 434), kann ein Linsentausch vorgenommen werden. Mit Ultraschall wird die natürliche Linse entfernt und durch eine Kunstlinse ersetzt.

9.1 Fehlsichtigkeit

Bei Fehlsichtigkeit handelt es sich nicht um eine Krankheit im eigentlichen Sinne. Doch wer unscharf sieht, ist in seinem Alltag oft stark beeinträchtigt. Bei Kindern können Fehlsichtigkeiten zu Entwicklungsverzögerungen führen. Mit zunehmendem Alter können am Auge auch andere Krankheitserscheinungen beginnen.

Die Fähigkeit des optischen Systems, einfallende Lichtstrahlen zu bündeln, wird als Brechkraft bezeichnet. Beim gesunden Auge stimmt der Abstand von der Hornhautmitte zur Netzhautmitte mit der Brechkraft überein. Der gebündelte Lichtstrahl trifft genau auf die Netzhaut. Ein scharfes Bild des Objekts entsteht. Anders sieht das bei einer Fehlsichtigkeit aus.

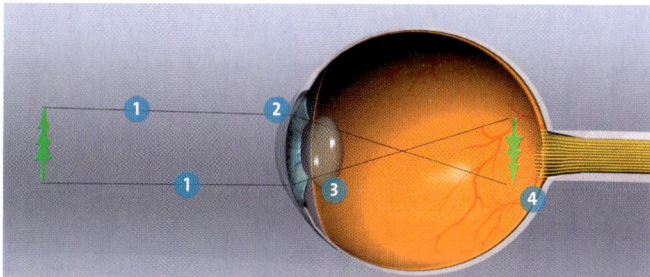

Bei Kurzsichtigen ist der Augapfel zu lang. Das Bild wird vor der Netzhaut erzeugt und ist darum unscharf. Eine konkave (gebogene) Linse kann diese Fehlsichtigkeit ausgleichen.

1 - Lichtstrahlen
2 - Hornhaut
3 - Linse
4 - Netzhaut
5 - Konkave Linsen bei Kurzsichtigkeit

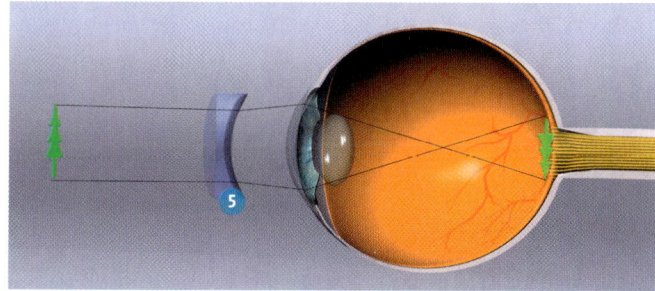

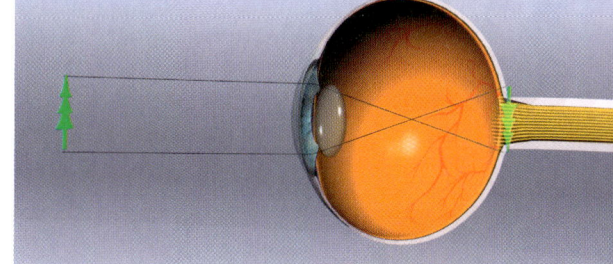

Bei Weitsichtigen ist der Augapfel zu kurz. Das Bild wird hinter der Netzhaut erzeugt und ist deshalb unscharf. Eine konvexe (gewölbte) Linse kann diese Fehlsichtigkeit ausgleichen.

6 - Konvexe Linsen bei Weitsichtigkeit

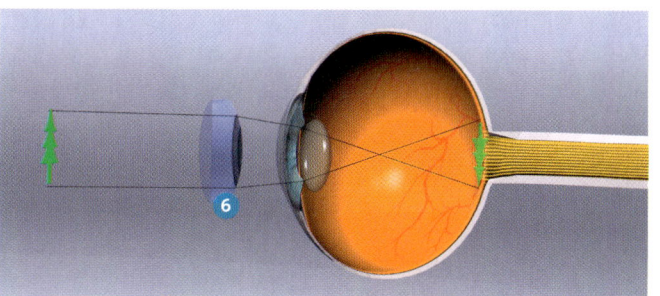

Von den möglichen Formen der Fehlsichtigkeit sind v. a. die Kurz- und die Weitsichtigkeit auch bei jungen Menschen weit verbreitet. Über ein Fünftel der Europäer zwischen 20 und 30 Jahren sind betroffen.

Kurzsichtigkeit (Myopie) tritt häufig schon zwischen dem zehnten und zwölften Lebensjahr auf. Diese Fehlsichtigkeit ist meist angeboren und entwickelt nur selten mehr als fünf bis sechs Dioptrien Fehlsichtigkeit. Ab etwa dem 25. Lebensjahr verschlechtert sich die Kurzsichtigkeit häufig nicht mehr.

Bei fast der Hälfte der Menschen führt eine Hornhautverkrümmung (auch Astigmatismus, Stabsichtigkeit genannt) dazu, dass die Betroffenen nicht scharf sehen. Mit zunehmendem Alter (ab 50 Jahren) treten auch immer mehr Nachtblindheit und Sehschwäche bei Dämmerung auf.

Was sind Dioptrien?

Die Brechkraft des Auges wird in Dioptrien (dpt) gemessen. Eine Dioptrie entspricht der Brechkraft einer Linse, die das Licht einen Meter hinter ihr bündelt. Sie ist also der Kehrwert der Maßeinheit Meter: $1\ dpt = 1\ m^{-1}$. Beim gesunden Auge beträgt der Brechwert bei großer Entfernung des Objekts etwa 60 dpt, was einer Brennweite von rund 16,6 mm entspricht. Um auch bei geringerer Entfernung scharf zu sehen, vergrößert sich der Brechwert. Die Stärke der Brillengläser wird in Dioptrien angegeben: bei einer Weitsichtigkeit mit positiven (z. B. +2 dpt), bei einer Kurzsichtigkeit mit negativen Vorzeichen (z. B. −2 dpt).

Die durch den normalen Altersprozess entstehende Altersweitsichtigkeit (auch Presbyopie genannt) beginnt häufig nach dem 45. Lebensjahr. Die Augenlinse verliert dabei ihre natürliche Elastizität. Sie kann sich zur Naheinstellung nicht mehr ausreichend wölben. Das führt dazu, dass die Betroffenen in der Nähe zunehmend verschwommener sehen und die Augen beim Lesen schneller ermüden.

Trainingsprogramme gegen Fehlsichtigkeit helfen leider nicht.

Mit Hilfe einer Lesebrille (oder einer Gleitsichtbrille, wenn z. B. eine starke Kurzsichtigkeit mit Altersweitsichtigkeit kombiniert ist) können die Probleme aber leicht behoben werden. Mittlerweile gibt es schon Kontaktlinsen, die eine Gleitsichtbrille erübrigen.

Welche Ursachen kann eine Fehlsichtigkeit haben?

Es gibt verschiedene Formen der Fehlsichtigkeit. Sie gehen auf unterschiedliche Fehlbildungen des Auges oder aber bestimmte Krankheiten zurück. Im Einzelnen unterscheidet man: Bei Kurzsichtigkeit (Myopie) ist der Augapfel zu lang. Die vom vorderen Auge gebrochenen Lichtstrahlen treffen vor der Netzhaut im Glaskörper in einem Punkt zusammen. Das Bild weiter entfernter Gegenstände, das auf der Netzhaut ankommt, ist dadurch unscharf. Je stärker die Länge des Augapfels von der normalen Kugelform abweicht, desto unschärfer ist das Bild. Pro Millimeter Abweichung entsteht eine Fehlsichtigkeit von rund drei Dioptrien. In seltenen Fällen wird Kurzsichtigkeit durch eine zu starke Krümmung der Hornhaut, eine zu runde oder zu weit vorn liegende Linse oder durch einen beginnenden grauen Star (→ S. 434) ausgelöst. Häufige Naharbeit, z. B. am Bildschirm, verstärkt die Kurzsichtigkeit.

Umgekehrt wird Weitsichtigkeit (Hyperopie) durch einen zu kurzen Augapfel verursacht. Die Lichtstrahlen treffen erst hinter der Netzhaut zusammen, und von allen nahe gelegenen Gegenständen entsteht ein unscharfes Bild. Junge Menschen können diese Sehschwäche oft mit Hilfe der Linse ausgleichen. Später wird fast immer eine Brille nötig.

Stabsichtigkeit (Astigmatismus, Hornhautverkrümmung) wird durch eine ungleichmäßige Krümmung der Hornhaut oder der Linse ausgelöst. Dadurch erscheint ein Punkt als Strich oder Stab auf der Netzhaut. Optisch wird der sogenannte Abweichungsgrad mit einem Zylinderglas bestimmt, daher spricht man von einem «Zylinder». Er kann nach oben und unten oder nach rechts und links abweichen, je nachdem, wo sich die Verkrümmung befindet. In geringem Maße ist dies nicht störend, und viele Menschen bemerken diese Veränderung deshalb gar nicht. Eine Stabsichtigkeit kann allerdings auch Folge eines Unfalls oder einer Erkrankung mit einer nachfolgenden Narbenbildung auf der Hornhaut sein. Ein Ausgleich der damit verbundenen Fehlsichtigkeit kann durch Kontaktlinsen erfolgen.

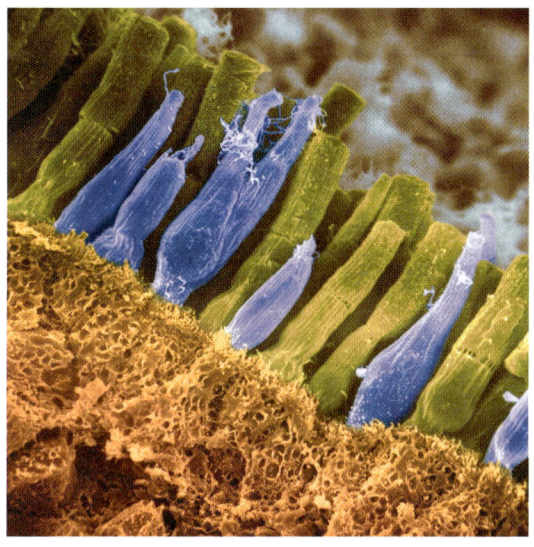

Bei Nachtblindheit ist die Fähigkeit der Augen zur Anpassung an die Dunkelheit gestört, weil die Stäbchen in ihrer Funktion gestört sind. Die häufigste Ursache ist ein Vitamin-A-Mangel. Aber auch eine Leberzirrhose (→ Kap. 3.1), hochgradige Kurzsichtigkeit sowie Entzündungen oder Pigmentablagerungen auf der Netzhaut, Störungen oder Schäden des Sehnervs sowie der Netzhaut können eine Nachtblindheit auslösen.

Die Netzhaut des Auges besteht aus mehreren Schichten. Zu den lichtempfindlichen Rezeptoren gehören etwa 120 Millionen Stäbchen für das Schwarz-Weiß-Sehen und rund sechs Millionen Zapfen für das Farbsehen.

Der Farbenblindheit oder Farbenschwäche liegt eine Funktionsstörung der Zapfen zu Grunde, die meist angeboren ist. Echte Farbenblindheit ist selten. Sehschwächen im Rot-Grün-Bereich haben etwa ein Zehntel aller Männer (Frauen nicht). Es gibt auch Störungen beim Erkennen von Blau und Gelb. Durch Farbenschwäche kann unter Umständen die Berufswahl (z. B. Pilot, Polizist, Kraftfahrer) eingeschränkt sein.

Welche Symptome weisen auf Fehlsichtigkeit hin?

Kurzsichtige kneifen oft die Augen zusammen, blinzeln oder rücken auffallend nah heran, um weiter entfernte Gegenstände zu erkennen. Bedingt durch die Anstrengung beim Sehen haben Kurzsichtige gelegentlich Kopfschmerzen, die v. a. bei Kindern das erste Symptom sein können. Das Sehen im Nahbereich gelingt ohne Probleme, Autofahren oder Fernsehen dagegen sind ohne

Eine Netzhautablösung kündigt sich mit Blitzen im Auge an: Sofort zum Augenarzt!

BESSER SEHEN DURCH VITAMINE

Karotten enthalten das meiste **Betacarotin** von allen Gemüsesorten. Es wird auch als **Provitamin A** bezeichnet und im Dünndarm zu **Vitamin A** umgewandelt.

Zudem enthalten Karotten B-Vitamine, Folsäure und etwas Vitamin C sowie Eisen, das Vitamin C benötigt, um vom Körper aufgenommen zu werden. Eine Überdosierung von Provitamin A oder Vitamin A kann auf natürliche Weise nicht erfolgen, da der Körper nur so viel Vitamin A herstellt, wie er braucht. Durch Nahrungsergänzung kann man allerdings zu viel Vitamin A aufnehmen.

VITAMIN-A-MANGEL

Bei vermehrter Eiweißzufuhr, beim Kraftsport sowie bei Erkrankungen wie Krebs, Aids, chronisch entzündlichen Gelenkerkrankungen und bei Tuberkulose sollte vermehrt Vitamin A aufgenommen werden. Das Gleiche gilt bei chronischem Stress.

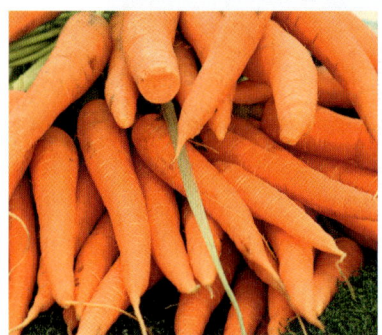

Stress erhöht den Eiweißbedarf, und Vitamin A wird zur Eiweißherstellung benötigt. Auch einer Zeugungsunfähigkeit kann ein Vitamin-A-Mangel zu Grunde liegen.

Die Dosis sollte mit dem Arzt abgesprochen werden. Eine künstliche Zufuhr von zu viel Vitamin A kann zu Überdosierungen führen. Folgende Symptome könnten Anzeichen einer Überdosierung sein: Abgeschlagenheit, Kopfschmerzen, Übelkeit oder Muskelkoordinationsstörungen. Diese Symptome können auftreten, wenn über Monate hinweg ein Vielfaches des Tagesbedarfs von einem Milligramm eingenommen wird.

Sehhilfe deutlich erschwert, ebenso ist das Sehen in der Dämmerung oft problematisch. Bei starker Kurzsichtigkeit kann es mit zunehmendem Lebensalter zu Netzhautablösungen kommen.

Im Gegensatz dazu können Weitsichtige Gegenstände in großer Entfernung, nicht aber in der Nähe sehr gut erkennen. Lesen oder Handarbeiten strengen die Augen an und können rasch zu Ermüdung, Kopfschmerzen oder brennenden Augen führen. Häufige Bindehautentzündungen können ein Anzeichen für Weitsichtigkeit sein. Die Beschwerden entstehen durch die unwillkürlichen Versuche des Auges, die Sehschwäche auszugleichen. Langfristig beginnt das Auge infolge der Überanstrengung in vielen Fällen zu schielen.

Weitsichtige haben mit zunehmendem Alter ein erhöhtes Risiko, an grünem Star (→ S. 435) zu erkranken.

Bei Stabsichtigkeit sehen die Betroffenen ihre Umwelt verzerrt. Ein Punkt erscheint als Linie. Das Auge versucht ständig, diese Unschärfe auszugleichen, was zu Kopfschmerzen, Müdigkeit und Augenbrennen führen kann.

Nachtblinde sind in ihrer Sehfähigkeit in der Dämmerung oder Dunkelheit stark

SCHIELEN

Schielen ist mit über fünf Prozent einer der häufigsten Sehfehler bei Kindern. Normalerweise blicken beide Augen parallel nach vorn – beim Schielen weicht ein Auge ab. Durch das Schielen wird das Sehvermögen nicht nur geschwächt, das räumliche Sehen ist erheblich beeinträchtigt.

Häufig fällt zuerst eine Kopfschiefhaltung oder das Zukneifen eines Auges auf. Mitunter weist auch eine unerklärliche Ungeschicktheit auf das Schielen hin. Kinder greifen beispielsweise nicht richtig zu oder stellen ein Glas auf die Tischkante, weil sie den Bereich vor sich falsch einschätzen.

Immer wieder wird das Schielen zu spät entdeckt. Meist deshalb, weil es sich oft erst bemerkbar macht, wenn das Auge müde wird. Dann können folgenschwere Schädigungen eintreten. Lang bestehendes Schielen kann störende Doppelbilder zur Folge haben oder die Sehkraft eines Auges schwächen. Der Betroffene sieht dann mit der Zeit wirklich schlecht.

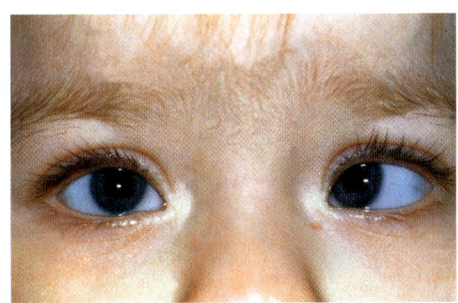

Beim kleinsten Verdacht muss deshalb der Augenarzt aufgesucht werden. Häufig lässt sich der Sehfehler mit einer Brille oder mit einem Sehtraining in speziellen Sehschulen ausgleichen. Meist wird bei Kindern wechselseitig ein Auge für eine gewisse Zeit durch ein Spezialpflaster verdunkelt. Mitunter dauert die Schielbehandlung sogar mehrere Jahre. Nur sehr selten muss eine Schieloperation durchgeführt werden.

eingeschränkt. Blendet beim Autofahren der Gegenverkehr übermäßig, kann dies ein erstes Anzeichen sein, dass das Auge Lichtschwankungen nicht schnell genug verarbeiten kann.

Auch Farbenblindheit oder Farbenschwäche kann im Straßenverkehr zu Problemen führen, wenn Kontraste auf Grund schlechter Lichtverhältnisse nicht deutlich hervortreten. Menschen mit totaler Farbenblindheit reagieren sehr empfindlich auf Blendungen, können aber in Dämmerung und Dunkelheit ohne Schwierigkeiten sehen. Ist die Funktion der Zapfen ihrer Netzhaut vollständig gestört, ist die Sehleistung am Tag auf ein Zehntel reduziert. Man spricht dann auch von Tagblindheit.

Wie werden Fehlsichtigkeiten diagnostiziert?

Um Sehstörungen beheben zu können, muss der Augenarzt eine genaue Diagnose stellen. Dazu werden verschiedene Untersuchungen gemacht: Zunächst wird der Arzt im hinteren Bereich des Auges die Netzhaut, die Blutgefäße und den Eintritt des Sehnervs mit Hilfe eines Augenspiegels betrachten. Um das vordere Auge oder den Glaskörper zu untersuchen, wird eine Spaltlampe verwendet. Sie erlaubt eine schichtweise Betrachtung von verschiedenen Ebenen des Auges.

Bei Verdacht auf Kurzsichtigkeit erfolgt eine Prüfung der Sehschärfe. Auf einer sechs Meter entfernten Tafel müssen Buchstaben, Zahlen, sogenannte Pflüger-Haken (ein E, das in alle Richtungen weisen kann) oder Landolt-Ringe (ein Kreis, bei dem eine Öffnung nach oben, unten, links oder rechts zeigt) richtig erkannt werden. Dabei wird jedes Auge getrennt untersucht.

Farbenblindheit bzw. -schwäche kann leider nicht behoben werden.

Zusätzlich wird die Brechkraft des Auges mit einem Autorefraktometer überprüft. Veränderungen des Augenhintergrunds, die durch Verlängerung des Augapfels bei voranschreitender Kurzsichtigkeit entstehen können, werden mit Hilfe des Augenspiegels diagnostiziert.

Um eine Weitsichtigkeit festzustellen, wird ebenfalls eine Prüfung der Sehschärfe vorgenommen. Bei der Untersuchung mit dem Augenspiegel weist die Netzhaut des Weitsichtigen oft stark geschlängelte Blutgefäße auf. Bevor die Augen mit dem Autorefraktometer überprüft werden, werden die feinen Ziliarmuskeln der Augen mit speziellen Augentropfen vorübergehend ruhiggestellt.

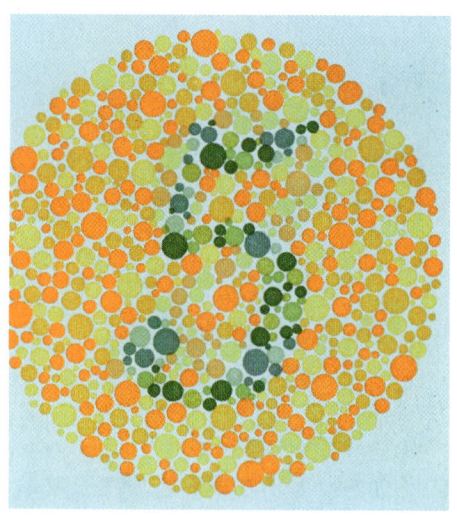

Ishihara-Farbtafeln: Farbenfehlsichtige können die Ziffer im Farbfeld nicht erkennen.

Zur Diagnose von Stabsichtigkeit wird entweder eine Untersuchung mit dem Autorefraktometer oder – v. a. bei Kindern – eine Schattenprobe gemacht. Mit einem Ophthalmometer wird der Krümmungsradius der Hornhaut gemessen und so das Ausmaß der Hornhautverkrümmung ermittelt.

Störungen des Farbensehens werden mit Hilfe sogenannter Ishihara-Tafeln diagnostiziert. Darauf sind durch Farbpunkte zusammengesetzte Zahlen vor einem andersfarbigen, gleichfalls gepunkteten Hintergrund zu sehen. Menschen mit einer Rot-Grün-Schwäche sehen beispielsweise die rote Zwölf vor einem grünen Hintergrund nicht. Mittels Anomaloskop kann der Augenarzt das Ausmaß der Farbfehlsichtigkeit feststellen. Dabei muss der Patient aus verschiedenen Rot- und Grüntönen einen vorgegebenen Gelbton zusammenstellen. Aus der Abweichung wird der Anomaliequotient berechnet.

Wie werden Fehlsichtigkeiten behandelt?

Die häufigsten Fehlsichtigkeiten können mit Hilfe von Brillen oder Kontaktlinsen korrigiert werden. Dabei wird jeweils die Brechkraft des Auges um den vom Augenarzt festgestellten Wert erhöht oder verringert.

AUGEN ENTSPANNEN

Langes Arbeiten vor dem Computer oder Lesen kleiner Schriften über lange Zeit ermüdet unsere Augen. Einige Menschen bekommen Kopfschmerzen, Sehstörungen, mitunter entzünden sich die Augen auch. Das Beste wäre, wenn den Augen zwischendurch eine Pause und eine Massage gegönnt würde. Denn die feine Augenmuskulatur verkrampft, wenn sie ständig nur auf einen Bereich gelenkt wird; die zur Entspannung notwendige Bewegung der Linse fehlt.

Übungen zur Augenentspannung können den Krampf lösen:

- Hände gegeneinanderreiben, sodass sie sich erwärmen, und dann die Handballen auf die Augen legen. Die Hände ein bis zwei Minuten lang liegen lassen und tief ein- und ausatmen.
- Bei geschlossenen Augen mit den Daumen in beide inneren Augenwinkel gegen die Nasenwurzel drücken. Langsam den Druck erhöhen, ohne dass es schmerzhaft wird. Den Druck eine Minute lang beibehalten. Mitunter hilft die Massage dieses Punktes auch bei Heuschnupfen.
- Zeige- und Mittelfinger vorsichtig am äußeren Augenwinkel gegen die Schläfe pressen und mit den Fingern ein bis zwei Minuten lang kreisende Bewegungen ausführen. Die Spannung des Auges wird gelöst. Diese Übung ist auch gut bei Kopfschmerzen.

Nachtblindheit ist nur behandelbar, wenn sie auf einem Vitamin-A-Mangel beruht. Der Mangel wird durch die Einnahme von entsprechenden Präparaten ausgeglichen.

Kurzsichtigkeit kann mit einer Brille mit beidseitig konkav geschliffenen Gläsern korrigiert werden. Durch die Brille erscheint zunächst alles kleiner, der Raum tiefer, der Boden näher. Nach einigen Tagen hat sich das Gehirn an die neue «Sichtweise» gewöhnt, der Betroffene sieht wieder «normal».

Die Stärke der Gläser muss so gewählt werden, dass in der Ferne gerade noch scharf gesehen werden kann. Bei einer zu starken Korrektur können Schwindel und Kopfschmerzen auftreten. Je stärker die Kurzsichtigkeit ausgeprägt ist, desto dicker werden die Brillengläser, was jedoch heute durch moderne, leichte und vergleichsweise dünne Kunststoffgläser gut aufgefangen werden kann.

Wird eine Fehlsichtigkeit bei Kindern nicht reguliert, kann die Überforderung des Auges zu Schielen führen.

Ebenso können bei einer Kurzsichtigkeit laserchirurgische Eingriffe wie z. B. Verfahren der refraktiven Chirurgie zum Einsatz kommen (→ S. 423).

Ab einer Sehschwäche von +8 oder –8 Dioptrien werden Kontaktlinsen empfohlen. Ab dem 60. Lebensjahr kann bei ausgeprägter Kurzsichtigkeit oder beginnendem grauem Star (→ S. 434) die natürliche Linse durch eine Kunstlinse ersetzt werden.

Bei **Weitsichtigkeit** wird eine Brille mit bikonvex geschliffenen Gläsern verordnet. Sie lässt alles größer und näher erscheinen. Eine Korrektur mit Kontaktlinsen ist eben-

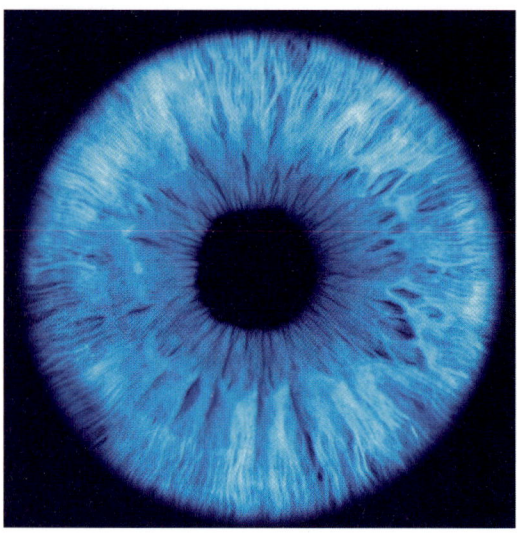

Iris – aus der Nähe betrachtet.

falls möglich. Ist die Weitsichtigkeit stark ausgeprägt (ab +5 Dioptrien), können laserchirurgische Eingriffe, das Einsetzen einer Kunstlinse oder eine kombinierte Therapie hilfreich sein.

Reguläre Formen der Stabsichtigkeit werden durch zylindrisch geschliffene Gläser oder Kontaktlinsen ausgeglichen. Die Korrektur sollte möglichst frühzeitig erfolgen, um v. a. bei Kindern eine Schwachsichtigkeit des Auges zu vermeiden. Um Kopfschmerzen und Schwindel zu verhindern, wird die Sehhilfe meist schrittweise an die Sehschwäche angepasst.

Wurde die Hornhautverkrümmung durch eine Vernarbung hervorgerufen, etwa nach einem Unfall, bezeichnet man die Stabsichtigkeit als irregulär. In diesem Fall bringt eine Brille nichts, die Hornhautverkrümmung kann aber durch formstabile (harte) Kontaktlinsen korrigiert werden.

Verursacht die Augenlinse die Fehlsichtigkeit, muss die Linse operativ ausgetauscht werden.

Was der Facharzt rät

Zum Schutz vor Fehlsichtigkeit gibt es keine wirksamen Maßnahmen. Trainingsübungen für die Augen schaden zwar nicht, können die Sehleistung aber auch nicht verbessern. Um Ermüdungserscheinungen der Augen bei anstrengenden Tätigkeiten zu vermeiden, sind folgende Hinweise hilfreich:

- Auf ausreichend gutes Licht am Arbeitsplatz achten.
- Zur Beruhigung ab und zu die Augen mit der Hand abdecken.
- Bei der Bildschirmarbeit regelmäßig blinzeln, um Übermüdung zu vermeiden. Auf angemessenen Abstand der Augen zum Monitor achten.
- Die Tätigkeit durch Augenübungen unterbrechen: Dabei die Augen abwechselnd in den Nah-, Mittel- und Fernbereich schweifen lassen.

? Drei Fragen an den Arzt

1. Warum brauchen Kurzsichtige im Alter erst später eine Brille?

Die typische Alterssichtigkeit ist die Weitsichtigkeit, die eine bestehende Kurzsichtigkeit unter Umständen für eine gewisse Zeit «ausgleicht». In manchen Fällen kann es sein, dass Kurzsichtige (bis zu –2 Dioptrien) im Alter gar keine Brille für die Naharbeit brauchen.

2. Wie lange dauert die Anpassung des Auges an Dunkelheit?

In der Regel hat sich das Auge innerhalb von etwa 35 Minuten optimal an die Dunkelheit angepasst. Nach einem längeren Aufenthalt in sehr heller Umgebung (z. B. nach einem Sonnentag am Strand) kann es mehr als zwei Stunden dauern, bis eine vollkommene Dunkelanpassung erreicht ist.

Brillen, die auf die Entfernung von den Augen zum Monitor eingestellt werden, verringern die Überanstrengung und Übermüdung der Augen bei der Computerarbeit.

3. Warum fällt das Sehen mit Brille manchmal schwerer als ohne?

Je später eine Sehschwäche von mehr als +4 oder –4 Dioptrien mit einer Brille korrigiert wird, desto schwerer fällt es den Betroffenen, sich an die neue «Sichtweise» zu gewöhnen. Das Gehirn hat sich im Laufe der Zeit an die Fehlsichtigkeit angepasst und empfindet diese als «normal». Da die Sehhilfe sich in einem gewissen Abstand von der Linse befindet, stimmen die Proportionen des Gesehenen nicht mehr. Es kann zu Orientierungsschwierigkeiten und infolgedessen zu Schwindel oder v. a. in der ersten Zeit zu Kopfschmerzen kommen. Bei Kontaktlinsen entfallen diese Anpassungsprobleme, da die Korrektur direkt vor der Linse erfolgt.

9.2 Augenerkrankungen

Bindehautentzündung (Konjunktivitis)

Bindehautentzündungen können durch trockene Augen, Bakterien (besonders Chlamydien) sowie durch Viren ausgelöst werden. Aber auch Allergien oder äußere Reizungen des Auges z. B. durch Rauch können zu einer Bindehautentzündung führen.

Die Konjunktivitis ist die häufigste Ursache für gerötete Augen. Die Bindehaut schwillt an, manchmal brennt und juckt sie. Betroffene klagen über ein Fremdkörpergefühl im Auge. Das Auge produziert vermehrt Tränenflüssigkeit oder weißlich-gelbliche Absonderungen, die das Auge beim Aufwachen «verkleben». Die Behandlung erfolgt je nach Ursache mit antiallergischen, antibiotischen oder kortisonhaltigen Augentropfen.

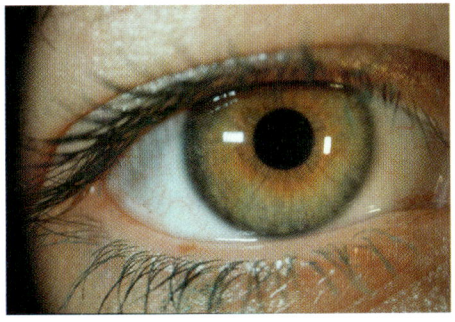

Beginnende Bindehautentzündung.

Fortgeschrittene Bindehautentzündung.

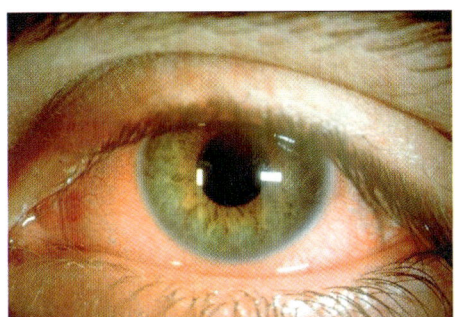

TROCKENE AUGEN

Trockene Augen sind die häufigsten Beschwerden, mit denen Menschen einen Augenarzt aufsuchen. Meist sind Frauen zwischen 50 und 70 Jahren davon betroffen, weil sich nach der Menopause (→ S. 400) der «Feuchtigkeitshaushalt» des Körpers verändert.

Mit jedem Lidschlag wird Tränenflüssigkeit aus den Tränendrüsen ins Auge abgegeben. Sie besteht zum größten Teil aus Wasser, das jedoch durch ein Sekret als Film verteilt und durch eine leichte Fettschicht auf dem Auge gehalten wird. Stimmt die Zusammensetzung des Tränenfilms nicht oder wird zu wenig produziert, trocknet die Bindehaut aus.

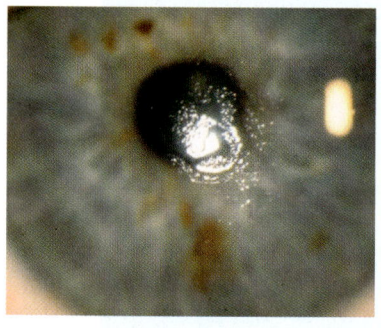

Trockenes Auge.

Brennende, gerötete oder tränende Augen, z.B. bei Kälte, Wind oder längerem Lesen, sind die Folge. Abends sind die Augen müde, ein Fremdkörpergefühl kann auftreten. Paradoxerweise können trockene Augen stark tränen: Der Tränenfilm hat nicht mehr die richtige Zusammensetzung und haftet nicht auf dem Auge. Von daher wird sozusagen ein Tränenüberschuss produziert.

Ursachen können v.a. ein zu trockenes Raumklima oder eine Klimaanlage, zu langes Arbeiten am Computerbildschirm (bei der man zu wenig blinzelt, um den Tränenfilm zu verteilen) oder verräucherte Luft sein. Der Arzt wird bei chronischen Reizungen Augentropfen verschreiben, mitunter können Medikamente helfen, die Zusammensetzung des Tränenfilms zu verändern.

Grauer Star

Die auch als Katarakt bezeichnete Augenerkrankung wird durch eine Trübung der Linse verursacht, die als grauer Schleier sichtbar wird. In den meisten Fällen wird die Trübung durch die natürliche Alterung der Linse ausgelöst, man spricht dann von «Altersstar».

Nur selten hat eine Katarakt eine andere Ursache. Möglich sind eine Augenverletzung oder Strahleneinwirkung, die Nebenwirkung einiger Medikamente, aber auch andere Erkrankungen wie Diabetes mellitus oder eine Rötelninfektion der Mutter während der Schwangerschaft.

Ringe oder Höfe um Lichtquellen (Lampen, Laternen) können erste Anzeichen für einen grünen Star sein: Sofort zum Augenarzt!

Der graue Star äußert sich durch einen zunehmenden Verlust der Sehschärfe. Die Umwelt wird wie durch Nebel wahrgenommen. Kontraste und Farben verblassen. Die Betroffenen sind auffällig empfindlich für Blendung durch helles Licht. Im fortgeschrittenen Stadium kann der Erkrankte erblinden.

Es gibt keine wirksame medikamentöse Therapie. Allerdings lässt sich die frühere Sehkraft in den meisten Fällen durch einen operativen Eingriff wiederherstellen. Unter örtlicher Betäubung wird die eingetrübte Linse entfernt und durch eine Kunstlinse ersetzt. Nach dem Eingriff kann oft auf eine Brille für die Ferne verzichtet werden, darum sind viele Patienten nach der Operation völlig begeistert.

Grüner Star

Der grüne Star wird auch Glaukom genannt. Er tritt ein, wenn der Druck im Inneren des Auges sich erhöht, weil der Abfluss des Kammerwassers aus den Augenkammern gestört ist. Das Erkrankungsrisiko steigt mit zunehmendem Lebensalter. In den Industrieländern ist der grüne Star die Erkrankung, die am häufigsten zur Erblindung führt.

Ohne entsprechende Therapie kann ein Glaukom zu Schäden des Sehnervs, Gesichtsausfällen und zu Erblindung führen. Aus diesem Grund wird ab dem 40. Lebensjahr zu einer regelmäßigen Vorsorgeuntersuchung beim Augenarzt zur Glaukom-Früherkennung geraten. Das sogenannte Offenwinkelglaukom verursacht oft lange Zeit keine Beschwerden und wird daher oft erst entdeckt, wenn der Sehnerv bereits unumkehrbar geschädigt ist.

Im Frühstadium lässt sich die Erkrankung gut mit Augentropfen behandeln, die den Augeninnendruck senken. Andernfalls ist eine Laserbehandlung oder eine Operation erforderlich, um das Sehvermögen zu erhalten.

Beim Glaukomanfall handelt es sich um einen medizinischen Notfall, der unbehandelt schnell zu Erblindung führen kann. Plötzlich auftretende Augen- und Kopfschmerzen, Übelkeit und Erbrechen, verbunden mit einer akuten Sehverschlechterung, geröteten Augen und einer Verhärtung des Augapfels, sind die Alarmsignale. Oft ist nur ein Auge betroffen. Auch wenn der Anfall nach wenigen Stunden von selbst abklingt, sollte unbedingt der Augenarzt aufgesucht werden.

Netzhautablösung

Die Netzhaut liegt zwischen dem Glaskörper und der Aderhaut. Sie besteht aus zwei Schichten: der lichtempfindlichen Rezeptorschicht mit Nerven-

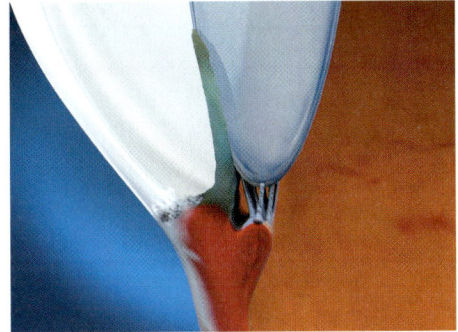
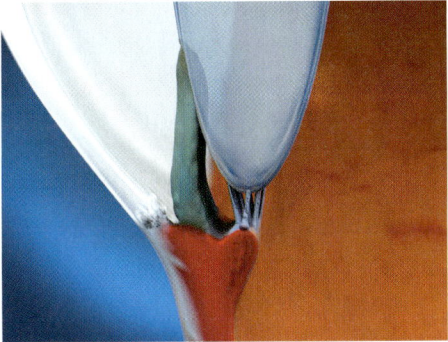
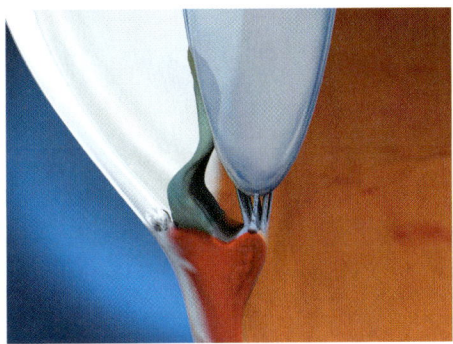

Grüner Star entsteht, wenn der Kammerwinkel immer enger wird und den Kammerwasserfluss verschlechtert. Ist der Kammerabfluss verschlossen, steigt der Augeninnendruck. Dadurch wird der Sehnerv geschädigt und stirbt ggf. ab.

Bei Lichtblitzen und schwarzen Schatten sofort zum Augenarzt!

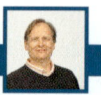

VORSORGE

Untersuchungen zur Früherkennung des grünen Stars werden von den Krankenkassen nicht mehr bezahlt. Sie sind jedoch nicht sehr teuer (ca. 20 Euro) und sollten gerade in fortgeschrittenem Alter und bei Bluthochdruck einmal im Jahr durchgeführt werden. Das ist wirklich wichtig, denn diese Volkskrankheit kann zur Erblindung führen.

Deshalb ist es unverständlich, dass diese Vorsorgemöglichkeit versicherungstechnisch «ausgemustert» wurde. Und das in Zeiten, wo **Prävention** – Vorsorge – in aller Munde ist, besonders bei den Verantwortlichen im Gesundheitswesen. Jeder Euro mehr bedeutet für Bürgerinnen und Bürger oft eine unzumutbare Belastung, gerade in Zeiten zunehmender Inflation. Heute einige Euro für die Vorsorge auszugeben, ist für die Krankenkassen aber zumutbar und bedeutet gleichzeitig sinnvolle Vorsorge. Die vielfachen Ausgaben später durch eine Erkrankung und vor allem das Leiden stehen in keinem Verhältnis hierzu.

zellen und Photorezeptoren und dem Pigmentepithel, das sie mit Blut versorgt und von der Aderhaut trennt. Die Netzhaut ist bis auf wenige Ausnahmestellen nur eingelegt, nicht eingewachsen, und der Augeninnendruck hält sie am Platz.

Wer stark kurzsichtig ist, am grauen Star operiert wurde, unter Diabetes mellitus, stark erhöhtem Blutdruck oder Entzündungen im Auge leidet, hat ein erhöhtes Risiko einer Netzhautablösung und sollte die Augen regelmäßig vom Augenarzt kontrollieren lassen. So wird eine Netzhautablösung bereits im Frühstadium erkannt. Erste Anzeichen einer Netzhautablösung sind Lichtblitze oder ein Schwarm dunkler Punkte. Schreitet sie fort, ist das Gesichtsfeld zunehmend eingeschränkt, Betroffene sprechen von einem dunklen Vorhang.

Die Sehstörung wird durch die Ablösung der Rezeptorschicht infolge eines veränderten Augeninnendrucks verursacht: Der Glaskörper löst sich und reißt ein Loch in die Netzhaut. Dabei dringt Flüssigkeit aus dem Glaskörper zwischen die beiden Schichten der Netzhaut. Wird dies nicht bemerkt, kann es schon nach etwa 48 Stunden zu nicht mehr zu korrigierenden Schäden kommen. Löst sich die gesamte Netzhaut, erblindet der Betroffene. Sucht man jedoch sofort den Augenarzt oder eine Augenklinik auf, kann die Netzhaut z. B. per Laseroperation wieder angelegt werden. Medikamente richten bei einer Netzhautablösung nichts aus.

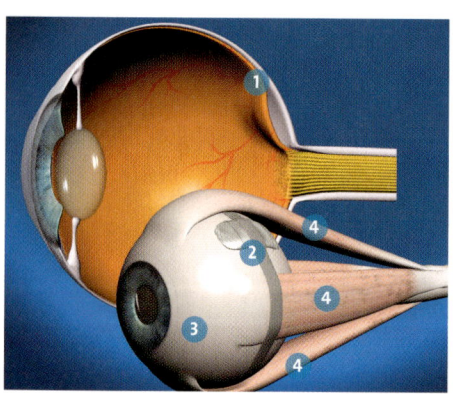

Die Lichtstrahlen fallen durch Hornhaut, Pupille, Linse und den Glaskörper, der zwei Drittel des Augeninnenraums einnimmt, auf die äußerst lichtempfindliche Netzhaut. Löst sich die Netzhaut, ist die Sehleistung gefährdet. Sie kann operativ fixiert werden.

1 - Netzhautablösung
2 - Cerclage (Bandage)
3 - Sklera
4 - Augenmuskel

Makula-Degeneration

Die Makula-Degeneration ist eine Erkrankung der Netzhautmitte. Sie ist altersbedingt und stellt in den Industrieländern die Hauptursache für Erblindung und schwere Sehbehinderungen im Alter dar. Weltweit sind rund 30 Millionen Menschen betroffen, allein in Deutschland gibt es rund vier Millionen Betroffene. Die Ursachen für die altersbedingte Makula-Degeneration (AMD) sind bisher unbekannt. Neben dem Alter gehören auch eine genetische Veranlagung, Nikotinkonsum, Bluthochdruck sowie Bewegungs- und Vitaminmangel zu den Risikofaktoren.

Das Nachlassen der Sehschärfe zeigt sich bei der AMD zunächst beim Lesen oder Autofahren, meist auf einem Auge. Bei etwa der Hälfte der Betroffenen macht sich die Erkrankung innerhalb von fünf Jahren auch auf dem zweiten Auge bemerkbar. In einem schleichenden Prozess kann die Sehschärfe bis zur Erblindung nachlassen.

Werden Gegenstände verschwommen, verzerrt oder nur noch als dunkler Fleck wahrgenommen, muss sofort ein Arzt aufgesucht werden!

Die meisten der Betroffenen leiden allerdings unter der trockenen Makula-Degeneration. Bei dieser Form der Makula-Degeneration sterben die Sehzellen durch stoffwechselbedingte Ablagerungen ab. Die Sehschärfe geht dabei schrittweise verloren, andere charakteristische Beschwerden treten nicht auf. Mitunter sind gelbe Fettablagerungen im Auge ein erster Hinweis auf die Erkrankung.

In seltenen Fällen kann sich aus der trockenen eine feuchte Makula-Degeneration entwickeln. Dies äußert sich durch einen beschleunigten Verlust der Sehkraft. Ausgelöst wird die Erkrankung durch undichte Blutgefäße am Rande der Makula. Sie ragen in die Netzhaut hinein und geben Flüssigkeit ab, wodurch die Netzhaut anschwillt – daher der Name. Gerade Linien werden verbogen oder wellenförmig wahrgenommen. Die nachlassende Sehkraft schränkt die Betroffenen im Alltag erheblich ein.

Die Behandlungsmöglichkeiten bei der trockenen Makula-Degeneration sind eingeschränkt. In wenigen Fällen zeigt die sogenannte Rheopherese Erfolg: Ähnlich wie bei der Dialyse (→ S. 343) werden bestimmte Eiweiße aus dem Blut gefiltert und dadurch die Fließeigenschaft des Blutes verbessert. Der Rand des Gesichtsfeldes bleibt oft erhalten, sodass die Betroffenen sich weitgehend selbständig orientieren können.

Eine frühzeitige Therapie kann ein Fortschreiten der feuchten Makula-Degeneration aufhalten. Mittels eines Lasers können die anormalen Blutgefäße verödet werden. Für diese sogenannte photodynamische Therapie wird ein lichtempfindlicher Farbstoff in die Armvenen gespritzt, der sich in den veränderten Blutgefäßen der Makula anreichert und durch Laserlicht aktiviert wird. Dies führt zur Verödung der Gefäße.

Stark vergrößernde Sehhilfen wie eine beleuchtete Leselupe, ein Bildschirmlesegerät oder Bücher in Großdruck können das Sehvermögen in der Nähe verbessern. Für das Sehen in der Ferne gibt es keine Hilfe.

ERBLINDUNG

Jährlich erblinden in Deutschland rund 10 000 Menschen. Über eine Million Menschen sind mit stark zunehmender Tendenz sehbehindert, mehr als 150 000 sind blind. Ein Visus (Sehschärfe) von unter 0,02 wird als Blindheit definiert.

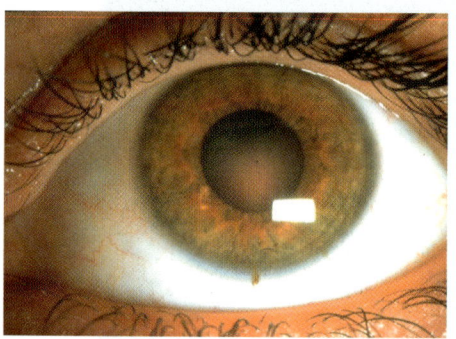

Die Makula-Degeneration im höheren Alter (> 80 Jahre) ist die häufigste Ursache von Erblindung in Deutschland, gefolgt von grünem Star, der diabetesbedingten Erblindung und dem grauen Star (s. Abb. links).

Die Linsentrübung ist weltweit die häufigste Ursache von Erblindung. Auch eine Netzhautablösung, ein Schlaganfall, Vitamin-A-Mangel sowie Masern oder Röteln bei Kindern und andere durch Viren oder Bakterien verursachte Erkrankungen können zur Erblindung führen. Selten besteht eine Blindheit von Geburt an.

9.3 Erkrankungen von Hals, Nase und Ohren

🔬 Technik in der Diagnostik – verständlich gemacht

Mit einem Hörtest überprüft der Arzt das Hörvermögen. Meist kommen dabei zunächst die **subjektiven Hörtests** zum Einsatz, bei denen die Mitarbeit des Patienten erforderlich ist. Die sogenannten **objektiven Hörtests** lassen eine Beurteilung des Hörvermögens ohne die Angaben des Patienten zu. Bei subjektiven Hörtests bekommen die Patienten meist Töne oder Geräusche zugespielt. Ihre Reaktionen darauf – etwa der Moment, in dem ein lauter werdender Ton zuerst gehört wird – werden notiert. Beispiele für subjektive Hörtests:

- **Hörweitenprüfung:** Es werden aus verschiedenen Entfernungen nacheinander meist zweistellige Zahlen und viersilbige Wörter zunächst geflüstert (hohe Frequenzen) und dann in Zimmerlautstärke (tiefe und mittlere Frequenzen) gesprochen. Werden die Wörter sowohl in normaler Lautstärke als auch geflüstert aus einer Entfernung von etwa sechs Metern gehört, gilt das Hörvermögen als normal.

- Bei der **Stimmgabelprüfung** setzt der Arzt eine Stimmgabel ein, die mit 512 Hertz und 1024 Hertz schwingt. Die Stimmgabelprüfung ist ein schneller und einfacher Test, um festzustellen, von welchem Teil des Ohrs eine Hörstörung ausgeht, indem sie hilft, (äußere) Schallleitungs- und (innere) Schallempfindungsschwerhörigkeit voneinander zu unterscheiden.

- Mit Hilfe der **Ton- oder Sprach-Audiometrie** lässt sich das Hörverhalten in verschiedenen Frequenzbereichen genauer prüfen. Dabei wird nacheinander sowohl die Schallleitung (der Schall, der über das Trommelfell und das Mittelohr zum Innenohr gelangt) als auch die Knochenleitung (der Schall, der über die Knochen hinter dem Ohr das Innenohr erreicht) beider Ohren getestet. Das geschieht für gewöhnlich bei Frequenzen zwischen 125 und 8000 Hertz, indem man die Lautstärke eines Tones langsam anhebt. Sobald der Kopfhörer tragende oder in einer schalldichten Kabine sitzende Patient den Ton einer bestimmten Frequenz hört, gibt er ein Signal. Nacheinander werden so mehrere Frequenzen zwischen 125 und 8000 Hertz überprüft.

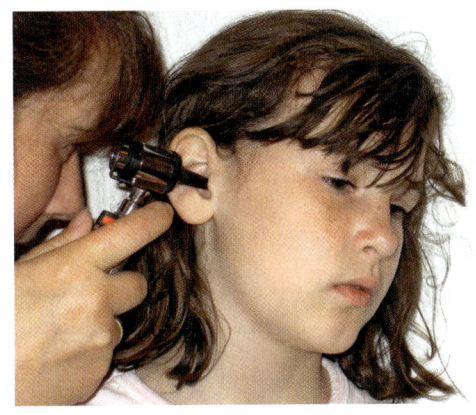

- Bei einer **Ohrspiegelung (Otoskopie)** werden der Gehörgang und das Trommelfell untersucht. Dabei muss der Arzt zuerst die natürlichen Krümmungen des äußeren Gehörgangs mit Hilfe eines Ohrtrichters überbrücken. Anschließend kann er mit dem Otoskop den Gehörgang und das Trommelfell beurteilen. Das Otoskop besteht aus drei Teilen: einer Lampe, einer Lupe und einem wechselbaren Ohrtrichter. Der HNO-Arzt untersucht das Ohr mit dem Untersuchungsmikroskop, um auch kleinste Veränderungen an Gehörgang und Trommelfell zu erkennen.

Die drei Sinnesorgane Hals, Nase und Ohren sind wichtig zum Schmecken, Riechen und Hören. Sie sind untereinander mehrfach verbunden. Um korrekt funktionieren zu können, sind alle Organe aufeinander angewiesen. Ohne zu hören, lernt z. B. ein Kind schwerlich zu sprechen. Außerdem ist mit dem Ohr das Gleichgewichtsorgan verbunden, ohne das ein aufrechter Gang unmöglich wäre. Das Gleichgewichtsorgan ist wiederum auf «Positionsdaten» aus dem Hals angewiesen. Und über die Ohrtrompete (eustachische Röhre, → S. 419) ist das Mittelohr mit dem hinteren Bereich der Nasenhöhle verbunden.

Gehörgangsentzündungen

Die häufigsten Ursachen für Entzündungen des äußeren Gehörgangs sind Verletzungen der Gehörgangshaut, meist hervorgerufen durch unsachgemäße Ohrreinigung, z. B. mit einem Wattestäbchen oder anderen spitzen Gegenständen. Es kann aber auch sein, dass verunreinigtes Badewasser Bakterien in den Gehörgang trägt.

Der Betroffene leidet unter starken Ohrenschmerzen, die schon durch leichtes Ziehen an der Ohrmuschel ausgelöst werden. Der HNO-Arzt erkennt die Entzündung bei einer Ohrspiegelung meist sofort an einer Schwellung und Rötung der Gehörgangshaut.

Der Arzt reinigt den Gehörgang und versorgt die Entzündung mit desinfizierenden

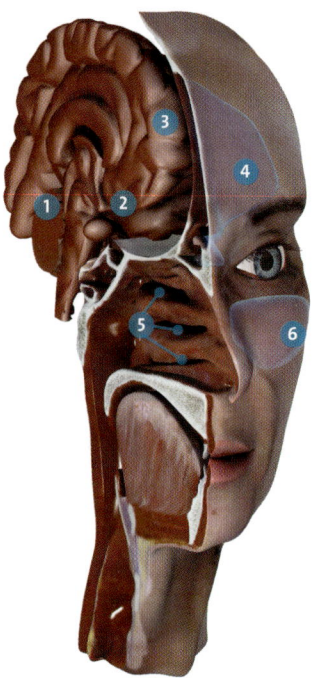

**Querschnitt des
Nasen-Rachen-Raums.**

1 - Kleinhirn
2 - Hypophyse
3 - Vorderhirn
4 - Stirnhöhle
5 - Nasenmuscheln
6 - Kieferhöhle

Mitteln, ggf. Antibiotika, Kortison oder Antipilzmitteln. Eine Gehörgangsentzündung verläuft meist ohne Komplikationen und heilt bei fachgerechter Behandlung folgenlos aus. Eine Antibiotikagabe lässt sich meist vermeiden.

«Badeohren»

Mitunter klagen Kinder nach einem Schwimmbadbesuch plötzlich über Ohrschmerzen. Oft verstärkt sich der Schmerz, wenn an der Ohrmuschel gezogen oder der kleine Knorpel vor dem Ohr gedrückt wird. Der Grund ist meist eine durch Hautkeime oder im Wasser enthaltene Bakterien verursachte Entzündung des äußeren Gehörgangs. Normalerweise können die Keime dem Ohr nichts anhaben. Bleibt jemand aber länger im Wasser, weicht die Haut im Gehörgang auf, und die Keime können ungehindert eindringen. Gechlortes Wasser reizt die Gehörgangswand zusätzlich.

Um einer Entzündung vorzubeugen, kann man gefettete Watte in die Ohren stecken. Auf keinen Fall sollte das Ohr mit Wattestäbchen oder spitzen Gegenständen bearbeitet werden, denn dabei entstehen kleinste Verletzungen in der Haut, durch die Bakterien eindringen können.

Leichte Beschwerden können mit schmerzstillenden Ohrentropfen aus der Apotheke behandelt werden. Das Fläschchen sollte vorher fünf Minuten in der Hand angewärmt werden. Halten die Schmerzen länger als zwei Tage an oder werden sie stärker, muss ein Arzt aufgesucht werden. Die Entzündung kann sich auf die Ohrmuschel oder auf das Trommelfell und das Mittelohr ausbreiten.

Bei einem Badeohr gilt: Schwimmverbot für mindestens zwei Wochen.

Akute Mittelohrentzündung

Eine akute Mittelohrentzündung (Otitis media) ist eine Erkrankung der Mittelohrräume, die meist durch Viren oder Bakterien ausgelöst wird. Sie tritt häufig im Säuglings- und Kleinkindalter, aber auch im Erwachsenenalter auf. Die typischen Symptome sind starke Ohrenschmerzen, schlechtes Hören, Fieber und ein allgemeines Krankheitsgefühl. Bei einer schweren Mittelohrentzündung kann ohne Behandlung das Trommelfell einreißen. Die Schmerzen lassen dann plötzlich nach, aber das Ohr beginnt zu eitern.

Eine Mittelohrentzündung darf nicht auf die leichte Schulter genommen, sondern muss unbedingt vom HNO-Arzt untersucht und behandelt werden. Ohne fachgerechte Behandlung kann sich die Entzündung auf die angrenzenden Knochen und das Innen-

DRUCKAUSGLEICH

Ob im Flugzeug oder in den Bergen – der Druck auf den Ohren und das wattige Gefühl, das einen nur «durch Nebelschwaden» hören lässt, sind störend und mitunter sogar schmerzhaft. Besonders wenn eine Erkältung alles noch verschlimmert. Das Problem entsteht durch eine Differenz des Drucks vor und hinter dem Trommelfell, zu der es in den Bergen und auf Flugreisen kommt.

Es gibt mehrere Lösungsansätze, um die Ohren wieder frei zu bekommen: z.B. ausgiebig gähnen und/oder Kaugummi kauen. Oder beim Gähnen den Unterkiefer vor- und zurückschieben. Oder in kleinen Schlucken trinken. Meist hilft es auch, den Mund zuzumachen, die Nase zuzuhalten und langsam, aber kräftig in den Kopf zu pusten, bis die Ohren «aufgehen». Bei ausgeprägten Beschwerden helfen Nasentropfen, die eine halbe Stunde vor Start und Landung in die Nase gesprüht werden.

Doch Vorsicht bei Erkältungen! Wenn diese Tricks nicht funktionieren, ist der HNO-Arzt gefragt. Er wird die Erkältung mit abschwellenden, schleimlösenden und ggf. antibiotischen Medikamenten zum Abklingen bringen und im Anschluss ggf. mit einem kleinen Blasebalg in die Nase blasen und mit dieser sogenannten Vasalva-Technik den Druckausgleich zum Mittelohr herstellen.

Ein Ohrdruck kann sehr schmerzhaft sein – jetzt versteht man auch, dass Kleinkinder im Flugzeug bei Start oder Landung oft schreien. Abhilfe ist oft schon dadurch möglich, dass den Kindern zu trinken gegeben wird, ihre Ohren vorübergehend zugehalten oder spezielle Kinder-Ohrenstöpsel genutzt werden (Apotheke oder Hörgeräteakustiker).

ohr ausbreiten, mit entsprechenden Folgen für die Hörfähigkeit. Setzt sich die Entzündung erst einmal fest, kann sie als chronische Mittelohrentzündung ständig wiederkehren. Nach abgeklungener Mittelohrentzündung muss ein Hörtest zur Überprüfung des Hörvermögens durchgeführt werden.

Erste Maßnahmen bei einer beginnenden Mittelohrentzündung:

- Antientzündliche Ohrentropfen geben.
- Nasengänge mit Nasentropfen frei halten.
- Zwiebelsäckchen aufs schmerzende Ohr legen (nicht zu heiß!).
- Schmerzen z. B. mit *Paracetamol*-Saft lindern.
- Schleimlösende Medikamente und homöopathische Mittel ggf. durch den Arzt verordnen lassen.
- Für Schonung sorgen.
- Auf Vitamin-C-reiche Ernährung achten.

Innenohrentzündung

Eine Entzündung des Gleichgewichtsorgans (Bogengänge, Labyrinth, → S. 419) im Innenohr wird vermutlich durch Viren, Bakterien oder Entzündungsstoffe ausgelöst, die von den Mittelohrräumen in das Kanalsystem des Innenohrs übergehen. Ursache einer Innenohrentzündung kann also eine Mittelohrentzündung oder eine Infektion der oberen Atemwege sein. Sie kann aber auch im Zusammenhang mit Allergien, psychischen Erschöpfungszuständen oder einer körperlichen Überbelastung auftreten.

Das Labyrinth regelt den Gleichgewichtssinn des Menschen. Ist die Funktion ge-stört, leiden die Betroffenen v. a. an Ohrensausen (**Tinnitus**), Schwindel oder einer Hörminderung. Eine Sonderform ist der **Morbus Menière**, der mit anfallartigem Dreh-schwindel (meist über mehrere Stunden hinweg), Tinnitus und einseitigem Hörverlust einhergeht. Die Ursache dieser Erkrankung ist nicht bekannt, vermutet wird u. a. ein Stau der Flüssigkeit im Labyrinth.

Eine Innenohrentzündung muss immer HNO-ärztlich abgeklärt werden.

Die Betroffenen leiden oft sehr unter den Symp-tomen, bisweilen beendet eine solche Erkrankung auch eine berufliche Laufbahn. So ist z. B. die Tätig-keit als Busfahrer oder als Starkstromelektriker mit einem Morbus Menière undenkbar.

Tritt die Entzündung im Rahmen einer akuten Mittelohrentzündung oder Menin-gitis auf, erhält der Patient zusätzlich zur Antibiotika- bzw. antiviralen Therapie durch-blutungsfördernde Medikamente und Kortison. Zudem braucht der Körper ausreichend Ruhe und der Betroffene Entspannung. Deshalb gilt bei einer Innenohrentzündung:

- Stress vermeiden.
- Alkohol- und Zigarettenkonsum möglichst ganz einstellen.
- Beim Lesen rasche Positionswechsel und grelles Licht vermeiden.
- Verschreibungspflichtige und frei verkäufliche Medikamente (z. B. *Aspirin*) nur nach Rücksprache mit dem Arzt einnehmen.
- Alltagsbeschäftigungen nur langsam wiederaufnehmen.

Nasennebenhöhlenentzündung

Erkrankungen der Nasennebenhöhlen (NNH) sind in unserer Bevölkerung weit ver-breitet. Etwa jeder siebte Deutsche leidet einmal pro Jahr an einer akuten Nebenhöh-lenentzündung (Sinusitis), meist infolge eines viralen Infektes. Auslöser einer Sinusitis können neben Viren auch Bakterien, Pilze oder Allergien sein. Die Sinusitis ist eine der häufigsten Erkrankungen der Atemwege, die durch anatomisch bedingte Verengungen in der Nase begünstigt wird.

ORANGEN

Orangen haben eine antioxidative («entgiftende») Wirkung, regen den Appetit an und enthalten viel Kalzium, Kalium, Phosphor und Vitamin C. Schon eine Orange deckt den Tagesbedarf eines Erwachsenen an Vitamin C ab.

Orangen stärken das Immunsystem und helfen bei körperlichen und psychischen Schwächezuständen.

Vitamin C erhöht die Aufnahme von Eisen aus der Nahrung und strafft das Bindegewebe.

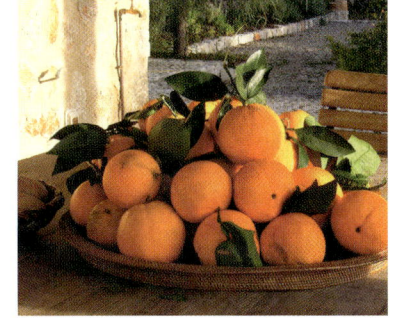

Nach einer Studie über die Häufigkeit der Sinusitis bei Patienten von Haus- und HNO-Ärzten, die von der Ärztekammer Baden-Württemberg 2008 veröffentlicht wurde, ergaben sich für den Winter 2001 rund 14,5 Millionen Fälle in Deutschland. Dies entspricht einem Fünftel der Bevölkerung über 16 Jahren.

Bei einer Erkältung schwellen automatisch die Schleimhäute der Nase und der Nebenhöhlen an. Bei einer starken Schwellung kann dadurch der Ausgang der Nebenhöhlen verschlossen sein. Der Druck in der Nebenhöhle steigt an, weil die ständig nachlaufende Flüssigkeit nicht wieder abfließen kann. Die Folge sind Schmerzen und – sofern sich Bakterien ansammeln – eine Entzündung.

Kopf- und Gesichtsschmerzen sowie Schnupfen mit gelbgrünem Nasensekret sind typische Symptome einer Nasennebenhöhlenentzündung. Anhand der typischen Beschwerden in Verbindung mit bildgebenden Verfahren wie einer Ultraschalluntersu-

HAUSMITTEL BEI NASENNEBENHÖHLENENTZÜNDUNGEN

Die Therapie kann mit einfachen Maßnahmen unterstützt werden:

- Viel trinken, um den Schleim zu verflüssigen. Empfohlen werden täglich bis zu drei Liter Flüssigkeit (Tee, Wasser, verdünnte Fruchtsäfte) zusätzlich zur normalen Flüssigkeitszufuhr.
- Bestrahlungen mit **Rotlicht** (Apotheke, Sanitätshaus) dämmen die Entzündung ein.
- Beim Schlafen den Kopf im Bett hoch lagern, damit der Schleim abfließen kann.
- **Majoran-Butter** (Apotheke): Zwei- bis dreimal täglich sanft auf Stirn und Wangen massieren (nicht bei Babys und Kleinkindern).
- Nasenschnäuzen möglichst vermeiden. Dabei gelangen zusätzliche Bakterien in die Nebenhöhlen.
- **Nasenspülung:** Eine Nasenspülung lässt die Schleimhäute abschwellen und ist leicht durchzuführen. Eine einfache Variante ist, kaltes oder leicht angewärmtes Wasser aus der hohlen Hand durch die Nase einzusaugen und durch den Mund wieder auszuspucken. In manchen Ländern, z. B. in Indien, gehört dies zur täglichen Körperpflege. Wer das nicht mag, kann auch zur Nasendusche aus der Apotheke greifen, die mit einer speziellen Salzlösung befüllt werden kann.

chung (→ S. 63) oder Röntgenbildern (→ S. 195) ist sie problemlos zu diagnostizieren. Um das Ausmaß der Entzündung zu bestimmen, sind in einigen Fällen zusätzliche Untersuchungen wie eine CT (→ S. 196) oder Kernspintomographie (MRT, → S. 197) sinnvoll.

HNO-Ärzte empfehlen: «Besser hoch-ziehen als schnäuzen!»

Bei der Behandlung sorgen zunächst Medikamente dafür, dass die Schleimhaut abschwillt. Die Ausführungsgänge der Nasennebenhöhlen zur Nase werden dadurch wieder frei, sodass die Flüssigkeit aus den Nebenhöhlen abfließen kann. Mit schleimlösenden Medikamenten, Nasensprays, Nasenspülungen oder Salzwasserinhalationen kann das Sekret verflüssigt werden, sodass es besser abfließen kann. Bei stark ausgeprägten Beschwerden und eitriger Sinusitis ist meist eine längerfristige Einnahme von Antibiotika und antientzündlichen naturheilkundlichen Medikamenten nötig.

Nasenpolypen

Nasenpolypen sind gutartige Wucherungen der Nasenschleimhaut, die vorwiegend bei Erwachsenen auftreten. Sie können sich flächig auf der Schleimhaut ausbreiten oder gestielt sein. Entweder wachsen sie in der Nasenhöhle oder in den Nasennebenhöhlen, besonders gerne auch in den Ausführungsgängen, und behindern dann die Nasenatmung. Deshalb atmen Betroffene bevorzugt durch den Mund. Die Filterfunktion der Nase wird damit umgangen, Bronchien und Lunge werden durch die starke Mundat-

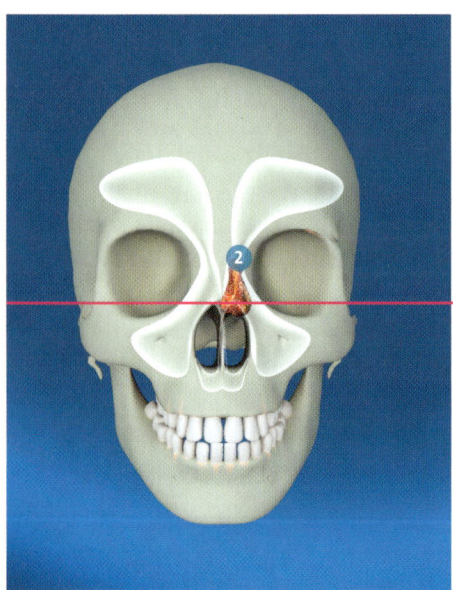

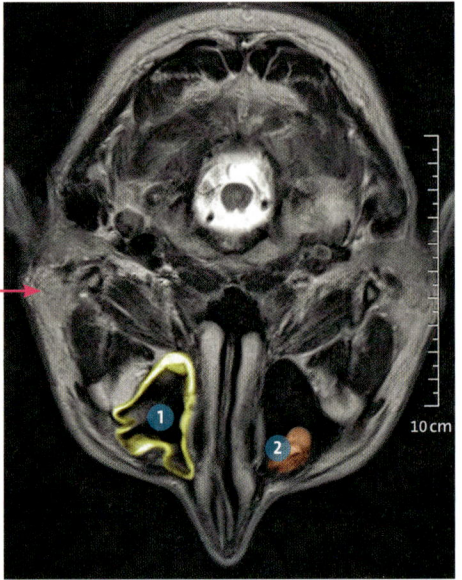

Polyp in der Nasennebenhöhle (Linie zeigt die Position der Schnitt-bilddarstellung).

Nasenschleimhaut-Polyp.
1 - Chronische Schleimhautentzündung Kieferhöhle
2 - Polyp

mung belastet. Häufig ist ein Polyp der Nährboden für wiederkehrende Entzündungen des Rachens, der Nebenhöhlen oder der Mittelohren. Auch Schnarchen, Kopfschmerzen sowie eine nasale Sprache bzw. der Verlust des Geruchsvermögens können sich einstellen.

Die genauen Ursachen für Nasenpolypen sind unbekannt, begünstigend wirken vermutlich chronische Entzündungen und eine genetische Veranlagung. Besonders häufig treten Nasenpolypen erstaunlicherweise bei Menschen auf, die kein *Aspirin* oder andere schmerzstillende Medikamente vertragen.

Der HNO-Arzt untersucht die Nasenhöhlen und den Nasenrachen mit verschiedenen kleinen Optiken (Endoskopen). Er kann bei Verdacht auf einen Polypen auf diese Weise die Ausführungsgänge der Nebenhöhlen in der seitlichen Nasenwand einsehen. Um die Ausdehnung der Polypen innerhalb der NNH zu beurteilen, wird heute oft eine Computertomographie (CT, → S. 196) der Nasennebenhöhlen angefertigt.

Kleinere Nasenpolypen müssen nicht entfernt werden, wenn sie keine Beschwerden hervorrufen. Kortisonhaltige Nasensprays können mitunter das Wachstum von Nasenpolypen verhindern. Sind die Nasenatmung und die Belüftung der Nebenhöhlen allerdings dauerhaft behindert, kann es zu häufig wiederkehrenden oder dauerhaften Entzündungen kommen, die auch der Boden für eine chronische Bronchitis oder eine Lungenentzündung sein können. In diesem Fall sollten die Nasenpolypen operativ entfernt werden.

Zum Lymphsystem gehörendes Gewebe im Rachen, z. B. die Mandeln, wird im Volksmund ebenfalls oft als Polypen bezeichnet.

Die Nasennebenhöhlen-Operation wird heute üblicherweise als minimalinvasiver Eingriff durch das Nasenloch durchgeführt. Schnitte in der Gesichtsregion gehören der Vergangenheit an.

Rachenentzündung

Eine akute Rachenentzündung (auch Rachenkatarrh oder Pharyngitis genannt) wird meist durch Erkältungsviren ausgelöst. Dies kann eine weitere Infektion (Sekundärinfektion) mit Bakterien nach sich ziehen.

Chronische Rachenentzündungen sind dagegen oft die Folge einer langfristigen Schädigung der Rachenschleimhaut. Dazu kann es durch den intensiven Kontakt mit schädlichen Stoffen wie Tabakrauch, Alkohol, Chemikalien oder Reizgasen kommen.

Bei starken Halsschmerzen den Arzt aufsuchen. Nur er kann entscheiden, ob und wann Antibiotika notwendig sind.

Halsschmerzen und Schluckbeschwerden sind die typischen Anzeichen für eine akute Rachenentzündung. Der Hals brennt und ist trocken. Die Schleimhaut im hinteren Rachenbereich ist gerötet und geschwollen. Es können Fieber, Kopfschmerzen und andere Erkältungssymptome hinzukommen. Die Lymphknoten im Kieferbereich sind meist geschwollen.

Ist das Schnarchen harmlos oder gefährlich?

Jeder weiß noch, wie er als Kind eingeschlafen ist: wohlig müde, in die Decke gekuschelt und voll schöner Gedanken an den nächsten Tag. Nach ein paar Minuten verwandelten sich die Gedanken in Träume, Körper und Geist sanken in einen tiefen, süßen Schlummer. Am nächsten Morgen hat man sich einmal gestreckt – und konnte dann Bäume ausreißen.

Für viele Menschen ist das nur noch eine Erinnerung. Sie wachen morgens mit Kopfschmerzen auf und fühlen sich müde und gerädert. Zumindest der Partner, der im selben Bett übernachtet hat, weiß, woran es liegt: Die Person nebenan hat wieder geschnarcht, als wollte sie einen Wald roden. Wiederholt sich dieses Szenario Nacht für Nacht, produziert der Schnarcher tatsächlich Kleinholz – aus seiner Gesundheit.

Schnarchen ist weit verbreitet. Auch Kinder, die z.B. vergrößerte Mandeln haben, können schnarchen. Meist sind aber Erwachsene betroffen. Im Alter zwischen 30 und 40 Jahren schnarchen 20 bis 30% aller Männer, bei den über 50-Jährigen sind es bereits gut die Hälfte. Frauen schnarchen bis zu den Wechseljahren nur etwa halb so häufig wie Männer – müssen dafür aber öfter das Sägewerk auf der Matratze nebenan ertragen.

Doch Schnarchen ist nicht gleich Schnarchen. Manche Menschen schnarchen nur gelegentlich, etwa wenn sie Schnupfen haben. Andere erleiden nachts regelrechte Erstickungsanfälle: Ihre Atmung setzt bis zu zweieinhalb Minuten aus, dann schnappen sie röchelnd und mit rasendem Puls nach Luft. Diesen krankhaften Zustand nennen Ärzte «obstruktives Schlafapnoe-Syndrom». Das krankhafte Schnarchen ist ein gefährlicher und behandlungsbedürftiger Zustand.

Schnarcher sollten deshalb zunächst mit ihrem Hausarzt sprechen. Dieser wird nach einer ersten Untersuchung und einem Gespräch möglicherweise eine Untersuchung in einem Schlaflabor empfehlen. Danach steht fest, ob das Schnarchen harmlos oder gefährlich ist. Im letzteren Fall stehen mehrere Therapien zur Auswahl, von gewissen Umstellungen im Lebensstil wie z.B. einem Gewichtsabbau über spezielle «Schlafapnoe-Masken» bis zu kleineren operativen Eingriffen in der Nase und im Rachen.

Chronische Rachenentzündungen gehen oft mit dem Gefühl einher, einen «trockenen Hals» zu haben und sich ständig räuspern zu müssen. Auch trockener Reizhusten oder ein Fremdkörpergefühl können Anzeichen sein.

Bei einer **akuten Rachenentzündung** werden in erster Linie die Symptome behandelt, das heißt die Schmerzen und die Schwellungen. Dazu eignen sich sehr gut Hausmittel wie Rachenspülungen oder schmerzhemmende, desinfizierende Lutschtabletten. Zudem sollte viel warme Flüssigkeit getrunken werden, z. B. warmer Salbeitee. Ein Arztbesuch ist meist erst notwendig, wenn sich die Beschwerden nach zwei bis drei Tagen nicht deutlich bessern und der Verdacht auf eine bakterielle Infektion oder eine Mandelentzündung besteht.

Der Arzt wird den Rachenraum mit einem Spiegel untersuchen. Dabei wird die gerötete Rachenwand mit ihren Belägen sichtbar. Besteht Verdacht auf eine Infektion mit

Bakterien (Streptokokken), weil z. B. gelbliche Beläge auf den Mandeln liegen, kann ein Diagnose-Schnelltest durchgeführt werden. In diesem Fall sind zusätzlich Antibiotika erforderlich.

Bei einer chronischen Rachenentzündung wird darüber hinaus die Nase untersucht, um eine mögliche Behinderung der Atmung durch die Nase festzustellen. Bei einer chronischen Rachenentzündung müssen Alkohol und Tabakrauch strikt gemieden werden.

Eine Seitenstrang-Angina ist eine Sonderform der Rachenentzündung. Betroffen sind die Lymphbahnen an der hinteren Rachenwand. Sie zeigt sich durch gerötete Wülste an der Rachenwand, die weißlich gepunktet sein können. Manchmal treten zusätzlich Ohrenschmerzen auf, weil die Lymphbahnen bis zur eustachischen Röhre (→ S. 419) reichen.

KLOSSGEFÜHLE UND SCHLUCKSTÖRUNGEN

Fremdkörper wie eine Gräte oder ein Nussstückchen, die in der Speise- oder Luftröhre stecken geblieben sind, sowie Entzündungen von Rachen, Mandeln, Kehlkopf oder Stimmbändern sind die Hauptursachen von Schluckbeschwerden. Immer wieder sind aber auch Sodbrennen, Brüche des Zwerchfells, Tumoren oder Verätzungen mit Chemikalien – v. a. bei Kleinkindern (Vorsicht mit Abflussreinigern, Wasch- und Spülmitteln!) – die Auslöser.

Bei Kindern sollte bei anhaltendem Kloßgefühl zudem stets auch an eine angeborene Verengung oder an eine örtlich umgrenzte Ausstülpung (Speiseröhren-Divertikel) der Speiseröhre gedacht werden, ebenso an Nerven- oder Muskelerkrankungen.

Und nicht zuletzt verursacht mitunter auch eine psychische Störung mit einem sogenannten Globusgefühl Schluckbeschwerden, etwa bei starken Angstzuständen.

Mandelentzündung

Mandelentzündungen sind v. a. im Kindesalter häufig, bei Erwachsenen dagegen viel seltener. Häufig werden sie von Bakterien (Streptokokken) hervorgerufen, die durch feine Speicheltröpfchen in der Luft von Mensch zu Mensch übertragen werden (Tröpfcheninfektion). Besonders im Winter und im Frühjahr steigt die Zahl der Erkrankungen.

Beschwerden treten bei einer Mandelentzündung plötzlich auf: Es kommt zu starken Halsschmerzen und Schluckbeschwerden. Die Betroffenen fühlen sich abgeschlagen und sehr matt. Fieber und Kopfschmerzen und in schweren Fällen eine undeutliche Sprache oder ein unangenehmer Mundgeruch können folgen.

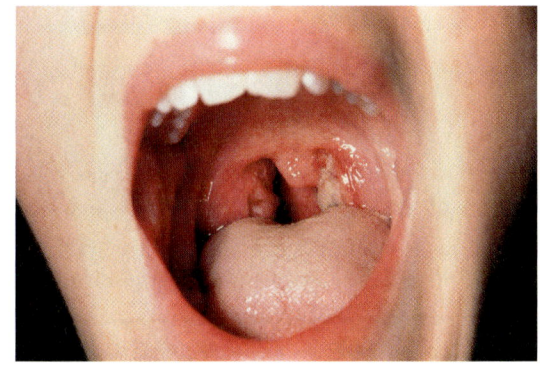

Gerötete Rachenmandel (links), vereiterte Rachenmandel (rechts).

An der seitlichen Rachenwand sind die geröteten und angeschwollenen Gaumenmandeln zu erkennen. Oft zeigen sie kleine weiße bis gelbliche punktförmige oder schmierige Beläge. Um den Erreger der Mandelentzündung genau zu diagnostizieren, kann der Arzt einen Abstrich machen. Da in der Regel Bakterien der Auslöser sind, erfolgt meist eine Behandlung mit *Penicillin* oder anderen Antibiotika.

Schmerzstillende und fiebersenkende Medikamente (z. B. *Paracetamol*) helfen gegen die allgemeinen Krankheitsanzeichen. Lutschtabletten wirken ebenfalls schmerzlindernd. Bettruhe und eine ausreichende Flüssigkeitszufuhr beschleunigen die Genesung.

Sind die Gaumenmandeln entzündet, spricht der Arzt von einer akuten Tonsillitis, Angina oder Angina tonsillaris.

Zur operativen Entfernung der Gaumenmandeln wird der Arzt erst raten, wenn die Mandeln besonders groß sind und die Atmung behindern, was sich durch lautes Schnarchen und Atemaussetzer (Schlafapnoe) bemerkbar macht, oder wenn die Mandelentzündung häufig wiederkehrt, also chronisch ist. In diesem Fall handelt es sich nicht nur um ein lokales Problem, sondern die Mandeln können einen Entzündungsherd darstellen, der auch andere Organe wie z. B. das Herz oder die Nieren schädigen kann. Hat sich in den entzündeten Mandeln ein Abszess (Eiterherd) gebildet, sollten die Mandeln ebenfalls entfernt werden. Bei chronischen Mandelentzündungen entscheidet der Facharzt über eine operative Maßnahme. Üblicherweise werden immer beide Mandeln entfernt. Bei Kindern unter vier Jahren während der immunologischen «Lernphase» des Körpers werden die Mandeln nur nach strenger Indikationsstellung und bei schwerwiegenden Symptomen entfernt. Im späteren Leben ist durch die Entfernung der Mandeln keine Immunschwäche zu erwarten.

Die Mandeloperation ist an Hals-Nasen-Ohren-Kliniken ein häufiger Eingriff, der üblicherweise in Narkose durchgeführt wird. Auf Grund des relativ hohen Risikos einer Nachblutung ist ein mehrtägiger Krankenhausaufenthalt zur Nachbeobachtung erforderlich.

 Eine **Laryngoskopie** (auch Kehlkopfspiegelung genannt) ist ein Verfahren, mit dem der HNO-Arzt den Kehlkopf einsehen kann. Die Untersuchung wird u. a. bei Heiserkeit, bei Verdacht auf eine Kehlkopfentzündung und bei Stimmlippenpolypen durchgeführt.

Für eine **indirekte Laryngoskopie** braucht der Arzt nur einen sogenannten Kehlkopfspiegel. Mit einer Hand hält er die Zunge des Patienten, mit der anderen führt er den Kehlkopfspiegel über den Mund in den Rachen ein, um dann im Spiegel den Kehlkopf zu beurteilen.

Mit dem **Laryngoskop**, das mit einem Glasfaserkabel an eine Lichtquelle angeschlossen ist, kann der Kehlkopf direkt gespiegelt werden. Dabei können bei Bedarf meist auch Gewebeproben entnommen werden. Zudem kann der Kehlkopf während einer Bronchoskopie (Lungenspiegelung) oder bei der Gastroskopie (Magenspiegelung) untersucht werden.

HALS- UND RACHENSCHMERZEN

- Auf genug Flüssigkeitszufuhr achten, um die Rachenschleimhäute feucht zu halten. Fruchtsäfte sind ungeeignet, da die darin enthaltene Säure zusätzlich reizt. Lauwarme Tees sind ideal, besonders Salbeitee.
- Nach Möglichkeit die Raumluft durch nasse Tücher befeuchten. Verrauchte oder überheizte Räume meiden.
- Trockene Luft (Klimaanlagen) meiden.
- Bonbons lutschen. Das regt den Speichelfluss an und verhindert ein Austrocknen der Rachenschleimhäute. Schmerzlindernde und desinfizierende Lutschtabletten gibt es in der Apotheke.
- Bei starken Schluckbeschwerden möglichst breiige oder flüssige Nahrung zu sich nehmen.
- Gurgellösungen, mit denen der Rachenraum desinfiziert wird, können die Heilung unterstützen. Gut geeignet sind dafür Myrrhe, Salbei und Minze.
- Salbeiblätter kauen.
- Eis lutschen.
- Aromaöle verdampfen (Thymian, Salbei).
- Kalte Wickel dürfen nur angewendet werden, wenn dem Erkrankten warm ist, also nicht bei kalten Füßen oder durch Fieber bedingtem Schüttelfrost.
  Für den Halswickel ein dünnes Baumwolltuch in kaltes Wasser (oder Quark oder angerührte Heilerde) eintauchen, gut auswringen und locker um den Hals legen. Anschließend ein trockenes Tuch darüberwickeln. Der Erkrankte sollte sich während des Tragens des Wickels in warmen Räumen ohne Zugluft aufhalten. Bei Frösteln muss der Wickel sofort abgenommen werden. Ansonsten kann er auch über Nacht bleiben.

Kehlkopfentzündung

Zu einer Heiserkeit der Stimme (Dysphonie) kann es durch eine Lähmung des Nervs kommen, der die Stimmbänder versorgt. Probleme mit den Stimmbändern und folglich mit der Stimme können außerdem durch Reizgase, Kehlkopfentzündungen, Tumoren und, meist nur vorübergehend, nach einer Operation an Schilddrüse oder Kehlkopf entstehen. Auch aus psychischen Gründen kann die Stimme versagen, z.B. nach einem großen Schreck, bei starker Angst und bei anhaltenden emotionalen Belastungen.

Starke Raucher sollten nach Absprache mit dem Hausarzt eine Kehlkopfspiegelung durchführen lassen, da so rechtzeitig ein Kehlkopfkarzinom erkannt werden kann.

Eine Kehlkopfentzündung (Laryngitis) tritt häufig in Zusammenhang mit einer Erkältung auf, deren Auslöser meist Viren sind. Auch Rauch, Allergien oder Speiseröhrenerkrankungen verursachen chronische Kehlkopfentzündungen. Bakterien sind dagegen selten der Grund. Sind hauptsächlich die Stimmbänder betroffen, kann eine Überanstrengung durch langes und lautes Sprechen oder Singen die Ursache sein.

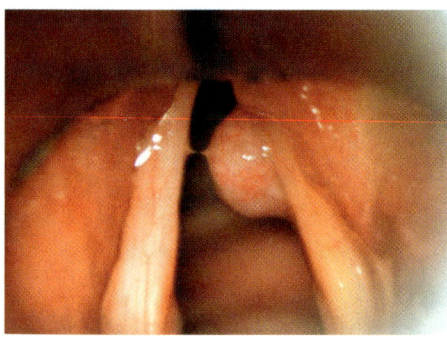

Stimmbänder mit kleinem Polypen.

Starke Heiserkeit und deutliche Schmerzen beim Sprechen sind neben Halsschmerzen und Schluckbeschwerden die charakteristischen Anzeichen für eine Entzündung des Kehlkopfes und der Stimmbänder. Der Kehlkopf kann mit Hilfe eines Spiegels (indirekte Laryngoskopie, → S. 419) untersucht werden. Einen besseren Überblick erhält man mit der Kehlkopflupe (Winkeloptik). In manchen Fällen wird darüber hinaus die Lunge abgehorcht, eine Analyse der Atemsekrete vorgenommen oder eine Röntgenaufnahme gemacht.

Besteht Verdacht auf eine schwerwiegende Entzündung, wird der Arzt den Kehlkopf mit Hilfe der Laryngoskopie untersuchen. Dabei wird ein Laryngoskop unter Vollnarkose eingeführt, das den Kehlkopf mittels eines Mikroskops vergrößert. Kleine Polypen oder Tumoren werden dabei vorsichtig endoskopisch (z. B. mit Laser) entfernt.

HAUSMITTEL BEI EINER KEHLKOPFENTZÜNDUNG

Die gereizte Schleimhaut des Kehlkopfes und die Stimmbänder benötigen zur raschen Genesung v. a. Schonung. Deshalb gilt:

• Möglichst wenig sprechen, auch nicht flüstern.
• Am besten mit nassen Tüchern auf den Heizungen die Luftfeuchtigkeit erhöhen.
• Mit Salbeitee gurgeln.
• Gegen Schluckbeschwerden Honig- oder Salbeibonbons bzw. Lutschtabletten aus der Apotheke lutschen.

Bei starken Schmerzen können leichte Schmerzmittel helfen. Stellt der Arzt fest, dass die Entzündung durch Bakterien ausgelöst wurde, wird er ein Antibiotikum verordnen. Bei Kehlkopfschwellungen sind ggf. Kortisonpräparate angebracht. Bei zunehmenden Beschwerden wird der Arzt eine Kehlkopfspiegelung durchführen. Bei Luftnot ist eine Einweisung ins Krankenhaus notwendig.

9.4 Erkältungskrankheiten

Was meist «Erkältung» oder «Grippe» genannt wird, ist eine Virusinfektion der oberen Luftwege. Erwachsene erkranken bis zu viermal im Jahr an einer solchen «Erkältung». Kinder sind häufiger betroffen, weil ihr Immunsystem die Abwehr von Krankheitserregern erst nach und nach «lernt».

Während Erkältungskrankheiten v. a. im Winter häufig vorkommen und meist harmlos verlaufen, ist eine echte Virusgrippe (Influenza) eher selten. Diese akute Atemwegs-erkrankung kann allerdings tödlich ausgehen. Bei der letzten Epidemie starben in Deutschland rund 28 000 Menschen. Die schwerste Pandemie (länderübergreifende oder weltweite Epidemie) mit Influenza-Viren im Jahr 1918/19, «Spanische Grippe» genannt, forderte weltweit rund 50 Millionen Todesopfer.

> Der Arzt spricht bei einer Erkältung auch von einem «grippalen Infekt».

IMMUN GEGEN INFLUENZA?

Wer eine Influenza überstanden hat, ist gegen eine erneute Erkrankung mit demselben Virus immun. Da Influenza-Viren aber sehr wandlungsfähig sind, verändert sich ihre Oberfläche laufend. Schon gegen leicht veränderte Viren besteht allerdings keine Immunität mehr, weil das Abwehrsystem sie nicht erkennt. So kann es zu einer erneuten Erkrankung kommen. Aus diesem Grund sollte eine «Grippeimpfung» (Impfung gegen Influenza-Viren) bei gefährdeten Personen jedes Jahr erneuert werden.

Welche Ursachen kann eine Erkältung haben?

Nicht Kälte oder Nässe sind in erster Linie die Ursachen für Erkältungen, sondern über 100 verschiedene Viren. Sie werden durch Tröpfcheninfektion übertragen: Beim Niesen oder Husten gibt ein infizierter Mensch kleinste Tröpfchen mit dem Virus in die Luft ab. Diese werden dann von anderen Menschen eingeatmet. Zu den Haupterregern von Erkältungskrankheiten zählen die Rhino-Viren.

Auch die Influenza wird durch Tröpfcheninfektion übertragen. Sie wird durch die drei sogenannten Influenza-Viren vom Typ A, B oder C verursacht. Im Gegensatz zu den Erkältungsviren breiten diese sich oft auch auf Herz, Lunge oder Gehirn aus.

Welche Symptome weisen auf eine Erkältung hin?

Schnupfen ist oft das erste, mitunter das einzige Anzeichen einer Erkältung. Rhino-Viren breiten sich in der Nasenschleimhaut aus und attackieren die dortigen Schleimhautzellen. Die Nase entzündet sich, wird rot und schwillt an. Die Schleimdrüsen bilden vermehrt Schnupfensekret. Die Nase läuft – zunächst wässrig und klar, später zunehmend gelb oder grünlich und dickflüssig, denn der Schleim ist ein idealer Nährboden für Bakterien.

Staut sich das Sekret in der Nase und den Nasennebenhöhlen, kann es zu einer Nasennebenhöhlenentzündung (Sinusitis, → S. 442) kommen. Halsschmerzen zeigen, dass die Erkältungsviren sich von der Nasenschleimhaut auf die Rachenschleimhaut ausgebreitet haben. Der Rachen ist gerötet und schmerzt beim Schlucken. Kommen Schluckbeschwerden und Heiserkeit hinzu, haben sich die Viren auch noch am Kehlkopf und den Stimmbändern verbreitet. Trockener Husten ist das erste Anzeichen, dass die Viren die Bronchien erreicht haben.

Zwei bis drei Tage nach den ersten Anzeichen einer Erkältung ist starker, schmerzhafter Husten – manchmal mit Auswurf – ein sicheres Anzeichen für eine akute Bronchitis. Starke Raucher oder Menschen mit einem Lungenleiden (z. B. Asthma) sind besonders gefährdet. Insbesondere bei Rauchern besteht die Gefahr, dass die Bronchitis chronisch wird.

> **Die Nase nicht mit voller Kraft schnäuzen. Sonst kann das Sekret in die Nebenhöhlen gedrückt werden und die Entzündung sich dort festsetzen.**

Fieber ist ein Zeichen dafür, dass das Immunsystem jetzt sehr entschlossen auf die Virusinfektion reagiert. Mit jedem Grad Celsius, um das sich die Körpertemperatur erhöht, erhöht sich die Leistung der Abwehrzellen des Körpers um das Zehnfache. Daher sollte Fieber nur vorsichtig gesenkt werden.

FIEBER

Von Fieber spricht man bei einer erhöhten Körpertemperatur ab 38 °C. Fieber gehört zu den wichtigsten Abwehrmechanismen des Körpers und sollte deshalb in der Regel erst bei einer Körpertemperatur über 39 °C gesenkt werden. Dazu eignen sich neben Wadenwickeln Medikamente wie *Paracetamol* oder *Acetylsalicylsäure*, die bei chronisch kranken, gebrechlichen Personen frühzeitig eingesetzt werden sollten.

Hausmittel gegen Fieber:

- Bettruhe – der Körper braucht Ruhe, um die Erkrankung auszukurieren.
- Viel trinken – am besten zimmerwarme Getränke, nichts Eiskaltes, um die ausgeschwitzte Flüssigkeit zu ersetzen.
- Kalten Waschlappen auf die Stirn legen – damit der Kopf nicht überhitzt.
- Wadenwickel machen – dazu jedes Bein mit einem feuchten, kühlen Tuch (Zimmertemperatur) umwickeln. Ein trockenes Tuch locker darüberwickeln und im Bett bleiben. Nach 10 bis 15 Minuten hat sich das kühle Tuch erwärmt und kann erneuert werden – bis zu sechsmal wiederholen. Zwischendurch schlafen.
- Bei plötzlich ansteigendem Fieber oder wenn die Temperatur 40 °C und mehr erreicht hat – den Arzt rufen.

Kopf- und Gliederschmerzen sind ebenfalls Anzeichen, dass sich die Erkältungsviren im Körper stark vermehrt haben und immer mehr Zellen befallen. Stoffe, die als «Überbleibsel» aus der Schlacht zwischen den Abwehrzellen und den Viren entstehen, können die Nervenzellen so reizen, dass die Schmerzen entstehen.

> **Eine Influenza (Grippe) gehört in ärztliche Behandlung!**

Während die typische Erkältung meist schleichend verläuft, beginnt eine **Influenza** rund drei Tage nach der Ansteckung schlagartig mit Kopf-, Rücken- und Gliederschmerzen, hohem Fieber, Schüttelfrost, Husten, Niesen, Heiserkeit und Halsschmerzen. Hinzu können Schmerzen hinter dem Brustbein, Abgeschlagenheit, Appetitlosigkeit, eine Bindehautentzündung, Nasenbluten und Kreislaufschwäche kommen. Siedeln sich Bakterien auf der geschädigten Atemschleimhaut an, kann eine lebensbedrohliche Lungenentzündung entstehen. Auch Herzmuskel- oder Hirnhautentzündungen können den Krankheitsverlauf – insbesondere bei geschwächten Menschen – komplizieren.

Wie wird eine Erkältung diagnostiziert?

Die üblichen Symptome wie Abgeschlagensein, Gliederschmerzen, Husten, Schnupfen, Kopfschmerzen mit und ohne Fieber weisen auf eine Erkältung hin.

Wichtig ist, dass eine Infektion mit Influenza-Viren frühzeitig erkannt wird. Bei plötzlich einsetzenden und ungewöhnlich heftigen Beschwerden sollte deshalb auch an eine Influenza statt einer «normalen» Erkältung gedacht und ein Arzt gerufen werden. Schnelltests können eine Infektion mit Influenza-Viren nachweisen.

Wie wird eine Erkältung behandelt?

Bei einer Erkältung lassen sich v. a. im Anfangsstadium die Symptome durch einfache Hausmittel lindern. Grundsätzlich gilt: Ruhe bewahren und viel trinken, um Abbauprodukte gut auszuscheiden und den Flüssigkeitshaushalt v. a. bei Fieber zu unterstützen. Ansonsten heißt es: «Ein Schnupfen dauert sieben Tage oder eine Woche.»

Bei einer Influenza können sogenannte antivirale Medikamente helfen, die direkt gegen das Virus wirken. Sie lindern die Beschwerden und verkürzen den Krankheitsverlauf um etwa zwei bis drei Tage. Wichtig: Die Behandlung muss innerhalb der ersten 36 Stunden der Erkrankung begonnen werden. Antibiotika helfen weder gegen Influenza noch gegen normale Erkältungen. Sie werden aber gegen zusätzlich auftretende bakterielle Infektionen eingesetzt.

Wenn die Erkältung länger als sieben Tage andauert, die Infektion sich über den Nasen-Rachen-Raum hinaus ausbreitet oder die Hausmittel die Beschwerden nicht deutlich lindern, sollte der Arzt aufgesucht werden.

Was der Facharzt rät

Der wirksamste Schutz vor einer Influenza (echte Virusgrippe) ist die Grippeschutzimpfung. Da sich die Influenza-Viren ständig verändern, werden die Impfstoffe auf Empfehlung der Weltgesundheitsorganisation (WHO) jedes Jahr neu entwickelt. Mit Hilfe eines weltweiten Überwachungssystems beobachtet die WHO die Influenza-Aktivität und stellt die Virustypen fest. Der beste Zeitpunkt für eine Impfung liegt in den Monaten September bis November. Der Impfschutz hält etwa drei bis sechs Monate und muss jedes Jahr erneuert werden.

Im Wartezimmer von Arztpraxen ist das Risiko einer Tröpfcheninfektion erhöht, dort lieber Abstand halten.

Die Ständige Impfkommission (STIKO) in Berlin empfiehlt eine Impfung v. a.
- für Menschen über 60 Jahre,

HAUSMITTEL BEI ERKÄLTUNGEN

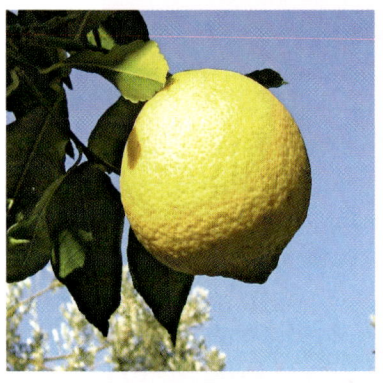

- Eine **Schwitzkur** am Abend erschwert den Erkältungsviren den Aufenthalt in den Nasenschleimhäuten und erhöht die Verteidigungskraft der Abwehrzellen: Dazu ein Bad mit ca. 37 °C Wassertemperatur einlaufen lassen, sich für 20 Minuten hineinlegen und in dieser Zeit langsam auf rund 40 °C erhöhen. Danach sofort ins Bett gehen und mindestens 30 Minuten gut zugedeckt schwitzen. Heiße Tees aus Linden- oder Holunderblüten unterstützen diese Kur.
- Ob **Vitamin C** aus Zitrusfrüchten, Brausetabletten oder Pulvern die Abwehrkräfte wirklich stärkt, ist noch unklar, immerhin kann es zur Steigerung des Wohlbefindens beitragen. Für eine Tasse Zitronentee wird eine frische Frucht gepresst, mit heißem Wasser aufgegossen und mit Honig gesüßt. Der Zitronentee sollte nicht viel heißer als 40 °C sein, da sonst wichtige Inhaltsstoffe im Obst und im Honig verändert werden.
- **Nasenspülungen** mit Kochsalzlösung (→ S. 443) halten die angegriffenen Schleimhäute feucht.
- **Schleimlösende Mittel** auf pflanzlicher Basis sollen verhindern, dass aus dem Schnupfen eine Nasennebenhöhlenentzündung wird. Nasentropfen sollen verhindern, dass sich Sekret in den Nebenhöhlen staut und es zu einer Entzündung kommt. Sie sollten nicht länger als fünf Tage eingesetzt werden.
- Emser Salz, Pfefferminz-, Eukalyptus-, Anis- oder Thymian-Öl (rezeptfrei in der Apotheke) eignen sich zum **Inhalieren**. Damit die Nasenschleimhaut nicht leidet, sollten diese Mittel nicht länger als zehn Tage angewendet werden. Inhalationen mit Extrakten von Eibischwurzel, Isländisch Moos, Lindenblüten, Efeu oder Kamille wirken entzündungshemmend und befeuchten zugleich die Schleimhäute. Am besten dreimal täglich für jeweils 15 Minuten inhalieren.
- **Reichlich Flüssigkeit** hilft nicht nur gegen Abgeschlagenheit, sondern fördert auch die Durchblutung der Schleimhäute von Nase, Rachen und Bronchien und sorgt damit für eine Optimierung der Abwehrlage. Lauwarmes Wasser und ungesüßte Tees (z. B. aus Holunderblüten) sind ideal.
- Bei Halsschmerzen helfen grundsätzlich Lutschen und Gurgeln. **Lutschbonbons** gibt es in der Apotheke. Auch Salbei-, Minz- oder Honigbonbons wirken lindernd, genauso das Kauen eines Salbeiblattes.
- **Gurgeln** befeuchtet die Rachenschleimhaut zusätzlich. Für die Gurgellösung vier Tropfen Salbeiöl, einen halben Teelöffel Honig und einen Liter warmes Wasser gut verrühren. Viermal täglich drei Minuten lang gurgeln. Gut sind auch entzündungshemmende Gurgellösungen aus Salbei- oder Myrrhentinktur.
- Ein wärmendes Tuch oder ein dünner **Schal** um den Hals fördern die Durchblutung im Rachenraum und helfen so gegen die Entzündung.

- Für einen **Quarkumschlag** einfachen Speisequark dünn auf ein Tuch streichen, das Tuch einige Male umschlagen und mit Hilfe einer Wärmeflasche anwärmen. Das warme Tuch wird für eine halbe Stunde um den Hals gelegt.
- Bei Kopf- und Gliederschmerzen können **Einreibungen** mit ätherischen Ölen (Pfefferminzöl) oder Arnikatinktur Linderung verschaffen. Medikamente wie *Paracetamol* oder *Acetylsalicylsäure* (ASS, nicht bei Kindern unter 16 Jahren) helfen ebenfalls, sollten aber umsichtig eingesetzt werden, da sie auch das Fieber senken.
- Bei sehr starkem, trockenem Reizhusten sind Medikamente, die den Husten beruhigen, angebracht. Bei Husten mit Auswurf sollte der Hustenreflex nicht unterdrückt werden. Schleimlösende Medikamente sorgen dafür, dass das Sekret in den Bronchien flüssiger wird und leichter abgehustet werden kann. Gegen den Husten helfen die üblichen **Hustenmedikamente** (Apotheke) oder pflanzliche Präparate aus Spitzwegerich, Sonnentau, Eibischwurzel, Isländisch Moos oder Huflattich (Apotheke).

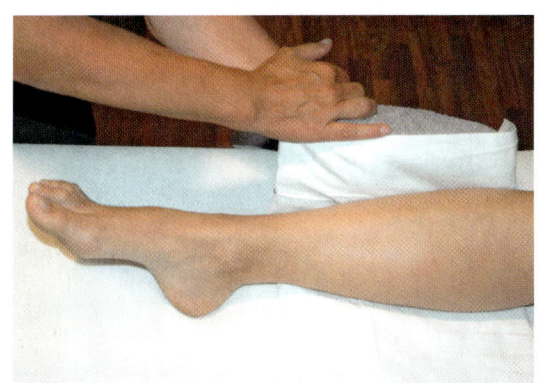

- Alle Räume der Wohnung sollten **gut durchlüftet** werden, damit die Luft nicht zu trocken wird. Zusätzlich kann die Luft angefeuchtet werden, indem feuchte Tücher oder Schalen mit Wasser auf die Heizung gestellt werden.
- Das Fieber kann mit Hilfe von **Wadenwickeln** gesenkt werden. Dazu ein trockenes Handtuch für jedes Bein unterlegen. Ein zweites (und drittes) Tuch mit zimmerwarmem Wasser anfeuchten und um je eine Wade wickeln. Um das feuchte Tuch wird jeweils das trockene Handtuch gelegt. Da der Körper sehr heiß ist, werden die feuchten Tücher nach 10 bis 15 Minuten warm. Sie sollten vier- bis sechsmal ausgetauscht werden. Zusätzlich kann man einen kalten Waschlappen auf die Stirn legen. Steigt das Fieber trotz Wickel weiter, muss ein Arzt aufgesucht werden.

- bei chronischen oder immer wiederkehrenden Lungen-, Herz-Kreislauf-, Leber- und Nierenerkrankungen,
- für Diabetiker,
- bei einer Immunabwehrschwäche,
- für Personen, die häufig mit anderen Menschen zu tun haben, wie Lehrer, Erzieher oder Mitarbeiter in Kliniken.

Darüber hinaus kann sich jeder selbst vor einer Ansteckung mit Grippe schützen: Ausreichend Schlaf, gesunde und vitaminreiche Ernährung und wenig Stress stärken die körpereigenen Abwehrkräfte.

ZINK

Das Mineral Zink ist wichtig für das Immunsystem, die Netzhaut des Auges und die Wundheilung (besonders bei Windeldermatitis), aber auch für die Haut, die Nägel und die Haare. Es ist in Vollkornerzeugnissen, Gemüse, Fleisch, Fisch, Milchprodukten und Schalentieren vorhanden. In Absprache mit dem Arzt kann Zink zeitweise auch als Nahrungsergänzung (Apotheke) eingenommen werden.

? Drei Fragen an den Arzt

1. Darf man mit einer Erkältung Sport treiben?

Bei einer leichten Erkältung ohne Fieber ist gegen etwas Bewegung nichts einzuwenden. Bei Fieber ist jede sportliche Betätigung verboten. Ansonsten kann es zu einer lebensgefährlichen Entzündung des Herzmuskels kommen. Auch bei einer handfesten Erkältung mit Schnupfen, Husten und Heiserkeit sollte auf Sport verzichtet werden, denn der Körper braucht seine ganze Energie, um gegen die Viren anzukämpfen.

2. Kann man sich durch Händeschütteln anstecken?

Die Viren gelangen auch über die Hände durch das Berühren von Mund, Nase oder Augen weiter in den Organismus. Schließlich können Erkältungsviren überall lauern: auf Haltegriffen in Bus oder Bahn, auf Türgriffen oder an der Hand eines anderen. Um das Risiko einer Übertragung von Erregern zu reduzieren, sollte man sich vorbeugend oft und sehr gründlich die Hände waschen. Außerdem sollte man möglichst keine Hände schütteln.

3. Darf man mit einer Erkältung in die Sauna gehen?

Der Wechsel von warm und kalt trainiert die Blutgefäße von Haut und Schleimhäuten und stärkt damit auch die Abwehrkraft gegen Krankheitserreger. Regelmäßiges Saunieren zeigt schon nach einigen Monaten eine entsprechende Wirkung. Der Nasen-Rachen-Raum wird zudem durch die Hitze besser durchblutet, was auch die Anhäufung von Immunzellen optimiert.

Verboten ist Saunieren aber bei beginnenden Erkältungen, die mit Abgeschlagensein, Husten, Schnupfen, Hals-, Glieder- oder Kopfschmerzen einhergehen.

9.5 Hörstörungen

Über sechs Millionen Menschen über 60 Jahre leiden in Deutschland an Altersschwerhörigkeit. Aber auch jüngere Patienten können z. B. durch Unfälle, Ohrentzündungen und Durchblutungsstörungen im Ohr an Hörstörungen erkranken. In Einzelfällen leiden auch Neugeborene an einer angeborenen Hörschwäche.

Es gibt drei Formen der Schwerhörigkeit:

• **Schallleitungsschwerhörigkeit:** Der Schall kann nicht mehr richtig an das Innen-

ohr weitergegeben werden. Diese Funktionsstörung entsteht z. B. durch Ohrenschmalz, bei Trommelfellschäden oder während einer Mittelohrentzündung.

- **Schallempfindungsstörung:** Ursache ist eine Schädigung oder Fehlfunktion der
  Hörsinneszellen in der Hörschnecke im Innenohr (Cochlea), des Hörnervs oder
  des Gehirns. Beispiele hierfür sind der Hörsturz und die Altersschwerhörigkeit.
- **Kombination:** Die dritte Form der Schwerhörigkeit ist eine Kombination aus den
  beiden vorher genannten.

HÖRSCHÄDEN DURCH ULTRASCHALL IN DER SCHWANGERSCHAFT

«Ich habe Musik schon im Mutterleib vernommen», hat der berühmte Geigenvirtuose
Yehudi Menuhin einmal gesagt. So seltsam das klingen mag – es liegt viel Wahres darin.
Je nach Musikrichtung werden Kinder auch im Mutterleib beruhigt oder gestresst. In den
meisten Kulturen wissen Mütter dies und singen den Kindern abendlich etwas vor, auch
den Ungeborenen. Die Gebärmutter scheint dabei wie ein Verstärker zu funktionieren:
Das ist gut für den Embryo, um den Herzschlag, das Atmen oder die Sprache der Mutter
zu hören und auch um sich langsam auf die spätere Umwelt einzustellen.

Wasser leitet bekanntlich Schall besser als Luft. Das wirft die Frage auf, ob Ultraschall
Hörschäden verursacht. Wissenschaftliche Studien beurteilen dieses Risiko als relativ gering. Trotzdem aber sollten die stolzen Eltern nicht vergessen, dass mit dem Ultraschall
hohe Schallwellen-Energien auf die Ohren der Neugeborenen einwirken. Von der Farb-
Doppler-Untersuchung (Duplex-Sonographie, → S. 63) während der Schwangerschaft ist
bekannt, dass durch sie die Knochenwachstumsfugen des Kindes beschädigt werden
können. Diese Art der Ultraschalluntersuchung ist deshalb während der Schwangerschaft verboten.

Grundsätzlich gilt deshalb: Es geht bei den Untersuchungen darum, herauszufinden,
ob das Kind gesund ist und gut gedeiht – und nicht um schöne Fotos! Vieles kann die
Gynäkologin durch Befragen und Betasten bzw. auch mit dem Hörrohr herausfinden.

Was sind die Ursachen von Hörstörungen?

In vielen Fällen ist ein harmloser **Ohrenschmalzpfropf** (Cerumen) der Grund für eine
Hörstörung. Vorübergehende Schwerhörigkeit tritt auch bei extremen Höhendifferen-
zen wie beim Fliegen oder im Gebirge auf (Schallleitungsschwerhörigkeit). Weitere Auslöser sind Live-Konzerte und Discobesuche mit lauter Musik, aber auch **Ohrentzündungen** (Innenohrschwerhörigkeit).

Mit zunehmendem Alter lässt das Gehör bei den meisten Menschen nach, es entwickelt sich eine **Altersschwerhörigkeit**. Dank moderner Hörgeräte kommt es dadurch
aber kaum zu Beeinträchtigungen der Lebensqualität.

Ein **Knalltrauma** kann z. B. entstehen, wenn ein Feuerwerkskörper direkt am Ohr ex-
plodiert. Die Folge ist eine vorübergehende, seltener auch bleibende Schwerhörigkeit.

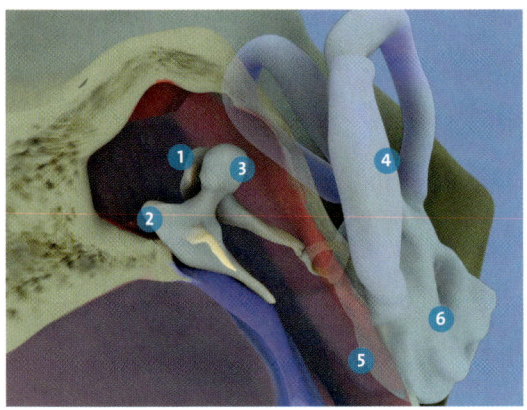

Das Mittelohr.

1 - Amboss
2 - Trommelfell
3 - Hammer
4 - Bogengänge des Labyrinths
5 - Tube
6 - Schnecke

Der Hörsturz ist die häufigste Funktionsstörung des Innenohrs. Ohne erkennbaren Anlass tritt eine plötzliche, meist einseitige Hörminderung von unterschiedlichem Schweregrad auf. Bisher waren meist Personen zwischen dem 50. und 60. Lebensjahr betroffen, in den letzten Jahren stieg der Anteil der 30- bis 40-Jährigen aber stetig an. Fachleute führen dies auf zunehmende Belastung durch Lärm und Stress zurück.

Wucherungen im Mittelohr (Cholesteatom, Perlgeschwulst), die auf zurückliegende Mittelohrentzündungen zurückzuführen sind, können das Gehör schädigen und ebenfalls zu einer Hörstörung führen. Sie fallen häufig durch übelriechende Ohrsekretion auf und können sich in den umgebenden Ohrknochen und die Schädelbasis ausbreiten. Sie müssen operativ behandelt werden.

Bei einer Otosklerose verknöchert die Fußplatte des Steigbügels, wodurch eine Schallleitungsschwerhörigkeit entsteht. Diese seltene Erkrankung wird meist vererbt und tritt oft während einer Schwangerschaft erstmals auf. Auch sie führt zu einer Hörminderung.

Was ist ein Tinnitus?

Die anhaltende oder wiederkehrende subjektive Wahrnehmung von Tönen oder Geräuschen, die andere Personen nicht hören können, bezeichnet man als Ohrgeräusche (Tinnitus). Zum einen können Ohrgeräusche als Begleiterscheinung verschiedener Erkrankungen oder infolge von Tauchunfällen auftreten. Zum anderen können unterschiedliche Bereiche des Ohrs erkrankt sein. Fachleute sehen auch belastenden Stress als Verursacher. Ein Tinnitus wirkt sich sehr störend auf die Lebensqualität aus. Seine Behandlung gehört in die Hand eines Arztes, oft gehen die Ohrgeräusche dann bald wieder zurück. Spezielle Entspannungstechniken (→ S. 330–333) helfen, die Geräusche in den Hintergrund zu schieben.

Welche Symptome weisen auf eine Hörstörung hin?

Eine Schwerhörigkeit äußert sich v. a. darin, dass Geräusche nicht mehr wahrgenommen werden können. Ein Abweichen der Hörfähigkeit bis 20 dB ist normal. Wird das Ticken der Armbanduhr (etwas über 20 dB) nicht mehr gehört, liegt eine geringe Schwerhörigkeit vor. Bei einer mittleren Schwerhörigkeit werden Tagesgeräusche in Wohngebieten nicht mehr gehört (ab 40 dB). Eine hochgradige Schwerhörigkeit besteht, wenn ein Gesprächspartner nicht mehr verstanden wird (ca. 40–60 dB). Wird überhaupt nichts mehr gehört, besteht eine Taubheit.

Auch verstärkte Lärmempfindung (Hyperakusis) oder Ohrgeräusche (Tinnitus) sind Hinweise auf eine Hörstörung.

Wie wird eine Hörstörung diagnostiziert?

Bei plötzlichem Hörverlust, Ohrgeräuschen oder bei länger anhaltenden Hörproblemen sollte sofort ein HNO-Arzt aufgesucht werden. Einen Hinweis auf die Ursache der Hörstörung findet der Arzt oft schon in einem Gespräch mit dem Patienten. Danach wird eine Ohrenspiegelung (Otoskopie) durchgeführt. Mit Hilfe eines Ohrtrichters und eines Untersuchungsmikroskops werden der Gehörgang und das Trommelfell kontrolliert. Um Art und Ausmaß der Hörstörung festzustellen, sind danach verschiedene Hörtests notwendig (→ S. 438).

Wie wird eine Hörstörung behandelt?

Ein plötzliches heftiges Ohrensausen, akuter Hörverlust sowie akuter Drehschwindel gehören sofort notfallmäßig in HNO-ärztliche Behandlung. Das gilt auch für den Morbus Menière (→ S. 442), bei dem die genannten Symptome anfallartig und gleichzeitig auftreten und der eine Spezialbehandlung erforderlich macht.

Die Behandlung der Störung richtet sich nach ihrer Ursache. Bei Tinnitus und bei einem Hörsturz werden vorwiegend Infusionstherapien als grundlegende Maßnahme eingesetzt. Der Patient bekommt dabei durchblutungsfördernde Medikamente, die die Fließeigenschaften des Blutes verbessern.

Angeborene Fehlbildungen des Ohrs sowie Ohrtumoren müssen in der Regel operiert werden. Bei (Alters-)Schwerhörigkeit ist meist ein Hörgerät nötig. Besteht eine beidseitige Schwerhörigkeit, müssen auch beide Ohren mit einem Hörgerät versorgt werden.

Das Gefühl, dass sich die Welt um einen dreht, ist in anderen Lebenssituationen sicherlich schön, beim Schwindel (Vertigo) aber sehr unangenehm. Der Schwindel kann als Dreh- oder Schwankschwindel auftreten und mit Übelkeit und/oder Erbrechen kombiniert sein. Ursächlich ist häufig eine Reizung bzw. Erkrankung des Gleichgewichts-

HILFREICH BEI TINNITUS

- Viel trinken: bei leichten Ohrgeräuschen zwei bis drei Liter pro Tag.
- Ginkgo-Präparate werden zur Steigerung der Durchblutung empfohlen.
- Entspannungstechniken anwenden.
- Regelmäßig Blutdruck kontrollieren.
- Osteopathische Begleitbehandlung und Akupunktur können den Tinnitus lindern, wenn die Halswirbelsäule verspannt ist.
- An Tinnitus-Retraining-Therapie teilnehmen (→ S. 461).

organs im Innenohr oder des zentralen Nervensystems, oft auch der Halswirbelsäule. Aber auch Nebenwirkungen von Medikamenten, Angstzustände oder Depressionen, eine Arteriosklerose z. B. der Halsgefäße, eine Anämie (→ Kap. 1.9) oder Blutdruck- bzw. Herzrhythmusstörungen und Herzklappenentzündungen können Schwindel auslösen. Das Gleiche gilt für Erkrankungen des Ohres, Hirnblutungen, Hirntumoren, eine Meningitis (→ Teil III) und Schockzustände.

Was der Facharzt rät

Spezielle Vorsorgemaßnahmen gibt es bei allgemeinen Hörproblemen und Ohrgeräuschen (Tinnitus) nicht. Eine sinnvolle Möglichkeit besteht darin, den Hauptrisikofaktor Lärm so weit wie möglich zu minimieren. Bei Konzert- oder Discobesuchen können z. B. Ohrstöpsel verwendet werden. Sie lassen sich bequem tragen, filtern die entsprechenden Frequenzbereiche heraus und lassen meist noch eine Unterhaltung zu.

Belastenden Stress sollte man bei Tinnitus dauerhaft vermeiden.

In den Haarzellen entsteht ein **elektrisches Signal**, das zum Gehirn geleitet wird. Wie stark diese **Haarzellen** erregt werden, hängt von der Stärke, dem Rhythmus und der Frequenz der Schallwellen ab. Das menschliche Ohr kann tiefe Töne von etwa 16 Hertz und hohe Töne bis etwa 20 000 Hertz wahrnehmen. Der Frequenzbereich der menschlichen Sprache liegt zwischen 1000 und 3000 Hertz. Bei älteren Menschen lässt das Hören meist im oberen Frequenzbereich (hohe Töne wie z. B. Grillenzirpen) zuerst nach.

Hörgeräte ermöglichen Menschen mit Hörschäden, besser zu hören und wieder am Leben teilzunehmen. Früher hielten sich Schwerhörige ein Hörrohr an das Ohr. Heute sind die Miniverstärker reinste Technikwunder. Der Schall wird von dem Gerät aufgefangen und so verstärkt, dass der Patient möglichst gut hört. Es gibt Digitalgeräte, die so klein sind, dass sie in den Gehörgang passen und von außen kaum zu erkennen sind. Andere Hörgeräte werden hinter das Ohr geklemmt. Wieder andere, implantierbare Hörsysteme ahmen die Funktion des Innenohres nach (Cochlea-Implantate) und können bei Taubheit Höreindrücke vermitteln.

Moderne Hörgeräte stimulieren gezielt den ausgefallenen Frequenzbereich, der sich über einen Hörtest ermitteln lässt. Sie sind zusätzlich mit Richtmikrophonen ausgestattet und können den Störschall unterdrücken, um eine gute Nutzschall-

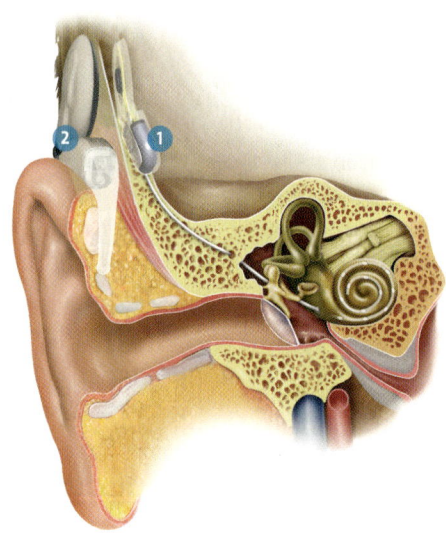

Cochlea-Implantat.

1 - Implantat mit Kabel in Cochlea (Schnecke)
2 - Verstärker mit Batterie

wahrnehmung zu erreichen. Bei vielen Hörgeräten können für spezielle Situationen verschiedene Hörprogramme eingestellt werden, die der Betroffene selber wählen kann, z. B. ein Programm für Musik, den Sportplatz oder einen Restaurantbesuch.

Konventionelle Hörgeräte lassen sich grundsätzlich in Hinter-dem-Ohr-Geräte und Im-Ohr-Geräte einteilen. Der Hörgeräteakustiker entscheidet üblicherweise, welches Gerät für den Betroffenen geeignet ist, und stellt das Gerät entsprechend der Hörminderung ein.

Wird mit den konventionellen Hörgeräten kein zufriedenstellendes Hörergebnis erreicht, stehen als weitere Möglichkeiten implantierbare Systeme zur Verfügung. Am bekanntesten sind die sogenannten Cochlea-Implantate (CI), bei denen eine Elektrode in die Hörschnecke zur Stimulation des Hörnervs eingesetzt wird. Ein CI kann bei angeborener oder erworbener Taubheit den Betroffenen einen Höreindruck vermitteln.

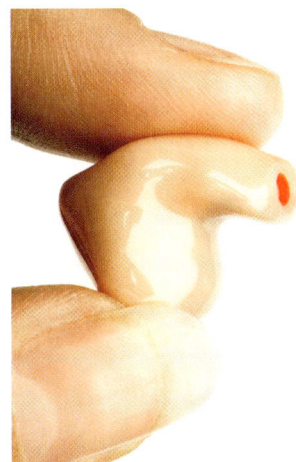

Drei Fragen an den Arzt

1. Ist Tinnitus heilbar?

Leider können nicht alle Tinnitus-Patienten von ihrem Leiden befreit werden. In vielen Fällen müssen die Betroffenen lernen, mit den Ohrgeräuschen zu leben. Die Tinnitus-Selbsthilfegruppen bieten dazu Rat und Hilfe.

Moderne Hörgeräte sind sehr dezent und wirksam.

2. Was ist die Tinnitus-Retraining-Therapie?

Der Tinnitus ist eine Überreaktion des Gehirns auf Signale aus dem Innenohr. Dabei werden zunächst harmlose Ohrgeräusche mit negativen Assoziationen und körperlichen Stressreaktionen verbunden. Die Folge ist eine Verstärkung des Ohrgeräusches.

Die Tinnitus-Retraining-Therapie (TRT) versucht diesen Teufelskreis zu durchbrechen. Das Gehör wird gegenüber den Hörgeräuschen «unsensibel» gemacht. Der unbewusste Wahrnehmungskreislauf zwischen Ohr und Gehirn wird unterbrochen, das Gehör umtrainiert, der Tinnitus als harmlos eingestuft und «überhört».

Die Therapie besteht aus mehreren Gesprächssitzungen (Counsellings) über einen Zeitraum von zwölf bis 18 Monaten. Zusätzlich werden den Patienten in den meisten Fällen Noiser angepasst. Die Noiser werden wie Mini-Hörgeräte hinter oder im Ohr getragen. Sie produzieren ein leises Geräusch, das den Tinnitus teilweise verdeckt. Durch die Kombination von Counsellings und Noisern lernt das Gehirn wieder, normal auf Innenohrreize zu reagieren.

3. Ab wann wird ein Hörgerät benötigt?

Ein gutes Gehör ist die Voraussetzung für das Sprachverständnis und die Kommunikation in allen Lebensbereichen. Schwerhörigkeit führt je nach Art und Ausmaß zu einer gestörten Kommunikation. Auf häufige Rückfragen und falsches Verhalten auf Grund von Hörfehlern reagiert das Umfeld meist eher ungeduldig und unfreundlich. Die Folge sind Schwierigkeiten im Beruf oder in der Schule bis hin zur sozialen Isolation.

Je nach Lebenssituation können diese Probleme früher oder später auftreten. Es gibt keine festen medizinischen Regeln, ab welcher Hörminderung ein Hörgerät für den betroffenen Patienten sinnvoll ist. Der Ohrenarzt kann den Schwerhörigen auf Grund seiner Erfahrung kompetent beraten. Ein Hörgerät zu tragen, fällt zudem vielen Betroffenen schwer. Allgemein gilt jedoch, dass bei frühzeitiger Hörgeräteversorgung auf Dauer bessere Hörresultate erzielt werden. Bedenken, Hörhilfen würden ihren Träger als alt oder behindert kennzeichnen, sind unbegründet. Das Hörgerät verhilft im Gegenteil durch die einfachere Kommunikation zu einer aktiven Lebensführung und verbessert die sozialen Kontakte.

Hörgeräteakustiker passen Schwerhörigen ein Gerät auch versuchsweise an. Moderne Hörgeräte sind so klein, dass sie nicht auffallen: In vielen Fällen sind sie gar nicht zu sehen. Auch der Umgang mit Hörgeräten hat sich erheblich verbessert. Die Bedienung ist selbst für ältere Menschen leicht erlernbar.

10 Rund um die Atmung

Dieser wundervolle Lebenshauch, den wir beim ersten Betreten der Welt einatmen durften, «weht durch uns hindurch», bei jedem Atemzug aufs Neue. Er nährt jede Zelle, das ganze Leben lang – bis der Atem wieder versiegt. Ein Mensch kann in Extremfällen ca. zwei Monate lang ohne Essen und vier Tage ohne Trinken auskommen, aber nur allerhöchstens fünf Minuten ohne Atmen. Essen und Trinken spielen in unserer Kultur eine große Rolle, während das Atmen, besonders im Heilungsprozess oder zur Gesunderhaltung, wenig Berücksichtigung findet, obwohl doch Sauerstoff zu allen Lebensprozessen benötigt wird.

Im asiatischen Kulturraum ist das anders. Da wird das Atmen kultiviert! Beispielsweise in der ayurvedischen Medizin, in der das bewusste Atmen zur Meditation gehört, oder in der Traditionellen Chinesischen Medizin, in der das Atmen wesentlicher Bestandteil des Qigong ist.

Die Kraft des Atems erfährt jeder beim Singen und auch, welch heilsame Kraft dem Atmen und Singen innewohnt, welche Bedeutung ein entspanntes Zwerchfell für das Wohlbefinden hat und wie man durch bewusstes Atmen Energie tankt: Darüber wissen v. a. geschulte Sänger zu berichten. Den tiefen Seufzer, der befreiend oder entspannend wirkt, kennen wir ja alle.

Wie das Herz und der Blutkreislauf gehört die Lunge zu den lebenswichtigen Organen. Im Unterschied zum Herzen hört man sie aber nicht klopfen und spürt sie nicht – es sei denn, irgendetwas funktioniert nicht wie gewohnt oder wie es sein sollte. Die Lunge macht sich am nachdrücklichsten beim Husten bemerkbar. Husten nennt man das anfallartige Ausstoßen von Luft aus der Lunge. Es kann willkürlich ausgelöst werden oder beispielsweise Folge einer Erkältung (→ Kap. 9.4) sein.

Die durch einen Hustenreiz ausgestoßene Luft kann eine Geschwindigkeit von mehreren hundert Stundenkilometern erreichen!

Ein Hustenreiz kann viele Gründe haben:

- Beim Verschlucken gerät etwas Speichel in die Luftröhre und wird reflexartig wieder hervorgehustet.
- Auch wenn mit der Atemluft Staubpartikel oder Krankheitserreger in die Atemwege eindringen, befördert ein kräftiger Hustenstoß die Eindringlinge rasch wieder hinaus.
- Rutscht beim Essen ein Bissen statt in die Speiseröhre in die Luftröhre, wird ein Hustenanfall ausgelöst und der Fremdkörper wieder nach «oben» oder gar nach draußen befördert.

Aber der Husten kann auch gesundheitliche Ursachen haben, etwa eine Entzündung der Bronchien. Bronchitis ist eine häufige Erkrankung von Jung und Alt und kommt insbesondere in der kalten Jahreszeit vor. Häufig tritt sie während einer Erkältung auf. Eine Bronchitis kann sehr unangenehm sein und beim Ein- und Ausatmen Schmerzen bereiten. Die Atemwege sind durch das geschwollene und entzündete Gewebe eingeengt und zum Teil mit Schleim gefüllt. Mitunter begleitet ein pfeifendes oder rasselndes Geräusch jeden Atemzug, weil die eingeatmete Luft durch die verengten Atemwege gepresst wird.

Indem die Nerven durch die Entzündung gereizt werden, wird ein Hustenreiz hervorgerufen. Mit dem Husten wird der Schleim zum Teil hinausgehustet, die Bronchien sind wieder etwas freier, und man kann besser atmen. Husten ist also oft quasi eine Selbstverteidigung des Körpers, um möglichst bald gesund zu werden.

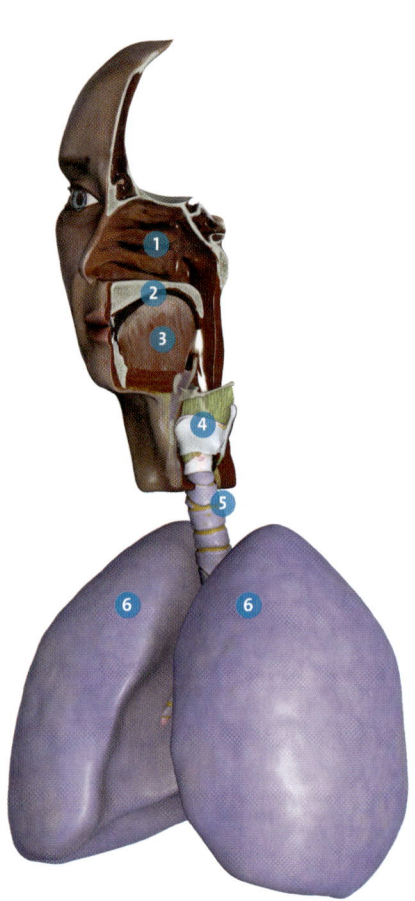

Ein Querschnitt durch das Atmungssystem.

1 - Nasenraum
2 - Mundhöhle
3 - Zunge
4 - Kehlkopf
5 - Luftröhre
6 - Lungenflügel

Den Körper verstehen

Damit ein Feuer brennen kann, braucht es Luft, v. a. Sauerstoff. Übertragen gilt dies auch für den menschlichen Körper. Man atmet gasförmigen Sauerstoff mit der Atemluft ein. Mit jedem Atemzug gelangt ein halber bis ein Liter Luft in die Lungen, rund 15-mal pro Minute. Beim Sport oder bei Aufregung kann sich das Atemvolumen verzehnfachen, denn dann benötigen die Zellen im Körper mehr Sauerstoff, weil sie ja auch mehr arbeiten müssen. Ungefähr drei Viertel des eingeatmeten Sauerstoffs werden wieder ausgeatmet, zusammen mit dem Gas Kohlendioxid, das beim Stoffwechsel der Körperzellen entsteht.

Das Atmungssystem sorgt dafür, dass der Körper den Sauerstoff aufnehmen und im Austausch dagegen Kohlendioxid abgeben kann. Zum Atmungssystem gehören der Mund- und Rachenraum sowie die Luftröhre, die Luft zu und aus den Lungen transportiert, und natürlich die Lunge. Sie nimmt mit Hilfe der Atemmuskulatur Luft auf und gibt den unverbrauchten Teil zusammen mit Kohlendioxid auch wieder ab.

Der wichtigste Teil der Atemmuskulatur ist das Zwerchfell, eine Muskelschicht, die Brust- und

Bauchraum trennt. Zur Atemhilfsmuskulatur zählt man die Muskeln zwischen den Rippen sowie zwischen Hals und Brustkasten.

Beim Einatmen bewegen sich nicht etwa die Lunge oder die Nase, sondern das Zwerchfell bzw. die Rippenmuskulatur. Wölbt sich beim Einatmen der Bauch vor, bewegt sich dabei das Zwerchfell nach unten. Das wird als Bauchatmung bezeichnet. Sie ermöglicht es, mehr Luft bis in die Lungenspitzen hinein aufzunehmen. Heben sich beim Einatmen der Brustkorb und die Schultern, handelt es sich um Brustatmung. Dabei werden zusätzlich die Muskeln zwischen den Rippen eingesetzt.

Die Lunge ist kein Muskel und darum unbeweglich. Doch das Zwerchfell und die Muskeln zwischen den Rippen sowie zwischen Hals und Brustkasten vergrößern bei jedem Atemzug den Brustraum. Dabei wird automatisch auch die Lunge gedehnt. Der entstehende Sog zieht dann die Atemluft in die Lunge herein. Umgekehrt strömt die Luft wieder aus der Lunge hinaus, wenn bei der Ausatmung mit dem Brustraum auch die Lunge zusammengepresst wird.

Die Lunge ist von einer Haut, dem Lungenfell, umgeben, das dicht an der Haut des Brustraums, dem Brustfell, anliegt. Beide Häute liegen so dicht beieinander, dass sich zwischen Lungenfell und Brustfell nur ein schmaler luftleerer, mit einem feinen Flüssigkeitssaum gefüllter Spalt befindet, ein Vakuum. Wenn sich bei einem Atemzug der Brustraum erweitert, wird dabei automatisch auch die Lunge gedehnt und vergrößert.

Auf dem Weg in die Lungen muss die Atemluft durch die oberen Luftwege. Dazu zählen Nase, Rachen und Nasennebenhöhlen. Auf den Schleimhäuten des Nasenraums sitzen Milliarden winziger Flimmerhärchen, die die einströmende Luft filtern.

Verdunstet das Wasser im Nasensekret, bleiben «Popel» übrig.

Kleine Staubteilchen sammeln sich an den feuchten Wänden der Schleimhaut und werden in Form von Nasensekret wieder nach außen befördert. Sekret nennt man flüssige Absonderungen von Drüsen oder Zellen, die u. a. Wasser enthalten.

AUF DEM WEG ZUM NICHTRAUCHER

Rauchen birgt viele Gefahren für die Gesundheit. Eine davon ist, dass der Rauch die Flimmerhärchen in den Atemwegen zuerst lähmt und dann zerstört, weil der im Zigarettenrauch enthaltene Teer sie verklebt. Die Härchen können schließlich ihre Reinigungsaufgabe nicht mehr wahrnehmen. Dies gilt auch für Passivraucher, also z. B. für Kinder, die sich in einem Raum mit ihren rauchenden Eltern aufhalten.

Aufhören muss man wollen, sonst gelingt es nicht!

Zur Entscheidung gegen das Rauchen könnte die Erkenntnis beitragen, dass Zigaretten nicht schmecken und kalter Rauch in Zimmern und Kleidung einfach stinkt. Rauchen ist für die meisten kein Genuss, sondern ein Suchtverhalten. Dass das Aufhören schwierig ist, ist bekannt. V. a. die ersten drei Tage. Doch der Wille kann Berge versetzen!

Was zusätzlich helfen kann:

Nikotinpflaster (rezeptfrei in der Apotheke): Um die Entzugserscheinungen zu lindern, dringt das Nikotin über das Pflaster in die Haut. Das Pflaster muss täglich gewechselt werden. Alle zwei bis vier Wochen wird zu einem Pflaster mit einer geringeren Dosis Nikotin gewechselt, sodass der Körper systematisch entwöhnt wird.

Nikotinkaugummis (rezeptfrei in der Apotheke): Sie wirken ähnlich wie die Pflaster, allerdings wird das Nikotin über die Schleimhäute an den Körper abgegeben.
Die Kosten für Pflaster oder Kaugummi entsprechen in etwa dem des Zigarettenkonsums.

Verhaltenstraining: Der Zigarettenkonsum ist häufig an bestimmte Verhaltensrituale gekoppelt, z. B. die Zigarette zur Tasse Kaffee. Psychologen und Hausärzte bieten Kurse an, in denen diese Verhaltensmuster durchbrochen werden sollen.

Kombimethode: Dabei wird auf eine Kombination von Verhaltenstraining und Nikotinpflaster oder -kaugummi gesetzt. Diese Methode ist zwar aufwändig und relativ teuer, zeigt aber langfristig den dauerhaftesten Erfolg. Jeder zweite Raucher, der aufhören will, schafft so den Weg zum Nichtrauchen.

Akupunktur: Wenn die Motivation stark genug ist, schafft jeder Vierte mit Hilfe der chinesischen Nadeln den Durchbruch. Nikotinpflaster oder -kaugummi können den Prozess unterstützen. Meist werden für einige Tage sogenannte Dauernadeln im Ohr platziert. Zigaretten sollen Berichten zufolge bei richtiger Anwendung schlecht schmecken.

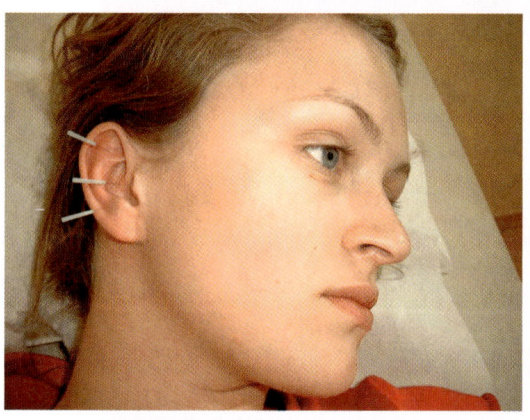

Ein Arzt kann im Rahmen des Nikotinentzugs auch mit Ohrakupunktur arbeiten.

Punkt-Schluss-Methode: Dabei wird sofort auf jede Zigarette verzichtet. Doch ohne zusätzliche Hilfen (s. o.) schaffen das nur drei von hundert Rauchern. Gibt es zwingende medizinische Gründe, steigt die Erfolgsquote auf das Doppelte. Das erscheint auf den ersten Blick wenig, doch haben immerhin 80 % aller ehemaligen Raucher es irgendwann mit dieser Methode endgültig geschafft. Vermutlich die, die es wirklich wollten!

Hypnose: Dadurch soll im Unterbewusstsein mit der Zigarette nicht länger ein positives Gefühl verbunden werden, sondern ein unangenehmes wie etwa Übelkeit. Die Methode zeigt zu Beginn gute Erfolge, die aber nicht langfristig anhalten.

Schließlich trägt auch die **Selbstbelohnung** zur Verhaltensänderung bei. Jeder der vielen Euros, die bisher in die Luft geblasen wurden, kommt stattdessen jetzt in ein Sparschwein, aus dem man sich dann irgendwann einen Wunsch erfüllen kann.

Im Nasenraum wird die Luft angewärmt, damit der Temperaturunterschied zwischen der Außenluft und der Lunge nicht zu groß ist. Die Nase kann die Atemluft in Sekundenbruchteilen von Minusgraden auf 30 °C anwärmen, wie eine Heizung. Wer bei Winterwetter statt durch die Nase ständig durch den Mund atmet, wärmt die Luft nicht vorab in der Nase an. Jogger bekommen deshalb im Winter häufig Brustschmerzen, weil das Bronchialsystem auskühlt.

An den Nasen- und Rachenraum schließt sich die **Luftröhre** an, sie ist etwa zwölf Zentimeter lang und verzweigt in Höhe des Brustbeins in zwei weitere Röhren, die **Hauptbronchien**. Diese verzweigen fortlaufend in immer kleinere Röhren. Sie werden auch **Bronchiolen** genannt. Am Ende der Bronchiolen liegen zuletzt die kleinen **Lungenbläschen**.

Die Luftröhre, die großen Bronchien und die Lungen sind, wie auch das Herz (→ Kap. 1), lebenswichtig: Nach spätestens zehn Minuten ohne Sauerstoff sind die Gehirnzellen unwiederbringlich abgestorben. Anschließend gibt der Körper nach und nach seine Funktionen auf, der Mensch stirbt.

Die Luftröhre und die Bronchien müssen deshalb immer frei bleiben, damit die Luftversorgung in jeder Situation gesichert ist. Aus diesem Grund haben Luftröhre und große Bronchien etwas Besonderes, das es an keiner anderen Stelle des Körpers gibt: Knorpelringe machen aus dem weichen Schlauch eine steife, aber bewegliche Röhre. So ist sie auch widerstandsfähiger gegen Verletzungen, die z. B. durch versehentlich eingeatmete Fremdkörper hervorgerufen werden können.

Zigarettenrauch führt oft zu einer starken Reizung der zarten Lungenbläschen.

ERSTICKUNGSGEFAHR

Bei kleinen Kindern ist die Luftröhre sehr eng. Wenn ein Kind sich an einem Erdnusskern verschluckt, kann er sich verklemmen und auch nicht mehr mit einem Husten nach draußen befördert werden. Das Kind kann ersticken. Am besten also die Erdnüsse o. Ä. ganz oben auf den Schrank stellen, wenn kleine Kinder in der Nähe sind.

Die **Lunge** selbst besteht aus zwei Lungenflügeln, sie füllen fast den gesamten Brustraum aus. Der rechte Lungenflügel ist etwas größer als der linke, weil auch das Herz im linken Brustraum liegt. Rechts hat der Lungenflügel drei Lappen, der linke Lungenflügel besitzt nur zwei Lungenlappen. Da der größte Teil der Lunge von Lungenbläschen gebildet wird, erinnert der Aufbau der Lunge an einen feinporigen Schwamm.

In den **Lungenbläschen** wird der Sauerstoff erst in hauchdünne Kapillaren (kleinste Gefäße) abgegeben, dann mit dem Blut zum Herzen und schließlich in den ganzen Körper gepumpt. Gleichzeitig wird das Kohlendioxid aus dem Körper zum Ausatmen in die Lungenbläschen aufgenommen. So findet ein permanenter Gasaustausch statt.

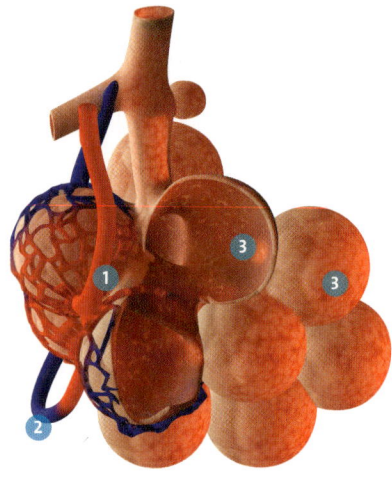

Das Wunderwerk von zarten Lungenbläschen und Blut-Gas-Austausch kann durch Keime, Gase, Staub, Ruß oder Strahlung empfindlich gestört werden.

Der Sauerstoffbedarf des Menschen hängt von vielen Faktoren ab, so auch von der Aktivität. Ein Schlafender z. B. atmet pro Stunde etwa 280 Liter Luft ein und aus, ein Radfahrer schon 1400 Liter, ein Ruderer sogar 3600 Liter.

Hin und wieder muss in geschlossenen Räumen gelüftet werden, um verbrauchte (sauerstoffarme) Luft gegen frische (sauerstoffreiche) auszutauschen. Enthält die Raumluft zu viel Kohlendioxid und zu wenig Sauerstoff, wird man müde. Das könnte auch eine Erklärung für die Müdigkeit vieler Kinder in den Klassenzimmern und Angestellter in ihren Büros sein. Denn ohne genug Sauerstoff funktioniert das Gehirn nicht gut, und das Denken fällt schwer.

Es gibt in jeder Lunge etwa 300 Millionen Lungenbläschen.

1 - Lungenvene (rot)
2 - Lungenarterie (blau)
3 - Lungenbläschen

Technik in der Diagnostik – verständlich gemacht

Bei der **Spirometrie** wird gemessen, welche Luftmenge insgesamt in die Lunge passt und wie viel Luft bei einem Atemzug eingeatmet wird. Ärzte bezeichnen die ermittelten

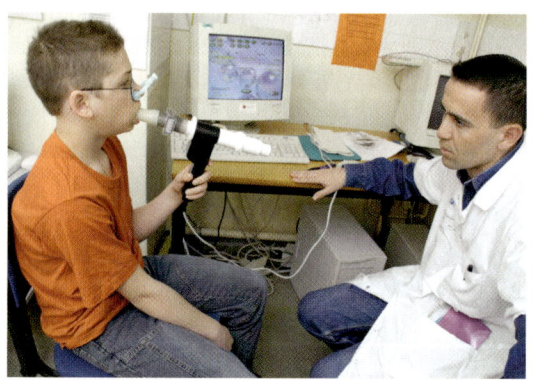

Lungenfunktionstest (Spirometrie).

Werte als das Lungen- bzw. Atemvolumen. Aus den Messwerten können sie auf Lungenerkrankungen schließen. Bei Asthmatikern wird die Lunge regelmäßig per Spirometrie überprüft, um den Erfolg der Behandlung zu kontrollieren. Die Spirometrie wird aber auch zur Erfassung der Leistungsfähigkeit von Sportlern eingesetzt.

Das **Röntgen der Lunge** gehört bei vielen Erkrankungen zur Basisdiagnostik. Herz und Lunge sind darauf ebenso erkennbar wie das Zwerchfell, die Knochen des Brustkorbes, Teile der Wirbelsäule, des Halses und der Schultern. Erfahrene Ärzte können dem Röntgenbild viele Informationen entnehmen. Gründe, ein Röntgenbild der Lunge zu machen, sind u. a. der Verdacht auf eine Lungenentzündung, manche Herzerkran-

SINGEN AUS LEBENSLUST

Singen ist Lebenslust pur. Singen ist etwas Aktives. Es kräftigt die Lunge und massiert über das Zwerchfell die Bauchorgane. Mehr noch: Es macht glücklich. Musik trifft direkt ins Herz, geht auf direktem Weg durch den gesamten Körper, versetzt Magen und Muskeln in Schwingung. Man schwingt mit den Tönen mit, man findet seinen oder einen gemeinsamen Rhythmus, und das entspannt. Singen macht den Kopf klar, und wenn man gemeinsam singt, verbindet das in der Tiefe der Seele. Wenn man singend gemeinsam schwingt, dann kann sich alles auflösen, man wird ein Teil des Ganzen und spürt in der Harmonie des Zusammenklangs auf einmal nur einen Moment reinen Glücks. Singen hat zudem sehr positive gesundheitliche Folgen. Es gibt aus der Neuropsychoimmunologie Hinweise dafür, dass durch ein emotionales Glücksgefühl wie beim Singen u. a. bestimmte Endorphine aktiviert werden können, die gleichzeitig sowohl Schmerzen lindern als auch die Immunabwehr positiv beeinflussen können. In diesem Sinne könnte es sehr hilfreich sein, mit schwer kranken Menschen zu singen, ihnen vorzusingen oder sie Musik hören zu lassen.

Wenn man also bedenkt, dass Musik tief in den Körper eindringt, unsere Organe beeinflusst, die Seele berührt und sie in positive Schwingung versetzt, dann liegt es doch eigentlich nahe, Musik zur Therapie einzusetzen und unsere medizinische Forschung und Praxis diesbezüglich zu ändern. Beispielsweise bei Kindern in depressiven, melancholischen oder hyperaktiven Phasen, bei Parkinson-Patienten oder Demenzkranken. Musiktherapie gehört ins medizinische Versorgungskonzept, so meine Überzeugung.

Alte Kulturen haben Klangelemente schon immer in verschiedene Therapieformen einbezogen. Heute geht es darum, von diesem Wissen zu lernen.

kungen oder der Ausschluss eines Tumorleidens. Bei den heute üblichen Röntgengeräten ist die Strahlenbelastung so gering, dass sie praktisch unschädlich für Erwachsene ist. Zurückhaltung beim Röntgen ist aber bei Kindern geboten. Schwangere werden generell nicht geröntgt.

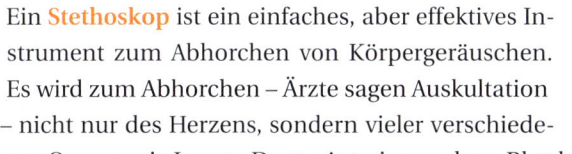

Ein Stethoskop ist ein einfaches, aber effektives Instrument zum Abhorchen von Körpergeräuschen. Es wird zum Abhorchen – Ärzte sagen Auskultation – nicht nur des Herzens, sondern vieler verschiedener Organe wie Lunge, Darm, Arterien und zur Blutdruckmessung eingesetzt.

Mit Hilfe einer Bronchoskopie kann ein Arzt sich die Luftröhre und die Bronchien eines Patienten ansehen. Das Instrument dafür, ein Bronchoskop, ist meist ein flexibler bis zu bleistiftdicker Schlauch. Er lässt sich je nach Bedarf mit einer Lichtquelle, einer Kamera und verschiedenen kleinen Instrumenten ausstatten.

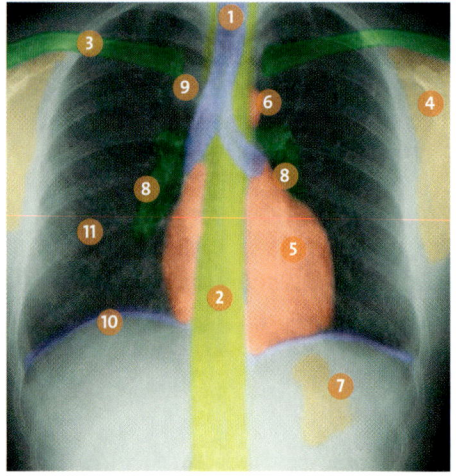

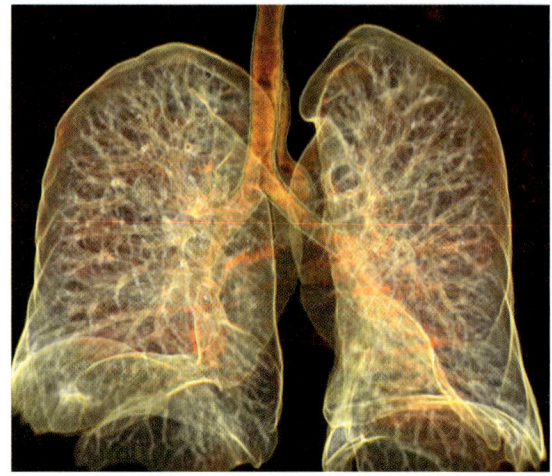

Röntgenbild der Lunge (normal).

1 - Luftröhre
2 - Wirbelsäule
3 - Schlüsselbein
4 - Schulter
5 - Herz
6 - Aortenbogen
7 - Magenblase
8 - Lungengefäße
9 - Schlüsselbeingelenke
10 - Zwerchfell

Virtuelle Bronchoskopie.

Mit Hilfe einer Bronchoskopie können Atemwegserkrankungen festgestellt und zum Teil behandelt werden. Beispielsweise können in die Luftröhre geratene Fremdkörper mit dem Bronchoskop entfernt, Blutungen gestillt und Sekret in den Bronchien abgesaugt werden. Um Lungenkrebs zu diagnostizieren oder auszuschließen, ist die Bronchoskopie mit dabei durchgeführter Gewebeentnahme (Biopsie) eine sehr wichtige Untersuchungsmethode. Neuerdings gibt es auch Möglichkeiten, die Bronchoskopie mit einem ultraschnellen Computertomographen virtuell – also ohne Endoskop – durchzuführen.

10.1 Bronchitis

Eine Bronchitis entsteht meist im Rahmen einer akuten Entzündung der größeren Atemwege. Kinder, Ältere und Menschen mit einer Immunschwäche erkranken häufig daran. Folgeerkrankungen wie eine chronische Bronchitis oder Lungenentzündung betreffen insbesondere Raucher, Menschen mit chronischen Grunderkrankungen oder allgemeiner Immunschwäche.

Welche Ursachen kann eine Bronchitis haben?

In den meisten Fällen handelt es sich bei der akuten Bronchitis um eine virusbedingte Erkältungskrankheit, die sich aus dem Nasen-Rachen-Raum auf die tieferen Abschnitte der Luftwege ausgebreitet hat. Dann ist die akute Bronchitis harmlos und heilt auch ohne Therapie innerhalb weniger Tage aus.

Seltener sind Bakterien die Auslöser. Dann währt die Infektion zwei bis drei Wochen. Nach der Genesung kann der Hustenreiz aber noch wochenlang anhalten, da die Entzündung die Bronchien geschädigt und für einen längeren Zeitraum empfindlich für Reize wie Staub, Rauch und Dämpfe gemacht hat. Eine bakteriell bedingte Bronchitis tritt oft in Verbindung mit oder nach einer Virusinfektion auf. Bakterien wie *Haemophilus influenzae*, die bei Kindern auch eine Hirnhautentzündung (Meningitis, → Teil III) auslösen können, oder Erreger der Lungenentzündung, wie z. B. *Pneumokokken*, können eine Bronchitis verursachen.

Bestimmte Risikofaktoren begünstigen das Entstehen einer akuten Bronchitis: Dazu gehören v. a. Zigarettenrauch, kaltes, feuchtes Wetter, die ständige Belastung durch Reizstoffe wie Dämpfe, Gase und Staub am Arbeitsplatz und die Feinstaubbelastung an stark befahrenen Straßen.

Bei Kindern ist die sogenannte spastische Bronchitis häufig verbreitet, bei der die Atmung deutlich erschwert ist.

Kommt es in zwei aufeinanderfolgenden Jahren drei Monate hintereinander zu Husten und Auswurf, spricht man von einer chronischen Bronchitis.

CHRONISCHE BRONCHITIS

Die häufigste Ursache dieser dauerhaften Entzündung der Atemwege ist das Rauchen. 90 % der Betroffenen sind Raucher oder ehemalige Raucher. Arbeitsunfähigkeit und Invalidität können die Folgen sein. Sicheres Anzeichen der chronischen Bronchitis ist der immer wieder auftretende oder dauerhafte Husten, oft verbunden mit immer zäher werdendem Auswurf. Die Beschwerden treten v. a. in den Morgenstunden auf. In den kalten Jahreszeiten verstärken sich die Symptome.

Selbsthilfe spielt bei der chronischen Bronchitis eine wichtige Rolle. Zigarettenrauch, aber auch Gase, Dämpfe und Stäube, die die Bronchien reizen können, sollten gemieden werden.

Welche Symptome deuten auf eine akute Bronchitis hin?

Ein schmerzhafter Hustenreiz und eine vermehrte Schleimbildung sind die typischen Zeichen für eine Entzündung der Bronchien. Oft werden sie begleitet von Fieber, Müdigkeit und allgemeinem Unwohlsein. Schmerzen in der Brust sind selten und treten meist nur in Verbindung mit heftigem, lang anhaltendem Husten oder bei einer Rippenfell-Erkrankung auf.

Bei folgenden Anzeichen sollte ein Arzt aufgesucht werden:

- Hohes Fieber
- Husten von Blut
- Atembeschwerden
- Atemnot und Brustschmerzen
- Starker gelblicher Auswurf

- Beschwerden, die länger als sieben Tage dauern
- Wenn gleichzeitig chronische Grunderkrankungen wie COPD (→ S. 475), Asthma bronchiale oder Herzschwäche vorliegen
- Bei gleichzeitiger Immunschwäche (z. B. HIV-Infektion) oder Tumorerkrankung
- Bei gleichzeitiger Kortisontherapie

Wie wird eine akute Bronchitis diagnostiziert?

Im Gespräch klärt der Arzt neben den aktuellen Beschwerden die Grunderkrankungen ab. Die Lunge wird abgehorcht und abgeklopft, um die Entzündung und ihre Ausbreitung zu lokalisieren. Mund und Rachen werden auf Entzündungszeichen untersucht.

Bei Husten viel warmes oder schlückchenweise heißes Wasser mit oder ohne Minze- oder Thymian-Blätter als Tee trinken, das löst den Schleim.

Bei einem schweren Krankheitsverlauf kann zusätzlich eine Blutuntersuchung Aufschluss über eine mögliche Entzündung geben. Bei Verdacht auf eine Lungenentzündung muss die Lunge geröntgt werden.

Bei virusbedingten Entzündungen ist der Auswurf oft weißlich-schleimig. Eitriges Sekret weist auf eine bakterielle Zusatzinfektion hin. Um im Einzelfall ein Antibiotikum gezielt einsetzen zu können, ist bei Verdacht auf eine Lungenentzündung eine Untersuchung des Auswurfs notwendig, um die Art der Bakterien festzustellen.

Wie wird eine akute Bronchitis behandelt?

Bei einer akuten Bronchitis sollte zunächst alles vermieden werden, was die angegriffenen Atemwege zusätzlich reizt: Auspuffgase, kalte, verrauchte oder sehr trockene Luft.

Gegen die Beschwerden helfen oft schon einfache Hausmittel:

- Feuchte Tücher über der Heizung verbessern die Luftfeuchtigkeit im Raum.
- Inhalationen und Brustumschläge mit Eukalyptussalben vermindern die Beschwerden (nicht bei Babys und kleinen Kindern, hier bitte spezielle Kindersalben verwenden).
- Dampfbäder mit Kamille, Emser Salz oder ätherischen Ölen sorgen ebenfalls für Linderung.
- Hustentees mit Thymian- oder Spitzwegerichkraut wirken krampflösend und fördern den Auswurf.

Außerdem sollte auf das Rauchen verzichtet und viel Flüssigkeit getrunken werden, am besten warme Tees und keinen Alkohol. Auch körperliche Schonung ist wichtig.

Medikamente: Ob eine medikamentöse Behandlung erforderlich ist, sollte der Arzt entscheiden. Bei einer virusbedingten Bronchitis lassen sich nur die Beschwerden lindern. Hustenstillende Medikamente sorgen bei quälendem Hustenreiz für eine bessere Nachtruhe. Tagsüber empfiehlt es sich aber, auf Hustenstiller zu verzichten, damit der Schleim aus den Bronchien abgehustet werden kann.

HILFEN BEI BRONCHITIS

Inhalieren

Ein Klassiker der Hausmittel bei Erkältungskrankheiten und angegriffenen Atemwegen ist das Inhalieren. Um die Wirkung der Inhalationen zu optimieren, müssen aber einige Aspekte beachtet werden:

- Zusätze wie Kamille und ätherische Öle können allergische Reaktionen auslösen. Bei Kindern kann es daraufhin sogar zu Atembeschwerden kommen. Am sichersten bei sehr sensiblen Schleimhäuten ist deshalb heißes Wasser; auch das kann lindernd wirken.
- Die ideale Wassertemperatur zum Inhalieren ist 60 bis 70 °C, für Kinder etwas weniger.
- Der Dampf sollte für rund zehn Minuten eingeatmet werden. Entweder über einen Inhalationsapparat oder mit der bewährten Kopf-unter-Handtuch-über-Schüssel-Methode.
- Inhalationsapparate, wie man sie in der Apotheke oder Drogerie kaufen kann, sollten nicht gleichzeitig von mehreren Familienmitgliedern benutzt werden. Die Gefahr einer Übertragung der Krankheitserreger ist dabei zu groß.

Präparate auf pflanzlicher Basis wirken abschwellend und beruhigend. Chemische Hustenstiller entfalten ihre Wirkung direkt am Hustenzentrum im Gehirn und dämpfen den Hustenreiz sehr stark. Am wirksamsten sind *Codein*-Präparate. Aber Vorsicht: Alle *Codein*-Präparate können eine Verstopfung hervorrufen.

Weitere Medikamente, die zum Einsatz kommen können:

- Schleimlösende Substanzen auf pflanzlicher oder chemischer Basis erleichtern das Abhusten des Schleims. Diese sogenannten Mucolytika trennen die chemischen Bindungen des Schleims auf und verflüssigen ihn.
- Antibiotika sind meist nicht angezeigt, da sie oft mehr Schaden als Nutzen anrichten (Unverträglichkeiten, aber auch Erzeugung widerstandsfähiger, schwer behandelbarer Bakterienstämme). Ausnahmen: Wenn eine schwere Grunderkrankung vorliegt und eine bakterielle Infektion der Auslöser für die Bronchitis ist (eitriger Auswurf). Oder wenn im Rahmen einer echten Influenza-Infektion Anzeichen einer zusätzlichen bakteriellen Infektion (Superinfektion) bestehen. In diesen Fällen sind *Penicillin-*, *Makrolid-* oder *Chinolon*-Präparate angezeigt.
- Schmerzmittel lindern die grippalen Begleitbeschwerden und senken ggf. das Fieber.
- Bronchienerweiternde Medikamente mit kurzzeitiger Wirkung werden häufig bei Kindern und spastischer Bronchitis zur Inhalation eingesetzt. Darüber hinaus verdünnen Inhalationen mit einer Salzlösung den Schleim und erleichtern das Abhusten.

Nach dem Inhalieren sollte man den Kopf langsam wieder an die normale Umgebungstemperatur gewöhnen und erst allmählich unter dem Handtuch oder der Decke hervorkommen, damit die Schleimhäute durch Kälte nicht unnötig gereizt werden.

Bei einer starken akuten Bronchitis, bei Asthma und bei chronischer Bronchitis reicht das Inhalieren mit Wasserdampf als Therapie nicht aus. Der Arzt wird möglicherweise zusätzlich Medikamente verschreiben, die über sogenannte Dosieraerosole verabreicht werden.

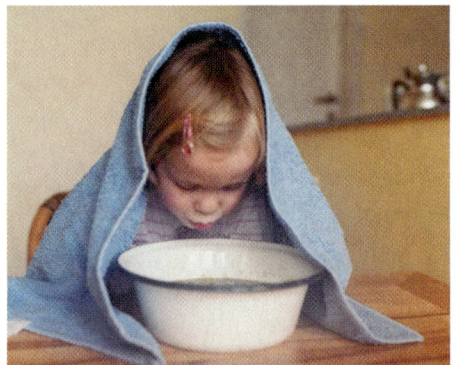

Wichtig ist hierbei die korrekte Technik, sonst landen die Wirkstoffe nicht in den tieferen Atemwegen, sondern bleiben im Rachenraum hängen. Am besten, man lässt sich beim Arzt die richtige Anwendung zeigen und übt diese einige Male in seinem Beisein.

Was der Facharzt rät

Regelmäßige Bewegung, Sport, ausreichend Schlaf sowie eine ausgewogene und vitaminreiche Ernährung helfen, einer akuten Bronchitis vorzubeugen. Zigarettenrauch sollte grundsätzlich gemieden werden. Zu trockene Raumluft begünstigt das Entstehen von Atemwegserkrankungen ebenfalls. Daher sollte die Luftfeuchtigkeit mit einem Feuchtigkeitsmesser kontrolliert werden. Beträgt die Luftfeuchtigkeit weniger als 50%, können feuchte Tücher oder Heizkörperverdunster das Raumklima verbessern.

 UMCKALOABO (PELARGONIENWURZEL-EXTRAKT)

Umckaloabo ist ein Naturheilmittel, das aus der Wurzel der südafrikanischen Kapland-Pelargonie gewonnen wird. In der südafrikanischen Ethnomedizin wird es schon seit Jahrhunderten zur Behandlung von Atemwegserkrankungen angewendet.

In den letzten Jahren hat das wissenschaftliche Interesse an Umckaloabo zugenommen, da es eine potenzielle Alternative zur Antibiotikatherapie für akute Atemwegserkrankungen darstellen kann. Antibiotikaresistenzen könnten so vielleicht vermieden werden.

Wissenschaftliche Studien haben herausgefunden, dass Umckaloabo möglicherweise effektiv die Symptome einer Rhinosinusitis (Entzündung der Nasenschleimhaut und der Nasennebenhöhlen), Symptome allgemeiner Erkältungsbeschwerden und Symptome der akuten Bronchitis lindern kann.

In Deutschland hat Umckaloabo seit Dezember 2005 eine Arzneimittelzulassung zur Anwendung bei der akuten Bronchitis. Umckaloabo gehört mittlerweile zu den meistverabreichten Medikamenten zur Behandlung der akuten Bronchitis in Deutschland (besonders bei der Bronchitis von Kindern).

HAUSMITTEL

- Vitamin C kann nur zu Beginn eines Infekts dazu beitragen, ihn zu lindern: Sanddorn, Hagebutte, Zitrone, Orange, Kiwi (Leistungssportler nehmen immer wieder vorbeugend auch bestimmte Nahrungsmittelergänzungspräparate, dies ist aber umstritten).
- Heißen Holundersaft oder Lindenblütentee (schweißtreibend) trinken.
- Viel trinken zur Schleimverflüssigung.
- Ansteigendes Fußbad oder Vollbad (Heublumen, Eukalyptus) nehmen.
- Homöopathie: *Aconitum* bei Schüttelfrost, *Bryonia* bei Reizhusten und Kopfschmerz.
- Schüßler-Salze (*Ferrum phosphaticum*) helfen im Anfangsstadium.
- Inhalation mit Emser Salz, Salbei, Thymian, Eukalyptus (nicht bei Kindern) durchführen.
- Efeu-Präparate helfen gegen spastische Bronchitis.
- Heiße Zitrone mit Honig oder Honigmilch (nicht heißer als 40 °C) trinken.
- *Acetyl-Cystein*-Präparate oder andere Schleimlöser (*Mucolytica*), fiebersenkende Mittel und Antibiotika verordnet der Arzt.
- Ggf. kalte Waden- oder Brustwickel zur Fiebersenkung.
- Senfwickel sind bei Bronchitis oder Pneumonie wirksam.
- Ganzkörperwaschungen, kalte Abreibung zur Kreislaufaktivierung durchführen.
- Echinacea-(Sonnenhut-)Extrakte sind gegen Husten und andere Erkältungssymptome wirksam. Amerikanische Studienauswertungen aus dem Jahr 2007 ergaben einen deutlichen Effekt in der Vorbeugung und Beschleunigung der Heilung. Die Einnahme von Echinacea-Präparaten sollte mit dem Hausarzt abgestimmt sein.

Drei Fragen an den Arzt

1. Warum soll man Hustenstiller und Hustenlöser nicht gleichzeitig einnehmen?

Der Hustenlöser verflüssigt den Bronchialschleim, während der Hustenstiller den Hustenreiz unterdrückt und so das wichtige Abhusten des Schleims verhindert. In manchen Fällen empfiehlt der Arzt eine abwechselnde Anwendung: Am Tag mit Hilfe des Hustenlösers das Abhusten erleichtern, für die Nacht zur Sicherung des ungestörten Schlafs mit Hustenstillern den Hustenreiz ausschalten.

2. Was versteht man unter einer COPD?

Die Abkürzung COPD kommt aus dem Englischen und steht für «chronic obstructive pulmonary disease».

Infolge des Rauchens kommt es bei einem Viertel aller Raucher zu einer Einengung der Atemwege, der sogenannten Obstruktion. Sie entsteht durch eine Kombination von verkrampfter Bronchialmuskulatur, geschwollener Bronchialschleimhaut und vermehrter Schleimproduktion. Später wird die Bronchialschleimhaut umgewandelt.

COPD heißt übersetzt «chronisch obstruktive Lungenerkrankung».

Sie produziert dann vermehrt zähen Schleim, was Infektionen begünstigt und in einigen Fällen die feine Wabenstruktur des Lungengewebes zerstört. Die Bildung von größeren Blasen (Lungenemphysem) ist dann die Folge. Diese chronische Lungenkrankheit ist nicht heilbar.

3. Warum soll man bei einer Bronchitis reichlich trinken?

Durch eine Erkältung oder Bronchitis erhöht sich der Flüssigkeitsbedarf des Körpers deutlich. Die angegriffenen Schleimhäute sollen feucht und abwehrbereit bleiben und durch Trockenheit nicht zusätzlich gereizt werden. Sofern keine andere Erkrankung dagegen spricht, werden täglich zwei Liter Flüssigkeit in Form von Wasser, Fruchtsaftschorle oder Tee empfohlen.

10.2 Lungenentzündung

Eine Lungenentzündung (Pneumonie) entsteht, wenn sich wegen der Immunreaktion gegen den Erreger das Lungengewebe entzündet. Ist dabei auch der Austausch von Sauerstoff und Kohlendioxid in der Lunge gestört, kann dies lebensbedrohlich sein. Gleiches gilt, wenn sich die Entzündung im ganzen Körper ausbreitet (Sepsis). In einem solchen Fall kann es auf Grund einer schweren Störung von Kreislauf und Durchblutung zu einem Versagen mehrerer Organe kommen.

Welche Ursachen kann eine Lungenentzündung haben?

Die Infektion der Lunge erfolgt in den meisten Fällen durch das Einatmen von krankmachenden Erregern. Dazu gehören Bakterien (auch die Tuberkelbakterien, die Tuberkulose auslösen), Viren, seltener Pilze (z. B. spezielle Schimmelpilze) und Parasiten. Bevor eine Lungenentzündung behandelt wird, versucht der Arzt den Verursacher herauszufinden. Ihn interessiert z. B., ob die Entzündung im Krankenhaus erworben wurde, weil das eine Hypothese über den wahrscheinlichen Krankheitserreger ermöglicht. Ferner ist es wichtig zu wissen, ob der Erkrankte zuvor völlig gesund war oder bereits geschwächt. Auch dies lässt Rückschlüsse auf den Krankheitserreger zu.

Eine Lungenentzündung kann aber auch durch ätzende Reizstoffe wie giftige Gase, eingeatmete Fremdstoffe, Medikamente und eine Strahlentherapie verursacht werden. Auch das versehentliche Einatmen von Mageninhalt (Aspiration), z. B. nach Unfällen oder einer Ohnmacht, kann eine Lungenentzündung verursachen. Der ätzende Magensaft ist in diesem Fall der Auslöser.

In seltenen Fällen sind Erreger die Ursache, die bereits eine andere Entzündung im Körper ausgelöst haben und über das Blut nun in die Lunge geraten sind.

Besonders gefährdet durch eine Lungenentzündung sind:

DIE BRUSTFELLENTZÜNDUNG

Das **Brustfell** (Pleura) kann sich entzünden (Pleuritis) und häufig zu atemabhängigen Schmerzen führen. Die Pleuraentzündung kann sich aber auch still verhalten oder sich nur durch Atemnot bei Belastung bemerkbar machen. Meist erkennt man sie beim Abhorchen oder im Röntgenbild durch eine Wasseransammlung im unteren Lungenabschnitt: Pleuraerguss. Typische Reibelaute beim Ein- und Ausatmen und beim Abhorchen weisen auf eine «trockene» Pleuritis hin, im Gegensatz zu der «feuchten» mit Ergussbild und Schallabschwächung beim Auskultieren oder Abklopfen.

Nicht selten sind die Ergüsse einseitig, beidseitige finden sich z. B. bei einer sehr ausgeprägten Herzinsuffizienz (→ Kap. 1.5). Andere Ursachen sind: Infektionen durch Bakterien, Viren oder Pilze. Aber auch eine Lungenembolie, eine Entzündung der Bauchspeicheldrüse, eine rheumatische Erkrankung oder eine Begleitpleuritis bei einer Lungenentzündung kann ursächlich sein. Die Behandlung einer Pleuraentzündung ist somit vielfältig und hängt von der Ursache ab.

- Kinder, speziell chronisch kranke Kinder
- Ältere und geschwächte Menschen
- Chronisch Kranke, Menschen mit chronischer Bronchitis bzw. COPD
- Herzkranke und Zuckerkranke (Diabetiker)
- Suchtkranke (z. B. Alkoholiker)
- Menschen mit einem deutlich geschwächten Immunsystem, wie z. B. Aidskranke

Welche Symptome deuten auf eine Lungenentzündung hin?

Grundsätzlich äußert sich eine Lungenentzündung zunächst mit grippeartigen Symptomen wie Hals-, Rachen-, Kopf- und Gliederschmerzen und mitunter einer Kreislaufschwäche. In schweren Fällen kommt es zu Desorientierung oder Verwirrtheit und möglicherweise zu Durchfall. Weitere typische Symptome sind:

- Fieber und Schüttelfrost; das Thermometer kann auf über 40 °C ansteigen.
- Husten, trocken oder mit gelb-grünlichem Auswurf.
- Atemnot und damit verbundenes Beben der Nasenflügel. Das Symptom ist besonders bei kleinen Kindern ein Hinweis auf eine Lungenentzündung.
- Sauerstoffmangel in den Lippen, der Zunge oder den Fingern, Zehen und der Nase. Es entsteht eine bläulich-violette Verfärbung.
- Schmerzen beim Ein- und Ausatmen, die durch eine begleitende Entzündung des Lungenfells entstehen.
- Leichte Lungenentzündungen ziehen keine schweren Gasaustauschstörungen mit sich, im Gegensatz zu mittelschweren und schweren Formen. Auch septische Kreislaufreaktionen durch Ausbreitung der Erreger sind selten. Aus den Symptomen lässt sich allerdings nicht sicher auf den Erreger schließen, der – wenn möglich – zur genauen Antibiotika-Therapie aus dem Auswurf (Sputum) bestimmt werden sollte.

Bei älteren Menschen über 60 Jahren zeigen sich oft nur wenige, manchmal sehr allgemeine Symptome, etwa nur eine neu aufgetretene Desorientierung oder Verwirrtheit. Insbesondere Fieber entwickelt sich nur noch in etwa der Hälfte der Fälle.

Wie wird eine Lungenentzündung diagnostiziert?

Was der Erkrankte über seine Beschwerden äußert, liefert erste Hinweise zur Diagnose einer Lungenentzündung. Die körperliche Untersuchung gibt Auskunft über den Zustand der Lunge und des Kreislaufs. Zunächst werden die Atemzüge pro Minute gezählt, der Blutdruck gemessen sowie Lunge und Herz abgehört. Durch bestimmte Geräusche lässt sich der Verdacht auf eine Lungenentzündung oft schon erhärten. Im Anschluss daran werden Auswurf und Blut auf bakterielle Erreger untersucht. Andere Krankheitsauslöser werden im Einzelfall in Blut oder Urin gesucht. Mit einem Röntgenbild werden der Ort und die Ausdehnung einer Lungenentzündung festgestellt. In speziellen Fällen kann der Sauerstoffgehalt im Blut und damit die Leistungsfähigkeit der angegriffenen Lunge analysiert werden.

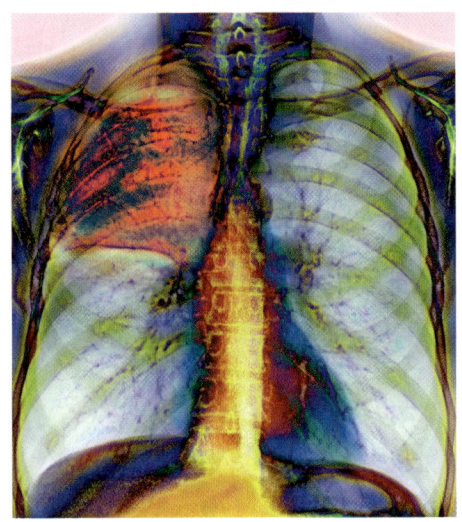

Röntgenbild der Lunge: Lungenentzündung (rot).

Aus allen Untersuchungsergebnissen zusammen kann der Arzt den Schweregrad der Lungenentzündung bestimmen. Aus dem Schweregrad wiederum leitet sich ab, wo der Patient am besten behandelt werden sollte: zu Hause, im Krankenhaus auf einer Normalstation oder auf der Intensivstation. Grundsätzlich werden leichte (ambulant behandelbare), mittelschwere (Krankenhaus) und schwere Lungenentzündungen (Intensivstation) unterschieden.

Wie wird eine Lungenentzündung behandelt?

Die Therapie richtet sich nach Art und Ursache der Lungenentzündung. In jedem Fall darf der Patient nicht unnötig belastet werden und muss viel Ruhe bekommen. Wenn möglich sollte allerdings frühzeitig eine gewisse körperliche Bewegung erfolgen. Anfangs reicht es aus, 20 Minuten pro Tag außerhalb des Bettes zu verbringen.

Der Patient muss zudem ausreichend viel Flüssigkeit in Form von Wasser, Fruchtschorlen oder Kräutertees trinken. Bei akuter Atemnot erhält er Sauerstoff; bei akutem Lungenversagen ist eine künstliche Beatmung notwendig.

Bei einer Lungenentzündung sind grundsätzlich Antibiotika angebracht. Es wird meist mit einem gegen mehrere Erreger wirkenden Breitband-Antibiotikum begonnen,

SELBSTHILFE BEI LUNGENENTZÜNDUNG

Ggf. Fiebersenkung durch kalte Wadenwickel (→ S. 455).

Brustwickel mit Senf: Senfmehl aus der Apotheke in lauwarmem Wasser als Brei anrühren, auf ein Leintuch ausstreichen und vorsichtig um den Oberkörper wickeln. Darum ein breites Badehandtuch und ein Wolltuch wickeln und 10 Minuten lang einwirken lassen. Bei Schmerzen sofort abwickeln und den Brei mit kaltem Wasser abwaschen.

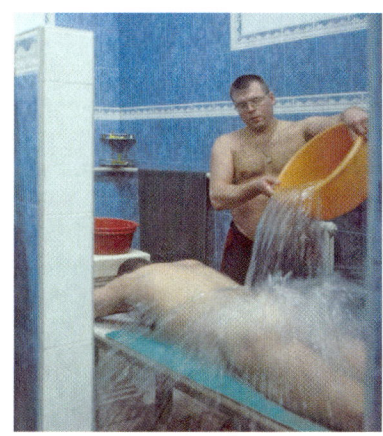

Ganzkörper-Waschung: Hierbei werden der Ober- und Unterkörper hintereinander oder getrennt zur Kreislaufanregung und auch zur Erfrischung mit zimmerwarmem Wasser abgerieben. Diese Waschung sollte aber nicht durchgeführt werden, wenn die Patienten frieren oder kalte Füße haben.

Waschung: So nicht bei Fieber! Aber zum Genuss oder zur Abkühlung in einem Dampfbad später empfohlen.

Mit einem Waschhandschuh oder feuchten Lappen wird der Körper zügig von vorn und hinten abgewaschen. Zwischendurch den Lappen neu anfeuchten. Danach nicht abtrocknen, sondern ins Nachthemd schlüpfen und vom Bett aufwärmen lassen. Wenn der Patient arg geschwächt ist, reicht auch die kalte Abreibung des Rückens. Hier wird der Rücken mit dem kalten Lappen abgerieben, am besten mit flachen Händen, bis er sich erwärmt. Danach abtrocknen, anziehen und gut zugedeckt hinlegen.

weil die genauen Erreger schwer nachweisbar sind. Ist der Erreger gefunden, wird die Therapie entsprechend umgestellt.

Mögliche Komplikationen bei einer Lungenentzündung

Bei einer Lungenentzündung kann es zu zahlreichen ernsthaften Komplikationen kommen:

Schwere Gasaustauschstörung: In diesem Fall ist die Störung des Gasaustauschs so stark herabgesetzt, dass die kranke Lunge nicht mehr genug Sauerstoff aufnehmen kann. Der Körper ist unterversorgt.

Kreislaufschock (schwere Sepsis): Dabei kommt es im Rahmen von entzündlichen Kettenreaktionen zu einer schweren Kreislauf- und Durchblutungsstörung. Diese führt zum Versagen verschiedener Organe und Körperfunktionen wie Nieren, Leber und Blutgerinnung. Bei der Sepsis handelt es sich um einen akut lebensbedrohlichen Zustand.

Thrombosen: Infolge der Bettruhe und der schweren Entzündung bilden sich Blutgerinnsel (Thrombosen, → Kap. 1.7), die über den Blutkreislauf der Lunge in andere Blutgefäße gelangen und diese verschließen (Lungenembolie).

Eiteransammlungen im Brustkorb: Durch die Lungenentzündung kann sich vermehrt Eiter im Spalt zwischen Lunge und Rippenfell ansammeln und zu einer Sepsis führen. Zusätzlich können sich Höhlen oder (ohne angemessene Therapie) Narben bilden, die die Atmung behindern.

Lungenabszess: In der Lunge kann sich eine Eiterhöhle bilden.

Was der Facharzt rät

Eine Lungenentzündung kann sich zu einer lebensbedrohlichen Erkrankung entwickeln. Deshalb sollte sie beim ersten Verdacht fachgerecht behandelt werden.

Drei Fragen an den Arzt

1. Ist eine Lungenentzündung lebensgefährlich?

Lungenentzündungen sind sehr ernste Erkrankungen. Weltweit sterben jedes Jahr drei bis vier Millionen Menschen daran. In Westeuropa sind Lungenentzündungen die häufigste Todesursache unter allen Infektionskrankheiten. In Deutschland werden jährlich rund 200 000 Menschen wegen einer Lungenentzündung in eine Klinik eingewiesen. Nicht wenige, meist ältere Menschen sterben sogar an einer Lungenentzündung. Sie kann aber auch für einen jungen Menschen lebensbedrohlich werden.

2. Wie gut heilt eine Lungenentzündung ab?

Die Prognose der Lungenentzündung hängt vom Alter des Patienten, dem Schweregrad der Erkrankung und von eventuellen anderen Erkrankungen ab. Besonders wichtig ist es für die Heilungschancen, dass sofort die richtigen Antibiotika gegeben werden. Schwerkranke müssen im Krankenhaus streng überwacht werden.

3. Kann man einer Lungenentzündung vorbeugen?

Gegen einige der Erreger von Lungenentzündungen gibt es Schutzimpfungen. Die Impfung gegen *Pneumokokken* wird von der Ständigen Impfkommission (STIKO) für alle Personen ab dem 60. Lebensjahr sowie Personen mit Risikofaktoren empfohlen, als da sind: chronische Grunderkrankungen wie Diabetes mellitus, chronische Herz- und Lungenkrankheiten, Alkoholismus, Nierenerkrankungen und Immundefekte wie Aids.

Auch am Wochenende, nachts oder an Feiertagen sofort einen Arzt rufen oder ein Krankenhaus aufsuchen.

Darüber hinaus ist die Impfung bei allen Menschen mit erhöhter gesundheitlicher Gefährdung infolge einer Grunderkrankung oder nach Entfernung der Milz angezeigt.

Als weitere Impfung wird diesen und allen im Gesundheitswesen tätigen Personen mit Patientenkontakt die jährliche Grippeschutzimpfung empfohlen. Idealerweise wird sie im Herbst durchgeführt.

10.3 Asthma bronchiale

«Asthma» kommt aus dem Griechischen und bedeutet «Keuchen». Das Asthma bronchiale, verkürzt Asthma genannt, ist eine Erkrankung der Atemwege und der Lunge. Beim Ausatmen kann die Luft nicht ungehindert ausströmen. Dieser Zustand ist mit einem aufgeblasenen Luftballon vergleichbar, aus dem die Luft nur pfeifend herauszischt, wenn man die Öffnung mit den Fingern zusammendrückt. Was Kindern beim Spiel mit einem Ballon einen Riesenspaß macht, wird für Asthmatiker zur Qual. Das Atmen fällt schwer. Hinzu kommen ein unangenehmer Hustenreiz und das unerträgliche Gefühl, nach Luft ringen zu müssen. Doch auch mit Asthma steht einer uneingeschränkten Lebensqualität grundsätzlich nichts im Weg.

Die mehrfache Weltrekordschwimmerin Sandra Völker z. B. holte trotz ihrer Asthmaerkrankung mehrere olympische Medaillen.

Damit solche Lebensträume trotz Asthma in Erfüllung gehen, ist allerdings eine konsequente Therapie erforderlich. Und es ist wichtig, möglichst gut über die eigene Krankheit Bescheid zu wissen.

Die Zahl der Asthmatiker in Deutschland wächst. Schon heute entspricht sie der Einwohnerzahl der Schweiz: Sieben Millionen Deutsche leben mit dieser Atemwegserkrankung. Besonders groß ist der Anteil bei Kindern unter zehn Jahren. Keine andere chronische Krankheit tritt in jungen Jahren häufiger auf. Erwachsene erkranken seltener, Männer etwas öfter als Frauen.

Welche Ursachen kann Asthma haben?

Bei Asthma kann die Luft aus der Lunge nicht problemlos entweichen, weil sich die kleinen Verästelungen der Luftröhre, die Bronchien, beim Ausatmen verkrampfen. Noch dazu schwellen die Schleimhäute der Bronchien an, sodass die Atemwege sich zusätzlich verengen. Darüber hinaus sondern die Bronchien mehr Schleim ab als sonst. Die Luft muss sich durch die verstopften, engen, sich verkrampfenden Verzweigungen einen Weg nach außen bahnen. Das gelingt mehr schlecht als recht, weshalb das Ausatmen außerordentlich anstrengend ist.

Ein Teil der Luft bleibt wegen des Ventileffektes (einatmen leichter als ausatmen) in der Lunge zurück. Das Organ entleert sich nie ganz, weshalb es auch nie vollständig mit frischer Luft gefüllt werden kann. Der Körper erhält dadurch weniger frischen Sauerstoff als nötig. Um dem Sauerstoffmangel entgegenzuwirken, geht der Atem immer schneller.

Was genau Asthma auslöst, wissen Ärzte bis heute nicht. Es lässt sich aber ein allergisches Asthma von einem nicht allergischen Asthma unterscheiden.

Beim allergischen Asthma ist die Atemnot Folge einer Allergie, die u. a. auch Atembeschwerden hervorruft.

Besonders häufige Ursachen eines allergischen Asthmaanfalls sind:

- Pollen von Roggen, Birken, Haselnussbäumen, Erlen, Gräsern und Wegerich
- Tierhaare, oft von der Katze, aber auch von Hunden, Pferden, Kaninchen, Hasen und Hamstern
- Hausstaub, insbesondere Milbenkot
- Bestimmte Lebensmittel
- Schimmel in der Wohnung und in verdorbenen Nahrungsmitteln
- Stoffe am Arbeitsplatz wie Mehl in Bäckereien oder Holzstaub in Schreinereien

Nicht immer setzt die allergische Wirkung unmittelbar nach dem Einatmen von Pollen oder dem Streicheln eines Tieres ein. Manchmal verengen sich die Atemwege erst Stunden später, sodass der Auslöser nicht offensichtlich ist.

Doch es kann auch ohne Allergie zur Atemnot kommen. Ursache dafür sind oft Viren, die Lunge und Bronchien befallen und in der Folge zu einem **nicht allergischen Asthma** führen. Kleinkinder und Babys sind dafür besonders anfällig.

Daneben kann auch starke körperliche Belastung wie Sport oder z. B. das Schleppen von Getränkekästen einen Asthmaanfall nach sich ziehen. Der Arzt spricht dann von **Anstrengungsasthma**: Um die Muskeln mit ausreichend Sauerstoff zu versorgen, geht der Atem schneller. Die Luft strömt rascher ein und aus. Die Bronchien kühlen sich ab und trocknen dadurch aus. Wird der Stress zu groß, verkrampfen und verengen sich die Atemwege reflexartig. Dann folgt dem Langlauf oder dem Kistentragen ein Asthmaanfall.

Aber nicht nur körperliche Anstrengung, sondern auch psychische Reize wie starke Angst, Freude oder Aufregung können einen Asthmaanfall auslösen. Weiterhin können Zigarettenrauch und Chemikalien wie Ozon, das beispielsweise in der Nähe von Kopiergeräten gebildet wird, Klebstoffe und Parfüm einer Atemnot den Weg bereiten. Bei sensiblen Atemwegen genügen als Auslöser mitunter sogar Kälte, Nebel oder feuchte Luft.

Für Asthmatiker gefährlich sind sogenannte Betablocker. Diese können selbst in kleinsten Mengen (wie z. B. in Augentropfen gegen den grauen Star) einen Krampf der Bronchien auslösen und ein bestehendes Asthma verschlimmern.

Bei Verdacht auf Asthma sollte sofort ein Arzt aufgesucht werden.

In seltenen Fällen können bestimmte Wirkstoffe wie z. B. *Acetylsalicylsäure* (ASS) Anfälle nach sich ziehen. Hierbei handelt es sich um eine besondere Verlaufsform, die durch ein besonders schwer behandelbares Asthma gekennzeichnet ist. Manchmal fallen diese Betroffenen durch eine vermehrte Bildung von Polypen in der Nase bzw. den Nasennebenhöhlen auf.

Asthma bronchiale kann selten eindeutig einer Ursache zugeordnet werden. Einerseits verursacht ein Allergieauslöser wie etwa Pollen die Atembeschwerden. Andererseits treten sie auch ohne den Allergieauslöser beispielsweise bei Kälte oder bei angestrengtem Radfahren auf. Diese Mischform nimmt meist in der Kindheit ihren Lauf. Aus einer Allergie der oberen Atemwege («Heuschnupfen») entsteht in jungen Jahren zunächst ein

VOM HEUSCHNUPFEN ZUM ASTHMA

Eine triefende Nase und Atemnot haben auf den ersten Blick nichts miteinander zu tun. Doch Ärzte beobachten immer wieder, dass sich zu einem Heuschnupfen im Laufe des Lebens Asthma hinzugesellt. Besonders leicht dehnen sich die Beschwerden der Nase auf die Atemwege aus, wenn der Heuschnupfen nicht behandelt wird. Die Veränderung kündigt sich meist mit Husten an. Damit daraus kein Asthma wird, sollte der Arzt (z. B. der Pneumologe oder Allergologe) den Heuschnupfen behandeln.

allergisches Asthma. Die Atemwege sind dadurch ständig gereizt. Auf diese Weise verselbständigt sich die Atemnot. Plötzlich stellt sie sich bereits ein, wenn der Allergieauslöser fehlt, aber die Bronchien anderweitig beansprucht werden. Kälte, Sport, Parfüm und Feuchtigkeit reichen dann für einen Asthmaanfall aus.

Welche Symptome deuten auf Asthma hin?

Wenn einem vor Schreck der Atem stillsteht oder man kaum noch Luft bekommt, weil man viel zu schnell gerannt ist, ist das kein Grund zur Sorge. Solche Ereignisse gehören zum Alltag und haben meist nichts mit Asthma zu tun. Hellhörig sollten indes diese Symptome machen, insbesondere, wenn sie schon mehrfach aufgetreten sind:

- Trockener Reizhusten mit wenig zähem Auswurf
- Kurzatmigkeit und Atemnot
- Pfeifen oder Zischen beim Ausatmen

Wenn ein Asthmaanfall auftritt, muss sofort der Notarzt gerufen werden. Jede Minute zählt. Diese lebensbedrohliche Situation erkennt man an folgenden Zeichen:

- Starker Husten
- Extrem angestrengtes Luftholen
- Erschöpfung, selbst das Sprechen ist unter Umständen zu mühsam
- Unruhe
- Herzklopfen
- Verwirrtheit
- Asthmamedikamente wirken nicht

Wie wird Asthma diagnostiziert?

Ein Arzt kann Asthma meist zuverlässig erkennen. Er wird sich den Verlauf und die Auswirkungen der Krankheit genau schildern lassen und verschiedene Tests durchführen:

- Bei einem Lungenfunktionstest wird überprüft, wie stark die Atemwege verengt sind und wie stark die Lunge überbläht ist.
- Mit einem Peak-Flow-Meter wird gemessen, wie viel Luft man ausatmen kann, nachdem man richtig tief eingeatmet hat (PEF-Wert). Beim Asthma schwankt der PEF-Wert stark und/oder sinkt deutlich ab. Deshalb wird er auch später regelmäßig überprüft, um zu sehen, ob die verschriebenen Medikamente helfen.
- Geht es dem Patienten gut, wird der Arzt Allergietests veranlassen, um abzuklären,

ob eine Allergie besteht. Nur so kann er einordnen, ob es sich um allergisches Asthma oder eine andere Erkrankungsform handelt.

Wie wird Asthma behandelt?

Wer an Asthma leidet oder ein Atemwegsleiden bei sich vermutet, wendet sich am besten an einen Facharzt für Lungenkrankheiten, an einen Internisten oder den Hausarzt. Asthmatiker sollten zudem sofort aufhören zu rauchen.

Da die Krankheit bei jedem Menschen unterschiedliche Ursachen und Ausmaße hat, wird der Arzt die Medikamente jeweils individuell zusammenstellen. Er verschreibt beispielsweise Inhalationen, wird sich aber im Laufe der Therapie genau erkundigen, ob diese gut vertragen werden und die Beschwerden zurückgegangen sind. Manchmal lässt der Arzt den Patienten auch in seiner Praxis ein Spray inhalieren, das die Atemwege erweitern soll. Danach überprüft er, ob mehr Luft ausgeatmet werden kann und die Bronchien weiter sind als zuvor (Bronchospasmolyse-Test).

Asthmatiker müssen die Auslöser der Atemnot kennen.

Der Arzt kann die Medikamente aus einer breiten Palette auswählen. Grundpfeiler der Therapie sind bronchienerweiternde und kortisonhaltige Sprays zur Inhalation:

- **Bronchienerweiternde Sprays** (Beta-2-Agonisten) entspannen und weiten die Muskeln rund um die Bronchien. Weil sie binnen rund 15 Minuten wirken, ist es wichtig, dieses Asthmaspray im Notfall immer bei sich zu haben und seine Handhabung zu kennen. Sie können als die «Feuerwehr» angesehen werden, die immer in der Tasche sein sollte.
- **Kortisonhaltige Sprays** wirken nicht sofort, sondern erst nach einigen Stunden: Sie lassen eine Entzündung der Bronchien abklingen und sorgen dafür, dass diese auf den jeweiligen Auslöser weniger heftig reagieren. Auf lange Sicht schonen sie die gesamten Atemwege.
- Die **Kombination dieser beiden Substanzgruppen** wird bei schwerem Asthma eingesetzt. Sie ermöglicht in der Mehrzahl der Fälle eine wirksame Asthmakontrolle. Voraussetzung ist allerdings eine regelmäßige Inhalation auch über längere beschwerdefreie Zeiten.

Ein weiteres antiallergisch wirksames Medikament ist z. B. **Cromoglicinsäure**, die als Spray angeboten wird. Sie verringert bei Kindern die allergische Reaktion.

Ergänzende Therapien helfen, gut mit der Erkrankung zurechtzukommen. Manchmal werden anschließend sogar weniger Tabletten und Sprays benötigt. Allerdings sollte der Arzt über die zusätzlichen Behandlungen informiert werden.

- Ein **Atemmuskeltraining** kräftigt die für die Atmung wichtigen Muskeln. Das Bewusstsein für die eigene Atmung wächst. Das hilft dabei, ruhig und gleichmäßig weiterzuatmen, wenn sich ein Asthmaanfall anbahnt.

- **Entspannungstechniken** (→ S. 333) helfen belastenden Stress abzubauen und erleichtern den Umgang mit dem Asthma. Kinder können bei Phantasiereisen besonders gut abschalten. Für Erwachsene gibt es ein umfangreiches Angebot: von Yoga über progressive Muskelentspannung, Atemtherapie und autogenes Training bis hin zu Hypnose.

> Asthma lässt sich nicht ohne Medikamente behandeln.

- Die **Klimatherapie**, also ein Wechsel des Aufenthaltsortes, bietet sich immer dann an, wenn Pollen das Asthma besonders stark werden lassen. In den Alpen oder am Meer ist die Luft besonders rein, sodass die Beschwerden bei einer Kur in diesen Regionen zurückgehen. Wohltuend können auch Solebäder wirken: Die Dämpfe lösen den Schleim aus den Atemwegen. Ähnlich wirken wohl auch Salzgrotten.
- Die **Phytotherapie**, also die Behandlung mit Heilpflanzen (Thymian, Salbei, Efeu, Huflattich), kann dazu beitragen, dass die Atemwege sich beruhigen, der Schleim aus den Bronchien befördert wird, der Hustenreiz nachlässt oder Schwitzen ausgelöst wird (Holunder, Lindenblüten). Aber Vorsicht: Pflanzen können auch Allergien auslösen! Im Zweifel also immer den Arzt fragen.

EFEU

Als Gartenpflanze ist Efeu in Deutschland erst seit dem 16. Jahrhundert bekannt, in der traditionellen Heilpflanzenkunde schon viel länger. Mittlerweile ist die Behandlung von Bronchialerkrankungen mit Efeu auch offiziell anerkannt, v.a. bei Bronchialerkrankungen mit leicht spastischer Komponente. Es findet zudem zur Therapie von Reizungen der oberen Luftwege Anwendung (Nase, Rachen, Luftröhre). In der Homöopathie wird Efeu von erfahrenen Therapeuten auch zur Behandlung von Nasennebenhöhlenentzündungen, bei Keuchhusten sowie bei einer Schilddrüsenüberfunktion verschrieben.

Was der Facharzt rät

Mit einem Asthmaanfall ist nicht zu spaßen. Wer der Atemnot nicht Herr wird, muss sofort einen Notarzt rufen – auch wenn der Terminkalender überquillt, Weihnachten vor der Tür steht oder die Tochter gerade Geburtstag feiert. Wenn der Anfall außer Kontrolle gerät, kann man daran sterben. Das geschieht zwar sehr selten, kommt aber leider vor. Damit Begleitpersonen oder Passanten bei einem Asthmaanfall nicht tatenlos zusehen müssen, ist es wichtig, einen **Notfallplan** bei sich zu tragen. Darin muss genau beschrieben sein, was bei einem Asthmaanfall zu tun ist und welche Medikamente gegeben werden müssen. Gemeinsam mit dem Arzt kann ein solcher Plan erstellt werden.

Drei Fragen an den Arzt

1. Dürfen Asthmatiker Sport betreiben?

Der Arzt bespricht mit seinem Patienten die Ziele der Asthmatherapie. Meist ist eine volle Belastbarkeit ein realistisches Therapieziel. Sport hält fit und tut gut. Das gilt auch für Asthmatiker. Solange man auf den Atem achtet und die erforderlichen Grenzen respektiert, ist sportliche Betätigung nicht nur möglich, sondern sinnvoll.

2. Warum sollen Asthmatiker so wenig Schmerzmittel wie möglich einnehmen?

Eine einzige Tablette eines Schmerzmittels (z. B. *Acetylsalicylsäure*, aber auch etwa *Paracetamol* oder *Ibuprofen* u. a. m.) kann einen schweren Asthmaanfall auslösen. Generell raten Ärzte zur Vorsicht beim Einnehmen von Medikamenten. Lieber einmal mehr nachfragen als vorschnell Tabletten schlucken.

3. Kann Asthma auch psychische Ursachen haben?

Früher waren selbst Fachleute überzeugt, dass ängstliche und unsichere Menschen besonders oft an Asthma erkranken würden. Das entspricht aber nicht der Realität, Draufgänger und Frohnaturen peinigt die Atemnot genauso oft wie schüchterne und vorsichtige Menschen. Dennoch können zweifellos psychische Belastungen bei einem bestehenden Asthma einen akuten Anfall auslösen. So haben Kinder nach traumatischen oder anderen einschneidenden Erlebnissen ein mehr als viermal so hohes Risiko, Asthmaanfälle zu bekommen. Ein weiteres Beispiel für psychische Ursachen: Studenten leiden in Prüfungszeiten vermehrt unter Asthma.

11 Rund um die Haut

Wir fühlen und tauschen Zärtlichkeit über die Haut aus, streicheln mit ihr ganz zart oder werden gestreichelt, und gleichzeitig läuft uns vor Wonne und Lust ein wohltuender Schauer über den Rücken. Wir berühren Menschen, Tiere, Pflanzen, Dinge des täglichen Alltags mit der Haut, um zu begreifen, und sind berührt. Doch bei Angst und Kälte macht sich Angstschweiß breit. Eines unserer sensibelsten Organe ist die Haut, ein Wunder an Sinnesempfindung und Funktionalität. Sie verhindert, dass uns unsere Muskeln aus der Form fallen, gleichzeitig hüllt sie den Körper ein und registriert dabei die Umwelt sehr aufmerksam.

Den Körper verstehen

Oberflächlich betrachtet drängt sich der Vergleich zu einem Eisberg auf: Nach außen sichtbar ist gerade mal ein Siebtel, und erst bei einem Blick in die Tiefe zeigt sich das wahre Format der Haut. Sie ist mit Abstand das größte Organ des Körpers – bei erwachsenen Menschen bedeckt sie eine Fläche von rund zwei Quadratmetern.

Das alles geht unter die Haut.

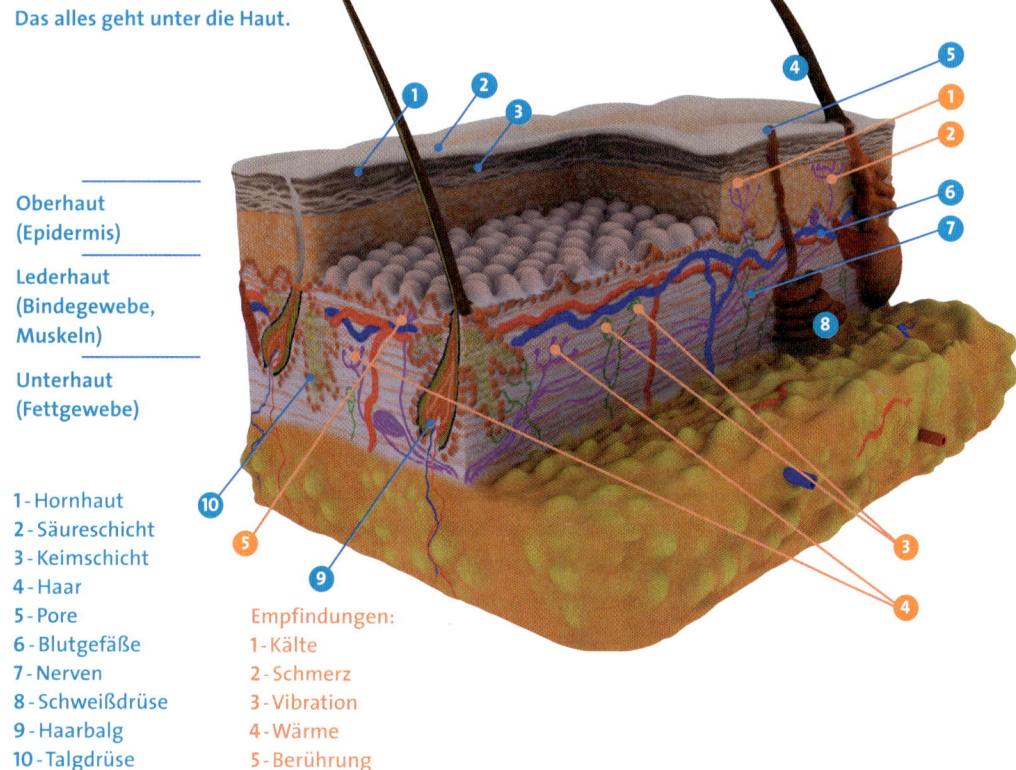

Oberhaut
(Epidermis)

Lederhaut
(Bindegewebe,
Muskeln)

Unterhaut
(Fettgewebe)

1 - Hornhaut
2 - Säureschicht
3 - Keimschicht
4 - Haar
5 - Pore
6 - Blutgefäße
7 - Nerven
8 - Schweißdrüse
9 - Haarbalg
10 - Talgdrüse

Empfindungen:
1 - Kälte
2 - Schmerz
3 - Vibration
4 - Wärme
5 - Berührung

Die Zahlen beeindrucken: Auf gerade mal einem Quadratzentimeter Haut drängeln sich durchschnittlich 200 Messfühler für Schmerzreize, 100 Sensoren für Druck und Vibration, 12 Thermostate für Kälte, zwei für Wärme, 100 Schweißdrüsen und 40 Talgdrüsen. Dazu addieren sich unzählige Bindegewebszellen, Kollagenfasern und, als «Außenposten» des Immunsystems, einige Millionen Abwehrzellen. Hochgerechnet auf eine Gesamtfläche von zwei Quadratmetern und ein Gewicht von rund zehn Kilogramm pro Mensch, ergibt die Haut das vermutlich leistungsfähigste lebende Umweltlabor der Welt. Solange genug Blut durch ihre feinen Äderchen fließt, misst und regelt die Haut fast alles an Werten, was ein gutes Physiklehrbuch hergibt. Und das alles nur, um ihrem Träger das Dasein in jeder Sekunde so angenehm wie möglich zu machen. 24 Stunden am Tag und bei guter Pflege ein ganzes Leben lang.

Es ist zu kalt oder zu warm? Kein Problem, auf genial einfache Weise und in weiten Grenzen absolut störungsfrei regelt die Haut die Körpertemperatur automatisch auf das Optimum von 37 °C. Als Organ der Wärmeregulierung schützt sie den Körper damit vor Auskühlung und Überwärmung.

Bei Hitze lässt sie bis zu fünf Liter Wasser pro Tag durch ihre Schweißdrüsen kommen und produziert so Verdunstungskälte auf ihrer Oberfläche. Nachschub an Wasser vorausgesetzt, könnte ein Mensch so theoretisch mehrere Stunden in der heißen Sauna bleiben, ohne einen Hitzschlag zu bekommen. Bei Kälte verengen sich wie auf Kommando die Hautblutgefäße, sodass von der Körperwärme kaum noch etwas nach außen weicht. Fast so, als würde man die Fenster schließen, wenn es draußen zu frösteln beginnt.

Wie jedes Labor hat auch unsere Haut einen Sicherheitsdienst. Ein Säureschutzmantel, penibel in Stand gehalten von den Schweiß- und Talgdrüsen, versperrt den massenweise in der Luft herumfliegenden Bakterien, Viren und Pilzen sowie diversen festen, flüssigen und gasförmigen Stoffen den Weg ins Körperinnere. Und falls doch mal etwas durchkommen sollte, steht eine Armee von Abwehrzellen parat, um den Eindringling umgehend abzufangen. Die Haut ist damit auch das größte Immunorgan des Körpers.

NATÜRLICHER SONNENSCHUTZ

Sonnenstrahlen wirken schädlich, darum werden sie abgewehrt: **Melaninzellen** in der Haut produzieren einen dunklen Farbstoff, der UV-Strahlen abblockt. Ein Nebeneffekt dieser Verteidigungsraffinesse: Der Mensch wird braun.

Leider überfordert ein Übermaß an UV-Strahlen die Haut erheblich. Eine Studie aus Australien belegt, dass selbst ein zusätzlicher Sonnenschutz mit hohem Lichtschutzfaktor die Haut nicht vor dem gefährlichen Hautkrebs zu bewahren vermag, wenn man sie der Sonne zu lange aussetzt. Insbesondere in den Mittagsstunden sollte man die pralle Sonne meiden oder sich zumindest mit leichter Baumwolle oder Leinenstoffen bedecken. Die Beduinen in der Sahara geben ein gutes Vorbild: Nicht umsonst sind sie rundum in mehrere Lagen Stoff gehüllt.

Das Multitalent Haut hat aber noch weitere Aufgaben, z.B. das Ausscheiden von Talg sowie überschüssigen Stoffwechselprodukten und Salzen (Mineralien) – darum schmeckt Schweiß salzig.

Die Haut ist auch das größte **Sinnesorgan**, sie nimmt Tast-, Schmerz-, Kälte- und Wärmereize auf. Auf den Fingerkuppen tummeln sich derart viele Drucksensoren pro Quadratzentimeter, dass man mit verbundenen Augen zwei Punkte als verschieden erkennen kann, die nur drei Millimeter weit auseinanderliegen. Noch feiner arbeitet nur der Tastsinn: Dank hoch entwickelter Tastkörperchen in der Haut kann das Gehirn unterscheiden, ob ein Druck von 0,106 oder 0,101 Gramm auf der Fingerbeere lastet.

Bei derart vielen Talenten wundert es nicht, dass die Haut eine Direktleitung zur Seele hat. So lösen Kälte und Wind, aber auch sanfte Berührungen eine Gänsehaut aus. Ursache sind kleine Haarbalgmuskeln in der Haut. Sie stellen die feinen Härchen auf

Gute Pflege und Sonnenschutz zahlen sich aus: Die Haut bleibt länger jung und faltenarm, das Hautkrebsrisiko ist gering.

der Haut senkrecht und lassen dabei Knötchen entstehen, die der Haut einer gerupften Gans ähneln. Eine Gänsehaut lässt sich nicht willentlich hervorrufen, der Impuls zur Anspannung der Haarbalgmuskeln kommt vom vegetativen Nervensystem (→ S. 276).

Andere Eigenschaften der Haut sind eher von Nachteil für ihren Träger: schnelles Erröten etwa und starkes Schwitzen der Hände in peinlichen Situationen. Außerdem hinterlassen manche Krankheiten verräterische Spuren in der Haut. Bei Problemen mit der Leber oder Galle etwa färbt sich die Haut beispielsweise gelb (Gelbsucht), bei Eisenmangel erscheint sie blass und grau (Anämie, → Kap. 1.9).

FALTEN
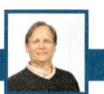

Manche Menschen haben das Glück, von Natur aus schöne Haut zu haben. Für Frauen ist die Haut traditionell als Zeichen von Schönheit viel wichtiger als für Männer, die Werbung zielt ganz besonders darauf. Inzwischen gibt es aber auch laufend mehr Pflegeprodukte für Männer. Eine angemessene Pflege ist gut und sinnvoll. Das Trinken von viel Wasser erhöht die Elastizität und Geschmeidigkeit der Haut. Rauchen schadet ihr. Aber echte Schönheit kommt von innen, wir werden alle älter, und Falten sind kein Zeichen von Hässlichkeit – sondern von gelebtem, intensivem Leben.

Ausstrahlung hat letztlich mit Falten gar nichts zu tun – es gibt Menschen, die makellos schön sind und dennoch ohne jede persönliche Ausstrahlung. Jeder Einzelne muss seine Fähigkeiten und Kompetenzen entwickeln, sein Leben nach eigenen Schwerpunkten gestalten und darf sich nicht von falschen Schönheitsidealen beeindrucken lassen.

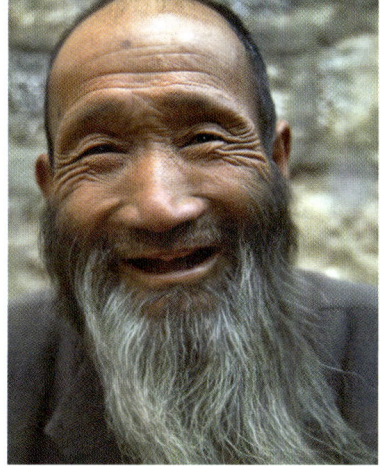

Technik in der Diagnostik – verständlich gemacht

Fotografische Dokumentation von Leberflecken

Das statistische Risiko, irgendwann im Leben ein malignes Melanom (Schwarzer Hautkrebs) zu bekommen, liegt je nach Verhalten beim Sonnenschutz zwischen 0,01 und 0,1 Prozent. Das klingt wenig, ist aber relativ viel, denn im ungünstigsten Fall trifft es von 1000 Menschen einen. Das maligne Melanom ist einer der bösartigsten Tumoren, die es gibt. Er hat schon Metastasen gebildet, wenn auf der Haut noch kaum etwas zu sehen ist.

Auffällig ist jeder Leberfleck, der plötzlich wächst, kleine Sprenkel in der Umgebung bildet, sich blauschwarz verfärbt und stark zu jucken anfängt.

Neun von zehn malignen Melanomen können allerdings geheilt werden – vorausgesetzt, sie werden frühzeitig erkannt.

Bis ein auffälliger Leberfleck zum malignen Melanom wird, vergehen bis zu drei Jahre.

Zwar verbirgt sich meist kein bösartiger Hautkrebs hinter einem veränderten Leberfleck, aber immerhin besteht die Möglichkeit dazu.

Man sollte deshalb mit jeder beunruhigenden Auffälligkeit zum Hautarzt gehen und mindestens einmal im Jahr einen Hautcheck machen lassen – dann darf man relativ sicher sein, keine Probleme mit Hautkrebs zu bekommen. Der Hautarzt dokumentiert die Leberflecken durch Fotografie oder Videoaufnahmen, um Veränderungen beurteilen zu können. Im Zweifelsfall wird ein Leberfleck entfernt, denn das Risiko des kurzen Eingriffs ist verglichen mit den Problemen, die ein malignes Melanom hervorruft, verschwindend klein.

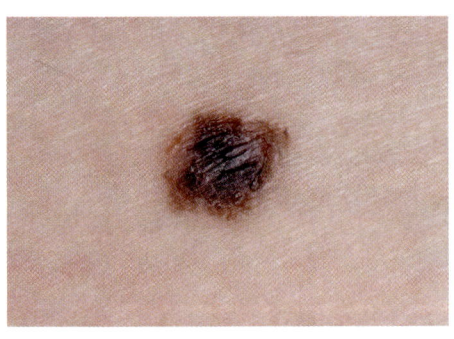

Wird eine solche Entwicklung eines Leberflecks bemerkt, muss unbedingt ein Hautarzt aufgesucht werden.

PUVA-Therapie

Die PUVA-Therapie wird in der Hautheilkunde besonders bei Schuppenflechte, aber auch bei Neurodermitis und bei der Weißfleckenhautkrankheit (Vitiligo) eingesetzt. PUVA ist die Abkürzung für *Psoralen* plus UVA. Die Behandlung besteht aus einem Medikament, das als wirksame Substanz *Psoralen* (8-MOP) enthält, und anschließender Bestrahlung mit langwelligem UV-Licht.

Ziel der Therapie ist es, die Behandlung der Hautkrankheit zu verbessern oder zu verkürzen. Das Medikament kann in Form von Tabletten eingenommen oder von außen auf die Haut aufgetragen werden (z. B. durch Salben oder Bäder). Die Bestrahlung durch UV-Licht führt zu einer kontrollierten Reaktion, die v. a. die Zellteilung der Haut hemmen und die Pigmentbildung anregen soll.

11.1 Akne

Bei Jugendlichen und Heranwachsenden ist Akne nichts Ungewöhnliches. Kaum jemand bleibt sein Leben lang von Hautunreinheiten verschont. Zunehmend leiden auch Erwachsene an Akne, obgleich sie in diesem Alter häufig nicht als solche identifiziert wird.

Welche Ursachen kann Akne haben?

Akne entsteht schrittweise: Zuerst verschließen sich die kleinen Gänge der Haarfollikel und somit der Talgdrüsen nach außen. Daraufhin steigt die Talgproduktion, sodass der Talg sich in den Poren der Haut staut. In den verstopften Talgdrüsen kann sich das Bakterium *Propionibacterium acnes* ideal

Eine gezielte Behandlung ist sinnvoll, weil besonders eine schwere Akne Narben hinterlassen kann.

Durch Ausdrücken und Aufkratzen der Aknepickel kann sich die Haut zusätzlich entzünden, was Narben hervorrufen kann. Deshalb: Finger weg!

vermehren. Es kommt auf natürliche Weise in der Haut vor und ist normalerweise harmlos. In den geschlossenen Poren zersetzt es jedoch den Talg mit Hilfe eines Enzyms, um sich dann von den Abbauprodukten zu ernähren. Diese Stoffe lösen eine Reaktion des Immunsystems und eine Entzündung der Haut aus. Aus den verstopften Poren entsteht ein entzündeter Pickel, wie er für Akne typisch ist.

Bei vielen Menschen liegt die Neigung zur Akne in der Familie. Bestimmte Einflüsse können die Erkrankung jedoch zusätzlich begünstigen, etwa die männlichen Geschlechtshormone (z. B. Testosteron), manche Kosmetika, bestimmte Medikamente (z. B. Kortison), Vitamin B oder Kontakt mit giftigen Chemikalien (z. B. Chlor).

Welche Symptome deuten auf Akne hin?

Die Talgdrüsen, von denen die Akne ausgeht, finden sich besonders zahlreich in den sogenannten seborrhoischen Zonen (talgreiche Hautregionen). Sie liegen vor allem in der Mitte des Rückens und der Brust sowie im Gesicht, dort besonders auf Stirn, Nase und um den Mund herum. Knötchen, Eiterbläschen und Mitesser (Komedonen) prägen in diesen Regionen das Bild der Haut.

Die Übergänge zwischen einem Pickel und Akne sind fließend. Ein Mitesser (Komedo) ist eine Hautpore, in der jetzt ein Pfropf aus Talg sitzt. Er ist als gelbes bis schwarzes Pünktchen auf der Haut sichtbar oder imponiert, wenn er unter der Haut sitzt, auch manchmal als ein kleines «Grießkörnchen».

Als Pickel wird umgangsdeutsch die entzündete rötliche, manchmal eitrige Form des Mitessers bezeichnet. Es handelt sich häufig um entzündete Haarbälge.

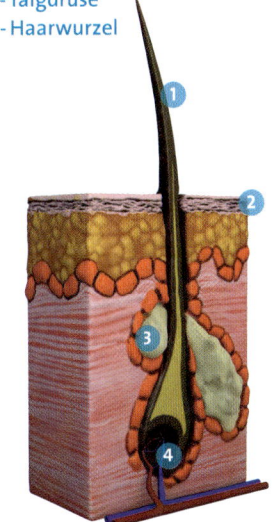

Pickel.

1 - Haar
2 - Hautoberfläche
3 - Talgdrüse
4 - Haarwurzel

AKNE UND PUBERTÄT

Während der Wachstumsphase kommt es zu vermehrter Talgbildung. Eigentlich ein logischer Mechanismus, denn die Drüsen produzieren in dieser Phase viel Fett und Fettsäuren zum Schutz und für die Geschmeidigkeit der Haut. Nur: Die Ausführungsgänge verstopfen leider. Meist klingt diese Form der Akne um das 25. Lebensjahr herum von allein ab. Einige Menschen leiden jedoch im Alter von 30 bis 40 Jahren erneut unter einer sogenannten Spätakne.

Eine **Akne vulgaris** kann auf Verschiebungen im Gleichgewicht zwischen männlichen und weiblichen Hormonen hindeuten. Diese können von verschiedenen Faktoren ausgelöst werden:

- Bestimmte Medikamente (z. B. Steroid-Akne durch *Kortison*)
- Kosmetika und Pflegemittel in Verbindung mit starker Sonnenbestrahlung (Mallorca-Akne)
- Langzeitige, übertriebene Anwendung von Cremes (Akne cosmetica)
- Schmieröle und/oder Teerprodukte (Öl- oder Teer-Akne, nur bei lang anhaltendem Kontakt)
- Chlorierte Chemikalien, z. B. Dioxine (Chlor- oder Seveso-Akne)

Pickel und Mitesser können vor allem Heranwachsende psychisch belasten. Dann ist es umso wichtiger, etwas dagegen zu unternehmen: Der Hautarzt kann bei schwerer Akne eine Behandlung einleiten, die gute Erfolge zeigen wird. Bei einer milden Form der Akne kann er seinen Patienten zeigen, wie sich einer Verschlechterung des Hautbildes mit gezielter Pflege und Prävention entgegenwirken lässt.

Ein erfahrener Arzt wird Rücksicht auf die seelischen Belastungen nehmen, die eine Akne mit sich bringen kann.

Akne nennt man die «unreine» Haut, die mit vielen entzündeten und nicht entzündeten Mitessern an unterschiedlichen Körperregionen entstehen kann. Es gibt viele verschiedene Akneformen, im Babyalter genauso wie in der Pubertät, im jungen Erwachsenenalter oder im Alter. Auch Anabolika, Vitamin-B-Überdosierungen, andere Gifte, aber auch chemische Belastungen (Seveso-Akne) können eine Akne auslösen, meist ist es aber die hormonelle Veränderung im Rahmen der Pubertät.

Wie wird Akne diagnostiziert?

In der Regel ist das Erscheinungsbild der Akne so charakteristisch, dass der Hautarzt die Diagnose durch den einfachen Anblick stellen kann.

Wie wird Akne behandelt?

Der Hautarzt wird eine individuell abgestimmte Therapie je nach Schweregrad der Erkrankung zusammenstellen. Die Behandlung erfordert jedoch Geduld und Vertrauen zum Arzt.

GRUNDSÄTZE ZUR HAUTPFLEGE BEI AKNE

- Ratsam sind frische Luft und nur vorsichtige Sonnenbäder.

Ernährung:
- Fettes Fleisch, Wurstwaren, Fettgebackenes, scharfe Gewürze und Schokolade sowie Süßigkeiten, Limonaden und Alkohol sind zu reduzieren. Es besteht Rauchverbot!
- Belastenden Stress reduzieren, z. B. durch Entspannungsprogramme.

Hautpflege:
- Dreimal täglich die Haut mit warmem Wasser reinigen.
- Mit weichem Waschlappen waschen.
- Möglichst keine kosmetischen Zusätze verwenden oder nur solche, die den Säuremantel nicht zerstören.
- Keinen Alkohol verwenden, er trocknet die Haut aus.
- Tägliche Dampfbäder oder Kompressen im Wechsel durchführen.
- Wenig selbst drücken, lieber zur Kosmetikerin gehen (auch Männer).

Äußerliche Behandlungen

Wer einen großen Pickel hat, wird sich früher oder später fragen, ob er ihn ausdrücken soll. Grundsätzlich gilt: Durch das Ausdrücken und Aufkratzen von Aknepickeln kann sich die Haut zusätzlich entzünden, was Narben hinterlassen kann. Deshalb sollte das Pickelausdrücken den Profis überlassen werden, also dem Arzt oder einer entsprechend geschulten Kosmetikerin.

Wer den Pickel dennoch entfernen will, sollte Folgendes beachten:
- Niemals mit Gewalt am Pickel herumdrücken.
- Die Haut z. B. mit einem Kamille-Dampfbad (aus der Apotheke) vorbereiten. Das Dampfbad öffnet die Poren und löst Hautschuppen.
- Vor dem Ausdrücken des Pickels die Hände gründlich waschen.
- Niemals mit den Fingern direkt den Pickel ausdrücken, sondern immer mit einem frischen Kosmetiktuch zwischen den Fingern – die Haut besser seitlich vom Pickel nach außen ziehen.
- Nach dem Ausdrücken die Stelle mit einer desinfizierenden Salbe oder einem Tropfen Teebaumöl behandeln.
- Es gibt in Kosmetikabteilungen Komedo-Löffel zu kaufen.
- Dicke Pickel oder Furunkel, bei denen sich größere Eiteransammlungen entwickeln, überhaupt nicht anfassen und nur vom Arzt behandeln lassen (→ S. 491).

Die Schältherapie mit Vitamin-A-Präparaten z. B. regt die Neubildung von Hautzellen an, ist aber auch nicht unbelastend. Das Gewebe kann gereizt werden. Sie löst die Pfropfe in den verstopften Poren der Haut und beugt deren Entstehung vor. Entsprechende Salben wird der Hautarzt verschreiben, einige kann auch der Apotheker empfehlen. Mit Vitamin-A-Schältherapien wird der Arzt umsichtig umgehen.

Helfen diese Behandlungen nicht, kann äußerlich ein Antibiotikum angewendet werden, um die Vermehrung von Bakterien aufzuhalten und Entzündungen zu lindern. Geeignete Tinkturen, Gels oder Salben wird der Hautarzt verschreiben.

Möglich sind auch Kombinationen, etwa eine Schältherapie mit anschließender Anwendung eines Antibiotikums. Darüber hinaus kann der Hautarzt in Einzelfällen Vitamin-A-Säure oder Azelainsäure einsetzen. Beide Substanzen hemmen die Talgproduktion.

Innerliche Behandlungen

Bei sehr schweren Formen der Akne kann der Hautarzt die Einnahme von Antibiotika-Tabletten verordnen. Je nach Hautbild und Schwere der Akne stehen verschiedene Wirkstoffe zur Verfügung.

Mädchen und Frauen können eine Akne auch mit Geschlechtshormonen behandeln lassen, die die Talgproduktion verringern. Der Arzt kann eine zu diesem Zweck geeignete Antibabypille auswählen oder auf andere Medikamente zurückgreifen. Das Problem: Die Akne wird nur zeitlich verschoben. Nach dem Absetzen der Hormone flammt die Akne wieder auf. Diese Verschreibung muss sehr gut durchdacht sein, denn die Pille hat auch immer wieder nicht unerhebliche Nebenwirkungen.

Was der Facharzt rät

Jugendliche, die ihre ersten Pickel bekommen, sollten umgehend einen Hautarzt – wenn es sich um Mädchen handelt, auch einen Gynäkologen – um Rat fragen. In Drogerien und Supermärkten werden viele Produkte zur Pflege speziell jugendlicher Haut angeboten, die jedoch nicht immer wirklich hilfreich sind. Die handelsüblichen Anti-Pickel-Mittel können die Haut stark austrocknen und erfreuen meist nur den Hersteller der Produkte. Ein Rat vom Facharzt zur rechten Zeit ist wesentlich hilfreicher!

Dem Vollbad am besten Eichenrinde oder Fichtennadelextrakte zur Entzündungslinderung und etwas Öl beigeben, damit die Haut besser rückfetten kann.

Seife schadet fettiger Haut sehr. Sogenannte Syndets, das sind synthetische waschaktive Substanzen, trocknen ohnehin trockene Haut immer weiter aus. Wenn Waschsubstanzen eingesetzt werden, dann am besten so wenig wie möglich. Idealerweise trägt man dabei Mikrofaserhandschuhe, sie schonen den natürlichen Schutzmantel der Haut. Nach dem Waschen ist es ratsam, die Haut gründlich abzuspülen und mit einer fetthaltigen Creme zu pflegen. Ein sanftes Peeling ein- bis dreimal wöchentlich kann zu einem reineren Hautbild beitragen.

Wer eine gut fettende Haut hat, kann auf Cremes nahezu ganz verzichten. Trockene Haut pflegt man am besten mit hautberuhigenden, fetthaltigen Pflegemitteln ohne Duftstoffe. Feuchtigkeitslotionen oder -cremes regen die Verdunstung der Haut an und trocknen sie eher weiter aus, als dass sie pflegen würden.

HAUTMASKE, KAMILLENKOMPRESSE UND ANDERE HAUSMITTEL

1. Nach pflanzenheilkundlicher Lehre sind bei Akne alle Ausscheidungsprozesse zu aktivieren, mit Hilfe von Tees, Dampfbädern, feuchter Sauna, Hautkompressen oder Hautlotionen. Verschiedentlich wird auch noch *Propolis* innerlich und äußerlich empfohlen. Bitte mit dem Hautarzt besprechen.

2. Wichtig ist eine gute Zufuhr von Flüssigkeit im Wechsel von stillem **Wasser** und **Kräutertees**. Pfefferminze, Löwenzahn, Rosmarin, Brennnessel oder Schachtelhalm (bei Bedarf mit Honig süßen): ein Teelöffel auf eine Tasse heißes Wasser. Dreimal täglich trinken.

3. Sud aus Kamillenblüten oder zwei Teebeuteln Kamillentee auf einen Viertelliter Wasser (Eichenrinde aus der Apotheke geht auch) aufbrühen und abkühlen lassen. Dann **Kompressen** hineintauchen und 20 Minuten lang feucht auf die entzündeten Stellen auflegen. Bis zu dreimal pro Tag wiederholen – auch als Dampfbad zu empfehlen.

4. Allergiker, die auf Korbblütler reagieren, aber auch alle anderen können einfach eine dünne **Paste aus Heilerde** anrühren: vier Esslöffel in wenig warmem Wasser, evtl. ein paar Tropfen Olivenöl und etwas Zitronensaft hinzufügen. Bitte ausprobieren, was guttut. Paste auftragen und 15 Minuten lang auf der Haut trocknen lassen, danach abwaschen.

5. Täglich abwechselnd empfehlen sich 20-minütige **Dampfbäder** mit einem Extrakt aus je 40 Gramm Salbei, Thymian oder Rosmarin auf einen Liter Wasser oder mit reinem Wasser. Diese Dampfbäder wirken «tiefenreinigend».

6. 30-minütige **Hautmasken** mit Naturjoghurt, Quark, Kohl oder Breis aus Leinsamen haben sich bewährt.

Drei Fragen an den Facharzt

1. Ist Akne durch Ernährung zu beeinflussen?

Auch wenn sich das Klischee hartnäckig hält: Schokolade macht keine Pickel. Bislang konnte nicht nachgewiesen werden, dass einzelne Nahrungsmittel zu Akne führen. Hat man den Eindruck, dass ein bestimmtes Lebensmittel der Haut schadet, sollte es einfach gemieden werden. Insgesamt kommt eine ausgewogene und ballaststoffreiche Kost nicht nur dem Körper, sondern auch der Haut zugute.

2. Wird Akne durch Sonne beeinflusst?

Je nach Typ und Akneform kann sich Sonne günstig oder ungünstig auswirken. Gewöhnlich wird bei Hitze und Sonne mehr Talg produziert. Deshalb ist die Haut im Sommer auch weniger trocken als im Winter. Dadurch kann sich die Akne allerdings während dieser Jahreszeit verschlechtern. Mitunter bessert die ultraviolette Strahlung der Sonne aber auch die Entzündungen im Bereich der Aknehaut, sodass in den Sommermonaten sogar die Medikamente abgesetzt werden können.

Um herauszufinden, wie es um die eigene Haut steht, muss man sie genau beobachten und auf Anzeichen einer Veränderung des Hautbildes achten.

Sonnenschutzmittel sollten bei einer Akne weder fetthaltig sein noch Duftstoffe enthalten. Während einer Behandlung mit Antibiotika und Vitamin-A-Säure darf die Haut weder der Sonne noch dem UV-Licht im Solarium ausgesetzt werden.

3. Ist Akne ansteckend?

Pickel sind nicht ansteckend. Zwar sind bei einer Akne bestimmte Keime vorhanden, aber sie werden nicht auf andere Menschen übertragen. Akne ist keine Infektionskrankheit.

11.2 Ekzeme

«Ekzem» ist ein Sammelbegriff für verschiedene Formen in der Regel nicht ansteckender, entzündlicher Hauterkrankungen. Dazu zählen u. a. Schwellungen, offene Stellen sowie schuppige und nässende Hautflächen. Ekzeme zeigen sich in sehr unterschiedlicher Weise, abhängig davon, an welchen Körperstellen sie auftreten und ob sie vorübergehend oder stetig vorhanden sind. Ekzeme stellen insgesamt die häufigste Hauterkrankung dar. Zugleich sind sie auch die häufigste berufsbedingte Hauterkrankung.

Ekzeme betreffen von allen Hautschichten im Wesentlichen die Lederhaut (Dermis) und die Oberhaut (Epidermis) und können unterschiedlichste Ursachen haben. Ansteckend sind sie nicht, leider aber meist mit einem starken Juckreiz verbunden.

Ekzeme können durch äußere Faktoren ausgelöst werden, z. B. durch direkten Kontakt mit einem hautreizenden oder -schädigenden Stoff oder durch allergische Reaktionen auf eine bestimmte Substanz. Sie können aber auch auf einer familiären Veranlagung beruhen und ohne äußeren Anlass auftreten.

Ärzte bezeichnen jede Art von körperlicher Reaktion auf schädigende Reize als «Entzündung».

Ein Risikofaktor für die Entstehung von Ekzemen ist **trockene Haut**. Bei älteren Menschen und Atopikern kann es vorkommen, dass die Haut nicht genügend Fett produziert. Trockene Luft, niedrige Temperaturen oder falsche Körperpflege entziehen ihr möglicherweise zusätzlich Fett.

Anhand der gut sichtbaren Beschwerden kann der Hautarzt ein Ekzem meist rasch einordnen. Wesentlich schwieriger ist es, seine genaue Ursache festzustellen. Doch erst wenn diese bekannt ist, kann eine Behandlung erfolgreich sein. Um den individuellen Auslöser zu finden, muss der Arzt die Krankengeschichte möglichst detailliert erfragen. Häufig liegen allerdings mehrere Auslöser auf einmal vor, was die Diagnose nicht eben leichter macht. Allergieauslösende Stoffe lassen sich durch einen Prick- oder Epikutantest (Allergie, → Kap. 11.4) nachweisen.

Hat der Kontakt zu bestimmten Stoffen ein Ekzem hervorgerufen, gibt dessen Lage dem Arzt wichtige Anhaltspunkte für die Ursache:

ATOPIE

Als Atopie wird die vererbte Neigung bezeichnet, an einer oder mehrerer «atopischer Erkrankungen» zu leiden. Dazu zählen allergisches Asthma, Heuschnupfen und die atopische Hautentzündung (atopische Dermatitis, Neurodermitis, atopisches Ekzem).

Der Begriff Atopie kommt aus dem Griechischen und leitet sich von *topos* (der Ort) ab. Atopia bedeutet «die Ortlosigkeit», was, bezogen auf die Antwort des Immunsystems, auch als «verrutscht» oder «verrückt» übersetzt wird.

Meist liegt einer Atopie eine Überempfindlichkeit gegen Umweltstoffe zugrunde. Das Immunsystem eines Allergikers reagiert dabei unangemessen stark auf bestimmte Umweltstoffe (Allergene), die normalerweise völlig ungefährlich sind. Das können z.B. Hausstaubmilben oder Pollen sein. Es produziert Antikörper, die gegen die vermeintlichen Angreifer gerichtet sind. Durch Ankoppeln dieser Antikörper an Entzündungszellen schütten diese den chemischen Botenstoff Histamin aus. Histamin schließlich löst Nasenjucken, tränende Augen, einen Asthmaanfall oder eine Hautentzündung aus.

Äußere Anzeichen für eine Atopie können eingerissene Mundwinkel und Ohrläppchen, eine doppelte Lidfalte, ein überausgeprägtes Handlinienmuster sowie ein pelzmützenartiger Haaransatz sein.

- Hautveränderungen am Ohrläppchen können auf eine Nickelallergie hinweisen.
- Schwellungen an den Augenlidern können eine allergische Reaktion auf Kosmetika, Haarpflegeprodukte oder Lösungen zur Aufbewahrung von Kontaktlinsen sein.
- Ekzeme im Genitalbereich können durch die Verwendung von Intimsprays oder Waschzusätzen verursacht sein.

Eigentlich alle Ekzeme jucken leider sehr. Kratzen hilft nicht!

Die umgangssprachliche Bezeichnung für Hauterkrankungen unterschiedlicher Art und Ursache, auch Ekzem genannt, ist «Ausschlag». Hautausschläge können von Rötung, Schorf, Schuppen, Bläschen, Papeln oder durch Kratzeffekte bzw. auch Narben gezeichnet sein. Man unterscheidet:

Akutes Ekzem: Rötung, Schwellung, Bläschen, offene Stellen und Krusten.

Chronisches Ekzem: trockene schuppige Haut, übermäßige Verhornung, vergröberte Hautfelderung (Lichenifikation) und Hauteinrisse (Rhagaden).

Exogenes Ekzem: Ursache sind äußere Einflüsse wie der Kontakt mit auslösenden Stoffen (Kontaktexzem).

Endogenes Ekzem: innere Einflüsse wie psychische oder hormonelle Störungen, z.B. beim atopischen Ekzem (Neurodermitis) oder beim seborrhoischen (fettig schuppenden) Ekzem.

Die Internetdatenbank «Dermis» ist der zurzeit umfangreichste Informationsdienst im Internet. Hier sind zahlreiche Hauterkrankungen beschrieben und im Bild dargestellt: www.dermis.multimedica.de

EKZEME NATURHEILKUNDLICH BEHANDELN

- Körperliche und seelische Stressfaktoren identifizieren und reduzieren bzw. beseitigen
- Ernährung nach Erkrankungstyp umstellen
- Viel trinken
- Lokale antientzündliche Behandlung mit Kompressen, Bädern, Salben aus Ringelblume, Kamille, Zaubernuss oder Eichenrinde
- Akupressur/Akupunktur z. B. gegen Juckreiz
- Osteopathie
- Reflexzonentherapie zur Stimulation
- Pflanzenheilkunde/Homöopathie zur Umstimmung
- Qigong zur Bewegungsmeditation und Atemtherapie
- Darmsanierung zur Immunstimulation
- Psychosomatik

RINGELBLUME (CALENDULA)

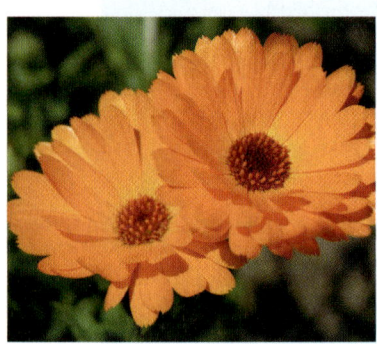

Seit dem 12. Jahrhundert wird die Ringelblume als Heilpflanze regelmäßig erwähnt. Die Ringelblume fördert die Wundheilung, wirkt lokal entzündungshemmend und heilungsfördernd.

Die Ringelblume wird bei Entzündungen von Haut und Schleimhäuten als Wickel oder als warmer Aufguss angewendet. Ein bis zwei Teelöffel Ringelblumenblüten werden mit heißem Wasser (ca. 150 ml) übergossen und nach zehn Minuten abgeseiht. Mit dem warmen Aufguss wird mehrmals täglich gespült oder gegurgelt. Bei Wunden werden Tücher mit dem Aufguss durchtränkt, auf die Wunde gelegt und mehrmals täglich gewechselt.

Die Kommission E des Bundesinstituts für Arzneimittel und Medizinprodukte hat einer Verwendung von Ringelblumenpräparaten für Schleimhautentzündungen der Mund- und Rachenhöhle und bei schlecht heilenden Hautgeschwüren zugestimmt.

Neurodermitis → S. 506

Kontaktekzem

Starke Reizstoffe wie Laugen oder Säuren lösen beim ersten Kontakt ein Ekzem aus. Andere Substanzen wie Reinigungsmittel, Zement oder Metallsalze verursachen die Hautveränderungen oft erst nach wiederholtem Kontakt. Nickel und Duftstoffe sind die häufigsten Auslöser eines Kontaktekzems. Auch Medikamente, z. B. einige Antibiotika, können – meist erst unter Sonnenbestrahlung – zu Ekzemen führen.

Bei allergischen Reaktionen können mitunter Tage oder auch Jahre vergehen, bevor die Haut auf eine Substanz allergisch reagiert.

Das Ekzem ist in der Regel scharf auf die Kontaktstelle begrenzt. Es juckt meist sehr stark.

Meist heilt ein Kontaktekzem wieder vollständig ab, ohne Spuren zu hinterlassen. Der auslösende Reizstoff sollte gemieden werden. Um die akuten Beschwerden zu lindern, kann kurzzeitig eine kortisonhaltige Salbe aufgetragen werden.

Seborrhoisches Ekzem

Bei manchen Menschen produziert die Haut zu viel Talg, was Ekzeme in Hautbereichen mit besonders vielen Talgdrüsen hervorrufen kann. Ob die Ursache eine veränderte Talgzusammensetzung ist oder ob die Haut besonders viele Keime aufweist, ist unklar.

Typisch sind scharf begrenzte, symmetrische, gelblich-rote, fettig schuppende Herde. In erster Linie sind Hautregionen betroffen, die besonders viele Talgdrüsen haben. Dazu zählen die Brust, der Rücken und der Genitalbereich. Fast immer ist das Gesicht betroffen, insbesondere die Augenbrauen, die Augenlider, der Haaransatz an der Stirn, die Falten zwischen Nase und Lippen, der Bereich hinter den Ohren und der Nacken. Bei ungünstigem Verlauf kann ein seborrhoisches Ekzem mit Hefepilzen oder Bakterien überwuchert werden.

Im akuten Stadium kommen meist pilztötende Medikamente (Antimykotika) zum Einsatz. Es gibt sie in Form von Cremes, Lotionen und Shampoos. Bei starken Symptomen können Antimykotika auch in Tablettenform verabreicht werden.

Bei einer zusätzlichen Infektion des seborrhoischen Ekzems mit Bakterien verordnet der Hautarzt Antibiotika. Zur Eindämmung der Entzündungsreaktion selbst kommt eine Kortisonsalbe in Frage.

Ist die Schuppenbildung besonders stark, können sogenannte Keratolytika eingesetzt werden, die die Hautschuppen aufweichen und sie ablösen. Dazu zählen *Salicylsäure* und Harnstoff. Auch eine vom Hautarzt verordnete Phototherapie mit UVB-Strahlen kann helfen.

Sind die akuten Beschwerden abgeklungen, ist die Pflege der Haut wichtig, um den nächsten Schub möglichst lange hinauszuzögern. Der Hautarzt wird dazu entsprechende Pflegeprodukte empfehlen. Da sich Stress und Anspannung negativ auf das Ekzem auswirken, können zusätzlich auch Entspannungsmethoden (autogenes Training, progressive Muskelentspannung) sinnvoll sein.

Windeldermatitis

Verursacht wird der Windelausschlag nicht durch die Windel selbst, sondern durch das stetig feuchtwarme Klima unter der Windel und die ständige Reizung durch Urin und Stuhl. Beides greift die Haut an. In der Windel herrscht zudem ein ideales Klima für Bakterien und Pilze. Eine häufige Ursache der Windeldermatitis ist die Infektion mit Hefepilzen (z. B. *Candida albicans*).

Die Entzündung betrifft den Hautbereich, den die Windel abdeckt. Die Haut ist gerötet, es entwickeln sich feine Bläschen, die sich vergrößern und abschuppen. Darunter ist die Haut wund, stark gerötet und geschwollen. Die Hautreizungen breiten sich vom

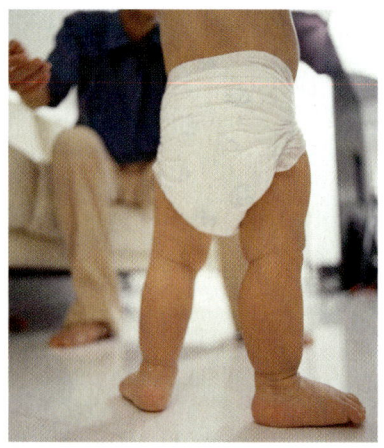

Gesäß über die Genitalien auf den Unterbauch und die Oberschenkel aus. In besonders schweren Fällen öffnen sich die Bläschen und Pusteln und bluten.

Je nach Erreger muss die Haut manchmal mit örtlich wirkenden Antibiotika oder pilztötenden Medikamenten (Antimykotika) behandelt werden. Es gibt sie in Form von speziellen Badezusätzen und Pasten. Kinderärzte empfehlen zusätzlich oft Wundschutzpasten mit *Dexpanthenol*, Zink- oder Lebertranzusatz. Bei schweren oder hartnäckigen bakteriellen Infektionen müssen manchmal auch Antibiotika zur Einnahme verordnet werden.

Ob eine Hefepilzinfektion vorliegt, kann mittels eines Stuhlabstrichs festgestellt werden. Ist das Ergebnis positiv, muss der Kinderarzt unter Umständen auch den Darmtrakt mitbehandeln. Die Behandlung kann unterstützt werden, wenn der Windelbereich möglichst trocken gehalten wird:

- Stark saugende, luftdurchlässige Wegwerfwindeln verwenden
- Windeln häufig – mindestens sechsmal am Tag – wechseln
- Das Kind möglichst oft und lange ohne Windeln strampeln lassen
- Zur Reinigung am besten nur klares Wasser ohne Zusätze benutzen
- Die Haut trocken tupfen, nicht reiben, eventuell föhnen

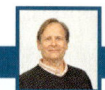

WINDELDERMATITIS

Grundsätzlich muss eine Windeldermatitis vom Kinderarzt untersucht und behandelt werden. Er hilft unterstützend bei der Entscheidung, welche Therapie die beste im jeweiligen Fall ist. Dabei wird er Lösungen «von leicht nach schwer» favorisieren, also bei der Windeldermatitis zunächst Kamille-, Ringelblumen- oder Zaubernuss-(Hamamelis-)Bäder, Umschläge oder Salben empfehlen. Und: Viel Luft an den kleinen Popo lassen. Nach dem Reinigen ggf. trocken föhnen.

Ob und wann Antibiotika oder Antimykotika genommen werden sollten, entscheidet der Arzt. Süßigkeiten und Saures sollten gemieden werden. Und Ruhe bewahren hilft, das weiß ich aus eigener Erfahrung als Vater.

Fußpilz und sonstige Pilzinfektionen

Wenn zwischen den Zehen stark juckende, nässende Wundflächen entstehen, spricht der Volksmund von Fußpilz (Tinea pedis). Dieser breitet sich normalerweise unbehan-

THYMIAN

Thymian findet man in ganz Südeuropa wildwachsend. Schon seit dem Altertum ist er als Gewürz und als Heilkraut v.a. zur Verdauungsförderung und zur Behandlung von Bronchialerkrankungen bekannt. In Marokko beispielsweise wird der Sud aus Thymian sowie Thymian-Öl seit Jahrhunderten zur Behandlung von Durchfall, Fieber, Husten und entzündeten Wunden eingesetzt. Laborstudien haben gezeigt, dass Thymian eine mehrfache biologische Aktivität besitzt: als Antioxidans, krampflösend, antimikrobiell, entzündungshemmend und immunstimulierend. Die Wirkstoffe Thymol und Carvacrol, die auch im Oregano zu finden sind, wirken antibakteriell und gegen Hautpilze fungizid.

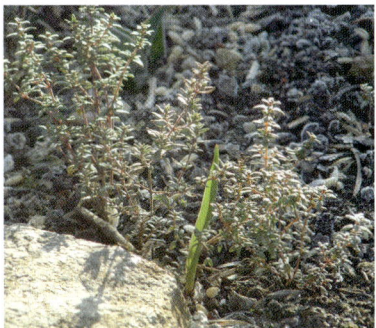

delt weiter aus und kann auch die Nagelplatte infizieren. Fußpilze lieben ein feuchtwarmes Milieu und vermehren sich gern in Duschwannen, Schwimmbädern, aber auch auf Teppichböden in Hotels. Dort am besten zur Vorbeugung immer in eigenen oder in Einmal-Badesandalen gehen.

Menschen mit (vorübergehenden) Immunschwächen, venösen Durchblutungsstörungen oder Diabetes sind besonders anfällig. Auch langes Tragen von luftundurchlässigen Schuhen oder synthetischen Strümpfen macht empfindlich für die Ansiedelung von Pilzen, besonders wenn die Haut rissig ist. Wenn der Juckreiz beginnt, ist die Erkrankung bereits weit fortgeschritten.

Desinfizieren der Schuhe und täglicher Wechsel der Strümpfe sind sinnvoll. Diese sollten zusätzlich zu den Waschmitteln mit Desinfektionsmitteln gewaschen werden (Drogerie), wenn möglich kochend.

Ein Versuch mit Naturjoghurt ist aus naturheilkundlicher Sicht empfehlenswert: Eine Woche lang täglich nach Fußbädern mit Teebaumöl zwischen die Zehen reiben. Auch frisch gepresster Knoblauchsaft oder flüssige *Propolis,* direkt auf die Haut oder auf eine Mullbinde aufgetragen, wirken pilzabtötend, ebenso Eichenrindenextrakt.

Wechselbäder dienen der Durchblutungssteigerung der Füße. Darüber hinaus gibt es Antimykotika, welche meistens lokal aufgetragen werden (Apotheker fragen) oder systemisch eingesetzt werden (vom Hautarzt manchmal verordnet bei Nagelpilzen). Die Maßnahmen bitte mehrere Wochen, manchmal Monate lang fortführen, auch nach Abklingen der Symptome.

Sonnenbrand

Verbrennt die Haut in der Sonne, schädigen die UV-Strahlen die Oberhaut. Aus medizinischer Sicht ist ein Sonnenbrand nie harmlos. Der UVA-Anteil des Sonnenlichts führt zu frühzeitiger Hautalterung

Der UV-Index wird vom Deutschen Wetterdienst vorhergesagt. Er beschreibt den am Boden erwarteten Tagesspitzenwert der UV-Strahlung. Angegeben wird er auf einer Skala von 1 bis 10 und in südlicheren Ländern mit intensiverer Sonnenstrahlung von 1 bis 16. Die Zeit, in der man sich in der Sonne aufhalten darf – geschützt oder ungeschützt –, wird bei ansteigendem UV-Index verkürzt.

Beispiele:

UV-Index	Schutzmaßnahmen (entsprechend der Empfehlung der deutschen Strahlenschutzkommission/SSK)
8 und höher	Besondere Schutzmaßnahmen unbedingt erforderlich: - In den Mittagsstunden im Haus bleiben - In der Mittagszeit Schatten suchen - Schützende Kleidung, Hut und Sonnenbrille, unbedeckte Haut unbedingt durch Sonnenschutzmittel mit ausreichendem Lichtschutzfaktor schützen
6 – 7	Schutzmaßnahmen erforderlich:
3 – 5	- Von 11 Uhr bis 15 Uhr Schatten suchen - Ausreichende Bekleidung, Hut und Sonnenbrille nötig, für unbedeckte Haut auf Sonnencreme mit ausreichendem Lichtschutzfaktor achten
0 – 2	kein Schutz erforderlich.

Es ist überaus wichtig, vor allem Kinder aus der direkten Sonne herauszuhalten: Je mehr Sonnenbrände ein Mensch in frühen Jahren erlitten hat, desto höher ist leider das Risiko, im Alter an bösartigem Hautkrebs zu erkranken.

Sonnenbrände müssen unbedingt vermieden werden!

Bei einem Sonnenbrand ist die Haut mehr oder weniger stark gerötet, heiß und reagiert sehr empfindlich auf Berührungen. Juckreiz und Schmerzen können hinzukommen. Bei einem schweren Sonnenbrand bilden sich Blasen auf der Haut.

Die Behandlung sollte bei einem Sonnenbrand möglichst schnell erfolgen, um die Beschwerden zu lindern und Folgeschäden zu vermeiden:

- Die betroffenen Hautstellen mit feuchten Umschlägen kühlen. Besonders gut eignen sich kalter schwarzer Tee oder auch Naturjoghurt.
- Vorsichtig feuchtigkeitsspendende Lotionen oder Gels auftragen.
- Aloe vera, vielleicht mit Minze zu einem Gel gemischt, wirkt kühlend.
- Viel Flüssigkeit trinken, am besten Wasser oder Saftschorlen.
- Bei Schmerzen Medikamente wie *Acetylsalicylsäure* (ASS) oder *Paracetamol* einnehmen, beide wirken gleichzeitig entzündungshemmend.
- Heilt der Sonnenbrand, die Haut mit rückfettenden Cremes pflegen.
- Hilfreich ist möglicherweise die Einnahme von Vitamin C, da dieses eine gefäßabdichtende Wirkung haben soll.

Wenn der Sonnenbrand sehr schmerzt oder die Verbrennung mit einer Blasenbildung einhergeht, sollte in jedem Fall ein Arzt aufgesucht werden. Auch Kreislaufbeschwerden, Kopfschmerzen, Fieber oder gar Schüttelfrost sind ein Alarmsignal. Der Arzt kann kortisonhaltige Medikamente verordnen. Kinder oder ältere Menschen mit ausgeprägten großflächigen Verbrennungen müssen zur Sicherheit in einer Klinik beobachtet werden.

DAS KLEINE ABC DES SONNENSCHUTZES

Der **Lichtschutzfaktor** muss auf Sonnenschutzmitteln angegeben sein. Er wird durch Substanzen erzeugt, die die UV-Strahlung der Sonne «abfangen».

Der Lichtschutzfaktor gibt an, wie viel länger als ohne Sonnenschutz man gefahrlos in der Sonne bleiben kann. Basis für diese Rechnung ist die Eigenschutzzeit der Haut. Sie ist bei jedem Menschen unterschiedlich und bezeichnet den Zeitraum, in dem die Haut bis zum Rotwerden (Sonnenbrand) ungeschützt der Sonne ausgesetzt werden kann. Die Eigenschutzzeit ist aber keine absolute Zahl, sondern immer auch von den genauen Umständen und dem Allgemeinzustand des Betroffenen abhängig.

SCHÜTZT EIN HOHER LICHTSCHUTZFAKTOR VOR HAUTKREBS?

Nein. Es wird eventuell nur ein Sonnenbrand verhindert. Unter Umständen steigt sogar die Gefahr für die Entstehung von Hautkrebs. Denn mit Sonnenschutzmittel liegt man oft länger in der Sonne, als der Haut guttut, weil zunächst kein Sonnenbrand entsteht. Die schädlichen Strahlen dringen aber trotzdem in die Haut ein.

Welcher Lichtschutzfaktor ratsam ist, hängt auch vom persönlichen Hauttyp ab.

Hauttyp	Eigenschutzzeit in Minuten
Allergiegefährdete, sehr empfindliche Haut	5
Kinderhaut und sehr dünne Haut	5
Hauttyp I: sehr helle Haut, rötliches Haar, viele Sommersprossen	5
Hauttyp II: helle Haut, blondes Haar, oft Sommersprossen	10
Hauttyp III: hellbraune Haut, dunkelblondes Haar, kaum Sommersprossen	15
Hauttyp IV: braune Haut, braunes Haar, nie Sommersprossen	20

PERSÖNLICHE SONNENFORMEL

Sonnenschutzzeit = Lichtschutzfaktor der Sonnencreme x Eigenschutzzeit in Minuten; Beispiel für Hauttyp II: Lichtschutzfaktor 12 x 10 Minuten = 120 Minuten persönliche Eigenschutzzeit.

Normalerweise dürfte sich ein Hauttyp II ohne Sonnenschutz nur etwa 10 Minuten der Sonnenbestrahlung aussetzen. Mit Lichtschutzfaktor 12 ungefähr zwei Stunden.

Ist Schatten unter dem Sonnenschirm ungefährlich?

Nein. Etwa 40 % der Strahlung verläuft waagerecht und trifft so auf die Haut.

Hält Kleidung Sonnenstrahlen ab?

Stoff, der fest auf der Haut liegt, lässt einen großen Teil der UV-Strahlung durch (hautenge Leggins und knappe T-Shirts). Ein normales T-Shirt lässt rund 6 % UV-Licht passieren, ein nasses T-Shirt sogar bis zu 20 %. Generell gilt: Dunkle Stoffe halten die UV-Strahlen besser ab als helle Stoffe.

Ist man im Auto vor der Sonne geschützt?

Autoscheiben lassen bis zu 70 % der UVA-Strahlen durch. Deshalb kann man auch im Auto einen Sonnenbrand bekommen.

Halten Sonnenschutzmittel Wasser aus?

Viele Sonnenschutzmittel sollten laut Hersteller wasserfest sein. Vorsicht: Das Trockenrubbeln mit dem Handtuch übersteht kein Sonnenschutzmittel, deshalb nach dem Abtrocknen die Haut erneut einreiben.

Natürliche After-Sun-Lotion

Die Aloe vera barbadensis ist ein anhand vieler historischer Schriften belegtes Naturheilmittel. Schon im vierten Jahrtausend vor Christus wurde sie als Heilmittel in der kosmetischen Anwendung verwandt. Die antientzündliche Wirkung der Aloe vera wurde in Studien nachgewiesen, z.B. in der Behandlung eines Sonnenbrandes und bei Herpes genitales.

Die Weltgesundheitsorganisation (WHO) hält die frisch abgeschlagenen Blätter – auch aus dem Blumentopf zu Hause – für das wirkungsvollste Mittel. Ein Blatt von der Pflanze abschneiden und senkrecht spalten, sodass zwei längliche Blattspreiten vorliegen. Die gelhaltige Seite über die betroffenen Hautareale streichen. Nach Bedarf bis zu fünfmal am Tag wiederholen.

Oral eingenommene Aloe vera führt stark ab.

Mikrobielles Ekzem

Das mikrobielle Ekzem (auch: nummuläres Ekzem) tritt oft zusammen mit anderen Ekzemformen auf, bei Männern ist es häufiger als bei Frauen. Ungeklärt ist, ob diese Ekzemform durch eine allergische Reaktion gegen Krankheitskeime ausgelöst wird.

Typisch sind runde, scharf begrenzte rötliche Herde vor allem an Hand- und Fußrücken, Unterarmen und Unterschenkeln. Die Herde haben meist aufgelagerte Schuppen und/oder Krusten. Möglich ist starker Juckreiz. Schultern und Rücken sind selten betroffen. Da das Ekzem mit anderen Ekzemformen überlappend auftreten kann, muss versucht werden, die Ursache zu klären und zu behandeln. Um die Symptome zu lindern, können Kortisonpräparate, Teerpräparate, rückfettende Salben und je nach Haut-zustand zusätzlich eine UV-Phototherapie zum Einsatz kommen.

HAUTPFLEGE BEI EKZEMEN

Bei einem akuten Schub wird der Arzt Hinweise zur richtigen Hautpflege geben wie z.B. die Verwendung von abtrocknenden, kühlenden Lotionen oder Milch. Ist das Ekzem abgeheilt, braucht die Haut besondere Pflege (z.B. rückfettende oder harnstoffhaltige Salben, Nachtkerzensamenöl), damit der Säureschutzmantel wiederhergestellt wird und seine natürliche Barrierefunktion wieder übernehmen kann.

Zudem sind empfehlenswert:

- Kurze Duschen mit lauwarmem Wasser und ohne Seife oder Syndet. Wannenbäder laugen die Haut aus.
- Auf stark schäumende Badezusätze oder Duschbäder verzichten. Stattdessen milde, alkalifreie Seifen verwenden.
- Die Haut nicht trockenreiben, sondern lieber tupfen.
- Regelmäßig den ganzen Körper eincremen, um der Haut verlorengegangene Feuch-tigkeit zurückzugeben und sie geschmeidig zu halten.

VORBEUGUNG BEI EKZEMEN

Häufig handelt es sich bei Ekzemen um immer wiederkehrende Entzündungen der Haut. Darum ist Vorbeugung überaus wichtig, um erneute Krankheitsschübe zu verhindern. Bei allergischen Reaktionen auf bestimmte Substanzen bedeutet dies in erster Linie, diese Stoffe gezielt zu vermeiden:

- Verstärkt sich das Ekzem unter Sonneneinstrahlung, sollte diese vermieden (unter einem Dach sitzen, einen Sonnenschirm verwenden etc.) oder die Haut immer sorg-fältig bedeckt gehalten werden. Im Sommer sind leichte Baumwoll- oder Leinenstoffe angenehm. Baumwolle und Seide werden von der Haut besser vertragen als Wolle und Synthetikfasern.
- Neue Kleidungsstücke vor dem ersten Tragen unbedingt waschen.
- Auf die Zusammensetzung des Waschmittels achten und auf überflüssige Zusätze verzichten.
- Arbeiten mit hautreizenden Stoffen wie Reinigungsmitteln immer mit Schutzhand-schuhen ausführen. Eventuell vorher eine Hautschutzsalbe auftragen.
- Bei berufsbedingten Ekzemen einen Arbeitsmediziner aufsuchen.
- Hobbys, die Ekzeme auslösen, aufgeben.

11.3 Neurodermitis

Neurodermitis ist eine chronische Hautkrankheit, die zu den Ekzemen (→ Kap. 11.2) gehört. Sie verläuft meist in Schüben und ist nicht ansteckend.

Was sind die Ursachen von Neurodermitis?

In Deutschland leiden bis zu sechs Millionen Menschen an Neurodermitis. Die Veranlagung zur Überempfindlichkeit gegen Umweltstoffe (Atopie, → S. 497) ist angeboren. Bei vielen der erkrankten Kinder sind ein oder beide Elternteile, deren Geschwister oder die Großeltern an Neurodermitis, Heuschnupfen oder Asthma erkrankt. Hat ein Elternteil Neurodermitis, ist die Wahrscheinlichkeit, dass auch das Kind erkrankt, mit rund 30% vergleichsweise hoch. Leiden beide Elternteile unter Neurodermitis, steigt das Erkrankungsrisiko der Kinder schon auf etwa 60%. Die unfreiwillige Vorbelastung erklärt jedoch nicht, warum Neurodermitis in den vergangenen zwanzig Jahren zunehmend häufiger aufgetreten ist.

Waren in den 1960er Jahren noch wenige Kleinkinder betroffen, so ist es heute bereits knapp ein Fünftel. Wissenschaftler gehen davon aus, dass Umwelteinflüsse die Erkrankungsrate erheblich beeinflussen. Schadstoffe in der Umwelt reizen beispielsweise die Haut und Schleimhaut und machen sie durchlässiger für Allergene. Hausstaub, Pollen oder bestimmte Nahrungsmittel können dadurch eher eine Allergie auslösen.

«Sensibilisieren» heißt medizinisch eine Allergie auslösen.

Eine weitere Ursache liegt sicherlich in der übersteigerten Hygiene, die in den Industrieländern üblich ist. Anders als früher muss sich das Immunsystem weniger häufig mit bakteriellen oder von Parasiten ausgelösten Erkrankungen auseinandersetzen. Möglicherweise ist es infolgedessen schwächer, als es sein sollte. Einen Beleg für diese Theorie gibt die jüngere Geschichte: Nach dem Fall der Mauer und dem Rückgang der Zahl der Kinderkrippen in den neuen Bundesländern stieg die Neurodermitisrate dort innerhalb von zehn Jahren drastisch an und erreichte die Häufigkeit der westdeutschen Länder.

Es gibt einige typische Auslöser für Neurodermitis.

KANN MAN AN NEURODERMITIS LEIDEN, OHNE ES ZU WISSEN?

Erwachsene können gering ausgeprägte Varianten von Neurodermitis haben, die oft nicht auffallen. Sie können sich an Kleinigkeiten zeigen:

- Trockene, häufig entzündete oder «brennende» Lippen mit rissigen und entzündeten Mundwinkeln im Winter
- Gerötete oder entzündete Augenlider im Frühjahr oder Sommer
- Wolle-Unverträglichkeit der Haut und/oder trockene oder schuppende Hautstellen am Körper
- Häufige Hautrisse im Mundwinkel, am Ohrläppchenansatz, in den Zwischenräumen der Finger oder an Fingerkuppen und Zehen

Babys und Kleinkinder: Nach dem Abstillen kann z. B. der Verzehr tierischer Eiweiße (u. a. in der Kuhmilch), bestimmter Obstsorten, von Getreide (Gluten im Weizen) oder von Nahrungsmittelzusätzen eine Neurodermitis auslösen. Häufig setzen die Probleme ein, sobald auf Gläschennahrung gewechselt wird. Jeder Infekt und jede Impfung kann dazu führen, dass der Körper die falsche Immunantwort gibt. Er reagiert allergisch mit einem Ekzemschub. Spezielle Diäten zeigen bei kleinen Kindern gute Erfolge, auch wenn sie die Familie manchmal sehr belasten. Der Kinderarzt berät in diesem Fall sicher gern.

Jugendliche und Erwachsene: In dieser Altersgruppe können alle Umweltallergene, etwa Hausstaubmilben, Schimmelpilze, Pollen oder bestimmte Nahrungsmittel, eine Allergie auslösen. Der Beginn der Pubertät und möglicher Dauerstress in Schule, Familie oder Freundeskreis verschlimmern die Neurodermitis in dieser Altersgruppe. Eine spezielle Diät oder auch Entspannungstechniken (→ S. 333) können für Entlastung sorgen.

Jahreszeit: Im Frühjahr und Herbst klagen Betroffene verstärkt über Neurodermitisschübe. Dies hat oft mit dem Pollenflug im Frühjahr und dem Auftreten von Schimmelpilzsporen und Hausstaub im Herbst zu tun.

Triggerfaktoren: Als Trigger- oder auch Provokationsfaktoren bezeichnet man Rahmenbedingungen, die allergische Schübe verstärken oder verschlimmern können. Das können z. B. Wetterwechsel sein, aber auch psychische Belastungen oder negativer Stress.

Für Betroffene und Eltern von Kindern mit Neurodermitis ist es wichtig, die einzelnen Auslöser herauszufinden. Dann besteht möglicherweise die Chance, ihnen aus dem Weg zu gehen.

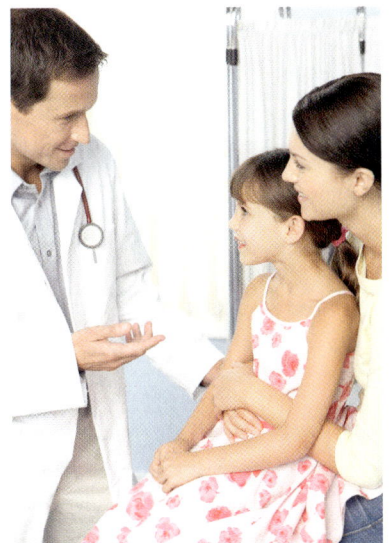

Hautärzte haben inzwischen viel Erfahrung mit Neurodermitis bei Kindern und können meist gut weiterhelfen.

Welche Symptome deuten auf Neurodermitis hin?

Die oberen Hautschichten sind bei einer Neurodermitis chronisch entzündet. Sie können von einfachen Rötungen bis hin zu blutigen, entzündeten, verdickten, schuppenden Hautflächen alle Schweregrade aufweisen. Die Betroffenen leiden unter einem quälenden, oft leider schwer zu lindernden Juckreiz. Manche kratzen sich blutig. Narben oder Verdickungen der Haut bleiben nach dem Abheilen davon zurück.

Der Verlauf einer Neurodermitis ist je nach Alter unterschiedlich.

Säuglingsalter: Ab dem dritten Lebensmonat tritt bisweilen Milchschorf zwischen den Kopfhaaren auf, der auf eine Veranlagung zur Neurodermitis oder zu anderen allergischen Erkrankungen hinweisen kann. Auch eingerissene Mundwinkel und Ohrläppchen, eine doppelte Lidfalte oder ein überausgeprägtes Handlinienmuster

HAUTPFLEGE BEI NEURODERMITIS

Für Neurodermitis-Patienten ist die richtige Hautpflege sehr wichtig, um v. a. die Unversehrtheit der Haut zu unterstützen. Wichtig ist es, für jeden Hautzustand die richtige Pflegegrundlage zu finden. Sie sollte nicht zu fett bei nässenden und stark entzündeten Ekzemen sein, aber ausreichend rückfettend im trockenen Zustand.

Gegen eine Neurodermitis kann man einiges unternehmen:

Alternative Heilmethoden: Eine Hydrotherapie nach Kneipp, Ohr-Akupunktur und die Phytotherapie (Einsatz von Heilpflanzen) können die Krankheit positiv mit antientzündlichen und juckreizstillenden Wirkungen beeinflussen. Welche Präparate zur innerlichen Behandlung geeignet sind, klärt der Arzt im Einzelfall.

Umschläge: Vielen Patienten helfen kühlende Wannenbäder (34 bis 36 °C, zehn Minuten), Wundumschläge, Kompressen oder Wickel mit Rosmarin oder Kamille. (Bäder kann man auch mit schwarzem Tee, Milch oder Molke, jeweils ein Liter auf eine Wanne, durchführen.) Sie lindern bei akuten Schüben den Juckreiz und die Entzündungen und unterstützen die Wundbehandlung.

Wickel mit Heilerde oder schwarzem Tee anwenden (→ S. 452, 455).

Heilkräuter etc.: Bei einem trockenen Ekzem Birkenholzteer-Paste (Apotheke) auftragen und bei einem feuchten Ekzem Heilerde-Wickel anlegen.

Harnstoffhaltige Hautpflegemittel bei trockener Haut verwenden.

Darmsanierung durch Darmbakterien (Apotheke) durchführen.

Kortison: Kortison wirkt entzündungshemmend, zur Behandlung von Neurodermitis ist es allerdings umstritten. Immerhin lässt es entzündete Hautpartien rasch abheilen. Allerdings kehren die Symptome meist ebenso schnell und häufig verstärkt wieder, sobald das Medikament abgesetzt wird. Kortison ist daher wohl eher als Notfallmedikament oder in besonders schweren Fällen geeignet.

Ernährung: Eine Umstellung bzw. Kontrolle der Ernährung kann für Neurodermitis-Patienten sinnvoll sein. Bei einer Nahrungsmittelallergie kann so nachgewiesen werden, welche Substanzen einen Schub auslösen oder die Symptome verschlimmern. Nüsse z. B. können stark allergieauslösend wirken, Zitrusfrüchte führen auf Grund der Säure häufig zu verstärktem Hautjucken. Auch Gewürze, etwa Pfeffer, können den Juckreiz verstärken. Gut verträglich für Neurodermitis-Patienten sind dagegen meist Kräuter wie glatte Petersilie, Schnittlauch und Zitronenmelisse.

Keine Neurodermitis-Therapie stützt sich nur auf die Umstellung der Ernährung. Eine naturbelassene, vollwertige Ernährung kann den kranken Organismus jedoch in vielfältiger Weise günstig beeinflussen. Häufig werden Neurodermitis-Patienten in Fachkliniken oder beim Allergologen parallel zur allgemeinen Behandlung auf eine Veränderung der Essgewohnheiten eingestellt. Diese Diät darf aber nur unter ärztlicher Aufsicht erfolgen. Insbesondere eine Ernährungsumstellung bei Kleinkindern und Säuglingen kann nur in Absprache mit dem Kinderarzt erfolgen, damit es nicht zu einer Mangelernährung kommt.

Klimaumstellung: Bei vielen Betroffenen verbessern sich die Symptome während einer Klimakur. Das Reizklima der Nordsee oder des Hochgebirges wirkt positiv. Die Luft ist frei von Allergieauslösern, und die Kombination von guter Luft, Wasser und Sonne wirkt erholungsfördernd. Das Reizklima kann in günstigen Fällen sogar zur Umstellung des fehlgeleiteten Immunsystems führen – der Patient ist dann geheilt.

Phototherapie: Die Neurodermitis wird idealerweise mit UVA-Strahlen, besonders erfolgreich mit UVA1-Strahlung, dem langwelligen Anteil der UVA-Strahlung, behandelt. Die Photochemotherapie (PUVA, → S. 490) wird nur in schweren Fällen eingesetzt, da hier relativ starke Nebenwirkungen auftreten können.

Psyche: Belastender Stress verschlimmert bei Neurodermitis die Symptome. Entspannungsübungen wie autogenes Training, Meditation oder Yoga können die Beschwerden lindern (→ S. 333). Auch eine begleitende Psychotherapie (eventuell auch für die Angehörigen) kann die Krankheit erträglicher machen.

Sport: Sich so häufig wie möglich an der Luft und möglichst immer wieder in Meernähe aufhalten.

können darauf hindeuten. Die Haut ist sehr trocken und gerötet, sie schuppt sich. Die erkrankten Stellen verfärben sich mitunter dunkelrot, nässen und jucken stark. In vielen Fällen verschwindet der Milchschorf von selbst wieder. Mitunter jedoch geht er fließend in eine Neurodermitis über.

Kindesalter: Nach dem zweiten Lebensjahr kommt es bei betroffenen Kleinkindern zum typischen Erscheinungsbild der Neurodermitis. An den Ellenbeugen, in den Kniekehlen, in der Halsbeuge und innen an den Handgelenken entstehen gerötete, trockene, schuppende, teilweise auch nässende, unscharf begrenzte, stark juckende Ekzeme. Die meisten Kinder kratzen sich die Haut blutig, besonders im Schlaf. Dadurch können Bakterien, Viren und Pilze leichter in die Haut eindringen und weitere Entzündungen verursachen. Die Haut verdickt und vergröbert sich.

Erwachsenenalter: Bei einer Neurodermitis im Erwachsenenalter sind vor allem der Hals, die Arme und Beine, die Augenlider und die Finger- und Handkanten betroffen. Die meist zerkratzte Haut juckt, ist trocken, gerötet, verdickt sich und schuppt. Es bilden sich sowohl helle als auch dunklere Verfärbungen.

Wie wird Neurodermitis diagnostiziert?

Bei Babys und Kindern ist der Kinderarzt der erste Ansprechpartner. Bei Jugendlichen und Erwachsenen kann ein Hautarzt (Dermatologe) oder ein Allergologe weiterhelfen.

Im ersten Gespräch erfragt der Arzt die Krankheitsgeschichte und die Lebensumstände des Erkrankten. Zusätzlich schafft er sich einen Überblick über Allergieerkrankungen in der Familie, Ernährungsgewohnheiten und belastende Stresssituationen, denen der Betroffene ausgesetzt ist. Die Betrachtung der Haut sowie Blutuntersuchungen stützen die Diagnose. Mit diesen Untersuchungen kann der Arzt auch ähnliche Krankheitsbilder ausschließen.

WAS HILFT KINDERN GEGEN DEN JUCKREIZ?

Der Juckreiz ist für Kinder besonders schlimm. Viele können deshalb nachts nicht schlafen. Unter der Neurodermitis des Kindes leidet dann häufig die ganze Familie. Je öfter das Kind Ermahnungen hört, sich nicht zu kratzen, desto drückender wird die psychische Belastung. Die Haut juckt noch mehr. Es beginnt ein Teufelskreis, den man mit einfachen Tricks durchbrechen kann:

Beschäftigen: Der Juckreiz verstärkt sich fast immer, wenn das Kind still herumsitzt. Es sollte beim ersten Anzeichen von Kratzschüben abgelenkt werden, am besten mit Tätigkeiten, die ihm Freude bereiten, z.B. Sport, Basteln, Kochen oder Musizieren.

Streicheln: Sanftes Streicheln der juckenden Hautstellen lindert den Juckreiz und schafft vielen Kindern eine erhebliche Erleichterung.

Kühlen: Schnelle und einfache Hilfe bei starken Kratzschüben in der Nacht bieten Eisbeutel und Kühlelemente. Auch eine mit frischem Wasser gefüllte Sprühflasche neben dem Bett hat sich zum Befeuchten der Haut bewährt. Das frische Wasser und das Eis kühlen die Haut und bremsen den Entzündungsvorgang, Wärme hingegen verstärkt die Symptome.

Medikamente: Medizinische Badezusätze, Kühlsalben oder Schüttelmixturen können starken Juckreiz lindern. In Einzelfällen können nach Absprache mit dem Arzt auch Medikamente gegen den Juckreiz eingesetzt werden, damit das Kind und auch die Eltern mal wieder durchschlafen können.

Umarmen: Eine liebevolle Umarmung kann Wunder bewirken. Der Kratzimpuls wird unterbrochen.

Kneifen: Statt die Haut wund zu kratzen, kann man dem Kind vorschlagen, die juckenden Bereiche sanft zu drücken oder zu kneifen. So wird die Haut nicht zusätzlich geschädigt. Bei manchen Kindern gelingt es, den Kratzimpuls spielerisch auf Puppe, Klötzchen oder Kuscheltiere umzulenken.

Entspannung: Bei leichtem Juckreiz helfen Entspannungstechniken wie autogenes Training, Yoga, Meditation oder die progressive Muskelentspannung nach Jacobson (→ S. 333). Kinder können die Techniken schon ab dem dritten Lebensjahr erlernen.

Wie wird Neurodermitis behandelt?

Die Veranlagung zur Neurodermitis ist nicht heilbar. Es ist aber möglich, die Beschwerden zu lindern oder im besten Falle ganz zu unterbinden. Da es keine einheitliche Ursache gibt, muss die Therapie individuell für jeden einzelnen Patienten entwickelt werden. Damit sie Erfolg hat, wird im Vorfeld der Behandlung sorgfältig untersucht, welche Faktoren die Krankheit ausgelöst oder gefördert haben. Es gibt eine ganze Reihe von Behandlungsmethoden, die bereits gute Erfolge gezeigt haben.

Was der Facharzt rät

Eine frühzeitige Vorsorge für Babys und Kleinkinder ist dort besonders wichtig, wo Heuschnupfen, Asthma oder Neurodermitis bereits in der Familie vorkommen. Im Säuglingsalter sollte besonders auf allergenarme Nahrung (HA-Nahrung) und die richtige Hautpflege geachtet werden. Außerdem müssen Schadstoffe und Stress vermieden werden. Eltern sollten mit dem Kinderarzt über das erhöhte Allergierisiko sprechen.

Drei Fragen an den Arzt

1. Ist Neurodermitis eine Nervenkrankheit?

Der Name Neurodermitis (griech. *neuron* = Nerv, *dermis* = Haut, *-itis* = Entzündung) legt die Vermutung nahe, dass es sich um eine Erkrankung der Nerven handelt. Dies ist jedoch irreführend. Als man sich gegen Ende des 19. Jahrhunderts erstmals intensiver mit der Krankheit beschäftigte, gingen die Forscher noch von einer Entzündung der Nerven aus. Erst später merkte man, dass man damit falschlag.

2. Kann man selbst sehen, ob ein Baby Neurodermitis hat?

Neugeborene entwickeln nicht selten nach dem dritten Lebensmonat den sogenannten Milchschorf. Milchschorf ist ein Zeichen für eine atopische Veranlagung. Oft wird der Ausschlag jedoch mit dem sogenannten Gneis oder Kopfgrind verwechselt. Dabei bilden sich ebenfalls verkrustete Flächen. Gneis bildet sich allerdings schon in den ersten Lebenswochen aus, ist eine eher fettige Schuppung, kann aber ebenfalls jucken und nässen.

3. Ist Neurodermitis eine Allergie?

Die Veranlagung zu Neurodermitis wird vererbt. Dies geschieht gemeinsam mit den Genen für Allergien, z. B. Heuschnupfen. In der Medizin heißt diese Erbschaft «atopische Disposition». Wer diese Bereitschaft in sich trägt, wird Atopiker genannt (→ S. 497). Wie Neurodermitis genau entsteht, ist noch nicht erforscht. Da aber Neurodermitiker die Veranlagung für Allergien in sich tragen, können Allergene wie Gräserpollen, bestimmte Nahrungsmittel oder Hausstaub zu Ekzemen und Hautveränderungen führen. Nicht immer ist ein Allergen als Auslöser der Neurodermitis nachweisbar.

11.4 Allergien

Das Immunsystem ist das biologische Abwehrsystem des Körpers. Es schützt vor Infektionen durch Bakterien, Pilze, Viren und Parasiten. Außerdem zerstört es körpereigene fehlerhafte Zellen und entfernt fremde Substanzen, die in den Körper eingedrungen sind. Das Immunsystem besteht aus unterschiedlichen Organen, Zellarten und Molekülen. Eine Allergie ist eine falsche Reaktion des Immunsystems, die krank macht.

Was sind die Ursachen von Allergien?

Die Ursache für eine Allergie ist, einfach gesagt, eine übertriebene Abwehrreaktion des Immunsystems, das völlig unangemessen auf harmlose Stoffe aus der Umgebung reagiert, die man als Allergene oder Antigene bezeichnet. Jeder Umweltstoff kann nach häufigem Kontakt eine Allergie auslösen.

Eine Allergie entsteht bei der sogenannten Immunisierung gegen einen Umweltstoff. Eigentlich soll das Immunsystem Antikörper oder Abwehrzellen gegen Krankheitserreger wie Bakterien, Viren und Parasiten bilden, damit der Körper bei einem erneuten Kontakt mit dem gleichen Erreger kein zweites Mal erkrankt.

Das Immunsystem erinnert sich an den ersten Kontakt mit dem Erreger und beginnt unverzüglich mit der Produktion der speziellen Antikörper oder aktiviert die Abwehrzellen. Die Produktionsphase der Antikörper dauert neun bis zwölf Tage und verläuft unbemerkt. Ärzte nennen diesen Vorgang Sensibilisierung.

Bei einer Allergie richtet sich das Immunsystem fälschlicherweise nicht gegen einen Erreger, sondern z. B. gegen harmlose Stoffe, die überall vorkommen können. Beim nächsten Kontakt mit dem Umweltstoff kommt es dann zur allergischen Reaktion.

Bis zu 50 000 Antikörper haften an Zellen des Immunsystems (Mastzellen). Beim Kontakt mit einem Allergen schütten die Mastzellen den chemischen Botenstoff Histamin und weitere Entzündungsstoffe aus. Als Folge erweitern sich die Blutgefäße, innerhalb von Sekunden bis Minuten tritt dadurch Flüssigkeit aus. So kann es zu den für Allergien typischen Quaddeln und Blasen kommen. Obendrein sinkt der Blutdruck, und manche Betroffene haben Juckreiz, andere Atemnot.

Häufig sind allergische Reaktionen örtlich begrenzt, wie z. B. bei Heuschnupfen oder der Nesselsucht. Weitet sich die allergische Reaktion z. B. bei einem anaphylaktischen Schock auf den ganzen Körper aus, kann es lebensgefährlich werden: Der Blutdruck fällt so stark ab, dass der Patient bewusstlos werden und ohne schnelle Hilfe sogar sterben kann.

Bei jedem erneuten Kontakt mit demselben Allergen produziert der Körper sofort die entsprechenden Antikörper oder aktiviert die Abwehrzellen. Je nach Allergietyp tritt eine allergische Reaktion mit den entsprechenden Symptomen auf. Die Veranlagung zur Ausprägung einer Allergie kann vererbt werden (Atopie, → S. 497).

Welche Formen von Allergien gibt es?

Es gibt verschiedene Möglichkeiten, Allergien genauer zu bestimmen. Unter Laien erfolgt die Einteilung meist nach dem Aufnahmemechanismus der Allergene:

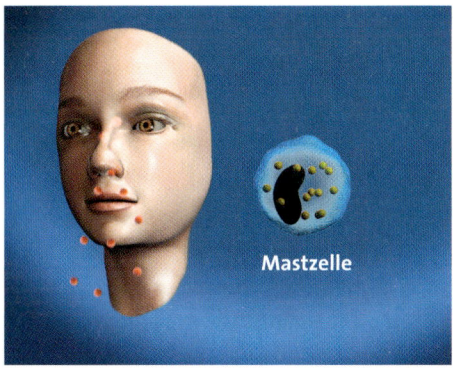

Ein gesunder Mensch reagiert nicht auf den Kontakt mit Pollen (Pollen = rote Kugeln, rechts = Mastzelle).

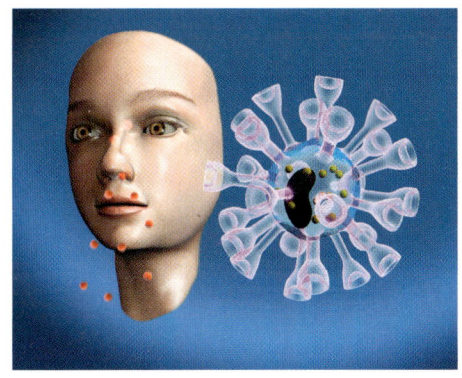

Ein allergisch veranlagter Mensch bildet bei Kontakt mit Pollen Antikörper (Sensibilisierung, rechts = Mastzelle mit Antikörpern).

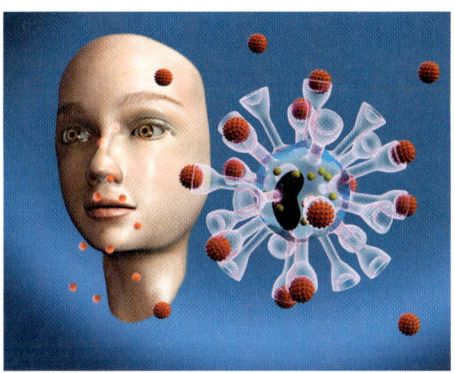

Bei einem Allergiekranken reagieren die Antikörper auf den Mastzellen auf die eindringenden Pollen.

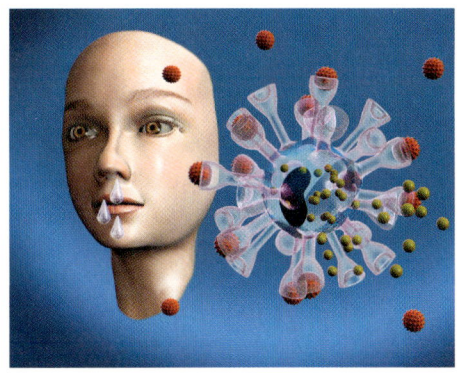

Infolge der Reaktion auf die Pollen wird von den Mastzellen Histamin (gelb) ausgeschüttet. Die Folge sind Niesanfälle und Nasenausfluss.

Inhalationsallergie: Die Allergene werden in Staubform inhaliert. Das geschieht z. B. bei Blüten- oder Gräserpollen oder beim Hausstaub.

Nahrungsmittelallergie: Durch den Verzehr von bestimmten Nahrungsmitteln, z. B. Erdbeeren oder Meeresfrüchten, gelangt das Allergen in den Körper.

Arzneimittelallergie: Dabei handelt es sich um eine allergische Reaktion auf bestimmte Medikamente, unabhängig von ihrer Darreichungsform, also z. B. als Tablette, Zäpfchen oder Infusion. Ein häufiges Allergen ist *Penicillin*.

Insektengiftallergie: Nach dem Stich eines Insektes, z. B. einer Biene, einer Mücke oder Wespe, treten heftige allergische Reaktionen auf.

Kontaktallergie: Beim Hautkontakt mit bestimmten Stoffen, wie z. B. Nickel oder Bestandteilen in Kosmetika, kommt es zu einer allergischen Reizung (Ekzeme, → Kap. 11.2).

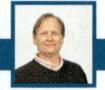

UMWELTMEDIZIN-AMBULANZEN IN JEDER STADT

Die Behandlung von Allergien verursacht Kosten in Milliardenhöhe. Entspannung ist hier nicht in Sicht, eher ist mit weiteren, wahrscheinlich sogar rasanten Zunahmen von Allergien zu rechnen. Auch aus diesem Grund ist der Aufbau eines Netzwerks von umweltmedizinischen Ambulanzen sehr wichtig, am besten wäre es, wenn diese europaweit organisiert würden – denn Schadstoffe werden auch über Wasser und Luft transportiert.

Es wäre sinnvoll, die umweltmedizinischen Leistungen in Zusammenarbeit mit spezialisierten Arztpraxen und Klinikabteilungen anzubieten und Laboratorien, Forschungseinrichtungen sowie Behörden hinzuzuziehen. Die Angebotspalette der notwendigen Schadstoffanalysen reicht heute von Industrieanlagen, Haus und Garten über Mensch zu Tier. Doch die Leistungen von zukünftigen umweltmedizinischen Ambulanzen sollten in jedem Fall erweitert werden, insbesondere um spezifische Entsorgungskonzepte für Gebäude und Landschaft (Asbest, Formaldehyd, Benzol, Schwermetalle, Pilze usw.), Entgiftung von Mensch und Tier, Beratung zur Rekultivierung von verseuchten Landstrichen und Gewässern. Zum Aufgabenbereich der neu zu schaffenden Umweltmedizin-Ambulanzen sollte auch die Betreuung von Risikogruppen gehören, darüber hinaus epidemiologische Untersuchungen, Kampagnen und der Aufbau von speziellen Datenbanken.

Die Gesundheits-, Umwelt- und Landwirtschaftsministerien des Bundes und der Länder gemeinsam sind aufgefordert, hier zu handeln. Jede größere Stadt müsste über eine solch zentrale Einrichtung in enger Zusammenarbeit mit den öffentlichen Gesundheitsämtern verfügen.

Gesamtdeutscher Pollenflugkalender

(nach Pollenflugdaten von 2000 bis 2007)

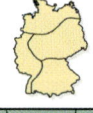

© Stiftung Deutscher Polleninformationsdienst
Im Prinzenpalais / Burgstraße
33175 Bad Lippspringe

Legende:
- Hauptblüte
- Vor- und Nachblüte
- mögliches Vorkommen

www.pollenstiftung.de

	Dez.	Jan.	Feb.	März	April	Mai	Juni	Juli	Aug.	Sept.	Okt.	Nov.
Hasel												
Erle												
Pappel												
Weide												
Esche												
Hainbuche												
Birke												
Buche												
Eiche												
Kiefer												
Gräser												
Spitzwegerich												
Roggen												
Brennnessel												
Beifuß												
Traubenkraut												

Ist Heuschnupfen gefährlich?

Heuschnupfen wird oft für eine «Sommergrippe» gehalten und dann falsch oder gar nicht behandelt. Wer unter Beschwerden wie Augenjucken, Niesen und Dauerschnupfen leidet, sollte aber so schnell wie möglich zum Arzt gehen. Wird Heuschnupfen nicht behandelt, kann sich die Allergie über die Nase in die Bronchien verlagern und allergisches Asthma (Asthma bronchiale) auslösen.

Gegen Heuschnupfen gibt es durchaus wirksame Medikamente. Bevor sie jedoch zum Einsatz kommen, sollte man die Pollenbelastung in der eigenen Umgebung gezielt verringern. Folgende Maßnahmen können die Beschwerden deutlich lindern:

Pollen aussperren: Dazu die Fenster den ganzen Tag und auch nachts geschlossen halten. Möglichst Pollenschutzgitter aus dem Baumarkt anbringen, damit beim Lüften keine Pollen eindringen. Schon ab vier Uhr nachts fliegen die Pollen wieder. Deshalb auch das Schlafzimmerfenster nur kurz zum Lüften öffnen.

Sauberkeit: Täglich staubsaugen und feucht wischen. Das entfernt die Pollen von Teppichen, Gardinen und Möbeln.

Haare waschen: Abends die Haare mit Wasser ausspülen. So werden die Pollen entfernt, die sich tagsüber in den Haaren festgesetzt haben.

Bett tagsüber abdecken: Dies reduziert die Milbenbelastung.

Kleidung entfernen: Sich abends vor dem Zubettgehen außerhalb des Schlafzimmers entkleiden. Die in der Kleidung befindlichen Pollen bleiben draußen.

Welche Symptome deuten auf Allergien hin?

Beschwerden treten bei einer Allergie so lange auf, wie die Allergene im Körper sind. Was dabei geschieht, ist nicht vom Allergen, sondern von der genauen Reaktion im Körper abhängig. Sie bestimmt auch, wie lange die Beschwerden anhalten.

Grundsätzlich können allergische Reaktionen sowohl zu örtlich begrenzten (lokalen) als auch zu allgemeinen Beschwerden im ganzen Körper führen. Lokale Beschwerden äußern sich im Allgemeinen dort, wo der Kontakt mit dem Allergen stattgefunden hat. Zum Beispiel an den Schleimhäuten der Atemwege mit Niesen, Schnupfen oder Atemnot oder an den Schleimhäuten des Magen-Darm-Trakts mit Erbrechen oder Durchfall.

Allgemeine Beschwerden im Rahmen allergischer Reaktionen können im ganzen Körper auftreten, das Allergen kann sich durch die Blutbahn verteilen. Besonders betroffen ist das Herz-Kreislauf-System. Die Herzfrequenz wird beschleunigt, und der Blutdruck fällt ab. Die schwerste Ausprägung einer allgemeinen allergischen Reaktion ist der anaphylaktische Schock, bei dem der Blutdruck stark abfällt.

Wie wird eine Allergie diagnostiziert?

Die genaue Diagnose einer Allergie ist auf Grund der Vielfalt der möglichen Allergene schwierig, es sind derzeit über 20 000 Allergene bekannt. Um die Zahl der für eine Al-

EINE NAHRUNGSMITTELALLERGIE ERKENNEN

Allergische Reaktionen auf Nahrungsmittel haben ihre Ursache in der «allergenen» Wirkung des Lebensmittels. Dabei kann es sich um eine Reaktion auf das **Lebensmittel** selbst oder auf die darin enthaltenen Konservierungsstoffe und Farbstoffe handeln. Ärzte bezeichnen das als **Intoleranzreaktion**.

Viele naturbelassene Lebensmittel zeigen zudem **Kreuzreaktionen** zu den Pollenallergien. So reagiert etwa der Birkenpollenallergiker häufig auf grüne Äpfel oder anderes Kernobst.

Um eine Nahrungsmittelallergie sicher festzustellen, wird ein Nahrungsmitteltagebuch geführt. Darin wird genau aufgeschrieben, welche Anzeichen nach dem Verzehr bestimmter Nahrungsmittel aufgetreten sind.

Bei Neurodermitis (→ Kap. 11.3) muss allerdings bedacht werden, dass der Ausbruch des Ekzems meist erst 48 Stunden nach der Nahrungsaufnahme erfolgt.

Anzeichen einer Nahrungsmittelallergie können sein:

- Rötungen und Kribbeln im Bereich des Mundes (pelziges Gefühl)
- Magen-Darm-Beschwerden mit Durchfall
- Quaddeln (kurzzeitig nach der Nahrungsaufnahme – Nesselsucht) oder Ekzeme (48 Stunden nach Nahrungsaufnahme) auf der Haut
- Schnupfen oder asthmatische Beschwerden

lergie in Frage kommenden Stoffe zu verringern, benötigt der Arzt (Allergologe) genaue Angaben über die Beschwerden:

- Welche Beschwerden gibt es?
- Wann treten sie auf?
- Wo treten sie auf?
- Wann werden sie schlimmer?

Je nach Allergietyp gibt es verschiedene Verfahren, den Auslöser der Allergie festzustellen. In Laboruntersuchungen können spezifische Antikörper oder Abwehrzellen im Blut nachgewiesen werden.

Bei Allergietests (auch: Provokationsuntersuchungen) wird gezielt ein Kontakt mit den vermuteten Allergenen hergestellt. Auf der Haut oder über die Lunge zeigen sich Reaktionen. Der optimale Testzeitpunkt liegt bei etwa drei Wochen bis drei Monate nach der allergischen Reaktion. Die gängigsten Hauttests sind:

Reibetest: Die zu testende Substanz wird auf der Haut des Unterarmes verrieben.

Pricktest: Es werden auf die Innenseite des Unterarms verschiedene Lösungen aufgetropft, die jede ein anderes Allergen enthalten. Durch diese Tropfen hindurch wird die Oberfläche der Haut dann mit Hilfe eines spitzen Gegenstands oberflächlich eingestochen, sodass die Allergene eindringen und zu den Hautblutgefäßen vordringen können.

Intrakutantest: Mit einer speziellen Nadel werden bestimmte und vorher genau festgelegte Allergenextrakte in steriler Lösung direkt unter die Haut am Rücken gespritzt, bis sich eine etwa ein bis zwei Millimeter große Quaddel bildet. Durch das Einspritzen dringt die Testsubstanz in das Gewebe und in ggf. verletzte Blutgefäße ein.

Epikutantest: Bei diesem Testverfahren werden spezielle Pflasterstreifen mit unterschiedlichen Allergenen beschichtet und auf den Rücken geklebt.

Scratch-Test: Ähnlich dem Pricktest wird die Haut am Unterarm an mehreren Stellen leicht eingeritzt und auf diese Stellen dann die Lösungen mit den Allergenen aufgeträufelt. So gelangen die Allergene in das Bindegewebe und an die oberflächlichen kleinen Blutgefäße der Haut.

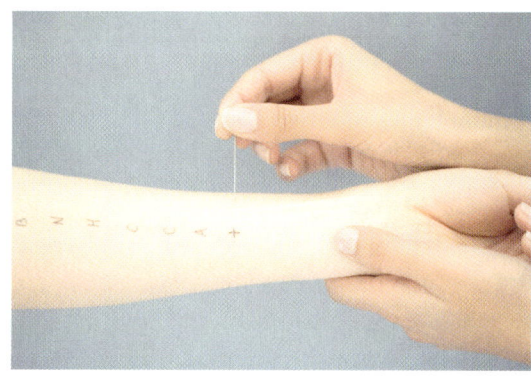

Werden bei den Allergietests keine auslösenden Allergene gefunden, kann dennoch eine Allergie vorliegen. Es ist möglich, dass der Verursacher nicht in den untersuchten Proben vertreten war. In diesem Fall kann ein Allergiekalender geführt werden, in

Ein Hauttest zeigt, auf welche Allergene jemand reagiert.

den eingetragen wird, was verzehrt oder welche Medikamente eingenommen wurden und ob es Kontakte zu besonderen Substanzen gab. Treten Symptome einer Allergie auf, können auslösende Allergene auf diese Weise weiter eingegrenzt und eventuell ermittelt werden.

Wie werden Allergien behandelt?

Je nach Allergietyp gibt es verschiedene Behandlungsformen:

Kontakt vermeiden: Erster Schritt einer Therapie für alle Allergietypen ist es, alles zu vermeiden, was die Allergie auslösen könnte.

Medikamente: Neben der sogenannten Hyposensibilisierung (siehe unten) stehen eine Reihe von Medikamenten zur Verfügung, die aber nur die Symptome und nicht die Ursachen einer Allergie beseitigen. Eingesetzt werden diese Medikamente in den unterschiedlichsten Formen: als Inhaliersprays, Augentropfen, Nasensprays, Salben, Gels für lokale Beschwerden und Tabletten, Zäpfchen oder Spritzen für allgemeine Beschwerden. Dabei werden Wirkstoffe eingesetzt, die den Ausbruch einer allergischen Reaktion verhindern, in seiner Stärke abschwächen (Antihistaminika, *Dinatriumcromoglycat/DNCG*) oder die bereits ausgebrochene Reaktion abschwächen (Kortison).

Antihistaminika: Diese Medikamente wirken gegen den Botenstoff der allergischen Reaktionen, das Histamin. Symptome wie Juckreiz, Hautausschlag und Schwellungen werden gelindert. Die Wirkung der Antihistaminika tritt sehr schnell ein, je nach Darreichungsform bereits nach Minuten.

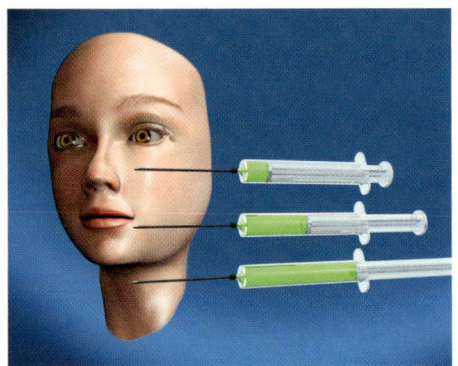

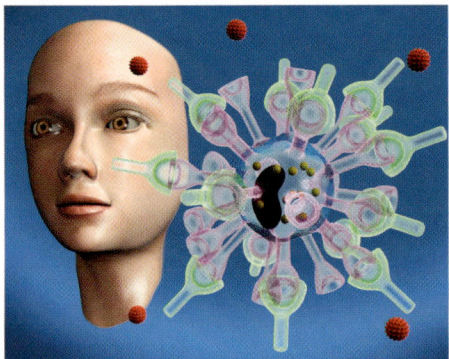

Durch Injektion von langsam in der Konzentration ansteigenden Pollenextrakten werden die Antikörper der Mastzellen zunehmend blockiert. Gespritzt wird unter die Haut am Körper, aber nicht im Gesicht. Irgendwann gelangen dann keine Pollen mehr an die Antikörper, und es wird kein Histamin mehr freigesetzt.

DNCG (Dinatriumcromoglycat): Der Wirkstoff verhindert, dass im Körper Histamin freigesetzt wird. Er wirkt nur vorbeugend. Deshalb muss das Präparat regelmäßig bis zu viermal täglich eingenommen werden. Selten können Nebenwirkungen auftreten, etwa Muskel-, Gelenkschmerzen oder Hautausschlag.

Kortison: Das körpereigene Hormon wirkt entzündungshemmend und bekämpft die Symptome einer Allergie sehr effektiv. Die Anwendung kann bei lokalen Beschwerden als Nasensprays oder Salben erfolgen. Bei allgemeinen Beschwerden werden Tabletten, Zäpfchen oder eine Injektion verabreicht. Bei der lokalen Anwendung treten kaum Nebenwirkungen auf. Kortison zur Behandlung am Auge sollte nur im Ausnahmefall und unter strenger ärztlicher Kontrolle eingesetzt werden.

Hyposensibilisierung: Schlagen die Medikamente nicht an, kann eine Hyposensibilisierung oder Desensibilisierung durchgeführt werden. Sie hat nur Erfolg, wenn das auslösende Allergen bekannt und als entsprechende Lösung erhältlich ist. Während der Behandlung wird über einen Zeitraum von mindestens drei Jahren hinweg das auslösende Allergen in langsam ansteigenden Dosierungen unter die Haut gespritzt. Da grundsätzlich die Gefahr einer schweren allergischen Reaktion bis hin zum anaphylaktischen Schock besteht, muss der Patient nach der Injektion noch 30 Minuten unter ärztlicher Beobachtung bleiben. Durch die Hyposensibilisierung soll das Immunsystem dazu gebracht werden, statt die allergieauslösenden Antikörper eine andere Antikörperklasse zu bilden. Den gleichen Effekt möchte man bei einer Allergie erreichen: Sofort nach dem Kontakt mit dem Allergen sollen dann die anderen Antikörper gebildet werden und das Allergen neutralisieren. Allergieauslösende Antikörper werden dann nicht mehr gebildet. Als Alternative zu Spritzen kann die Hyposensibilisierung auch mit Tropfen durchgeführt werden. Diese werden unter die Zunge geträufelt.

Alternative Therapien: Bei einigen allergischen Reaktionen, wie dem Heuschnupfen, sind neben der Therapie mit Medikamenten häufig auch die Homöopathie und die Akupunktur sowie Entspannungsübungen erfolgreich.

KORTISON

Kortison ist in seiner ursprünglichen Form eigentlich ein körpereigenes Hormon, das in den Nebennieren produziert wird. Als Medikament wird es heute synthetisch hergestellt und ist in zahlreichen Darreichungsformen verfügbar. Therapeutisch wird Kortison in der Regel bei nichtinfektiösen Entzündungen eingesetzt, d. h. bei Entzündungen, die nicht durch Bakterien, Viren oder Pilze hervorgerufen wurden.

Leider wird Kortison oft zu früh oder falsch eingesetzt oder, z. B. aus Angst vor Nebenwirkungen, nicht richtig eingenommen. Eine falsche Einnahme erhöht das Risiko von Nebenwirkungen durch eine Überdosierung, wie bei dem gefürchteten Cushing-Syndrom. Dies imponiert mit einem «Stiernacken» und Vollmondgesicht bei gleichzeitiger Gesamtgewichtszunahme. Eine diabetische Stoffwechsellage oder Blutdruckerhöhung und andere Symptome können dazukommen. Ein andere Wirkung einer zu hohen Dosis Kortison kann auch eine gestörte Monatsregel oder Haarausfall sein.

Es ist daher außerordentlich wichtig, Kortison gezielt, wenn möglich kurzzeitig und korrekt einzusetzen und sich an die empfohlene Einnahmemenge zu halten.

Was der Facharzt rät

Sind ein oder mehrere Allergene genau identifiziert, stellt der Facharzt – meist ein Hautarzt (Dermatologe) mit Zusatzausbildung zum Allergiespezialisten (Allergologe) – einen Allergiepass aus. In dem Pass sind alle Stoffe aufgeführt, die bei dem Passinhaber Allergien auslösen können. Zusätzlich ist beschrieben, worin die Stoffe enthalten sein können. Dies ist besonders für Medikamente und Zusatzstoffe bei Nahrungsmitteln (z. B. Konservierungsstoffe), aber auch für Inhaltsstoffe in Kosmetika oder für Bestandteile in Gummiartikeln wichtig. Besonders Allergiker, die unter ernsthaften Komplikationen leiden, wenn sie mit ihrem Allergen in Berührung kommen, z. B. bei einer Wespenallergie, sollten diesen Allergiepass und ihre entsprechenden Notfallmedikamente immer bei sich führen. Spezielle Notfallsets für den Ernstfall verschreibt ggf. der behandelnde Arzt. Er weist Betroffene und Angehörige auch in die Anwendung der Notfallmedikamente ein. Die Sets müssen regelmäßig erneuert werden.

ALLERGIE ODER UNVERTRÄGLICHKEIT?

Beunruhigend selten wird eine **Lebensmittelunverträglichkeit** als Ursache von unreiner Haut, Übelkeit, dauernder Müdigkeit, Konzentrationsverlust, Knochen- und Gelenkschmerzen oder sogar Depressionen erkannt. Hier ist die Hürde der Ursachenfindung höher als die der Heilung, denn z. B. mit glutenfreier Kost oder laktosefreier Milch könnte einer bestimmten Gruppe von Betroffenen rasch geholfen werden.

Allergien sind Körperreaktionen; bereits auf ein einziges Molekül einer Substanz gerichtet (Alles-oder-nichts-Gesetz). Bei den Lebensmittelunverträglichkeiten hängt die Reaktion aber ganz von der zugeführten Menge ab. Und diese Schwelle ist bei jedem Menschen anders. Deshalb gibt es auch kein Geheimrezept.

Allergien vorbeugen

Kontakt vermeiden: Um einer allergischen Reaktion vorzubeugen, sollte zunächst der Kontakt zu den entsprechenden Allergenen vermieden werden. Je nach Art des Allergens, etwa bei Pollen, Hausstaub oder Nahrungsmitteln, kann das allerdings sehr schwierig sein.

Informieren: Für Pollenallergiker bestehen viele Möglichkeiten, sich über aktuelle Belastungen der Luft zu informieren. Radio und Fernsehen, viele Tageszeitungen, telefonische Informationsdienste und das Internet bieten aktualisierte Informationen zum Pollenflug verschiedener Pflanzen. In schweren, sehr belastenden Fällen kann ein Orts- beziehungsweise Klimawechsel sinnvoll sein.

Richtige Berufswahl: Bestimmte Berufe, in denen viel mit Chemikalien oder Medikamenten gearbeitet wird, können Allergien auslösen oder verschlechtern. Dazu gehören z. B. Reinigungsberufe, medizinisches Personal oder Handwerker und Friseure.

Wasser meiden: Durch den häufigen Kontakt mit Wasser wird die natürliche Hautbarrierefunktion zerstört. Allergene können besser in die Haut eindringen und dort eine allergische Erstreaktion des Körpers hervorrufen. Spezielle Pflegeprodukte mit Inhaltsstoffen wie *Dexpanthenol*, *Urea pura* (Harnstoff), Sanddorn oder Aloe vera können den Säureschutzmantel der Haut verbessern, für einen ausreichenden Feuchtigkeitsgehalt sorgen und so die Beschwerden lindern.

Nicht rauchen: Allergiker sollten grundsätzlich nicht rauchen, weder aktiv noch passiv.

Zusatzstoffe in der Nahrung meiden: Allergiker müssen sorgsam auf den Kauf von Lebensmitteln ohne Zusatzstoffe (z. B. Konservierungsmittel, Farbstoffe, Säuerungsmittel) achten.

Lange stillen: Säuglinge, deren Eltern Allergiker sind, sollten möglichst mindestens bis zum sechsten Monat gestillt werden. So kann der Beginn einer Allergie zumindest hinausgezögert werden.

Draußen spielen: Stadtkinder leiden häufiger unter Allergien als Kinder, die auf dem Land groß werden. Landkinder sind schon frühzeitig den zahlreichen Einflüssen von Getreide-, Gras- und Baumpollen sowie Tieren ausgesetzt und «gewöhnen» sich daran. Die einfachste Vorbeugung für Stadtkinder schon in den ersten Lebensjahren ist das Spielen in der freien Natur. Zusätzlich können regelmäßige Urlaube auf dem Land Allergien vorbeugen.

Drei Fragen an den Arzt

1. Können Allergien geheilt werden?

Da es viele verschiedene, unterschiedlich stark ausgeprägte Allergien gibt, ist die Prognose nicht einheitlich. Allergien können sich nach Jahren zurückbilden. Besonders dann, wenn der Kontakt zu den Allergenen (z. B. bei Konservierungsstoffen) vermieden wird, kann eine Allergie auch wieder verschwinden. Genauso ist aber auch ein jahrelang gleichbleibendes Beschwerdebild möglich.

2. Was ist eine Pseudoallergie?

Eine Reihe von Zusatzstoffen in Lebensmitteln wie Farbstoffe, Konservierungsmittel, aber auch natürlich vorkommende Aromastoffe, spezielle Medikamente und einige chemische Substanzen können einer Allergie ähnliche Symptome, sogenannte Unverträglichkeitsreaktionen oder Intoleranzreaktionen, auslösen. Es besteht aber trotzdem keine Allergie. Wenn der Arzt also trotz typischer Allergieanzeichen keine Allergie diagnostizieren kann, muss nicht unbedingt eine psychische Ursache dahinterstecken. Leider wird das aber oft angenommen. Es kann sich auch um eine sogenannte Pseudoallergie handeln.

3. Können Allergien seelische Ursachen haben?

Die Bedeutung der Psyche bei allergischen Erkrankungen ist unter Ärzten umstritten. Sicher ist, dass sich allergische Symptome in psychischen Belastungssituationen massiv verschlechtern können. Untersuchungen zeigen, dass vor allem bei Neurodermitis und allergischem Asthma psychische Prozesse größeren Einfluss auf den Krankheitsverlauf haben als bisher angenommen. Auch Heuschnupfenpatienten hatten während der Pollensaison vor allem dann starke Beschwerden, wenn sie mit psychischen Konflikten konfrontiert wurden. Bei Neurodermitis kann emotional belastender Stress nachweislich Krankheitsschübe auslösen und die Erkrankung zum Teil erheblich verschlimmern.

TEIL III

LEXIKON: GESUND ODER KRANK?

Symptome, Syndrome und Beschwerden

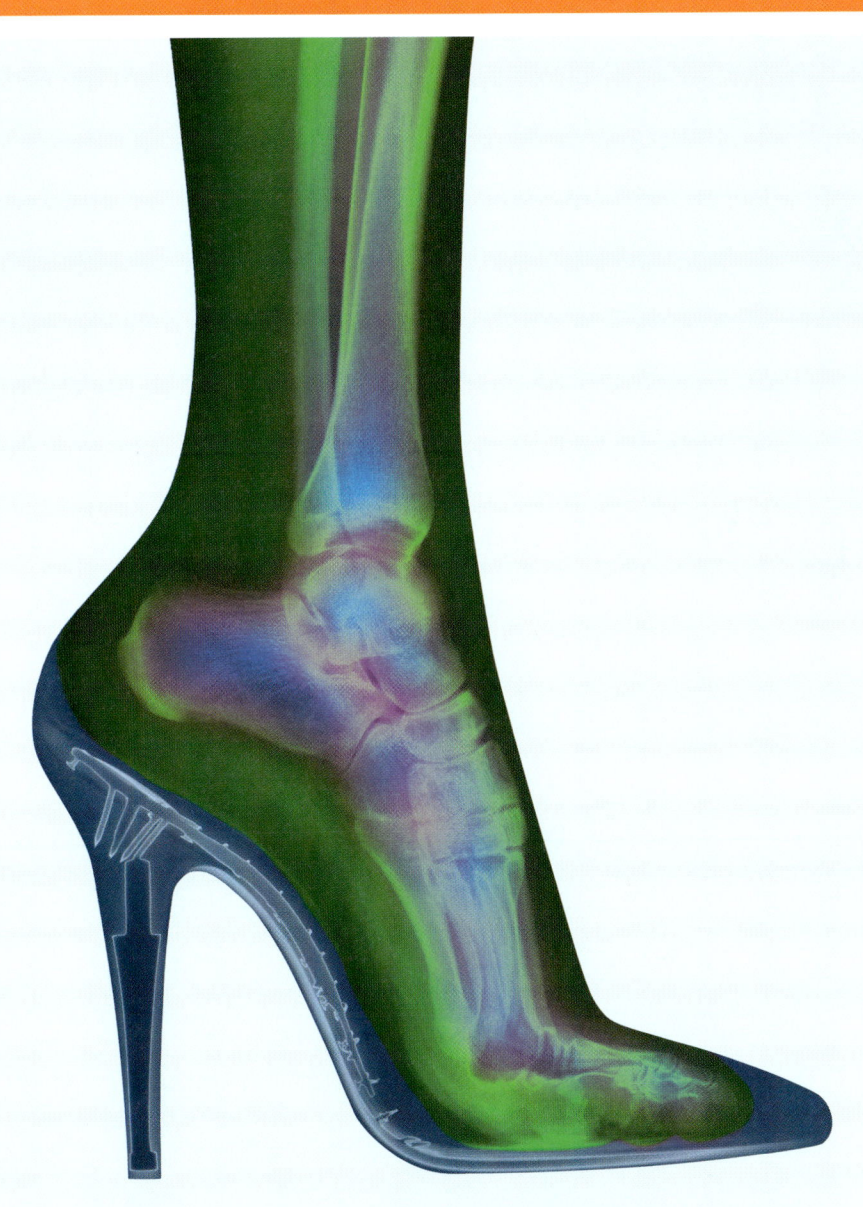

Kleiner Wegweiser durchs Lexikon

In diesem Lexikon finden sich Stichwörter von allgemeinem Interesse.

- Die Stichwörter sind teilweise vertiefend in Teil II des «Neuen Hausbuchs für Gesundheit» erklärt, und es wird auf diese Informationen verwiesen, z. B.: → II, Kapitel 6.6 Schmerzen und Schmerztherapie
- Auch auf die anderen Teile des Buches wird verwiesen, z. B.: → Teil I, → Teil IV
- Ein einfacher → Verweis beim Stichwort oder im Text bedeutet, dass sich zu diesem Begriff innerhalb des Lexikons weiter gehende Informationen finden. Dort bitte nachschlagen.

Alle Stichwörter sind alphabetisch angeordnet.

A

Abszess Ein Abszess ist eine abgekapselte Eiteransammlung, meist verursacht durch eine bakterielle Infektion. Die betroffene Stelle ist gerötet, häufig schmerzhaft geschwollen und fühlt sich warm an. Ein Abszess kann auf ein geschwächtes Immunsystem hindeuten.

Was tun? Ein Abszess darf nur von einem Arzt behandelt werden! Er wird ihn ggf. öffnen oder komplett entfernen. Antibiotika schützen vor einer um sich greifenden Infektion.

Afterentzündung → II, Kapitel 2.5 Enddarm-erkrankungen

Afterjucken (auch: Analekzem) Ein Ekzem (entzündliche Hautveränderung) am Darm-ausgang kann jucken, brennen und/oder nässen. Mitunter finden sich Blutspuren in der Unterwäsche oder am Toilettenpapier. Die Ursache können eine falsche Analhygiene, etwa mit zu hartem Papier, Hämorrhoiden, eine Fistel oder eine Schwäche des Afterschließ-muskels sein. Auch Neurodermitis, Schuppen-flechte, ein Pilzbefall der Haut oder etwa eine Kontaktallergie gegen Hautpflegemittel können ein Ekzem am After auslösen.

Was tun? Nach dem Stuhlgang den After mit Wasser und weichem Toilettenpapier reinigen. Warme Kamillenbäder, Hamamelis-Extrakte oder Eichenrinde-Umschläge können lindern (Vorsicht bei Allergikern). Ein Haut-arzt (oder Proktologe) kann entzündungs-hemmende, ggf. örtlich betäubende oder antibakterielle Wirkstoffe, z. B. in Salbenform, verordnen. Unter Umständen ist das vorüber-gehende Tragen einer Slipeinlage hilfreich.

Aftervorfall (Analprolaps) Dringt während des Stuhlgangs Darmschleimhaut aus dem After, kann dies auf eine angeborene Gewebs-schwäche des Schließmuskels, eine Becken-bodenschwäche, eine chronische Verstopfung oder auf Hämorrhoiden hindeuten.

Was tun? Nach dem ersten Schreck bitte den Arzt aufsuchen. Meist zieht sich das vor-gerutschte Darmgewebe sofort zurück. Wenn es wider Erwarten draußen bleibt, bitte nicht versuchen, es «zurückzustopfen», sondern den Darm vorsichtig mit einem sauberen Taschentuch abdecken und ins Krankenhaus fahren. Meist ist eine Beckenbodenschwäche ursächlich. Diese kann durch Training oder Elektrostimulation der Beckenmuskulatur behoben werden, manchmal aber leider nur durch eine Operation.

Aids Aids ist die Abkürzung für «Acquired Immune Deficiency Syndrome», frei übersetzt: «erworbene Immunschwäche». Aids ist das letzte Stadium einer Infektionskrankheit, die durch das menschliche Immundefekt-Virus (Human Immunodeficiency Virus = HIV) ver-ursacht wird. HI-Viren vermehren sich in den Zellen des Immunsystems, die dabei zu Grunde gehen. Weil HIV genau die Zellen angreift, die für seine Abwehr zuständig sind, kann das Im-munsystem ihre Vermehrung nicht auf Dauer aufhalten. Mit Zunahme der Viren wird das Immunsystem schwächer. Krankheitserreger und Krebszellen, die sonst vom Immunsystem vernichtet werden, können sich ungehindert vermehren, was schließlich zu Aids führt.

Eine HIV-Infektion bleibt zunächst meist unbemerkt, oft treten in den ersten Tagen nach der Ansteckung für kurze Zeit grippeartige Symptome und geschwollene Lymphknoten auf. Der Zeitraum zwischen der Infektion und der Aids-Erkrankung kann mehrere Jahre betragen, ohne dass es zu Beschwerden kommt. Vermehrte schwere Infektionen mit Bakterien, Viren oder Pilzen, unklare Fieberschübe und Gewichtsverlust kennzeichnen den Übergang der HIV-Infektion zu Aids. Schwere Formen der Lungenentzündung, Infektionen des Gehirns und anderer Organe, Tuberkulose sowie be-stimmte Krebsformen prägen den tödlichen Verlauf von Aids, sind aber durch moderne Be-handlungsmethoden seltener geworden.

Was tun? Die Diagnose einer HIV-Infektion erfolgt mit Bluttests, bei denen HIV-Antikörper oder die Viren selbst nachgewiesen werden. HIV-Infektionen oder Aids können bis heute nicht geheilt werden – aber viele Jahre beschwerdefrei verlaufen –, und es gibt auch keine vorbeugende Impfung. Deshalb hat der Schutz vor einer Infektion eine besondere Bedeutung. Die Ansteckung mit HIV ist nur durch Kontakt mit infizierten Körperflüssigkeiten möglich, speziell mit Sperma, Scheidenflüssigkeit und Blut. Da die sexuelle Übertragung der Hauptinfektionsweg ist, sind Safer-Sex-Praktiken und der Gebrauch von Kondomen der entscheidende Schutz. Heimtückisch ist, dass eine Infektion erst nach mehreren Wochen nachweisbar ist. In der Zwischenzeit können die ahnungslosen Betroffenen das Virus aber bereits weitergeben.

Moderne Medikamente können die Virusvermehrung meist für eine gewisse Zeit hemmen und damit das Stadium Aids hinauszögern. Dafür ist eine intensive ärztliche Betreuung nötig, denn sobald ein Medikament nicht mehr richtig wirkt, muss es gegen ein anderes ausgetauscht werden. Auch wenn unter der Therapie im Blut zumindest keine Viren mehr nachweisbar sind, besteht Ansteckungsgefahr. Denn in Sperma, Scheidenflüssigkeit, Lymphgewebe und im Gehirn überstehen die Viren die Therapie, die sie im Blut vernichten würde. Von dort breiten sie sich wieder aus, wenn die Medikamente mit der Zeit ihre Wirkung verlieren.

Albträume Träume voller belastender Intensität, geprägt von Angst- und Panikattacken, nennt man Albträume. Der Name geht auf die germanische Sagenwelt zurück: Alben (auch: Elben oder Elfen) sind Naturgeister, die bedrohlich oder als Lichtgestalten auftreten können. Albträume lassen den Schlafenden nachts aufschrecken. Ursachen können belastender Stress, traumatisierende Erlebnisse oder unverarbeitete Tagesereignisse sein.

Was tun? Ein warmes zehnminütiges Salzfußbad hilft nach einem ereignisreichen Tag, sich vor dem Schlafengehen zu entspannen und später besser zu träumen. Treten belastende Albträume regelmäßig auf, kann eine Psychotherapie helfen.

Alkoholvergiftung Eine Alkoholvergiftung kann die Körper- und Bewusstseinsfunktionen stark beeinträchtigen und schlimmstenfalls mit dem Tod durch Lähmung des Atemzentrums enden (bei mehr als 100 Gramm Ethanol/reinen Alkohols innerhalb kurzer Zeit).

Welche Alkoholmenge zu welchen Symptomen führen kann, schwankt von Person zu Person erheblich. Ärzte unterscheiden vier Stadien: 1. *Exzitation* (Gleichgewichtsstörungen, undeutliche Sprache), 2. *Hypnose* (ggf. Aggressivität, muskuläre Schlaffheit und Verengung der Pupillen), 3. *Narkose* (Bewusstlosigkeit, weite Pupillen), 4. *Asphyxie* (schwere Atemstörung und Kreislaufzusammenbruch), Koma, reaktionslose Pupillen, Abnahme der Spontanatmung.

Was tun? Bei einem alkoholbedingten Koma müssen Atmung und Kreislauf erhalten werden. Der Patient muss in die stabile Seitenlage gedreht werden, damit er bei Erbrechen nicht erstickt. Den Notarzt rufen.

Allergische Reaktion → II, Kapitel 11.4 Allergien

Aphthen Aphthen sind weißlich-gelbe Geschwüre der Mundschleimhaut, die so groß wie ein Centstück werden können und oft jucken oder brennen. Sie kommen u. a. am Gaumen, auf der Zunge und im Bereich der Wangen vor. Als Verursacher gelten v. a. Bakterien und Viren. Allergien, unverträgliche Nahrungsmittel und Stress können die Entstehung von Aphthen zumindest begünstigen.

Was tun? Aphthen verschwinden nach rund zwei Wochen meist von selbst, können jedoch immer wieder auftreten. Gurgeln mit Salbei oder Salzwasser kann die Beschwerden verringern, ebenso pflanzliche Hilfsmittel wie Minzöl, Spitzwegerichkraut oder Myrrhe. Leichte Nahrung mit Knoblauch, Porree oder Bärlauch wirkt desinfizierend.

Arthritis Eine Arthritis ist eine Gelenkentzündung, die vielfältige Ursachen haben kann, sie kann sehr plötzlich auftreten (akute Arthritis) oder chronisch sein. Eine Arthrose (Abnutzung des Gelenkknorpels, → II, Kapitel 5.4) kann die Gelenkinnenhaut derart reizen, dass sich das abgenutzte Gelenk entzündet. Häufig verursachen auch Infektionen eine Entzündung, die entweder über eine Wunde eingetreten sind oder von einem anderen Entzündungsherd im Körper über das Blut ins Gelenk wandern. Auf diesem Umweg kann z. B. eine Mandelentzündung oder eine Herpes-Infektion an der Lippe zu einer Arthritis führen.

Schmerzt ein Gelenk, ist es geschwollen und gerötet, überwärmt und nur eingeschränkt beweglich, kann eine Arthritis gegeben sein. Mitunter sammelt sich auch Flüssigkeit oder Eiter im Gelenk an, und ein entzündlicher Gelenkerguss entsteht. Je nach Ursache der Arthritis können weitere Symptome auftreten: Schmerzen in der Nacht, Steifheit am Morgen, geschwollene Fingergrund- und -mittelgelenke kennzeichnen z. B. eine rheumatisch bedingte Arthritis. Typisch für eine → Gicht-Arthritis sind Schmerzen im großen Zeh.

Was tun? Unbedingt einen Arzt aufsuchen. Welche Medikamente verabreicht werden, richtet sich nach der Ursache der Arthritis.

Im Alltag helfen bei einer akuten Gelenkentzündung Ruhigstellen, Hochlagern und Kühlen. Naturheilverfahren ergänzen schulmedizinische Therapien oft mit gutem Erfolg – auch bei einer durch Rheuma verursachten Gelenkentzündung. Viele Patienten gewinnen dadurch an Lebensqualität. Alternative Behandlungsmethoden sind aber keine «Alternativen» zu den klassischen Therapien. Wer seine Basistherapie deshalb absetzt, läuft Gefahr, sich schwere Gelenk- oder Gewebeschäden zuzuziehen.

Asthma bronchiale → II, Kapitel 10.3

Atemnot Beklemmungs- und Angstgefühl beim Atmen können durch zu wenig Sauerstoff und zu viel Kohlendioxid im Blut ausgelöst werden. Ursachen können Lungen- oder Kreislaufkrankheiten sein, aber auch eine körperliche Überanstrengung. Im schlimmsten Fall kann ein Asthmaanfall zu Atemnot führen.

Was tun? Bei Atemnot muss unbedingt ein Arzt gerufen werden.

Atem, übelriechender → Mundgeruch

Aufstoßen Das Aufstoßen von Luft aus dem Magen-Darm-Trakt, das oft mit einem «knallenden» Geräusch verbunden ist, wird medizinisch Aerophagie genannt. Ursache ist meist das unbewusste Verschlucken von Luft beim Essen, Trinken oder Sprechen oder eine fehlerhafte Atmung. Häufig geschieht dies auch nach dem Trinken stark kohlensäurehaltiger Flüssigkeiten. Mitunter weist vermehrtes Aufstoßen auch auf einen Überschuss an Magensäure hin, dem ggf. eine Erkrankung des Magens oder Darms zu Grunde liegt. Auch bei einem normalen oder krankhaften Reflux (Rückfluss von Mageninhalt in die Speiseröhre, z. B. verbunden mit Sodbrennen) muss man ggf. aufstoßen.

Was tun? Die Luft herauszulassen, hilft immer. Die Hand vorm Mund verhindert die direkte Ausbreitung von unangenehmem Geruch. Wer häufig aufstoßen muss, sollte blähende Lebensmittel wie z. B. Kohl aller Arten, Schweinefleisch, Weizenprodukte, fettige Speisen oder kohlensäurehaltige (auch alkoholhaltige) Getränke meiden. Liegt eine Verstopfung (Obstipation) vor, sollte diese therapiert werden, denn der Druck im Darm presst Luft in den Magen zurück. Ein erhöhtes Kopfteil im Bett entlastet den Bauchraum. (→ Sodbrennen)

Ausfluss Eine geringe Menge an weißlichem, geruchlosem Ausfluss aus der Scheide ist normal; die Ausflussmenge schwankt im Rahmen des Zyklus. Das Sekret besteht aus einer Flüssigkeit aus dem Gebärmutterhals sowie aus Zellen der Scheidenschleimhaut. Es enthält zudem Milchsäurebakterien, die in der Scheide ein saures Milieu verursachen. So verhindert die Natur, dass sich Krankheitserreger in der Scheide vermehren können.

Ausfluss, der z. B. schleimig, eitrig oder blutig ist, sich bräunlich oder grünlich verfärbt, muss immer ärztlich abgeklärt werden. Die Ursachen können Infektionen mit Bakterien oder Pilzen sein, die das Scheidenmilieu aus dem Gleichgewicht gebracht haben. Auch Mikroorganismen wie *Trichomonas vaginalis* und *Herpes*-Viren sowie andere Erkrankungen können Ausfluss verursachen.

Was tun? Ein auffälliger Scheidenausfluss sollte grundsätzlich von einem Frauenarzt beurteilt werden.

Austrocknung Rund 60% des Körpers bestehen aus Wasser. Das meiste davon ist in den Zellen und im Blut gebunden. Die Abnahme von Körperwasser kann deshalb schnell zu Wasserverlust (Dehydratation) oder Austrocknung (Exsikkose) führen. Ursachen können starke Durchfallerkrankungen, unstillbares Erbrechen oder starkes Schwitzen in Hitzeperioden ohne einen ausreichenden Flüssigkeitsersatz sein. Besonders gefährdet sind ältere Menschen, weil ihr Durstgefühl nachlässt.

Ein einfacher Test lässt Rückschlüsse auf den Flüssigkeitshaushalt zu: Eine hochgezogene Hautfalte, die auf dem Handrücken stehen bleibt, kann ein Zeichen für eine starke Austrocknung sein. Bei extremer Austrocknung drohen Verwirrtheit, Benommenheit, körperliche Schwäche und Krampfanfälle.

Was tun? Ein Erwachsener sollte je nach Aktivität rund 1,5 bis 3 Liter Flüssigkeit am Tag trinken, nach starkem Schwitzen, sportlicher Betätigung oder im heißen Sommer sogar mehr.

Hat man Durst, fehlt dem Körper in der Regel schon mindestens ein Liter Flüssigkeit. Ein «ausgetrockneter» Mensch braucht dringend Wasser. Ist bereits sein Bewusstsein getrübt, muss ein Notarzt gerufen werden. Er wird eine Infusion anlegen.

B

Bandwurm Bandwürmer sind Plattwürmer, die aus Kopf und Gliedern bestehen. Die Träger dieses Parasiten scheiden die Eier mit dem Stuhl aus. Zwischenwirte nehmen diese beim Fressen auf, in ihrem Fleisch oder ihren Organen bilden sich sogenannte Finnen, ein Entwicklungsstadium des Bandwurms. Verzehrt ein Mensch rohes Fleisch, das von Finnen befallen ist, entwickelt sich in seinem Darm ein Bandwurm.

Menschen werden vorwiegend vom Rinder- oder Schweinebandwurm befallen. Schweinebandwürmer sind durch regelmäßige Fleischkontrollen sehr zurückgegangen, Rinderbandwürmer dagegen sind in einigen Regionen wieder auf dem Vormarsch, u. a. auch durch den Verzehr von rohem Fleisch. Die meisten Menschen haben kaum Beschwerden, wenn sie von einem Bandwurm befallen sind. Wechseln Heißhungeranfälle mit Appetitlosigkeit und nimmt jemand trotz regelmäßiger Nahrungsaufnahme ab, kann dies auf einen Wurmbefall hindeuten.

Gefährlich sind Hunde- oder Fuchsbandwürmer, die die Leber oder die Lunge befallen können (*Echinokokkosen*). Sie können ernste Erkrankungen hervorrufen, die in schlimmen Fällen tödlich enden können.

Was tun? Nach dem Streicheln von Hunden muss man sich die Hände waschen. Frische Wald- oder Heidelbeeren dürfen nur gewaschen verzehrt werden, denn sie könnten durch Ausscheidungen von Füchsen verunreinigt worden sein. Haustiere sollten regelmäßig entwurmt werden. Ob ein Bandwurmbefall vorliegt, muss der Arzt durch eine Stuhluntersuchung im Labor untersuchen lassen. Medikamente können nur ausgewachsene Bandwürmer, nicht aber Finnen abtöten.

Bartflechte Die gewöhnliche Bartflechte zeigt sich mit kleinen, entzündlichen Knötchen um den Haarbalg herum. Dabei handelt es sich um eine Entzündung der Barthaarfollikel, meist durch Eitererreger (*Staphylokokken*) oder Fadenpilze (*Trichophyten*) verursacht. Eine Bartflechte tritt gelegentlich auf, wenn das Immunsystem geschwächt ist oder z. B. bei einem Diabetes mellitus.

Was tun? Die Haut sollte nach der Rasur mit Alkohol desinfiziert werden. Auch Pflegeprodukte aus *Propolis* oder Eichenrinde-Umschläge können helfen. In schwereren Fällen wird ein Arzt Antibiotika bzw. Antimykotika (Medikamente gegen Pilze) verschreiben.

Beckenbodensenkung Beckenbodensenkung ist ein Sammelbegriff für das Absinken von Blase, Gebärmutter, Enddarm bzw. des Scheidenstumpfes nach operativer Entfernung der Gebärmutter. Betroffene Frauen ertasten oft zufällig ungewohntes Gewebe am Enddarm oder zwischen den Schamlippen. Eigentliche Ursache ist eine Schwäche der Muskulatur bzw. des Bindegewebes, etwa nach einer Geburt, durch starke körperliche Belastungen, bei Übergewicht oder nach den Wechseljahren.

Was tun? Die Ursache ärztlich abklären lassen. Beckenbodentraining oder Yoga baut ggf. die stabilisierende Muskulatur wieder auf und beugt dabei gleichzeitig einer Inkontinenz im Alter vor.

Beine, geschwollene Geschwollene Unterschenkel können die Vorboten einer Venenentzündung oder von Krampfadern sein. Kribbeln, Stechen oder Jucken in den Beinen sind typisch für eine beginnende Venenerkrankung oder eine Venenschwäche. Manchmal führt auch eine Stauung in den Lymphgefäßen (Lymphödem) zu geschwollenen Beinen, etwa nach einer Entzündung oder Verletzung, aber auch bei einer Krebserkrankung. Auch eine Herzschwäche (Herzinsuffizienz) kann zu Fuß- und Unterschenkel-Schwellungen führen.

Was tun? Die beste Vorsorge gegen venös bedingte «dicke Beine» sind Lauftraining, Wechselbäder und Stützstrümpfe bei langen Reisen, v. a. in beengter Umgebung. Beine bei langen Flügen oder langem Sitzen bewegen und wenn möglich zwischenzeitlich hoch lagern. Auch eine Schilddrüsenunterfunktion kann zu teigigen, verdickten Extremitäten führen (Myxödem). Physiotherapeutische Lymphdrainagen sowie spezielle Salben (z. B. mit Rosskastanien-Extrakten) eignen sich manchmal zur Linderung von Ödemen (nicht des Myxödems). Schwellungen sollten ärztlich untersucht werden.

Beine, offene Unterschenkelgeschwüre (Ulcus cruris) entstehen meist durch einen chronischen Blutstau in den Venen, oft bei Krampfadern. Diese Form von Durchblutungsstörung kann eine Mangelversorgung der Haut zur Folge haben und eine sogenannte Pergamenthaut verursachen. Die Haut verfärbt sich bläulich oder bräunlich, bricht auf und kann sich schmerzhaft entzünden und auch die umliegenden Venen beeinträchtigen.

Was tun? Eine Infektion der Unterschenkelgeschwüre kann durch spezielle Wundpuder oder Salben meist vermieden werden. Offene Beine können mit spezifischen Salben oder naturheilkundlich unter ärztlicher Aufsicht mit zuckerhaltigen Stoffen wie Peru-Balsam oder Honig und/oder mit Eichenrinden-Umschlägen sowie anschließend mit Hamamelis- oder Ringelblüten-Creme behandelt werden.

Druckverbände und viel Bewegung sind sowohl zur Vorbeugung als auch bei akuten Erkrankungen empfehlenswert. Manchmal muss Gewebe operativ entfernt werden.

Bettnässen Die meisten Kinder lernen bis spätestens zum vierten Lebensjahr, ihre Harnblase tagsüber unter Kontrolle zu halten. Sie benötigen dann auch nachts keine Windel mehr. Immer wieder kommt es allerdings auch bei größeren Kindern nachts zu Bettnässen. Meist ist das vollkommen harmlos, vielleicht war der Tag anstrengend, oder es steht ein besonderes Erlebnis bevor: eine Reise, der Wechsel vom Kindergarten in die Schule o. Ä. Psychische Einflüsse, eine angespannte familiäre Situation, kindliche Depressionen, Angst oder ein gestörtes Schlafmuster können jedoch langandauerndes Bettnässen hervorrufen. Selten liegen körperliche Ursachen vor wie z. B. eine Schwäche des Schließmuskels, Veränderungen an den ableitenden Harnwegen, Harnwegsinfektionen oder ein kindlicher Diabetes mellitus (verbunden mit Einnässen tagsüber).

Was tun? Gelegentlichem Bettnässen sollte man mit Gelassenheit begegnen. Wenn das Bett wieder trocken ist – am schnellsten geht das mit einem Handtuch –, schläft das Kind weiter.

Vorübergehend können Hopfen- und/oder Baldrian-Präparate (Kinderdosis beachten!) vor dem Einschlafen zur Entspannung beitragen.

Nässt ein Kind regelmäßig ein, muss der Kinderarzt informiert werden.

Bewusstlosigkeit Im Volksmund spricht man von Ohnmacht oder Kollaps. Gemeint ist eine kurzzeitige Bewusstlosigkeit durch eine verringerte Durchblutung des Gehirns. Diese kann verschiedene Ursachen haben, etwa einen zu niedrigen Blutdruck (Hypotonie) mit plötzlichem Blutdruckabfall, Epilepsie und Krampfanfälle oder Herzrhythmusstörungen mit verlangsamtem (Bradykardie) oder beschleunigtem Herzschlag (Tachykardie).

Was tun? Die Beine des Ohnmächtigen hoch lagern, eventuell Eisbeutel aufs Herz (für zehn Sekunden) und nach chinesischer Lehre kräftig in die Mitte der Oberlippe kneifen. Dauert die Bewusstlosigkeit mehr als ein paar Sekunden, muss der Betroffene unbedingt in die stabile Seitenlage gebracht werden.

Bienenstich Auf Stiche von Bienen, Wespen, Hornissen und sogar Hummeln reagieren Menschen mitunter allergisch. Meist sind die Stiche sehr schmerzhaft. Möglich sind u. a. Schwellungen unterschiedlichen Grades. Außerdem kann es zu einem allergischen Schock mit Luftnot kommen. Wenn der Stich in den Mund bzw. in Lippennähe erfolgt ist oder mehrere Insekten gleichzeitig zugestochen haben, kann man ersticken.

Was tun? Als Sofortmaßnahme mit einer halbierten Zwiebel oder einem Zuckerwürfel auf die Stichstelle drücken und immer wieder kalte Umschläge mit Essig auflegen. Ein steckengebliebener Stachel sollte entfernt werden. Abschwellende oder kühlende Salben, wie z. B. Antihistaminika, möglichst sofort auftragen, ggf. Aloe vera oder Kortisonsalben. Bei Stichen in der Mundhöhle oder im Gesicht (Augenbereich) sollte man am besten so schnell wie möglich zum Arzt gehen. Kommt es infolge einer Allergie zu einem anaphylaktischen Schock (Kreislaufzusammenbruch, Atemnot), muss ein **Notarzt**

gerufen und Notfallmaßnahmen ergriffen werden. (→ Notfallmaßnahmen)

Bindehautentzündung → II, Kapitel 9.2 Augenerkrankungen

Blähungen Während der Verdauung entstehen im Darm Gase, die dem Enddarm mehr oder weniger geräuschvoll entweichen. Ein kleiner «Pups» ist normal, auch der unangenehme Geruch. Stark blähende Speisen sind z. B. Bohnen, Kohl, Zwiebeln, Schweinefleisch und frisches Brot. Auch kohlensäurehaltige Getränke oder allzu ballaststoffreiche Nahrungsmittel blähen. Entzündungen des Magens oder Darms (z. B. Reizmagen oder Reizdarm), Funktionsstörungen der Bauchspeicheldrüse oder eine Veränderung der Darmflora nach einseitiger Ernährung verursachen «Darmwinde», wie Blähungen vornehm auch genannt werden. Gelegentlich rufen Medikamente als Nebenwirkung Blähungen hervor.

Was tun? Bewegung hilft immer. Kümmel, Fenchel oder Anis wirken gut, als Gewürz oder als Tee aufgegossen. Ein Glas stilles Wasser, vor dem Essen getrunken, beruhigt den Darm. Bauchschmerzen, die durch Blähungen hervorgerufen werden, lassen sich durch eine sanfte Bauchmassage mit Kümmel- oder Melissenöl oder eine warme Wärmflasche lindern. Wer oft unter Blähungen leidet, sollte sich mehr Zeit zum Essen nehmen, gut kauen und Gemüse bevorzugt gedünstet essen. Kümmelöl oder *Simethicon*-Tropfen helfen meist gegen akute Blähungen. Bei einer Weizen-Unverträglichkeit sollte man auf Dinkel oder Roggen umstellen. Bei Laktose-(Milchzucker-)Unverträglichkeit sind Schaf-, Ziegen-, Soja- oder Mandelmilch sowie deren Produkte empfehlenswert.

Chronische Blähungen gehören in ärztliche Behandlung.

Blinddarmentzündung (Appendizitis) Als Blinddarm bezeichnet man den sogenannten Wurmfortsatz (Appendix) des Dickdarms im rechten Unterbauch. Er liegt direkt unterhalb der Stelle, an der der Dünndarm in den

Dickdarm mündet. Betroffene haben meist plötzliche heftige Bauchschmerzen mit Druckschmerz im rechten Unterbauch, oft gepaart mit Erbrechen oder Durchfall, Fieber und einer Erhöhung der weißen Blutkörperchen.

Die Ursachen einer Blinddarmentzündung sind nicht wirklich bekannt. Zum Glück muss nicht in jedem Fall operiert werden. Eine Blinddarmentzündung muss man dennoch sehr ernst nehmen und von einem Arzt genau beobachten lassen. Denn manchmal kann ein vereiterter Blinddarm aufbrechen und Infektionen in der Bauchhöhle hervorrufen. Diese können lebensbedrohlich werden.

Was tun? Der Arzt entscheidet, ob operiert werden muss – wegen der möglichen ernsten Komplikationen oft lieber früher als zu spät. Die Operation ist ein kurzer Routineeingriff.

Bluterbrechen Spucken bzw. Erbrechen größerer Mengen von frischem Blut kann durch aufgeplatzte Krampfadern der Speiseröhre hervorgerufen werden. Diese entstehen durch einen Überdruck im Lebervenen-Kreislauf, oft ausgelöst durch eine Leberzirrhose. Denkbar sind als Ursache auch Blutungen aus dem Nasen-Rachen-Raum, z. B. nach einem Zungenbiss bei einem Krampfanfall, oder Tumoren.

Ein Magen- oder ein Zwölffingerdarmgeschwür kann aufbrechen und ebenfalls bluten. Im Kontakt mit der Magensäure färbt sich das Blut allerdings schwarz. Wird es erbrochen, sieht es aus wie (bröckeliger) Kaffeesatz, darum spricht man von «Kaffeesatzerbrechen». Mehr in → 11, Kapitel 2.

Was tun? Bluterbrechen ist eine lebensbedrohliche Notfallsituation. Sofort den **Notarzt** rufen!

Bluterguss (Hämatom) Ein Bluterguss entsteht bei einer Verletzung. Blut fließt aus einem geschädigten Blutgefäß in das umliegende Gewebe. Das angestaute Blut drückt auf das Gewebe und reizt die Schmerznerven. Der Bluterguss, auch Hämatom genannt, verfärbt sich über die Zeit seines Abbaus mit Farbvariationen über Blau, Lila, Grün, Gelb/Orange. Große Blutergüsse, wie sie im Gehirn nach einem Unfall auftreten, sind lebensgefährlich.

Was tun? Sofort die betroffene Region mindestens zehn Minuten unter leichtem Druck mit Eis kühlen. Das Eis darf allerdings nicht direkt auf die Haut gelegt werden, sondern sollte in einen Beutel oder ein Handtuch eingewickelt werden. Danach kühlende Umschläge mit Heilerde und/oder Arnika-Extrakten oder Essig auflegen. Später können elastische Salbenverbände mit Arnika-, Beinwell- oder gerinnungshemmenden und schmerzstillenden Bestandteilen (Sportsalben) aufgetragen werden. Extremität am Anfang hoch lagern.

Bei starken Kopfverletzungen immer den **Notarzt** rufen oder ins Krankenhaus!

Bluthusten Wird beim Husten Blut gespuckt, deutet dies meist auf eine schwere Erkrankung hin. Ursache kann eine Tuberkulose, Lungenkrebs, eine Lungenembolie oder eine Herzschwäche sein. Mitunter wird Blut aber auch bei Nasenbluten abgehustet.

Was tun? Hustet jemand Blut, muss der **Notarzt** gerufen werden.

Blut im Harn Die Ausscheidung von Blut im Urin wird auch Hämaturie genannt. Ist das Blut im Harn sichtbar, weist dies auf eine erhebliche Schädigung im Bereich der ableitenden Harnwege hin. Der nur mikroskopisch sichtbare oder labortechnische Nachweis roter Blutkörperchen im Urin kann auf eine Nierenentzündung, Harnsteine, Nieren- oder Blasenkrebs, eine entzündliche Harnröhrenverengung oder eine Prostataerkrankung hindeuten.

Was tun? Blut im Urin ist ein Grund für einen sofortigen Arztbesuch.

Blut im Stuhl Rot oder schwarz gefärbter Stuhl kann auf eine Blutung hindeuten. Rote Stühle weisen auf Blutungsquellen aus dem Dickdarm hin: Häufig sind es Hämorrhoiden, die dann eine Blutauflage auf dem Stuhl bewirken oder das Toilettenpapier blutig einfärben. Auch Tumoren, Dickdarmentzündungen, Geschwüre und schwere Durchfälle (z. B. bei Typhus oder Ruhr) machen den Stuhlgang blutig. Schwarz gefärbte Stühle weisen auf Blutungsquellen im oberen Magen-Darm-Trakt hin.

Was tun? Bei Blut im Stuhl muss ein Arzt aufgesucht werden. Achtung: Manchmal färbt auch der Verzehr von roter Bete den Stuhl rot.

Blutungen Die Stärke einer Blutung hängt stark vom Durchmesser des verletzten Gefäßes, der Größe der Verletzung und der Lage der Wunde zum Herzen ab. Herabhängende Gliedmaßen können lebensbedrohlich bluten. Der Austritt von Blut aus den Gefäßen führt zur sogenannten Hämorrhagie. Bei Verletzungen von Venen ist das austretende Blut dunkel, bei Verletzung von Schlagadern (Arterien) spritzt hellrotes Blut heraus.

Was tun? Eine sickernde Blutung sollte hoch gelagert werden. Das reinigt die Wunde, die Blutung stoppt nach einigen Minuten von selbst. Danach die Wunde mit Alkohol oder jodhaltigen Lösungen desinfizieren und steril verbinden. Eine spritzende oder klaffende Wunde dagegen ist ein Notfall, sie muss abgedrückt und ärztlich versorgt werden. Der Arzt muss auch den Tetanusschutz überprüfen.

Blutvergiftung Eine «Blutvergiftung» wird meist über einen roten Streifen unter der Haut sichtbar, der sich an der Innenseite eines Arms oder Beins aufwärts und dann in Richtung Körpermitte fortsetzt. Die volkstümlich als Blutvergiftung bezeichnete Erscheinung ist in Wirklichkeit eine Entzündung der Lymphbahnen durch eine Infektion mit Bakterien oder Pilzen. Die Lymphknoten in der Umgebung sind geschwollen und druckschmerzhaft. Wird die «Blutvergiftung» nicht umgehend behandelt, kann es zu einem Lymphstau mit Schwellung des betroffenen Gewebes kommen. Die gefährlichste und lebensbedrohliche Komplikation kann eintreten, wenn die entzündete Lymphflüssigkeit in die Blutbahn gelangt. Dann kann urplötzlich eine Infektion des gesamten Körpers entstehen (Sepsis), weil dieser mit Bakterien (Bakteriämie), Pilzen oder mit Giften (Toxämie)

überschwemmt wird. Symptome sind ein plötzlich sehr niedriger Blutdruck und starkes Unwohlsein, eine sehr flache Atmung sowie Benommenheit oder Bewusstlosigkeit.

Was tun? Bei Verdacht auf eine «Blutvergiftung» muss sofort einen Arzt oder ein Krankenhaus aufgesucht werden. Dort wird der Betroffene als Notfall und mit Breitband-Antibiotika oder Antimykotika (Anti-Pilz-Medikamenten) behandelt.

Brechdurchfall → II, Kapitel 2.3 Magen-Darm-Infektionen

Brechen (Erbrechen) Plötzliches Entleeren des Mageninhaltes durch den Mund bezeichnet man als Erbrechen oder «Sichübergeben». Dies kann viele Ursachen haben: Infektionen (z. B. *Noro*- oder *Coxackie*-Virus, Typhus), Magenschleimhautentzündung (Gastritis), Magengeschwüre oder Verschlüsse des Magenausgangs bzw. des Darms. Weitere Ursachen von Erbrechen können Vergiftungen durch verdorbene Nahrungsmittel, Medikamente, Alkohol oder Chemikalien sein, aber auch Gallen- bzw. Nierensteine.

Was tun? Grundsätzlich gilt: Bei Erbrechen oder Brechreiz einen beruhigenden Tee (z. B. Kamille) und Weißbrot oder Salzstangen (wegen der Mineralzufuhr) langsam essen. Es erbricht sich «besser», wenn der Magen ein wenig gefüllt ist. Sonst kommt es nach mehrmaligem Würgen zum Erbrechen von bitterer Gallensäure. Kleinkindern sollten nach häufigem Erbrechen während oder nach einer Infektion Mineralien mit viel Flüssigkeit zugeführt werden. Sie sind z. B. als Pulver in der Apotheke erhältlich.

Hält das Erbrechen an, muss zügig ein Arzt aufgesucht werden. Als Faustformel zur Mineralien-/Energiezufuhr für den Erwachsenen gilt: ein Teelöffel Salz und ein Esslöffel Zucker auf einen Liter Wasser.

Brechsucht (Ess-Brech-Sucht/Bulimie) Die Erkrankung ist durch wiederholte Attacken von Heißhunger («Fressattacken») gekennzeichnet, meist gefolgt von selbst herbeigeführtem

Erbrechen. Häufig werden Nahrungsmittel gewählt, die ansonsten eher tabu sind, also Fett- und Kohlenhydratreiches. Pro Attacke können bis zu 50 000 Kalorien aufgenommen werden. Die Häufigkeit der Fress- und Brechattacken reicht von ein- bis zweimal pro Woche bis hin zu 20-mal am Tag. Ebenso variabel ist auch die Dauer einer einzelnen Attacke. Zum Erbrechen kann es aber auch nach dem Essen einer «normalen» Mahlzeit kommen.

Meist spielen sich die Attacken in aller Heimlichkeit ab und werden vom Partner oder von Familienangehörigen oft nicht oder sehr spät wahrgenommen. Die Bandbreite der beteiligten Gefühle des Betroffenen («Ich könnte dich fressen!» – «Du bist zum Kotzen!») ist eindrucksvoll: Höchste Befriedigung und tiefe Niedergeschlagenheit sowie ein Gefühl des Versagens können sich abwechseln.

Meist folgt ein tiefes Schamgefühl auf eine Attacke, ein wesentlicher Grund, die Erkrankung auch vor den besten Freunden zu verstecken. «Mundraub» aus den Familienvorräten und Schulden für den Kauf riesiger Lebensmittelmengen sind an der Tagesordnung. Das Körpergewicht der an Bulimie Erkrankten kann zwischen Untergewicht und leichtem Übergewicht schwanken. Meist sind Mädchen oder Frauen betroffen. Ständiges künstliches Erbrechen und die übermäßige Einnahme von Abführmitteln führen zu ernsthaften Stoffwechselentgleisungen. Störungen des Flüssigkeitshaushaltes und Kaliummangel sind nicht selten. Bei einer Bulimie kann es durch die großen Nahrungsmengen zu einer Magenerweiterung kommen.

Was tun? Die Aufnahme in eine Spezialklinik ist unbedingt erforderlich. Wichtig sind eine klare Diagnose und dann eine fachgerechte Behandlung der vorliegenden seelischen Störung.

C

Cholera Cholera ist eine schwere Durchfallerkrankung, die unbehandelt nicht selten tödlich endet. Ausgelöst wird sie durch Bakterien mit dem Namen *Vibrio cholerae*, die meist durch fäkalienverseuchtes Trinkwasser übertragen werden. Der Durchfall wird nicht durch die Bakterien selbst verursacht, sondern durch ihre Stoffwechselprodukte.

Charakteristisch für Cholera sind plötzlich einsetzende Durchfälle, die wegen ihrer wässrigen Konsistenz auch Reiswasserstühle genannt werden. Hinzu kommen meist Übelkeit und mitunter Erbrechen.

Auf Grund der Durchfälle können pro Tag bis zu 20 Liter Flüssigkeit sowie große Mengen von Mineralien (Elektrolyten) verlorengehen. Dadurch kann es zu Muskelkrämpfen, einer Stoffwechselentgleisung und sogar zum Kreislaufschock kommen.

Was tun? Die Behandlung bei Cholera besteht aus dem schnellen Ersatz der verlorenen Flüssigkeit und der Mineralien (z. B. durch eine Trinklösung oder eine Infusion).

Cholera tritt häufig in Ländern auf, in denen das Trinkwasser verunreinigt ist. In Deutschland ist die Erkrankung selten. Die beste Vorbeugung besteht darin, auf Reisen in Risikogebiete stets die Lebensmittelhygiene im Auge zu behalten und z. B. nur gefiltertes oder abgekochtes Trinkwasser zu verwenden.

Eine Impfung ist möglich, ihre Wirkung gilt aber als nicht hundertprozentig zuverlässig. Sie wird von keinem Land verlangt.

D

Darmverschluss Bei einem Darmverschluss ist der Darm vollständig blockiert, Stuhlgang ist unmöglich. Ursachen können eine Darmlähmung, ein mechanischer Verschluss von Darmschlingen durch Tumoren oder Fremdkörper oder ein eingeklemmter Leisten- oder Nabelbruch sein. Die Folge sind meist kolikartige Bauchkrämpfe, stärkste Abwehrspannung des Bauches, Erbrechen und eine Veränderung des Allgemeinzustandes bis hin zum Schock.

Was tun? Es handelt sich um einen Notfall! Innerhalb weniger Stunden muss operiert werden, sonst könnte ein Teil des Darmes absterben und/oder «durchbrechen». Dabei würde sich der Darminhalt in den gesamten Bauch ergießen. Eine lebensbedrohliche Bauchfellentzündung (Peritonitis) wäre die Folge.

Bei außergewöhnlich heftigen Bauchkrämpfen sollte man sofort einen Arzt aufsuchen oder den Notarzt rufen.

Dekubitus (Druckgeschwür) Geschwüre in der Haut und im Unterhautfettgewebe nennt man Dekubitus. Sie können durch dauerhaften Druck auf eine bestimmte Stelle ausgelöst werden, z. B. bei Rollstuhlfahrern, durch eine lange Bettlägerigkeit oder schlecht sitzende Gipsverbände. Meist ist das Gesäß bzw. die Haut über dem Kreuzbein betroffen. Auch die kleinste Druckstelle bei Bettlägerigen oder Rollstuhlfahrern muss ernst genommen werden, da sie sich sehr schnell entzünden und zu einem Dekubitus heranwachsen kann. Ein Dekubitus ist leider sehr unangenehm für die Betroffenen, ist schmerzhaft und schwer zu heilen.

Was tun? Vorbeugend helfen ein häufiger Lagewechsel, Unterpolsterung mit Schwimm- oder Gummiringen oder Kissen sowie die Lagerung auf einer speziellen Matratze. Antientzündliche oder zuckerhaltige Salben sowie auch spezielle Sitzbäder, Umschläge oder spezielle Vakuumpflaster (die jedoch der Arzt anlegen muss) können für Linderung sorgen. Manchmal sind Operationen oder Muskel- bzw. Hauttransplantationen erforderlich.

Diphtherie (auch: Rachenbräune) ist eine meldepflichtige Erkrankung, die wegen Impfmüdigkeit und zu geringer Aufklärung leider wieder zunimmt (vorwiegend noch in Russland und den Tropen). Es handelt sich um eine schwere Infektionskrankheit mit einer Inkubationszeit von zwei bis fünf Tagen, die lebensbedrohlich werden kann. In Hals, Mandeln, Nase, Rachen oder Kehlkopf sind hautartige, fest haftende Membranen sichtbar. Giftstoffe, die von den Diphtheriebakterien gebildet werden, können den Organismus schädigen, v. a. das Herz und das Nervensystem.

Was tun? Bei heftigen, anhaltenden Halsschmerzen muss ein Arzt aufgesucht werden.

Liegt eine Diphtherie vor, wird der Betroffene im Krankenhaus auf einer Spezialstation mit Antibiotika und ggf. Antitoxinen behandelt.

Dreitagefieber Eine meist banale Herpes-Virus-Erkrankung im Kleinkindalter. Die Inkubationszeit beträgt sieben Tage. Ein Erkrankungszeichen ist plötzlich ansteigendes hohes Fieber bis 40 °C, das nach drei Tagen zurückgeht. Husten, Schnupfen oder eine Halsentzündung können die Erkrankung begleiten. Zudem zieht sich über den ganzen Rumpf ein den Röteln ähnlicher, feinfleckiger Ausschlag. Vom Erkrankungsbeginn bis zum Auftreten des Ausschlags ist Dreitagefieber ansteckend. Danach klingt die Erkrankung rasch wieder ab und hinterlässt meist eine lebenslange Immunität.

Was tun? Wegen der lang anhaltenden hohen Temperatur besteht das Risiko eines Fieberkrampfes. Deshalb ist es sinnvoll, das Fieber mit Wadenwickeln zu senken.

Durchfall → II, Kapitel 2.3 Magen-Darm-Infektionen

Durchfall ist ein Symptom, das eine Stuhlentleerung bezeichnet, die häufiger als dreimal täglich stattfindet. Die Stuhlbeschaffenheit ist flüssig, die Stuhlmenge oft erhöht.

Was tun? Bei gesunden Erwachsenen dauern Durchfälle oft nur wenige Tage und sind meist harmlos.

E

Eiter Eine Mischung aus Bakterien (selten Viren), weißen Blutkörperchen, Lymphe und Zelltrümmern wird Eiter genannt. Dieser kann je nach Bakterienart unterschiedliche Farbspektren annehmen: weißgelb, gelbgrün bis blaugrün. Eiterherde können sich abkapseln und zu → Abszessen führen (→ Furunkel) oder sich unter der Haut (Phlegmone) bzw. im Nagelbett oder unter den Nägeln (Panaritium) ausbreiten.

Was tun? Eiterherde müssen je nach Ursache ärztlich behandelt werden, oft mit Antibiotika, bisweilen durch eine operative Entfernung. Im Gesicht sollten nur Hautärzte oder Chirurgen einen Eiterherd entfernen. Naturheilkundlich werden bei kleineren Eiteransammlungen oder Abszessen «Zugsalben» angewendet.

Heiße Breiumschläge, häufig erneuert, können ebenfalls helfen: Dafür z. B. 50 Gramm Königskerzenblätter, 50 Gramm Eibischblätter und 200 Gramm Leinsamen mischen. Fünf Esslöffel davon bei geringer Hitze fünf Minuten lang in etwas Wasser zu Brei eindicken lassen.

Enzephalitis Bei einer Enzephalitis ist das Hirngewebe entzündet (im Unterschied zur → Meningitis). Sie ist fast immer auf eine Virusinfektion zurückzuführen. Bestimmte Viren können von Zecken übertragen werden (sogenannte Frühsommer-Meningo-Enzephalitis/FSME). Säuglinge, Kinder und junge Erwachsene sowie Menschen mit einem geschwächten Immunsystem sind besonders gefährdet. Zeckenbisse können aber auch eine Bakterienart namens *Borrelien* übertragen, die eine bakterielle Enzephalitis auslösen können.

Anfangs treten allgemeine, grippeartige Symptome wie Kopfschmerzen, Fieber und Abgeschlagenheit auf, später entstehen zusätzlich die speziellen Beschwerden der Gehirnentzündung, wie Lähmungen von Armen, Beinen oder Augenmuskeln, Sprachstörungen, Übelkeit und Erbrechen sowie plötzliche Konzentrations- und Gedächtnisstörungen. Auch auffällige Stimmungsschwankungen, Orientierungsverlust, Halluzinationen, Krampfanfälle, Bewusstlosigkeit oder Verwirrtheit können auftreten.

Was tun? Beim leisesten Verdacht sofort einen Arzt aufsuchen. Zur Diagnose der Enzephalitis wird dieser zunächst nach allgemeinen Erkrankungen, Virusinfekten, Zeckenbissen, Urlaubsreisen, Kontakt zu Tieren oder anderen Menschen mit einer Gehirnentzündung fragen. Eine neurologische Untersuchung lässt Rückschlüsse auf das Ausmaß der Entzündung zu. Viele Erreger einer Enzephalitis lassen sich allerdings entweder gar nicht oder erst Tage oder Wochen nach den ersten Symptomen nachweisen, was die gezielte Behandlung erschwert.

Eine vorbeugende Impfung gegen Masern, Mumps, Röteln, Kinderlähmung und ggf. FSME kann lebenswichtig sein! Die Website des Robert-Koch-Instituts informiert zeitnah über Gebiete in Deutschland, in denen eine Impfung gegen FSME empfohlen wird. Reisenden nach Südostasien wird geraten, sich zuvor gegen Japanische Enzephalitis impfen zu lassen.

Epilepsie Krämpfe, die im Gehirn entstehen und meist mit Muskelzuckungen oder Empfindungsstörungen einhergehen, werden als epileptische Krämpfe oder zerebrale Krampfanfälle bezeichnet.

Eine Epilepsie, im Prinzip eine seltene Erkrankung, tritt meist schon im Kindes- oder Jugendalter auf. Während eines Anfalls ist die elektrische Aktivität in bestimmten oder allen Abschnitten des Gehirns gestört. Einfache Anfälle gehen mit einem Zucken eines Körperabschnittes einher, schwere meist zusätzlich mit Bewusstseinsverlust und Krämpfen am ganzen Körper. Epileptiker berichten außerdem oft von einer «Aura», einem unbestimmten «Vorausgefühl», das vor einem Anfall auftritt.

Was tun? Der Erkrankte sollte gut beobachtet und seine Umgebung so gesichert werden, dass er sich beim Sturz nicht verletzen kann. Vorsicht sollte man v. a. bei Treppen, scharfen Kanten oder Heizungen walten lassen. Schlimmstenfalls muss der Epileptiker einen Sturzhelm tragen. Bei einem epileptischem Anfall sollte ein Mundkeil oder starkes Gummi (zur Not auch ein Geldbeutel) in den Mund geschoben werden, damit die Zunge im Rahmen des Krampfes nicht abgebissen wird. Danach sollte sofort der Notarzt benachrichtigt werden.

Ermüdungsbruch Ungewohnt hohen Belastungen oder einer kurzfristigen Steigerung des Trainingspensums hält ein Knochen nur in gewissen Grenzen stand – bis es schließlich aus «Ermüdung» zu einem meist haarfeinen Bruch kommt. Betroffene erinnern sich später oft an einen solchen Moment: Da war plötzlich etwas anders als sonst.

Typische Zeichen für einen Ermüdungsbruch sind Schmerzen bei Belastung, erst später kommt ein Dauerschmerz hinzu. Bei Läufern ist meist der Mittelfußknochen oder das Schienbein betroffen.

Was tun? Zeigt sich ein solcher Belastungsschmerz, z. B. während des Laufens, sollte eine Pause gemacht werden. Treten die Schmerzen weiterhin auf, besteht die zweite Alternative darin, einen anderen Schuh auszuprobieren. Ändert auch das nichts, ist der Weg zum Arzt Pflicht – ein Ermüdungsbruch ist dann wahrscheinlich. Allerdings sind selbst im Röntgenbild die feinen Knochenrisse nicht immer zu sehen. Ggf. muss deshalb eine Kernspintomographie (MRT) Klarheit bringen. Die Therapie hängt von der Art und dem Umfang des Bruchs ab. In vielen Fällen sind eine Sportpause und Physiotherapie ausreichend.

F

Fieber Fieber aktiviert Abwehrmechanismen des Körpers und ist deshalb keine Erkrankung, sondern eine Abwehrreaktion. Etwa ab 38 °C Körpertemperatur wird die Vermehrung von Viren gehemmt. Häufig geht Fieber mit Gelenk-, Muskel- und Kopfschmerzen einher. Der schnelle Temperaturanstieg führt zu Schüttelfrost.

Körpertemperatur, erhöhte	Über 37 bis 38 °C
Leichtes Fieber	Bei 38 bis 38,9 °C
Hohes Fieber	Ab 39 °C
Lebensgefahr	Über 42 °C werden Eiweiße im Körper abgetötet

Was tun? Bettruhe ist erforderlich, bis man sicher (etwa drei Tage) fieberfrei ist. Wichtig ist auch Trinken, wobei die Flüssigkeit etwa Zimmertemperatur haben sollte (kühlt zusätzlich). Kindern und älteren Menschen muss unter Umständen löffelweise Wasser oder Tee eingeflößt werden. Gut vertragen wird meist eine betont leichte Kost wie z. B. eine Reissuppe oder Brühe.

Wadenwickel können helfen, Fieber zu senken. Fiebersenkende Mittel sollten nur in Rücksprache mit einem Arzt eingenommen werden. Fieber ab 40 °C oder Fieber bei gefährdeten oder geschwächten Personen gehört immer in ärztliche Behandlung.

Fieberkrampf Fieberkrämpfe sind die häufigsten Krämpfe bei Kindern. Meist ist der ganze Körper betroffen. Die Kinder können zudem blau oder blass werden, die Atmung ist oft gepresst. Fieberkrämpfe haben mit einer Epilepsie nichts zu tun und hinterlassen keine Schäden. Meist ist ein harmloser fieberhafter Infekt der oberen Luftwege oder eine Mittelohrentzündung die Ursache des Fiebers. Fieberkrämpfe treten dann bei rasch ansteigender Temperatur auf, insbesondere wenn die Körpertemperatur 39 °C überschreitet.

Am häufigsten betroffen sind Kinder um den 14. bis 18. Lebensmonat. Vor dem neunten Lebensmonat und nach dem fünften Lebensjahr sind Fieberkrämpfe selten. Insgesamt haben rund 4 % aller Kinder einmal einen Fieberkrampf, fast die Hälfte von diesen dann aber durchaus mehrere.

Was tun? Auch wenn Fieberkrämpfe grundsätzlich eher harmlos sind, muss immer umgehend ein Arzt bzw. eine Kinderklinik aufgesucht werden. Bei jedem Fieberkrampf muss eine ernste Erkrankung anderer Art mit Sicherheit ausgeschlossen werden.

Furunkel Ein eitriger Abszess als Folge einer bakteriellen Infektion an einer Haarwurzel wird Furunkel genannt. Sind mehrere Haarbälge entzündet, entsteht ein → Karbunkel. Ein Furunkel hat eine rote bis blaurote Farbe, ist warm und erhaben, die Umgebung ist meist rot geschwollen, die Spitze oft gelblich. Meist tritt ein Furunkel im Gesicht, im Nacken, an den Schultern oder am Gesäß auf.

Was tun? Furunkel und Karbunkel sollten nicht selbst ausgedrückt, sondern ärztlich behandelt werden. Erhöhte Vorsicht gilt bei Furunkeln im Gesicht, da eine Eiterverschleppung über die Blutvenen ins Gehirn zu einer →Meningitis führen kann. Furunkel können eine →Blutvergiftung nach sich ziehen. Häufig wiederkehrende Furunkel oder Karbunkel weisen auf eine Abwehrschwäche oder Diabetes mellitus hin.

Fußschweiß Fußschweiß riecht unangenehm und kann ein idealer Nährboden für Pilze sein.

Was tun? Wechselbäder und häufiges Waschen können helfen. Wollstrümpfe (v. a. die verfilzten) ebenso: Sie saugen Schweiß viel besser auf als Baumwollstrümpfe. Zwischen den Zehen sollte stets sorgfältig abgetrocknet oder die Füße sogar geföhnt werden. Spezialpuder zum Trocknen oder zur Geruchsbindung können ebenfalls sinnvoll sein. Außerdem sollte man möglichst viel barfuß oder in Flipflops (mit Bastgeflecht) laufen und Schuhe mit Kunststoffen (z. B. Sportschuhe) im Alltag meiden.

G

Gehirnerschütterung (Schädel-Hirn-Trauma)
Was umgangssprachlich Gehirnerschütterung genannt wird, ist im medizinischen Sinne ein leichtes Schädel-Hirn-Trauma. Charakteristisch ist eine kurze Bewusstlosigkeit. Dabei kommt es zu einer vorübergehenden Störung der Hirnfunktion, selten zu dauerhaften Schäden im Gehirn. Allerdings können auch Monate nach dem Unfall Kopfschmerzen, Schwindel und Konzentrationsstörungen auftreten. Oft haben Betroffene zudem keine Erinnerung an den Unfall.

Was tun? Sehr wichtig bei einem Schädel-Hirn-Trauma ist schnelle Erste Hilfe:
- Den Verletzten so wenig wie möglich bewegen. Bei Bewusstlosigkeit in die stabile Seitenlage bringen, damit er nicht an Erbrochenem, Schleim oder an der eigenen Zunge erstickt (→ S. 579).
- Hilfe rufen und Arzt benachrichtigen!
- Den Verletzten warm halten. Bewusstsein und Atmung ständig kontrollieren.
- Bei Atemstillstand mit Mund-zu-Mund-Beatmung beginnen.

Auch nach einer überstandenen Bewusstlosig-keit sollte ein Arzt oder eine Klinik aufgesucht werden. Es ist wichtig, das genaue Ausmaß der Verletzung feststellen zu lassen – auch wenn es dem Verletzten scheinbar wieder gutgeht. Besonders folgende Alarmsignale machen einen sofortigen Arztbesuch notwendig.

Der Betroffene:
- reagiert nicht mehr auf Kontaktversuche,
- wird schläfrig, nachdem er bereits wieder aufgewacht war,
- verspürt Übelkeit oder muss sich erbrechen,
- ist verwirrt und orientierungslos,
- hat sechs bis zwölf Stunden nach dem Unfall erneut Beschwerden.

Meist heilt ein leichtes Schädel-Hirn-Trauma folgenlos aus. Auch Konzentrationsstörungen oder leichte Wesensveränderungen wie Depressionen lassen meist nach wenigen Tagen nach. In bis zu 20 % der Fälle entsteht ein posttraumatisches Syndrom. Dabei kommt es u. a. zu dumpfen, drückenden Kopfschmerzen, einer depressiven Verstimmung und zu verminderter Leistungsfähigkeit. In einem solchen Fall sollte ebenfalls der Arzt aufgesucht werden.

Gelbfieber Gelbfieber ist eine Viruserkrankung, die durch den Stich einer Mücke oder anderer Insekten in tropischen Regionen übertragen werden kann. Die Krankheit geht einher mit hohem Fieber, Erbrechen, Gelbsucht, starken Kopf-, Rücken- oder Gelenkschmerzen, etwa 50 % der Erkrankten sterben.

Was tun? Sofort ins Krankenhaus. Strenge Bettruhe einhalten und allgemeine Maßnahmen wie bei einer →Grippe anwenden. Antibiotika helfen nicht, Immuntherapeutika wird der Arzt – falls nötig – einsetzen. Die Ärzte in den Tropenländern verfügen zusätzlich häufig auch über einen Wissensschatz traditioneller Heilverfahren.

Empfohlen: Schutzimpfung mindestens zehn Tage vor Urlaubsantritt! Die Immunität hält bis zu 30 Jahre an. Leichtsinnig ist es, ohne Impfschutz in gefährdete Gebiete zu reisen.

Gelbsucht Eine Gelbfärbung der Augen, der Haut und der Schleimhaut deuten auf eine

Gelbsucht (Ikterus) hin. Diese wird durch den Austritt von Gallenfarbstoffen (Bilirubin) aus dem Blut in die Haut hervorgerufen. Eine Gelbsucht kann durch Viren ausgelöst werden, z. B. durch Gelbfieber-Viren, oder im Rahmen einer Hepatitis entstehen. Auch eine Vergiftung mit Pilzen, manche Medikamente sowie Gallenblasenerkrankungen können eine Gelbsucht verursachen.

Was tun? Die Ursache einer Gelbsucht muss umgehend von einem Arzt geklärt werden. Zur Vorbeugung gegen Gelbfieber und Hepatitis ist eine Impfung dringend empfohlen.

Gelenkschmerz → II, Kapitel 5.4 Arthrose; → Arthritis

Gerstenkorn Ein Gerstenkorn ist eine punktuelle Entzündung des Augenlides, meist hervorgerufen durch eine eitrige Infektion einer Schweißdrüse. Als Folge kapselt sich ein kleiner Abszess ab, der wie ein Korn aussieht. Oft entzündet sich auch das ganze Augenlid mit.

Was tun? Kompressen mit Eichenrinden-Extrakt und trockene Wärme durch Rotlicht können als erste Maßnahme helfen, jeweils 15 Minuten täglich.

Nehmen die Schmerzen oder die Bindehautentzündung zu, sollte der Augenarzt aufgesucht werden. Er kann eine antibiotische Salbe oder Augentropfen verordnen.

Vorsicht bei der Verwendung von Wimperntusche. Die Infektion könnte auf das andere Auge übertragen werden. Häufig wurden die Erreger der Entzündung durch Wimperntusche sogar erst ans Augenlid gebracht. Die Wimperntusche sollte deshalb nicht mehr verwendet werden.

Geschwür (Ulcus) Wenn sich oberflächlich Schleimhaut oder Haut entzündet und das Gewebe zunehmend zerstört wird, Eiter absondert oder blutet, ist ein Ulcus entstanden.

Ursache dieses Geschwürs können Entzündungen, Abschürfungen, Durchblutungsstörungen, Verätzungen, radioaktive Schädigungen oder Tumoren sein. Geschwüre können überall auftreten: im Magen oder Darm, als Druckgeschwür am Gesäß oder Rücken (→ Dekubitus), als offenes Bein bei chronischen Venenstauungen, als schmerzhafte → Aphthe im Mund oder bei Geschlechtskrankheiten. Aber auch an der Hornhaut im Auge oder nach Bestrahlungen können Geschwüre auftreten.

Was tun? Geschwüre müssen in jedem Fall ärztlich untersucht werden. Der Arzt wird je nach Art der Erkrankung unterschiedlich behandeln.

Gicht Die Gicht (Urica) befällt fast nur Männer. Frauen bekommen praktisch nie eine Gicht und wenn, dann erst im höheren Lebensalter. Häufig wird die Gicht durch den Befall zunächst eines Gelenkes auffällig, meist ist es das Großzehengrundgelenk (→ Arthritis). Starke Schmerzen schon bei kleinsten Berührungen, verbunden mit einem rotblau verfärbten Gelenk und oft Fieber, sind die Symptome. Ursache der Gicht ist eine Störung des Eiweißstoffwechsels mit einem gehäuften Anfall von Harnsäure im Blut. Diese kann sich als Kristalle an Gelenken, Sehnen, in Weichteilgewebe (Gichtknoten) oder in den Nieren ablagern.

Gicht ist eine Stoffwechselstörung, auch ein Risikofaktor für eine Gefäßverkalkung (Arteriosklerose). Wenn die erhöhte Konzentration von Harnsäure auch nach dem in der Regel schnell abklingenden Gelenkschmerz nicht behandelt wird, kommt es immer wieder zu Attacken. Außerdem können dann früher oder später Harnsäuredepots in den Ohren sowie Nierensteine aus Harnsäurekristallen entstehen.

Was tun? Gicht muss von einem Arzt behandelt werden. Neben der medikamentösen Behandlung z. B. mit einem sogenannten Colchizin-Präparat und einer schmerztherapeutischen Behandlung werden abschwellende Maßnahmen mit kühlenden Essigumschlägen oder Quarkwickeln kombiniert. Lokale Behandlung mit einer antientzündlich wirkenden Salbe (z. B. mit *Propolis*), Akupunktur und ggf. spezielle Eigenblut-Injektionen mit individuellen antientzündlichen Bestandteilen können sinnvoll sein. Gichtknoten können mit einer Beinwellsalbe behandelt werden.

Grundsätzlich muss zudem der Harnsäurespiegel im Blut normalisiert werden, → II, Kapitel 7.4 Nierensteine.

Achtung: Alkohol, auch schon ein einziges Glas Bier, kann einen Gichtanfall auslösen, ebenso wie schnelle oder vermehrte Diäten zur Gewichtsreduktion und Heilfasten.

Gliederschmerzen Gliederschmerzen treten oft zusammen mit anderen Beschwerden oder Erkrankungen auf und sind meist Zeichen eines geschwächten Körpers – zumindest bei Erwachsenen. Kinder leiden in der Wachstumsphase mitunter an ähnlichen Phänomenen, nämlich dann, wenn Muskeln und Knochen unterschiedlich schnell wachsen. Am häufigsten machen sich Gliederschmerzen jedoch bei Erkältungen bemerkbar. Die allgemeine Schwäche des Körpers, der ja im wahrsten Sinne des Wortes «fieberhaft» gegen das feindliche Virus ankämpft, wirkt sich auch auf die Gliedmaßen aus: Muskeln, Knochen, Gelenke und selbst die Haut sind besonders empfindlich gegenüber Berührung und Belastung. Dies führt zu einem verstärkten Gefühl des Krankseins. Die natürliche und heilsame Reaktion des Körpers darauf ist ein ausgeprägtes Ruhebedürfnis.

Was tun? Zunächst muss die Erkältung behandelt werden, z. B. mit fiebersenkenden Mitteln, Wadenwickeln und viel Flüssigkeit zum Trinken. Der Kranke sollte viel liegen und sich möglichst schonen. Gegen die Schmerzen helfen leichte Schmerzmittel wie *Paracetamol* oder *Acetylsalicylsäure* (nicht bei Kindern unter 16 Jahren).

Grippe (Influenza) → II, Kapitel 9.4 Erkältungskrankheiten

Gürtelrose Eine Gürtelrose ist ein schmerzhafter Hautausschlag, der durch das *Varicella-Zoster*-Virus ausgelöst wird. Das Virus gehört zu den *Herpes*-Viren. Beim ersten Kontakt verursacht das *Varicella-Zoster*-Virus noch → Windpocken. Danach überlebt es jahr-

zehntelang im Nervensystem. Sobald es wieder aktiviert wird, entsteht eine Gürtelrose.

Diese *Varizella-Zoster*-Viren aus der *Herpes*-Gruppe bleiben langjährig im Körper erhalten und können z. B. in einer Phase der körperlichen Schwäche als Gürtelrose in Erscheinung treten. Die herpesartigen Hauterscheinungen der Gürtelrose breiten sich meist entlang eines Nervs aus und verursachen einen stark brennenden Schmerz. Nach einigen Tagen entstehen rötliche Hautschwellungen und Bläschen, die später platzen und verschorfen. Die Nervenschmerzen sind sehr unangenehm und können lange – manchmal jahrelang – nach Abheilung der Bläschen bestehen bleiben (postherpetische Neuralgie).

Bei einem Befall des Gesichts kann es zu einer Entzündung der Hornhaut des Auges, manchmal mit Erblindung oder auch Geschmacksverlust, kommen. Bei einem Zusammenbruch der gesamten Immunabwehr, nach einer Krebstherapie oder bei Aids kann eine Gürtelrose lebensbedrohlich sein.

Was tun? Eine Gürtelrose muss vom Arzt behandelt werden. Heilerde oder Bärlappsporen tragen zur Abheilung der Bläschen bei, Quarkkompressen mindern die Schmerzen.

H

Haarausfall Haarausfall ist meist angeboren – vom Großvater mütterlicherseits vererbt, der vermutlich «Geheimratsecken» oder einen kahlen Oberkopf hatte. Aber auch Stress mit verminderter Durchblutung der Kopfhaut, Stoffwechselerkrankungen und eine Verminderung des Testosteronspiegels können vermehrten Haarausfall hervorrufen.

Umschriebener kreisrunder Haarausfall weist auf Störungen des Immunsystems hin, tritt aber auch bei Stress auf. Das Abwehrsystem richtet sich hier gegen den Menschen selbst (Autoimmunerkrankung).

Sogenannter diffuser Haarausfall (diffus = ohne genaue Abgrenzung) kann zahlreiche Ursachen haben, darunter z. B. eine Schilddrüsenerkrankung, eine Überproduktion an körpereigenem Kortisol in den Nebennieren oder ein Zuviel an medikamentös zugeführtem Kortison. Auch Vergiftungen, Schadstoffeinlagerungen, bestimmte Medikamente sowie Pilzinfektionen der Kopfhaut können zu Haarausfall führen.

Was tun? Die Ursache sollte gefunden und ärztlich behandelt bzw. giftige Stoffe vermieden werden. Bei starkem Leidensdruck wegen der ausfallenden Haare sollte ein Psychologe aufgesucht werden.

Hämorrhoiden → II, Kapitel 2.6 Enddarmerkrankungen

Harnröhrenschmerz Eine echte Harnröhrenentzündung geht mit Harndrang und ständigen Schmerzen beim Wasserlassen einher. Schmerzen können auch nach dem Waschen, bei Inkontinenz oder bei Geschlechtskrankheiten sowie nach Blasenspiegelungen (mit Endoskopen) auftreten.

Manchmal kommt es aber auch kurz zu einem Brennen am Harnröhrenausgang, wenn die Genitalien mit Seifen oder Waschlotionen gereinigt werden.

Was tun? Mit pH-neutralen Seifen oder Lotionen waschen. Viele Seifen brennen unter Umständen und sollten deshalb im Intimbereich nicht verwendet werden, um eine Reizung der Schleimhäute zu vermeiden. Äußerliche Spülungen mit Kamille oder Hamamelis können lindern.

Bestehen die Schmerzen mehrere Tage lang oder tritt Fieber auf, sollte ein Arzt aufgesucht werden.

Harnträufeln → II, Kapitel 7.5 Harninkontinenz

Harnverhalt Eine Verzögerung oder ein Versiegen des Harnflusses findet sich bei einer Prostatavergrößerung, bei Harnröhrensteinen (Abgang der Harnsteine aus der Niere) oder narbigen Veränderungen mit Einengung der Harnröhre.

Was tun? Wenn Urin nur mit Mühe oder Schmerzen oder gar nicht mehr ausgeschieden wird bzw. die tägliche Urinmenge deutlich zurückgeht, sollte umgehend ein Arzt aufgesucht werden, damit eine akute Schädigung der Niere verhindert werden kann.

Hartleibigkeit (Verstopfung) Bewegungsmangel, zu wenig Flüssigkeit und eine ballaststoffarme Ernährung führen zu einer Verstopfung (Obstipation). Blähungen mit einer Abwehrspannung des Bauches können dazukommen. Diese zivilisationsbedingte Erkrankung wird oft noch durch die Einnahme von Abführmitteln verschlimmert. Der Betroffene gerät dabei in einen Teufelskreis, v. a., wenn psychische Belastungen oder depressive Verstimmungen hinzukommen oder dem Problem gar zu Grunde liegen. Die Darmmuskulatur reagiert sehr empfindlich auf psychische Belastungen: Depressionen führen gelegentlich zu einer Darmlähmung und Angst zu Durchfall («vor Angst in die Hose machen»).

Eine Reihe von Medikamenten wie blutdrucksenkende Mittel, Husten- oder Schmerzmittel, Säureblocker (Antazida) oder Mittel gegen Parkinson verstärken die Verstopfung. Aber auch ungewohntes Essen, etwa im Urlaub, hastiges Schlingen, Hämorrhoiden, eine Schilddrüsenunterfunktion oder eine Schwangerschaft können eine Verstopfung hervorrufen.

Was tun? Bewegen, bewegen und noch einmal bewegen: Täglich mindestens 30 Minuten spazieren gehen. Joggen, Walken, Schwimmen, Tanzen oder Yoga wirken Wunder.

Täglich sollten zudem mindestens zwei Liter Flüssigkeit (drei Flaschen stilles Wasser, am besten zimmerwarm) getrunken werden, wenn keine anderen Erkrankungen vorliegen, die diese Menge verbieten. Die Umstellung auf eine ballaststoffreiche Kost, langsames Essen und sehr gründliches Kauen können die Verstopfung auf Dauer beseitigen. Auch frisches Obst und Gemüse, Leinsamen oder Weizenkleie mit viel Flüssigkeit, Trockenobst (Feigen, Aprikosen, Pflaumen) und geriebene Äpfel sowie ab und zu ein Espresso nach dem Essen tragen dazu bei, den Stuhl weicher zu machen.

Grundsätzlich ist es auch ratsam, belastenden Stress zu reduzieren und Entspannungsübungen zu machen. Pflanzenheilkundlich werden Sennesblätter, Aloe-vera-Saft oder Rhabarberwurzel bei akuten Beschwerden sowie auch Kümmel, Knoblauch, Hafer, Meerrettich und Fenchel empfohlen.

Bei einer plötzlichen Verstopfung sollte ein Arzt aufgesucht werden. Eine chronische Verstopfung gehört in die Behandlung eines Psychotherapeuten.

Hautjucken Jucken ist ein Warnsignal des Körpers, das auf schädigende Einflüsse hinweist. Juckreiz kann durch mechanische (Druck), chemische, biochemische (Austrocknen der Haut, Insektenstiche, Läuse, Windpocken, Diabetes mellitus, Gelbsucht), physikalische (Bestrahlung, Verbrennung, Sonnenbrand) oder psychische Einflüsse ausgelöst werden.

Wärme verstärkt das Jucken und motiviert zum Kratzen. Mit dem Kratzen nimmt allerdings leider die Schmerzempfindlichkeit der Haut zu.

Zu unterscheiden ist zwischen einem örtlich begrenzten und einem generellen Juckreiz. Bei einem Mückenstich juckt nur eine Stelle, aber bei einer Gelbsucht z. B. der ganze Körper.

Was tun? Juckende Hautbezirke kühlen. Zusätzlich kann eine *Propolis-* oder auch Murmeltiersalbe aufgetragen werden. Alternativen sind Öle mit Minze, Melisse oder Zitrone. Gut bei Insektenstichen ist die sofortige Anwendung eines Minz-Aloe-vera-Gels. Diese Mixtur ist auch bei sonstigen Juckzuständen wie etwa nach einem Sonnenbrand geeignet und hilft auch bei Insektenbissen.

Nach einem leichten Sonnenbrand hilft der Haut Naturjoghurt. Juckt es am ganzen Körper, kann ein Meersalz- oder Kleiebad die Beschwerden lindern. Die Ursache für mehrtägigen Juckreiz oder gar einen Ganzkörperjuckreiz muss vorher vom Arzt abgeklärt werden!

Haut, trockene Trockene Haut juckt, spannt und neigt zu Entzündungen. Im Alter wird die normale Hautregulierung eingeschränkt,

es kommt zur Faltenbildung, die durch Trockenheit verstärkt wird. Ist die Feuchtigkeits- und Fettregulierung der Haut beeinträchtigt, kann dies auch zu Ekzemen führen.

Eine trockene Haut ist meist angeboren. Jeder Mensch besitzt ja einen anderen Hauttyp. Aber auch eine Schuppenflechte (Psoriasis), Vitaminmangel (A, B, Biotin) und paradoxerweise eine zu intensive Hautreinigung können eine trockene Haut erzeugen.

Begünstigt wird die Austrocknung der Haut außerdem durch trockene Luft in überheizten Räumen und häufige Sonnenbäder. Auch manche Putzmittel im Haushalt können die Ursache für trockene Haut sein. Manchmal weist trockene Haut auf eine chronische Erkrankung wie Diabetes mellitus hin.

Was tun? Der Haut zuliebe empfiehlt es sich, nur kurz zu duschen, am Schluss möglichst kalt, um die Hautdurchblutung anzuregen. Auch kurze Wechselbäder sind dafür gut geeignet. Kaltes Wasser lindert den Juckreiz. Rückfettende und feuchtigkeitsspendende Öle, Salben und Lotionen helfen der Haut, sich nach dem Duschen oder Baden zu regenerieren. Bewährte Kräuter gegen Hauttrockenheit sind z. B. Ringelblume, Leinkraut und Aloe vera. Auch Hamamelis und Ginkgo können als Inhaltsstoffe in Salben wohltuend wirken. In stark geheizten Räumen kann die Luft durch nasse Tücher über oder Wasserbehälter an der Heizung angefeuchtet werden.

Schulmedizinisch werden gegen die trockene Haut Harnstoffpräparate eingesetzt. Sie binden Feuchtigkeit, dürfen aber nicht bei einer akuten Hautentzündung eingesetzt werden, da Harnstoff reizt.

Heiserkeit Heiserkeit verändert den Klang der Stimme und tritt besonders als Begleiterscheinung einer Erkältung auf. Es handelt sich dabei um eine – häufig durch Viren hervorgerufene – Entzündung des Rachens oder des Kehlkopfes. Heiserkeit geht zum Glück meist schnell vorüber.

Es gibt allerdings auch schwerwiegendere Erkrankungen, die der HNO-Arzt gemeinsam mit dem Hausarzt abklären muss. Das können z. B. eine Refluxerkrankung (Sodbrennen), eine Schilddrüsenunterfunktion, ein Stimmband- oder Kehlkopftumor oder eine schwerwiegende psychische Beeinträchtigung sein. Starke Raucher sind besonders oft heiser, ebenso Sänger, die ihre Stimme überstrapazieren.

Was tun? «Mund halten!» Wenig Reden schont die Stimmbänder. Dampfinhalation und häufiges Lutschen von Honig-, Minz- oder Salbei-Bonbons helfen ebenfalls. Salbei, Zitrone oder Thymian eignet sich zur Inhalation oder zur Verdampfung in Duftlampen.

Pflanzenheilkundlich ist die Behandlung mit Huflattich, Süßholz, Eibisch oder Pfefferminze zusätzlich sinnvoll. Wenn die Heiserkeit nicht nach einigen Tagen verschwindet, muss ein Arzt (Hausarzt bzw. HNO-Arzt) aufgesucht werden.

Heißhunger Heißhunger setzt meist abrupt ein, manchmal begleitet von Unruhesymptomen, aber auch Schweißausbrüchen oder Zittern. Körperlich kann eine Unterzuckerung des Blutes vorliegen, z. B. nach starker sportlicher Beanspruchung.

Tritt Heißhunger häufiger auf, kann dies auf einen beginnenden Diabetes mellitus oder auf Hormonschwankungen hinweisen, wie sie bei Frauen z. B. während des Menstruationszyklus, der Wechseljahre oder in der Schwangerschaft auftreten. Aber auch falsches Essverhalten mit langen Pausen zwischen den Mahlzeiten kann Heißhungerattacken provozieren.

Es gibt auch Heißhunger als «Frustfaktor», z. B. während oder nach belastendem Stress oder nach sehr negativen Erlebnissen. Gemischte Formen von körperlich und seelisch bedingtem Heißhunger mit Kontrollverlust finden sich immer wieder bei übergewichtigen Kindern und Erwachsenen sowie bei der Bulimie (→ Brechsucht).

Was tun? Im Zweifel Traubenzucker essen, dieser wird sofort vom Körper aufgenommen. In anderen Fällen hilft es, eine bis drei Tassen heißes Wasser in kleinen Schlucken zu trinken (ayurvedisches Prinzip) und einen Apfel zu

essen. Übergewichtige sollten den Kühlschrank lieber zulassen!

Herpes Lippenherpes – juckende Bläschen an der Lippe – wird von sogenannten *Herpessimplex*-Viren verursacht. Er ist mit einem Spannungsgefühl und Brennen verbunden. Die gruppenförmig auftretenden Bläschen platzen schnell auf. Durch unvorsichtiges Verhalten kann der virenhaltige Bläscheninhalt weiterverteilt werden, z. B. auf die Hornhaut der Augen (kann zur Erblindung führen) oder die Genitalien. Wenn die Bläschen nicht aufgekratzt werden, trocknen sie aus und heilen nach einer Woche ohne Narbenbildung ab.

Die *Herpes-simplex*-Viren befinden sich meist schon seit der Kindheit im Körper. Über viele Jahre bis Jahrzehnte hinweg «verstecken» sie sich in den Nerven der Haut. Abwehrschwäche, Stress, ausgedehnte Sonnenbäder aber anscheinend auch ein Ekelgefühl können eine erneute Herpesinfektion bewirken.

Herpes genitalis wird dagegen durch ungeschützten Geschlechtsverkehr übertragen und kann ebenfalls schwere Komplikationen auslösen. Herpesviren können grundsätzlich auch innere Organe wie das Gehirn (Enzephalitis) und das Herz (Myocarditis) befallen und schädigen.

Von den beschriebenen Herpesformen unterscheidet sich der Herpes Zoster – die Gürtel- bzw. Gesichtsrose –, die sich streifenförmig und scharf abgegrenzt entlang von Hautbezirken und manchmal auch über ganze Körperabschnitte oder sogar den ganzen Körper ausbreiten kann. Ursächlich ist ein → Windpocken-Virus, gepaart mit Abwehrschwäche.

Was tun? Der Herpes genitalis und Herpesinfektionen der Hornhaut des Auges gehören in sofortige ärztliche Behandlung.

Bei Lippenherpes ist Umsicht geboten – Küssen verboten! Die Bläschen können mit einem Bläschenpflaster, Vitamin-E-haltiger Salbe, Melissenextrakten oder einem Hitzestift aus der Apotheke behandelt werden. Desinfizierend wirken Salbei- oder Teebaumöl.

Als Hausmittel ganz zu Beginn haben sich Zahnpasta, Honig oder ein Tropfen Eigenurin (mit einem Einmalwattetupfer auftragen) bewährt. Nahrungsmittel, die reich an Vitamin A, B, E und Zink sind, wirken der Infektion entgegen.

Gemieden werden sollten Nahrungsmittel, die die Aminosäure Arginin enthalten. Sie ist z. B. in Schokolade, Samen, Getreide und Erdnüssen enthalten.

Schulmedizinisch wird eine Salbe mit dem Wirkstoff *Aciclovir* verordnet.

Wer Herpes hat, sollte häufiger einmal seine Hände waschen und das Handtuch wechseln. Das Handtuch sollte nicht gemeinsam mit anderen Personen benutzt werden. Außerdem empfiehlt es sich, die Immunabwehr durch viel Bewegung an der frischen Luft zu stärken.

Durch Kneipp'sche Wechselbäder und Vollwertkost kann einer Herpeserkrankung oft vorgebeugt werden.

Herzangst Schmerzen in, über dem Herzen oder in der Gegend des Herzens, bei denen der Betroffene fälschlicherweise annimmt, dass sie mit dem Herzen zu tun haben, können zu einer Herzneurose führen. Bei dieser Erkrankung kommt es zu einem neurotischen Verhalten, da der Betroffene sich krank fühlt, obwohl er es – zumindest körperlich – nicht ist. Alle medizinischen Herzbefunde wie EKG, Herz-Ultraschall usw. sind unauffällig. Trotzdem kommt es immer wieder zu Missempfindungen in der Herzgegend, die mit Atemnot, Schweißausbruch und auch übermäßig wahrgenommenem Herzklopfen einhergehen. Häufig sind es Angstanfälle mit Furcht vor dem drohenden Tod oder einem Infarkt, die die körperlichen Symptome auslösen. → II, Kapitel 1

Was tun? Die Beschwerden sind ernst zu nehmen und körperlich und psychosomatisch gründlich zu untersuchen. Normalerweise helfen bereits Entspannungsübungen, Yoga oder Meditation. Schwere Herzneurosen müssen psychotherapeutisch und manchmal sogar psychiatrisch (ggf. mit Psychopharmaka) behandelt werden.

Achtung: Immer wieder verbirgt sich hinter dem lokalen Brustschmerz zwar keine Herzerkrankung, aber ein Verdauungsproblem wie ein Reflux (Sodbrennen) oder ein Wirbelsäulenleiden – beispielsweise eine Arthrose der kleinen Wirbelgelenke, ein Bandscheibenvorfall oder eine Blockade einer Rippe, an die bei Brustbeschwerden nicht gedacht wurde.

Herzklopfen Zu einer bewussten Wahrnehmung des Herzschlages als unangenehmes «Herzklopfen» kommt es meist in Situationen, in denen der Herzschlag sich ändert, z. B. unregelmäßig bzw. schneller oder langsamer wird. Dies kann eine normale Reaktion des Körpers auf Anstrengung oder eine körperliche Reaktion auf Erkrankungen wie ansteigendes Fieber, Schilddrüsenüberfunktion oder Unterzuckerung sein. Auch bestimmte Medikamente, Angst, Aufregung, Wut / Aggressionen oder belastender Stress können zu unangenehmem Herzklopfen führen.

Was tun? Dauerhafte Herzbeschwerden sollten von einem Arzt abgeklärt werden. → II, Kapitel 1.1 Herzrhythmusstörungen

Herzschmerzen → II, Kapitel 1.4 Angina pectoris

Herzschwäche → II, Kapitel 1.5 Herzschwäche

Hitzschlag Wenn z. B. bei einem langen Sonnenbad die normale Temperaturregelung des Körpers durch Verdunstung (Schwitzen) nicht mehr ausreicht, staut sich die Wärme im Körper. Ohne sofortige Hilfe kommt es zu einem Kreislaufkollaps, der volkstümlich Hitzschlag genannt wird. Die Körpertemperatur steigt dabei auf über 40 °C, die Haut ist rot, heiß und trocken. Kopfschmerzen, Schwindel, Übelkeit und Erbrechen treten auf, mitunter folgen Krampfanfälle oder Bewusstlosigkeit.

Was tun? Sofort den Notarzt rufen und Notfallmaßnahmen anwenden! Dazu den Betroffenen durch nasse Umschläge abkühlen und ihn außerdem mit erhöhtem Oberkörper im Schatten lagern. Die Luftzufuhr zum Körper

H

sollte durch das Öffnen der Kleider verbessert werden. Dem Betroffenen sollten außerdem leicht gekühlte Getränke angeboten werden. Wird er bewusstlos, muss er in die stabile Seitenlage gebracht und seine Atmung überwacht werden, bis der Notarzt eintrifft.

Hodenschmerzen Hodenschmerzen können vielerlei Ursachen haben – nicht immer haben sie etwas mit den Hoden selbst zu tun.

Die einfachste Ursache ist ein Bandscheibenschaden innerhalb der ersten drei Lendenwirbel. Die dadurch ausgelösten Schmerzen können bis in die Leiste und die Hoden strahlen. Auch gereizte Wirbelgelenke der Lendenwirbelsäule oder ein entzündetes Kreuz-Darmbein-Gelenk können einen solchen Schmerz auslösen.

Ein örtlich begrenzter, heftiger Hodenschmerz kann von einer Hodentorsion, also einer Stieldrehung von Hoden und Samenstrang, oder einer Hodenentzündung herrühren. Bei beiden Erkrankungen ist der Hoden stark geschwollen und sehr druckempfindlich. Haben Mumps, Tripper oder Tuberkulose eine Hodenentzündung ausgelöst, setzt zusätzlich hohes Fieber ein.

Auch eine Nebenhodenentzündung kann zu Schmerzen im Bereich der Hoden führen. Sie ist meist eine Begleitinfektion bei Erkrankungen von Harnblase, Hoden, Prostata oder Harnröhre und kann ein- oder beidseitig auftreten und äußerst schmerzhaft sein.

Selten ist eine sogenannte Varikozele, eine starke Schlängelung der Venen im Hodensack, oder eine Hydrozele, eine Wasseransammlung zwischen den Hodenblättern, schmerzhaft.

Was tun? Bei einer Hodentorsion (Verdrehung) muss innerhalb von sechs Stunden operiert werden. Auch eine Hydrozele und eine Varikozele müssen immer wieder einmal (aber nicht sofort) operativ behandelt werden. Wenn die Ursache der Hodenschmerzen eine Entzündung ist, muss diese meist medikamentös behandelt werden.

Grundsätzlich gilt: Bei Hodenschmerzen immer zum Arzt gehen.

Hühneraugen Bei einem Hühnerauge handelt es sich um eine Hornhautschwiele mit einem in der Mitte nach innen gerichteten Kegel von fünf bis zehn Millimetern Länge. Meist finden sich Hühneraugen an der Außenseite der kleinen Zehen oder an den Fußsohlen. Unterschieden werden muss zwischen einer Dornwarze, einer Hornhautschwiele und einem Hühnerauge, das immer wieder bei Krallen- oder Hammerzehen und engem Schuhwerk auftritt. Druckbelastung ist die häufigste Ursache.

Was tun? Das Wichtigste sind eine Druckentlastung sowie die therapeutische Entlastung und Behandlung von Fußfehlstellungen: Knick-, Senk- und Plattfüßen. Nachdem die Hornhaut durch ein warmes Fußbad, z. B. mit Salz oder einigen Tropfen Teebaumöl, oder ein Spezialpflaster (Apotheke) aufgeweicht wurde, können die Verhornungen durch vorsichtiges Reiben nach und nach mit einem Bimsstein oder einer Hornhautfräse abgetragen werden. Ein Fußpfleger (Podologe) kann den Kern vorsichtig herausheben oder «herausbohren». Es empfiehlt sich, bequemes Schuhwerk zu tragen, um Druck zu vermeiden, und viel barfuß zu laufen. Lokal aufgetragenes *Propolis* hilft, die Hornhaut aufzuweichen: Zwei bis drei Tropfen am Abend darauftropfen (3 bis 4 Tage lang) und abwarten.

Husten → II, Kapitel 10.1 Bronchitis

Impfen Der Körper hat ein gut funktionierendes Abwehrsystem gegen Mikroorganismen. Dieses Immunsystem bildet Antikörper gegen Bakterien, Viren oder Pilze, die Krankheitserreger auch Jahre nach einer ersten Infektion wiedererkennen und wirksam bekämpfen. Manche Erkrankungen sind allerdings sehr schwer oder führen sogar zum Tod. Deshalb wurden Ende des 19. Jahrhunderts Impfungen eingeführt: Wundstarrkrampf, Kinderlähmung oder Diphtherie z. B. konnten weltweit stark vermindert, Pocken sogar ausgerottet werden.

Bei der aktiven Impfung, auch Schutzimpfung genannt, werden dem Körper abge-schwächte oder abgetötete Krankheitserreger zugeführt, gegen die er dann selbst Abwehr-kräfte aufbauen kann. Da aktive Impfungen Krankheitserreger enthalten, werden nur gesunde Menschen geimpft. Das Immunsys-tem wäre sonst überfordert.

Leider macht sich Impfmüdigkeit breit. Zuletzt im Sommer 2007 meldete das Robert-Koch-Institut, dass sich z.B. die Zahl der Masern-Erkrankungen im vorangegangenen Jahr verdreifacht hatte. Schlimm genug ist es, wenn als Folge von Masern Taubheit, Blindheit oder ein lebenslanges Koma auftreten.

Was tun? Wann und wer geimpft werden soll, muss mit einem Arzt besprochen werden.

Eine vorbeugende Impfung kann spätere Komplikationen verhindern, und jedes Kind sollte aus oben genannten Gründen voll-ständig geimpft sein. Manche Eltern vergessen allerdings die Auffrischung, andere zögern aus Angst vor Impfschäden. Das Risiko eines Impf-schadens ist wesentlich geringer als die Gefahr, z.B. bei Masern ungeimpft schwere Kom-plikationen zu bekommen.

Wenn Menschen in die Tropen reisen oder sich an Hilfsprojekten wie z.B. nach der Tsunami-Katastrophe oder in Erdbebengebieten engagieren, lassen sie sich impfen, damit sie im Einsatz den extrem erhöhten Ansteckungs-risiken nicht schutzlos ausgesetzt sind. Die Anschnallpflicht im Straßenverkehr wäre ein anderes Beispiel effektiver Vorsorge. Was hier ein Muss ist, ist dort eine freie Entscheidung, die jeder für sich selbst und Eltern für ihre Kinder natürlich wohlüberlegt treffen müssen.

Ischialgie/Ischias

Hinten ins Bein aus-strahlende Schmerzen werden Ischialgie oder volkstümlich «Ischias» («Ich habe Ischias») genannt. Hierbei handelt es sich um eine oft sehr heftige Reizung des «Ischiasnervs», der aus mehreren Nervensträngen zusammengesetzt ist, die der unteren Lendenwirbelsäule ent-springen. Dieses Ischiassyndrom ist vom reinen Rückenschmerz zu unterscheiden. Ursache der Nervenreizung sind meist Band-

scheibenschäden, Verletzungen sowie seltener Infektionen oder Tumoren.

Der Ischiasschmerz nimmt bei Bewegung meist zu. Ein morgendlicher Schmerz im Rücken, der sich nach dem Aufstehen und Waschen über den Tag hin verbessert, weist auf einen Verschleiß der Wirbelgelenke hin.

Was tun? Meist helfen zunächst schon relativ heiße Wärmeanwendungen am unteren Rücken. Triggerpunktmassagen, Akupressur/ Shiatsu oder Akupunktur können hilfreich sein. Auch eine Stufenbettlagerung und je nach Schmerzausprägung die Einnahme von leichten Schmerzmitteln (z.B. *Paracetamol*-Präparaten) ist angeraten.

Ein rasant zunehmender Ischiasschmerz oder Lähmungen des Beines bzw. Blasen- oder Darmentleerungsstörungen gehören sofort in die Behandlung durch einen Arzt.

Karbunkel → Furunkel

Kehlkopfentzündung → II, Kapitel 9.3 Er-krankungen von Hals, Nase und Ohren

Keuchhusten (Pertussis)

Keuchhusten ist eine Erkrankung der Atemwege, die bei Säuglingen lebensbedrohlich sein kann. Die Ansteckung erfolgt entweder direkt durch Anhusten oder indirekt durch verunreinigte Gegenstände. Nach einem Keuchhusten besteht eine mehrere Jahre andauernde, aber nicht lebenslange Immunität. Auch ältere Menschen können an Keuchhusten erkranken. Auffrischimpfungen besonders für Erwachsene, die viel mit Säuglingen oder kleinen Kindern in Kontakt kommen, sind des-halb sehr zu empfehlen.

Die Zeit zwischen Ansteckung und den ersten Erkrankungszeichen beträgt eine bis drei Wochen. Die Erkrankung selbst kann mehrere Wochen bis Monate dauern. Nach einer Inkubationszeit von 7 bis 14 Tagen beginnt ein etwa zehn Tage andauerndes Stadium. Es ist durch Schnupfen und einen meist nächtlichen Husten gekennzeichnet, der allmählich in einen

Krampfhusten übergeht. Während dieser Zeit ist Keuchhusten am ansteckendsten.

Schwere, oft stotternd, bellend und krampfartig auftretende Hustenanfälle folgen meist zwei Wochen später und gehen häufig einher mit würgendem Erbrechen und Atemnot.

Ein Hustenanfall kann mehrere Minuten andauern. Er beginnt oft mit einem ziehenden Einatmen und endet mit einem nach Atem ringenden keuchenden Pfeifen. Die Anfälle nehmen zum Abend und zur Nacht oft zu, insgesamt kommen bis zu 50 Anfälle am Tag zusammen. Dabei schwellen häufig das Gesicht und die Lider an.

In der dritten Phase, die einen bis zwei weitere Monate anhält, nehmen Anzahl und Dramatik der Hustenanfälle ab. Bei Säuglingen kann es jetzt jedoch zu lebensbedrohlichen Atempausen kommen. Auch Lungen- oder Gehirnentzündungen (Enzephalitis) mit Krämpfen oder Lähmungen sind möglich.

Keuchhusten zu diagnostizieren, ist im ersten Stadium schwierig. Meist geben Blutuntersuchungen den Ausschlag, bei denen stark vermehrte Leukozyten und Lymphozyten auffallen.

Was tun? Der Arzt wird sofort Antibiotika verordnen, um eine Verbreitung der Erreger - ein Bakterium namens *Bordetella pertussis* - zu verhindern. Auch wenn die Antibiotika nicht gegen die Gifte der Keuchhustenerreger wirken und der Hustenreiz deshalb noch weiterbestehen kann, wird die Ansteckungsgefahr deutlich verringert.

Säuglinge, die Kontakt zu einem Keuchhustenkranken haben, sollten vorbeugend geeignete Antibiotika bekommen. Zur Vorbeugung wird in der neunten Lebenswoche eine Pertussis-Impfung, meist in Kombination mit einer Impfung gegen Tetanus und Diphtherie, empfohlen. Der Impfschutz besteht etwa zwölf Jahre lang. Hustenmildernd wirken Brustwickel, Akupressur oder hustendämpfende Säfte. Es sollte immer eine besonders beruhigende Atmosphäre für den Erkrankten geschaffen werden, der meist auch viel Zuwendung benötigt.

Kolik Als Kolik bezeichnet man krampfartige Bauchschmerzen. Ausgelöst werden sie durch ein Zusammenziehen der Muskulatur von Magen, Darm, Gallenblase, Gallengängen oder Harnwegen. Als Ursache können Entzündungen oder eine Verlegung etwa eines Gallengangs durch Tumoren oder Steine in Frage kommen. Aber auch Durchblutungsstörungen, Vergiftungen, Diätfehler und psychischer Stress können Koliken im Magen-Darm-Trakt und in den Gallenwegen auslösen.

Was tun? Häufig lindert bereits Wärme die Kolik. Auch Akupunktur oder bei starken Krämpfen krampflösende Mittel (Spasmolytika), die meist gespritzt werden, helfen. Schafgarbe und Pfefferminze wirken entspannend auf die glatte Muskulatur der Gallengänge, Pestwurz auf die der Harnwege. Danach muss die Ursache der Kolik erkannt und behandelt werden.

Kopfschmerzen → II, Kapitel 6.6 Schmerzen und Schmerztherapie

Krampf (Muskelkrampf) Als Muskelkrampf bezeichnet man eine starke, unbewusste und schmerzhafte Muskelanspannung. Das bekannteste Beispiel ist der nächtliche Wadenkrampf. Muskelkrämpfe werden von Bauchkrämpfen, den Koliken und von Spasmen der Gefäße bzw. Bronchien (Asthma, Stimmritzenkrampf etc.) unterschieden. Sie können auch durch eine Epilepsie oder extrem selten durch eine Tetanus-Infektion ausgelöst werden. Ursache ist oft ein Magnesiummangel.

Was tun? Bei normalen Muskelkrämpfen helfen oft Magnesiumpräparate und viel Flüssigkeit (Trinkmenge mehr als zwei Liter pro Tag). Sollten die Krämpfe nicht zurückgehen, sollte eine Blutanalyse der anderen Elektrolyte (Natrium, Kalzium etc.) durch den Hausarzt und eine Gabe anderer Medikamente erfolgen.

Krampfanfälle → Epilepsie

Krätze Die Krätze ist eine durch die Krätzemilbe verursachte ansteckende Hauterkrankung. Sie ist weltweit neben dem Lausbefall die häufigste parasitäre Hauterkrankung und tritt bei immungeschwächten Personen oder in schlechten hygienischen Umgebungen auf. Die Infektion erfolgt von Mensch zu Mensch entweder in Gemeinschaftsunterkünften oder beim Geschlechtsverkehr. Selten ist die Übertragung durch Bettwäsche oder Handtücher. Die Inkubationszeit beträgt drei bis sechs Wochen.

Die Milben bohren bis zu einen Zentimeter lange – mit der Lupe sichtbare – Gänge unter der Haut. Meist sind Zehen- oder Fingerzwischenräume befallen, ebenso aber Handgelenke, Ellenbeugen, Achseln, der Genitalbereich und die Vorhöfe der Brustwarzen. Die Gänge sind rotbräunlich und jucken stark. Bettwärme verstärkt den Juckreiz. Die Diagnose stellt der Hautarzt, wenn er unter dem Mikroskop eine Milbe und ihre Eier entdeckt.

Was tun? Bei der Krätze sind tägliche Vollbäder, Kleidungswechsel und das Waschen von Bettwäsche bzw. Textilien mindestens zehn Minuten lang bei über 60 °C erforderlich. Bei Teppichen und Polstermöbeln reicht das Absaugen oder Shampoonieren. Zusätzlich ratsam sind die Desinfektion von Flächen und Gegenständen, Mitbehandlung von Familie, Freunden und Kollegen, eine häufige Händedesinfektion und das «Kurzhalten» der Fingernägel.

Sehr wirksam ist 5%ige Permethrin-Salbe. Auch Benzoesäurebenzylester (Apotheke) oder Teebaumöl können hilfreich sein.

Krebs Die Diagnose einer Krebserkrankung ist ein drastischer Einschnitt ins Leben und ins Lebensgefühl. Jede Krebserkrankung verläuft individuell verschieden, und häufig können persönliches Engagement und die innere Haltung eines Patienten viel zur Genesung beitragen. Inzwischen sind zunehmend mehr Tumorerkrankungen heilbar.

Handelt es sich um bösartiges Gewebe, spricht man von einem bösartigen Tumor, von Krebs, einem Malignom oder bösartigen Neoplasien. Hierbei wächst Körpergewebe ungezielt und zerstört dabei gesundes Gewebe. Die Krebszellen können Tochtergeschwulste

(sogenannte Metastasen) bilden, wenn sie an andere Stellen des Körpers «verpflanzt» werden. Eine solche Metastasierung erfolgt meist durch die Blut- oder die Lymphbahnen. Neoplastische Erkrankungen des blutbildenden Systems werden als «Blutkrebs» (z. B. Leukämie) bezeichnet. Erkrankungen der Gewebeoberfläche nennt man Karzinome, die der Gewebestruktur Sarkome.

Gutartige Tumoren wie z. B. ein Meningeom im Gehirn zerstören zwar kein anderes Gewebe, können dieses jedoch durch ihre Vergrößerung und Lage verletzen oder den Hirndruck erhöhen und so bösartig wirken. Muttermale, Leberflecke oder Fettgeschwulste sind gutartig, können aber entarten (also bösartig werden).

Die Arten von Krebserkrankungen und die körperlichen, seelischen und schmerztherapeutischen Möglichkeiten sind so vielfältig, dass für ihre Darstellung ein eigenes Buch erforderlich wäre. Gute Ratgeber sind vorhanden. Die Behandlung gehört unbedingt in die erfahrenen Hände von Onkologen, Hämatologen und Strahlentherapeuten.

Zur Vorsorge gegen Krebs gibt es zehn goldene Regeln, die Krebsexperten im Auftrag der Europäischen Union zur Krebsprävention entwickelt haben (European Code Against Cancer):

1. Zigarettenrauch meiden.
2. Die Haut vor Sonnenstrahlen schützen und Hautveränderungen frühzeitig untersuchen lassen.
3. Viel Gemüse und Obst essen. Obst und Gemüse enthalten eine Fülle von Antioxidantien, die das Krebsrisiko senken können.
4. Übermäßigen Fleisch- und Salzkonsum meiden. Besonders ein vermehrter Verzehr von geräuchertem oder gepökeltem Fleisch gilt als krebsbegünstigend. Auch stark gesalzener Fisch erhöht das Krebsrisiko. Der Salzkonsum sollte sechs Gramm am Tag beim Erwachsenen nicht überschreiten.
5. Nur wenig Alkohol trinken.
6. Täglich bewegen. Übergewicht erhöht das Risiko, an Krebs zu erkranken.

7. Schadstoffen ausweichen. Für viele krebserregende Schadstoffe sind Richtwerte und Verhaltensmaßnahmen definiert. Arbeitgeber, Regierung und Industrie müssen über Risiken informieren und auf Vorsichtsmaßnahmen hinweisen. Um das individuelle Krebsrisiko zu senken, ist der Einzelne für die Einhaltung dieser Empfehlungen verantwortlich.

8. Früherkennungsuntersuchungen wahrnehmen. Hausärzte und Krankenkassen informieren zuverlässig über die empfohlenen Untersuchungen.

9. Darmkrebsvorsorge nutzen.

10. Gegen Hepatitis B impfen lassen (das Virus ist mitverantwortlich für die Entstehung z. B. von Leberkrebs).

L

Lähmung Bei einer Lähmung fällt die Muskelkraft aus (motorische Lähmung), und/oder die Sensibilität in einem bestimmten Körperabschnitt wird gestört (sensible Lähmung). Je nachdem, ob die Ursachen dafür im Gehirn (z. B. Schlaganfall), im Rückenmark oder in den Nerven selbst liegen, kann die Lähmung mit einer erhöhten Muskelspannung (spastische Lähmung) und gesteigerten Reflexen oder mit einer verringerten Muskelspannung und fehlenden Reflexen einhergehen.

Auch eine fortschreitende Erkrankung der Muskulatur selbst kann zu einer Lähmung führen. Lähmungsursachen können Unfälle, Schlaganfälle, Bandscheibenvorfälle, Erkrankungen wie Kinderlähmung, multiple Sklerose, epileptische Anfälle oder Tumoren sein. Auch psychische Erkrankungen können vorübergehend Lähmungen auslösen.

Was tun? Selbsthilfe ist bei einer Lähmung nicht möglich. Ein Arzt, am besten ein Neurologe, muss schnellstmöglich die Diagnostik und die Therapie übernehmen.

Läuse Läuse sind blutsaugende Insekten, die sich gern in Haaren verstecken. Beim Saugen injizieren sie ein Sekret in die Haut und lösen so einen Juckreiz aus. Das Beißen der Kopfläuse führt zu kleinen Blutungen und gereizter Haut hinter den Ohren oder am Haaransatz im Nacken. Die Läusebisse können sich entzünden und zu dem typischen Läuseekzem führen.

Es gibt Kopf-, Filz- und Kleiderläuse. Kopfläuse werden häufig durch die Übertragung von Kopf zu Kopf weitergegeben. Die weibliche Laus legt täglich drei bis neun Eier ab und klebt diese als Nissen an die Haare. Meist sind Kinder zwischen drei und zwölf Jahren betroffen, bevorzugt im Herbst oder Winter (Übertragung in Kindergärten und Schulen).

Filzläuse siedeln sich am liebsten in der Genitalregion an, allerdings erst nach der Pubertät. Meist werden sie durch Geschlechtsverkehr übertragen. Bei Kleinkindern können sie auch in Wimpern oder Augenbrauen auftreten. Dann sind die Wimpern meist so verklebt, dass die Augen kaum noch geöffnet werden können. Filzläuse hinterlassen bis zu centgroße graublaue Flecken.

Kleiderläuse sind in Westeuropa selten. Sie kleben in den Kleidern und können dort eine Woche lang überleben.

Was tun? Grundsätzlich sollte die Behandlung vom Hausarzt eingeleitet werden. Am sinnvollsten ist es, alle potenziellen Kontaktpersonen gleich mitzubehandeln. Bis zur Therapiekontrolle nach sieben bis zehn Tagen dürfen betroffene Kinder keine Gemeinschaftseinrichtungen wie etwa einen Kindergarten besuchen. Der Kinderarzt muss nach der Therapie die «Läusefreiheit» bescheinigen.

Außerdem sollte die Kleidung bei mindestens 60 °C gewaschen oder chemisch gereinigt werden. Nicht waschbare Teile oder Stofftiere können kurzfristig auf minus 15 °C eingefroren werden. Zur Nissenentfernung können die Haare mit Essigwasser (Verdünnung 6%iger Essig mit Wasser im Verhältnis eins zu zwei) gewaschen und nach einer Stunde mit einem speziellen Nissenkamm (Apotheke) ausgekämmt werden. Abhilfe schafft das Waschen der Haare einmalig mit speziellen Pyrethrum-Produkten. Am nachhaltigsten wirkt die komplette Haarentfernung (Glatzenrasur).

Leberfleck Ein brauner, häufig linsengroßer Hautfleck wird Leberfleck (Lentigo) genannt. Meist ist der Fleck durch eine Anhäufung von Pigment entstanden, mitunter finden sich aber auch spezielle Muttermalzellen. Der Leberfleck ist dann leicht erhaben.

Was tun? Pigmentveränderungen sind nicht gefährlich. Sollten allerdings Leberflecken ihre Farbe verändern, jucken oder sogar bluten, ist der Hautarzt zu Rate zu ziehen. Schwarze oder ganz helle Flecken bzw. Erhebungen sollten regelmäßig kontrolliert werden.

Leistenbruch Bei einem Leistenbruch tritt der Darm durch eine Muskellücke in der Bauchwand, durch die normalerweise der Samenstrang vom Hoden ins Bauchinnere verläuft. Unterschieden werden grundsätzlich zurückschiebbare (reponible) von eingeklemmten (inkarzierierten) Leistenbrüchen. Bei letzteren kann es durch die Einklemmung u. a. zu Durchblutungsstörungen des Darms mit einem lebensbedrohlichen Absterben von Darmgewebe kommen.

Was tun? Häufig macht der Leistenbruch keine Beschwerden, sondern die Leiste schwillt unter Belastung nur leicht an, z. B. beim Kraftsport. Erst wenn ein Stück Darm eingeklemmt wird, entstehen Schmerzen. Spätestens dann muss unbedingt sofort ein Arzt aufgesucht werden.

M

Magenblutung → II, Kapitel 2.2 Magenschleimhautentzündung

Magenpförtnerkrampf Bei einer Verengung des Magenausgangs wird der Mageninhalt nicht mehr normal in den Zwölffingerdarm weitertransportiert. Dies kann zu einem Pförtnerkrampf führen. Liegt eine genetische Veranlagung vor, fällt die Störung meist spätestens drei Wochen nach der Geburt auf, weil der Säugling ständig erbricht und trotz ausreichenden Fütterns Untergewicht hat. Auch bei einem Erwachsenen kann ein Magenpförtner

krampf auftreten, wenn der Magenausgang durch einen Tumor oder ein Geschwür des Magens oder Zwölffingerdarms verengt wird.

Was tun? Dringend einen Arzt aufsuchen. Meist ist eine Operation notwendig.

Magersucht (Anorexia nervosa) Magersucht ist eine Essstörung. Sie führt zum Verlust des Ernährungsdrangs. Es sind vorwiegend junge Frauen betroffen. Die übertriebene Angst vor Gewichtszunahme kann obendrein zum Missbrauch von Medikamenten wie z. B. Appetitzüglern, Schilddrüsenhormonen und Abführmitteln führen.

Magersucht führt zu extremem Untergewicht und zu einem weitgehenden Verlust von Fettpolstern und Muskelmasse. Die Folgen sind eine starke Kälteempfindlichkeit, niedriger Blutdruck und Blutarmut (Anämie). Meist bleibt bereits zu Beginn der Erkrankung die Regelblutung aus. Magersucht ist lebensgefährlich! Erschreckend viele Betroffene sterben durch die Folgen des Hungerns.

Was tun? Angehörige und Freunde können eine Magersucht nicht allein auffangen. Sie muss ärztlich behandelt werden. In schweren Fällen wird zunächst eine «Auffütterung» erfolgen, mitunter durch eine Sondenernährung im Krankenhaus. Gleichzeitig sind emotionale Zuwendung sowie die Stärkung des Selbstwertgefühles wichtig. Später muss die zu Grunde liegende psychische Störung behandelt werden, etwa durch Psychotherapie, Verhaltens- und/ oder Familientherapie. Denn nicht selten sind Probleme in Familie oder Freundeskreis der Auslöser.

Masern Bei Masern handelt es sich um eine Viruserkrankung, die über die Luft übertragen wird. Sie beginnt etwa zehn Tage nach der Ansteckung. Zuerst tritt Fieber auf, dann folgen Husten, Schnupfen, eine Bindehautentzündung und oft eine gewisse Lichtempfindlichkeit. Das Gesicht wirkt aufgedunsen. Mit heftigem, teilweise hohem Fieber bis zu 40 °C kommt es schließlich zu dem berühmten Hautausschlag, zuerst im Gesicht und hinter den Ohren, dann innerhalb von Tagen körperabwärts. Es zeigen sich zunächst kleine hellrote, leicht erhabene Flecken auf der Haut. Die Mundschleimhaut hat weißliche, kalkspritzerähnliche Flecken. Nach durchschnittlich vier Tagen hat der Ausschlag die Füße erreicht.

Bei einem unkomplizierten Verlauf beginnt nun die Erholungsphase. Der Ausschlag verblasst, die Haut schuppt sich dabei, und auch die übrigen Symptome bilden sich zurück.

Was tun? Die Erholung dauert etwa zwei Wochen. Eine Ansteckungsgefahr besteht etwa vom ersten Symptom bis zu fünf Tagen nach Ausbruch des Hautausschlags. Eine Impfung wird dringend empfohlen, da es bei einer Masernerkrankung zu lebensbedrohlichen Komplikationen kommen kann.

Mastitis   Die Mastitis ist eine Entzündung der Brustdrüsen. Häufigste Ursache ist eine Infektion der Milchgänge durch das Bakterium *Staphylococcus aureus*. Dazu kommt es, wenn durch das Saugen des Neugeborenen Risse in der Brustwarze entstehen. Auch ein Milchstau kann eine Mastitis verursachen. Bestimmte Antibabypillen sowie belastender Stress können die Entstehung einer Mastitis begünstigen. Diese macht sich zunächst durch Fieber und mitunter Schüttelfrost bemerkbar. Später ist die Brust druckschmerzempfindlich, gerötet und geschwollen.

Was tun? Hilfe bei einem Gynäkologen oder bei einer Hebamme suchen.

Mastodynie   Die sogenannte Mastodynie bezeichnet ein schmerzhaftes Spannungsgefühl in den weiblichen Brüsten. Das Spannungsgefühl entsteht durch das östrogenabhängige Wachstum der Brust in der zweiten Zyklushälfte. Die Mastodynie beginnt deshalb auch etwa eine Woche vor der Menstruation und endet mit Einsetzen der Monatsblutung. Ursache kann eine Brusterkrankung oder eine Erkrankung der Eierstöcke sein. Auch eine Schwangerschaft kann eine Mastodynie bewirken.

Was tun? Pflanzliche Produkte z. B. aus Mönchspfeffer sollten zunächst über einen längeren Zeitraum hinweg erprobt werden. In manchen Fällen hilft es, ein progesteronhaltiges Gel auf die Brüste aufzutragen, das vom Frauenarzt verordnet wird.

Meningitis   Bei einer Meningitis sind die Hirnhäute entzündet (im Unterschied zur → Enzephalitis), Ursache können Bakterien oder Viren sein. Sie werden entweder durch den Blutstrom von einem anderen erkrankten Organ transportiert, oder die Erreger breiten sich direkt vom entzündeten Nachbarorgan auf die Gehirnhäute aus. So kann schlimmstenfalls sogar eine unbehandelte Mittelohr- oder Nasennebenhöhlen-Entzündung zu einer Meningitis führen.

Eine Meningitis äußert sich durch ihren raschen Krankheitsverlauf, der typischerweise mit grippeähnlichen Symptomen wie Abgeschlagenheit, Fieber und Kopfschmerzen beginnt. Innerhalb weniger Stunden verstärken sich die Kopfschmerzen, hinzu kommen oft Erbrechen, hohes Fieber und Lichtempfindlichkeit. In schweren Fällen kann es zu Benommenheit oder Bewusstlosigkeit kommen. Das wichtigste Alarmzeichen für eine entzündliche Reizung der Hirnhäute ist ein steifer Nacken: Wird der Kopf des liegenden Patienten nach vorn zur Brust gebeugt, verstärken sich die Schmerzen im Nacken, und die Beine werden meist reflexartig angezogen. Bei kleinen Kindern sind die Krankheitszeichen oft nicht eindeutig. Bei Säuglingen äußern sie sich manchmal nur in Trinkschwäche oder Schlaffheit, auch Bauchschmerzen oder epileptische Krampfanfälle können auftreten.

Bei einer durch *Meningokokken* ausgelösten Hirnhautentzündung können kleine Blutungen in der Haut auftreten, wenn die auslösenden Bakterien in die Blutbahn gelangt sind – dann besteht Lebensgefahr! Grundsätzlich kann bei jeder Form der Meningitis Lebensgefahr bestehen – auch wenn sie zunächst harmlos beginnt und die Situation nicht nach Gefahr aussieht.

Was tun? Dringend schon beim geringsten Verdacht auf eine Meningitis umgehend einen

Arzt rufen (ggf. den Notarzt) oder in die nächstgelegene Klinik fahren, weil die Krankheit sich sehr schnell entwickelt.

Durch gezielte Impfungen gegen Masern, Mumps, Röteln, Kinderlähmung und Meningokokken lässt sich ein wirksamer Schutz vor vielen Erregern von Meningitis aufbauen. Diese Impfungen sind v. a. für Kinder empfehlenswert, da sie ein deutlich erhöhtes Erkrankungsrisiko haben.

Menstruationsbeschwerden Menstruationsbeschwerden variieren von Frau zu Frau und reichen von Stimmungsschwankungen, Reizbarkeit und Schlafstörungen bis zu depressiven Anfällen, von leichten Blähungen über Durchfall oder Verstopfung bis zu heftiger Übelkeit, von einem leichten Spannungsgefühl in den Brüsten bis zu krampfartigen Schmerzen im Unterleib und im Rücken. Kopfschmerzen oder Migräne, Schwindel und niedriger Blutdruck, vorübergehende Hautveränderungen, Pickel und Akne können ebenfalls «zur Regel» gehören.

Die Beschwerden während der Regelblutung sind zum großen Teil auf Veränderungen des Hormonspiegels zurückzuführen. Zudem hat die allgemeine körperliche und seelische Verfassung Einfluss auf den Ablauf der Regel. Eine negative Einstellung sich selbst oder dem eigenen Körper gegenüber, aber auch Probleme mit dem Partner, schwierige Lebenssituationen und belastender Stress können die Beschwerden verschlimmern.

Was tun? Lokale Massagen des unteren Rückens und Unterbauchs mit entspannendem Lavendelöl, eine Wärmflasche auf dem Unterleib oder Akupressur, Eigenbehandlung der Reflexpunkte am Fuß oder Ohrakupunktur können gut für Linderung sorgen, im Einzelfall auch ein Schmerzmittel.

Sind die Schmerzen regelmäßig so heftig, dass sie den gewohnten Lebensrhythmus stark beeinträchtigen, sollte ein Arzt aufgesucht werden.

Migräne → II, Kapitel 6.6 Schmerzen und Schmerztherapie

Mumps Bei Mumps schwillt die Wange deutlich an. Die Schwellung ist häufig schmerzhaft und mit Fieber, Kopfschmerzen und anderen grippeähnlichen Symptomen verbunden. Ursache ist eine durch Viren hervorgerufene Entzündung der Ohrspeicheldrüsen, übertragen von Mensch zu Mensch durch Tröpfcheninfektion.

Was tun? Eine direkte Therapie gibt es leider nicht, es lassen sich nur die Symptome behandeln. Männliche Betroffene können zusätzlich zur entzündeten Ohrspeicheldrüse noch eine schmerzhafte Hodenentzündung mit anschließender Unfruchtbarkeit bekommen. Die Impfung gegen Mumps ist deswegen sehr zu empfehlen.

Mundfäule Die Mundfäule ist eine Entzündung der Mundschleimhaut, die durch Pilze, Bakterien, Viren und Vergiftungen ausgelöst werden kann. Es können dabei kleine Geschwüre (→ Aphthen) auftreten.

Häufig findet sich bei der Mundfäule auch eine Zahnfleischentzündung mit roten, leicht blutenden Schwellungen, einer starken Speichelbildung und einem säuerlichen Mundgeruch. Manchmal sind weiß-gelbliche Beläge auf der Mundschleimhaut zu sehen.

Bei Kleinkindern ist oft das → Herpes-Virus der Auslöser.

Die Ersterkrankung tritt meist mit hohem Fieber und starkem Erkrankungsgefühl auf. Eine Nahrungsaufnahme wird auf Grund der schmerzhaften Bläschenbildung im gesamten Mundraum inklusive der Zunge meist verweigert.

Was tun? Ratsam sind Bettruhe und eine allgemeine Behandlung mit gekühlten Speisen und Getränken sowie Bonbons oder Cremes, die ein lokales Betäubungsmittel enthalten. Gewürze, saure und zuckerhaltige Speisen oder Obst würden dagegen die Schleimhaut zusätzlich reizen. Auf ausreichende Flüssigkeitszufuhr muss v. a. bei Kleinkindern geachtet werden.

Mundgeruch Viele Erkrankungen gehen mit Mundgeruch einher. Ein bestimmter Geruch

kann deshalb ein Hinweis auf eine Erkrankung
sein:

- Säuerlich: Mundfäule
- Süßlich-fade (Eitergeruch): Mandelent-
  zündung, Bronchitis, Lungenentzündung
- Fäulnis-Geruch: Magen-Darm-Erkrankung
  (z. B. Befall des Magens mit dem Bakterium
  Helicobacter), starker Kariesbefall, Nahrungs-
  reste in den Zähnen, Bronchialkarzinom
- Ammoniak-Geruch (wie Salmiakgeist):
  Lebererkrankungen, Leberkoma
- Azeton-Geruch (wie bei faulen Äpfeln):
  Hunger, Fastendiät, diabetisches Koma
- Urin-Geruch: Nierenausscheidungs-
  störungen, Nierenschwäche

Was tun? Nach Möglichkeit sollte die Grunderkrankung behandelt werden.

Ansonsten ist Abhilfe in erster Linie durch
intensive Mundhygiene möglich. Eine spezielle
Zungenbürste, die es in Apotheken zu kaufen
gibt, ein antibakterielles Mundwasser oder
entsprechende Kautabletten und Kaugummis
sowie natürlich eine Zahnbürste gehören dann
zur Grundausstattung. Tägliches Benutzen von
Zahnseide und eine Munddusche sind sinnvoll.

Wer verstärkt unter schlechtem Atem leidet,
sollte außerdem Fett, Eiweiß und Süßigkeiten
reduzieren und besonders lange Essenspausen
vermeiden. Denn genau wie Alkohol und Nikotin verringern sie den Speichelfluss spürbar
und wirken damit ebenfalls geruchsauslösend.
Als Soforthilfe bei Problemen mit schlechtem
Atem bieten sich Mundspülungen mit kon-
zentriertem Schwarztee an. Auch pulverisierte
Gewürznelken, von denen zweimal täglich je
ein Gramm mit Wasser eingenommen wird,
sind gut wirksam.

**Muskelfaserriss, Muskelriss, Muskel-
zerrung** → II, Kapitel 5.1 Sportverletzungen

Nachtschweiß Nächtliches Schwitzen weist
– solange es nicht die Reaktion auf die sehr
warme Umgebung ist – auf eine ernstzunehmende Erkrankung hin. Zu den möglichen

Ursachen zählen: Überarbeitung, belastender
Stress, nächtliche Atemaussetzer, eine Schilddrüsenüberfunktion, Grippe, Malaria, Leukämie, eine lymphatische Erkrankung wie das
Pfeiffer'sche Drüsenfieber, Tuberkulose oder
eine rheumatische Erkrankung.

Was tun? Die Ursache des Nachtschweißes
muss dringend vom Internisten abgeklärt
werden, damit eine entsprechende Therapie
eingeleitet werden kann.

Nagelveränderungen Form-, Farb- und Kon-
sistenzveränderungen von Nägeln können
auf Allgemeinerkrankungen oder auf spezielle
Nagelerkrankungen hinweisen – müssen es aber
nicht. Erhabene, parallel verlaufende Riffeln
im Alter sind normal, finden sich aber auch bei
Schuppenflechte und Durchblutungsstörungen.
Querfurchen können nach schweren Infekten
oder nach einer Chemotherapie auftreten.

Eine **Verdickung der Fingerenden** mit einer
Wölbung der Fingernägel wird als Trommel-
schlägelfinger mit Uhrglasnägeln bezeichnet.
Sie entsteht bei chronischen Lungenerkrankungen und Herzfehlern.

Bei Eisenmangel können **Löffelnägel** mit
besonders dünnen Nagelplatten, zentraler Eindellung und Randsplitterungen entstehen.

Brüchige Nägel zeigen sich bei häufiger Anwendung von Nagellack, ausgeprägtem Wasser-
kontakt sowie bei Vitamin-A-, Vitamin-B- oder
Biotin-Mangel. Auch bei einer Schilddrüsenüberfunktion und bei Eisenmangel (häufig
kombiniert mit Löffelnägeln) können die Nägel
ungewöhnlich brüchig sein.

Zu einer **Teilablösung der Nagelplatte**
kommt es bei starker Belastung der Zehen
(z. B. beim Sport oder nach Wanderungen)
oder bei einer Verletzung mit Bildung eines
Blutergusses. Auch Erkrankungen wie Diabetes
mellitus, manche Schilddrüsenerkrankungen
und Eisenmangel können eine komplette
Nagelablösung bewirken.

Gelbe Nägel weisen auf eine Schuppenflechte hin, wogegen gelb-graue Nagelverfär-
bungen eher typisch für Nagelpilz sind.

Weiße Flecken oder Streifen entstehen

meist durch starkes Zurückschieben oder Schneiden des Nagelhäutchens (Lufteinschluss unter dem Nagel), aber auch bei Pilzbefall, Herzfehlern und schweren Lebererkrankungen. Eine Blaufärbung der Nägel spricht für eine geringe Durchblutung.

Braune Nägel kann man bei Rauchern, häufigem Kontakt mit Chemikalien und einem Leberfleck unter dem Nagel beobachten.

Was tun? Die meisten Nagelveränderungen sind medizinisch bedeutungslos – sie haben keinerlei Krankheitswert und müssen nicht behandelt werden. Im Zweifelsfall sollte aber immer der Hausarzt oder der Dermatologe die Nägel anschauen. Denn die Inspektion und Beurteilung der Nägel können Hinweise auf Erkrankungen, Mangelerscheinungen und Therapiemöglichkeiten geben.

Nasenbluten

Blutungen aus der Nase sind meist harmlos. Häufig werden sie durch «Nasenbohren» ausgelöst. Die kleinen Gefäße in der Nase werden dabei gereizt und bluten schließlich. Mitunter kommt es allerdings auch bei fieberhaften Infekten, bei chronischem Bluthochdruck oder unter der Einnahme von gerinnungshemmenden Medikamenten zu einem Nasenbluten.

Was tun? Nicht den Kopf in den Nacken legen! Am besten ist es, sich aufrecht nach vorn gebeugt hinzusetzen, die Nasenflügel zusammenzupressen und einen Eisbeutel oder kalten Lappen in den Nacken zu legen. Letzteres führt zu einem reflektorischen Zusammenziehen der die Nase versorgenden Gefäße und stoppt die Blutung.

Bei starken Blutungen sollte umgehend ein HNO-Arzt aufgesucht werden. Dieser wird die Nase tamponieren, die Blutungsstelle unter örtlicher Betäubung verätzen oder mit einem kleinen Hitzereiz «versiegeln». Auch außergewöhnlich häufiges Nasenbluten muss HNO-ärztlich, internistisch bzw. kinderärztlich abgeklärt werden.

Nasennebenhöhlenentzündung → II, Kapitel 9.3 Erkrankungen von Hals, Nase und Ohren

Nervöse Zuckungen

Leichtes Zittern oder nervöse Zuckungen (Tics) sind meist Zeichen von Überbeanspruchung oder Müdigkeit bestimmter Muskelgruppen. Beim Sport kann ein Zittern auch bei starker Konzentration oder Muskelspannung auftreten. Zittern entsteht außerdem bei Angst oder in Anspannungssituationen und kann bei Furcht weiter zunehmen.

Krankhaftes Zittern findet sich bei der Parkinson'schen Erkrankung. Diese Schüttellähmung lässt nach, wenn der Patient sich bewusst bewegt, z. B. Klavier spielt oder gezielt greift. Bei Kleinhirnerkrankungen kommt es zu einem umgekehrten Phänomen. Manchmal ist das Zittern familiär bedingt und wird vererbt.

Unbewusste Muskelzuckungen der Augenlider oder von Oberschenkel- oder Armmuskeln können neben Ermüdungszeichen auch auf Elektrolytstörungen hinweisen (→ Krämpfe).

Was tun? Ein länger bestehendes Zucken oder Zittern sollte vom Neurologen abgeklärt werden.

Nervosität

Nervosität geht mit erhöhter Reizbarkeit, Unruhe, Ungeduld und Hast einher. Nervöse Menschen sind deshalb häufig «überempfindlich». Die Ursachen sind meist psychische Anspannungen, nicht verarbeitete Probleme im persönlichen oder beruflichen Umfeld, ungenügender Stressabbau, zu wenig Schlaf oder Bewegung. Auch chronische Erkrankungen wie eine Schilddrüsenüberfunktion, Elektrolytverschiebungen, beginnende Infekte, Medikamente, Drogen oder Alkohol können Nervosität auslösen. Das Gleiche gilt für sogenannte manische Phasen vor depressiven Verstimmungen.

Was tun? Idealerweise wird für die Nervosität eine Ursache gefunden und beseitigt. Eine psychosomatische oder psychotherapeutische Behandlung, eine Badetherapie, Kneipp'sche Güsse, Entspannungsübungen oder Meditation und viel Bewegung, am besten im Freien, können die Nervosität abbauen. Als Einschlafhilfe wirken ein warmes Fußbad mit viel Salz, ein Becher warmer Milch mit Honig (nicht über

40 °C erwärmen) oder Baldrian-Hopfen-Präparate.

Nierenschmerzen → II, Kapitel 7.1 Nierenentzündung; → II, Kapitel 7.2 Nierenbeckenentzündung

Ohnmacht → Bewusstlosigkeit

Ohrenschmalz Schweißdrüsen im Gehörgang geben Ohrenschmalz ab, das das Ohr vor Verschmutzung schützen soll. Normalerweise reinigt es sich dadurch selbst. Manchmal bildet das Ohrenschmalz allerdings einen kleinen Pfropf, der die Hörfähigkeit einschränken und auch Entzündungen im Gehörgang hervorrufen kann.

Was tun? Einen hartnäckigen harten Pfropf muss der Hausarzt oder HNO-Arzt entfernen. Vorsicht bei der Benutzung von Reinigungsstäbchen. Mit ihnen kann das Ohrenschmalz noch tiefer hineingedrückt werden, auch das Trommelfell kann verletzt werden. Die Stäbchen nur am Gehörgangs-Eingang zur Reinigung benutzen. Ist nach dem Schwimmen Wasser im Ohr, bitte niemals versuchen, dies mit Ohrenstäbchen herauszuholen. Nur längeres Springen auf einem Bein mit geneigtem Kopf hilft dann – oder der HNO-Arzt.

Ohrenschmerzen → II, Kapitel 9.3 Erkrankungen von Hals, Nase und Ohren

Parodontitis Der sogenannte Zahnhalteapparat ist das Verankerungssystem der Zähne im Kiefer. Zu ihm gehören das Zahnfleisch, die Kieferknochen und die Zahnwurzel mit dem Wurzelzement und der Wurzelhaut. Eine Entzündung des Zahnhalteapparates wird Parodontitis genannt.

Frühe Anzeichen für eine Parodontitis sind ein gerötetes und geschwollenes Zahnfleisch, das schon bei kleinster Berührung blutet. Die Ursache ist meist ein bakterieller Zahnbelag, der sich am Zahnfleischrand und in den Zwischenräumen der Zähne festsetzt. Die darin enthaltenen Bakterien produzieren Stoffe, die das Zahnfleisch angreifen und Entzündungen verursachen. Nach und nach werden so das Bindegewebe und der Kieferknochen des Zahnhalteapparates zerstört. Dabei entstehen Zahnfleischtaschen, über die die Bakterien aus den Zahnbelägen immer tiefer zum Zahnhalteapparat vordringen. Ohne rechtzeitige Behandlung fallen die Zähne aus.

Was tun? Für einen gesunden Zahnhalteapparat braucht es nur wenig:

- Mindestens zweimal täglich die Zähne putzen, möglichst aber nach jeder Mahlzeit.
- Überkronte Zähne und unter Zahnbrücken besonders gründlich reinigen, ggf. mit speziellen Bürsten (Apotheke).
- Die Zahnzwischenräume täglich mit Zahnseide oder kleinen Zwischenraumbürstchen säubern.
- Bei häufigem Zahnfleischbluten umgehend den Zahnarzt aufsuchen.
- Zweimal jährlich zur Kontrolluntersuchung oder Vorsorge zum Zahnarzt gehen.
- Ausgewogen ernähren.
- Nicht rauchen.

Zahnärzte bieten eine professionelle Zahnreinigung an, die u. a. meist die Entfernung des Zahnsteins und der Beläge umfasst. Die Kosten dafür richten sich nach dem genauen Umfang der Behandlung.

Pilzinfektionen Pilzinfektionen können nicht nur an den Füßen, sondern überall auf der Haut und an Schleimhäuten auftreten. Immungeschwächte Menschen, die z. B. an Diabetes mellitus, Krebs, Leukämie oder Aids leiden, sind besonders gefährdet.

Eine häufige bzw. lang andauernde Antibiotikabehandlung oder eine Chemotherapie können das natürliche Bakterienmilieu der Haut und/oder der Schleimhäute schädigen. Das macht es den Pilzsporen leicht, sie zu befallen. Meist wird ein sogenannter Sprosspilz der *Candida*-Gruppe durch eine Tröpfchen- oder Schmierinfektion übertragen. Juckreiz und rötliche Stellen mit Pusteln auf der Haut oder weißliche, abwischbare Beläge auf den Schleimhäuten deuten auf eine solche Erkrankung hin. Auch der Mund oder Mundwinkel (Mundsoor), die Speiseröhre und der Darm können befallen sein.

Was tun? Ist ein Pilzbefall des Darms festgestellt worden, sollten Weizenprodukte, Zucker, süßes Obst und Alkohol zumindest für längere Zeit gemieden werden. Gelbwurz (Curcuma), Knoblauch, Bärlauch oder Schnittlauch sowie Thymian und Kamille wirken fungizid (den Pilz abtötend) und können beim Kochen bevorzugt eingesetzt werden. Ballaststoffe, Kefir, Joghurt, Zwiebeln, Sauerkraut werden ebenfalls bei Pilzbefall empfohlen. Vitamin C stärkt die Abwehr, Vitamin A, z. B. in Karotten enthalten, kann die Pilzsymptome mildern. Vitamin B sollte zusätzlich als Komplex-Präparat eingenommen werden, da eine Antipilztherapie die Vitamin-B-Aufnahme in den Körper verringert. Sinnvoll für ein stärkeres Immunsystem ist oft auch eine sogenannte Umstimmungstherapie mit Laktobazillen, Milchzucker und mikrobiologischer Therapie. Wechselbäder stärken das Immunsystem ebenfalls.

Als örtlich wirkende Antipilzmittel werden vom Internisten oder Hautarzt sogenannte Antimykotika verschrieben. Sie müssen unbedingt nach einem festgelegten Schema eingenommen werden.

Pilzvergiftung Pilzvergiftungen können durch giftige Pilze oder durch verdorbene Speisepilze ausgelöst werden.

Was tun? Auch harmlos beginnende Pilzvergiftungen können tödlich enden. Beim kleinsten Verdacht muss deshalb sofort ein Krankenhaus aufgesucht werden. Dort wird man künstliches Erbrechen und Durchfall erzeugen und reichlich medizinische Kohle zuführen, um die Aufnahme des Giftes ins Blut so weit wie möglich zu verhindern. Meist kommen noch intensivmedizinische Infusions-Behandlungen dazu.

Pseudokrupp Pseudokrupp ist eine Entzündung im Bereich des Kehlkopfes und der Stimmbänder, die vorwiegend Kinder im Alter von sechs Monaten bis drei Jahren betrifft. Ihr Kehlkopf ist wachstumsbedingt noch klein und die Luftröhre dahinter sehr weich. Dadurch kann bei einer starken Schwellung der Schleimhäute die Atemluft diesen Rachenbereich nicht mehr ungehindert passieren. Wird die Atmung zusätzlich durch zähen Schleim behindert, der durch die verengten Luftwege nicht mehr richtig abgehustet werden kann, entsteht das typische pfeifende oder fauchende Geräusch beim Atmen.

Ein Pseudokrupp-Anfall äußert sich durch bellenden Husten, der vorwiegend nachts, meist ohne vorhergehende Begleitsymptome, oder im Rahmen einer Erkältung auftritt. Akute Atemnot und Erstickungsangst kommen oft hinzu. Meist sind Viren, selten Bakterien die Auslöser. Luftschadstoffe und Zigarettenrauch erhöhen das Erkrankungsrisiko deutlich. Jungen sind häufiger betroffen als Mädchen.

Was tun? Bei Verdacht auf einen Pseudokrupp-Anfall sollte möglichst frühzeitig der Arzt gerufen werden. Er wird kortisonhaltige Medikamente (meist als Zäpfchen) verordnen, die die Schleimhäute nach etwa einer halben bis ganzen Stunde abschwellen.

Eine hohe Luftfeuchtigkeit erleichtert dem Kind das Atmen. Die Luftfeuchtigkeit kann erhöht werden, indem man im Badezimmer die Dusche aufdreht und sich dann mit dem Kind dort aufhält. Während der Heizperiode können im Schlafzimmer des Kindes feuchte Tücher über die Heizung gelegt oder das Fenster geöffnet werden. Für Notfälle wird der Arzt entsprechende Präparate verschreiben. Sie müssen in der auf das Körpergewicht des Kindes abgestimmten Dosierung sofort eingesetzt werden. Die hochdosierten Kortisonpräparate zur Akuttherapie führen nur bei längerer, regelmäßiger Anwendung zu schwerwiegenden Nebenwirkungen.

Bessert sich die Atemnot trotz sofortiger Behandlung mit Kortison nicht oder bekommt das Kind eine blassgraue Hautfarbe, muss es umgehend in eine kinderheilkundliche Notfall-ambulanz oder, wenn diese nicht vorhanden ist, in eine internistische Klinik eingeliefert werden. Hier ist eine umfassende Notfallbehandlung bzw. stationäre Versorgung zur Behebung der Atemnot gewährleistet. Besteht Unsicherheit über den Zustand des Kindes, sollte ohne Zögern der Notarzt gerufen werden.

R

Rachenschmerzen → II, Kapitel 9.3 Er-krankungen von Hals, Nase und Ohren

Raucherbein Schwere Durchblutungs-störungen der Beine werden volkstümlich mitunter als «Raucherbein» bezeichnet. Sie können zu Entzündungen mit offenen, schlecht heilenden Geschwüren führen. Droht das Gewebe ganz abzusterben, kann in einer Operation versucht werden, die gestörte Durch-blutung zu beheben oder mit einer Gefäßpro-these zu «umgehen». Schlimmstenfalls muss die betroffene Extremität ganz oder teilweise amputiert werden.

Das Raucherbein ist meist Folge einer fort-geschrittenen arteriellen Gefäßerkrankung im Rahmen einer Gefäßverkalkung (Arterio-sklerose) oder einer Gefäßentzündung bei einem Diabetes mellitus.

Was tun? Eine Arteriosklerose und ein Dia-betes mellitus müssen konsequent behandelt werden; das kann durch den Hausarzt oder durch einen Facharzt (z. B. Internist, Diabeto-loge) erfolgen. Er empfiehlt die jeweils beste Therapie, und alle Versuche einer Behandlung mit Hausmitteln sollten mit ihm abgesprochen werden.

Besonders für Diabetiker sind zudem die Vermeidung von Druckstellen durch zu enge Schuhe und eine regelmäßige Fußpflege durch Spezialisten (Podologen) entscheidend. Selbst kleinste Druckstellen können beim Diabetiker schon eine örtliche Entzündung mit einem späteren Gewebetod erzeugen.

Die offene Stelle wird mit Kamille oder physiologischer Kochsalzlösung gebadet, Gewebsuntergänge entfernt. Die Füße sollten immer trocken gehalten und Pilzinfektionen sofort behandelt werden. Mitunter sind Zu-ckerlösungen oder Honig zur Unterstützung der Wundheilung hilfreich.

Manchmal wird auch eine Antibiotika-Therapie notwendig. Hydrokolloid- oder Hydrogel-Verbände sind ebenfalls sinnvoll. Die Umgebung der offenen Stelle kann mit Salben gepflegt werden.

Eine lokale Bindegewebsmassage wird als Reflexzonentherapie ebenso empfohlen wie Akupunktur, um die Durchblutung zu fördern. Manchmal hilft die mikro-therapeutische Durchtrennung eines kleinen sympathischen Nervs vor der Wirbelsäule. Diese Maßnahme führt immer wieder dazu, dass sich die arterielle Versorgung in den Beingefäßen verbessert.

Reizdarm Rund die Hälfte der Magen-Darm-Patienten einer durchschnittlichen Arztpraxis leidet an dem sogenannten Reizdarmsyndrom (Colon irritabile). Frauen trifft diese Erkrankung, die über Jahre hinweg unterschiedlich starke krampfartige Bauchschmerzen, Völlegefühl, Verstopfung oder Durchfall mit sich bringt, doppelt so häufig wie Männer. Die Beschwerden treten oft morgens nüchtern beim Aufstehen auf oder auch direkt nach dem Essen, für gewöhnlich aber nicht in der Nacht. Verdau-ungsbeschwerden wie Blähungen und Rumoren gehören zu dem Krankheitsbild ebenso dazu wie episodische Koliken mit drückenden bis ziehenden Schmerzen in besonders stressigen Situationen.

Die Ursachen des Reizdarms sind v. a. psy-chischer Natur: Überforderung, Belastung, dauernde Anspannung und belastender Stress bringen den geregelten Ablauf der Tätigkeit des Darms durcheinander, sie «reizen» ihn. Aber auch Wetterwechsel und eine ungesunde und einseitige Ernährung (z. B. Fastfood) werfen ihn aus der Bahn. Er beschwert sich mit Schmerzen.

Was tun? Zur Akutbehandlung bei Darmrei-zung, Bauchkrämpfen und Bauchschmerzen lassen sich die klassischen feuchtwarmen Bauch- oder Lendenwickel anwenden. Mitunter verschafft auch eine leichte Bauchmassage im Uhrzeigersinn Erleichterung.

Da beim Reizdarm keine organische Erkrankung vorliegt, geht es bei der Behandlung hauptsächlich darum, die belastenden Lebensumstände zu verändern. Eine Nahrungsumstellung auf nährstoffreiche, fleischarme Vollwertkost kann hierzu oft der erste Schritt sein: Viele Ballaststoffe regen die Darmtätigkeit an und fördern eine gesunde Darmflora, während eine zuckerreiche, ballaststoffarme Kost mit viel tierischem Eiweiß ein Klima schafft, das der ideale Nährboden für schädliche Bakterien und Pilze ist.

Darüber hinaus sollte die Lebenssituation überdacht werden: Welche der psychisch belastenden Faktoren können ausgeschlossen werden? Entspannungstechniken wie autogenes Training oder Atemtherapie helfen ebenfalls, zur Ruhe zu kommen. Auch pflanzliche Beruhigungsmittel wie Baldrian, Hopfen oder Melisse tun ihre Wirkung, ebenso Tee aus Kamille, Pfefferminz und Tausendgüldenkraut, der lauwarm eine halbe Stunde vor dem Essen getrunken werden sollte.

Rheumatismus Diese chronische Erkrankung mit einer drohenden Fehlstellung der Gelenke gehört in die Hände eines Gelenkspezialisten (Rheumatologe). Dies gilt auch für die rheumatische Weichteilerkrankung (Fibromyalgie).

Röteln Die Röteln sind eine Viruserkrankung, die häufig mit Masern verwechselt wird.

Sie beginnt 14 bis 21 Tage nach Ansteckung mit grippeähnlichen Symptomen wie Husten, Schnupfen, Heiserkeit und Halsschmerzen. Die Körpertemperatur ist meist leicht erhöht, und mitunter treten Gelenkschmerzen auf. Röteln bleiben bis zehn Tage nach Ausbruch ansteckend.

Zwei Tage nach Auftreten der Erkrankung entstehen kleine hellrote Flecken. Anders als bei Masern kommen Lymphknotenschwellungen hinter den Ohren, am Nacken und Hals dazu. Die Röteln breiten sich schnell über den ganzen Körper aus, dabei ist der Hautausschlag feiner als bei Masern. Meist verblasst er nach einigen Tagen ohne Schuppen. Röteln verlaufen oft sehr milde, daher bekommt man häufig nur durch die Blutuntersuchung Gewissheit über die nach der Erkrankung normalerweise bestehende Immunität.

Schwangere, die erstmals an Röteln erkranken, müssen mit einer Fehlbildung des Embryos rechnen. Sofern keine Antikörper im Blut nachweisbar sind, wird deshalb bei Mädchen ab dem 13. Lebensjahr eine Impfung empfohlen.

Rückenschmerzen → II, Kapitel 2 Wirbelsäule

Ruhr Die Ruhr (auch Shigellose genannt) ist eine schwere Durchfallerkrankung, die besonders häufig in sogenannten Entwicklungsländern auftritt. Verursacht wird sie von Bakterien mit Namen Shigella. Die Shigellen vermehren sich im Trinkwasser oder auf Nahrungsmitteln und werden von dort auf den Menschen übertragen. Durchschnittlich drei Tage nach der Infektion treten Fieber und typischerweise wässrige und mitunter blutig-schleimig-eitrige Durchfälle auf. Für Kleinkinder, alte Menschen und Menschen mit einem geschwächten Immunsystem kann dies lebensgefährlich sein. Der Arzt stellt die Diagnose anhand der Beschwerden und durch eine Stuhluntersuchung.

Was tun? Sofort zum Arzt. Die Behandlung erfolgt mit Antibiotika.

Scharlach Scharlach ist eine Entzündung durch Bakterien. Anders als oft angenommen besteht die Möglichkeit, mehrmals im Leben daran zu erkranken – auch im Erwachsenenalter. Die Ansteckung erfolgt durch direkten Kontakt (z. B. durch einen Kuss) oder per Tröpfcheninfektion. Die Erkrankung tritt dann zwei bis vier Tage nach der Infektion auf. Sie ist begleitet von hohem Fieber, Schüttelfrost, Kopfschmerzen und manchmal Erbrechen. Die Mandeln und der Rachenraum können entzündet sein. Der

Ausschlag zeigt sich scharlachrot im Rachen-raum, die Zunge sieht aus wie eine Himbeere. Wie die Zunge ist auch die Haut mit dicht stehenden, stecknadelkopfgroßen roten Flecken gepunktet. Da die Flecken leicht erhaben sind, fühlt sich die Haut fast samtartig an. Ein typisches Phänomen ist, dass das Kinn und die Mundregion vom Hautausschlag ausge-nommen bleiben.

Scharlach heilt meist rasch, es bilden sich dabei leichte Schuppen. Solange kein Anti-biotikum eingenommen wird, bleibt die Krankheit ansteckend. Eine Impfung ist nicht möglich.

Schiefhals Ein Schiefhals ist ein spastischer Krampf, bei dem sich der Kopf zu einer Seite neigt. Er bildet sich meist innerhalb von Tagen spontan zurück.

Was tun? Der akute Schiefhals kann u. a. mit kühlen Umschlägen, Akupunktur und mit Techniken der Osteopathie behandelt werden. Milde Schmerzmittel wie *Paracetamol* oder *Acetylsalicylsäure* (nicht bei Kindern und Jugendlichen unter 16 Jahren) können bei starkem Krankheitsgefühl sinnvoll sein. Der Schmerztherapeut wird stärkere Schmerz-mittel und therapeutische Lokalanästhesie verordnen. Der chronische Schiefhals benötigt kompetente fachneurologische und schmerz-therapeutische Behandlung.

Schlaganfall → II, Kapitel 6.1 Schlaganfall

Schluckauf Ein Schluckauf ist meist harmlos und hört nach einer Weile wieder auf. Zu viel Luft im Magen, Luftschlucken oder das schnelle Trinken von kalten Getränken bzw. hastiges Essen kann die Zwerchfellnerven reizen. Das Zwerchfell zieht sich daraufhin kurz zusammen, was einen reflexartigen Verschluss der Stimm-ritze und damit das geräuschvolle «Kicks» oder «Hicks» hervorruft.

In seltenen Fällen kann ein Schluckauf für Stunden oder Tage anhalten. Dann muss die Ursache ärztlich geklärt werden. Einem krankhaften Schluckauf kann beispielsweise eine Magenschleimhautentzündung, Bauchfell-entzündung oder eine Erkrankung des Gehirns zu Grunde liegen.

Was tun? Die beste Vorsorge ist, in Ruhe und mit Genuss zu essen. Im akuten Fall kann kon-zentrierte Ablenkung helfen: die Speisepläne der letzten Woche zusammentragen etwa. Oder das langsame, schlückchenweise Trinken von zimmerwarmer Flüssigkeit bei gleichzeitigem Zudrücken der Nasenflügel und der Ohren. Das ist zwar nahezu unmöglich, sorgt aber für eine hohe Konzentration – die hilft!

Auch «Erschrecken» hilft mitunter, ebenso eine sanfte Bauchmassage.

Schluckbeschwerden Schluckbeschwerden können durch Fremdkörper ausgelöst werden, die in der Speiseröhre stecken geblieben sind, wie etwa eine Gräte. Aber auch Entzündungen von Rachen, Mandeln, Kehlkopf oder Stimm-bändern können Schluckbeschwerden ver-ursachen. Das Gleiche gilt für Sodbrennen, Brüche des Zwerchfells und Verätzungen mit Chemikalien. Vorsicht mit Abflussreinigern, Wasch- oder Spülmitteln, wenn Kleinkinder im Haus sind!

Eine psychische Störung mit einem so-genannten Kloßgefühl (z. B. bei starken Angst-zuständen) kann ebenfalls die Ursache von Schluckbeschwerden sein.

Was tun? Schluckstörungen sollten immer vom HNO-Arzt untersucht werden, damit er ausschließen kann, dass es sich dabei um eine schwerwiegende Erkrankung handelt. Er wird dann ggf. die Therapie einleiten.

Schnupfen → II, Kapitel 9.4 Erkältungs-krankheiten

Schulterschmerzen Schulterschmerzen gehen meist von den Sehnen, der Gelenkkapsel oder der Gelenkflüssigkeit aus. Insgesamt besteht der Schultergürtel aus acht Einzelgelenken, Schmerzen können demnach viele Gründe haben. In Frage kommen vor allem Verschleiß, Verletzungen, Entzündungen, selten Tumoren sowie neurologische oder Gefäßerkrankungen.

Hinzu kommen noch die Erkrankungen der zahlreichen Schleimbeutel des Schultergelenks.

Oft empfindet der Geplagte seinen Schmerz allerdings nicht in der Schulter selbst, sondern in einer benachbarten Region. Am häufigsten wird der Schmerz im schulternahen Oberarm wahrgenommen, mitunter auch im Nacken. Auch Beschwerden der Halswirbelsäule können zu Schmerzempfindungen in der Schulter führen. Selbst Schmerzen in der Hand oder dem Arm strahlen mitunter bis in die Schulter aus. Treten die Schmerzen v. a. nachts im Bett beim Umdrehen auf eine Schulter auf, kann das ein Hinweis auf einen Riss der Rotatorenmanschette (Muskel-Sehnen-Kappe rund um Gelenkpfanne und Oberarmkopf) oder Kalkablagerungen in Sehnen sein.

Meldet sich der Schmerz bevorzugt bei feuchtem und kaltem Wetter und kommt ein Knacken und/oder Reiben in der Schulter hinzu, kann Verschleiß die Ursache sein. Probleme bei Armbewegungen in oder über Schulterhöhe wie Fenster putzen, Wäsche aufhängen, eine Jacke anziehen, Haare waschen unter der Dusche deuten auf ein Problem unter dem Schulterdach hin.

Was tun? Erster Ansprechpartner für Schulterschmerzen sollte der Hausarzt oder der Orthopäde sein.

Schuppenflechte (Psoriasis) Zu den typischen Symptomen der auch als Psoriasis bezeichneten gutartigen entzündlichen Hauterkrankung zählen gerötete Hautstellen, auf denen sich glänzende silbrig weiße Schuppen bilden. Dies ist bisweilen mit einem Juckreiz verbunden. Die Entzündungsreaktion kann außer der Haut auch Gelenke, Zehen- und Fingernägel befallen. Schuppenflechte ist nicht ansteckend.

Anders als beim gesunden Menschen erneuert sich die Oberhaut bei Schuppenflechte an einigen Stellen innerhalb von nur sechs bis sieben Tagen. Die überschüssigen Hautzellen sterben wie üblich bei der Hauterneuerung ab. Sie bilden auf Grund des beschleunigten Wachstums die typischen Schuppen auf den stark durchbluteten und daher geröteten Haut-

stellen. Die Neigung zur Schuppenflechte wird vererbt. Zum Ausbruch der Erkrankung kommt es aber erst, wenn bestimmte Auslöser, z. B. ein Infekt, eine mechanische Reizung, bestimmte Medikamente oder belastender Stress, hinzukommen. Häufig nimmt die Schuppenflechte ab und wieder zu, wobei sie sich in der dunklen Jahreszeit oft stärker ausbildet.

Auslösend oder verschlechternd sind Verletzungen, Sonnenbrand oder chronischer lokaler Druck, aber auch Medikamente wie Antibiotika, Betablocker oder Antimalariamittel. Stress, Alkohol oder Übergewicht verschlimmern die Situation. Selten kann es zu einer stark schmerzhaften Psoriasis-Arthritis mit einem typischen Befall der Fingerend- und -mittelgelenke kommen.

Was tun? Eine Heilung der Schuppenflechte ist leider nicht möglich, aber die Schübe lassen sich lindern. Mittel der Wahl sind Vitamin-D-Präparate.

Die Behandlung besteht aus äußerlichen, innerlichen und auch psychotherapeutischen Komponenten. Grundsätzlich verwendet man stark rückfettende und feuchtigkeitsspendende Lotionen, Gele, Salben oder Badezusätze für die Haut. Weil jeder Hauttyp anders ist, sucht man oft lange nach geeigneten Mitteln. Empfohlen werden Aloe vera und *Propolis* als Salbe, unter therapeutischer Begleitung auch innerlich. Präparate aus der Gewöhnlichen Mahonie, einer immergrünen Pflanze aus der Familie der Berberitze, aus Steinkohleteer, Salicylsäure oder Harnstoff werden routinemäßig vom Hautarzt eingesetzt, manchmal auch Kortison. Übergewicht reduzieren und auf zinkhaltige Speisen achten (z. B. Soja, Mais, Kohl, Hülsenfrüchte). Ananas und Papaya enthalten das Enzym Bromelain, das ebenfalls lindern kann.

Eine Bade- und Sonnenlichttherapie z. B. am und im stark salzhaltigen Toten Meer ist häufig hilfreich, sinnvoll ist es, diese Therapie im Anschluss im Sonnenstudio oder unter der Höhensonne zu Hause fortzuführen und in Meersalzwasser zu baden.

Auch die PUVA-Therapie wird bei der Schuppenflechte eingesetzt. PUVA ist eine Abkürzung für *Psoralen* plus UVA. Dabei handelt es sich um eine spezielle Form der Lichttherapie mit UVA-Strahlen, bei der die Lichtempfindlichkeit des Körpers durch einen besonderen Wirkstoff (*Psoralen*) gesteigert wird, um so die Wirksamkeit der UVA-Bestrahlung zu erhöhen. *Psoralen* kann per Tablette, Bad, Dusche oder Creme der Haut zugeführt werden.

Schüttelfrost   Entwickelt sich Fieber, kann während des Anstiegs der Körpertemperatur Muskelzittern einsetzen. Häufig ist das mit einem unangenehmen Kältegefühl verbunden. Meist tritt der Schüttelfrost nur einige Minuten auf, und der Kranke schläft kurz darauf ein.

Was tun? Meist helfen sofortige Bettruhe und zusätzliche Wärme durch wärmere Kleidung, Decken und warme Getränke.

Schwerhörigkeit   → II, Kapitel 9.5 Hörstörungen

Schwindel   Das Gefühl, dass sich die Welt um einen herum dreht, ist in manchen Lebenssituationen sicherlich schön, beim Schwindel allerdings sehr unangenehm. Der Schwindel kann als Dreh- oder Schwankschwindel auftreten und mit Übelkeit und/oder Erbrechen kombiniert sein.

Häufig liegt dabei eine Reizung bzw. Erkrankung des Gleichgewichtsorganes im Innenohr vor. Es kann sich aber auch um Beeinträchtigungen im zentralen Nervensystem, nicht selten auch in der Halswirbelsäule, handeln. Auch Nebenwirkungen von Medikamenten, Angstzustände, Depressionen, eine Arteriosklerose z. B. der Halsgefäße, eine Anämie sowie Blutdruck- bzw. Herzerkrankungen (etwa Herzrhythmusstörungen, -klappenentzündungen) können Schwindel auslösen. Erkrankungen des Ohres, Hirnblutungen, Hirntumoren, eine Meningitis oder Schockzustände, z. B. kurz vor einem diabetischen Koma, kommen als mögliche Ursache hinzu.

Was tun? Die genauen Ursachen des Schwindels muss ein Arzt abklären. Der Hausarzt überweist zu entsprechenden Spezialisten

(HNO-Arzt, Neurologe, Orthopäde). → II, Kapitel 9.5 Hörstörungen

Schwitzen   Schwitzen ist ein normaler Vorgang, der eine wichtige Rolle bei der Temperaturregelung des Körpers spielt. Der Schweißfilm auf der Haut verdunstet und kühlt so den Körper ab. Rund ein halber Liter Schweiß entsteht so pro Tag, bei starken Anstrengungen wie beim Sport, bei Fieber und auf Tropenreisen sind es bis zu fünf Liter. Starkes Schwitzen bei leichter Anstrengung kann ein Zeichen mangelnder Kondition sein oder auf Herz-Kreislauf-Störungen hindeuten.

Schweiß besteht fast vollständig aus Wasser. Er enthält neben Kochsalz weitere Mineralien, Harnstoffe, Harnsäure, Cholesterin, Zucker, Milchsäure sowie Amino- und Fettsäuren. Das «saure» Milieu des Schweißes bildet einen wichtigen Teil des Säureschutzmantels der Haut. Dessen wesentliche Funktion liegt darin, das Wachstum von Keimen zu hemmen.

Schweiß ist geruchlos und salzig. Der unangenehme Geruch entsteht durch die Oxidation von Milch- und Fettsäuren und kann je nach Ernährung variieren. Der körperspezifische Geruch wird durch die Duftdrüsen bestimmt, die auch durch psychische Reize stimuliert werden. Diese Drüsen finden sich in den Achselhöhlen, um die Brustwarzen und im Schambereich.

Bei Angst bricht «kalter Schweiß» aus, weil einzelne Körperabschnitte, z. B. der Rücken oder die Handinnenflächen, unbewusst gereizt werden. Bei manchen Menschen entstehen durch verstärktes Schwitzen Schweißfüße, und einige leiden auch ständig unter massivem Körperschweiß an Händen und/oder Füßen bzw. an ganzen Körperpartien.

Was tun? Gegen allzu starkes Schwitzen bei Angst und belastendem Stress helfen Entspannungsübungen, Tai-Chi oder Meditationen. In Einzelfällen hilft eine internistische oder aber psychosomatische Behandlung.

Eine bessere Kondition wird durch regelmäßigen Sport aufgebaut – ein täglicher Spaziergang von mindestens 30 Minuten hilft oft schon! Fühlt man sich körperlich unwohl, sollte vor jeder sportlichen Aktivität eine internistische Untersuchung erfolgen.

Normalerweise sollte ein gesunder Erwachsener mindestens zwei Liter Flüssigkeit am Tag trinken, bei übermäßigem Schwitzen natürlich entsprechend mehr. Gut geeignet ist beispielsweise Apfelsaft, mit Wasser gemischt.

Nach lang anhaltenden Schwitzperioden ist es außerdem sinnvoll, zusätzlich noch Salze zuzuführen – z. B. in Form von Gemüsebrühen oder Salzgebäck.

Seekrankheit Eine Überreizung des Gleichgewichtsorgans im Innenohr durch ständiges «Schaukeln» kann zu Übelkeit, Erbrechen, Schweißausbrüchen, Schwindel und Angst führen. Meist entsteht eine solche Situation während einer Schiffsreise, als Passagier beim Autofahren und mitunter als Fluggast. Eine Steigerung der Symptome ist möglich, wenn sich der Horizont für die Augen ständig «bewegt». Ein gefüllter Magen verkompliziert die Situation. Auch Angst – z. B. vor dem Fliegen – verstärkt die Symptome der See- bzw. Reisekrankheit.

Was tun? Auf dem Schiff oder im Auto helfen meist schon frische Luft und das Fixieren eines festen Punktes am Horizont. Das Kauen eines Stück Ingwers kann ebenfalls helfen. Falls nicht: Auf dem Schiff an Deck hinsetzen oder -legen und ggf. Augen schließen. Im Auto auf den Beifahrersitz legen, Fenster öffnen. Ggf. Medikamente zur Brechreizhemmung einnehmen (Apotheke).

Seitenstiche Schmerzen im Bereich der Flanken beim Sport werden Seitenstiche genannt. Die Ursache ist nicht endgültig geklärt. Möglicherweise hängen Seitenstiche mit einer Sauerstoffunterversorgung des Zwerchfells zusammen.

Was tun? Druck mit der Hand auf die schmerzende Flanke bei gleichzeitiger Verringerung der Laufgeschwindigkeit oder zeitweiliges Gehen ist die beste Therapie zur Behebung der Seitenstiche.

Sodbrennen → II, Kapitel 2.1 Sodbrennen

Sonnenbrand → II, Kapitel 11.2 Ekzeme

Sonnenstich → Hitzschlag

Sprue → Zöliakie

Stimmritzenkrampf Hierbei kann es zu einer lebensbedrohlichen Verkrampfung der Stimmritze im Kehlkopf (Laryngospasmus) mit einem «trockenen Ertrinken» durch Verschluss der Atemwege kommen. Ein solcher Krampf kann immer wieder durch eingeatmete Wassertropfen beim Tauchsport auftreten oder bei Intubations-Narkosen. Bei Säuglingen oder Kindern sind es häufig verschluckte Fremdkörper, Gräten, Schleim oder andere Sekrete (auch bei Schwerkranken oder intubierten Patienten). Manchmal ist ein solcher Krampf auch psychisch bedingt.

Was tun? Behandlung der Ursache, z. B. Entfernung der Fremdkörper oder Absaugen der Sekrete. Meist löst sich der Krampf durch die eintretende Ohnmacht oder durch eine Überdruckbeatmung mit einer Maske. In seltenen Fällen injiziert der Arzt eine muskelentspannende Lösung. Eine psychische Behandlung ist im Einzelfall notwendig.

Syphilis (Lues) Syphilis ist eine meist durch ungeschützten Geschlechtsverkehr übertragene Erkrankung, die durch das Bakterium *Treponema pallidum* verursacht wird. Unbehandelt verläuft Syphilis in mehreren Stadien und endet mit dem Tod.

Im ersten Stadium erscheint bis zu drei Monate nach der Ansteckung an der Stelle, an der die Bakterien eingedrungen sind, ein schmerzloses gerötetes Geschwür, das ein farbloses Sekret absondert. Das Sekret enthält Erreger und ist damit ansteckend. Bei Oralverkehr treten die Geschwüre auch im Mund oder Rachen und bei Analverkehr im Enddarm auf. Nach ein bis zwei Wochen schwellen die Lymphknoten in der Umgebung an.

Was tun? Syphilis ist mit Penicillin leicht behandelbar, dazu muss sie aber früh erkannt werden! Syphilis-Geschwüre heilen auch unbehandelt nach einigen Wochen ab, die Erkrankung besteht dennoch weiter. Jedes Geschwür im Genitalbereich muss von einem Arzt untersucht werden. Auch die Partner der Infizierten müssen sich zur Kontrolle zum Arzt begeben. Die Dauer der Behandlung kann variieren. Nach der Therapie sind regelmäßige Kontrollen erforderlich.

Tripper (Gonorrhöe) Die Gonorrhöe wird durch das Bakterium *Neisseria gonorrhoeae (Gonokokken)* verursacht. Sie befällt v. a. die Schleimhaut der Genitalregion und kann sich auf die Prostata, die Nebenhoden, den Gebärmutterhals, die Gebärmutter, den Eileiter, das Bauchfell und die Bindehäute der Augen ausweiten. Die Erreger werden wie bei der Syphilis meist durch Geschlechtsverkehr übertragen. Zwischen Ansteckung und Ausbrechen der Erkrankung liegen bis zu zehn Tage.

Bei Männern kann es zu folgenden Symptomen kommen:
- Nässen oder Eiter am Penis bzw. eine Kruste oder Schwellung
- Gelblich-schleimiger Ausfluss aus der Harnröhre
- Brennende Schmerzen beim Wasserlassen
- Nach Ansteckung durch Analverkehr schleimig-eitrige Beimengungen im Stuhl und Schmerzen beim Stuhlgang
- Hodenschmerzen
- Krämpfe oder Schmerzen im Unterbauch

Bei Frauen kann es zu diesen Symptomen kommen:
- Ausfluss sowie leichtes Brennen beim Wasserlassen
- Entzündung des Muttermundes mit eitrigem Ausfluss oder Kontaktblutungen
- Entzündungen von Gebärmutter, Eileitern und Eierstöcken mit Fieber, Unterbauchbeschwerden, Ausfluss und Schmierblutungen

Was tun? Bei einem eitrigen Ausfluss aus der Harnröhre oder der Scheide muss umgehend der Arzt aufgesucht werden. Auch alle Partner von Infizierten oder an unklaren entzündlichen Unterbauchbeschwerden Erkrankten müssen sich bei einem Arzt untersuchen lassen. Die Gonorrhöe lässt sich meist problemlos mit Antibiotika behandeln.

Typhus (Paratyphus) Typhus ist eine schwere Erkrankung, die v. a. in sogenannten Entwicklungsländern auftritt. Sie wird durch Bakterien mit dem Namen *Salmonella typhi* verursacht und durch Trinkwasser und infizierte Nahrungsmittel übertragen.

Nach einer Infektion kommt es rund zehn Tage später zu hohem Fieber und den typischen erbsenbreiartigen Durchfällen. Der Arzt stellt die Diagnose auf Grund der Beschwerden und über den Nachweis von *Salmonella typhi* im Blut oder Stuhl. Anschließend erfolgt eine Behandlung mit Antibiotika. Unbehandelt führt Typhus in etwa zwei von zehn Fällen zum Tod.

Auch beim Paratyphus handelt es sich um eine Infektion mit Salmonellen (*Salmonella paratyphi*). Paratyphus verläuft jedoch meist milder als Typhus.

Was tun? Hygiene ist der beste Schutz. Unbedingt bei Verdacht einen Arzt aufsuchen. Reisenden in Risikoländer wird zur Vorbeugung eine Schutzimpfung empfohlen.

Überbein Überbeine sind gallerthaltige Zysten, die meist an Sehnen, Sehnenscheiden oder Gelenkkapseln von Händen, Fußrücken oder Kniegelenken sitzen. Sie sind als verschiebbare «Knubbel» fühlbar, wenn sie oberflächlich liegen. Mitunter sind sie auch an den Wirbelgelenken zu finden. Überbeine können sich entzünden und dann druckschmerzhaft sein.

Was tun? Umschläge mit Beinwell-Salbe, Arnika oder Heilerde sind hilfreich; am sinnvollsten werden sie nachts angewendet. Ananas-Enzyme und/oder eine kleine Dosis *Acetylsalicylsäure* (100 mg) können der Entzündung entgegenwirken. Mitunter muss die Gallertsubstanz allerdings unter örtlicher Betäubung abpunktiert oder das ganze Überbein operativ entfernt werden.

V

Verstauchung → II, Kapitel 5.1 Häufige Sportverletzungen

Verstopfung → Hartleibigkeit

Völlegefühl Stark kalorienhaltiges Essen, übermäßig viel kohlensäurehaltige Getränke oder ein besonders opulentes Essen nach Hunger- oder Diätperioden, verschluckte Luft, Blähungen, Entzündungen des Magen-Darm-Traktes sowie mitunter krankhafte psychische Störungen können ein Völlegefühl erzeugen.

    Was tun? Dagegen helfen Heilpflanzen, insbesondere Tee mit Fenchel, Anis oder Kümmel oder entsprechende Präparate. Zudem ist es sinnvoll, über den Tag verteilt mehrere kleine Mahlzeiten zu essen und allzu üppige Gerichte zu meiden. Bei Übergewicht empfiehlt sich eine Gewichtsreduktion.

W

Warzen Warzen (Verrucae) sind infektiöse Hautwucherungen, die meistens durch das *Papillom*-Virus von Menschen übertragen werden. Stressphasen machen den Körper besonders empfänglich. Viele Warzen heilen von selbst. Zu unterscheiden sind:

1. Stachelwarzen oder vulgäre Warzen, die im Gesicht, an Fingern und Zehen auftreten (bräunlich bis hautfarben, flach bis erhaben). Als Mutterwarzen können sie bis zu zwei Zentimeter groß werden.
2. Pinselwarzen finden sich bei alten Menschen an den Lidern.
3. Verrucae planae juveniles erscheinen plötzlich im Kinder- oder Jugendalter in großer Zahl im Gesicht oder an den Händen.
4. Dellwarzen mit zentraler Eindellung treten an Hals, Gesicht, Achseln oder Genitalien auf. Sie sind infektiös, besonders die weiche Masse, die wie ein Pickel ausgedrückt werden kann.
5. Dornwarzen zeigen eine lokale Verdickung und einen zentralen schwarzen Punkt. Die Übertragung geschieht meist in Feuchtzonen wie Bädern, Saunen oder Hotels.
6. Feigwarzen (Kondylome) treten im Genital- und Afterbereich auf und werden beim Geschlechtsverkehr übertragen. Sie sehen im Frühstadium wie Papeln aus, später blumenkohlartig.

Was tun? Chloressigsäure, einmal in der Woche aufgetragen, hat sich bewährt. Routinebehandlungen sind das Vereisen oder das Abtragen mit einem scharfen Löffel unter lokaler Betäubung. Verrucae planae juveniles können mit Keratolytika (z. B. Vitamin-A-Säure) geschält werden. Feigwarzen werden z. B. vom Dermatologen mit einem Laser entfernt und auch mit Interferon nachbehandelt. Dellwarzen drückt der Hautarzt aus und schabt sie mit einem scharfen Löffel aus, wenn ein Versuch mit salicylhaltigem Pflaster erfolglos geblieben ist.

    Ein neueres und schonendes Verfahren zur Warzenentfernung ist die wIRA-Therapie. Es kann bei hartnäckigen Warzen eingesetzt werden, bei denen andere Therapien nicht geholfen haben. Diese Behandlungsmethode wurde an der Uniklinik in Jena entwickelt, sie arbeitet mit wassergefiltertem Infrarot-A-Licht. Die Warzen werden mit dem hautschonenden Licht bestrahlt. Infolgedessen wird die Haut besser durchblutet, was die Immunabwehr lokal steigert. Die Warze wird anschließend vom Immunsystem des Körpers abgestoßen. Vor der jeweiligen Behandlung wird die Haut mit speziellen Pflastern aufgeweicht, die Bestrahlung dauert 20 bis 30 Minuten und ist vollkommen schmerzfrei.

Wassersucht Lagert der Körper ungewöhnlich viel Wasser ein, kommt es in bestimmten Regionen zu Schwellungen (Ödemen). Eine solche Wassereinlagerung kann z. B. durch einen tumorbedingten Lymphstau entstehen. Abflussstörungen des Blutes, wie sie bei einer Venenschwäche oder Herzinsuffizienz auftreten, führen z. B. zu Unterschenkelschwellungen.

Was tun? Jede ungewöhnliche Schwellung sollte umgehend von einem Arzt beurteilt werden, um schwerwiegende Erkrankungen auszuschließen.

Windpocken   Windpocken werden durch das *Varicella-Zoster*-Virus verursacht. Die Viren werden über die Luft übertragen. Die Erkrankung beginnt 14 bis 21 Tage nach der Ansteckung mit Fieber, Gelenkschmerzen und Hautausschlag, meist auf der Kopfhaut, dem Oberkörper und den Schleimhäuten. Man sieht rote, stark juckende kleine Flecken, die sich in juckende, wässrig gefüllte Bläschen verwandeln, die gern aufplatzen. An der Schleimhaut sind diese Bläschen sehr schmerzhaft. Die Bläschen trocknen nach und nach ab und verkrusten. Danach fallen sie ab.

Ein aufgekratztes Bläschen kann stark jucken, sich entzünden und Narben bilden. Deshalb gilt: Nicht kratzen!

Ansteckend sind Windpocken rund zwei Tage vor dem Ausbruch des Ausschlags bis zum Verkrusten des letzten Bläschens. Eine Windpockenerkrankung führt meist zu einer lebenslangen Immunität, allerdings kommt es immer mal wieder vor, dass eine Person zweimal im Leben an Windpocken erkrankt.

Durch schlafende, in den Nerven liegende Viren kann es zudem nach vielen Jahren zu einer Erkrankung durch dasselbe Virus kommen (→ Gürtelrose). Für Kinder und Jugendliche sowie für immungeschwächte Menschen wird zur Vorbeugung solch eine Impfung empfohlen.

Wundrose   Bei einer Wundrose (Erysipel) kommt es durch eine Infektion mit Bakterien namens *Streptokokken* zu einer sich schnell ausbreitenden Rötung mit scharf begrenztem Rand. Sie wird begleitet von hohem Fieber und starken Schmerzen. Eintrittstellen für die Bakterien sind z. B. kleine Risse an Nasenflügeln, Mundwinkeln, aber auch an den Füßen bei Fußpilz. Eine Wundrose kann sich

an Beinen, Armen oder im Gesicht unter der Haut in den Lymphwegen ausbreiten.

Was tun? Eine Wundrose muss immer von einem Arzt behandelt werden. Er wird Bettruhe, Antibiotika und Schmerzmittel verordnen.

Zahnfleischblutungen → Parodontitis

Zecken   Die Zecke (Holzbock) gehört zu den Spinnentieren. Sie wird bis zu einem Zentimeter groß, wenn sie sich mit Blut vollgesogen hat.

Über ihren Speichel können Zecken zwei gefährliche Krankheitserreger übertragen: das Bakterium, das die sogenannte Borreliose verursacht, und ein Virus, das die gefürchtete Frühsommer-Meningoenzephalitis auslösen kann, kurz FSME genannt. Pro Jahr erkranken in Deutschland mehrere zehntausend Menschen an Borreliose und mehrere hundert an FSME (→ Enzephalitis).

Von etwa März bis Oktober sitzen Zecken auf Gräsern, Sträuchern und Bäumen. Zeckenspeichel betäubt die Haut. Den Stich einer Zecke bemerkt man deshalb oft erst an einer Rötung rund um die Einstichstelle. Allerdings sollte auch Tage nach einem möglichen Zeckenstich bei grippeartigen Symptomen wie Fieber, Kopf- und Gliederschmerzen ein Arzt aufgesucht werden, da nicht immer nach einem Zeckenbiss eine Hautrötung auftritt.

Eine Borreliose, die nicht rechtzeitig mit Antibiotika behandelt wird, kann Gelenkentzündungen, Lähmungen und Gedächtnisstörungen hervorrufen. Tückischer noch ist die FSME. Auch hier sind zu Beginn Krankheitszeichen typisch, die einer Grippe gleichen. Bei etwa jedem zehnten Infizierten entwickelt sich jedoch später eine Hirnhautentzündung.

Im Gegensatz zu den *Borrelien*, die in ganz Deutschland auftreten, kommen FSME-Viren v. a. in Bayern, Baden-Württemberg und Hessen vor. Um Zeckenbissen vorzubeugen, sollten Spaziergänge in Flora und Fauna dieser Regionen nur vollbekleidet mit Strümpfen über den Hosenbeinen und Hut unternommen werden. Sicherheitshalber sollten das Gebüsch, dichtes Unterholz und hohes Gras gemieden und freie Körperstellen mit zeckenabwehrenden Mitteln (Apotheke) eingerieben werden.

Was tun? Nach einem Biss muss die Zecke so schnell wie möglich mit einer Pinzette oder Zeckenzange (Apotheke) entfernt werden. Die «Drehrichtung» ist gleichgültig, Zecken haben kein Gewinde. Ein Quetschen der Zecke sowie der Einsatz von Öl oder Klebstoff sollten unbedingt unterbleiben, da die Zecke sonst noch mehr Speichel in die Bissstelle absondert.

Gegen die gefährliche FSME existiert ein aktiver Impfstoff (aktive Immunisierung), den jeder Hausarzt verabreichen kann. Die Impfung besteht für gewöhnlich aus drei Teilen, wobei der Impfschutz meist schon nach der zweiten Impfung nach ein bis drei Monaten besteht.

Nach einem Zeckenbiss ist in gefährdeten Gebieten innerhalb von 72 Stunden eine passive Impfung für Erwachsene möglich. Dabei werden im Gegensatz zur aktiven Immunisierung fertige Antikörper gegen das FSME-Virus (Immunglobuline) in hoher Dosis verabreicht.

Bei geringster Unsicherheit sollte man einen Arzt aufsuchen und ggf. auch von ihm die Zecke entfernen lassen.

Zerrungen → II, Kapitel 5.1 Häufige Sportverletzungen

Ziegenpeter → Mumps

Zöliakie (Sprue) Die Zöliakie ist eine Erkrankung des Dünndarms, bei Erwachsenen spricht man von Sprue. Der Zeitraum vom Beginn der ersten Beschwerden bis zur vollständigen Sprue kann von wenigen Monaten bis zu 30 Jahren dauern. Sie wird durch eine Überempfindlichkeit gegenüber dem Getreidebestandteil Gluten ausgelöst. Gluten verursacht eine fortschreitende Abnahme der Dünndarmzotten und der in ihnen steckenden Verdauungsenzyme. Als Folge davon werden die Nahrungsbestandteile im Dünndarm nicht mehr ausreichend aufgespalten und in den Körper aufgenommen. Vermutet wird, dass eine gestörte Immunreaktion auf das Gluten die Abnahme der Dünndarmzotten verursacht. Wahrscheinlich wird die Veranlagung vererbt.

Typische Beschwerden sind starke, unangenehm riechende Durchfälle mit ausgeprägter Ausscheidung von Fett, ein Blähbauch sowie Gewichtsverlust.

Was tun? Bei einer konsequenten lebenslangen glutenfreien Diät ist in den meisten Fällen ein beschwerdefreies Leben möglich. Getreidesorten wie Weizen, Gerste, Hafer und Roggen müssen gemieden werden. Erlaubt sind dagegen z. B. Nahrungsmittel aus Dinkel (Brot, Nudeln, Kekse etc.), Reis, Mais, Hirse oder Soja und das alte Nahrungsmittel Amarant, eine der ältesten Kulturpflanzen der Welt. Amarant ist auch reich an essenziellen Eiweißen sowie Eisen und Zink. Bei Erkrankten, bei denen die glutenfreie Diät keinen Erfolg erbringt, wird mit Kortisonpräparaten versucht, die Beschwerden zu lindern. Heutzutage gibt es immer mehr Menschen mit Gluten-Unverträglichkeit. Für sie gelten die gleichen diätetischen Grundmaßnahmen. Nur müssen sie Gluten nicht so strikt meiden, da eine gewisse Menge beschwerdefrei vertragen wird.

Zungenbläschen → Aphthen; → Mundfäule

TEIL IV

Medizinisches Basiswissen

für den Alltag

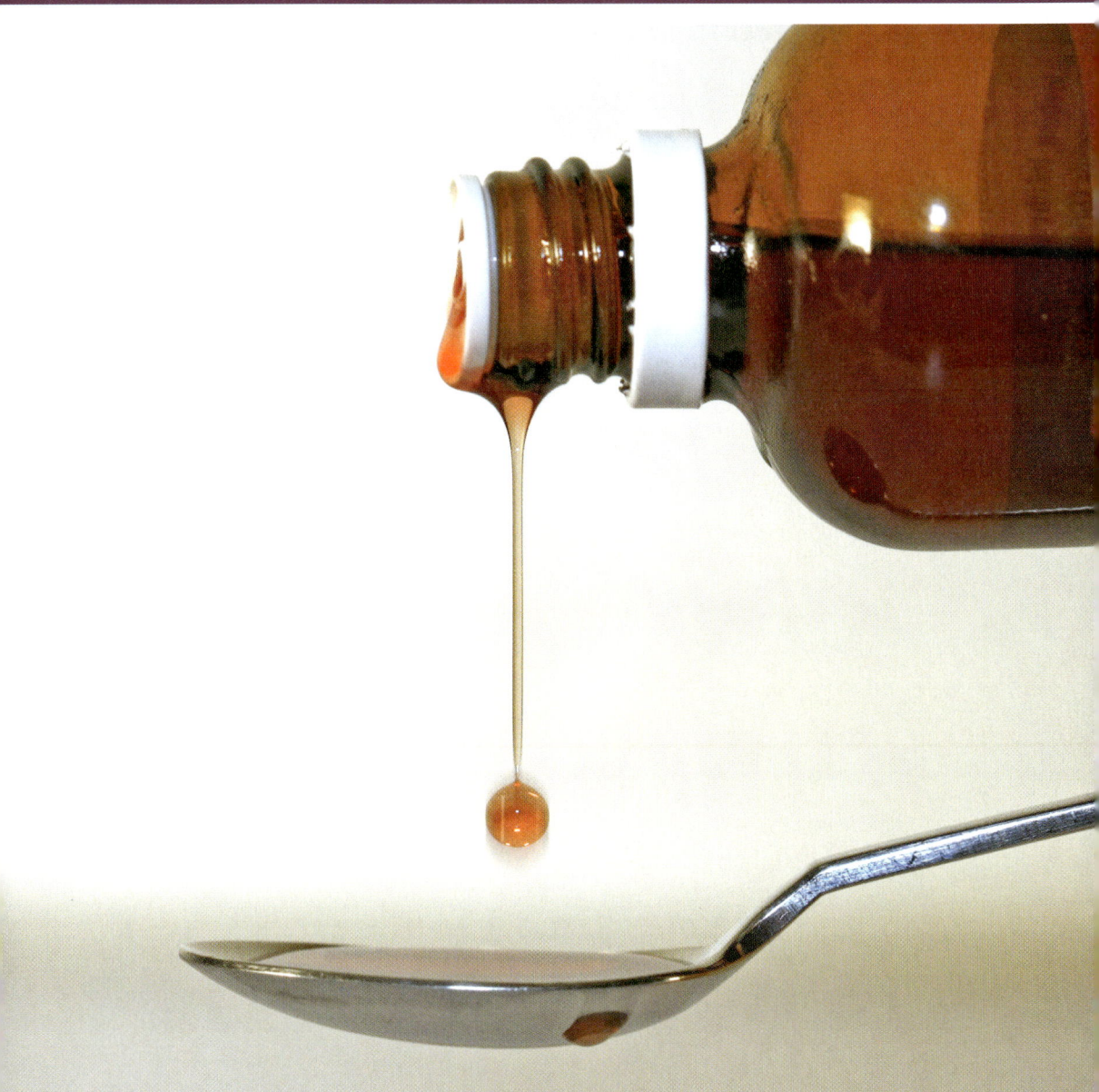

Die Hausapotheke

Nicht jedes «Wehwehchen» muss gleich von einem Facharzt behandelt werden. Die kleine Schürfwunde vom Spielplatz, der «Kater» nach der langen Weihnachtsfeier oder ein Mückenstich – dafür hat normalerweise heute jeder mehr oder weniger viele «Mittelchen» und Medikamente zu Hause. Aber was davon ist sinnvoll und was überflüssig?

Wer sich vom Arzt oder Apotheker bei der Zusammenstellung der Hausapotheke beraten lässt, geht sicher, dass nichts Wichtiges fehlt.

Mit einer gut sortierten Hausapotheke sollte man nicht nur leichte Erkrankungen oder Befindlichkeitsstörungen selbst behandeln können. Es muss auch alles vorhanden sein, um im Notfall Erste Hilfe leisten zu können. Und schließlich gehören alle Medikamente hinein, die nach ärztlicher Verschreibung einzunehmen sind.

Eine individuelle Sortierung ist besonders dann entscheidend, wenn Säuglinge, kleine Kinder oder chronisch Kranke im Haushalt leben. Es gibt trotzdem einige Grundbestandteile, die in keiner Hausapotheke fehlen dürfen.

EMPFOHLENE GRUNDAUSSTATTUNG EINER HAUSAPOTHEKE

Verschreibungsfreie Medikamente gegen:

- Schmerzen
- Fieber
- Husten
- Trockene Nasenschleimhaut
- Schnupfen
- Durchfall
- Magenverstimmung
- Verdauungsstörungen

Gegebenenfalls hinzugefügt werden können:

- Wärmflasche
- Maske für die Mund-zu-Mund-Beatmung
- Augenklappe
- Holzspatel
- Blutdruckmessgerät

Außerdem sollten enthalten sein:

- Desinfektionsmittel
- Desinfizierende Lösung für Kompressen oder Spülungen
- Verbandsmaterial
- Fieberthermometer
- Splitterpinzette
- Zeckenpinzette
- Plastik- oder Latexhandschuhe
- Spritze für Spülungen
- Kühlelement («Coldpack»)
- Verzeichnis der wichtigsten Telefonnummern für den Notfall (→ S. 79)
  Polizei, Feuerwehr, ADAC
  Nächstgelegenes Giftnotfallzentrum
  Hausarzt, nächstes Krankenhaus
  Ärztlicher Notdienst
  Apothekenplan mit Verzeichnis der Notdienste

Empfohlenes Verbandsmaterial

Die einfachste Regel für die Zusammenstellung des Verbandsmaterials in der Hausapotheke ist: Was der Verbandskasten des Autos enthält, gehört auch in die Hausapotheke.

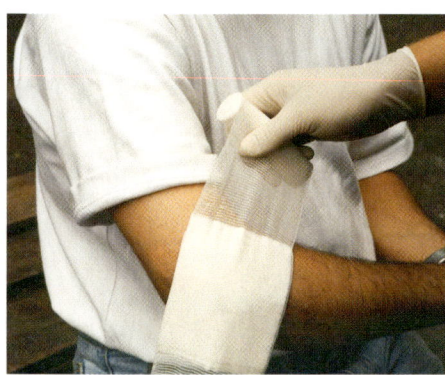

Das sind:

- Pflaster mehrerer Größen, sortiert und steril verpackt
- Klammerpflaster
- Spezielle Blasenpflaster
- Sterile Kompressen
- Sterile Brandwundenverbandspäckchen
- Steril verpackte Alkoholtupfer
- Selbsthaftende elastische Binden
- Dreieckstuch
- Verbandschere
- Sicherheitsnadeln

Der beste Platz für die Hausapotheke

Die Hausapotheke sollte an einem trockenen, sicheren Ort aufbewahrt oder platziert werden. Kinder oder verwirrte ältere Menschen dürfen keinen Zugang zu ihr bekommen. Der Nachttisch ist also als Aufbewahrungsort ungeeignet. Empfehlenswert sind abschließbare Hausapotheken zum Aufhängen. Wärme und Feuchtigkeit können Medikamente unbrauchbar machen, Spraydosen mit Treibgas können bei Überhitzung explodieren. Deshalb sollte die Hausapotheke weder einen Platz im Badezimmer noch in direktem Sonnenlicht oder über einem Heizkörper erhalten.

Abgelaufene Medikamente können kostenlos in jeder Apotheke abgegeben werden.

Medikamente für die Hausapotheke gehören nicht in den Kühlschrank, es sei denn, dies steht ausdrücklich auf der Packung. So laufen Kinder nicht Gefahr, eine Tabletten-

---

GEÖFFNETE MEDIKAMENTENPACKUNGEN, SALBEN ODER TROPFEN

Das Verfallsdatum für Salben und luftdicht verpackte Medikamente gilt nur für die ungeöffnete Verpackung. Sobald der Verschluss einmal geöffnet wurde, gelangen Krankheitskeime in das Präparat und vermehren sich. Bei Augentropfen beispielsweise werden sie dann über die Schleimhäute aufgenommen.

Deshalb sollten Medikamente nach dem Öffnen zügig verbraucht oder aussortiert werden. Auch vom Arzt verschriebene Medikamente sind nach abgeschlossener Behandlung zu entsorgen, ebenso Medikamente ohne Verpackung oder Beipackzettel.

Medikamente, deren Verfallsdatum überschritten ist, ändern ihre Wirkung oder verlieren sie ganz. Aus diesem Grund sollte die Hausapotheke alle sechs Monate kontrolliert werden. Die dabei aussortierten Medikamente gehören nicht in den Hausmüll. Sie werden in den meisten Apotheken entgegengenommen und als Sondermüll entsorgt.

packung mit Bonbons zu verwechseln. Pflaster dagegen dürfen gerne auch mit Wissen der Jüngsten in der Küchenschublade liegen. Kinder, die frühzeitig lernen, sich selbst oder anderen ein Pflaster aufzukleben, können sich bei Bedarf auch selbst helfen.

Hausmittel bei Wunden und Entzündungen

Bei Wunden sind Heilpflanzen in allen Wundheilungsphasen enorm hilfreich. Bei tiefen Wunden nutzt man mehr die Kamille oder die Ringelblume, bei schlecht heilenden Wunden die Zaubernuss (Hamamelis) und/oder Kamille. Sollte sich die Wunde stark infiziert haben, was mit Eiter, Fieber und starker Rötung einhergeht, muss die Infektion generell behandelt werden. Bei offenen Wunden wird gerne auch die Blutwurz eingesetzt.

Stark infizierte Wunden müssen vom Hausarzt behandelt werden.

Die oben beschriebenen Pflanzen haben antimikrobielle, heilungsfördernde starke Wundheilungswirkungen.

Blutwurz (Tomentillae rhizoma) wirkt schmerzlindernd und blutstillend. Man kann sie auch bei leichten Verbrennungen und nässenden Ekzemen als Teeauflage nutzen.

Kamille (Matricaria) wirkt antibiotisch auch gegen härtere Bakterien wie *Staphylokokken* und *Streptokokken*, gleichzeitig ist sie immunstimulierend und wirkt auch gegen Pilze. Sie ist bei jeder Art Hautentzündung, bei Abszessen, aber auch offenen Beinen angezeigt und wird als feuchte Auflage, als Tee, Tinktur oder Öl eingesetzt. Es gibt sie auch als Fertigarzneimittel. Vorsicht ist geboten bei Menschen, die auf Kamille allergisch reagieren.

Ringelblume (Calendula) ist die bekannteste Wundheilpflanze der westlichen Welt, sie wirkt antibakteriell. Die Ringelblume leitet auch Flüssigkeit aus dem Gewebe ab. Man kann sie sehr gut bei Entzündungen der Haut und Schleimhaut, z. B. als Verband mit Tee oder Tinktur, aber auch als feuchte Auflage, in Bädern oder sogar als Salbe (im Handel) einsetzen.

Zaubernuss (Hamamelis) wird bei leichten Hautverletzungen, Abszessen, Sonnenbrand und Verbrennungen, aber auch bei Neurodermitis eingesetzt.

Geschlossene Wunden werden mit kühlen Umschlägen behandelt, z. B. mit entzündungshemmenden Pflanzenbestandteilen der Arnika, des Beinwells, des Johanniskrautöls oder der Ringelblume. Abschwellend sind Kastanie, Steinwell und Steinklee, schmerzlindernd sind Arnika und Beinwell.

Was tun bei infizierten Wunden?

Eine entzündete Wunde erkennt man an der Schwellung und einer Rötung, die sich um die Wunde herum breitmacht. Sie kann später auch eitern. Lymphknoten in der Nähe können sich vergrößern und druckempfindlich werden. Bei einer Infektion an der

Hand können beispielsweise Lymphknoten in der Achsel schwellen, bei Entzündungen am Bein Lymphknoten in der Leiste. Kommt Fieber hinzu oder breitet sich ein von der Wunde ausgehender Streifen über die Haut aus, droht eine Blutvergiftung (Sepsis).

Eine gerötete Wunde kann man sehr gut mit Ringelblumenessenz in der Verdünnung 1:9 behandeln oder mit einer *Betaisodona*-Lösung (Apotheke). Ein sauberes Taschentuch genügt, das über die Wunde gelegt und mit der Lösung befeuchtet wird. Zehn Minuten lang einwirken lassen, über den Tag hinweg wiederholen. Wunden an Hand, Unterarm oder Füßen in Ringelblumen-, Kamille- oder *Betaisodona-Lösungen* baden. Geht die Entzündung nach zwei bis drei Tagen nicht zurück, muss man zum Arzt.

Heilkunde für die Hausapotheke

DIE HEILPFLANZENLEHRE

Die Heilpflanzenlehre (auch: Phytotherapie) zählt zu den ältesten Therapieformen. Zwei Drittel der Weltbevölkerung wenden aus Heilpflanzen gewonnene Medikamente an. Weltweit sind mehr als 20000 Arten heilpflanzlicher Mittel in Gebrauch. Die Wirkungen sind häufig nicht wissenschaftlich untersucht, sondern gehen auf Überlieferungen der Volksmedizin zurück. Die Assyrer zeichneten vor gut 6000 Jahren erste pflanzenkundliche Verfahren auf Tontafeln auf, auch in anderen Weltgegenden weisen antike Aufzeichnungen auf solche Kenntnisse hin. Der erste «Arzt» war vermutlich ein Phytotherapeut.

Aus Naturbeobachtung und Selbstversuchen hat sich in allen Kulturen eine hochentwickelte Schul- und Heilpflanzenmedizin entwickelt. Die Anwendung von Heilpflanzen ist oft eine risikoarme Alternative zu synthetischen Arzneimitteln und bei Patienten beliebt. Viele Bestandteile von Heilpflanzen wie die Salizylate (aus Weidenbäumen, z.B. in Aspirin) oder das Herzmedikament Digitalis (Fingerhut) sind mit modernsten wissenschaftlichen Methoden genauestens auf ihre Wirkung untersucht und pharmazeutisch synthetisiert worden. Beispiele gut dokumentierter Wirksamkeit sind z.B. Johanniskraut bei Depressionen, Ginkgo-Präparate bei Demenz oder das aus dem Beifuß gewonnene Artemisinin, das in der Malariabekämpfung eingesetzt wird. Auf Empfehlung der Weltgesundheitsorganisation (WHO) haben vier afrikanische Länder ihre Malariabekämpfung auf eine Artemisinin-basierte Kombinationstherapie umgestellt, die hochwirksam ist und das Auftreten von Erregerresistenzen besser als andere Medikamente verhindert. Überdies ist die Malariatherapie, wenn die Substanz in Afrika selbst produziert wird, preiswerter als importierte Medikamente.

Die Ansicht, dass von Heilpflanzen keine Nebenwirkungen drohen, ist weit verbreitet, aber nicht richtig. Man kann sich etwa mit Fingerhut leicht vergiften. Aber dennoch sind die Risiken bei sachgerechter Anwendung geringer als bei chemischen Arzneimitteln.

In der Pflanzenheilkunde werden frische (oder getrocknete) Pflanzen oder Extrakte daraus eingesetzt, die auch zu Tees, Kapseln, Tropfen oder Salben weiterverarbeitet werden können.

Heilkundliche Wirkstoffgruppen

Wirkstoffgruppe	Eigenschaften	Vorkommen (Wirkstoff)
Glykoside	Inhaltsstoffe aus Zuckerbestandteilen, die charakteristisch mit anderen Verbindungen verknüpft sind. Einige Glykoside ~~REZEPTPFLICHTIG~~ die Kontraktionskraft ~~des Herzens~~. Bei zu hoher Dosierung besteht Vergiftungsgefahr. Wirkstoffe z. B. gegen Herzschwäche	**Giftig!** Adonisröschen (Adonitoxin), Fingerhut (Digitoxin), Maiglöckchen (Convallatoxin) sind giftig und dürfen als Medikament nur vom Arzt verordnet werden.
Ätherische Öle	Gemische aus verschiedenen flüchtigen fettlöslichen Stoffen mit aromatischem Geruch. Ätherische Öle fördern Schleimauswurf, Durchblutung und Magensaftbildung. Außerdem wirken sie harn- und galletreibend. Wirkstoffe z. B. gegen Atemwegs- und Hauterkrankungen	Kamille (Bisaboloide) Minze (Menthol) Salbei (Cineol) Schafgarbe (Caryophyllen)
Schleimstoffe	Kohlenhydrate mit unterschiedlichem Aufbau, die eine zähflüssige Schicht auf den Schleimhäuten bilden und dadurch reiz-, husten- und schmerzlindernd wirken. Wirkstoffe gegen Atemwegserkrankungen bzw. Husten	Eibisch (Glukane) Isländisch Moos (Lichenan)
Gerbstoffe	Substanzen, die Gerüsteiweißverbindungen (Kollagen) vernetzen und dadurch auf den Schleimhäuten ein dünnes, gelartiges Häutchen (Membran) bilden können. Gerbstoffe besitzen eine gegen Mikroben gerichtete sowie entzündungshemmende Wirkung. Zubereitungen aus gerbstoffhaltigen Drogen wirken oft als adstringierende (zusammenziehende) Mittel. Wirkstoffe z. B. bei Wunden und Entzündungen	Bärentraube (Tannine) Blutwurz (Catechine) Eiche (Catechine) Ratanhia (Catechine)
Bitterstoffe (Amara)	Bitter schmeckende Verbindungen mit unterschiedlichem chemischem Aufbau. Sie verstärken die Speichel- und Magensaftsekretion und verbessern so die Verdauung. Wirkstoffe gegen Magen-Darm-Erkrankungen	Enzian (Amarogentin) Pomeranze (Naringin) Wermut (Absinthin)
Kumarin	Gruppe fettlöslicher Substanzen. Bestimmte Kumarinverbindungen wirken krampflösend. Kumarin selbst ist Geruchsstoff in zahlreichen Pflanzen und wirkt blutgerinnungshemmend (Vitamin-K-Antagonist) sowie gegen Entzündungen. Auch lichtsensibilisierende, giftige und krebserzeugende Eigenschaften wurden bei Kumarinen nachgewiesen	Bischofskraut (Visnadin) Waldmeister (Kumarin) Bibernelle (Pimpinellin)
Flavone, Flavonoide	Gruppe teilweise gelb gefärbter Pflanzenstoffe. Die Verbindungen haben eine kurze Verweildauer im Körper und zeigen eine meist milde, langsame Wirkung. Wirkstoffe z. B. in herzwirksamen, durchblutungsfördernden oder harntreibenden Mitteln	Ackerschachtelhalm (Quercetin, Kämpferol) Ginkgo (Quercetin, Kämpferol) Weißdorn (Hyperosid)

Quelle: Der Brockhaus Gesundheit

| Isoprenoide (Terpene, Terpenoide) | Stoffe, die aus wiederkehrenden Moleküleinheiten aufgebaut sind und von denen etwa 6000 natürliche Verbindungen bekannt sind. Unterschiedlichste Wirkstoffe können eine Isoprenoidstruktur besitzen, so entzündungshemmende Substanzen und schleimlösende Wirkstoffe. Auch Bitterstoffe, (herzwirksame) Glykoside, Saponine und ätherische Öle können einen isoprenoiden Aufbau besitzen | Augentrost (Aucubin) Teufelskralle (Procumbid) Kamille (Bisabolol) |

Heilkraut	Menge für innere Anwendung (auf 150 ml kochendes Wasser)	Menge für äußere Anwendung	Wirkungsweise	Anwendungsmöglichkeiten
Anissamen gequetscht (Anisi fructus)	¼ Teelöffel, 5 Min. ziehen lassen		Entkrampfend, schleimlösend	Blähungen, Magen-Darm-Infekt
Brennnesselkraut (Urticae herba)	½ Teelöffel, 2 Min. ziehen lassen		Diuresefördernd, blutreinigend	Harnwegsinfekte
Eichenrinde (Quercus cortex)		2 geh. Esslöffel auf 1 l Wasser, kalt ansetzen, 12 Stunden ziehen lassen, 30 Min. kochen	Gerbend, entzündungshemmend	Bei Zahn- bzw. Schleimhautentzündungen zum Gurgeln, bei Ekzemen äußerlich, bei Sonnenbrand, bei Fissuren als Teilbad
Fenchelsamen gequetscht (Foeniculi fructus)	¼ Teelöffel, 5 Min. ziehen lassen		Entkrampfend, schleimlösend	Blähungen, Magen-Darm-Beschwerden, Bronchitis
Hagebuttensamen (Cynosbati semen)	¼ Teelöffel, 5 Min. ziehen lassen		Abwehrstärkend durch hohen Vitamingehalt (Vit. C, A, B_1, B_2) sowie Kalium, Phosphate, leicht abführend	Erkältungen, Frühjahrsmüdigkeit
Holunderblüten (Sambuci flos)	¼ Teelöffel, 2 Min. ziehen lassen		Schweißtreibend, abwehrstärkend	Fiebrige Infekte
Johanniskraut (Hyperici herba)	¼ Teelöffel, 2 Min. ziehen lassen		Beruhigend, stimmungsaufhellend (hypericinhaltig)	Unruhezustände, Schlafstörungen, depressive Verstimmungen

Kamillenblüten (Matricariae flos)	Nur 3 Blüten 1 Min. ziehen lassen!	1–2 Teelöffel auf 500 ml kochendes Wasser, 5 Min. ziehen lassen	Entzündungs-hemmend (azulenhaltig), krampflösend, beruhigend, karminativ	Bauchkoliken, Blähungen, Gastritis, Enteritis
Kümmelfrüchte (Carvi fructus)	¼ Teelöffel, 5 Min. ziehen lassen		Karminativ (enthält 60 % Carvon)	Bei Ekzemen oder Abszessen äußerlich, Blähungen
Lavendelblüten (Lavendulae flos)	¼ Teelöffel, 2 Min. ziehen lassen	Als Bad: 50 bis 60 g Lavendelblüten mit 1 l Wasser aufkochen, 10 Min. ziehen lassen und dem Vollbad zugeben	Beruhigend, ausgleichend, schlaffördernd	Bei Schlafstö-rungen 1 Tasse zur Nacht, bei Unruhe-zuständen als Vollbad
Lindenblüten (Tibiae flos)	¼ Teelöffel, 2 Min. ziehen lassen		Schweißtreibend, abwehrstärkend, hustenstillend	Fiebrige Infekte, vorbeugend in Erkältungszeiten, Bronchitis
Melissen-blätter (Melissae folium)	¼ Teelöffel, 2 Min. ziehen lassen		Beruhigend, harmonisierend, appetitanregend	Einschlafstörun-gen, Unruhe-zustände, Appe-titlosigkeit, Menstruations-beschwerden
Pfefferminzblät-ter (Menthae piperitae folium)	¼ Teelöffel, 2 Min. ziehen lassen		Gallenabfluss- und -pro-duktionsfördernd (enthält 60 % Menthol)	Blähungen, Übel-keit, Brechreiz, Magen-Darm-, Gallenbeschwer-den, **nicht** bei Säuglingen und Magen-geschwüren

Quelle: Schönau/Neumann/Längler/Beuth: Pädiatrie integrativ
© Elsevier GmbH, Urban & Fischer Verlag, München

ZUBEREITUNG DER TEES

Blüten, Blätter: ¼ Teelöffel auf 150 ml Wasser; mit kochendem Wasser überbrühen, 1 bis 2 Min. ziehen lassen

Feste Blätter, Stängel: ¼ bis ½ Teelöffel auf 150 ml Wasser; in kochendes Wasser geben, 5 Min. ziehen lassen

Stängel, Früchte, Samen, Rinden, Hölzer: ¼ bis ½ Teelöffel auf 150 ml Wasser; kalt ansetzen, teilweise auch über mehrere Stunden, 10 bis 15 Min. köcheln lassen, vor dem Abseihen noch einige Minuten ziehen lassen

Zubereitung für äußere Anwendungen: 1 bis 2 Teelöffel auf 500 ml Wasser; je nach Pflanzenanteilen in der Regel 10 bis 15 Min. länger kochen als Trinktees

Aromaöle können das Gehirn positiv beeinflussen oder heilsam wirken. Eine amerikanische Studie hat ergeben, dass die Studienteilnehmer, die Rosmarinöl verwendet hatten, mathematische Aufgaben schneller lösen konnten und eine höhere Aufmerksamkeit besaßen als die anderen. Auch wirkt der Rosmarin angstlösend, und wir wissen selbst, dass der leichte Duft von Rosmarin angenehm ist und stimmungsaufhellend wirkt.

Forscher des Sloan Kettering Cancer Center in New York haben herausgefunden, dass der Duft von Heliotrop bei Patienten, die im Kernspintomographen untersucht wurden, zur Stimmungsaufhellung und Entspannung führte.

Bei Muskelverspannungen kann die lokale Durchblutung durch Massage mit Rosmarin- oder Lavendelölen verbessert werden und damit auch schmerzlindernd wirken. Ein oder zwei Tropfen Rosmarinöl (Lavendelöl) auf ein Stück Stoff geben und dieses in einem Plastikbeutel luftdicht verpacken. Vor dem Sport den Beutel öffnen und 20 Sekunden lang langsam ein- und ausatmen.

Die wichtigsten Vitamine der B-Gruppe

Vitamin B_1:

Zum Denken, zum Fühlen, aber auch für die Nervenfunktion der Muskeln und des Herzens ist Vitamin B_1 wesentlich. Es ist bei der Bildung der sogenannten Botenstoffe in den Nerven wesentlich beteiligt. Die Hälfte von Vitamin B_1 wird für die Muskelfunktionen am Tag verbraucht (Mangel führt z. B. zu Muskelschwäche, Gedächtnisstörungen oder depressiven Verstimmungen). Vitamin B_1 findet sich in Kartoffeln – auch Pommes frites –, Gemüse und Hefe, frischen Getreidesprossen und Vollkornbrot, Hülsenfrüchten, Löwenzahn und Sesam.

Vitamin B_2:

Damit der Körper aus Zucker und Fetten gut Energie gewinnen kann und auch der Eiweißstoffwechsel richtig «Feuer bekommt», braucht man Vitamin B_2. Ein Mangel macht sich u. a. durch eine raue Haut oder Entzündungen von Schleimhäuten, z. B. im Mund, bemerkbar. Man findet Vitamin B_2 in Milch- und Käseprodukten, Leber, Hefe und allen üblichen Getreidekeimen wie Sojasprossen.

Vitamin B_{12}:

Dieses wird zur Blutbildung und zur Aufrechterhaltung des Nervensystems sowie für den Eiweißstoffwechsel und damit auch zum Aufbau der Erbsubstanz benötigt. Es muss im Magen an einen speziellen Faktor, den Intrinsic-Faktor, gebunden werden, damit es wirksam werden kann. Bei Magenschleimhautentzündungen oder Magengeschwüren chronischer Art findet dieser Übergang häufig nicht statt, und es kommt zu einem Vitamin-B_{12}-Mangel beim Menschen, den man im Blut messen kann. Vitamin B_{12} ist in tierischen Produkten enthalten wie Milch, Eigelb, Fisch oder Fleisch. Ein Mangel kann eine Arteriosklerose verschlechtern oder eine Blutarmut erzeugen.

Biotin:

Biotin (auch: Vitamin B_7) ist wichtig zur Bildung von Haut, Nägeln und Haaren. Es kommt z. B. in Haferflocken, Erdnüssen, Eigelb und Hefe vor.

Folsäure:

Folsäure ist besonders für die Zellteilung und Blutbildung wichtig. Zudem ist Folsäure erforderlich, damit Eisen vom Körper aufgenommen werden kann. Besonders viel Folsäure findet sich in Vollkornmehl, Leber, Milch, aber auch in dunkelgrünem Blattgemüse, roter Bete und in Weizenkeimen. Sie wird aber auch von Darmbakterien im Dickdarm hergestellt.

Niacin (auch: Vitamin B_3):

Für die Energie, die der Körper aus dem Abbau von Fetten und Zucker gewinnt, ist Niacin von größter Bedeutung. Darmbakterien synthetisieren Niacin aus der Aminosäure Triptophan, sodass man in der Regel unter keinem Niacinmangel leiden muss. Niacin ist die Abkürzung von Nikotinsäure, die durch viele Lebensmittel zugeführt wird, z. B. durch Hülsenfrüchte, Nüsse, Milchprodukte oder Vollkornprodukte, Hefe und Eier. Ein Mangel kann zu Entzündungen der Haut und der Schleimhäute führen – auch zu depressiven Verstimmungen.

Pantothensäure:

Pantothensäure (auch: Vitamin B_5) ist wichtig für die Zellatmung sowie für die Cholesterinbildung. Ein Mangel kann Muskelschmerzen, brennende Füße, Schlaflosigkeit, aber auch depressive Zustände erzeugen. Sie ist in grünem Gemüse, Nüssen und Getreide enthalten.

Vitamin B_6:

Vitamin B_6 wird u. a. für den Stoffwechsel der Aminosäuren und die Blutbildung benötigt. Ein Mangel führt zu Nerven- und Wachstumsstörungen. Auch eine Anämie sowie Magen-Darm-Reizungen können entstehen. Vitamin B_6 findet sich in Kartoffeln, Bananen, Avocados, Hülsenfrüchten und Vollkornprodukten. Es ist auch in Geflügel, Fleisch oder Leber vorhanden.

Fettlösliche Vitamine

- Vitamin A → S. 308, 415, 428, 430
- Vitamin D → S. 232, 233
- Vitamin E → S. 308
- Vitamin K → S. 308

Erste Hilfe und Sofortmaßnahmen

In Deutschland ist jeder Erwachsene laut Gesetz dazu verpflichtet, im Notfall Erste Hilfe zu leisten. Tut man es nicht, macht man sich der «unterlassenen Hilfeleistung» schuldig. Viele Menschen hoffen, nie in eine Situation zu kommen, in der sie Erste Hilfe bei anderen leisten müssen. Sie haben Angst, das Falsche zu tun oder dem Opfer sogar zusätzlich zu schaden. Das führt leider auch dazu, dass Passanten im Notfall nicht eingreifen, sondern nur zuschauen oder sogar weggehen. Dabei muss man kein ausgebildeter Sanitäter sein, um die wichtigsten Regeln der Ersten Hilfe zu beherrschen.

Oft ist es ratsam, andere Beteiligte mit dem Notruf zu beauftragen, während man selbst Erste Hilfe vor Ort leistet.

Keine Angst vor Erster Hilfe

Kurz gesagt bedeutet Erste Hilfe: Im Notfall das Unglück begrenzen und den Betroffenen zur Seite stehen, bis professionelle Retter eingetroffen sind. Das muss nicht gleich ein schwerer Autounfall sein. Da ist der Mann, der an der Bushaltestelle zusammenbricht, oder das Kind in der Küche, das sich mit dem Brotmesser in die Hand schneidet. Ob Bagatelle oder Lebensgefahr: Jeder kann zu jeder Zeit in eine Lage kommen, in der er Beistand, Helfer oder sogar Lebensretter sein muss, damit Verletzte weniger leiden oder sogar am Leben bleiben.

Den Notruf absetzen

Polizei (110) und **Feuerwehr** (112) können in Deutschland gebührenfrei und ohne Vorwahl von jedem Telefon aus gerufen werden. Bei öffentlichen Fernsprechern funktioniert der Notruf ohne Münzen oder Telefonkarten. Mobiltelefone nehmen die Notrufnummern 112 oder 911 auch ohne SIM-Karte oder Eingabe einer PIN an.

Notfallnummer international: 112

Darüber hinaus kann Hilfe über eine der zahlreichen öffentlichen Notrufsäulen gerufen werden. Auf Autobahnen ist der Standort der nächsten Notrufsäule an den Richtungspfeilen auf den Leitpfosten abzulesen. Auf anderen Straßen kennzeichnen besondere Hinweisschilder ihre Entfernung oder Lage in der Umgebung.

Sofortmaßnahmen am Unfallort

Nachdem die Unfallstelle gesichert und der Rettungsdienst gerufen ist, sollte die Versorgung von Verunglückten an erster Stelle stehen. Je nach Verletzung und Bewusstseinszustand der Betroffenen sind unterschiedliche Maßnahmen erforderlich. Um sich klarzumachen, was als Erstes getan werden muss, sollte man sich die folgenden Fragen stellen:

Notruf und Notfallmeldung

Liegen ernsthafte Beschwerden oder ein akuter Notfall vor, hilft eine Übersicht über die wichtigsten Adressen und Rufnummern an leicht zugänglicher Stelle. Eine solche aktuelle Aufstellung sollte in der Hausapotheke, am Kühlschrank oder neben dem Telefon angebracht sein. Eine zweite Liste gehört in Ihr Portemonnaie. Wichtig ist, dass diese Liste im Notfall schnell zur Hand ist.

NOTRUFLISTE

Polizei/Notruf: 110

Feuerwehr/Rettungsdienst/Notarzt: 112

Rufnummer des nächsten Giftnotfallzentrums   _____

Rufnummer Ihres Hausarztes   _____

Rufnummer/Adresse des nächsten Krankenhauses   _____

Rufnummer des Ärztlichen Notdienstes   _____

Rufnummer der nächsten Apotheke   _____

Aktueller Notdienstplan der nächsten Apotheken   _____

NOTFALL IM AUSLAND

In den meisten Ländern der Welt gilt die **Notfall-Nr. 112**. Hier können Sie Notfallhilfe anfordern oder sich weitervermitteln lassen. Ansonsten sollten Sie die Notrufnummer Ihrer Krankenkasse oder Ihrer Versicherung anrufen, um weitere Informationen zur medizinischen Versorgung im Ausland zu erhalten bzw. das weitere medizinische Vorgehen abzustimmen. Meistens müssen Sie zunächst im Ausland die medizinische Leistung selbst bezahlen und bekommen diese Ausgaben dann rückerstattet. Achten Sie darauf, dass Ihnen eine Rechnung mit den Angaben von Diagnose und Therapiemaßnahmen ausgehändigt wird. In der Regel werden größere Behandlungen direkt vom Versicherer bezahlt. Bitte vor Reiseantritt klären! Im Rahmen von goldenen Kreditkarten sind Krankenversicherungen häufig auch abgedeckt bzw. müssen vor der Reise abgeschlossen werden. Bitte informieren Sie sich diesbezüglich bei Ihrer Bank oder Sparkasse.

Ist der Urlaub über einen Reiseveranstalter gebucht, sollten Sie den Reiseleiter vor Ort oder im Reiseunternehmen ansprechen und nach Ärzten bzw. Krankenhäusern fragen. Auch die meisten Hotels in einem Urlaubsort können Auskunft erteilen oder sogar bei Übersetzungen und Erstkontakten helfen!

Bei schweren Verletzungen oder in besonderen Reiseländern kann es notwendig werden, über die Botschaft aktiv zu werden. Telefonnummern oder Adressen von den Botschaften finden Sie im Internet auf der Seite des Auswärtigen Amtes (www.diplo.de) oder in den meisten Landesinformationen.

RUHE BEWAHREN

Die vier wichtigsten Regeln am Unglücksort lauten:

1. Ruhe bewahren
2. Sicher auftreten
3. Überlegt handeln
4. Betroffene und Umherstehende beruhigen

Sicherheit geht immer vor. Deshalb muss unter Umständen erst die Unfallstelle gesichert und der Betroffene aus der Gefahrenzone gebracht werden, bevor ein Notruf abgesetzt werden kann. Das sofortige Aufstellen eines Warndreiecks und das Anschalten der Warnblinkanlage schützen nicht nur andere Autofahrer, sondern auch einen selbst!

Ruhe zu bewahren ist natürlich leichter gesagt als getan beim Anblick eines Unfalls. Aber planloses Handeln kann Beteiligte und Unbeteiligte in zusätzliche Gefahr bringen. Bei manchem Unfall auf der Autobahn wurden innerhalb von Sekunden aus einem Verletzten mehrere, weil Helfer, ohne vorher nachzudenken, über die Fahrbahn liefen. Wer ruhig und sicher auftritt, kann zudem verhindern, dass sich Panik unter den Betroffenen ausbreitet.

KLEINER TIPP BEI STRESS-SITUATIONEN

Aufregung, insbesondere nach Unfällen, beschleunigt den Puls. Mit der Atmung lässt sich der aber auch wieder senken: Dazu atmet man möglichst durch die Nase in den Bauch ein und anschließend lange durch den Mund aus. Das funktioniert gut mit dem Konsonanten «f», den man einfach mehrmals mit den Lippen bilden und «pusten» sollte.

WIEDERBELEBUNGSPUNKT BEI OHNMACHT

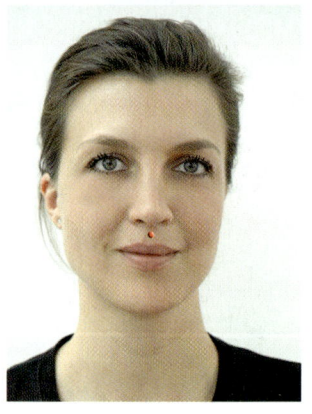

Akupressur eines Punktes in der Mitte zwischen Nasenspitze und Oberlippe (Nasolabialfalte), mit dem Daumen oder Fingernagel kräftig hineinpressen und bis zu eine Minute halten.

Ist der Verunglückte bei Bewusstsein?

Um zu überprüfen, ob der Verunglückte bewusstlos ist, sollte er als Erstes angesprochen werden. Reagiert er nicht, kann durch eine Berührung oder ein leichtes Rütteln an der Schulter versucht werden, eine Reaktion hervorzurufen. Auch wenn der Betroffene die Augen aufschlägt und auf die Ansprache antwortet, besteht die Gefahr, dass er das Bewusstsein wieder verliert. Er sollte deswegen auf keinen Fall allein gelassen werden! Man sollte ihm ruhig zusprechen und Vertrauen geben, dass man in seiner Nähe bleibt und Hilfe unterwegs ist. Bleibt jegliche Reaktion des Verunglückten aus, ist dieser bewusstlos.

DIE 5 «W» BEIM NOTRUF

Wer professionelle Hilfe ruft, sei es über die Notrufsäule oder das Telefon, sollte sich an die fünf «W» des Notrufs halten: Wo? Was? Wie viele? Welcher Art? Warten!

So geht in der Aufregung keine wichtige Information verloren, und die Zentrale am anderen Ende der Leitung kann schnell die richtige Hilfe zum Unfallort schicken. Im Zweifelsfall ist es auch die Zentrale, die den Anrufer durch diese fünf Fragen leitet:

Wo ist es passiert?

Stadt, Straße und Hausnummer, Stockwerk: Je genauer die Adresse angegeben bzw. die Anfahrt beschrieben wird, desto schneller sind die Retter vor Ort.

Was ist passiert?

Eine kurze Beschreibung der Notfallsituation ist sinnvoll: Die Sanitäter oder Ärzte können sich dann besser vorbereiten.

Wie viele Verletzte gibt es?

Ob nur einer oder fünf Rettungswagen losgeschickt werden, richtet sich nach der Zahl der Verletzten. Im Zweifelsfall also lieber zu hoch als zu niedrig schätzen.

Welche Verletzungen liegen vor?

Besonders wichtig: Schwebt jemand in Lebensgefahr? In diesem Fall wird auch der Notarzt zum Unfallort geschickt.

Warten auf Rückfragen!

Allein die Rettungsleitstelle entscheidet, ob alle Informationen vollständig sind und das Gespräch zu Ende ist. Nicht vorher auflegen!

Auf jeden Fall empfiehlt es sich, auch die eigene Rückrufnummer durchzugeben. Sollten beispielsweise die Rettungskräfte den Unfallort nicht gleich finden, können sie erneut Kontakt mit dem Anrufer aufnehmen.

Atmet der Verunglückte?

Wenn das Unfallopfer bewusstlos ist, besteht die Gefahr, dass neben dem Bewusstsein auch weitere Funktionen des Körpers ausgefallen sind. Deswegen überprüft man als Nächstes die Atmung. Dazu muss der Verunglückte in Rückenlage liegen, und der Helfende kniet sich vor seinen Kopf. Durch Zug am Kinn sollte der Kopf so weit nach hinten gezogen werden, bis das Kinn den höchsten Punkt des Gesichts darstellt. In dieser Position kann die Zunge die Atemwege nicht verschließen.

Mit Blick auf den Brustkorb sollte man das eigene Ohr nah an den Mund des Bewusstlosen bringen, um so Atemzüge hören und ein Heben und Senken des Brustkorbes sehen zu können. Atmet der Verunglückte von allein, muss er in die **stabile Seitenlage** gebracht werden, um auch weiterhin die Atemwege frei zu halten (→ S. 582).

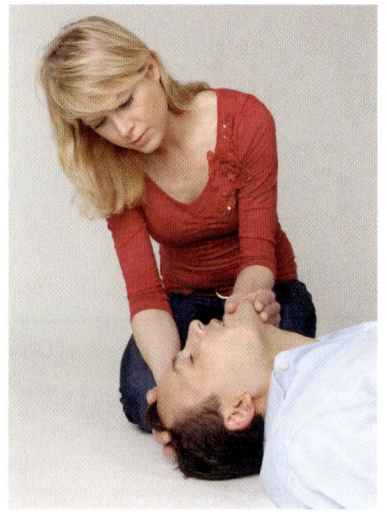

Manöver zur Freihaltung der Atemwege.

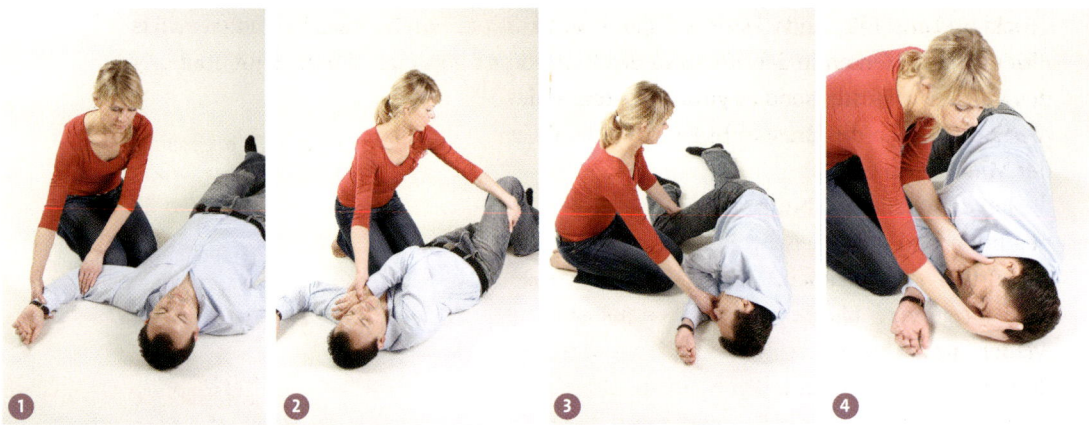

1. **Die stabile Seitenlage:** Der Verletzte liegt in Rückenlage, und der Helfer kniet seitlich neben ihm. Die Beine des Bewusstlosen werden gestreckt. Der nahe dem Helfer liegende Arm des Verletzten wird mit der Handfläche nach oben neben dem Kopf angewinkelt.
2. Der andere Arm wird über die Brust des Bewusstlosen gezogen und die Handfläche an die Wange gelegt.
3. Das vom Helfer weiter entfernte Bein wird angewinkelt und als Hebel benutzt, um den Verunglückten zum Helfer hin zu rollen. Das oben liegende Bein so ausrichten, dass der Oberschenkel im rechten Winkel zur Hüfte liegt.
4. Der Kopf wird nach hinten überstreckt, damit die Atemwege frei sind. Die Position des Kopfes kann durch die unter dem Kopf liegende Hand in überstreckter Lage fixiert werden. Das ist wichtig, damit die Atemwege frei bleiben.

Atmet der Verunglückte nicht, muss mit der **Wiederbelebung** begonnen werden. Um das Blut trotz des Atemstillstands mit Sauerstoff anzureichern, muss der Helfer mit der **Atemspende** beginnen. Es ist bei der Atemspende besonders wichtig, dass der Kopf des Verunglückten nach hinten gebeugt wird, um die Atemwege frei zu machen. Diese Position kann fixiert werden, indem die eine Hand des Helfers auf der Stirn liegt.

Das Deutsche Rote Kreuz empfiehlt Mund-zu-Mund-Beatmung. Am einfachsten und sichersten ist jedoch die Atemspende über die **Mund-zu-Nase-Beatmung**. Dabei wird mit der zweiten Hand der Unterkiefer des Patienten hochgeschoben und dadurch der Mund verschlossen, damit die Luft nicht entweichen kann. Nach dem Einatmen umschließt der Helfer die Nase des Bewusstlosen mit seinem Mund und atmet aus. Anschließend hebt er den Mund vor der nächsten Atemspende von der Nase ab, um dem Verunglückten das Ausatmen zu ermöglichen. Ob die Atemspende in den Lungen ankommt, sieht man daran, ob sich der Brustkorb hebt und senkt. Am besten ein Taschentuch oder eine luftdurchlässige Kompresse auf die Nase legen. Das ist hygienischer und macht mehr Mut.

Bei der **Herzdruckmassage** kniet der Helfer auf Brusthöhe neben dem Verunglückten und legt beide Hände übereinander in die Mitte des Brustkorbs, wobei die Arme gestreckt sind. Durch Druck auf den Brustkorb sollte dieser bis zu fünf Zentimeter eingedrückt und anschließend wieder völlig entlastet werden. Durch diesen Vorgang wird das Blut aus dem Herzen in den Kreislauf des Betroffenen gepresst. Um die Durchblutung des Körpers weitestgehend zu gewährleisten, sollte die Kompression des Brustkorbs 80- bis 100-mal in der Minute erfolgen.

Bei der Wiederbelebung mit zwei Atemspenden beginnen und anschließend je 30 Kompressionen des Brustkorbs ausüben. Dieser **30:2-Rhythmus** wird fortgesetzt, bis der Bewusstlose selbständig wieder atmet oder der Rettungsdienst die Wiederbelebung übernimmt. Wenn ein zweiter Helfer vor Ort ist, kann einer die Beatmung und einer die Herzmassage übernehmen.

Auch wenn bei der Kompression des Brustkorbs ein Knacken der Rippen zu hören ist, sollte die Herzdruckmassage auf jeden Fall fortgesetzt werden, denn nur dadurch kann das Leben des Betroffenen gerettet werden.

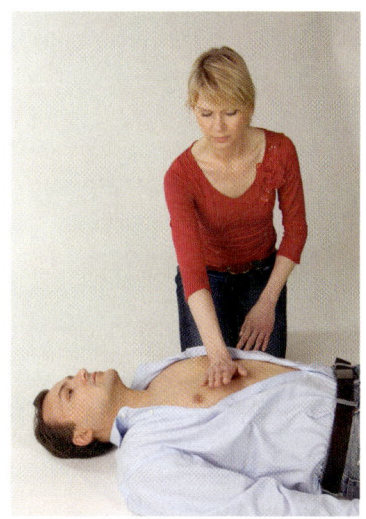

Blutet der Verunglückte?

Wenn der Kreislauf und die Atmung des Patienten gesichert sind, sollte der Verunglückte auf Verletzungen untersucht werden. Um sich zu schützen, sollte der Helfer dabei Einmalhandschuhe tragen. Blutungen sind mit einem Druckverband zu versorgen, indem auf die blutende Stelle eine sterile Wundauflage gelegt und darauf z. B. eine verpackte Verbandsrolle oder eine Packung Taschentücher durch einen Verband mit Druck fixiert wird. Der Druck soll das blutende Gefäß abdrücken und dennoch die Durchblutung des umliegenden Gewebes zulassen.

Wenn die Wunde nicht stark blutet, muss kein Druckverband angelegt werden. Die Wundfläche sollte aber immer steril abgedeckt und verbunden werden. Ist eine Wunde stark verschmutzt, sollte die Säuberung dem Arzt überlassen werden. Zur Vorstellung beim Arzt sollte der Impfausweis mitgenommen werden, um den Tetanusschutz überprüfen zu lassen.

Im Gegensatz zum Druckverband bewirkt das Abbinden von Armen oder Beinen, dass das unterhalb der abgebundenen Stelle liegende Gewebe nicht mehr durchblutet wird. Dadurch hört zwar die Blutung auf, aber unbeschädigtes Gewebe kann absterben.

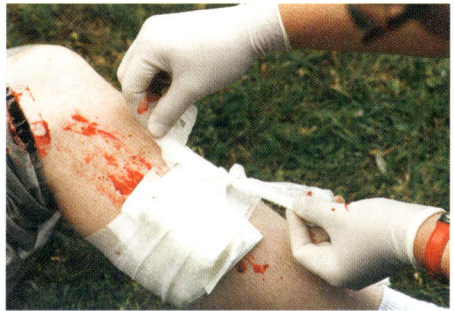

Erste Hilfe für die Seele

Viele Menschen trauen sich bei Unfällen nicht, Verletzten zu helfen, weil sie sich nicht für medizinisch genügend ausgebildet halten. Doch so wichtig wie die Sorge ums körperliche Wohl ist menschliche

Zuwendung für die Betroffenen. Deshalb ist die «psychologische Erste Hilfe» genauso wichtig wie das überlegte Handeln bei Verletzungen. Es ist ratsam, dabei systematisch vorzugehen:

1. **Kontakt herstellen:** Stellen Sie sich dem Betroffenen vor. Sagen Sie, dass Sie da sind und ihm geholfen wird. Sätze wie «Ich bleibe bei Ihnen, bis der Arzt da ist» oder «Der Rettungswagen ist schon unterwegs» wirken beruhigend auf den Patienten. Auch die Befragung des Verletzten nach Name, Adresse, Telefonnummer, Beruf, Familienangehörigen und Krankenkasse können Sie übernehmen. Schreiben Sie die Daten wenn möglich für den Notfallarzt auf.

2. **Abschirmen:** Neugierige Blicke sind für Verletzte äußerst unangenehm. Schirmen Sie sie deshalb vor Schaulustigen ab. Verteilen Sie notfalls Aufgaben, die in der Situation sinnvoll sind: So können Sie beispielsweise jemanden bitten zu prüfen, ob die Unfallstelle schon ausreichend gesichert ist.

3. **Körperkontakt aufnehmen:** Halten Sie beispielsweise die Hand des Verletzten oder berühren Sie seine Schulter. Gehen Sie mit ihm auf gleiche Höhe, dafür knien Sie sich hin oder beugen sich zu ihm herab.

4. **Kommunizieren:** Sprechen Sie mit dem Betroffenen, möglichst in einem ruhigen Ton. Hören Sie ihm zu. Auch Reden kann für manche beruhigend sein. Sprechen Sie auch von sich aus. Fragen Sie z. B., ob jemand benachrichtigt werden soll.

ERSTE-HILFE-KURSE

Einfache Maßnahmen zur Ersten Hilfe kann jeder ausführen. Mehr Sicherheit im Notfall und größere Chancen auf Erfolg gewährleisten ein (Auffrischungs-)Kurs und regelmäßiges Training. Erste-Hilfe-Kurse bieten u. a. das Deutsche Rote Kreuz, der Arbeiter-Samariter-Bund, die Johanniter-Unfall-Hilfe, der Malteser Hilfsdienst und die Deutsche Lebens-Rettungs-Gesellschaft an. Hier können auch spezielle Erste-Hilfe-Kenntnisse erworben werden, z. B. Erste Hilfe bei Kleinkindern, Senioren oder in der Wildnis.

ERSTE HILFE BEI BISSWUNDEN

Ob vom Tier oder Menschen, eine Bisswunde sollte immer vom Arzt begutachtet werden. Beide sind gleich schwer zu werten und erfordern in der Regel einen aktiven Impfschutz (falls nicht vorhanden) gegen **Wundstarrkrampf** (Tetanus). Wundstarrkrampf und auch **Tollwut** können selbst bei kleinsten Verletzungen durch Katzen, Hamster oder Mäuse auftreten und tödlich enden. Beim Biss vom Tier muss immer an Tollwut gedacht werden, besonders bei Reisen ins Ausland. Hier muss sofort ärztlich behandelt werden. Eine Bisswunde kann sich auch entzünden oder eine **Blutvergiftung** entstehen lassen.

Erste Hilfe: Reinigung der Wunde mit Alkohol oder bei Verdacht auf Tollwut mit Seifenlauge.

Eine antientzündliche Therapie durch den Arzt, manchmal auch operative Entfernung von Hautstücken oder eine Naht sollten erwogen werden. Falls erforderlich, muss bald nach dem Biss gegen Tetanus geimpft werden.

Reisemedizin

Damit der Auslandsaufenthalt nicht in die Krankengeschichte eingeht oder die Reise zur Strapaze wird, ist eine gute Vorbereitung unverzichtbar. Je nach Reiseland ist es sinnvoll, frühzeitig eine kompakte **Reiseapotheke** zusammenzustellen. Sie sollte Gegenstände für die Behandlung der geläufigsten Grundkrankheiten, individuelle Medikamente sowie reisezielspezifische Mittel wie z. B. eine Zeckenzange aufweisen.

Mit dem Lebensalter sinkt die körperliche und seelische Belastbarkeit, besonders bei Fernreisen. Ältere Menschen verfügen über weniger Abwehrkräfte und sind anfälliger für Krankheiten. **Tropenreisen** können riskant sein. Senioren sollten sich deshalb rechtzeitig vor einer Reise mit ihrem Hausarzt beraten.

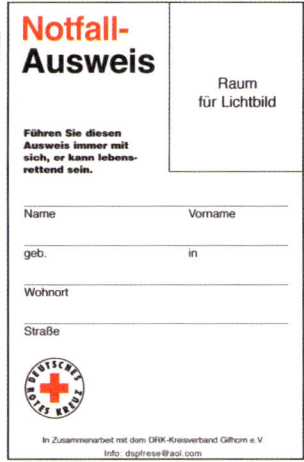

NOTFALLAUSWEIS

Reisenden mit gesundheitlichen Einschränkungen ist zu empfehlen, einen Notfallausweis im Handgepäck zu haben. Er enthält eine Liste aller Medikamente, die langfristig eingenommen werden. Außerdem sollten Angaben zu Schutzimpfungen, besonderen Empfindlichkeiten, Vorerkrankungen, zur Blutgruppe und eine Liste der Personen, die bei einem Notfall benachrichtigt werden sollten, zu finden sein.

Notfallausweise erhält man z.B. auf den Internetseiten von Krankenkassen zum Herunterladen und Ausdrucken oder per Post beim: Deutschen Bundesverlag, Postfach 13 20, 53003 Bonn.

Einige Wochen vor der Abreise ist es sinnvoll, bei der Krankenkasse nachzufragen, ob ein **Auslandskrankenschein** benötigt wird. Unbedingt empfehlenswert ist der Abschluss einer **Auslandsreise-Krankenversicherung**. Denn nicht mit allen Ländern besteht ein Abkommen zur Abrechnung der gesundheitlichen Leistungen über Ihre Krankenkasse. Sie gilt meist für alle Reisen eines Jahres. Die Kosten für einen Krankenrücktransport oder für Zuzahlungen zu Medikamenten dürfen die gesetzlichen Kassen ohnehin nicht übernehmen.

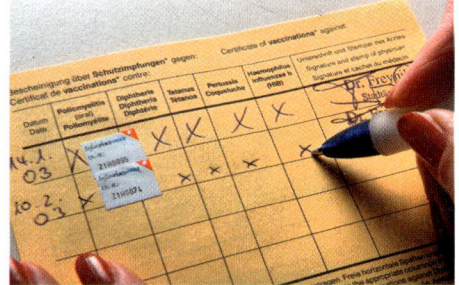

Braucht man immer Impfungen?

Last-Minute-Urlauber übersehen nicht selten ein Problem: Besteht ausreichender **Reiseimpfschutz** für Länder mit erhöhtem Infektionsrisiko? Typhus, Diphtherie, Malaria, Gelbfieber und Hepatitis können ein großes Risiko sein, dem man sich nicht leichtsinnig aussetzen sollte. Auskunft über Notwendigkeit und Umfang einer Impfung erhält man beim Hausarzt, im Reisebüro, in Tropeninstituten oder im Internet.

Die meisten Impfungen müssen vier bis sechs Wochen vor der Reise ausgeführt werden, wenn sie bei Ankunft im Urlaubsland wirksam sein sollen.

Reiseinformation: www.bni-hamburg.de oder www.gesundes-reisen.de

Tipps für Flugreisen

Auch der Flug selbst ist eine Belastung für den Körper: Es drohen trockene Luft aus der Klimaanlage, künstlicher Luftdruck in der Kabine, erhöhte Strahlungsbelastung durch die Flughöhe und langes Sitzen. Viele Reisende fühlen sich danach ausgelaugt und müde. Der Aufenthalt an Bord ist weniger strapaziös, wenn man einige einfache Tipps befolgt:

Viel trinken: Mindestens ein bis zwei Gläser Wasser, Saftschorle oder Früchtetee pro Stunde. Keinen Alkohol! Er weitet die Blutgefäße und steigt während des Fluges schneller zu Kopf.

Bequeme Kleidung: Sitzen Hose, Hemd oder Pullover locker am Körper, können Beine oder Arme weniger schnell «einschlafen». Das Blut kann dann auch im Sitzen gut zirkulieren. Erfahrene Vielflieger nehmen oft ein Nackenhörnchen und ein Paar Baumwollsocken zusätzlich mit, damit sie unterwegs die Schuhe ausziehen können.

Feuchtigkeit für die Haut: Die Luftfeuchtigkeit im Flugzeug ist niedriger als in der Sahara. Eine leichte Feuchtigkeitscreme oder ein Feuchtigkeitsspray sorgen dafür, dass die Haut an Händen, Gesicht und Lippen nicht spannt.

Leichte Bewegung: Venen, Rücken und Kreislauf werden durch langes Sitzen belastet. Das sogenannte Economy-Class-Syndrom kann zu Blutgerinnseln (Thrombosen, → Kap. 1.7) führen. Auf längeren Flügen sollte man ab und zu aufstehen. Auf engerem Raum kann man sich wenigstens regelmäßig dehnen, strecken und die Füße immer wieder kreisen lassen.

Kompressionsstrümpfe: Fluggäste mit Thromboserisiko sollten die Beine nicht übereinanderschlagen und Kompressions- bzw. Stützstrümpfe tragen. Das betrifft auch Übergewichtige und Reisende mit Gipsverbänden an Armen oder Beinen. Manchmal ist eine medikamentöse Behandlung vor dem Flug erforderlich.

Schlaftabletten: Die Wirkung von anderen Medikamenten verstärkt sich häufig. Bei ernsten Schlafstörungen sollte vor dem Urlaub der Arzt zu Rate gezogen werden.

Vorsicht bei Schwangerschaft: Werdende Mütter dürfen bei normalem Schwangerschaftsverlauf je nach Fluggesellschaft bis zur 36. Schwangerschaftswoche fliegen. Je länger die Strecke, umso größer die Flughöhe und die damit einhergehende Strahlenbelastung. Ob sie sich und dem Ungeborenen diese zumuten wollen, sollten Eltern vorher gut abwägen.

Nicht fliegen: Menschen mit Bauchoperationen, mit Herzerkrankungen oder Lungenfunktionsstörungen sollten zur Sicherheit ihren Hausarzt oder Kardiologen/ Chirurgen fragen. Er wird sie gut beraten.

In einigen Fällen sollten Reisende auf Flugreisen verzichten:

- Nach frischen Operationen
- Bei starken Infekten der oberen Luftwege
- Bei einer akuten Infektion
- Nach einem frischen Herzinfarkt
- Bei schweren Vorerkrankungen
- Bei einer Risikoschwangerschaft und nach der 36. Schwangerschaftswoche
- Vorsicht mit Säuglingen: Sie können noch keinen Druckausgleich herstellen. Ist ein Flug unvermeidbar, hilft man ihnen, indem sie bei Start und Landung etwas zu trinken bekommen. Die Schluckbewegungen verringern das unangenehme Druckgefühl im Gehörgang.

In allen genannten Fällen sollte immer der Arzt von Reiseplänen jeder Art unterrichtet werden.

MEDIKAMENTE FÜR UNTERWEGS

Wer die Anti-Baby-Pille oder andere Medikamente regelmäßig einnehmen muss (Insulin bei Diabetikern), sollte vor Langstreckenflügen seinen Arzt fragen, ob und wie er den Rhythmus umstellen soll.

Jetlag vermeiden

Beim Flug durch mehrere Zeitzonen gerät der Biorhythmus durcheinander. Die Folge: Man fühlt sich schlapp, unkonzentriert, schläfrig und bekommt leicht Kopfschmerzen. Einige Tipps helfen, den Jetlag zu reduzieren:

Bei Flügen in den Westen (z. B. USA) sollte man versuchen, so lange wie möglich wach zu bleiben. Bei Kurzreisen über zwei bis drei Tage sollte man allerdings versuchen, den Rhythmus von zu Hause einzuhalten. Geht die Flugreise in östliche Richtung, z. B. nach China, sollte man dagegen früh den Schlaf suchen.

Wer sich auf den Tag-Nacht-Rhythmus im Urlaubsland vorbereiten möchte, kann mehrere Tage vorher eine zweite Armbanduhr umlegen, die die Uhrzeit des Reiseziels anzeigt. Dieser psychologische Trick hilft, sich leichter anzupassen.

Frauen müssen die Einnahme der Antibabypille der Zeitverschiebung anpassen. Verlängert sich der Tag durch den Flug um mehr als acht Stunden, wird eine Pille zusätzlich eingenommen. Ggf. besprechen Sie dies mit Ihrem Frauenarzt vor Reiseantritt.

Gesund am Urlaubsort

Nach ein paar Tagen hat sich der Körper an die Zeitumstellung und die veränderten klimatischen Verhältnisse gewöhnt. Nun kann man den Urlaub genießen, auch kulinarisch. Doch Vorsicht vor rohen oder nicht gekochten Speisen. Bakterien, Viren und Parasiten werden erst bei hohen Temperaturen abgetötet. Die gleiche Zurückhaltung sollte man bei Milchspeisen und rohen Meeresfrüchten wie z. B. Muscheln (Hepatitis-Gefahr) an den Tag legen.

Leitungswasser ist nicht überall trinkbar, man sollte es ggf. lieber abkochen. Im Zweifelsfall greife man lieber auf Mineralwasser aus Flaschen zurück – selbst zum Zähneputzen. Mit Micropur (Apotheke) kann Wasser desinfiziert werden.

Auf Eiswürfel in Getränken lieber verzichten.

Sollte doch einmal Durchfall (→ Kap. 2.3) auftreten, behandelt man ihn am besten dadurch, dass man viel trinkt, mindestens 2,5 Liter Wasser oder Kräutertee täglich. Isotonische Getränke sind ebenfalls erlaubt und auch Cola. Neben Flüssigkeit braucht der Körper aber auch Salz und Zucker. Die Apotheke hält dafür spezielle Glukose-Elektrolyt-Präparate bereit. Außer zerdrückten Bananen, Zwieback oder geriebenem Apfel sollte man in dieser Zeit besser nichts essen.

Reisedurchfall betrifft fast jeden Zweiten. Die häufigste Ursache sind Mikroorganismen, besonders Bakterien, Viren oder Amöben. Diese werden mit Nahrungsmitteln (z. B. ungewaschenem Obst oder Gemüse) oder mit dem Trinkwasser aufgenommen. Hat sich die Darmtätigkeit nach drei Tagen immer noch nicht normalisiert, befindet sich Blut im Stuhl oder kommt Fieber hinzu, sollte unbedingt ein Arzt aufgesucht werden. Denn dauerhafter Durchfall entkräftet den Körper, in Einzelfällen kann ein Kreislaufkollaps die Folge sein.

Wo ist der nächste Arzt?

Informieren Sie sich am Urlaubsort gleich zu Beginn, wo sich der nächste Arzt, Zahnarzt und das nächste Krankenhaus befinden bzw. wo es ggf. deutschsprachige Ärzte gibt. Schreiben Sie sich die nationale Notrufnummer auf und tragen Sie sie immer bei sich. So müssen Sie Nummern und Adressen bei Bedarf nicht erst erfragen.

Am besten schon vor dem Urlaub informieren, ob auch für eine Auslandsreise Krankenversicherungsschutz besteht. In der Regel erstattet die Kasse nur einen Teil der Kosten, die im Ausland anfallen, v. a. wird ein Krankenrücktransport nicht übernommen – auch nicht für Privatpatienten. Darum ist eine Zusatzversicherung ratsam, selbst wenn die Krankenkasse das Risiko in Teilen mit abdeckt. Auch bereits abgeschlossene Auslandsreise-Krankenversicherungs-Policen sollten regelmäßig auf das Leistungsspektrum überprüft und optimiert oder notfalls gekündigt werden. Die Kündigungszeit beträgt in der Regel drei Monate. Neue Versicherungsabschlüsse können, meist preiswert, bis zum Tag der Abreise durchgeführt werden. Die Stiftung Warentest hat in der Zeitschrift «Finanztest» (05/2008) eine Übersicht über die Anbieter zusammengestellt.

Der Reiserücktransport ist der schwierigste Part im Rahmen der Auslandskrankenversicherung. Hierzu müssen Sie sich sehr genau informieren und Ihr persönliches Risiko abwägen. Ich selbst habe vor vielen Jahren bei einem Bergunfall im Ausland davon profitiert, mich im Rahmen eines Kreditkartenvertrags für den Flugrücktransport versichert zu haben. Die Kosten können im Einzelfall erheblich sein und mehrere zehntausend Euro überschreiten.

Hilfreiche Internet-Links

Die angegebenen Internet-Verweise führen zu den Websites medizinischer Fachgesellschaften. Auf den ausgewählten Seiten führen Buttons zu Informationen für Patienten (z. B. Krankheitsrelevantes, Selbsthilfegruppen, Adressen), ggf. finden sich weiterführende Links.
Die nachfolgend nach Kapiteln geordneten Websites geben vertiefende Informationen zu Einzelaspekten. Bei der Auswahl wurde auf Seriosität geachtet.

Websites von allgemeinem Interesse

Bundesgesundheitsministerium:
www.bmg.bund.de

Statistisches Bundesamt: www.destatis.de

Bundesjustizministerium (z. B. für Patientenrecht, Patientenverfügung): www.bmj.bund.de

Deutsche Gesellschaft für Medizinrecht (DGMR): www.dgmr.de

Deutsche Gesellschaft für Hämatologie und Onkologie (DGHO): www.dgho.de

Deutsche Krebsgesellschaft (DKG): www.krebsgesellschaft.de

Robert Koch Institut: www.rki.de

Deutsche Transplantationsgesellschaft (DTG): www.d-t-g-online.de

Deutsche Röntgengesellschaft: www.drg.de

Deutsche Gesellschaft für Schlafforschung und Schlafmedizin (DGSM): www.charite.de/dgsm/dgsm

Bundesverband der Yogalehrenden in Deutschland e.V.: www.yoga.de

Deutsche Ärztegesellschaft für Akupunktur: www.daegfa.de

Deutsche Gesellschaft für Ärztliche Hypnose und Autogenes Training (DGAeHAT): www.dgaehat.de

Deutscher Dachverband für Qigong und Taijiquan e.V.: www.ddqt.de

Gesellschaft für Osteopathie in Deutschland GbR: www.osteopathie.de

Ayurveda-Portal: www.ayurvedaportal.de

Deutscher Kneippverband: www.kneipp.de

Deutsche Gesellschaft für Kinder- und Jugendmedizin (DGKJ): www.dgkj.de

Bundesministerium für Gesundheit, Familie und Jugend: www.bmgfj.gv.at

Österreichisches Institut für Allgemeinmedizin: www.allmed.at

Dachverband der Österreichischen Ärzte für Ganzheitsmedizin: www.ganzheitsmed.at

Der Österreichische Patient: www.oesterreichischerpatient.at

Gesundheitsaufklärung und Gesundheitsvorsorge: Österreichisches Grünes Kreuz: www.gruenes-kreuz.org

Bundesamt für Gesundheit: www.bag.admin.ch

Schweizerische Gesellschaft für Allgemeinmedizin: www.sgam.ch

Schweizerische Gesellschaft für Pädiatrie: www.swiss-paediatrics.org

Union schweizerischer komplementärmedizinischer Ärzteorganisationen: www.unioncomed.ch

Healthcare and Social related Organisations in Luxembourg: www.santec.lu/elibrary

Websites zu Kapitel II, 1: Rund um Herz, Kreislauf und Gefäße

Deutsche Herzstiftung: www.herzstiftung.de

Deutsche Adipositas-Gesellschaft: www.adipositas-gesellschaft.de

Deutsche Hypertonie Gesellschaft/ Deutsche Hochdruckliga: www.hochdruckliga.de

Deutsche Gesellschaft für Angiologie (DGA): www.dga-online.org

Deutsche Gesellschaft für Gefäßchirurgie (DGG): www.gefaesschirurgie.de

Österreichische Kardiologische Gesellschaft: http://atcardio.interline.at

Österreichischer Herzverband: www.herzverband.at

Interessensgemeinschaft Herz: http://herzschutz.at

Schweizerische Gesellschaft für Kardiologie: www.swisscardio.ch

Schweizerische Herzstiftung: www.swissheart.ch

Union Schweizerischer Gesellschaften für Gefässkrankheiten: www.uvs.ch

Websites zu Kapitel II, 2: Rund um das Verdauungssystem

Deutsche Gesellschaft für Innere Medizin (DGIM): www.dgim.de

Gesellschaft für Pädiatrische Gastro-enterologie und Ernährung (GPGE): www.gpge.de

Österreichische Gesellschaft für Ernährung: www.oege.at

Österreichische Adipositas Gesellschaft: www.adipositas-austria.org

Schweizerische Gesellschaft für Ernährung: www.sge-ssn.ch

Schweizerische Gesellschaft für Gastro-enterologie: www.sggssg.ch

Websites zu Kapitel II, 3: Rund um Leber und Gallenblase

Deutsche Diabetes Gesellschaft (DDG): www.ddg.info

Deutsche Gesellschaft für Ernährungs-medizin (DGEM): www.dgem.de

Deutsche Gesellschaft für Innere Medizin (DGIM): www.dgim.de

Websites zu Kapitel II, 4: Rund um die Wirbelsäule

Deutsche Gesellschaft für Neurologie (DGN): www.dgn.org

Deutsche Gesellschaft für Neurochirurgie (DGNC): www.dgnc.de

Deutsche Gesellschaft für Neuroradiologie (DGNR): www.neuroradiologie.de

Deutsche Gesellschaft für Orthopädie und Orthopädische Chirurgie (DGOOC): www.dgooc.de

Deutsche Schmerzhilfe e.V.: www.schmerzhilfe.org

Deutsche Gesellschaft für Rheumatologie (DGRh): www.dgrh.de

Bundesselbsthilfeverband für Osteoporose e.V.: www.osteoporose-deutschland.de

Bundesverband der deutschen Rücken-schulen: www.bdr-ev.de

Gesellschaft für Osteopathie in Deutschland GbR: www.osteopathie.de

Feldenkrais Verband Deutschland: www.feldenkrais.de

Österreichische Gesellschaft für Wirbelsäulenchirurgie: www.spine.at

Österreichische Rheuma-Liga: www.rheumaliga.at

Österreichische Gesellschaft für In-terventionelle Radiologie: www.oegir.at

Schweizerische Gesellschaft für Spinale Chirurgie: http://spinesociety.ch

Schweizer Physiotherapie Verband: www.physioswiss.ch

Schweizerische Ärztegesellschaft für manuelle Medizin: www.samm.ch

Rheumaliga Schweiz: www.rheumaliga.ch

Schweizerische Polyarthritiker Vereinigung: www.arthritis.ch

Websites zu Kapitel II, 5: Rund um den Bewegungsapparat

Deutsche Gesellschaft für Manuelle Medizin (DGMM): www.dgmm.de

Österreichische Gesellschaft für Unfall-chirurgie: www.unfallchirurgen.at

Österreichische Gesellschaft für Ortho-pädie/orthopädische Chrirugie: www.orthopaedics.or.at

Schweizerische Gesellschaft für Orthopädie und Traumatologie: www.sgosso.ch

Schweizerische Gesellschaft für Physika-lische Medizin und Rehabilitation: www.reha-schweiz.ch

Schweizerische Gesellschaft für Rheumatologie: www.rheuma-net.ch

Websites zu Kapitel II, 6: Rund um Gehirn und Nerven – die Steuerzentrale

Bundesverband für Menschen mit Hirn-schädigung und deren Angehörige: www.forum-gehirn.de

Deutsche Gesellschaft für Epileptologie (DGE): www.dgfe.info

Stiftung Schlaganfallhilfe: www.schlaganfall-hilfe.de

Deutsche Migräne- und Kopfschmerzgesellschaft (DMKG): www.dmkg.de

Deutsche Parkinson-Gesellschaft (DPG): www.parkinson-gesellschaft.de

Deutsche Gesellschaft zum Studium des Schmerzes (DGSS): www.dgss.org

Deutsche Gesellschaft für Geriatrie (DGG): www.dggeriatrie.de

Deutsche Gesellschaft für Gerontologie und Geriatrie/Gesellschaft für Geriatrische Medizin (DGGG): www.dggg-online.de

Deutsche Gesellschaft für Psychoanalyse, Psychotherapie, Psychosomatik und Tiefenpsychologie (DGPT): www.dgpt.de

Deutsche Gesellschaft für Psychosomatische Medizin und Ärztliche Psychotherapie (DGPM): www.dgpm.de

Österreichische Gesellschaft für Psychiatrie und Psychotherapie: www.oegpp.at

Österreichische Schmerzgesellschaft: www.oesg.at

Österreichische Gesellschaft für Neurologie: www.oegn.at

Österreichische Gesellschaft für Schlaganfallforschung: www.schlaganfall-info.at

Österreichische Gesellschaft für Geriatrie und Gerontologie: www.geriatrie-online.at

Österreichische Alzheimer Gesellschaft: www.alzheimer-gesellschaft.at

Österreichische Parkinson Gesellschaft: www.parkinson.at

Netzwerk Psychosomatik Österreich: www.netzwerk-psychosomatik.at

Hilfe für Angehörige und Freunde Psychisch Erkrankter: www.hpe.at

Schweizerische Gesellschaft für Psychiatrie und Psychotherapie: www.psychiatrie.ch

Die Schweizerische Gesellschaft zum Studium des Schmerzes: www.pain.ch

Schweizerische Neurologische Gesellschaft: www.swissneuro.ch

Zentrum für Gerontologie: www.zfg.uzh.ch

Schweizerische Alzheimer Vereinigung: www.alz.ch

Schweizerische Parkinson Vereinigung: www.parkinson.ch

Websites zu Kapitel II, 7: Rund um Nieren und Blase

Deutsche Gesellschaft für Urologie (DGU): www.dgu.de

Deutsche Arbeitsgemeinschaft für Klinische Nephrologie (DAGKN): www.nephrologie.de

Gesellschaft für Nephrologie (GfN): www.nierengesellschaft.de

Deutsche Gesellschaft für Nuklearmedizin (DGN): www.nuklearmedizin.de

Österreichische Gesellschaft für Nephrologie: www.nephro.at

Österreichische Gesellschaft für Urologie und Andrologie: www.uro.at

Schweizerische Gesellschaft für Nephrologie: www.nephro.ch

Schweizerische Gesellschaft für Urologie: www.urologie.ch

Websites zu Kapitel II, 8: Rund um die Hormone

Deutsche Gesellschaft für Andrologie (DGA): www.dgandrologie.de

Deutsche Gesellschaft für Endokrinologie (DGE): www.endokrinologie.net

Deutsche Gesellschaft für Verdauungs- und Stoffwechselkrankheiten (DGVS): www.dgvs.de

Österreichische Diabetes Gesellschaft: www.oedg.org

Schweizerische Gesellschaft für Endokrinologie und Diabetologie: www.sgedssed.ch

Websites zu Kapitel II, 9: Rund um Hals, Nase, Ohren und Augen

Deutsche Gesellschaft für Hals-Nasen-Ohren-Heilkunde, Kopf- und Hals-Chirurgie: www.hno.org

Deutsche Ophthalmologische Gesellschaft (DOG): www.dog.org

Deutsche Gesellschaft für Allgemeinmedizin und Familienmedizin (DEGAM): www.degam.de

Deutsche Gesellschaft für Phoniatrie und Pädaudiologie (DGPP): www.dgpp.de

Österreichische Gesellschaft für Hals-, Nasen- und Ohrenheilkunde, Kopf- und Halschirurgie: www.hno.at

Österreichische Ophthalmologische Gesellschaft: www.augen.at

Österreichischer Kneippbund: www.kneippbund.at

Schweizerische Gesellschaft für Oto-, Rhino-, Laryngologie, Hals- und Gesichtschirurgie (SGORL): www.orl-hno.ch

Schweizerische Gesellschaft für Ophthalmologie: www.sog-sso.ch

Websites zu Kapitel II, 10: Rund um die Atmung

Deutsche Gesellschaft für Allergologie und klinische Immunologie (DGAKI): www.dgaki.de

Deutsche Gesellschaft für Allgemeinmedizin und Familienmedizin (DEGAM): www.degam.de

Deutsche Gesellschaft für Pneumologie und Beatmungsmedizin: www.pneumologie.de

Deutsche Gesellschaft für Thoraxchirurgie (DGT): www.dgt-online.de

Österreichische Gesellschaft für Pneumologie: www.ogp.at

Schweizerische Gesellschaft für Thoraxchirurgie: www.thoraxchirurgie.ch

Schweizerische Gesellschaft für Pneumologie: www.pneumo.ch

Schweizerische Gesellschaft für Allergologie und Immunologie: www.sgai-ssai.ch

Europäische Pollenvorhersage: www.polleninfo.org

Websites zu Kapitel II, 11: Rund um die Haut

Deutsche Dermatologische Gesellschaft (DDG): www.derma.de

Deutsche Gesellschaft für Plastische und Wiederherstellungschirurgie (DGPW): www.dgpw.de

Österreichische Gesellschaft für Dermatologie und Venerologie: www.oegdv.at

Österreichische Gesellschaft für Allergologie und Immunologie: www.oegai.org

Schweizerische Gesellschaft für Dermatologie und Venerologie: www.derma.ch

Eine umfassende Liste interessanter Weblinks zu den einzelnen Kapiteln, vor allem für meine Leser aus Österreich, der Schweiz und Luxemburg, finden Sie auf der Homepage www.dietrich-groenemeyer.com/hausbuch.html

Wichtige Abkürzungen und Begriffe in der Medizin

Abszess Eiteransammlung (abgekapselt)

Anamnese Erhebung der Krankenvorgeschichte

Angiographie Gefäßdarstellung mit Kontrastmittel (→ S. 64)

anterior vorn

anterior-posterior Strahlengang beim Röntgen: von vorn nach hinten

Antigen Stoff, der vom Körper als nicht «eigen», sondern als «fremd» angesehen wird und eine Immunantwort auslöst (z. B. eine Abwehrsteigerung oder Allergie). Meist sind es Eiweiße (z. B. Bakterien), die u. a. die Stimulation von Antikörpern in Gang bringen, oder Kombinationen mit anderen Stoffen (z. B. Penicillinen, Nahrungsbestandteilen), die eine allergische Reaktion als Allergen auslösen können.

Antikörper körpereigene Eiweiße, die die Antigene binden. Es entsteht eine Antigen-

Antikörper-Reaktion: eine Immunreaktion, die das Antigen zerstören soll.

Aorta größte Schlagader des Körpers

Arterie Blutgefäß, das vom Herzen wegführt

Atopie genetische Veranlagung zu allergischen Reaktionen

Autoimmunerkrankung hierbei richtet sich das körpereigene Immunsystem gegen eigenes Gewebe. Es verwechselt es mit Fremd-Antigenen.

axial Schnittebene bei Tomographen: Ansicht von unten nach oben

BE Broteinheit (→ S. 394)

benigne gutartig

Biopsie Entnahme einer Gewebeprobe

Blutbild Bestimmung der Bestandteile des Blutes, Auszählung der roten und weißen Blutkörperchen

Blutsenkung Geschwindigkeit, mit der Blutkörperchen im Reagenzglas absinken (sind Entzündungen gegeben, ist die Geschwindigkeit erhöht)

BMI/Body-Mass-Index (kg/m²) Quotient aus dem Körpergewicht und dem Quadrat der Körpergröße (→ S. 132)

coronar Schnittebene bei Tomographen: Ansicht von vorn

CT Computertomographie (Röntgenschichtaufnahme, → S. 196)

Diagnose Feststellung und Benennung eines Krankheitsbildes

Disposition genetisch bedingte Neigung zu einer Krankheit

dl Deziliter (0,1 l)

EEG Elektroenzephalographie; Aufzeichnung der Hirnströme

EKG Elektrokardiographie; Aufzeichnung der Erregung der Herzmuskulatur

Embolie Gefäßverschluss, der meist durch ein Blutgerinnsel entsteht

endemisch regional begrenzt auftretend

endogen im Körper entstehend

Endoskopie Spiegelung (→ S. 142)

Entzündung Reaktion des Körpers auf schädigende Reize

Erythrozyten rote Blutkörperchen

exogen außerhalb des Körpers entstehend

Extremitäten Arme und Beine

gastrointestinal Magen- und Darmtrakt betreffend

Glukose Zuckerart

Hämatom Ansammlung von Blut im Gewebe, «blauer Fleck»

hyper- über-

hypo- unter-

IE internationale Einheit; Maßeinheit für Enzyme und Präparate

Influenza Grippe

Inkubationszeit Zeitraum zwischen Ansteckung und dem Auftreten der ersten Krankheitszeichen

Insuffizienz abgeschwächte Funktion, z. B. eines Organs

invasiv eindringend

Ischämie verminderte Durchblutung

-itis Endung für eine entzündliche Erkrankung

i. v. intravenös, in die Vene

Kapillare sehr kleines Blutgefäß

Karzinom bösartiger Tumor (Krebs)

Katheter Schlauch, mit dem ein Zugang in Hohlorgane oder Gefäße geschaffen wird

Kernspin Kernspintomographie (MRT) (→ S. 197)

KHK koronare Herzkrankheit (→ Kap. 1.4)

Krebs bösartige Geschwulst (Tumor)

lateralis seitlich

Leukozyten weiße Blutkörperchen

maligne bösartig

Metastase abgesiedelte Tumorzellen, Tochtergeschwulst

mg Milligramm

µg Mikrogramm

µl Mikroliter

mmHg Millimeter Quecksilbersäule (Einheit für die Blutdruckmessung)

MRT Siehe Kernspintomographie

Neoplasie Neubildung von Gewebe, häufig in Verbindung mit einem Tumorwachstum (siehe: Krebs, Metastase)

NSAR nicht steroidale Antirheumatika, Medikamente, die bei Entzündungen und Schmerzen zur Anwendung kommen

Ödem Wasseransammlung im Gewebe

palliativ Krankheitssymptome lindernd

Pandemie Epidemie, die ganze Länder oder Kontinente betrifft

Pankreas Bauchspeicheldrüse

parenteral Umgehung des Verdauungstraktes bei der Gabe von Infusionen oder Medikamenten z. B. über die Vene

-pathie Endung für erworbene oder ererbte Erkrankung

pAVK periphere arterielle Verschlusskrankheit

PET schnittbildgebendes Verfahren, bei dem eine geringe Menge einer leicht radioaktiven Substanz injiziert wird

posterior hinten

progredient fortschreitend

Rezidiv Rückfall

sagital Schnittebene bei Tomographen: Ansicht von der Seite

Sonographie → Ultraschall (→ S. 63)

SSW Schwangerschaftswoche

subkutan unter der/die Haut

Symptom Krankheitszeichen

Syndrom Symptomkomplex, Krankheitszeichen-Ansammlung

Szintigraphie bildgebendes Verfahren, bei dem eine geringe Menge einer leicht radioaktiven Substanz injiziert wird

Thrombose Bildung eines Blutgerinnsels im Gefäß

Ulkus Geschwür

Ultraschall Sonographie (→ S. 63)

Vene Blutgefäß, das vom Herzen wegführt

Zyste abgekapselte Flüssigkeitsansammlung

Medikamentengruppen

ACE-Hemmer Medikamente zur Blutdrucksenkung und Behandlung der Herzinsuffizienz

Antagonisten aller Arten sind «Gegenspieler». Sie blockieren Bindungsstellen an Zellen und Körpergewebe

Antazida Mittel zur Neutralisierung von Magensäure, z. B. bei Sodbrennen oder Reflux

Antiallergika Allergiemedikamente

Antiarrhythmatika Arzneistoffe zur Harmonisierung des Herzschlages

Antiasthmatika Asthmamittel

Antibiotika Bakterien vernichtende Medikamente

Antidepressiva Mittel zur Behandlung einer Depression

Antidiarrhoika Medikamente gegen Durchfall

Antidiabetika Medikamente zur Senkung des Blutzuckers

Antidot Gegenmittel z. B. bei Vergiftungen

Antiemetika Mittel gegen Erbrechen

Antihistaminika Mittel zur Behandlung von Allergien

Antihormone werden zur Unterdrückung der Bildung oder Wirkung von körpereigenen Hormonen zur Behandlung von Akne, Tumoren oder zur Geschlechtsumwandlung eingesetzt

Antihypertensiva Mittel zur Senkung des Blutdrucks

Antihypotensiva Mittel zur Erhöhung des Blutdrucks

Antikoagulanzien Gerinnungshemmer

Antikoagulation durch Medikamente hergestellte Blutverdünnung (Verringerung der Blutgerinnung)

Antikonzeptiva Antibabypille: Mittel zur Empfängnisverhütung

Antimykotika Medikamente, die Pilze vernichten

Antiöstrogene Medikamente, die eine Östrogenwirkung verhindern

Antioxidantien verhindern eine Zellschädigung durch Sauerstoff wie Vitamin A, C, E

Antiphlogistika entzündungshemmende Medikamente

Antirheumatika entzündungshemmende

Medikamente, die zur Rheumatherapie eingesetzt werden (einzelne auch zum Knorpelschutz oder in der allgemeinen Schmerztherapie)

Antiseptika Substanzen zur Behandlung bzw. Verhinderung einer Wundinfektion

Antitoxine Gegengift, z. B. gegen Schlangengift, Tetanus oder Diphtherie

Antitussiva Hustenreiz verringernde Mittel

Betablocker Medikamente, die u. a. den Blutdruck oder die Herzfrequenz durch Hemmung der Stresshormone (Adrenalin und Noradrenalin) regeln

Diuretika Medikamente, die die Nierenausscheidung beschleunigen

Fungizide Mittel zur Pilztötung

Immunglobuline Antikörper im Blut, die auch künstlich hergestellt werden können, z. B. zur Behandlung von viralen Infektionen oder bei Immunglobulinmangel

Immunstimulanzien Mittel zur Abwehrsteigerung wie Interferone, Sonnenhut

Immunsuppressiva Mittel zur Abwehrunterdrückung wie Kortison oder Zytostatika

Kalziumantagonisten werden zur Behandlung von Rhythmusstörungen, koronarer Herzkrankheit und zur Blutdrucksenkung eingesetzt; sie verringern den Kalziumfluss in die Muskelzelle

Kortikoide, auch Kortikosteroide, sind Steroidhormone, die in der Nebenniere gebildet werden (ca. 50 verschiedene), oder synthetisch hergestellte Pharmazeutika zur Entzündungshemmung, Hemmung der Immunreaktion und Notfallmedikation z. B. bei allergischen Reaktionen, zur Behandlung von Ekzemen, Asthma, Schuppenflechte, Chemotherapie usw.

Morphine Morphin ist eins der stärksten Schmerzmittel und gehört zu den Opiaten

Neuroleptika Medikamente zur Behandlung von Psychosen

NSAR nicht steroidale Antirheumatika, Medikamente, die bei Entzündungen und Schmerzen zur Anwendung kommen

Opioide morphiumähnliche Substanzen, die z. B. in der Schmerztherapie zur Schmerzlinderung eingesetzt werden. Sie unterliegen dem Betäubungsmittelgesetz und müssen verschlossen gelagert werden. Natürliches Opium wird aus der Milch des Schlafmohns hergestellt

Protonenhemmer spezielle Medikamente zur Behandlung von überschießender Magensäurebildung, z. B. bei Sodbrennen

Psychopharmaka Medikamente zur Behandlung psychischer und neurologischer Störungen; in geringer Dosierung werden bestimmte Psychopharmaka erfolgreich in der Schmerztherapie eingesetzt

Spasmolytika krampflösende Medikamente

Steroide Stoffklasse der Lipide, natürliches Vorkommen in Mensch, Tier und Planze. Grundbaustein: Cholesterin, das wiederum aus Squalen (z. B. Hauptbestandteil des Olivenöls) entsteht: in Gallensäuren, Vitaminen und Steroidhormonen oder Pflanzengiften wie Digitalis (Herzmedikament aus Fingerhut)

Steroidhormone Steroide mit Hormonwirkung: z. B. Kortison, Sexualhormone

Virostatika/Virustatika Medikamente zur Virenabwehr

Zytostatika chemische Stoffe, die das Zellwachstum hemmen und vor allem zur Behandlung von Krebs eingesetzt werden

Danke, danke, danke

Das Werk ist vollbracht – wie immer ein kleines Wunder! Unfassbar, wie aus einer leeren Seite ein Buch entsteht, in diesem Fall mit vielen hundert Seiten. Trotz aller Anspannung, trotz allen Schweißes, aller Verspannungen und reduzierten Sports sowie extremer mentaler Belastung und Herausforderung hat er sehr viel Freude gemacht, dieser *Denk- und Schreibmarathon.*

Ihnen, meine lieben Kolleginnen und Kollegen Ärzte (→ S. 596), liebe Mitarbeiterinnen und Mitarbeiter, die sich so intensiv und fachkundig in die einzelnen Kapitel eingebracht haben, gilt mein allerherzlichster Dank. Ich danke für die konstruktive Kritik und die vielen Anregungen, Beiträge und Bilder.

Ohne Frau Brigitte Mues als meine Redaktionsleiterin wäre dieses Werk nicht so zügig und präzise beendet worden. Ich bin begeistert! Mein großer Respekt und umfassender Dank gehört Ihnen. Ganz herzlichen Dank auch Ihnen, Herr Dr. Michael Prang. Sie waren als «Schattenmann» unermüdlich tätig und kreativ, einfach unersetzlich, als Lektor, als Redakteur, als Rechercheur, als medizinischer Kontrolleur und «Ausputzer». Und haben mir immer wieder die nötige Ruhe und Sicherheit gegeben. Wie immer auch ein ganz besonderes Dankeschön Ihnen, Frau Gisela Heßler-Edelstein, für das präzise In-house-Lektorat und die vielen zusätzlichen Stunden, die Sie mir in voller Konzentration mit kritischem Blick zur Seite gestanden haben. Ich weiß dies sehr zu schätzen.

All Ihnen, den Rechercheuren, Fachjournalisten, Bildsammlern, Zeichnern, Illustratoren, der Fotografin ein ganz besonderer Dank, insbesondere Herrn Prof. Dr. med. Norbert Krüger, Herrn Sven Schirp, Herrn Christian Apel, Herrn Holger Weischenberg und Herrn Bernhard Flechtker (dem fröhlichen Bildspezialisten), Dr. med. Peter Püttmann sowie Dr. rer. medic. Martin Busch für die Recherche radiologischer Bilder. Ihr seid großartige Mitarbeiter – und Herr Stephan Paintner ein begnadeter Illustrator. Ein großer Dank gilt auch meinen Assistentinnen, Frau Christina-Maria Schumacher und Frau Derya Demirtas, für die hervorragende organisatorische Unterstützung.

Danke auch den Sporttherapeuten, Krankengymnastinnen, Osteopathen und Masseuren des Wirbelwinds unter Leitung von Frau Ursula Stahl, die mir – wie Andre Heppner – inhaltlich zur Seite gestanden haben, und auch Julia als Model, und dir, Mustafa, danke ich für deine begnadeten Hände, die so manche Muskelverspannung lösten.

Ich danke den guten Geistern des Rowohlt Verlages: Frau Christine Lohmann für das sehr schöne Layout, Frau Romy Rottmann für die Bildrecherche und Ihnen, Herr Dr. Uwe Naumann, für Ihre organisatorische Unterstützung und das allgemeine Lektorat.

Danke, danke, danke, liebe Christa, lieber Till, liebe Friederike, liebe Charlotta und liebe Mutti, dass ihr wie immer wieder so viel Verständnis für mein Anliegen und meine geistige und immer wieder auch körperliche Abwesenheit hattet und habt.

Mit einem herzlichen Glück auf!

Ihr und euer *Dietrich Grönemeyer*

Beratende Fachärzte und Physiotherapeuten

Ich danke meinen Kolleginnen und Kollegen sowie den Physiotherapeuten für die überaus engagierte Unterstützung beim Erstellen dieses Buches. Sie haben meine Arbeit mit medizinischem Sachverstand und viel Geduld begleitet.

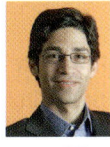

Babak Ansari
Facharzt für Orthopädie, Grönemeyer Institut für Mikrotherapie in Bochum

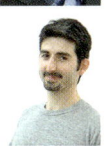

Mustafa Ayaz
Diplom-Sportökonom, Physiotherapeut, Entwicklungszentrum für Prävention und Sportrehabilitation «Wirbelwind», Bochum

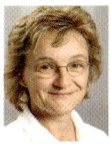

Prof. Dr. med. Martina Claudia Bacharach-Buhles
Fachärztin für Haut- und Geschlechtskrankheiten, Hattingen; Lehrstuhl für Dermatologie und Venerologie an der Universität Bochum

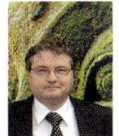

Privatdozent Dr. med. Jürgen Baier
Lehrstuhl für Radiologie und Mikrotherapie der Universität Witten/Herdecke

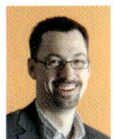

Dr. med. Alexander Beck
Facharzt für Innere Medizin und Kardiologie. Ärztlicher Direktor des Grönemeyer Instituts für Mikrotherapie in Bochum

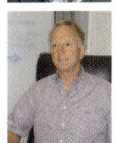

Dr. med. Rainer Brinkmann
Facharzt für Urologie, Andrologie, Proktologie, Bochum

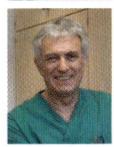

Dr. med. Franz-Eduard Brock
Kommissarischer Direktor der Klinik für Angiologie der Universität Essen, Träger des Sebastian-Kneipp-Preises 1992

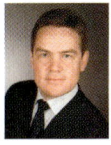

Prof. Dr. med. Stefan Dazert
Direktor der Hals-Nasen-Ohrenklinik der Ruhr-Universität Bochum am St. Elisabeth-Hospital

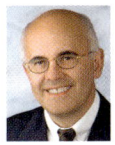

Prof. Dr. med. Santiago Ewig
Chefarzt der Klinik für Pneumologie und Infektiologie an der Augusta-Kranken-Anstalt in Bochum, Thoraxzentrum Ruhrgebiet

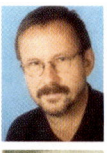

Prof. Dr. med. Dirk Fahlenkamp
Chefarzt der Klinik für Urologie an den Zeisigwaldkliniken Bethanien, Chemnitz

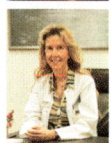

Prof. Dr. med. Birgit Hailer
Chefärztin der Medizinischen Klinik II der Katholischen Kliniken Essen Nord-West, Philippusstift; Lehrstuhl für Radiologie und Mikrotherapie an der Universität Witten/Herdecke

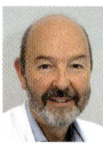

Prof. Dr. med. Wolfgang Hatzmann
Chefarzt der Abteilung für Geburtshilfe und Gynäkologie am Marien-Hospital Witten; Lehrstuhl für Frauenheilkunde an der Universität Witten/Herdecke

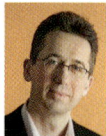

Dr. med. univ. Michael Kern
Leitender Arzt der Abteilung für Traditionelle Medizin und Schmerz-therapie am Grönemeyer Institut für Mikrotherapie in Bochum

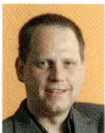

Dr. med. Michael Knoll
Leitender Arzt der Abteilung Neurochirurgie am Grönemeyer Institut für Mikrotherapie in Bochum und an der Grönemeyer Clinic für Micromedizin in Essen

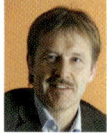

Dr. med. Konrad Körsmeier
Leitender Arzt der Abteilung Orthopädie und Unfallchirurgie am Grö-nemeyer Institut für Mikrotherapie in Bochum und an der Grönemeyer Clinic für Micromedizin in Essen

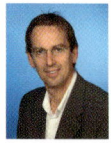

Dr. med. Knut Lesniak
Facharzt für Neurologie, Bochum

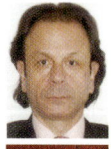

Prof. Dr. med. Alexander Sokrates Petrides
Chefarzt für Allgemeine Innere Medizin und Gastroenterologie, Augusta-Kranken-Anstalt, Bochum

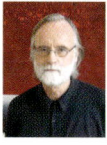

Prof. Dr. med. Karl-Heinz Rudorff
Arzt für Innere Medizin und Endokrinologie, Lehrstuhl für Innere Medizin an der Universität Witten/Herdecke

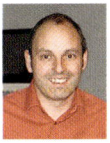

Prof. Dr. Wolfgang Sickenberger
Professor für Physiologische Optik und Optometrie an der Fachhoch-
schule Jena

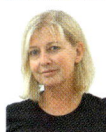

Ursula Stahl
Sportlehrerin, Sporttherapeutin, Leiterin des Entwicklungszentrums
für Prävention und Sportrehabilitation «Wirbelwind», Bochum

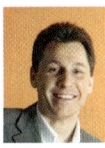

Dr. med. Torsten Thiele
Facharzt für Orthopädie am Grönemeyer Institut für Mikrotherapie in
Bochum, Abteilung für Orthopädie und Sportmedizin

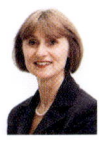

Prof. Dr. med. Christine Uhlemann
Fachärztin für Physikalische und Rehabilitative Medizin (Physiotherapie), Lehrstuhl für Innere Medizin und Lehrauftrag für Naturheilverfahren an der Friedrich-Schiller-Universität Jena

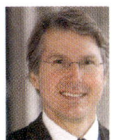

Prof. Dr. med. Bertram Wiedenmann
Direktor der Medizinischen Klinik (Hepatologie und Gastroenterologie)
und des Interdisziplinären Stoffwechsel-Zentrums/Endokrinologie
und Diabetes mellitus, Campus Virchow-Klinikum Charité –
Universitätsmedizin Berlin

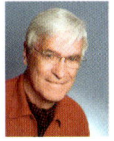

Dr. med. dent. Fritz-Josef Willmes
Zahnarzt, Präsident der Bundesärztekammer a. D., Ehrenpräsident der
Bundeszahnärztekammer

Stichwortverzeichnis für Patienten

Für einen schnellen und informativen Zugang zum Buch führen die ausgewählten Stichwörter mit den Seitenangaben zu den Textpassagen, die jeweils die wichtigsten und ausführlichsten Informationen bieten.

Bildnachweis

Die Bilder des Autors stammen von Hergen Schimpf, alle Sachillustrationen fertigte Stefan Paintner an, mit Ausnahme der nachfolgend aufgelisteten Bilder:

Professor Dietrich Grönemeyer, Bochum: 5 links + rechts außen, 6 Mitte links, 7 Mitte links, 21, 27, 64, 65, 68, 80, 99, 142 unten, 143 rechts, 173 links oben + unten, 193, 195, 198 oben links + unten, 199, 201, 223, 226, 232, 242, 243, 265, 271, 273 oben, 285 oben links + unten rechts, 340, 376, 405 (Walker, links oben + unten, rechts oben + Mitte), 421, 443, 454, 466

Agentur Focus, Hamburg: © SPL 5 Mitte links, 6 rechts außen, 49, 53 unten, 58, 142 oben, 283; © Lux/Wache 29; Steve Gschmeißner/SPL 139 unten; David Becker/SPL 278 (alle aus «Kunstwerk Körper, Reise ins Innere des Menschen», Verlag Frederking & Thaler, München 2005); Michael Donne/SPL 62; © Christian Voulgaropoulos/ISM 118; © Andrew Syred/SPL 121; PHT/SPL 173 unten rechts; Christian Darkin/SPL 190; D. Roberts/SPL 198 oben rechts; Oliver Meckes, Nicole Ottawa/eye of science 230 rechts; Dept. of Clinical Radiology, Salisbury District Hospital/SPL 255; nbpictures 314; MFE/SPL 316; MDX/SPL 343; KSV/SPL 7 links außen, 357; © Charles D. Winters/NatureSource 382; SPL 405 Mitte links; Susumu Nishinaga/SPL 230 links, 405 rechts unten; Rory McClenaghan/SPL 415; © Tobias Everke 422; Adam Gault/SPL 423 oben; APA/SPL 423 unten; © David Parker/SPL 432; Dr. P. Marazzi/SPL 447; Tim Vernon, LTH NHS Trust/SPL 461; DJL/SPL 468 unten; Antoine Rosset/SPL 470 rechts; DCM/SPL 478; © Sergey Maximishin 479; © Matthieu Paley 489; ISM 490; AGU/SPL 507; G2K/SPL 8 Mitte links, 517; GustoImages/SPL 7 rechts außen, 523; © Christian Kruska 585 unten

Tanja Stock, Wuppertal: 31, 38 unten – 40 Mitte, 41, 42, 81, 120, 145, 146, 158, 166, 205, 206, 213, 214, 250, 251, 268–270, 333, 336, 375 (Frau), 455, 580

Pixelio: Regina Kaute 78; Cornerstone 82 oben; J. Bredehorn 82 unten; Mario Heinemann 93; BirgitH 124; Mario Noack 153; x-ray-andi 154; Edith Ochs 160; knipseline 167; Claudia Hautumm 186, 439; Dirk Schelpe 384; Kurt Michel 390; segovax 397; wrw 396; A. Geiselhart 418; Rommelsbacher 428; Rolf van Melis 469; Gitte Moser 498; Hans 501; Rainer Sturm 8 rechts außen, 567

Techniker Krankenkasse: 37, 585 oben

Hanne Marquardt, Königsfeld-Burgberg: 40

Sabine Comes, Wuppertal: 52

Sanofi-aventis GmbH, Österreich, www.reisethrombose.at: 111

medi GmbH & Co. KG, Bayreuth: 113, 115

© aid infodienst: 134

Okapia, Frankfurt: © Sovereign/ISM 143 links; Michael Ross/NAS 238 unten; © Hank Morgan/Rainbow 285 unten links; © CNRI 360; © Manfred + Christina Kage 361; © Martin Dohrn/NAS 392; © Jeffrey Telner 393; © NAS/Omikron 427; © Biophoto Associates/Science Source 429; © Leonard Lessin/P. Arnold, Inc. 430; © Clinica Clarós/ISM 450

Wikipedia: Brunswyk 182; Tigerente at de.wikipedia 273; André Karwath aka Aka 8 Mitte rechts, 475

Siemens, Erlangen: 197

amedo Smart Tracking Solutions GmbH: 200

www.hock-freudenstadt.de: 210

picture-alliance, Frankfurt: dpa (© Banco de México Diego Rivera & Frida Kahlo Museums Trust/VG Bild-Kunst, Bonn 2008) 218; dpa 302; medicalpicture GmbH 375 (Szintigraphie)

Roland Verreet, Aachen: 239 rechts

Imagesource: 313, 320

Hexal AG, Holzkirchen, www.schmerz.de: 325

eyewire: 332

Dr. Peter Püttmann: 248 unten, 285 oben rechts, 341, 365, 444 rechts, 470 links

Tena Pants Discreet: 364

Angelika Salomon, Spalt: 386

Wort & Bild Verlag/Senioren Ratgeber: 387

Prof. Sickenberger, FH Jena: 7 Mitte rechts, 433, 434, 438

Medel Deutschland GmbH: 460

Ostkreuz, Berlin: Annette Hauschild 474

photodisc: 500

Stiftung Deutscher Polleninformationsdienst, www.pollenstiftung.de: 514

Deutsches Rotes Kreuz, Generalsekretariat, Berlin: 570, 581–583